Découvrez l'histoire par les archives de presse

AF362496

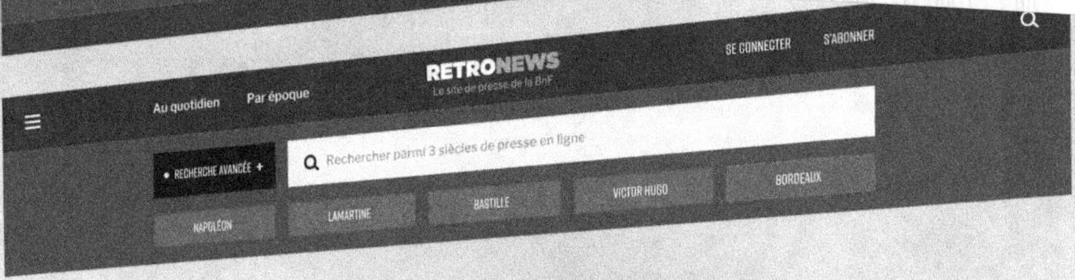

RETRONEWS

Le site de presse de la BnF

www.retronews.fr

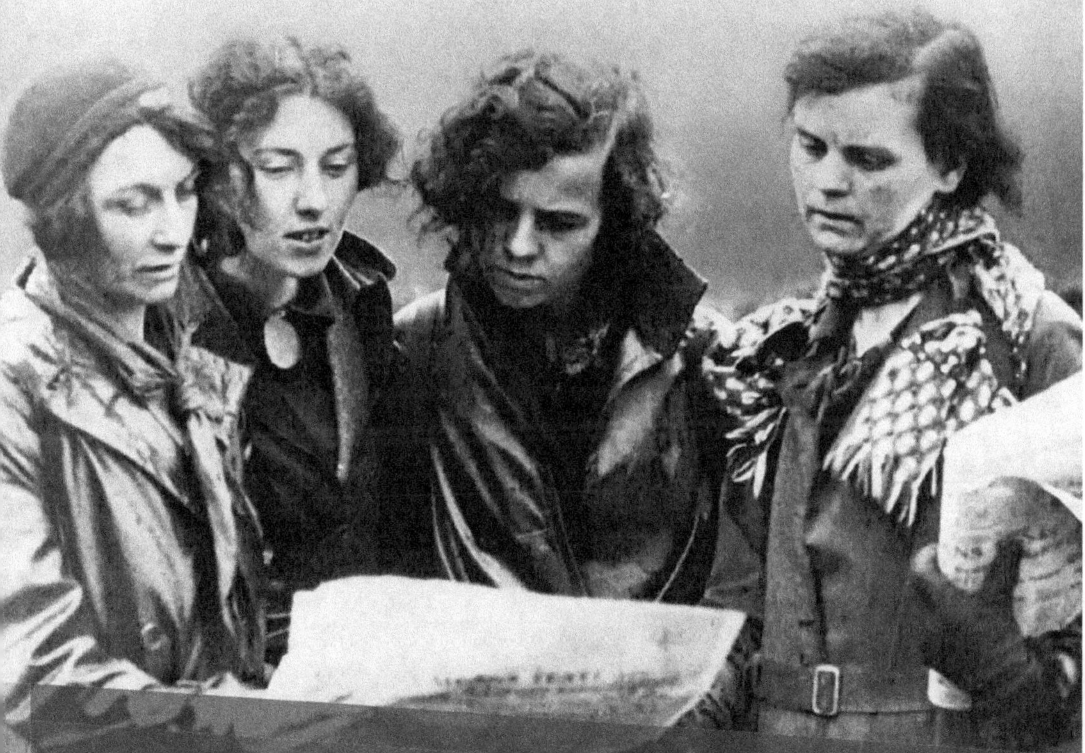

ANNÉE

ALMANACH-ANNUAIRE

DES

MÉDECINS

ET DES

PHARMACIENS

CONTENANT ÉGALEMENT LES NOMS & ADRESSES

DES OFFICIERS DE SANTÉ, DES DENTISTES RECOMMANDÉS

ET DES PRINCIPALES SAGES-FEMMES

POUR

Paris, les Départements, l'Algérie

ET LES COLONIES

PRIX : { PARIS........... **2 fr.**
{ DÉPARTEMENTS.... **2 fr. 50**

PARIS

ALCAN-LÉVY, IMPRIMEUR-ÉDITEUR

24, rue Chauchat, Hôtel du *Siècle*.

FUMOUZE-ALBESPEYRES,

Fournisseur des Hôpitaux Militaires

78, Faubourg Saint-Denis, PARIS

VÉSICATOIRE D'ALBESPEYRES. — Le seul employé dans les hôpitaux militaires. — Exiger sur le côté vert la signature d'*Albespeyres*. — 5 fr. le mètre.

PAPIER ÉPISPASTIQUE D'ALBESPEYRES. — Le seul employé dans les hôpitaux militaires pour entretenir les vésicatoires. Exiger sur la bande qui ferme la boîte la signature *Fumouze-Albespeyres* et le *Timbre de l'Union des Fabricants*. — 1 fr. la boîte.

CAPSULES DE RAQUIN. — Les seules Capsules de gluten approuvées par l'Académie de Médecine. Exiger sur l'enveloppe de chaque flacon la signature *Raquin* et le *timbre officiel de l'État.*

Capsules au Copahu, avec ou sans addition d'extrait de cubèbe, d'extrait de matico, d'extrait de ratanhia, de goudron, de fer, de sous-nitrate de bismuth; au copahivate de soude, au cubèbe pur, au goudron pur, à la térébenthine pure.

DOSES : *3 à 9 Capsules de Raquin* au **Copahivate de Soude**, contre blennorrhagie, catarrhe vésical, etc. — 5 fr. le flacon.

3 à 18 Capsules de Raquin au **Copahu titré**, au **Cubèbe**, etc., contre blennorrhagie, cystites, catarrhe vésical, leucorrhée, etc. — 5 fr. le flacon.

2 à 8 Capsules de Raquin au **Goudron** ou à la **Térébenthine**, contre blennorrhée, leucorrhée, bronchites, catarrhes, asthmes, névralgies, etc. — 2 fr. 50 le flacon.

INJECTION DE RAQUIN au Copahivate de soude. — Elle agit comme le copahu ou le copahivate de soude pris à l'intérieur. — 5 fr. le flacon avec seringue.

ANTIASTHMATIQUES DE Bln BARRAL. — Le *Papier* et les *Cigares* antiasthmatiques de Bln Barral sont prescrits par tous les médecins contre l'asthme, les dyspnées, les migraines, etc. — 3 fr. la boîte de cigares; 5 fr. la boîte de papier.

SIROP DE DENTITION DU Dr DELABARRE (Mellite de safran et de tamarin, sans aucun narcotique). — En frictions sur les gencives, il facilite la sortie des dents et prévient tous les accidents de la première dentition. — *Exiger le timbre officiel de l'État.* — 3 fr. 50 le flacon.

DENTIFRICES DELABARRE *(Eau orientale, Poudre orientale, Pâte orientale).* — Touiffent les gencives et empêchent la formation du tartre. — Modèles à 3 et 5 fr.

PILULES DE LARTIGUE. — Remède classique de la goutte, préventif et curatif. — 10 fr. le flacon.

POUDRE DE LARTIGUE. — Préparation alcaline la plus efficace, à petites doses, contre goutte, dyspepsies, rhumatismes, gravelle, calculs biliaires, diabète et obésité. — 10 fr. le flacon.

PULVÉRISATEUR MARINIER, employé dans les hôpitaux. Il s'applique sur toutes les bouteilles; la pulvérisation peut être graduée. — Appareils à 22, 20, 19, 16 et 15 fr.

DÉPOT SPÉCIAL : Phie d'ALBESPEYRES, 80, Faub. St-Denis.

ALMANACH-ANNUAIRE

DES

MÉDECINS, PHARMACIENS

ET DENTISTES

POUR **1887**

Malgré tous les soins que nous avons apportés à cette publication, des erreurs ont pu encore s'y glisser. Nous prions, dans ce cas, les personnes intéressées à nous envoyer leurs rectifications. Elles seront faites immédiatement pour l'édition suivante.

ETABLISSEMENT ... ANIMALE

DIRIGÉ PAR

E. CHAMBON

Chargé du service de la vaccine animale dans les hôpitaux de Paris

8, rue de Boulogne, Paris

Vaccinations par le vaccin pris directement sur la génisse, tous les jours, de 3 à 5 heures.

Envoi du vaccin en tubes (Prix : **1** franc le tube).

PIN D'AUTRICHE

DE
J. MACK 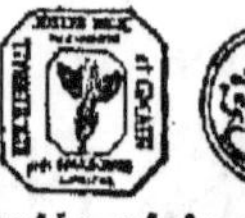  DE
J. MACK

Médication nouvelle et infaillible par :

ESSENCE .... contre Coryza, Maux de gorge et de poitrine, Asthme, Angine, Croup, Coqueluche et Goutte.

BAIN .... contre Rhumatisme, Goutte et Sciatique.

SOLUTION ... contre Douleurs musculaires et pr Vaporisations.

CELLULES ... contre Rhumatismes, Néphrite, Goutte, Névralgies, Migraines, Catarrhes de la Vessie, Gravelle, Maladies de la poitrine.

SIROP & PATE contre Rhumes, Toux, Catarrhes, Coqueluche, Bronchites, Phtisie.

OUATE et FLANELLE VÉGÉTALE contre Douleurs rhumatismales

PLASTRONS de **FLANELLE. — PLASTRONS** d'**OUATE. —**

PLASTRONS de **FLANELLE** et d'**OUATE VÉGÉTALES** de **PIN d'AUTRICHE** contre fluxions de poitrine.

GANTS de **FLANELLE VÉGÉTALE** de **PIN d'AUTRICHE** pour frictions.

Produits d'Hygiène et de Toilette

Eau de Toilette et de Santé
Savon de Toilette et de Santé au **Pin d'Autriche.**

DÉPÔT GÉNÉRAL POUR LA FRANCE ET L'ÉTRANGER

PHARMACIE TALLON, 49, Avenue d'Antin, Paris.

ANNÉE 1887

ALMANACH-ANNUAIRE

DES

MÉDECINS

ET DES

PHARMACIENS

CONTENANT ÉGALEMENT LES NOMS & ADRESSES

DES OFFICIERS DE SANTÈ, DES DENTISTES RECOMMANDÉS

ET DES PRINCIPALES SAGES-FEMMES

POUR

Paris, les Départements, l'Algérie

ET LES COLONIES

PRIX : { PARIS............ **2 fr.**
DÉPARTEMENTS.... **2 fr. 50**

PARIS

ALCAN-LÉVY, IMPRIMEUR-ÉDITEUR

24, rue Chauchat, Hôtel du *Siècle.*

BIBLIOTHÈQUE R.F. IMPRIMÉS

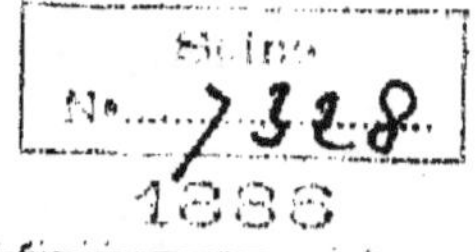

INSTITUT MÉDICAL

DU

DOCTEUR LE NOIR

DE LA FACULTÉ DE PARIS

Professeur libre à l'école pratique de la Faculté de Médecine
de Paris

Pharmacien de 1re classe

Licencié ès sciences, mathématiques et physiques

Ex-Professeur de l'Université

DIRECTION DES ÉTUDES

Préparation permanente à tous les examens

SUR DEMANDE, BULLETIN BI-MENSUEL

BACCALAURÉATS

LETTRES ET SCIENCES. — RESTREINT

Envoi franco du *Guide de l'étudiant en médecine*

PARIS — 11, rue de Cluny — PARIS

JANVIER			FÉVRIER			MARS			AVRIL			MAI			JUIN		
1887 ≈ JANVIER ♒		7 h. 56 à 4 h. 12	FÉVRIER ♓		7 h. 33 à 4 h. 56	MARS ♈		6 h. 44 à 5 h. 42	AVRIL ♉		5 h. 40 à 6 h. 28	MAI ♊		4 h. 42 à 7 h. 13	JUIN 1887 ♋		4 h. 3 à 7 h. 52
1	S	Circoncis.	1	M	S. Ignace	1	M	S. Aubin	1	V	S. Valery	1	D	S. Ph. S. Jacq.	1	M	S. Pamphile
2	D	S. Clair	2	M	Purificat.	2	M	S. Simplice	2	S	S. F. de Paule	2	L	S. Athanase	2	J	S. Pothin
3	L	Ste Geneviev.	3	J	S. Blaise	3	J	Ste Cunég.	3	D	Rameaux	3	M	Inv. Ste Croix	3	V	Ste Clotilde
4	M	S. Rigobert	4	V	S. Gilbert	4	V	S. Casimir	4	L	S. Platon	4	M	Ste Monique	4	S	S. Quirin
5	M	S. Siméon	5	S	Ste Agathe	5	S	Ste Perpétue	5	M	S. Albert	5	J	Conv. S. Aug.	5	D	Trinité
6	J	Épiphanie	6	D	Septuagés.	6	D	Reminisce.	6	M	Ste Prudence	6	V	S. Jean P. L.	6	L	S. Norbert
7	V	Ste Mélanie	7	L	S. Romuald	7	L	S. Th. d'Aq.	7	J	Ste Hégésipp.	7	S	S. Stanisl.	7	M	S. Lié
8	S	S. Lucien	8	M	S. Jean M.	8	M	S. Jean de D.	8	V	S. Gautier	8	D	S. Désiré	8	M	S. Médard
9	D	S. Adrien	9	M	Ste Apoline	9	M	Ste Franç.	9	S	Ste Marie égy.	9	L	S. Grégoire	9	J	FÊTE-DIEU
10	L	S. Agathon	10	J	Ste Scholast.	10	J	40 Martyrs	10	D	PAQUES	10	M	S. Antonin	10	V	S. Landry
11	M	S. Théodore	11	V	S. Séverin	11	V	S. Euloge	11	L	S. Léon pape	11	M	S. Isidore	11	S	S. Barnabé
12	M	S. Arcadius	12	S	Ste Eulalie	12	S	S. Paul év.	12	M	S. Jules	12	J	S. Boniface	12	D	Ste Stéphanie
13	J	Bap. de J.-C.	13	D	Sexagésim	13	D	Oculi	13	M	S. Marcelin	13	V	S. Servais	13	L	S. Ant. de P
14	V	S. Hilaire	14	L	S. Valentin	14	L	Ste Mathilde	14	J	S. Tiburce	14	S	S. Pacôme	14	M	S. Basile
15	S	S. Maur	15	M	S. Faustin	15	M	S. Zacharie	15	V	S. Elue	15	D	S. Jean Nép.	15	M	S. J. Fr. Rég.
16	D	S. Guillau.	16	M	Ste Julienne	16	M	S. Cyriaq.	16	S	S. Paterne	16	L	Rogations	16	J	S. Cyr
17	L	S. Antoine	17	J	S. Flavien	17	J	Mi-Carême	17	D	S. Anicet	17	M	S. Pascal	17	V	S. Avit
18	M	Ch. de S. Pier.	18	V	S. Simon é.	18	V	S. Alexandre	18	L	S. Parfait	18	M	S. Éric	18	S	Ste Marine
19	M	S. Sulpice	19	S	S. Gabin	19	S	S. Joseph	19	M	S. Timon	19	J	ASCENSION	19	D	S. Gerv. S. P.
20	J	S. Sébastien	20	D	Quinquag.	20	D	Lætar. PRINT	20	M	S. Théodore	20	V	S. Bernard	20	L	S. Sylvère
21	V	Ste Agnès	21	L	S. Théophan	21	L	S. Benoit	21	J	S. Anselme	21	S	S. Hospice	21	M	ÉTÉ
22	S	S. Vincent	22	M	Mardi-g.	22	M	S. Émile	22	V	Ste Opportun.	22	D	Ste Julie	22	M	S. Paulin
23	D	S. Raymond	23	M	Cendres	23	M	S. Victorien	23	S	S. Georges	23	L	S. Didier	23	J	Ste Basilide
24	L	S. Timoth.	24	J	S. Mathias	24	J	S. Simon	24	D	S. Léger	24	M	S. Vinc. de L.	24	V	S. Jean-Bap.
25	M	Conv. S. Paul	25	V	S. Taraise	25	V	Annonciat.	25	L	S. Marc	25	M	S. Urbain	25	S	S. Prosper
26	M	S. Polycarpe	26	S	S. Nestor	26	S	S. Ludger	26	M	S. Clet	26	J	S. Phil. de N.	26	D	S. Maxence
27	J	S. J. Chrysos.	27	D	Quadragés.	27	D	La Passion	27	M	S. Anastase	27	V	Ste Caroline	27	L	Ste Adèle
28	V	S. Charlem.	28	L	Ste Aveline	28	L	Ste Dorothée	28	J	S. Vital	28	S	S. Germain	28	M	S. Irénée
29	S	S. Fr. de Sale			l'année russe retarde	29	M	S. Gontran	29	V	S. Robert	29	D	PENTECOT	29	M	S. Pier. S. P.
30	D	Ste Bathilde			de 12 jours	30	M	S. J. Climaq.	30	S	S. Eutrope	30	L	S. Félix	30	J	C. de S. P.
31	L	Ste Marcelle				31	J	Ste Balbine				31	M	Ste Pétronille			Deberny à Paris

SOCIÉTÉ DES GARDE-MALADES

DE 1re CLASSE — FONDÉE EN 1875

Gardes pour les malades et gardes spéciales pour les Dames en couches
à toute heure du jour et de la nuit

SIÉGE DE LA SOCIÉTÉ : 10, RUE BUFFAULT

(Entre le 52 et le 54 de la rue Lafayette)

PARIS

NOTA.— Garde-Malades parlant l'anglais, l'allemand, l'espagno

1887 ♌ JUILLET			♍ AOUT			♎ SEPTEMBRE			♏ OCTOBRE			♐ NOVEMBRE			♑ DÉCEMB. 1887		
4 h. 2 à 8 h. 5			4 h. 34 à 7 h. 37			5 h. 18 à 6 h. 41			6 h. 1 à 5 h. 38			6 h. 48 à 4 h. 38			7 h. 34 à 4 h. 4		
1	V	S. Thibaut	1	L	Ste Sophie	1	J	S. Gilles	1	S	S. Rémi	1	M	TOUSSAINT	1	J	S. Éloi
2	S	Visit. de ND	2	M	S. Pier. a. L.	2	V	S. Alphon.	2	D	SS. Ang. g.	2	M	*Trépassés*	2	V	Ste Bibianne
3	D	S. Anatole	3	M	S. Étien. p.	3	S	S. Grégoire	3	L	S. Denys	3	J	S. Hubert	3	S	S. Fulgence
4	L	Ste Berthe	4	J	S. Dominiq.	4	D	Ste Rosalie	4	M	S. Fr. d'Ass.	4	V	S. Charles	4	D	Ste Barbe
5	M	Ste Zoé	5	V	S. Lucain	5	L	S. Bertin	5	M	S. Placide	5	S	Ste Bertille	5	L	S. Nicet
6	M	Ste Angèle	6	S	*Transfig.*	6	M	S. Eleuthère	6	J	S. Bruno	6	D	S. Léonard	6	M	S. Nicolas
7	J	Ste Aubierge	7	D	S. Gaétan	7	M	S. Cloud	7	V	Ste Juliette	7	L	S. Ernest	7	M	S. Ambroise
8	V	Ste Céline	8	L	S. Emilien	8	J	*La Nativité*	8	S	Ste Brigitte	8	M	*Reliques*	8	J	S. Alfred
9	S	S. Cyrille	9	M	S. Camille	9	V	S. Omer	9	D	S. Denys év.	9	M	S. Mathurin	9	V	Ste Léocadie
10	D	Ste Félicité	10	M	S. Laurent	10	S	Ste Pulchér	10	L	S. Fr. Borg	10	J	S. Juste	10	S	Ste Valère
11	L	Tr. S. Benoit	11	J	Ste Suzan.	11	D	S. Hyacinthe	11	M	S. Probe	11	V	S. Martin	11	D	S. Damase
12	M	S. Gualbert	12	V	Ste Claire	12	L	S. Raphaël	12	M	S. Conrad	12	S	S. René	12	L	Ste Roseline
13	M	S. Eugène	13	S	S. Hippolyte	13	M	S. Maurille	13	J	S. Édouard	13	D	S. Brice	13	M	Ste Luce
14	J	FÊTE NAT.	14	D	S. Eusèbe	14	M	Ex. de Ste Cr.	14	V	S. Calixte	14	L	S. Pantène	14	M	S. Nicaise
15	V	S. Henri	15	L	ASSOMPT.	15	J	S. Nicomède	15	S	Ste Thérèse	15	M	Ste Gertrud	15	J	S. Eusèbe
16	S	N-D. du M.C	16	M	S. Roch	16	V	S. Corneille	16	D	S. Gal	16	M	S. Eucher	16	V	Ste Adélaïde
17	D	S. Alexis	17	M	S. Mammès	17	S	S. Lamber	17	L	Ste Edvige	17	J	S. Agnan	17	S	Ste Olympe
18	L	S. Frédéric	18	J	Ste Hélène	18	L	S. Ferréol	18	M	S. Luc	18	V	S. Romain	18	D	S. Gatien
19	M	S.V. de Paul	19	V	S. Louis é.	19	L	S. Janvier	19	M	S. Savinien	19	S	Ste Élisabeth	19	L	S. Cyprien
20	M	Ste Margue.	20	S	S. Bernard	20	M	S. Eustache	20	J	S. Agricol	20	D	S. Edmond	20	M	S. Philadelp.
21	J	S. Victor	21	D	S. Privat	21	M	S. Mathieu	21	V	Ste Ursule	21	L	Prés. de ND	21	M	S. Thomas
22	V	Ste Madeleine	22	L	S. Pie	22	J	S. Maurice	22	S	S. Phil. Hér.	22	M	Ste Cécile	22	J	HIVER
23	S	S. Apollinair	23	M	Ste Jeanne	23	V	AUTOMNE	23	D	S. Léotade	23	M	S. Clément	23	V	Ste Victoire
24	D	Ste Christine	24	M	S. Barthélem	24	S	S. Gérard	24	L	S. Magloire	24	J	S. J. de la Cr.	24	S	Ste Émilienne
25	L	S. Jacq. maj.	25	J	S. Louis r.	25	D	S. Firmin	25	M	S. Crépin	25	V	Ste Catherine	25	D	NOEL
26	M	Ste Anne	26	V	S. Zéphirin	26	L	Ste Justine	26	M	S. Évariste	26	S	S. Pier. d'Al.	26	L	S. Étienne
27	M	S. Pantal.	27	S	S. Césaire	27	M	S. Cosme	27	J	S. Frumence	27	D	*Avent*	27	M	S. Jean ap.
28	J	S. Nazaire	28	D	S. Augustin	28	M	S. Venceslas	28	V	S. Sim. S. Jud	28	L	Ste Blanche	28	M	SS. Innocent
29	V	Ste Marthe	29	L	S. Merry	29	J	S. Michel	29	S	S. Narcisse	29	M	S. Saturnin	29	J	Ste Éléonore
30	S	S. Rufin	30	M	Ste Rose	30	V	S. Jérôme	30	D	S. Marcel	30	M	S. André	30	V	S. Sabin
31	D	S. Ign. de L.	31	M	S. Fiacre				31	L	S. Quentin			*Fonder. Deberny*	31	S	S. Sylvestre

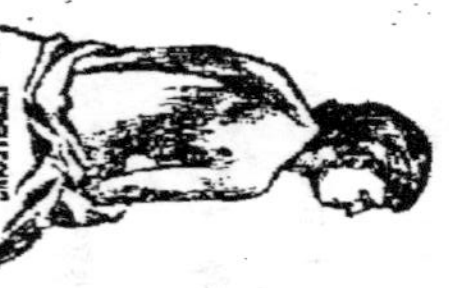

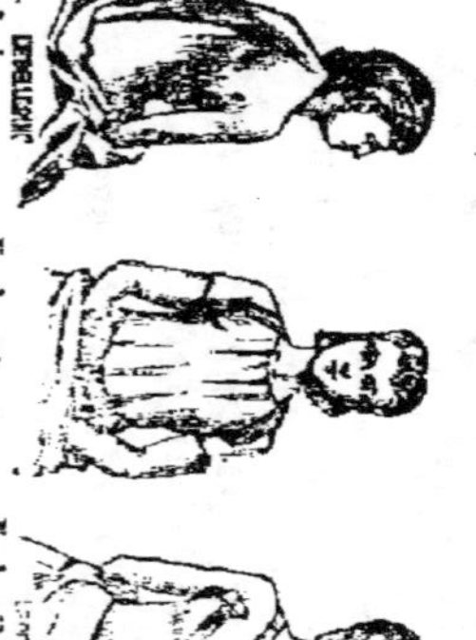

LE BELLEGUIC et Co

ORTHOPÉDISTE-MÉC *Bandagist*

(B.s.g.d.g) 7 RUE DES St PÈRES

INVENTEUR D'UN NOUVEL APPA-
REIL

SOUTIEN HYGIÉNIQUE

Modèle déposé Brev. France et Étranger

Le soutien hygiénique est destiné à combattre les voussures et
la *déviation de la colonne vertébrale* etc Nous le recommandons à MM. les Docteurs, comme
indispensable pour les sujets faibles et prédisposés a la voussure
dorsale. *Aucun dépôt en France*

Anti-Épidémique Désinfectant hygiénique

PHÉNOL-BOBŒUF

PRIX MONTYON, décerné par l'Institut de France

Médaille d'or et Diplômes d'honneur

PHÉNOL-BOBŒUF PARFUMÉ

La plus HYGIÉNIQUE des Eaux de Toilette

Le flacon : 2 fr. 50

DENTIFRICE au PHÉNOL-BOBŒUF

Flacon : 5 fr. — Demi-Flacon : 3 fr.

Savon au Phénol-Bobœuf

Le pain : 1 fr. 50

Entrepôt de produits hygiéniques : 7, rue COQ-HÉRON
Paris

DENTIFRICE au PHÉNOL-BOBŒUF

En s'adressant à l'administration du **Phénol-Bobœuf**, 7, rue Coq-Héron, Paris,

MM. les Médecins recevront par colis-postal, à domicile et franco de port, une petite caisse contenant :

3 Flacons Dentifrice au **Phénol-Bobœuf**, prix marqué : **5 fr.**

Net : **3 fr. 25** le Flacon

4 1/2 — Dentifrice au **Phénol-Bobœuf**, prix marqué **3 fr.**

Net : **2 fr.** le 1/2 Flacon

Plus 8 petits flacons échantillon (4 à 5 gr.), à titre d'essai, destinés au public. — Soit au total, net **19 fr. 75**. Expédition contre mandat-poste accompagnant la demande.

SAVON au PHÉNOL-BOBŒUF

MM. les Docteurs trouveront également le **Savon au Phénol-Bobœuf**. — Prix marqué, **1 fr. 50** le pain ; par 12 pains (en boîtes de 3 pains), net **12 fr.** franco port et emballage, Expédition contre mandat-poste.

NOTA. — *Sur leur demande, MM. les Docteurs recevront franco, à titre gracieux, un échantillon de* **Dentifrice au Phénol-Bobœuf**, *de 10 grammes, et un échantillon de* **Savon** *d'environ 15 grammes.*

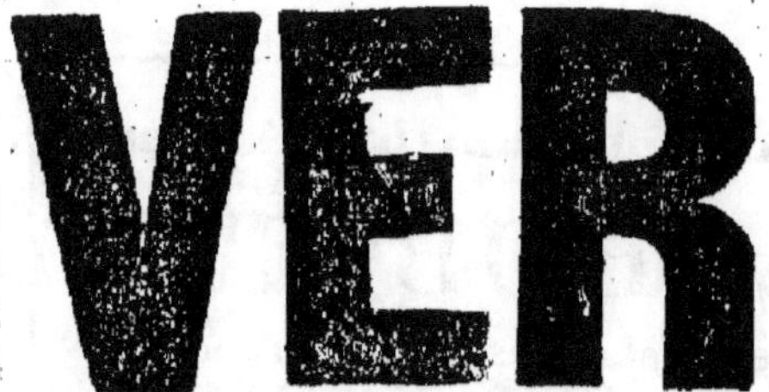

(A l'Extrait vert éthéré des rhizomes frais de Fougère mâle des Vosges)

Le seul remède facile à prendre et à digérer, inoffensif, n'occasionnant ni coliques ni nausées; employé avec un succès constant dans les hôpitaux de Paris.

NOTA. *Les* **Globules de Secretan** *ne produisent jamais les désordres nerveux, les vertiges, les syncopes, les commotions convulsives, la parésie et la paraplégie que l'on constate si souvent* **à la suite de l'emploi de la pelletiérine**, *même chimiquement pure.*

DÉPOT : Pharmacie **Friedland**, 37, avenue Friedland, Paris, et dans toutes les Pharmacies importantes. Envoi *franco* en province contre mandat-poste de 10 fr., à l'adresse de la Pharmacie Friedland. (Il existe des produits similaires qu'il faut éviter avec soin.)

Vente en gros : 52. Rue Decamps

« *Les globules de Secretan* n'occasionnent jamais les troubles nerveux que l'on constate si souvent à la suite de l'emploi du kousso, de la racine du grenadier et *surtout du tannate de Pelletiérine.* »

(*Gazette médicale de Paris*, 10 avril 1880.)

« Le *tannate de Pelletiérine* produit sur l'organisme des commotions nerveuses excessivement intenses et presque identiques aux *troubles pathologiques occasionnés par le curare* il ne doit donc jamais être prescrit aux enfants, ni aux personnes délicates et nerveuses. »

(*Union médicale*, 3 juillet 1880.)

« Dr Ferréol : *La Pelletiérine*, même chimiquement pure, me donne des insuccès assez nombreux depuis quelque temps, bien que j'obtienne avec elle, chez les personnes qui en prennent, *les phénomènes vertigineux*; les malades rendent une grande partie du ver, *mais la tête reste.* »

(*Société médicale des Hôpitaux de Paris*, séance du 8 décembre 1882.)
(Extrait du compte rendu de l'*Union médicale*.)

« M. le Dr Desnos insiste sur la parésie et la paraplégie *à la suite de l'administration de la Pelletiérine, chimiquement pure. Dans un cas, la paraplégie a duré trois jours.* »

(*Société médicale des Hôpitaux de Paris*, séance du 8 décembre 1882.)
(Extrait du compte rendu du *Progrès médical*.)

« C'est à la grande pureté de l'Extrait qu'il faut attribuer les succès constate que l'on a obtenus dans les hôpitaux de Paris par l'emploi des *globules de Secretan*, qui remplacent aujourd'hui très avantageusement toutes les autres préparations ténifuges. »

(*Progrès médical*, 3 juillet 1880.)

« L'Extrait de fougère a été longtemps considéré en France comme insuffisant contre le tænia médiocanellata et surtout contre le tænia solium. Ce n'est que depuis quelques années que l'on est d'accord pour restituer à ce produit une importance longtemps méconnue; c'est grâce à la bonne préparation d'*Extrait de fougère de M Secretan* que ce résultat a été obtenu. »

Paris médical, 18 novembre 1880.)

PHARMACIE NORMALE

17 et 19, rue Drouot, et 1, rue de Provence, PARIS

PRADEL et PAQUIGNON, Propriétaires-Directeurs

Soins assidus — Prix modérés — Produits de 1er choix
tel est le programme absolu de la Maison

PRINCIPALES SPÉCIALITÉS DE LA PHARMACIE NORMALE

GARGARISME SEC ou **Pastilles gargarisme** contre maux de gorge, aphtes, extinction de voix, etc. La boîte 1 fr. 50.

LISERONINE du Dr DAVYSONN. — Remède souverain contre la goutte, la gravelle et les rhumatismes. Le flacon 10 francs (Voir la brochure qui est adressée franco). — **Baume antigoutteux Davysonn.** Le flacon 5 francs.

TRI-DIGESTIF, Liqueur normale aux trois ferments (*Diatase, Pepsine et Pancréatine*). *Pour aider à l'accomplissement normal et régulier des fonctions digestives.* Flacons à 3 fr. 50, 6 et 9 francs.

PILULES INFAILLIBLES NORMALES, contre les névralgies, migraines, asthmes, coliques et, en un mot, toutes les affections nerveuses. La boîte 2 fr.

HUILE ANGLAISE DE FOIE DE MORUE, préparée à froid. Le flacon 4 fr., le demi-flacon 2 fr. 25.

PHARMACIES DE FAMILLE, DE POCHE ET DE CHASSE
CONDITIONS PARTICULIÈRES A MM. LES MÉDECINS

SEINE

DOCTEURS EN MÉDECINE ET EN CHIRURGIE (1)

MM.

**Abadie (Ch.), 1870, ✵, anc. int. des hôp. de Paris; lundi, mercredi, vendredi, à 5 h., rue Volney, 9. Clinique de 1 à à 3 h., boul. Saint-Germain, 172.*

(1) Les croix à cinq branches indiquent les décorations dans l'ordre de la Légion d'honneur; les croix à quatre branches indiquent les décorations étrangères.

Nous avons marqué d'un astérisque (*) les noms des docteurs en médecine résidant à Paris, qui font partie de la Société centrale de l'Association des médecins de France.

1.

Abeille (A.-M.-H.), Montpellier, 1837, ❋; de 1 à 3 h., rue Roquépine, 15.

Abélanet (H.), Paris, 1879, de 1 à 2 h., 19, place des Vosges.

Aber, 1867, ❋, ❋; de midi à 5 h., rue de Châteaudun, 11.

Ackermann (Victor), Paris, 1880 ; Grande-Rue, 41, à Champigny (Seine).

Adam (L.), 28 mars 1849 ; de 2 à 5 h., rue de Larochefoucauld, 45.

Agard, Paris, 13 août 1874 ; de 1 à 3 h., rue de Bondy, 22.

Aguet, 1885 ; de 1 à 3 h., rue Roy, 8.

Aguilhon de Sarran ; de 11 à 4 h., rue d'Antin, 19 (avenue de l'Opéra).

Ajello, 1874; de 2 à 3 h., rue de Trévise, 36.

Albanel, 4 décembre 1856; rue de Trévise, 28 ; *n'exerce pas*.

Albert, 1862; de midi à 2 h., rue Compans, 35.

Albin Laforgue (M.-A.), 1846, O. ❋, ❋, ❋; mardi et vendredi, à 9 h. du matin et à 5 h. du soir, rue Cadet, 26.

Alfonseca (J.-F.), 1879, boulev. Montparnasse, 55 *bis*.

***Alias-Rousel**, à Champigny-sur-Marne (Seine).

***Alibert**, 1880; les mardis, jeudis et samedis, de 1 à 3 h., rue de Sèvres, 64.

***Alix**, 26 mai 1848; de 11 à 2 h., rue de Rivoli, 10.

Allaire (Louis-Victor), 1852, O. ❋; rue Perdonnet, 15 : *n'exerce pas*.

Alliot, 1874, ❋; de 1 à 5 h., rue de Rivoli, 94.

***Allix** (Émile), Bruxelles, 1859; Paris, 1867; de midi à 1 h. et à 6 h., rue Saint-Florentin, 6.

Amanieu, Paris, 24 août 1871 ; lundi, mercredi, vendredi, de 3 à 4 h., boul. Arago, 7 et 9.

Ambresin, 1884; de 1 à 3 h., rue de l'Arrivée, 8, Montparnasse.

***Ameuille**, 1838, ❋; de 1 à 3 h., rue Mayran, 8.

***Amodru** (J.-L.), Paris, 1879, anc. int. des hôp. de Paris; mardi, jeudi, samedi, de 2 à 4 h., avenue des Champs-Élysées, 66.

Amusat (A.-A.), 1850, rue Notre-Dame-des-Victoires, 40.

Ancelin, Paris, 1879 ; de 11 h. à midi, rue Gerbert, 7.

Ancona (d'), 1849; de 1 à 2 h., rue de Lisbonne, 58.

André (Henri), rue des Abbesses, 11.

***Andrey**, Paris, 1869; lundi, mercredi, vendredi, de 1 à 2 h., rue Truffaut, 37.

***Andrieu** (E.), 21 janvier 1859, ❋; de 11 à 4 h., rue de la Paix, 2.

***Andrieu** (A.), 11 déc. 1861 ; de midi à 1 h., r. Charenton, 130.

Andrieu (L.-M.), 1869; de 2 à 3 h., boulevard Barbès, 7.

Andry, 1824, ❋, rue de Longchamps, 70, Passy; *n'exerce pas*.

***Anger** (Benjamin), 1865, ❋, anc. int. des hôp., chirurgien de l'hôpital Lariboisière, agrégé de la Faculté de Paris; de 3 à 5 h., boulevard Haussmann, 33.

Anger (Théophile), 1867, ❋, anc. int. des hôp., chirurgien de l'hôpital Cochin ; tous les jours, le mercredi et le dimanche exceptés. de 1 à 3 h., rue de Penthièvre, 16.

Angerville, 1879, méd. de la Société des Dames du Commerce ; mercredi, vendredi, de 6 à 7 h. du soir; 20, r. de Grammont.

Angulo-Heredia, 1874 ; lundi, mercredi et vendredi, de 2 à 4 h., rue Meissonnier, 4.

Anselmier (V.), 1854 ; de 1 à 3 h., rue de Châteaudun, 16.

Antraigues, 6 janvier 1829 ; de 1 à 4 h., boul. Pereire, 48.

Apostoli (Georges), 1872 ; de 5 à 7 h., rue Molière, 5. — Clinique, rue du Jour, 19, les mardis, jeudis et samedis, à 2 h.

Arduin, 1884 ; de 1 à 3 h., boulev. Ménilmontant, 40.

Argent (d'), 1880 ; lundi, mercredi, vendredi, de 1 à 3 h., rue Duban, 14, à Passy.

*Arnal** (C.), rue d'Hauteville, 89, méd. cons. à Vals.

Arnaud de Langlard (Ch.), 1847, ❋ ; les lundis, mercredis et vendredis, de midi à 2 h., rue Nollet, 56.

Arnaud (A.), 1860 ; de midi 1/2 à 2 h., rue Lafayette, 194.

Arnaud (E.-J.), rue des Islettes, 7.

Arnould, 1856, ❋ ; de 2 à 4 h., rue Claude-Bernard, 53.

*Aronssohn** (Paul), 1856 ; de 2 à 3 h., lundi, mercredi, vendredi, boulevard Haussmann, 130.

*Aronssohn,** O. ❋, méd.-maj. en ret., rue du Havre, 12.

Arsonval (d'), à Sceaux (Seine).

Arthaud (J.-M.-G.), 1885, chef du lab. du Muséum : lund., merc., vend., de 7 à 9 h. du soir; mardi, sam. et dim., de 11 h. à 1 h., rue Monge, 24.

Arthuis (A.), Paris, 1868, ❋, C.❋ ; de 1 à 2 h., r. de Greffulhe, 5.

Arzerouni (Mihran), 1841, boulev. du Lycée, 7, à Issy (Seine).

Astier, Paris, 1880 ; lundi, merc., vend., de 3 à 4 h., boul. Malesherbes, 132.

Aubeau (A.), 1880 ; de 2 à 4 h., jeud. et dim. exceptés, boulevard des Capucines, 39.

Aubœuf, 1882 ; de 1 à 3 h. et de 8 à 9 h. du soir, boul. Ornano, 25.

Aubrun (Mirambeau), 21 mars 1838 ; les mardis, jeudis et samedis, de midi à 2 h., rue Charles V, 15.

Aubry, 1843, ❋ ; les lundis, mercredis et vendredis, de midi à 2 h., rue Monsieur-le-Prince, 61.

Auburtin, 28 juillet 1852 ; de midi à 2 h., boulevard Saint-Germain, 223.

*Audhoui** (S.-V.), avril 1868, méd. de la Pitié ; les mardis, jeudis et samedis, de 1 à 3 h., rue du Vieux-Colombier, 18.

Audigé, Paris, janvier 1874 ; lundi, mercredi et vendredi, de 2 à 3 h., avenue Bosquet, 26.

Audigé, 1881, de midi à 2 h., rue de Belleville, 9.

Augier (Ad.-Cl.), 1875, passage Rouget, 5, aux Lilas (Seine).

Augouard (Eudoxe), 1840. ✻; de 1 à 2 h. pl. des Vosges, 20.

Aulagnier, 1827, O. ✻, rue du Dragon, 21; *n'exerce plus.*

Auvard (A.-P.-V.), 1879, anc. int. des hôp.; les lundis, mercredis, vendredis, de 1 à 3 h., rue de Lille, 21.

Auvergniot, 1883. de 1 à 3 h., pl. d'Italie, 9.

Avezou (J.-Ch.), Paris, 1879, anc. int. des hôpitaux; de 1 1/2 à 3 h., rue des Deux-Portes-Rivoli, 1.

*****Avrard** (Ch.), 1880; lundi, mercredi, vendredi, de 1 à 3 h., rue Chomel, 9.

Aysaguer, 1879; lund., merc., vend., de 2 à 4 h., boulev. Saint-Germain, 168. Clinique, lund., merc., vend., à 5 h., rue de Buci, 13.

Azambuja (d'), 1840, ✻; lundi, mercredi, vendredi, de 1 à 4 h., rue Notre-Dame-de-Nazareth, 7.

Babinski (J.-F.). 1879, anc. int. des hôp., rue Bonaparte, 71 *bis.*

Bacchi, Paris, 29 juillet 1874. — Chef de la clinique ophthalmologique à l'hospice des Quinze-Vingts, les mardis, jeudis et samedis, de 4 à 6 h., rue d'Hauteville, 67.

*****Bach** (L.-J.-J.), Paris, 1871, ✻ A, de 1 à 3 h., rue d'Angoulême, 18.

Bachelet, Strasbourg, 2 décembre 1840; de midi à 2 h., rue Oberkampf, 129.

Badaire (G.) 1883, de 12 h. à 2 h., avenue de Paris, 126, à Saint-Denis.

Bader, janvier 1854; lundi, mercredi, vendredi, de 1 à 2 h., rue de Lille, 30.

Baget, 6 décembre 1839; de 2 à 4 h., rue de la Roquette, 132; *n'exerce plus.*

Bagnol (Jérôme), 1882; de 1 à 3 h., rue Legendre, 77 *bis.*

*****Baillarger**, 1837, O ✻; médecin hon. de l'hospice de la Salpêtrière, membre de l'Académie de médecine; à l'établissement Esquirol, à Ivry; mardi et vendredi, de 1 à 3 h., rue de l'Université, 8.

*****Baillon**, 1855, ✻, anc. int. des hôp., professeur d'histoire naturelle à la Faculté de médecine; rue Cuvier, 12; *n'exerce pas.*

*****Bailly** (E.), 1856, anc. int. des hôp., agrégé et ancien chef de clinique d'accouchements de la Faculté; lundi, mercredi, vendredi, de 2 à 4 h., rue Rouget-de-Lisle, 7.

*****Baizeau**, C. ✻, méd. insp., membre du Conseil de santé des armées, rue Bonaparte, 11.

Balbiani, 1854, rue Soufflot, 18.

Baldou, 1882; avenue de Villiers, 106.

Baldy, 29 novembre 1859, ✻; de 2 à 3 h., rue Boursault, 61.

Ball (B.), Paris, 1855, ✻, anc. int. des hôp., prof. à la Faculté, médecin des hôpitaux, membre de l'Académie de médecine; les lundis, mercredis, vendredis, de 2 à 3 h.: les mardis, jeudis, samedis, de 5 à 6 h., boul. Saint-Germain, 179.

Balland (H.), 1880 ; de 4 à 6 h., exceptés les jeudis et dimanches, rue Julien-Lacroix, 5.

Ballet, 23 août 1863, ✳ ; de 11 h. à midi, quai d'Orléans, 30.

Ballet (Gilbert), 1881, anc. int. des hôp. ; lundi, mercredi, vendredi, de 1 h. 1/2 à 3 h., rue du Colisée, 37.

Ballue, Paris, 20 août 1870, ✳ A ; de midi à 2 h., rue Albouy, 12.

Ballu, à Nanterre.

Balzer (F.), 1878, anc. int. des hôp., médecin des hôpitaux ; de 2 à 3 h., rue Castellane, 15.

Bamberger, 1859 ; rue de la Tour, 78, à Passy.

Bannerot (M.-A.-C.), 1880, boulev. Ornano, 65.

Bar (Paul), 1881, anc. int. des hôp. ; les lundis, mercredis, vendredis, de 2 à 3 h., rue Saint-Florentin, 4.

Baraduc (H.), juin 1877 ; les lundis, mercredis et vendredis, de 2 à 4 h., rue de Vaugirard, 48.

Baranger (C.-E.), 1858, rue Laffitte, 13.

Baratier, 1884 ; de 1 à 4 h., boul. Saint-Marcel, 55.

Baratoux, 1881 ; à 2 h., lundi, merc., vend., rue Laffitte, 51. — Clinique : mardi, jeudi et samedi, à 4 h., rue Séguier, 17.

Barbarin (Joseph), Paris, 1883 ; mardi, jeudi et samedi, de midi à 2 h., rue des Solitaires, 32.

Barbaud, 1885 ; de 1 à 3 h., merc. excepté, boulev. Montparnasse, 40.

Barbe, 1884 ; anc. int. des hôp. de 1 h. à 3 h., rue du Faubourg-Saint-Honoré, 225.

Barbet (F.), Paris, 1885 ; lundi, mercredi, vendredi, dimanche, de midi à 6 h., rue Boileau, 12 ; médecin de l'Etablissement hydrothérapique d'Auteuil.

Barbette, 6 janvier 1848 ; de midi à 3 h., rue Etienne-Marcel, 29.

Barbeu-Dubourg (A.), août 1862, anc. int. des hôp. ; de 2 à 4 h., rue Grange-Batelière, 6.

Barborin, 1876 ; de midi à 1 h., rue de Paris, 39, à Joinville-le-Pont (Seine).

Barbulée (E.-L.), 1880, anc. int. des hôp. ; de 1 à 3 h., rue du Faubourg-Saint-Martin, 205.

Barde, 15 avril 1859. *Voir* **Beni-Barde**.

Bardenet (A.-J.), 1851, rue de Rivoli, 106.

Bardet (G.), 1876 ; mercredi, de 5 à 6 h., rue Notre-Dame-des-Champs, 119 *bis*.

Barette, 1882, anc. int. des hôp., chef de clinique chirurgicale à la Faculté ; mardis, jeudis, samedis, de 2 à 4 h., rue Saint-Philippe-du-Roule, 4.

Barié (E.), 1877, anc. int. des hôp., chef de clinique à la Faculté, les mardis, jeudis et samedis, de 1 h. 1/2 à 3 h., avenue de l'Opéra, 18.

Barlemont, Paris, 6 décembre 1869 ; de midi à 2 h., rue Lavoisier, 4.

Barnier (J.), 27 janvier 1855 ; anc. int. des hôp., de 1 à 3 h., rue Sainte-Anne, 46.

Baron, 1884 ; rue des Epinettes, 20, à Saint-Maurice (Seine).

Barrault (Ern.), Paris, 27 janvier 1855 ; de 1 à 3 h., rue Gay-Lussac, 5.

Barré, Paris, 27 juillet 1861 ; de 3 à 5 h., rue de Seine, 34.

Barré (Ed.), 1876 ; de midi à 2 h , boulevard de Clichy, 49.

Barrion (M.), 1884 ; de 2 à 4 h., rue Troyon, 22.

***Barth** (H.), 10 mars 1880, anc. int. des hôp. ; lundi, mercredi, vendredi, de 1 à 2 h., boul. Saint-Germain, 125.

Barthélemy (M.-P.-T.), Paris, 1880, anc. int. des hôp. ; de 2 h. 1/2 à 3 h. 1/2, rue de Paradis, 21.

Barthès, rue du Four, 10, à Ivry.

***Barthez** (E.), O ✳, avenue de Messine, 30.

Barzilay, 1885 ; de 1 à 3 h., rue Delambre, 10.

Bassère (A.), Paris, 25 mai 1873 ; avenue de Neuilly, 179.

Bassereau (L.), mai 1840, ✳, anc. int. des hôp. ; de 2 à 4 h., rue de Tournon, 20.

Basset (A.), 28 août 1860 ; de 2 à 3 h., samedi excepté, boulevard du Temple, 12.

***Basset** (P.-L.), 12 décembre 1857, ✳, anc. int. des hôp. ; cité Trévise, 2 ; *n'exerce pas*.

***Basset** (P.-H.), 1884 ; cité Trévise, 2 ; *n'exerce pas*.

Basset, à Saint-Ouen (Seine).

Bastard (H.), Paris, 1882, anc. int. des hôp ; les lundis, mardis, jeudis et samedis, de 3 à 4 h., rue Galilée, 56.

Bastien, 28 novembre 1855, anc. int. des hôp. ; de midi à 2 h., bd St-Germain, 11.

Bastin, 1861. avenue de Courbevoie, 31, à Asnières.

Batigne, Paris, 6 août 1880 ; rue de Douai, 40 *bis*.

***Battesti**, 1882 ; de 1 à 3 h., pl. des Batignolles, 8.

Baucher, Paris, 17 janvier 1857 ; de 1 à 3 h., rue de Flandre, 16.

Bauchet (A.), 2 décembre 1859 ; rue de la Mare, 3.

Baudet, Paris, 1er juin 1866 ; rue de la Mairie, 27, à Vanves.

***Baudin** (E.), 27 mars 1858 ; de 2 à 4 h., excepté le mardi, boulevard de Magenta, 5.

***Baudoin** (J.-B.-F.), 1862, rue du Faubourg-Poissonnière, 14.

Baudot (E.), 8 janvier 1862, anc. int. des hôp. ; mardi, jeudi, et samedi, de 4 à 5 h., rue Taitbout, 50.

Baullaud (Eug.), 1860, av. d'Italie, 168.

Baumfeld (Ch.), 1884 ; de 3 à 5 h., rue de la Cerisaie, 13.

Bautribos, Paris, 20 décembre 1879 ; place Daumesnil, 12.

Bay, Paris, 6 août 1881 ; rue Bleue, 1 *bis*.

Bayart (Emile), de 1 à 3 h., boulevard Charonne, 34.

Bayart, 1851, rue Laffitte, 5.

Bayle, 1865 ; de 3 à 4 h., rue des Pyrénées, 373.

Bazenerye, 1883 ; de 2 à 5 h., rue de Port-Mahon, 10.

Bazy, 1880; anc. int. des hôp.; les mardis, jeudis et samedis, de 2 à 4 h., rue d'Antin, 21.

***Beaumetz**, 1862, ✳. *Voir* **Dujardin-Beaumetz.**

Beaumont (Paul), 1839, ✳; de 9 à 4 h., rue de Bruxelles, 15.

Beaumont (L.), 1882, boulev. de la Villette, 31.

Beaurepère (Al. de), Paris, 1872. — *Maladies des femmes.* — De 2 à 4 h., rue Taylor, 22.

***Beauvais** (Gustave de), 12 juin 1852, O. ✳, ✳ I; ancien chef de clin. de la Faculté de méd. à l'Hôtel-Dieu, méd. en chef de Mazas, de 2 à 3 h. 1/2, le vendredi exc.; rue de Trévise, 39.

***Béclard**, 26 février 1842, C. ✳; membre de l'Académie de médecine, professeur et doyen de la Faculté de Paris, à l'Ecole de médecine; *n'exerce pas.*

Beclère (C.), Paris, 1845, boulev. Poissonnière, 8; *n'exerce pas.*

Béclère (A.), fils, Paris, 1882, anc. int. des hôp.; les mardis, jeudis, samedis, de 1 à 3 h., rue de l'Echiquier, 22.

Béclu, 1879, à 1 h., rue du Havre, 11.

Bédié (J.-H.), 1849, O. ✳; boulevard de Latour-Maubourg, 50.

Begin (Emile), Strasbourg, mai 1828, ✳, rue du Dragon, 15.

Béhier (Augustin), 1870, ✳, anc. int. des hôp., rue de l'Arcade, 36; *n'exerce pas.*

Belhomme (L.), 1862, ✳, anc. int. des hôp.; de 1 à 3 h., boulevard de Sébastopol, 102; clinique, rue des Petits-Carreaux, n° 21. — (*Mal. des femmes, mal. vénér.*)

Belin, Paris, 15 avril 1879; rue Gauthey, 29.

Bélières (L.), Paris, 1879; de 1 à 3 h., rue Taitbout, 14.

Bellangé, 1884, anc. int. des hôp., avenue Parmentier, 22.

***Bellamy.** ✳, rue des Beaux-Arts, 4 *bis.*

Bellan, 1884, boulev. Magenta, 93.

Belleudy, 1867; de 9 à 11 h. du matin, r. du Cherche-Midi, 33.

Belliol, 4 janvier 1825; de midi à 2 h., r. des Bons-Enfants, 30.

Belliot, 1847, rue Myrrha, 29.

Bellon (M.), anc. int. des hôp., av. de la Grande-Armée, 87.

Bellouard (J.-B.-V.), 1879, rue de Rome, 58.

Belot (Charles) de Régla, 1845, C. ✳; de 1 à 4 h., avenue de Wagram, 24.

Beltz, de 1 à 3 h., faubourg Saint-Honoré, 157.

Beluze, 1885; de 1 à 2 h., rue du Temple, 34.

Bénard, 1865; de 1 à 2 h., rue Censier, 28.

Benard (Louis), 1871; de midi à 2 h., rue des Plantes, 10.

***Benard** (Paul), Paris, 2 mars 1880; rue de l'Estrapade, 15; *n'exerce pas à Paris.*

Bénard (Henri), 1882, anc. int. des hôp.; les mardis, jeudis et samedis de midi à 2 h., rue du Temple, 150.

Benet-Deperrand, 1835; de 3 à 5 h., rue Beaurepaire, 26.

***Beni-Barde**, 15 avril 1859, ✳, C. ✳, médecin en chef de l'établissement hydrothérapique d'Auteuil et de l'établissement d'hydrothérapie médicale de la rue Miromésnil; de 8 à

9 h. 1/2, rue Boileau, 12, à Auteuil ; de 10 à 11 h. 1/2 et de 4 à 5 h. 1/2, rue Miromesnil, 63.

Benoist, 1855, rue Beuret, 40.

Benoit du Martouret (G.), 1876 ; mardi, jeudi, samedi, de 1 à 3 h., rue de Douai, 49.

Benoit (Mlle) (V.), Paris, 1883 ; mard. et samed., de 3 à 6 h., jeud., de 5 à 6 h., rue Maleville, 2, près la rue de Lisbonne.

Benoit, rue de Crimée, 178.

Benoit (1880), de 1 à 3 h., rue Baillif, 1.

Béral, 10 décembre 1851 ; de 2 à 4 h., rue du Dragon, 21.

Beraud, 1866, boulev. de l'Hôpital, 26.

Berdinel, 1878, place de la Bastille, 7.

*****Berger** (Paul), 1873, A., anc. int. des hôp., agrégé, chir. de l'hôp. de Bicêtre ; les lundis, mercredis, vendredis, de 1 h. à 3 h., rue du Bac, 4.

Berger (P.), 1868, rue de Rivoli, 194.

*****Bergeron** (E.-J.), 15 février 1845, C. ✳, anc. int. des hôp., médecin honoraire des hôpitaux (*Enfants malades*), membre de l'Académie de médecine ; les lundis, mercredis, vendredis, de 2 à 4 h., rue Saint-Lazare, 75.

*****Bergeron** (Henri), mars 1866, ✳, anc. int. des hôp.; de 1 à 2 h., mercredi excepté, rue de Rivoli, 138.

Bergeron (G.), 1866, rue La Bruyère, 15.

Bergeron (A.), Paris, 30 décembre 1874, anc. int. des hôp., rue du Bac, 34.

Bergès (P.), Paris, 1868 ; les lundis, mercredis et vendredis, de 2 à 3 h., rue de Rivoli, 194.

*****Bergier** (A.-L.), 12 avril 1851, ✳ ; lundi, mercredi et vendredi, de 2 à 3 h., rue Saint-Lazare, 128.

Bergonier, 1er août 1834, ✳ ; de midi à 2 h., rue de la Chaussée-d'Antin, 28.

Beringier, 1880, anc. int. des hôp.; de 1 à 3 h., rue de Sèvres, n° 91.

Bérillon (E.), 1884 ; de 1 à 3 h., rue Vieille-du-Temple, 12.

Berlin, 1882 ; de 1 à 3 h., avenue Victor-Hugo, 42.

Bermond (Al.), 1874 ; de midi à 2 h., rue Saint-Sulpice, 20.

Bernard (Jean), 1854, rue Montmartre, 159.

Bernard, 1860, av. de la Tourelle, 6, à Saint-Mandé.

Bernard ; à midi, boulev. Sébastopol, 28.

Bernard (J.); de 1 à 3 h., boulev. Bonne-Nouvelle, 14.

Berne (Georges), 1884, anc. int. des hôp.; tous les jours, de 1 à 4 h., rue Miromesnil, 63.

Berne (V.-P.-P.), Paris, 1884, mardi et samedi, de 1 à 2 h.; rue Ravon, 1, près la place Condorcet, à Bourg-la-Reine (Seine).

Bernheim, 1882 ; les mardis, jeudis et samedis, de 1 à 3 h., rue de Turbigo, 61.

Bernier de Bournonville, 1873; de 1 à 3 h., rue du Four, 57.

*Bernutz, 10 novembre, 1846; méd. des hôpitaux; de midi à
   2 h., rue des Saints-Pères, 7 *bis*.
Berrut, 28 août 1855, rue de Grenelle-Saint-Germain, 151, de
   3 à 5 h. — Policlinique de chirurgie des femmes; le jeudi, à
   9 h.; leçon ouverte; à 10 h., consultation.
Berruyer, de 1 à 3 h., rue de Rivoli, 51.
Berthelot, 1865, O. ✳; rue Mazarine, 3.
Berthelot, 1863; de 1 à 3 h., rue de Londres, 42.
Bertherand (A.), 1837, O. ✳, ✪ I.; de 1 à 3 h., rue Bergère,
   n° 29.
Berthet, Paris, 27 décembre 1860; de 1 à 3 h., rue Baudin, 27.
Berthiot (A.), 1875; de 1 à 3 h., excepté le vendredi, faubourg
   Saint-Antoine 70 et 72.
*Bertholle (T.), 30 mars 1858, anc. int. des hôp.; de midi à
   1 h., av. Mac-Mahon, 14.
*Bertillon (Jacques), 1883, rue Charles-Laffitte, 72, à Neuilly
   (Seine).
Bertin (de), Paris, 13 mars 1830; avenue du Perreux, 98, à
   Nogent-sur-Marne.
Berton (D.), 1884, rue Gay-Lussac, 52.
Bertrand (Hector), 1853, O. ✳; lundi, mercredi, vendredi, de
   1 à 3 h., boul. de Latour-Maubourg, 18.
Bertrand, 1874, boulev. Richard-Lenoir, 90.
Bertrand (A.-A.-C.-A.), 1865; à 2 h., rue du Faubourg-Mont-
   martre, 21.
Bertrand, faub. du Temple, 22.
Bertrand de Saint-Germain, rue de Grenelle-Saint-Ger-
   main, 35.
*Besnier (Ernest), Paris, 24 décembre 1857, ✳, médecin de l'hô-
   pital Saint-Louis, membre de l'Académie de médecine; de
   2 à 4 h., les lundis, mercredis, jeudis et samedis, rue des
   Mathurins, 37.
Besnier (Jules), 2 mars 1867, ✳, médecin du collège Rollin;
   les lundis, mercredis et vendredis, de 1 à 3 h., rue Vignon, 30.
*Besson (Eugène), 27 août 1857; rue de Seine, 95; *n'exerce pas*.
*Besson (Elie), 1872; de 1 à 2 h., boulevard Saint-Michel, 84.
Bétancès (R.-E.), 1854; de 4 à 6 h., rue de Châteaudun, 6 *bis*.
*Beurmann (de), méd. des hôp.; de 1 à 2 h. 1/2, lundi, merc.,
   vend., rue des Petites-Écuries, 55.
Beurnier (Ch.-L.-Ed.), anc. int. des hôp., rue de Rennes, 75.
Bez, Paris, 17 janvier 1877, anc. int. des hôp., rue de Rambu-
   teau, 2.
Bezançon, 18 mai 1849, anc. int. des hôp., rue de Tournon, 29;
   n'exerce plus.
Bezançon (J.-Jos.), 21 mai 1862; de midi à 1 h., Grande-Rue,
   56, à Boulogne (Seine).
*Bidard, 6 mai 1857, anc. int. des hôp.; de 2 à 3 h., rue de
   Suresnes, 9.

Bignon (Jules), Paris, 1879, avenue du Bois-de-Boulogne, 12; *n'exerce pas à Paris*. L'été à Vichy, Chalet des Roses, boulevard National.

Bigot, 1837, ✻; rue Ménessier, 7.

Bilhaut, 1872; les mardis, jeudis et samedis, de 1 à 3 h., boulevard Henri IV, 46.

Billard, 31 août 1842; de 10 h. à midi, rue de Pontoise, 22.

Billet (A), Paris, 1885; de midi à 4 h., rue Lourmel, 32.

Billod, 1846, O. ✻; mercredi et vendredi, de 2 à 4 h., rue Michel-Ange, 11.

Billon (Paul), de 1 à 3 h., rue Miroménil, 36.

Binet, 1883; de midi à 2 h., rue Saint-Paul, 32.

Birabeau, 1884; de 1 à 3 h., boulevard Saint-Germain, 58.

Biscarrat (E.), 1865; les lundis, mercredis et samedis, de 1 à 2 h., rue de Belleville, 45.

***Bissieu** (Emile), 1856, ✻; de 1 à 3 h., excepté lundi et samedi, rue Cambacérès, 29.

Bitterlin, 16 mars 1854; rue du Four, 20 *bis*, à Saint-Maur.

***Blache**, décembre 1868, ✻; anc. int. des hop., de 1 à 3 h., rue de Suresnes, 5.

Blacher, 1869; cons. grat. à son disp., rue Lévis, 87, les lundis, mercredis et vendredis, de 10 h. à midi; de 1 à 3 h., rue de Constantinople, 43.

***Blachez**, août, 1858, ✻; anc. int. des hôp., agrégé de la Faculté de médecine, médecin de l'hôpital Necker, de 1 à 3 h., les mardis, jeudis et samedis, boulevard Saint-Germain, 147.

Blachier (Eug), 1869, rue de Constantinople, 43.

Blanchard (Emile), ✻, rue de l'Université, 34; *n'exerce pas*.

Blanchard, 1872; de midi à 2 h., boul. de la Villette, 27.

Blanchard, 1876; de 1 à 3 h., rue Claude-Bernard, 90.

Blanchard (Raphaël), 1880, rue Monge, 9; *n'exerce pas*.

***Blanche** (Emile), 25 août 1848, O. ✻; membre de l'Académie de médecine, rue des Fontis 15, à Auteuil; tous les jours, de 10 h. à midi, et de 1 h. 1/2 à 2 h. 1/2, rue Berton, 17, à la maison de santé de Passy.

Blanche (Tony), 1874; de midi à 1 h., rue Ambroise-Paré, 11.

Blandet, 1840, rue Bretonvilliers, 3

Blaquart (Ch.), 1872; rue du Conservatoire, 8.

Blavot, Strasbourg, 15 mars 1858, de midi à 1 h., rue Clignancourt, 13.

***Blayac** (Emile), Montpellier, 1876, de 1 à 3 h., rue Truffault, 50.

Blechmann (Jules), 1883; lauréat de la Faculté de Paris; de 1 à 3 h., rue de Châteaudun, 5.

Blesson, 1884, boulev. de l'Hôtel-de-Ville, 11 *bis*, à Montreuil-sous-Bois (Seine).

***Blet**; les lundis, mercredis, vendredis, à 2 h., place du Palais-Bourbon, 3.

Bloch, 1865 ; de 1 à 3 h., rue Martel, 4.
Bloch, 1880 ; de 2 à 3 h., rue Gersaut, 7.
Bloch (Adolphe), 1873 ; de 1 à 3 h., boulevard Poissonnière, n° 10.
Bloch (E.-A.), Paris, 9 juin 1880 ; avenue de Saint-Mandé, 86.
Bloch (Maurice), 10 août 1880, avenue de Villiers, 5.
Blondeau (Léon), 24 décembre 1851 ; de 2 à 4 h., rue de la Paix, 4.
Blondet (E.-P.), 30 janvier 1860 ; de 2 à 3 h., boulevard Poissonnière, 12.
Blondin (Th.), 1845 ; de 2 à 6 h., rue Coquillière, 21, chef du service médical, à Argelès Gazost (Haute-Pyrénées), en été.
*Blot (Hippolyte), 1849, ✳ ; lundi et vendredi, de 3 à 5 h., avenue de Messine, 26.
Blum (A.), 1870, mardi, jeudi, samedi, à 4 h., rue Joubert, 21.
Blumenthal, 2 mai 1868 ; de 2 à 3 h., rue Croix-des-Petits-Champs, 11.
Bobowicz. à Clichy-la-Garenne (Seine).
Boehler, 1885 ; de 1 à 2 h., rue du Bac, 144.
Bocquet, place des Pyrénées, 4.
*Boggs (A.), Londres 1856, ✳ ; de 1 à 3 h., rue Saint-Honoré, 362.
Boh, 1878 ; de 1 à 3 h., rue Clignancourt, 36.
Boille, 1869 ; de 1 à 3 h., rue Mazagran, 10.
Boillet, 20 juin 1855 ; ❂ A., O. ✳, de 2 à 3 h. r. d'Angoulême, 6.
*Boinet, 28 février 1838 ; O. ✳, de 1 à 3 h., mardi, jeudi, samedi, rue de la Banque, 20.
Boisgard, 1872, de 2 à 3 h., rue de Turbigo, 16,
Boissart, 1885 ; de 1 à 3 h., rue Saint-Lazare, 67.
Boisseau du Rocher, Paris. 30 avril 1879 ; de 1 à 3 h., rue de l'Isly, 10.
*Boissier, 1876 ; de 1 à 3 h., rue Saint-Honoré, 217.
Boisson, Paris, 9 avril 1881 ; rue du Petit-Chemin, 8, à Sceaux.
*Boivin (J.-J.), 19 décembre 1850 ; de midi à 1 h., rue d'Hauteville, 36.
Boncour (J.-J.), Strasbourg, 1869, de 2 à 3 h., jeudi et dim. exceptés, avenue Pereire, 10, à Asnières.
*Boncourt (Paul), 1878, de 1 à 3 h., faubourg Saint-Honoré, 3.
Bonenfant, 1864 ; ✳, de midi à 2 h., rue d'Auteuil, 41.
*Bongrand, 1877 ; rue Saint-Martin, 5.
Bonhomme, à Boulogne, rue des Tilleuls, 43.
Bonin, 23 juillet 1861 ; les lundis, mercredis et vendredis. de midi à 2 h., rue de Berlin, 18.
*Bonnafont, 1834 ; O. ✳, G. O. ✳, rue Mogador, 3.
Bonnaire, 1883 ; boulevard Henri IV, 1.
*Bonne (H.), 1875 ; de midi à 1 h., rue Saint-Sulpice, 24.
Bonnecaze, à Courbevoie.

***Bonnefin**, (C.), Paris 29 août 1851 ; de 1 à 3 h., rue des Saints-Pères, 63.

Bonnefond, 1878 ; rue de Condé, 1, (Carrefour de l'Odéon). *Spécialités* à la *Résine* de *Pin Mugho* et à la Créosote pure de Hêtre. — *Appareils* pour les voix respiratoires ; *Pulvérisateurs* à chaud et à froid ; *Inhalateurs* ; Injecteur nasal, ect.

***Bonnefoy**, 1874 ; ✺ A., de 1 à 2 h.; av. Ledru-Rollin, 51.

***Bonnefoy** (Eug. ,)Paris 1857 ; lund., mercr., vendr. de 1 à 3 h., rue faub. Saint-Honoré, 215. — Coxalgies, fractures, régénération des os.

Bonnes (A.), Montp.; de 1 à 3 h., rue Molière.

Bonnet-Delaville, 1876, rue Saint-Honoré, 83.

Bonnet de Malherbe, 1838 ; ✺, r. Castiglione, 10 ; *n'ex. pas.*

Bonnet (V.), 5 août 1861 ; de midi à 2 h., cours de Vincennes, 8.

Bonnet (N.-E.), 1885 ; lundi, mercredi, vendredi, de 1 à 3 h., rue de Ponthieu, 12.

Bonnichon (Paul-Arm.). rue Mirbel, 4.

Bonnière, Montpellier, 1er mars 1856, de 1 à 5 h., boul. Montmartre, 16.

Bonnot (Ph.). 1880 ; les lundis, mercredis, vendredis, de 4 à 6 h., boul. de Strasbourg, 50.

Bontemps, rue de la Chapelle, 17.

***Bonvallet**, 21 mars 1834, ✺ ; de 1 à 3 h., rue Jean-Jacques-Rousseau, 19.

Borchard, 1866, boulevard des Batignolles, 39.

Bordier, 1868, ✺ ; de 1 à 2 h., avenue Marceau, 44.

Bosia (Henri de), Paris, 1861; de 1 à 2 h., les mardis, jeudis et samedis, rue Vital, 20 (Passy).

***Bossu** (A.), 7 mai 1834, ✺ ; de 2 à 3 h., et de 9 h. à midi, les jeudis et samedis, rue des Beaux-Arts, 15.

***Bottentuit**, 14 mai 1869, ✺ ; rédacteur en chef de la *France médicale*, médecin consultant aux eaux de Plombières, rue Castellane, 13 ; *n'exerce pas à Paris.*

Bottey (F. Ch.), anc. int. des hôpitaux, rue des Halles, 28.

***Bouchard**, 29 décembre 1866, ✺ ; lundi, mercredi, vendredi, de 2 à 4 h., rue de Rivoli, 174.

***Bouchardat**, 11 avril 1832, O. ✺, ✺ A. ; de 10 h. à midi et demi, rue du Cloître-Notre-Dame, 8.

Bouchardat (Gust.), 1875 ; boulevard Saint-Germain, 108.

Bouché de Vitré, rue du Point-du-Jour, 128 (Boulogne).

Bouchereau (G.), 6 décembre 1866, ✺, rue Cabanis, 1.

Boucheron (A.), 1875, 14, rue Halévy, à 4 h. — *Clinique*, 53, rue Saint-André-des-Arts, de 1 à 3 h.

Bouchet, porte de Paris, 2, à Saint-Denis.

***Bouchut**, 12 avril 1843, O. ✺ ; de 1 à 2 h., rue de la Chaussée-d'Antin, 38.

Bouchut (Henri), 1884 ; les mardis, jeudis et samedis, à 4 h., rue la Chaussée-d'Antin, 38.

*Boucomont (F.), Paris, 29 avril 1859 ; rue de Rennes, 141.

Boudet de Paris (E. M.), Paris, 6 janvier 1880 ; rue de l'Isly, 4, et rue Saint-Lazare, 28.

Boudin, Paris, 24 avril 1876 ; rue des Petits-Champs, 33.

Bouffé, 1877 ; de 2 à 3 h., excepté les mercredis, rue de Naples, 53.

Bougier (H.), Paris, de 1 h. à 2 h, 1884, 86, rue Monge.

Bougon (G.-H.-M.), 14 août 1873 ; de 1 à 3 h., fg Montmartre, 45.

Bouillié, 28 mai 1859 ; à Vitry-sur-Seine.

*Bouilly ; lundi, merc., vend., de 1 à 3 h., boul. Haussmann, 43.

Bouland (L.), 1865 ; de 3 à 5 h., av. des Champs-Elysées, 108.

Boulanger (L.), Paris 1885 ; de 2 à 4 h., rue Verte, 14, à Bois-Colombes (Seine).

Boulay (E.), 1880 ; les mardis, jeudis et samedis, de 2 à 4 h., avenue des Ternes, 44.

Boulland, 11 juin 1860 ; avenue d'Italie, 168.

*Bouloumié (P.), 1866, ❋, rue Caumartin, 10 ; *n'exerce pas à Paris*.

Bource. 1883 ; rue des Abbesses, 4.

Bourchier (Mlle), 1882 ; avenue Carnot, 7.

Bourcy, Paris, 1883 ; de 4 à 6 h., rue Nouvelle, 3.

Bourdel (P.M.), rue de la Victoire, 83.

*Bourdin, 28 décembre 1838 ; de 10 à 11 h., place de la Mairie, 4, à Choisy-le-Roi (arr. de Sceaux).

*Bourdon (Hippolyte), 13 juillet 1843, O. ❋ ; de 2 à 3 h., mardi excepté, rue du Bac, 32.

Bourdoncle, 22 août 1839 ; lundi, mercredi, vendredi, le matin ; mardi, jeudi, samedi, l'après-midi ; r. St-Louis-en-l'Ile, 27.

*Boureau, ❋, 18 janvier 1856 ; chirurgien en chef de Saint-Lazare, de 2 à 4 h., rue Mazagran, 9.

Bourgeois (L.), 19 août 1858 : de 1 à 3 h. boulevard Poissonnière, 12.

Bourgeois (Ant.), 1865 : de 1 à 2 h., rue de Rennes, 165.

Bourgoin (A.-E.), ❋, 1863 ; professeur à l'Ecole de pharmacie, agrégé à la Faculté, membre de l'Académie de médecine, rue de Sèvres, 149.

Bourneville (D.-M.), Paris, 1871 ; les mercr. et vendr., de 1 à 2 h., rue des Carmes, 14.

Boussi (R.), les lundis, mercr., vendr., de midi à 3 h., rue de la Grande-Truanderie, 3.

Bousson, ❋, 18 février 1830 ; docteur dentiste de l'Institution des Jeunes Aveugles, de 4 à 5 h., rue Saint-Honoré, 185.

Boutelant (L.), de midi à 6 h. rue de Flandre, 92.

*Boutin (L.), 23 avril 1853, ❋ ; de 1 h. 1/2 à 3 h., rue de Hambourg, 18.

Bouts, rue Bélidor, 13.

Bouvyer (Jules), ❋, ❋ A, ❋, 1856 ; rue Lavoisier, 1 ; *n'exerce pas à Paris*. Médecin consultant aux eaux de Cauterets (Hautes-Pyrénées), boulevard Latapie-Flurin, 9, du 1er juin au 30 septembre.

Bouyer (L.-C.-S.-M.), Paris, 1883; rue de Dunkerque, 36 *bis*, de 1 h. à 3 h.

Bovet (Ch.), Paris, 1883; rue Nouvelle-Boissière, 14. Avenue d'Iéna, 72. *L'hiver à Paris*, inspect. à Pougues-les-Eaux (Nièvre).

Boyé, 1882; chef de clinique adjoint de la Faculté, boulevard Saint-Michel, 137.

Boyer (Barthélemy), 2 mars 1856; rue de Madrid, 25

*Boyer** (Lucien), ✳, 22 décembre 1836; de 1 à 2 h., rue de l'Odéon, 16.

Boyer (Paul), 1880; de 2 à 3 h., le samedi excepté, rue du Temple, 176.

Boyer; de midi à 2 h., avenue Carnot, 30.

Bra (M.), Paris, 14 mars 1882; de 2 à 3 h., rue Lecourbe, 106.

Braconnot (Henri), Strasb., 1864, ✳; de 2 à 5 h., rue Condorcet, 53.

Brame, de 1 à 3 h., rue Nollet, 106.

Branly (Edg.), Paris, 10 août 1877; de 1 à 4 h., rue de la Chaussée-d'Antin, 27.

Brault, 1881; mardis, jeudis, samedis, de midi à 2 h., r. de l'Isly, 9.

Braud ✳, 1831; de 4 à 6 h., faub. Saint-Honoré, 52.

Braunberger (Jules), 1879; de 1 h. à 2 h. 1/2, place de la Nation, 13.

Brazier, 31 décembre 1879; les lundis, mercredis, vendredis, de 2 à 4 h., rue Vintimille, 6.

*Brémond**, Montpellier, 30 décembre 1837, ✳, ✺ I.; chirurgien du lycée Henri IV et de l'asile national de Vincennes, de 1 à 2 h., rue de la Chaussée-d'Antin, 48.

*Brémond** fils ✳, 1871: médecin du lycée Fontanes, — *Rhumatismes. — Bains thérébentinés.* — Tous les jours, excepté le dimanche, de 2 à 5 h., rue Caumartin, 67.

Brémond (Félix), 1864, ✺ I., O. ✳. — *Goutte, rhumatisme, syphilis.* — Mardi, jeudi, samedi, de 1 à 3 h., r. Rochechouart, 66.

Brès (Mme veuve Madeleine), Paris, 3 juin 1875; les lundis, mercredis, vendredis, de 1 à 4 h., rue de l'Université, 38.

Breuillard, 1878; de 2 à 5 h., avenue de Messine, 6. — *L'été à Saint-Honoré-les-Bains.*

*Briand** (M.), Paris, 1880, méd. en chef de l'asile de Villejuif (femmes); de 8 à 10 h. matin, rue Claude-Bernard, 75.

*Briau** (René), O. ✳, 18 février 1836; bibliothécaire de l'Académie de médecine; de midi à 3 h., les lundis, mercredis, jeudis et samedis, rue Joubert, 37.

Bricon, avenue des Gobelins, 60; *n'exerce pas.*

Bridou, 1872, avenue de Clichy, 142.

*Briois** (C.-J.), 4 novembre 1881; de midi à 3 h., rue Saint-Bon, n° 3.

Briguel, 1869; de midi à 1 h., boul. Rochechouart, 84.

Brion, 1866, avenue des Ternes, 53.
Brissaud, 1867 ; rue Daunou, 2.
***Brissaud** (E.), 1880 ; médecin des hôpitaux ; les mardis, jeudis et samedis, de 2 à 4 h., quai Voltaire, 9.
Broca (B.-A.), rue des Saint-Pères, 1.
Brochard-Rigaud, Paris, 1883, de midi à 4 h., rue de Lille, nº 57.
***Brochin** (H.), Paris, 20 août 1837, ✻, rédacteur en chef de la *Gazette des Hôpitaux*, médecin consultant au Mont-Dore ; de midi à 1 h., place de la Sorbonne, 5.
***Brochin** (Albert), Paris, 1873 ; mardi, jeudi, samedi, de midi à 2 h., boul. Saint-Michel, 51.
Brocq (L.), Paris, 1882 ; les lundis, mercredis, samedis, de 1 à 3 h., rue des Capucines, 20.
Brodeur (A.), rue Claude-Vellefaux, 12.
Brohon, 1877 ; de 1 à 3 h., rue de Bondy, 90.
***Brongniart** (J.), 20 juin 1860 ; ancien interne des hôpitaux de Paris, médecin aux eaux de Contrexéville (Vosges) ; à Contrexéville du 15 mai au 1er octobre. — Rue Royale, 10 ; *n'ex. pas à Paris.*
Broquère (Raoul), Paris, 7 août 1875 ; rue Lafayette, 93.
***Brouardel**, 14 janvier 1865, O. ✻, professeur à la Faculté, membre de l'Académie de médecine ; mardi, jeudi et samedi, de 4 à 6 h., boul. Saint-Germain, 195.
Brown-Sequard, ✻, 1846, professeur au Collège de France ; les lundis, mercredis, vendredis, de 1 à 3 h., rue Soufflot, 15.
Bruchet (C.-P.), Paris, 1881, chef de clinique de la Faculté ; mardi, jeudi, samedi, de 1 à 3 h., rue du Caire, 9.
Brulart, rue Lecourbe, 5.
Brulfert, 1872 ; de 1 à 3 h., rue Martel, 8.
***Brun** (A.), O. ✻, 7 août 1834, trésorier de l'Association générale des médecins de France ; de midi à 1 h., rue d'Aumale, 23 ; *n'exerce pas.*
Brun (Félix), Paris, 24 juillet 1881 ; prosecteur à la Faculté de médecine ; les lundis, mercredis, vendredis, de 4 à 5 h., rue de la Bienfaisance, 39.
Brun (de), 1884 ; les lundis, mercredis, vendredis, de 1 à 3 h., rue de la Sourdière, 18.
Bruneau, 1885 ; de 1 à 2 h., rue Cler, 18.
Bruslé (H.-J.-P.), 1879 ; de 1 à 3 h., rue Gay-Lussac, 38.
***Bucquoy** (J.), ✻, 27 décembre 1855, agrégé de la Faculté, membre de l'Académie de médecine, médecin de l'Hôtel-Dieu ; de 1 à 2 h., rue de l'Université, 81.
***Budin** (P.), 1876 ; agrégé à la Faculté ; accoucheur hon. de l'hôpital de la Charité ; à 3 h., lundi, mercredi, vendredi, boul. Saint-Germain, 129.
Buisson, 1865 ; de midi à 2 h., rue de l'Aqueduc, 1.
Bujon, rue Boissy-d'Anglas, 11 ; *n'exerce pas.*

Bureau (Ch.), 1870 ; lundi, mercredi, vendredi, de 1 à 4 h., rue de la Chaussée-d'Antin, 43.

***Bureaux** (P.), 18 février 1867 ; de 2 à 4 h., rue de la Gare, 4

Burel, 1883, rue Nollet, 26.

Buret (Frédéric), Paris, 1883, de 2 à 3 h., mardis, jeudis et samedis, rue Notre-Dame-de-Lorette, 44.

Butel, rue Haxo, 127.

***Butte** (L.), Paris, 1883 ; lundi, mercredi, vendredi, de 1 à 3 h., rue du Cherche-Midi, 34.

Buzot (H.), 1876 ; les lundis, mercredis, vendredis, de 2 à 3 h., rue Lafayette, 132.

Cabarrau (J.-P.), 1879, boulev. Voltaire, 104.

Cabrié (L.-P.), Strasbourg, 1859 ; de 1 à 3 h., rue Alfred-Stevens, 4.

***Caby** (E.), 1856 ; de 2 à 4 h., rue Saint-Georges, 38.

Cadet-Naudet, 1883 ; de midi à 3 h., rue Turenne, 92.

***Cadet de Gassicourt**, ❀, 19 février 1856 ; méd. de l'hôpital Trousseau (enfants malades) ; les lundis, mardis, jeudis et samedis, de 1 à 2 h. 1/2, boul. Haussmann, 40.

Cadiat, 1874 ; agrégé ; de midi à 1 h., rue du Pré-aux-Clercs, 6.

***Cadier**, 1866 ; de 3 à 5 h., rue de l'Arcade, 24. — Clinique, lundi et vendredi à midi, rue Suger, 13.

Cagnat, Paris, 25 mai 1875 ; rue Béthisy, 1, à Noisy-le-Sec.

Cahen, 29 juillet 1879 ; de 1 à 3 h., rue de Reuilly, 51.

Cahon (Albert), 1872 ; de 4 à 6 h., rue des Couronnes, 36.

Caire (C.-P.), Paris, 1873 ; lund., merc., vend., de 1 à 2 h., à Nanterre (Seine).

Cailletet, 20 mai 1868 ; de midi à 1 h., rue du Cherche-Midi, 23.

Caillette, à Créteil (Seine).

Callais, 1883 ; rue de Bezons, 24, à Courbevoie.

Calandreau (Pierre), Paris, 1880 ; de 2 h. 1/2 à 4 h., mercredi excepté, rue St-André-des-Arts, 27.

Calle (de la) ; rue Bastia, 4.

Calmeau, 1880 ; de 1 à 2 h., rue Oberkampf, 99.

Calmettes (René), Paris, 1878 ; les lundis, mercredis, vendredis, de 2 à 5 h., rue Thorel, 14.

Campana (J.-C.), rue d'Alger, 6.

***Campardon** (C.), ❀, 5 avril 1858 ; de 1 à 3 h., rue de Bondy, 52.

Campart, 1884, de 1 à 3 h., rue des Archives, 24.

Campenon (V.), professeur agrégé à la Faculté ; chir. des hôp. ; lundi, mercredi, vendredi, de 1 à 3 h., rue des Sts-Pères, 83.

Campion, de 1 à 3 h., rue Miroménil, 23.

Camps (Gontran), Paris, 1885 ; consult. de 1 à 3 h., rue Sophie-Germain, 5.

Camus, aux Lilas.

Camus (E.), 19 mai 1856, médecin des bureaux du ministère du commerce ; lundi, mercredi, vendredi, de 1 à 2 h., rue Godot-de-Mauroy, 34.

Camuset, 1868, quai Voltaire, 23.
Cancalon, rue de l'Abbé-Grégoire, 31 ; *n'exerce pas.*
Canuet, 12 juillet 1855 ; de 2 1/2 à 4 h., rue Cambacérès, 5.
Capitan (Joseph), 1883 ; de midi 1/2 à 2 h., r. des Ursulines, 17.
Carat, Paris, 16 mai 1874 ; route d'Orléans, à Malakoff.
Carel, 1872 ; de 1 à 3 h., rue Condorcet, 14. — Clinique, rue
  Pierre-Lescot, 7, les mardis, jeudis et samedis, à 9 h. du matin.
Caresme, ✳, 22 février 1866 ; les lundis, mercredis, vendredis,
  de 1 à 2 h., rue de la Fidélité, 16.
Carles, Paris, 30 juin 1872 ; avenue du Roule, 34, à Neuilly,
  (Seine).
Carlet (Lucien), Paris, 1884 ; de 1 à 3 h., av. de la Prospérité, 12,
  à la Varenne-Saint-Hilaire (Seine).
Carnet, 1862. — Voir **Guérin Carnet.**
Carpentier (G.), 1870, ✳ ; les mardis, jeudis et samedis, de 2
  à 6 h., rue Boileau, 13.
Carpentier-Méricourt, ✳, 27 août 1844 ; méd. du ministère
  des finances ; de 2 à 3 h., rue Villedo, 6.
Carpentier-Méricourt fils, 1875 ; rue Villedo, 6.
Carré, 1866, boul. Poissonnière, 28.
Carret (Franç.), 1883 ; quai d'Austerlitz, 1.
Carrié, Paris, 20 janvier 1879 ; boul. de Magenta, 21.
ˈCarrière (J.-J.), ✳, 6 avril 1868 ; de 2 à 3 h., mardi excepté,
  rue Thorel, 2.
Carron de la Carrière (Guy), rue du Faubg-St-Honoré, 103.
Cartaya (Domingo), 1856 ; avenue Kléber, 29 ; *n'exerce plus.*
ˈCartaz (A.), Paris, 1875 ; de 2 à 3 h., jeudi excepté, rue Dau-
  nou, 18.
ˈCastex (A.), Paris, 15 novembre 1881 ; lundi, mercr., vendr.,
  de 1 à 3 h., rue Miromesnil, 64.
Castinel, 1882, rue Mandar, 5.
ˈCattin, 1858, rue du Rendez-Vous, 6.
Catuffe, 1883 ; lundi, mercredi, vendredi, de 2 à 4 h., avenue
  de Neuilly, 62.
ˈCaulet, décembre 1864 ; de 2 à 3 h., le jeudi, rue Vézelay, 16.
Cavayé (Raphaël), 1882 ; de 1 à 3 h., rue des Saussaies, 1.
Cayla, 22 mai 1839 ; de midi à 2 h., Grande-Rue, 48, à Arcueil
  (arr. de Sceaux).
Cayron, 1877 ; de 1 à 3 h., place de la Chapelle, 26.
Cazalis (Adolphe), Montpellier, 21 août 1826 ; rue de Rivoli, 33 ;
  n'exerce plus.
Cazalis (Henri), 1875, méd. consultant aux eaux d'Aix-les-Bains,
  rue Blanche, 82 ; *n'exerce pas à Paris.*
Cazaux (Marcellin), Paris, 1867, ✥ A., C. ✳ ; rue des Pyrami-
  des, 10. — L'été aux Eaux-Bonnes.
Cazeneuve (A.), Paris, 1883 ; de 1 à 2 h., mercredi et samedi
  exceptés, 126, rue du Faubourg-Poissonnière.   2

***Celières**, ✳, Montpellier, 5 juillet 1852 ; médecin de la Maison des Quinze-Vingts ; de 1 à 3 h., rue Biscornet, 28.

Cellard (Henri), Paris, 1877 ; de 2 à 3 h., les lundis, mercredis, vendredis, rue Perdonnet, 19.

***Celle**, ✳, 21 mai 1840 ; rue Taitbout, 29 ; *n'exerce pas.*

Cezilly, rue du Faubourg-Poissonnière, 9.

Chabert, août 1875 ; de midi à 2 h., rue d'Hauteville, 22.

Chaigneau (Georges), Strasbourg, 21 août 1867 ; de 1 à 3 h., passage de l'Industrie, 20.

Chalhoub (N.-J.), 1883, rue du Trésor. 9.

Chailloux, 1869 ; de 1 à 3 h., rue Clignancourt, 42.

Chalvon, 1858 ; lundi, mercredi, samedi, de 2 à 3 h., **rue du Théâtre**, 107.

Chambard (G.-Ern.), 1881, rue Monge, 43.

Chambellan (Victor), 1882 ; les mardis, jeudis et samedis, **de 1 à 2 h., boulevard de Sébastopol, 61.**

Chambert (P.-R), 1884 ; rue Pierre-Guérin, 4 *bis*.

Chamoin, 1876, de 1 à 3 h., place Voltaire, 1.

Champenois, O ✳, médecin inspecteur, rue Mayet, 11.

Champetier de Ribes, 1879 ; lundis, mercredis, vendredis, de 1 à 3 h., rue Saint-Guillaume, 19.

Champouillon, rue des Mathurins, 59. — *L'été à Luxeuil.*

***Champrigaud** (A.), 1869, rue de la Chaussée-d'Antin, 47.

Chancerel (C.), 1826 ; de 1 à 3 h., excepté le jeudi, **faubourg** Poissonnière, 98.

Chanet (André), Montpellier, 31 août 1840 ; de 1 à 4 h., **rue** de Provence, 49.

Chanu (G.), ✳, 8 février 1867 ; de 1 à 3 h., rue des Princes, 4, à Meudon.

Chantemesse, 1884, boul. Saint-Germain, 13.

Chantreuil, 26 nov. 1844 ; de midi à 2 h., rue Etienne-Marcel, 27.

Chapman (J.), de 1 à 3 h., rue de Rivoli, 224. Domicile particulier : avenue Kléber, 44.

Chapotel (G.), Paris, 1883 ; 9, r. Thiers, à Choisy-le-Roi (Seine), de 1 à 2 h.

Chapusot (P.-L.), 25 avril 1866 ; rue de Castiglione, 10.

Chaput (H.V.), boul. Saint-Germain, 13.

***Charcot**, O ✳, 16 mars 1853 ; professeur de la Faculté, médecin des hôpitaux, membre de l'Académie des sciences et de l'Académie de médecine ; de 3 à 6 h., lundi, mercredi, vendredi, boulevard Saint-Germain, 217.

Charlopin, Montpellier, 1868 ; rue Juge, 15.

Charon, rue Nicole, 7.

***Charpentier** (L.-A.-A.), décembre 1863 ; ex-chef de clinique d'accouchement, professeur agrégé à la Faculté (section d'accouchement) ; les lundis, mercredis, vendredis, de 1 à 3 h., rue de Miromesnil, 66.

***Charpentier** (E.), 1870 ; méd. de l'hosp. de Bicêtre ; les mar-

dis, jeudis, samedis, de 1 à 3 h., rue Pierre-Guérin, 27, et
   Villa-Montmorency (1, avenue du Square, Auteuil).
Charrin, 1885, de 1 à 2 h., rue de l'Oratoire, 8.
Charroppin, 1879; de 2 à 4 h., rue Laval, 22.
Charvot (A.), 1858, de 1 à 2 h., rue du Maroc, 1.
Chassaing, 1879: de 1 à 3 h., rue Vieille-du-Temple, 30.
Chassin (J.), 1885, rue des Tournelles, 2.
Chatelain (Élie), Paris, 1883; mardi, jeudi, samedi, de 1 à 3 h.,
   avenue des Gobelins, 25.
Chatellier (Henri), Paris, 1856, ex-int. des hôpit.; de 4 à 6 h.,
   rue Boissy-d'Anglas, 9. — Clinique lundi, mercr., vendr. de
   9 à 10 h., rue des Grands-Augustins, 15.
Chatillon, 29 août 1847; de 1 à 2 h., rue de la Harpe, 1.
Chatin (G.-A.), O. ✸, 2 mai 1843; membre de l'Académie de
   médecine et de l'Institut, directeur hon. de l'Ecole supér. de
   pharmacie: avenue de l'Observatoire, 4; *n'exerce pas*.
Chatin (J.-M.), 1871; maître de conférences à la Faculté des
   sciences, boulevard Saint-Germain, 128; agrégé à l'Ecole de
   pharmacie; *n'exerce pas*.
*Chauffard**, 1882; médecin des hôpitaux; mardi, jeudi, samedi,
   de 1 à 2 h., rue Paul-Louis-Courier, 15.
Chausit, 25 juillet 1849; de 3 à 4 h., rue Duban, 22, à **Passy**.
Chautemps, 1875; de 1 à 2 h., rue Turbigo, 87.
Chauveau, 1878; dentiste, de 10 à 4 h., rue des Pyramides, 15.
Chauvel, Strasbourg, 1863; professeur à l'Ecole du Val-de-
   Grâce; les mardis et vendredis, de 1 à 3 h., rue de l'Abbé-de-
   l'Epée, 9.
Chazarain, 1859; de 1 à 3 h., rue du Faubg St-Honoré, 236.
Chenet (R.), Paris, 1877; de 1 à 3 h., excepté le jeudi, rue
   d'Hauteville, 52.
Chenet, rue des Pyrénées, 350.
Chénier, à Montreuil-sous-Bois.
Chéron (Paul), lundi, mercr., vendredi, de 2 à 4 h., cité Con-
   dorcet, 4. Rue Condorcet, 27.
*Chéron**, O. ✸, 10 août 1866; docteur ès sciences naturelles;
   de 1 à 3 h., rue Taitbout, 43.
Chervin, 1878, ✸ I., ✸. — *Directeur de l'institution des Bègues
   de Paris;* tous les jours, de 10 h. à midi, avenue Victor-
   Hugo, 82.
*Cheurlot** (E.), 1868; de 1 à 3 h., les mercredis et vendredis
   exceptés; avenue Marceau, 48.
*Chevalet**, 1875; de 2 à 4 h., boul. Malesherbes, 92.
Chevalier (A.), 1853: rue de Seine, 91; *n'exerce pas*.
*Chevalier**, 1865, boul. Latour-Maubourg, 37.
*Chevallereau**, 1879. — *Maladies des yeux*. — De 1 à 3 h., rue
   de Birague, 14; de 4 à 6 h., rue des Pyramides, 14.
*Chevandier** (A.), 30 mars 1846; de 9 à 11 h., rue des Petits-
   Hôtels, 14, et rue Maubeuge, 65.

Chevassu, O. ✳, médecin principal de l'armée, en retraite, de 1 à 2 h.; avenue du Maine, 204.

Chevassus, Paris, 5 décembre 1881 ; rue des Moines, 46.

Chevreul, G. C. ✳, au Jardin des Plantes.

Chipier (Lucien), 1879 ; méd. adj. à Saint-Lazare ; de 1 à 3 h., rue de Londres, 11.

*****Chiray** (H.), 1875 ; de 8 à 9 h. du matin, et de 1 à 2 h. du soir, rue de la Boëtie, 122.

Choffé, 1873 ; de 1 à 3 h., quai Saint-Michel, 27.

Chollet, 1884, rue de Condé, 22.

Chonnow, docteur en médecine et en chirurgie de la Faculté de Berlin, en 1849 ; Paris, 27 mars 1857 ; de 1 à 3 h., r. Laffite, 39.

Choppart, 1870, rue Montmartre, 20.

Choquet, 1880 ; rue de Seine, 13 ; *n'exerce pas.*

Chouppe (H.), 1873 ; les lundis, mercredis et vendredis, de 1 à 3 h., rue Galilée, 10.

Christian, médecin en chef de la maison de Charenton (Seine).

Christian (J.-C.), fondateur des *Archives du médecin*; mardi, jeudi, samedi, rue Monsieur-le-Prince, 53.

Clain, à Clamart (Seine).

*****Claisse** (H.), Paris, 17 février 1864, ✳ ; méd. en chef de l'institution des Jeunes-Aveugles ; de 2 à 3 h., le jeudi excepté, boulevard Saint-Germain, 226.

Claparède, 1857, boulev. Malesherbes, 132

Claude (Abel), ✳, 1867 ; de 2 à 4 h., rue Caumartin, 43.

Claude (G.), à Maisons-Alfort.

Claudel, médecin en chef du Sénat, au palais du Luxembourg.

Claverie, 1870 ; de midi à 1 h., rue Lhomond, 2.

Clémenceau, 1865 ; de midi à 1 h., rue Montaigne, 15.

Clément, 1864 ; de 1 à 4 h., rue Lafayette, 53.

Clément (Paul), 1873 ; de 2 à 4 h., rue de Provence, 62.

*****Clerc** (F.-F.), ✳, 25 juillet 1845 ; médecin honoraire de Saint-Lazare, médecin en chef du dispensaire de salubrité. — *Traité pratique des maladies vénériennes. — Maladies vénériennes.* — De 4 à 6 h., tous les jours, rue Larochefoucauld, 30.

*****Clermont** (P.-L.-A.), 1878 ; les mard., jeud., samed., de 4 à 5 h., rue Saint-Dominique, 17.

*****Clin**, 6 déc. 1854 ; jeudi et samedi, de midi à 2 h., rue Fossés-Saint-Jacques, 20.

Cloquet, Paris, 8 juillet 1874 ; rue de Buzenval, 5, à Boulogne.

Cocheteix, rue des Feuillantines, 11.

Cochez, 1883, rue d'Aboukir, 103.

Codet de Boisse (Ch.), Paris, 1883 ; de 1 à 3 h., rue Rambuteau, 54.

Coffin (P.-E.), ✳, 6 mars 1851 ; de 1 à 2 h., excepté le jeudi, rue Soufflot, 1.

Cohen, 1885 ; de midi à 3 h., rue de Laval, 25.

*Coignard, ✳, 1854 ; médecin aux eaux de Cusset ; de 1 à 3 h., rue de Constantinople, 10.

*Coizeau (Ant.), 15 août 1855 ; de 1 à 3 h., rue d'Hauteville, 65.

*Coizeau (Benjamin), 25 août 1855 ; de midi à 2 h., rue Notre-Dame-de-Lorette, 54.

*Colignon (Jules), 1868 ; de midi à 4 h., rue de Castiglione, 1.

*Colin, O. ✳, 2 décembre 1852 ; méd. inspecteur du service de santé des armées ; de 11 à 1 h., boulevard Saint-Michel, 95.

Collache, Paris, 1883 ; lund., merc., vend., à 1 h., rue Jouffroy, 34.

Collardot, Paris, 23 février 1881 ; de 1 à 2 h., allée de Bagatelle, 5, à Nogent-sur-Marne.

Collet (F.-P.-J.), 1884 ; faubourg Saint-Honoré, 185.

*Collin (Ph.-V.), 12 janvier 1860 ; ex-interne des hôpitaux ; à 1 h., lundi, mercredi, vendredi, rue de Vaugirard, 254.

*Collin (P.-L.), O. ✳, 20 août 1860. — De midi à 3 h., rue de la Paix, 10.

Collin, rue de la Promenade, 7, Asnières (Seine).

*Collineau, 30 août 1859 ; lauréat de l'Institut ; les mardis et samedis, de 10 à 11 h., rue d'Hauteville, 84.

Colombat, rue des Fossés-Saint-Jacques, 17.

Colombel (H.), 15 mars 1862 ; de 3 à 4 h., rue Béranger, 6.

*Colonna-Ceccaldi, O. ✳, 1877 ; clinique des maladies des enfants, de 10 à 11 h., rue de Seine, 53. — Les mardis, jeudis et samedis, de 1 à 3 h., rue de Clichy, 14.

Colson (J.-F.-J.), rue de l'Ecole-de-Médecine, 6.

Colson (Ad.), 1878 ; de 2 à 3 h., rue Montesquieu, 9.

*Colvis, 2 mars 1860 ; de 1 à 3 h., rue Lafayette, 48.

Combe, Paris, 1879 ; de 11 à 3 h., Boulevard Haussmann, 87.

Combeaud, 1872 ; rue Crozatier, 83.

Combes (Louis), 1872 ; rue Eugénie, 1, à Saint-Mandé.

Combes (Emm.), 1835 ; de 11 à 1 h., rue de Rivoli, 80.

*Comby, Paris, 30 décembre 1881 ; rue de Larochefoucauld, 43.

*Commenge (O.), ✳, 3 janvier 1860 ; les lundis, mercredis et vendredis, de 1 1|2 à 3 h., avenue Victoria, 18.

Compagnon (L.), Paris, 1879 ; de 3 à 5 h., excepté les jeudis et dimanches, faubourg Poissonnière, 171.

Companyo, rue de Picpus, 10.

Conan, 1869, de 2 à 3 h., rue de la Tour, 42.

Conil (Pierre), Paris, 1883, insp. des log. insalubres ; de 4 à 6 h., rue du Faubourg-Saint-Denis, 220.

Conqueret, 1857 ; de 1 à 3 h., rue de Rome, 85.

*Coqueret, O. ✳ ✪ I, 9 juillet 1834 ; à 3 h., mardi, jeudi et dimanche exceptés, rue Richelieu, 21.

Corlieu, ✳, ✳, 27 août 1851 ; lauréat de l'Académie, de 2 à 3 h., avenue de l'Opéra, 4.

*Cornil, ✳, janvier 1865 ; professeur de la Faculté, médecin des

2.

hôpitaux; les mardis, jeudis et samedis, de 3 à 5 h., rue
Saint-Guillaume, 19.

Cornilleau, 1880, boulev. des Batignolles, 11.

Cornilleau, Paris, 7 août 1879; rue La Charrière, 17.

Corties, 1860; de 1 à 4 h., boulevard de Strasbourg, 69.

*Cossé, 1856; rue Richer, 41; *n'exerce pas.*

Cosson, O. ✳, 1847; membre de l'Académie des sciences, rue
La Boétie, 7; *n'exerce pas.*

Costes, 1872, rue Saint-Sulpice, 9.

Cotard, 1868, rue Falret, 2 à Vauves.

*Cotin, 24 juillet 1847; de midi à 1 h., rue du Bac, 110.

Cotté, 1876; de 1 à 3 h., boul. Voltaire, 75.

Couderc, rue de Picpus, 10.

Coudereau, 1869, passage Vivienne, 13.

Coudeville, 1870, à Charenton (Seine).

*Coudoin; de 1 à 3 h., excepté les jeudis et dimanches, rue
Saint-André-des-Arts, 36.

*Coudray, 1884, rue Delaplanche, 5.

Coulbeaux, 1879; pharmacien, 1869; de 1 à 3 h., rue des
Trois-Bornes, 30.

Coulier, C. ✳, rue Gay-Lussac, 26; *n'exerce pas.*

Coulon (G.), 1883; de 1 à 3 h., rue Louis-Blanc, 58.

Coumétou, Paris, 5 août 1878; de 3 à 4 h., rue Mouton-Duvernet, 1.

Coupard (G.); de 1 à 4 h., rue Auber, 17.

Couranjou, 1860; — De 1 à 3 h., rue Duphot, 12.

Courgey, Paris, 17 septembre 1877; rue Nationale, 66, à Ivry.

Courmont (F.), 1875; de 2 à 3 h., rue de Mézières, 8.

Courot, 1855; de midi à 2 h., à Neuilly (Seine).

Cours (de), 1875, boulev. Magenta. 147.

Coursserant (H.), 1877; de 3 à 5 h., rue du Cherche-Midi, 13.
— Clinique tous les jours à 1 h., rue du Dragon, 19.

*Courtaux, 1871; de midi à 2 h., tous les jours, excepté le
mardi, rue d'Amsterdam, 50.

Courtillier, 15 décembre 1847; de 3 à 4 h., boul. de Magenta, 168.

Courtin (E. A.), 1883; boulevard des Filles-du-Calvaire, 1.

Courtois, 24 juillet 1854; de midi à 2 h., rue de Flandre, 40.

Courtys (L.-C.-D. de), 1862; de 2 à 5 h., place du Théâtre-
Français, 2.

Cousin (P.), 1877; les lundis, mercredis, vendredis, de 2 à 4 h.,
boul. Malesherbes, 89.

Couturier (A.) 1881, rue Saint-Honoré, 259.

Couzon, 1883; de 2 à 4 h., rue de Navarin, 26.

Cramoisy, ⚜, I. ✳, ✳, 27 août 1851; de 1 à 3 h., rue Meslay,
n° 35.

Crapart, 1865; de 1 h. à 2 h., rue de Seine, 74.

Crauk, 1872; de 1 à 3 h., rue Godot-de-Mauroi, 9.

Crequy (U.), 31 août 1858; de 1 à 2 h. 1|2, boulev. Magenta, n° 99.

Crésantignes (de), 1884; lundi, merc., vend., de 1 à 3 h., rue de Bellechasse, 33.

Crestey (P.), 20 août 1855; tous les jours de 2 à 3 h., rue Tronchet, 23.

Cretin (A.), 30 décembre 1845; de 2 à 4 h., excepté le samedi et le dimanche, rue de Turin, 3.

Creyx (Aug.), Paris, 1881.—Tous les jours, de 2 à 4 h.; dimanche, de 1 à 2 h. Clinique, mardi, jeudi, samedi, de 8 1/2 à 10 h., rue Salomon-de-Caus, 4.

Crokn, boulev. Sébastopol, 3.

Cros (Antoine), ✿, A., ❋, ❋, 17 août 1857; mardi, jeudi et samedi, de 3 à 6 h., rue de Marignan, 14.

Crosnier, Paris, 11 mars 1875, rue de Douai, 29.

Crosnier de Varigny, 1884; quai Voltaire, 33.

Crouigneau, 1884; de 1 à 2 h., les dimanches et fêtes exceptés, rue Rochechouart, 91.

Crouzat, 1881; accoucheur; lundi, mercredi, vendredi, de 1 à 3 h., boul. Sébastopol, 24.

Cruet, 1879; dentiste; anc. int. des hôpit.; de 10 à 4 h., rue de la Paix, 2.

Cruveilhier (Ed.), ❋, 18 mars 1865; agrégé libre de la Faculté, chirurg. de l'hôpital Beaujon; tous les jours, de 1 à 3 h., avenue de la Grande-Armée, 26.

Cueva (A. de la), 1881, de 1 à 3 h., rue Ménilmontant, 50,

Cuffer, 1878; médecin des hôpitaux: lundi, mercredi, vendredi, de 2 à 3 h., rue Richepanse, 7.

Culan, 1878; de 1 à 3 h., rue de la Chapelle, 10.

Curie, ❋, 1854; de 2 à 4 h., rue de Saint-Simon, 2.

Cusco O. ❋, 10 août 1848; de 2 à 5 h., mardi et vendredi exceptés, rue des Petits-Champs, 97.

Cuvier, de midi à 2 h., à la Banque de France.

Cyon (de), ❋, C. ❋, 1864; de à 4 h., le mardi excepté; boulevard Haussmann, 99.

Cyr, 1866; rue Cambacérès, 21; *n'exerce pas à Paris.* — Inspecteur-adjoint à Vichy.

Daga, O, ❋, médecin-inspecteur; rue du Bac, 70.

Dagonet, ❋, 1849; professeur agrégé à l'ancienne Faculté de Strasbourg, médecin de l'asile Saint-Anne.

Dagonet, 1883; Grand'Rue de Saint-Mandé, 106, Saint-Mandé (Seine).

Dagot, 2, rue des Tournelles.

Dally, 1859, ❋. De 10 à 2 h., rue Legendre, 5.

Dal Piaz (H.), Paris, 5 janvier 1855, ❋, de 3 h. 1|2 à 7 h., rue du Colisée, 44.

Dalché de la Rive de Desplanels (Polleo-Louis), rue Saint-Louis-en-l'Ile.

Damaschino, ✻, janvier 1867; professeur à la Faculté, médecin des hôpitaux; mardi, jeudi et samedi, de 1 à 1 h. 1|2, rue de l'Université, 26.

***Dambax**, 1866; rue Keller, 19.

***Danet**, O, ✻, 27 décembre 1857; de 1 à 4 h., r. de Rome, 10.

Danion, 1869, rue Magador, 11.

***Danjoy**, 28 mars 1862; l'été à la Bourboule; rue du Havre, 7; *n'exerce pas à Paris.*

***Danlos**, 1874; médecin des hôpitaux; lundi, mercredi, vendredi, de midi à 2 h., rue Labruyère, 49.

Dantin, 1869, avenue Parmentier, 118.

Darbez (Ed.), 1860, rue de Turbigo, 44.

Darcy, Montpellier, 1852; rue de Paris, 38, à Asnières.

Dareste, 26 mai 1847; directeur du laboratoire de Tératologie à l'Ecole des Hautes-Etudes; rue de Fleurus, 37; *n'exerce pas.*

Darier (A.); de 10 à 11 h., rue de Seine, 81.

Darier (J.), 1885, de midi à 2 h., rue Saint-Jacques, 33.

Darin, 1863; de 1 à 4 h., boulevard des Capucines, 41.

Darney, 1872; boulev. de Sébastopol, 66.

Darses (F.), 1875; de 1 à 3 h., jeudi et dimanche exceptés, rue Saint-Honoré, 207.

Dauchez (H.), Paris, 1883. Chef de clin. adj. de la Faculté. — *Maladies des enfants.* — De 2 à 3 h., le mardi excepté, rue Madame, 23.

Daumas, Montpellier, 1870; de midi 1/2 à 2 h., rue de Bagnolet, 66.

***Daupley** (Ed.). 1867; rue de l'Aqueduc, 58.

Dautel (L.), 1883; lundi, mercredi, vendredi, de 1 1/2 à 3 h., rue Valette, 21.

Dauzats (G.), Paris, 1877; de 1 à 2 h., rue des Imbergères, 4, à Sceaux (Seine).

Davaine (A.), 1879; ancien interne des hôpitaux de Paris; de 1 à 2 h., rue Le Peletier, 9.

Daverne, 7 décembre 1854; de midi à 5 h., rue Rodier, 9.

Davesne (L.), O. ✻, 22 avril 1863; de 4 à 5 h., place des Vosges, 9.

David (Th.), Paris, 1877, ✻; de 1 à 4 h., boul. Saint-Germain, 180, directeur de l'Ecole dentaire.

David, 1884, rue des Dames, 2.

Debertin, à Nogent-sur-Marne.

Debierre (Léon), 1881; à 4 h., rue Meslay, 46. — Clinique des maladies des yeux, de 5 à 7 h.

Debout d'Estrées, ✻, décembre 1865. — Médec. inspect. des eaux de Contrexéville; rue de Suresnes, 3.

Debove, 1873; agrégé à la Faculté, médecin de l'hôpital des Tournelles; les lundis, mercredis, vendredis, de 2 à 3 h.; rue Drouot, 28.

Debrand (L.), Paris, 1881, 🌿A. O. ✳C. ✳, mardi, jeudi, samedi, de 2 à 4 h., rue d'Alger, 6.

Decaisne (E.), Montpellier, 17 juillet 1857; rédacteur scientifique de *la France*; rue de Grenelle-Saint-Germain, 53; *n'exerce pas.*

Decaisne (Gaston), 1879; chef de clinique-adjoint à la Faculté de médecine; les lundis et vendredis, de 9 à 3 h., rue Madame, 34.

Decaudin, 1878; ancien interne des hôpitaux; de 1 à 3 h., rue Feydeau, 5.

Decaye, 1879; de 1 à 3 h., rue Monge, 65.

Déclat (G.), rue Vignon, 25.

'Decori (C.), janvier 1866; de midi à 1 h. 1/2, boulevard de Strasbourg, 10.

Decorse, Paris, 31 août 1871; rue du Plateau, à Charenton-Saint-Maurice (Seine).

Decujis (V.-F.), 1855, à Antony (Seine).

Deel, 1872; de 2 à 3 h., rue de la Coutellerie, 4.

Defaut, 1877; les lundis, mercredis, vendredis de 2 à 3 h., avenue du Roule, 34, à Neuilly (Seine).

Deffaux, 1877; lundi, mercredi, vendredi, de midi à 2 h., rue du Sommerard, 35.

Degoix (C.), 1877; de midi à 2 h., rue Rochechouart, 24 *bis*.

Degrusse (Ch.), rue Gerbert, 7.

Dehaut (F.), 20 août 1860; de midi à 3 h., rue du Faubourg-Saint-Denis, 147.

***Dehenne**, 1876, 🌿 A, à 4 h. 1/2, rue de Berlin, 34. Samedi excepté. *Clinique des yeux*, rue Monsieur-le-Prince, 24, à 1 h.

Dehoux (J.-B.), 1861, rue Oberkampf, 78.

Deilagorce, à Puteaux.

Dejardin (A.), 1856. — *Maladies de la bouche, appareils prothétiques.* — De midi à 4 h., boul. Sébastopol, 37.

Dejerine, 1879; rue Jacob, 14.

Delage, Paris, 1880; de midi à 2 h., gratuites le vendredi de 3 à 5 h., rue de Balagny, 61.

De Lajarride, à Montreuil-sous-Bois.

De La Personne. *Voir* **La Personne** (de).

Delaplagne-Saint-Martin, 1857; de midi à 4 h. et de 6 à 7 h. du soir, boulevard de Sébastopol, 36.

'Delaporte (A.), 1872, ✳; les lundis, mercredis et vendredis, de 1 à 3 h., rue Pasquier, 24.

'Delarue ✳, 23 avril 1839; de 1 à 3 h., rue des Martyrs, 59.

Delarue, 1884, place des Pyrénées, 2.

Delasiauve ✳, 9 août 1830; médecin honoraire des aliénés à la Salpêtrière, rue du Sommerard, 35.

Delaunay (J.), 1877; les lundis, mercredis, vendredis, de 1 à 2 h., rue Cler, 43.

Delaunay, à Rosny-sous-Bois.

Delbet ✻, 1860; médecin du Ministère de la justice, de 3 à 4 h., excepté le jeudi, rue des Beaux-Arts, 5.
Delbourg, 8 décembre 1859; de midi à 3 h., boulevard de Sébastopol, 89.
Deleau (L.), 1863, rue de Châteaudun, 62.
Delécluse, Paris, 13 juillet 1880; rue du Sault, 4, à Vitry.
*__Delefosse__ (Eug.-Ed.), 1873. — Rédacteur en chef des *Annales des maladies des organes génito-urinaires.*—Les mardi, jeudi, samedi, de 2 à 3 h., place Saint-Georges, 22.
*__Delens__ (E.), 1870, agrégé de la Faculté, chirurgien de l'hôpital Saint-Antoine; mardi, jeudi, samedi, de 4 à 5 h., rue de la Boëtie, 58.
Deleschamps, Paris, 23 juillet 1869; de midi à 3 h., rue des Ecoles, 24.
Delfau (Gérard), 1874, ancien interne des hôpitaux de Paris, rue des Carmes, 14.
Delhomme, 1882, de 1 à 3 h., rue de Flandre, 173.
Deligny (L.), Paris, 1877; de 2 à 4 h., excepté le samedi, rue Pauquet, 22.
*__Delineau__ (A.), Paris, 1873, ✻, O. ✠. — *Maladies des femmes et des enfants. Accouchements.*—De 2 à 4 h., boulevard Richard-Lenoir, 20.
Delisle, 1880; de 4 h. 1/2 à 6 h., rue Gay-Lussac, 30.
Delmont, Paris, 1er juillet 1868; de 2 à 3 h., rue Michel-Ange, 8.
Delon, avenue Aubert, 38, à Vincennes; *n'exerce pas.*
Deloulme (Paul), 1872, rue du Faubourg-Montmartre, 57.
Delpeuch (A.), Paris, 1883; de 1 h. 1/2 à 3 h., Faubourg-Poissonnière, 34.
*__Delthil__ (Edouard) 1869, ✿, A.; lauréat de la Faculté et de l'Académie; lundis, mercredis et vendredis, de 1 à 2 heures, Grand'Rue, 60, à Nogent-sur-Marne (Seine).
Delzenne (A.), 1867, rue Lafayette, 127.
Demaguy, 1868, à Boulogne (Seine).
Demandre, 1877; rue de Gravel, 44, à Levallois-Perret.
Demarle, 23 juillet 1862, pharmacien, 1859; de 10 à 2 h., rue de Rambuteau, 2.
Demay (F.-L.), Paris, 1880; lundi, mardi, jeudi, samedi, de 1 à 3 h., avenue des Ternes, 2.
Demeurat (L.), ✻, Paris, 1845; pharmacien de 1re classe, Paris, 1876; de midi à 4 h. et de 7 à 9 h. du soir, rue de Lourmel, 32 (Grenelle).
Demonts-Porcelet, Paris, 15 avril 1874; de 1 à 3 h., rue de Rivoli, 4.
Demoulins de Riols, 1858; de 1 à 2 h., rue de Vaugirard, 63.
Deniau (L.), 1883; lundi, mercredi, vendredi, de 2 à 4 h., rue Mayran, 9.
Denis, 1852; de midi à 2 h., rue de Dunkerque, 69.
Denisart (V.), 21 août 1840; de midi à 1 h., avenue de Neuilly, 77.

***Denouh**, 21 août 1852 ; de midi à 1 h., boulevard Beaumar-
chais, 34.

Deny, 1877 ; médecin de l'hôpital de Bicêtre ; de 1 1/2 à
3 h., rue de la Pépinière, 18.

***Depasse** (E.), 1876, ✡ A. ; les mardis, jeudis et samedis, de 1
à 3 h., et de 8 à 9 h. soir, place Saint-Sulpice, 8.

Depasse (Edward-Winde), 1877, rue du Bac, 116.

Depelchin, 1869 ; rue de Lille, 1.

Depierris (Jean), 1883 ; de midi à 2 h., rue St-Bernard, 9.

Depoux, les lundis, mercredis, vendredis, de 1 à 3 h., place
Chaptal, 21 *bis*, à Levallois-Perret (Seine).

Dequevauviller, ✳, 7 mai 1884 ; ancien interne des hôpitaux,
lauréat de l'Institut et de la Faculté de médecine ; les lundis,
mercredis et vendredis, de 1 à 2 h., rue Saint-André-des-
Arts, 33.

Derlon, 1871 ; de 1 à 2 h., rue Saint-Dominique, 101.

Derobe, 1859, à Clichy (Seine).

Dervillez, rue de la Chaussée-d'Antin, 56 *bis*.

Désarènes, ✳, ✡ A., 1859 ; de 3 à 5 h., rue des Petits-
Champs, 95. Clinique, boulev. Saint-Germain, 93. — *Maladies
des oreilles et du nez.*

Deschamps, boulevard Saint-Michel, 53.

Deschamps, à Neuilly (Seine).

Deschamps (Léon), 1883 ; de 1 à 3 h., rue d'Argenteuil, 21.

Deschamps, à Epinay.

***Descoust**, 1878 ; les lundis, mardis, jeudis et samedis, de 1 à
3 h., rue Hérold, 16.

***Descroizilles**, ✳, 22 février 1862 ; médecin de l'hôpital des
Enfants ; tous les jours, de 1 à 3 h., excepté le dimanche,
rue Louis-le-Grand, 5.

Desfossez, à Boulogne-sur-Seine.

***Desjardins de Morainville**, ✳, 12 décembre 1837 ; de midi
à 2 h., boulev. Malesherbes, 112.

***Desmares**, 1866, à Bayeux (Seine).

***Desmarres** (A.), ✳, C. ✳, Montpellier, 30 janvier 1864 ; de
1 à 4 h., le samedi excepté, rue Joubert, 43.

Desmarres (Louis-Alph.), Montp., 1864, rue Hautefeuille, 48.

***Desnos** (Louis), Paris, 1855, ✳, médecin des hôpitaux ; de 1 à
2 h., rue du Pré-aux-Clercs, 18.

***Desnos** (Ernest), Paris, 1882 ; mardi, jeudi et samedi, de 1 à
3 h., rue de Rivoli, 136. — *Voies urinaires.* — Clinique : rue
Dauphine, 20, lundi, mercredi, vendredi, de 2 à 3 h.

***Desormeaux**, 19 août 1844, O. ✳ ; chirurgien honoraire des
hôpitaux, chirurgien du Lycée Louis-le-Grand ; de midi à
1 h., rue de Verneuil, 11.

De Soyre (Ant.-Louis) 1869 ; de midi à 2 h., mercredi excepté,
rue Jacob, 46.

Desparquets, 8 août 1843 ; de midi à 2 h., rue Beauregard, 8.

Desplats, ✳, 1857; agrégé de la Faculté de médecine, agrégé de l'Université; faubourg Saint-Honoré, 223, *n'exerce pas*.

Desplats (H.-J.), 6 mars 1868; les lundis, mercredis, vendredis, de midi à 2 h., rue de Miromesnil, 96.

Desportes, rue de l'Embarcadère, 10, à Charenton (Seine).

Desprès (Armand), ✳, 28 décembre 1861; agrégé libre de la Faculté, chirurgien des hôpitaux; de midi à 3 h., rue Jacob, 3.

Desruelles, 9 juin 1852; de 1 à 3 h., les lundis, mercredis et jeudis, avenue Percier, 8 *bis*.

Destouches, 1837; de 1 à 3 h., rue Saint-Ferdinand, 39.

Destrem (A.), 1879; de 1 à 3 h., rue Beuret, 4.

Destureaux, à Suresnes (Seine).

Detis (E.), 24 novembre 1882; de 1 à 3 h., rue Pagis, 8, à Suresnes (Seine).

Détourbe (Abel), 18   de 4 à 5 h., rue de la Roquette, 18.

Detray, 1872; de 1 à 3 h., rue des Tournelles, 1.

Detrieux, 1879; de 10 à 11 h. du matin et de 5 à 7 h. du soir, rue Pastourelle, 33.

Devailly (Léandre), Paris, 22 décembre 1837; mardi, jeudi, samedi, de midi à 2 h., rue Rochambeau, 14.

Deville, ✳, 1841; de midi à 1 h., rue du Pré (Montreuil-sous-Bois).

Devillers, Paris, 30 novembre 1876; de 1 à 3 h., boulevard de Clichy, 44.

Devillez, ✳ A, Paris, 8 décembre 1869; de 11 à midi, rue Primatrice, 5.

Dewevre, 1883, boulevard de Port-Royal, 56.

Dewulf-Pontonnier, ✳, 1er août 1839; lundi, mercredi, vendredi, de 1 à 3 h., rue Cuvier, 14.

Dezarnaulds, 11 août 1856; de midi à 2 h., rue Beautreillis, 10.

Dezauche (H.), ✳, à Colombes (Seine).

Dezermaux, 1857, de 1 à 3 h., rue Bourdaloue, 9.

D'Heilly (E. T.), ✳, 24 mai 1864; médecin de l'hôpital Trousseau; les lundis, mercredis et vendredis, de 1 à 3 h., rue Halévy, 12.

D'heurle, ✳, 27 mars 1847; lundi, mercredi, vendredi, de 1 à 2 h., boulevard Saint-Germain, 64.

Dhomont, Paris, 1880; de midi à 2 h., rue Claude-Bernard, 25.

Diday, 1873, de 4 à 5 h., rue de Saint-Pétersbourg, 35.

Didiot (P.-A.), 1848, C. ✳, méd. inspect. général, directeur de l'École du Val-de-Grâce; avenue d'Antin, 59.

Didsbury, 1883; rue Meyerbeer, 3.

Diéder, 1853; de 2 à 4 h., rue Notre-Dame-de-Lorette, 53.

Dieulafoy, 1869; agrégé, médecin des hôpitaux; lundi, mardi, jeudi, samedi, de 2 à 3 h. 1/2, rue Caumartin, 16

Dive, de 1 à 3 h. tous les jours, et le jeudi de 7 à 9 h. du soir, boulevard Ornano, 66.

Diverneresse, à Saint-Mandé.

Doit-Lambron (Maurice), 1884, *à Luchon, du 1er juin au 1er octobre.* — Boulevard Saint-Germain, 16. — *N'exerce pas à Paris.*

Doléris, 1880; mardi, jeudi, samedi, de midi à 2 h., rue Miromesnil, 74.

Donadieu, 2 juillet 1858; de 2 à 3 h., rue du Caire, 11.

Donon (Charles), Paris, 30 décembre 1879; de midi à 2 h., rue Truffault, 69.

Doré (E.), Paris, 1883, ❀ A.; lundi, mercredi, jeudi, samedi, de 2 à 4 h., mardi soir, de 8 à 9 h., rue de Rivoli, 66.

Dorveaux (P.-M.-J.), Nancy, 1880, biblioth. de l'Ec. sup. de pharm. de Paris, av. d'Orléans, 58; *n'exerce plus.*

*Doucet, de 2 à 4 h., rue des Martyrs, 74.

Doury, 1882, de 1 à 3 h., rue Blomet, 73.

Douvillé (J.), Paris, 20 août 1858; de 1 à 2 h., rue de Rivoli, 124.

Dreyer-Dufer, O. ✳, 1873; chirurgien en chef aux ambulances de campagne de l'armée du Rhin et du Nord, 1870-1871. — *Maladies de l'estomac et du tube digestif*, les mardis, jeudis et samedis, de 2 à 4 h., rue Richer, 52. — Clinique de midi à 1 h.

*Dreyfous, 1870; de 1 à 3 h., rue des Capucines, 9.

*Dreyfus-Brisac (L.), 1878, méd. hôp. Tenon; les lundis, mercredis et vendredis, de 1 à 2 h., rue de Berlin, 6.

Drognat (A.-C.-L.), Montp., 1871, rue La Boëtie, 85.

*Dromain, 1877, de 1 à 3 h., rue Bonaparte, 45.

*Dromard, 31 août 1853; de 1 à 3 h., boulevard de Magenta, 46.

*Drouadaine, 23 août 1867; de 1 à 3 h., rue des Moines, 18.

Dubois (Alphonse), 26 décembre 1859; tous les jours de 1 à 2 h., rue Bausset, 10.

Dubois (Raphaël), 1873; boulevard Montparnasse, 154; *n'exerce pas.*

Dubois (Emile), 1880; de 1 à 3 h., rue Brézin, 23.

Du Bouchet (V.), 1867; de 2 à 4 h., boul. des Capucines, 8.

Dubousquet-Laborderie, 1883; méd. du bur. de Bienf.; de 1 à 2 h., rue de Paris, 39, à Saint-Ouen (Seine).

Duboys de Lavigerie, 1880; tous les jours à 4 h., rue Mogador, 5.

Dubourg (*V.* **Barbeu-Dubourg**).

Dubrac (G.), Paris, 1886; de 1 à 3 h., rue des Martyrs, 13.

*Dubrisay (J.), ✳, 1860; lundi, mercredi, vendredi, de 2 à 4 h., rue de Marengo, 6.

Dubroca, 1879; à 1 h., rue des Abbesses, 48.

*Dubuc (Louis-Alfred), Paris, 4 mai 1864, ✳. — *Voies urinaires.* — *Lithotritie.* — De 1 à 3 h., jeudi excepté, rue Taitbout, 83.

Dubuclet (J.-G.), 1874, à Bourg-la-Reine.

Dubuisson, 1874, asile Sainte-Anne, rue Cabanis.

Ducamp (Ch.), 1876; de 1 à 2 h., les lundis, mardis, jeudi et samedis, avenue de Wagram, 53.

Du Castel, 1872; méd. del'hôpital du Midi; de 2 à 3 h., mardi, jeudi, samedi, rue de Bellechasse, 14.

Ducat, Strasbourg, 1866; de midi à 1 h., rue Compans, 23.

Duchaussoy, ✲, 30 août 1854; agrégé libre de la Faculté; les mardis, jeudis et samedis, de midi à 3 h., rue des Beaux-Arts, 8.

Duchemin, 1880; de 1 à 3 h., rue de l'Estrapade, 7.

Duchesne (Léon), 22 janvier 1864; anc. interne des hôpitaux de Paris; de 1 à 2 h., rue des Saints-Pères, 85.

Ducor (P.), 1879; les lundis, mercredis et vendredis, de 1 à 3 h., rue Jouffroy, 68 *bis*.

Duflocq (P.-A.), boulev. Malesherbes, 9.

Dufour-Villerose, 1881; de 1 à 2 h., rue du Rocher, 80.

Dufour (J.-B.-N.), 1866, rue des Halles, 34.

Duguet, 15 février 1866; agrégé à la Faculté de médecine, médecin de Lariboisière; lundi, mercredi et vendredi, de midi 1/2 à 2 h. 1/2, rue de Londres, 60.

Duhamel, 1885, à Saint-Mandé, Grande-Rue, 106.

Duhomme, 15 avril 1859; de 2 à 3 h., passage Saulnier, 11.

Dujardin-Beaumetz, O. ✲, 1862; médecin de l'hôpital Cochin, membre de l'Académie de médecine; les lundis, mercredis, vendredis, de 2 à 3 h., boulevard Saint-Germain, 170.

Dumesnil, *voir* **Mesnil**.

Dumolin (A.), Paris, 1857, de 2 à 3h., rue des Arts, 21, à Levallois (Seine).

Dumonteil-Grandpré, Paris, 1875; à Aubervilliers (Seine).

Dumontpallier, O. ✲, ✲ A., 21 février 1857; médecin de l'hôpital de la Pitié, ancien chef de clinique médicale de l'Hôtel-Dieu, médecin du Lycée Louis-le-Grand; tous les jours, de midi à 2 h., rue Vignon, 24.

Dumouly, Paris, 27 août 1880; de 2 à 3 h., rue Fazillau, 85 *bis*, à Levallois-Perret (Seine).

Dunoyer, ✲, 1849; de 5 à 6 h., rue du Dragon, 30.

Du Perier, 1883; boulevard Arago, 38.

Dupertuis (G.), 1878; mardi, jeudi et samedi, de 1 à 3 h., rue Pergolèse, 48.

Dupeyron, 1854, O. ✲; de midi à 2 h., boulev. Saint-Marcel, 16.

Dupierris, 31 janvier 1860; de 2 à 3 h., rue Saint-Florentin, 4.

Duplaix, 1883; rue Saint-Lazare, 107.

Duplantier, 1877; de 1 à 3 h., rue Custine, 4.

Duplay (S.), ✲, février 1865; les lundis, mercredis, vendredis, de 2 à 4 h., rue Saint-Lazare, 107.

Duplessy. (*Voir* **Poitou-Duplessy**.)

Dupont (Maurice), 1882; directeur de l'Etablissement d'aérothérapie, rue des Pyramides, 17.

Dupont (Michel), 1872, rue Volta, 20.

Dupouy (Edmond), 1869; rédacteur en chef du *Moniteur de l'Hygiène publique*; de 2 à 3 h., boul. Sébastopol, 81.

Duprat, rue Monsigny, 17.

Duprat (Bernard), 1878, rue de la Fidélité, 14.

Dupré, 1857; inspecteur de la salubrité, de 3 à 5 h., avenue d'Orléans, 19.

Dupré (Ach.), 1857, à Bourg.-la-Reine.

Dupré (Ch.-G.), 1881, rue d'Argout, 37.

Dupré, 1884; cours de Vincennes, 37.

Dupré, 1884; rue Montorgueil, 67.

***Dupuy** (J.-N.), 1855; de midi à 2 h., boul. de Sébastopol, 76.

Dupuy (R.), rue Catullienne, 5, à Saint-Denis.

***Durand** (Mary), ✳, Montpellier, 6 février 1854; de midi à 2 h., rue de Rivoli, 196.

***Durand** (J.-B.), ✳, 9 janvier 1843; de midi à 2 h., rue du Bac, 92.

***Durand** (A.), 1872, rue Laugier, 84.

Durand, Paris, 28 août 1854; de 1 à 3 h., rue de Ponthieu, 11.

***Durand** (Arthur), Paris, 24 décembre 1870, mardis et samedis, de midi à 1 h., à Arcueil (Seine).

Durand, Paris, 20 juillet 1874; à Puteaux (Seine).

***Durand-Fardel** (L.-Max), 13 août 1840, ✳, inspecteur des sources d'Hauterive à Vichy; mardi, jeudi, samedi, de midi à 2 h., rue Guénégaud, 17.

Durand-Fardel (Raymond), rue du Faub.-Saint-Honoré, 166.

Dureau, rue de Latour-d'Auvergne, 16.

***Duroziez**, 21 juillet 1853; ancien chef de clinique à l'hôpital de la Charité; de 1 à 3 h., rue Saint-Roch, 10.

Durut, 7 août 1854; de 2 à 5 h., rue Chabanais, 10.

Dusart ✳, 1865; de midi à 2 h., avenue de Villiers, 16.

***Dusaussay**, 1877; de 2 à 4 h., rue Mogador, 5.

Dussac (M.-F.), 1878, rue de Tivoli, 3 *bis*.

Dutrieux-Bey (P.) ✳ ✳, profes. honor. à l'Ecole de médecine du Caire, ancien médecin oculiste à l'hôpital européen d'Alexandrie, de 3 à 5 h., 9, rue du Faubourg-Poissonnière. — *Clinique des maladies des yeux*, de midi à 2 h., rue du Faubourg-Saint-Denis, 63.

***Duval** (J.-G.-L.-A.), 4 avril 1849; de midi à 3 h., rue Jacob, 20.

Duval, 1859 Etablissement d'orthopédie et d'hydrothérapie, rue du Dôme, 3.

Duval (Mathias), 1869; agrégé de la Faculté, cité Malesherbes, 11, rue des Martyrs.

***Duvernet** (E.), Paris; les mardis, jeudis et samedis, de 3 à 5 h., rue du Bac, 1.

***Duvivier**, O. ✳, O. ✳, 8 mai 1844; de midi à 3 h., rue Vignon, 28.

Echerac (D'), juin 1865; médecin de l'Administration de l'Octroi; de midi à 2 h., rue de Rivoli, 74.

Edelmann (H.), Paris, 20 juin 1878; lundi, mercred., vend., de 1 à 2 h., route de Flandre, 30, à Pantin-Quatre-Chemins.

Ehrhardt (Ch.), juin 1863; de 1 à 2 h., les jeudis et dimanches exceptés, rue Meslay, 10.

***Eloy** (Ch.), Paris, 7 avril 1875; lundi, mercredi, vendredi, de 2 à 3 h., avenue Carnot, 18, pl. de l'Étoile.

Emanaud, Paris, 31 juillet 1873; de 1 à 2 h., rue de Rivoli, 142.

Emanuel, 51, rue Grenéta.

***Emond**, ✳, ✳ A, 23 juillet 1858; médecin consultant au Mont-Dore; de 1 à 3 h., boulev. Beaumarchais, 113.

***Empis**, ✳, 29 juillet 1850; agrégé libre de la Faculté, membre de l'Académie de médecine, médecin des hôpitaux: de 1 à 3 h., rue Bertin-Poirée, 16.

***Erambert** (A.), Paris, 9 janvier 1865, ✳; rue de Miromesnil, 38.

Ernous, 1879; rue de Constantinople, 14; *n'exerce pas.*

Ernous (L.-E.), 1880; de 1 à 3 h., rue Delaborde, 7.

Esbach, 1877; de 2 à 5 h., place de Valois, 5.

Escarra (A.-R. de), Paris, 14 février 1868; de midi 1/2 à 2 h., boulev. Sébastopol, 67.

Estienne, 1839, boulevard des Invalides, 15; *n'exerce plus.*

Etchebarne, 1878; de 1 à 3 h., rue de Moscou, 23.

Evans (Th.-W.), C. ✳, dentiste, rue de la Paix, 15.

Evans (John); avec rendez-vous, de 9 h. à midi; sans rendez-vous, de 1 à 4 h., avenue de l'Opéra, 19.

Eymery, 3 août 1877; de midi à 2 h., place de la Réunion, 67.

Eyrolles, Paris, 7 avril 1848; de 1 à 4 h., rue Amelot, 80.

***Fabre** (Amable), O. ✳, 1859; de 1 à 3 h., rue Vaneau, 37; *n'exerce pas.*

Fabre, les mardis, jeudis et samedis, de 2 à 4 h., rue des Batignolles, 44.

Fabre; boul. Barbès, 62.

Fabre, 1882, boulevard Pereire, 93.

Fagart, ✳ A, 1878; de 2 à 5 h., rue d'Amsterdam, 41.

Faisans (L.), 1882; médecin des hôpitaux; lundis, mercredis, vendredis, de 1 à 3 h., rue Saint-Lazare, 62.

***Faivre** (Philippe), ✳, 3 juillet 1840; de midi à 4 h., rue de Chabanais, 14.

Faloy (E.), 1875, rue Monsieur-le-Prince, 25.

***Falret** (Jules), ✳, 30 mai 1853; le mardi et le vendredi, de 1 à 3 h., rue du Bac, 114.

***Fano**, Paris, 4 novembre 1851, ✳ ✳, agrégé à la Faculté de médecine de Paris; de 3 à 5 h., rue d'Abbeville, 5.

***Farabeuf**, ✳, agrégé à la Faculté, chef des travaux anatomiques, rue de l'École-de-Médecine, 7.

Farges (Pierre-Jacques-André), 1882, rue de la Station, 2, à Asnières.

Faucher, 1881; ex-interne des hôpitaux; de 1 à 3 h., excepté les mardis et vendredis, rue de Miromesnil, 49.

Fauchet, 145, boulevard Voltaire.

Fauconnet, 1877; de midi à 2 h., rue de Belleville, 55.

Fauconnier, 1877, rue Saint-Antoine, 156.

Fauny (Pierre), Paris, 5 févr. 1874; de 2 1/2 à 3 h. 1/2, dimanches et fêtes exceptés. — Clinique de midi à 2 h., et le soir de 7 à 9 h., boulevard Rochechouart, 21.

Fauquez (R)., Paris, 1879, ✿ I. méd. adj. de St-Lazare. Lauréat de la Faculté de médecine, directeur de l'établissement hydrothérapique (Thermo-Gymnase Soleirol), rue de la Chaussée-d'Antin, 49; les mardis, jeudis, de 3 à 5 h.; samedi, de 1 à 3 h., rue Sainte-Anne, 11.

Faure, à Fontenay-aux-Roses.

Faure-Laubarèdes, Paris, 26 juillet 1847; boulevard Pereire, 191.

'Faure-Miller (John), ✻, août 1870; médecin du Hertford British hôpital, les lundis, mercredis, vendredis, de 3 h. 1|2 à 5 h., rue de Matignon, 28.

'Fauvel (Ch.), ✻, ✿ A., C. ✻, 1861; ex-interne des hôpitaux de Paris; professeur libre de laryngoscopie et de rhinoscopie. — *Traité pratique des maladies du larynx, précédé d'un Traité complet de laryngoscopie, avec 144 fig. dans le texte et 20 planches, dont 7 en chromo-lithographie*, 1876. Tous les jours de 2 à 4 h., avenue de l'Opéra, 13. — Consultations gratuites pour les indigents à sa clinique, rue Guénégaud, 13, les lundis et jeudis, de 9 à 11 h. du matin.

Fauvelle, rue de Médicis, 11.

'Faval, 1877; de 1 à 3 h., les lundis et vendredis exceptés, rue de Sèvres, 38.

Favre (Henri), 1854, rue Duret, 31; *n'exerce pas.*

Favrel, 1884; rue Davy, 2, et avenue de Saint-Ouen, 45.

Fayard, 1870; de 1 à 2 h., rue de Poitou, 7.

Febrer, 1867; de 1 à 3 h., rue de Turin, 22.

'Federowicz (de), 1866; les lundis, mercredis, vendredis, de 3 à 5 h., rue Nouvelle, 6.

'Felizet (G.-M.), ✻, 1873; chirurgien des hôpitaux; les mercredis, vendredis et dimanches, de 1 à 3 h., rue d'Amsterdam, 93.

'Feltz, ✿ A., 1868; rue des Ursulines, 30, à Saint-Denis (Seine).

Fenet, 1865, avenue de l'Opéra, 13.

Féraud, 1881; de 1 à 2 h., rue de Prony, 91.

Ferdut (E.), 1865; mardi, jeudi, samedi, de 2 à 3 h., rue du Regard, 5.

Féré, Paris, 18 mars 1882; mardi, jeudi, samedi, de 1 à 3 h., rue Chomel, 5.

'Féréol (F.), ✻, 16 mai 1859; médecin de la Charité, membre de l'Académie de médecine; de 2 h. 1/2 à 4 h., excepté le mardi et le vendredi, rue des Pyramides, 8.

'Fernet (Charles), mars 1865; médaille d'or des hôpitaux, agrégé de la Faculté, méd. de l'hôpital Beaujon; lundi, mercredi, vendredi, de 1 à 2 h. 1/2, rue la Boëtie, 28.

Ferra, 1860, de midi à 2 h., rue de la Pompe, 176.
Ferrand (E.-J.-R.), 21 juillet 1851 ; de midi à 2 h., avenue de Neuilly, 92 (arrond. de Saint-Denis).
*Ferrand** (A.), Paris, décembre 1862 ; de midi à 2 h., les mardis, jeudis et samedis, rue du Bac, 110.
Ferrand, rue de Rennes, 131.
Ferraton, O. ✳, 1843, de midi à 1 h., quai d'Orléans, 42.
Ferraton, 1883 ; quai de Béthune, 14.
Ferrier, 1884. — *Maladies de la bouche et des dents*, — De 11 à 3 h., rue Boissy-d'Anglas, 39.
Féry, rue Saint-Jacques, 220.
*Feulard**, ✳, 23 août 1848 ; de 4 à 5 h., rue Charlot, 8.
*Fèvre**, 1879, lundis, mardis, jeudis et samedis, de midi à 2 h., rue du Château, 102.
Fèvre (P.-J.-F.), 1855, rue Mol, 24, à Fontenay-sous-Bois (Seine).
*Fiaux**, ✳, 1er mai 1843 ; lundi, mercredi, vendredi, de 2 à 4 h., rue de la Boëtie, 57.
Fiaux (Louis), 1875 ; rue Condorcet, 59.
Fibich, 1883 ; rue Linné, 3.
Fichet (Marie-Louise), 1875, rue Fontarabie, 34.
Fichon, de 1 à 2 h., à Vitry-sur-Seine.
*Fieuzal**, ✳, mai 1863 ; méd. en chef de l'hôp. des Quinze-Vingts ; les mardis, jeudis et samedis, de 4 à 6 h., faubourg Saint-Honoré, 93 ; à la Clinique des Quinze-Vingts, 13, rue Moreau, tous les jours à 2 h., le vendredi excepté : à la maison de santé, rue St-Antoine, 143 (hôtel Sully), tous les jours de midi à 2 h., le vendredi excepté.
Fieuzal (Th.-B.), 1855, à Fontenay-sous-Bois (Seine).
Fiévet, 28 août 1855 ; de 4 à 6 h., boulevard Saint-Michel, 5.
Fillastre, de 1 à 2 h., rue Fondary, 56.
*Filleau**, 1868 ; de 4 à 6 h., boulevard du Temple, 43 et place de la République, 1.
Finance (de), 1878 ; de 1 à 3 h., rue Notre-Dame-de-Nazareth, 56.
*Finot** (L.), 31 juillet 1850 ; de 1 à 2 h., faubourg Poissonnière, 13.
*Fiquet** (A.), 1876 ; de 2 à 4 h., rue de Maubeuge, 24.
*Firmin**, ✳, 22 août 1850 ; de 1 à 3 h., rue de Rivoli, 1.
Fischer (Félix-Paul), Nancy, 1879, avenue de Versailles, 177.
Fisher, ✳, 24 novembre 1863 ; de 4 à 6 h., boulev. Saint-Marcel, 68 ; *n'exerce plus*.
Fissiaux, Paris, 19 janvier 1879 ; de 2 à 3 h., rue Martel, 11.
Flament, Paris, 13 mars 1876 ; rue de la Chapelle, 94.
Flandin (Ch.), ✳, 30 mai 1832 ; de 8 à 10 h., rue de Varenne, 88.
Flasschœn, (Ch.-J.), 1883, de 1 à 3 h., les dimanches et lundis exceptés, rue Saint-Georges, 6.
*Fleurot**, 1884 ; rue Lecourbe, 5.

Fligel, ✳, 1870; *maladies des enfants*, mardi, jeudi et samedi de 2 à 4 h. 1/2, rue de Suresnes, 15.

Floquet, 1879; de 1 à 3 h., rue de la Gaîté, 10.

Florand (A.), mardi, jeudi, samedi, de 1 h. 1|2 à 3 h., rue de Greffulhe, 9.

*Fodéré, Strasbourg, 19 février, 1842; de 1 à 3 h., avenue de Villars, 12.

*Foissac (P.), O ✳, 11 août 1825, ex-méd. en chef de la Maison d'éducation de la Légion d'honneur de Saint-Denis; de 2 à 4 h., place de la Madeleine, 13.

Foissy, 22 août 1842; de midi à 1 h., rue de Jussieu, 37.

Foissy, 1876; rue de Jussieu, 37.

Foley, 1855; de 11 à 4 h., boulevard Pereire, 128.

Fontaine, 1861; de 2 à 4 h., rue de Châteaudun, 53.

Fontaine (Jean-Pierre), 1873, rue des Abbesses, 9.

Forestier (E.), 29 novembre 1865; méd. inspect. des écoles, de midi à 1 h., rue de Belleville, 97.

Forget (Amédée), O. ✳, 16 juin 1840; membre honoraire de la Société de chirurgie et de la Société de médecine de Paris, ex-chirurgien consultant des maisons d'éducation de la Légion d'honneur; lundi, mercredi et vendredi, de 1 à 3 h., rue de Trévise, 41.

Forné, rue du Cardinal-Lemoine, 28.

Fort (J.), rue Jacob, 21.

Fort (Jules-Marie-Victor), 1881, rue Saint-Jacques, 304.

Fortin, 1866; de midi 1/2 à 2 h., rue Pierre-Lescot, 1.

Fortina, Turin, 1846; Paris, 1858; de midi à 2 h., rue du Havre, 1.

*Foucart (E.), 1875; de 1 à 2 h., rue de Tournon, 17.

Foucaud de l'Espagnery, 27 août 1839; docteur en chirurgie, 28 novembre 1839; de 9 à 11 h. du mat., r. des Saints-Pères, 71.

*Foucault, 20 mars 1835; de 4 à 6 h., à Nanterre (arrondissement de Saint-Denis).

Foucher (Octave), 1861; de 1 à 2 h., rue Mongenot, 15, à Saint-Mandé.

Fouchet de Pérignon (Bernard Nelson), 1874, rue de Paris, 132, à Pantin (Seine).

Foulliaron, 1881; de 1 à 3 h., boulevard de Belleville, 1.

Foulquier (P.-P.-R.), Paris, 1881; de 1 à 3 h., mardi, jeudi, samedi, 11, boulevard des Batignolles.

Fouques, Strasbourg, 2 août 1843; rue Fondary, 37.

Fourcauld (J.-V. de), 1876, rue de Saint-Pétersbourg, 13.

Fourès, Montpellier, 1867; de midi à 2 h., boulevard Barbès, 3, et 2, rue Bervic.

Fourmentin, Paris, 1874; de midi à 2 h., faub. du Temple, 80.

*Fournaise, 1872; de 1 à 3 h., rue des Francs-Bourgeois, 26.

Fournel, 1884; de 2 à 4 h., rue de la Michodière, 7.

Fournet, ✳, 28 août 1839; ex-chef de clinique à l'Hôtel-Dieu. — De midi à 1 h., rue du Cherche-Midi, 14.

Fournié (Edouard), O. ✳, Montpellier, 4 mars 1857; médecin de l'Institut des sourds-muets. — De 2 à 4 h., rue Louis-le-Grand, 11.

'**Fournier** (Al.), ✳, 13 février, 1860; professeur à la Faculté, médecin de l'hôpital Saint-Louis, membre de l'Académie de médecine; tous les jours, de 3 à 5 h., et de plus, le mardi, de 5 à 7 h. du soir, rue Volney, 1.

Fournier (G.), 1874; rue Vignon, 5, et place de la Madeleine, 22; *n'exerce pas*.

Fournier (H.), 1884; mardi, jeudi samedi, de 1 à 3 h., rue Mollien, 3.

Fournol (Léon), mercredi, jeudi et vendredi, de 1 à 3 h., rue Thiers, 54, Billancourt (Seine).

Fourrière (A.), Paris, 1878, de 1 à 3 h., rue de Courcelles, 24.

'**Foville**, ✳, 1857; inspecteur général des établissements de bienfaisance et des asiles d'aliénés, secrét. général de l'Assoc. des médecins de France; les mardis et vendredis, de 1 à 3 h., boulevard Saint-Germain, 177.

Fraigniaud, ✳, ✳, 13 décembre 1853; à 3 h., jeudi excepté, quai Conti 13 (impasse Conti, 2).

Franckel. (*Voir* **Lévy**.)

Franckel (L.-E.), 1883; de midi à 2 h., rue Ordener, 105.

'**Franco** (L.), 1874; de 1 à 3 h., avenue d'Italie, 89.

Francon, 1885, de 2 à 4 h., rue du Bouloi, 22.

François, 1883; de 1 à 3 h., rue Joubert, 35.

François-Franck, 1875; mardi, jeudi et samedi, de midi à 2 h., rue Saint-Philippe-du-Roule, 5.

Frébault, 29 mai 1849; de 1 à 2 h., rue Saint-Dominique, 143.

Frébault fils, 1882; à midi, rue Saint-Dominique, 143.

Frédault, 2 février 1848; de 1 à 4 h., rue Bellechasse, 35.

Frédault fils, 1877; rue Bellechasse, 35.

Fremaux, Chemin-Neuf, Ménilmontant, 54.

'**Frémineau**, 3 janvier 1856; les mardis, jeudis et samedis, de 3 à 5 h., place de la République, 21.

'**Frémy** (Ch.), O. ✳, 23 mai 1843; méd. honoraire des hôpitaux, de 3 à 4 h., mercredi excepté, rue des Capucines, 9.

Frémy (Cl.-Ch.-Henry, 1872, rue de Châteaudun, 39.

Frenoy (A.), 1865, boulevard Latour-Maubourg, 49.

Frère, ✳, 28 mars 1838; lundi, mercredi, vendredi, de 1 à 2 h., rue Charlot, 15.

Freulet, Paris, 1874; à Courbevoie (Seine).

Fricher, Paris, 5 janvier 1870; de 3 à 5 h., rue Pigalle, 39.

Froger, 1870, de 1 à 3 h., rue Monge, 10.

Fumouze (Armand), mai 1865; pharmacien de 1re classe; faubourg Saint-Denis, 78; *n'exerce pas*.

Fumouze (V.), 1870 ; pharmacien de 1re classe ; faubourg Saint-Denis, 78 ; *n'exerce pas.*

Gabalda (Adrien), Paris, 2 juillet 1879 ; de 2 à 4 h., rue du Cherche-Midi, 14.

Gaches-Sarrante (Mme), 1884, de 3 à 5 h., jeudi excepté, rue de Rome, 61.

Gachet, Montpellier, juin 1858 ; lundi, mercredi, vendredi, de 3 à 4 h., faubourg Saint-Denis, 78.

Gage-Lebas, 28 août 1867 ; rue de Grenelle, 9 ; *n'exerce pas.*

Gager (J.-L.-A.), 4 décembre 1856 ; de 2 à 3 h., rue de Flandre, 59.

Gaillard (Georges), Paris, 1878 ; lauréat de la Faculté ; de 10 à 5 h., rue de Rivoli, 182.

Gaillardon (B.-G.-F.), 1868, rue Lafayette, 146.

Galet, Montpellier, 28 juin 1829 ; de midi à 1 h., rue Lacépède, 7.

Galezowski, ❋, 1865 ; clinique, rue Dauphine, 26, de 1 à 3 h.; de 3 1/2 à 6 h., boulevard Hausmann, 103.

Galippe (Victor), de 10 à 4 h., rue Sainte-Anne, 65.

Galland, 1879 ; de 1 à 3 h., rue Saint-Placide, 52.

Gallard, O. ❋, 29 janvier 1855 ; médecin de l'Hôtel-Dieu, médecin en chef de la Compagnie du Chemin de fer d'Orléans; de 4 à 5 h., tous les jours, excepté le vendredi, rue Monsigny, 7.

Galliard, 1881 ; de 1 h. 1/2 à 2 h. 1/2, rue de la Victoire, 43.

Gallois, 1885 ; de 2 à 4 h., rue de l'Abbé-Grégoire, 41.

Gallois, à Maisons-Alfort (Seine).

Galtier-Boissière, 1885, de 4 à 6, rue du Bac, 106.

Gandil, 1867 ; de 1 à 2 h., rue des Marais, 50.

Gannal (F.), ❋ A., 1858. — *Embaumements.* — Rue de Seine, 6.

Gantillon (H.-E.), 1858 ; de 2 à 3 h., rue Castiglione, 10. A partir de 5 h., rue Garnier, 25, à Neuilly.

Garavel, 1864 ; boulevard de l'Hôtel-de-Ville, 30, à Montreuil.

Garcia (José-Mariano-Demetrio), Paris, 23 décembre 1879 ; avenue de Wagram, 83.

Garcia (Antonio), 1879, rue de Rotrou, 2.

Garcin (E.), Paris, 16 janvier 1885 ; de 1 à 3 h., 13, Chaussée-Clignancourt.

Gardau (Alb.), 1877, boul. Beaumarchais, 52.

Gardin, 1873 ; de midi à 2 h., boulevard Voltaire, 115.

Gariel, 1869 ; agrégé de physique à la Faculté de médecine, rue Jouffroy, 39.

Garnier (Paul-Emile), Paris 1877 ; inspecteur des asiles d'aliénés de la Seine, de 2 à 3 h., boulevard Montmartre, 16.

Garnier (Ed.), 17 août 1865 ; de midi à 2 h., rue d'Allemagne, 74.

Garnier (A.-L.), 1878 ; de 2 à 3 h., rue de la Bastille, 6.

Garran de Balzan, 1871 ; les lundis, mardis, jeudis et samedis, de 3 1|2 à 6 h., rue de la Montagne-Sainte-Geneviève, 9.   3.

Garrigou-Desarènes. *Voir* **Désarènes.**

Garsaux, Paris, 3 août 1877 ; boulevard Beaumarchais, 7.

Gascard, 1885 ; de 3 à 4 h., rue du Port, à Saint-Denis (Seine).

***Gasne**, ✸ A., 17 juin 1857 ; à 2 h. 1]2, rue Brochant, 5.

Gaspais, 1873 ; de midi à 2 h., rue Poulet, 39.

***Gasselin**, 1867 ; de 1 à 2 h., les dimanches et jeudis exceptés, boulevard de Magenta, 59.

Gauchas (A.), 1882 ; les mardis, jeudis et samedis, de 4 à 6 h., rue de Thann, 7.

Gaucher, 1882 ; mardi, jeudi, samedi, de midi à 2 h., rue de Saint-Pétersbourg, 11.

Gaujot, O ✸, 1856, médecin-inspecteur du service de santé de l'armée, rue de Rennes, 148.

***Gaume**, ✸, 18 mars 1858 ; de 1 à 3 h., rue des Mathurins, 13 *bis*.

***Gauthier**, 28 août 1851 ; de 2 à 3 h., place du Marché, 1, à Levallois (Seine).

Gautier (Armand, 1862 ; professeur à la Faculté, membre de l'Académie de médecine ; jeudis, de 10 h. à midi, et dimanches de 9 à 11 h., rue d'Assas, 72.

Gautiez, 1884 ; rue de l'Université, 7.

Gauvin, 1884 ; rue Gay-Lussac, 46.

***Gavarret**, O. ✸, 1er mars 1843 ; inspecteur général de la médecine, professeur de physique médicale à la Faculté, membre de l'Académie de médecine, rue de Grenelle, 73 ; *n'exerce pas.*

Gavinzel, 1876 ; les lundis, mercredis, vendredis, de 4 à 5 h., rue de Belloy, 16.

Gay, 4, rue Turbigo.

***Gaye**, C. ✸, O. ✸, 5 juillet 1858 ; de midi à 1 h., et de 4 à 5 h., rue Saint-Placide, 26.

Gazeau (Ch.), 1870. — *Maladies vénériennes et de la peau.* — Consultations gratuites au dispensaire, rue de Provence, 102. — Consultations et *cours gratuits* à la clinique, rue Gît-le-Cœur, 11. — Tous les jours, de 3 à 6 h., rue de Rome 12.

Gelez (Édouard), 23 juillet 1845 ; de 1 à 3 h., rue de Lancry, 5.

Gelineau (J.-B.), 1854 ; mardi, jeudi, samedi, de 1 à 4 h., rue d'Aumale, 15. — *Névrose, goutte, diabète.*

Gellé, 10 mars 1869. — De 1 à 2 h., les mercredis et samedis, avenue de l'Opéra, 20.

Gendrey, de midi à 2 h., rue Turbigo, 10.

Gendrin, ✸, 12 avril 1821 ; agrégé libre de la Faculté, médecin honoraire des hôpitaux ; de midi à 3 h., rue de Moscou, 33.

Geneix, 1883 ; de 2 à 4 h., le samedi excepté, rue des Batignolles, 13.

Geneste, 1861 ; de 1 à 3 h., rue Choron, 6.

Genet, 1881 ; rue de Terre-Neuve, 58.

Genevoix (François), 1876, ✸ ; de 10 à 11 h., rue des Beaux-Arts, 14 ; pharmacien de 1re classe.

Gennes (de), 1884; boulevard Saint-Germain, 20.

Genouville (L.) ✳, 23 mars 1859; les lundis, mercredis et vendredis, de 1 à 3 h., rue de Rennes, 47.

Gény, 1877, de 1 à 3 h., avenue du Maine, 8.

Geoffroy (Jules), Paris, 1878; les lundis, mercr. et vendr., de 1 à 3 h., rue Malher, 12.

George (H.), 2 août 1865; rue des Écoles, 8; *n'exerce pas.*

Gérard, 17 juin 1842; de 11 à 2 h., faubourg Saint-Martin, 140.

Gérard (J.), ✳, Paris, 30 janvier 1874. — *Maladies chroniques et nerveuses. Maladies des femmes.* De 1 à 4 h., rue d'Amsterdam, 14, et de 8 à 11 h., à Bois-Colombes (Seine).

Gérard, rue des Francs-Bourgeois, 29.

Gérard (Paul), 1879; de 1 à 3 h., rue Compans, 14.

Gérente, 1884, rue Le Goff, 4.

Gérin-Roze (C.-J.), Paris, 13 juillet 1861; médecin de l'hôpital Lariboisière; les mardis, jeudis et samedis, de 1 h. 1/2 à 3 h., rue de Provence, 4.

Gervais (H.-Paul), O ✳, ✳, les lundis, mercredis, vendredis, de 5 à 7 h., rue de Navarre, 13.

Géry (E.), 6 février 1855; de 1 à 3 h., boulevard Beaumarchais, 98.

Giachino, Paris, 13 août 1873; de 1 à 3 h., rue Sainte-Anne, 50. — *Rhumatisme. Goutte. Maladies des poumons.*

Gibart, de 1 à 3 h., faubourg Saint-Denis, 205.

Gibert (E.), 16 décembre 1859; de midi à 2 h., rue Keller, 38.

Gibier (P.), rue de Palestro.

Gierzinski, 1875; de 1 à 2 h., rue de Turbigo, 18.

Gilbert (A.), rue Delaborde, 6.

Gillebert-d'Hercourt, 1865; les lundis, mercredis et vendredis, de 4 à 5 h., rue Lafayette, 145.

Gilles de la Tourette, de 2 à 4 h., rue de Beaune.

Gillet, Paris, 20 mai 1880; rue de Belleville, 454.

Gillet (H.-M.), ✳, Paris, 1847, boulevard Malesherbes, 192; *n'exerce plus.*

Gillet de Grandmont ✳, août 1864; médecin-oculiste des maisons d'éducation de la Légion d'honneur; *maladies des yeux:* de 3 h. 1|2 à 5 h. 1|2, rue Halévy, 4; cliniques ophthalmologiques : rue Rochechouart, 72, de 9 à 11 h., et rue de l'Ancienne-Comédie, 21, de midi à 3 h.

Gillet (Henry-Marie), ✳, Paris, 29 juin 1847; boulev. Malesherbes, 192, *n'exerce plus.*

Gillon, 18 novembre 1853; de midi à 1 h., rue de Flandre, 23, à Aubervilliers.

Gingeot (Paul), 13 juillet 1867; médecin des hôpitaux; de 1 à 2 h., rue de Bourgogne, 50.

Girard (F.), 29 mai 1863; de 3 à 5 h., place de Valois, 6.

Giraud (André), Bordeaux, 1880; rue Godot-de-Mauroy, 3.

Giraud (F.), 1884, de 4 à 6 h., rue Rochechouart, 79.

Giraudeau, 1884, mardis, jeudis et samedis, de 1 à 3 h., boulevard Malesherbes, 58.

Giraudeau Saint-Gervais, juillet 1866 ; de midi à 3 h., rue Richer, 12 ; *n'exerce pas*.

***Giraud-Teulon** ✳, 15 mars 1848 ; membre de l'Académie de médecine ; de 1 à 3 h. tous les jours, le mardi excepté, rue d'Edimbourg, 1.

Girou de Buzareingues, O ✳, 19 juillet 1832 ; de 2 à 3 h., rue La Condamine, 18.

Godlewski, Paris, 3 novembre, 1869 ; de 1 à 2 h., avenue de Neuilly, 89, à Neuilly.

***Godo**, Paris, 4 décembre 1879 ; de 1 à 3 h., boulevard Diderot, 30.

Goguel (A.), 1875 ; de 2 à 4 h., rue de l'Echiquier, 27.

Goin (Emile), août 1864 ; médecin-inspecteur des eaux de Sail-sous-Couzan (Loire) ; de 2 à 3 h., rue de Lyon, 1.

Goix, 1881 ; de 1 à 2 h., rue de Joinville, 40.

***Goizet** (Louis-Henri), O. ✳, 2 juin 1864 ; médecin en chef de l'Institut électro-balnéothérapique ; le matin de 7 à 9 h. et le soir de 1 à 2 h., rue de la Fidélité, 7.

Goizet (Ernest-François), 1880, boulev. Montparnasse, 56.

***Goldstein**, 1875 ; de 2 à 3 h., rue de Belleville, 53.

***Gombault** ✳, 26 juin 1858 ; médecin de l'hôpital Beaujon ; de 1 h. 1|2 à 3 h., les mardis et vendredis exceptés, rue Rouget-de-l'Isle, 3.

Gombault (Albert), 1877 ; chef du laboratoire pathologique à la Faculté de médecine, de midi à 2 h., rue de Vaugirard, 44.

Gomer-Chambellan. — *Voir* **Chambellan**.

Gonnard, 1863, de 2 à 5 h., rue de Berry, 33.

Gontard, 1845 ; de 2 à 4 h., rue de l'Arbre-Sec, 46.

Gontier (L.), 13 août 1842 ; rue Saint-Honoré, 64 ; *n'exerce plus*.

Good, 28 février 1869 ; de 1 à 2 h., avenue du Bois-de-Boulogne, 23.

Gorecki, 1872 ; de 1 à 3 h., rue Dauphine, 16.

Gornard-Chantreau, 1880 ; de 1 à 3 h., rue Notre-Dame-de-Lorette, 45.

***Gosselin**, (L.), ✳, 16 mars 1843 ; professeur honoraire à la Faculté de médecine de Paris, chirurgien honoraire des hôpitaux, membre de l'Institut et de l'Académie de médecine ; lundi, mercredi, vendredi, de 1 à 3 h., boulevard Saint-Germain, 282.

Gosset, 10 mai 1854 ; de 2 à 4 h., rue Lafayette, 36.

***Goubeau**, 1869, rue Mansart, 1.

Goubert (Emile), 1878, de 2 à 3 h., rue Lafayette, 219.

Goubert (Elie), 1872, rue de Rambuteau, 28.

Gouël, 1867 ; médecin de l'hôpital de Villepinte (phtisiques), de 2 à 3 h., lundi excepté, rue du Havre, 10.

Gouey, 19 juin 1841; de 2 à 4 h., rue Notre-Dame-des-Champs, 5.

***Gougelet**, 1883; les mardis, jeudis et samedis, de 1 à 3 h., boulevard de Magenta, 105.

***Gouguenheim**, mars 1866; médecin de l'hôpital Bichat et du Conservatoire de musique, lundi, mercredi, jeudi et vendredi, de 1 à 4 h., boulevard Haussmann, 73.

***Goujon**, O. ✳, août 1866; les mardis, jeudis et samedis, de midi à 4 h., rue de Picpus, 90, et place Daumesnil, 15.

***Goupil** (Edmond), 1861. — Consultations particulières de midi à 6 h., gratuites les mardi, jeudi et samedi, de 8 h. du matin à 8 h. du soir, rue de Rivoli, 14.

Goupil, rue Vallier, 85, à Levallois-Perret.

***Gouraud** (Xavier), ✳, 19 avril 1865; médecin de l'hôpital de la Pitié et du collège Stanislas; les mardis, jeudis et samedi, de 2 à 4 h., rue du Bac, 40.

Goureau, de 2 à 4 h., rue Geoffroy-Marie, 6.

Gourichon, 1884, de 2 à 4 h., boul. Morland, 2 *bis*.

***Gouverné**, Paris, 16 juillet 1879, mardi, jeudi, samedi, de 2 à 5 h., rue Blanche, 53.

Goyard, 1870; de 2 à 3 h., avenue Montaigne, 55.

Gral, 1883, rue du Cardinal-Lemoine, 65; *n'exerce pas*.

Grabscheid, 1857; de midi à 9 h., rue Greneta, 55.

***Grancher**, 1873; agrégé à la Faculté, médecin de l'hôpital Necker; lundi, mercredi, vendredi, de 1 à 3., h rue d'Anjou-Saint-Honoré, 65.

Grandchamps (de), boulevard de Courcelles, 88.

Grandeau (L.), 1886, 155, boul. Saint-Germain.

Grandmont. *Voir* **Gillet de Grandmont.**

Grandvaux, 1879; de 2 à 4 h., les jeudis et dimanches exceptés, rue Legendre, 29.

***Grange**, ✳, 17 juin 1845; docteur ès sciences, 1846; de 3 à 4 h., rue de Lancry, 17.

Grange fils, 1884, rue de Clignancourt, 47.

***Grangé**, 1874: les lundis, mercredis, vendredis, de midi à 2 h. rue Guichard, 2.

Grasset, 18 août 1838; de 1 à 3 h., rue Bellefond, 35.

***Grassi**, ✳, juin 1856; agrégé de l'École supérieure de pharmacie, boulevard Haussmann, 40; *n'exerce pas*.

***Gratiot** (V.), 24 août 1854; les mardis, jeudis et samedis, de 1 à 3 h., rue de Berlin, 33.

***Graux** (Gaston), Paris, 6 août 1878; à Contrexéville, du 15 mai au 15 octobre. — L'hiver à Paris, rue d'Enghien, 48; *n'exerce pas à Paris*.

Gravier, 1877, rue Trezel, 4.

Greffier, anc. interne des hôp. de Paris, de 1 à 3 h., rue des Martyrs, 24.

Grégoire, 1883; rue Pierre-l'Hermite, 5.

Gréhant, ✿, I. aide-naturaliste au Muséum, rue Berthollet, 17.

***Grelat**, 22 avril 1861 ; à Boulogne.

Grelletty (L.), Paris, 25 juin 1873. — L'hiver cité d'Hauteville, 10 ; *n'exerce pas à Paris*.

Grenat (Ant.), 30 juin 1843 ; de 1 à 2 h., rue Turenne, 34.

Grenet, 1871 ; de 2 à 4 h., rue de Verneuil, 52.

Grenier, rue de Vaugirard, 55 ; *n'exerce plus*.

Grenier, 1878 ; rue de Turin, 26.

Greslou (Gab.-Louis) ; de 2 à 3 h., rue d'Alger, 11.

Gretscher, 1849 ; de 3 à 5 h., boul. de Strasbourg, 59.

Griffon du Bellay (M.-T.), Montpellier, 1856 ; *n'exerce pas*.

Grimaud, février, 1852 ; de midi à 1 h., rue de Berlin, 33.

Grimaux (Edouard), 1865 ; agrégé de chimie à la Faculté de médecine de Paris, boulevard Montparnasse, 123.

Gromolard, 1882 ; de 2 à 4 h., rue Lafayette, 94.

Gros, 1884 ; de 1 à 3 h., rue de la Goutte-d'Or, 63.

Groussin, 1872 ; de 3 à 4 h., rue de Grenelle, 89.

Grout (Franklin), 1874 ; rue Berton, 17.

Gruby, Vienne, 16 mai 1834 ; autorisé à exercer en France en 1841 ; de midi à 2 h., rue Saint-Lazare, 66.

Guardia, 1853, rue Faraday, 17 ; *n'exerce pas*.

Guède (A.), Paris, 1854 ; villa de la Réunion, 6, à Auteuil.

Guedeney, Paris, 1883 ; faubourg St-Jacques, 25.

Gueit-Dessus, 31 août 1853 ; lundi, mercredi, vendredi, de midi à 2 h., boulevard Saint-Michel, 39.

Guelpa, 1875 ; les lundis, mercredis, vendredis, de 5 à 6 h. du soir, faub. du Temple, 27 ; les lundis, mercredis et vendredis, de 1 à 2 h., boul. de Strasbourg, 79.

Guéneau (Edm.), Paris, 1866 ; de 1 à 2 h., rue de Courcelles, 64 *bis*, à Levallois-Perret (Seine).

***Guéneau de Mussy** (Henri), O. ✳, 1844 ; médecin des hôpitaux ; membre de l'Académie de médecine ; sociétaire du collège royal des médecins de Londres, de 1 h. à 3 h., rue du Cirque, 15.

***Guéniot**, 10 janvier 1862 ; chirurgien de l'hospice des Enfants assistés, professeur agrégé d'accouchements à la Faculté ; membre de l'Académie de médecine ; *accoucheur* ; mardi, de 2 à 3 h., jeudi et samedi, de 2 à 4 h., rue de Lille, 1.

Guénot (Mme), 1881 ; de 2 à 4 h., rue J.-J.-Rousseau, 1.

Guérin (Alphonse), C. ✳, janvier 1847 ; membre de l'Académie de médecine ; chirurgien de l'Hôtel-Dieu ; de midi à 2 h., rue Jean-Goujon, 11 *bis*.

Guérin (Alex.), 1882 ; de 1 à 3 h., boul. Saint-Germain, 26.

***Guérin-Carnet**, 1861 ; de 4 à 5 h., rue de Valois, 17.

Guérin-Meneville, ✳, Paris, 26 mai 1857, de 2 à 4 h., rue de Richelieu, 16.

***Guerlin**, Paris, 17 avril 1878 ; de 1 à 3 h., rue Gabrielle, 50, à Charenton (Seine).

Guerrier (H.), Paris, 1883; de 1 à 3 h., jeudi excepté, rue de Maubeuge, 7.

*****Gueury**, O. ✳, méd. inspect., membre du Conseil de santé des armées.

Guiard, 1883, mardis, jeudis et samedis, de 2 à 4 h., rue de la Bienfaisance, 42.

*****Guibout** (Eugène), ✳, 25 avril 1850; médecin des hôpitaux, de midi à 2 h., rue de la Banque, 1.

*****Guido**, 1856, ✳, ✳; de 3 à 4 h., rue de Buci, 12.

Guieysse, 16 février 1866; rue d'Hauteville, 94; *n'exerce plus*.

*****Guignard**, ✳, route de Montrouge, 95 (Petit-Vanves. — Seine).

Guillaume (Charles), Paris, 5 août 1875; de midi à 1 h. 1/2 et de 6 1/2 à 8 h. soir, boulevard de Ménilmontant, 125.

Guillaume (Léon-Edouard), 1884, rue des Écoles, 13.

*****Guillier** (P.-E.), 30 avril 1841, ✳; à midi, Grand'-Rue de la République, 56, à Saint-Mandé (Seine). — L'hiver à Cannes.

Guillier (Octave), 1882; de 1 à 3 h., excepté le mardi et le vendredi, rue Bonaparte, 8.

*****Guillon** (Alfred), ✳, C. ✳, 1861. — *Voies urinaires.* — *Lithotritie.* — Lundi, mercredi, vendredi, de 4 à 5 h.; mardi, jeudi, samedi, de 2 à 3 h., rue St-Lazare, 90.

Guillot, 1867; de midi à 2 h., boulevard Beaumarchais, 24.

Guinard (A.), 1884; de 4 à 5 h., rue de Seine, 13.

Guinaud, 1871, rue de la Pompe, 123.

Guiter, 3, rue Monsigny : *n'exerce pas.* — L'hiver à Cannes.

Gustin (Louis), Paris, juillet 1864; pharmacien, 30 août 1857; rue Drouot, 23.

Gutierrez-Ponce (J.), Paris, 1877; New-York, 1874; membre du Collège royal des chirurgiens d'Angleterre, 1870, D. D. S., New-York, 1874; de 4 à 5 h., rue Pierre-Charron, 2; le mercredi, de 1 à 2 h.

*****Guyard** (Armand), 1876; de 1 à 3 h., rue Saint-Antoine, 236.

*****Guyet** (F.), 1878, de 1 à 3 h., avenue de l'Alma, 67.

Guygemos, 1885, de 1 à 3 h., boulevard Voltaire, 11.

*****Guyon** (Félix), ✳, ✿ I, 1858; le mardi, de 1 à 3 h., rue Roquépine, 11 *bis*.

Guyot, ✳, 24 décembre 1856; médecin des hôpitaux, de 2 à 4 h., rue de Madrid, 21.

Guyot, 27 mars 1859; boulevard Voltaire, 70.

*****Guyot** (Théoph.-Gustave), Paris, 15 juin 1880; de 1 à 2 h. 1/2, le jeudi excepté, boulevard Malesherbes, 147.

Hache (M.), Paris, 1884; mardi, jeudi et samedi, de 1 à 2 h., rue de Tournon, 8.

*****Hache**, à l'Hay (Seine).

Hacquart, aux Lilas.

Haelling, Paris, 10 août 1876; rue du Rond-Point, à Montrouge.

Hahn, 1874; lundi, mercredi, vendredi, de 9 h. à midi, r. Saint-Placide, 31.

Haillot, février 1876; les lundis, mercredis et vendredis, de midi à 2 h., rue des Francs-Bourgeois, 43.

Hainaut, 1884; de 1 à 3 h., rue de la Roquette, 127.

Hallade, Paris, 4 août 1880; rue de Courbevoie, 59, à Colombes.

·Hallé (Charles), 13 août 1863; de 1 à 2 h., excepté le jeudi, rue de Varennes, 38. — *Accouchements.*

·Hallopeau (H.), Paris, 1871; agrégé, méd. de l'hôp. Saint-Louis; lundi, mercredi, vendredi, de 2 à 3 h., rue d'Astorg, 30, et boulevard Malesherbes, 45.

Halpryn (Léon), 1872, rue de Provence, 59.

Hammelrath, 1853; de 1 à 3 h., rue de Rivoli, 73.

Hammonic (Paul), anc. int. des hôpitaux.

·Hamon (de Fresnoy), 1852. — *Accouchements.* — *Gynécologie.* — Mardis, jeudis, samedis, de 1 à 3 h., rue Jacob, 21.

Hamon, de midi à 2 h., rue de Metz, 14.

Hamon, 1883, à Asnières (Seine).

Hamy (E.-T.), Paris, 12 août 1868; rue de Lübeck, 40; *n'exerce pas.*

Hannequin, 1884; rue St-Placide, 31.

·Hanot, 1875; agrégé de la Faculté de Paris, médecin des hôpitaux; lundi, mercredi, vendredi, de 1 à 3 h., rue de Rivoli, 122.

Hanriot, 1880; de 11 h. à midi, rue Monsieur-le-Prince, 4.

·Hardy, O. ✳, 15 avril 1836; professeur à la Faculté, membre de l'Académie de médecine, médecin de l'hôpital Saint-Louis; lundi, mercredi, vendredi, de 2 à 4 h., boul. Malesherbes, 5.

Hardy (Ch.), Paris, 20 août 1860, C. ✳. — De 2 à 4 h., rue de Miroménil, 79.

Hardy (E.), 1859, rue de Rennes, 90.

Hardy, rue du Dragon, 17.

Harmand (J.), ✳; de 5 à 6 h., lundi, mercredi, vendredi, rue Treilhard, 15.

Harzé, ✳, médecin de la légation de Belgique, de 1 à 3 h., rue de la Victoire, 76.

Haussmann, 1882; les mardis, jeudis et samedis, de 1 à 3 h., rue de Clichy, 19.

Havage (E.), Paris, 20 janvier 1882; mardi, jeudi, samedi, de 1 à 3 h., rue Treilhard, 8.

·Hayem, 15 mai 1868; professeur de thérapeutique et matière médicale à la Faculté, médecin des hôpitaux; les lundis, mercredis, vendredis, de 4 à 6 h., rue de Vigny, 7.

·Hays, Paris, juin 1878; rue d'Angoulême, 8.

Heermann, 1858; de 2 à 4 h., rue Pierre-Charron, 62.

·Heilly (d') (E.-T.). *Voir* d'**Heilly.**

Hélie (H.), Paris, 1884; lundi, mercredi, vendredi, de 1 à 3 h., boul. Beaumarchais, 95.

Hellet, Paris, 6 août 1878; rue de la Fabrique, 16, à Clichy.

Hémey (L.), Paris, 1866; de 1 à 2 h., rue de Paradis, 48.

Henneguy, 1875; de midi à 1 h., rue du Sommerard, 17.

Hennequin, août 1865; de 1 à 2 h. 1|2, rue de Maubeuge, 34.

Hénocque (Albert), ✪ A. 1870, directeur-adjoint du laboratoire de médecine de l'École des Hautes-Étud. au Collège de France; les lundis, mercredis et vendredis, de 1 à 3 h., avenue de Villiers, 87.

Henriet (Léon), 1877, rue de Beaune, 14.

Henriet de Launay, 1882, rue de Boulogne, 31.

Henry (Albert), 1876, mardi, jeudi, samedi, de 3 à 5 h., rue de Lancry, 6.

Henry des Tureaux, 1879, rue du Moutier, 15, à Suresnes (Seine).

Henry de Navenne, 18 juin 1838. — De 9 h. du matin à 6 h. du soir, rue de l'Université, 171.

Henszel (C.), 1873; de 1 à 3 h., rue de Rivoli, 23.

*****Hérard**, O. ✸, 7 janvier 1847; membre de l'Académie de médecine, médecin de l'Hôtel-Dieu, agrégé libre de la Faculté, tous les jours, de 1 à 3 h., rue de Rome, 11.

*****Herbert** (Allan), 1872; méd. du Hertfort british hospital; de 1 1/2 à 3 h., rue Duphot, 18.

Herbland, 1885; de 1 à 3 h., rue de Sontay, 2.

Herck, 1884; rue Berthollet, 20.

Hergault, 3 juin 1854; de midi à 1 h., rue de Palestro, 23.

*****Héricourt** (J.), 51, rue Miromesnil.

Hermand, 1855, rue Gay-Lussac, 25.

·**Hermel** (E.-M.), 19 juin 1837; de 2 à 4 h., les jours non fériés, rue du Havre, 12.

Hermet, 1876; de 3 à 5 h., boulevard Malesherbes, 30. — Clinique mardi et samedi à midi, rue des Petits-Carreaux, 29.

Hersent, 27 décembre 1845; de 2 à 4 h., rue de Grenelle, 102; *n'exerce pas.*

*****Hervieux**, ✸, 3 décembre 1846; membre de l'Académie de médecine, médecin de la Maternité; de 1 à 3 h., lundi, mercredi, vendredi, rue de la Victoire, 12.

Hestrès, 1872; les mardis, mercredis, vendredis et samedis, de 2 à 4 h., rue des Écuries-d'Artois, 24.

Heulz, 1883, rue du Havre, 12, cons. à la Bourboule.

*****Hiard** (G.), de 2 à 4 h., mercredi excepté, 40, rue de Paradis.

Himely, 25 février 1834; de 1 à 3 h., rue Geoffroy-Marie, 3.

Hirne, 1876; de 1 à 3 h., lundi, mercredi, vendredi, rue de Rivoli, 36.

Hirtz (Hipp.), Strasbourg, 1870; mardi, jeudi et samedi, de 2 à 4 h., rue Taitbout, 25.

*****Hirtz** (Lucien), 1877; lauréat de la Faculté de médecine; de 1 à 2 h., rue Baudin, 23.

Hirtz (E), 1878 ; mardi, jeudi et samedi, de 1 à 3 h., 81, rue Saint-Lazare.

Hirtzmann, Paris, 1874 ; de midi à 2 h., rue d'Angoulême, 76.

Hœlling, rue du Rond-Point, 10, à Montrouge.

Hoffmann (L.), A., ✲, Paris, 20 août 1835 ; mardi, jeudi et samedi, de 3 à 5 h., rue Choron, 12 ; l'été, à Pontaillac, près Rohan (Charente-Inférieure).

Hoffmann, 1863 ; de midi à 1 h., rue Lafayette, 166.

Hoffmann fils, Paris, 1866 ; de 1 à 2 h. 1|2, rue Doudeauville, 49.

Hogg, 1877 ; pharmacien, 1874 ; avenue des Champs-Elysées, 62 ; *n'exerce pas.*

Holman, Paris, 1877 ; lundi, mercredi, vendredi, de 2 à 4 h., avenue du Roule, 49, Neuilly (Seine).

Homolle (Simon-Georges), 1879, rue Bonaparte, 7

***Horteloup** (Paul), O. ✲, 1865 ; chirurgien de l'hôpital du Midi, de 1 h. 1|2 à 3 h., sauf le mercredi, rue de la Victoire, 76.

Hottenier (E.), Paris, 1875 ; de 1 à 3 h., rue Louis-le-Grand, 10.

Hottot (E.), ✲, décembre 1864 ; de midi à 1 h., boulev. Bourdon, 40, à Neuilly (Seine).

***Hubert**, 1875 ; de 3 à 5 h., rue Castellane, 6. — Clinique de midi à 3 h., place Saint-André-des-Arts, 11.

***Huchard** (Henri), ✲, 1872 ; médecin de l'hôpital Bichat ; mardi, jeudi et samedi, de 1 à 3 h., avenue des Champs-Elysées, 67.

Huchard (Ferdinand) ; rue de Maubeuge, 44.

Hugot, 1834 ; de 2 à 4 h., rue des Saints-Pères, 14.

Huguet (Hilarion), 26 juillet 1852. — De 2 à 3 h., rue Saint-Lazare, 117.

Huguet, 1846 ; de 2 à 4 h., rue Basse-du-Rempart, 64.

Huguet (Aug.), Paris, 1873, cité Condorcet, 9 ; *n'exerce pas à Paris.*

Humbert (A.), Strasbourg, 28 février 1867 ; de 2 à 4 h., rue Jacquart, 3.

Humbert (Gaston), 1873, agrégé à la Faculté, chirurg. de l'hôpital du Midi ; les lundis, mercredis et vendredis, de 1 à 2 h., rue Vignon, 38.

***Hureau de Villeneuve** (A.), Paris, 1863 ; lauréat de l'Institut de midi à 1 h., rue d'Amsterdam, 91.

***Hutinel**, agrégé à la Faculté, médecin des hôpitaux ; rue de la Boétie, 13.

***Hyades**, ✲, 1870, rue Oudinot, 6.

Imbert, 1866, rue d'Amsterdam, 80.

Inglessi, 1879 ; de 2 à 4 h., rue des Halles, 2.

Isnard, 1884, boul. Arago, 15.

***Iszenard**, 1876 ; rue de la Boulangerie, 24, à St-Denis (Seine).

Ivanichewicht, 1882, rue du Poteau, 13.

Izard (Frédéric), ✲, 29 novembre 1865 ; rue de Paris, 122, à Vincennes.

Izard (Ant.-Alph.), 1871, rue Soufflot, 22.

***Jaccoud**, O. ✳, 13 juillet 1860; prof. à la Faculté, memb. de l'Académie de médecine; médecin des hôpitaux; lundi, mercredi, vendredi, de 1 à 4 h., le samedi de 3 à 5 h., boulevard Haussmann, 62.

Jacquart (Alexis), 28 mars 1839; de 2 à 4 h., rue Coquillière, 32.

Jacquemard (F.), Paris, 1876, ✳, mardi, jeudi, samedi, de 1 à 3 h., rue Erlanger, 2, à Auteuil.

Jacquemard, 1884; rue de l'Abbé-Groult, 65.

Jacques (F.-Eug.), 1881, rue du Commerce, 42.

Jacquin, 1884, de 1 à 3 h., rue du Four-Saint-Germain, 57.

Jaillet, 1834, boulev. Voltaire, 22.

Jalabert (E.),1878; de 1 à 3h., vendredi ex., pl. de la Nation, 3.

Jalaguier, 1880; chirurgien des hôpitaux, rue des Beaux-Arts, 12.

Jam (de Velluire), 1879; rue Franklin, 44.

***James** (Constantin), ✳, 7 décembre 1840; de 2 à 4 h., rue Cambon, 51.

Jamin (Robert), 1883, ✳, A., ancien interne des hôpitaux; *voies urinaires*, lundi, mercredi, vendredi, de 2 à 4 h., rue Taitbout, 52.— Clinique de 8 à 10 h. matin, rue des Martyrs, 40.

Janets (Edm.), Paris, 17 février 1866; de 1 1/2 à 2 h. 1/2, jeudi et dimanche exceptés, rue de l'Hôtel-de-Ville, 2, à Vincennes (Seine).

Janicot, médecin-consultant à Pougues, rue de Berne, 9; *n'exerce pas à Paris*.

Jannin, 1883, de 1 à 2 h., rue Saint-Denis, 43, à Courbevoie (Seine).

***Japhet**, O. ✳, 1856; médecin inspecteur des Eaux d'Enghien, à Enghien, avenue de Ceinture, 5.

Jardin, Paris, 4 juillet 1874; rue du Pré, 78, à Montreuil-sous-Bois.

Jardin (J.), Paris. — *Maladies des voies urinaires*. — De 3 à 5 h., rue du 29-Juillet, 6.

Jarjavay (Louis), 1883; lundis, mercredis, vendredis, de 4 à 6 h., rue Laffitte, 15.

***Jarriand**, ✳, ✳, 11 avril 1856; de midi à 2 h., rue de Choiseul, 16.

***Jarrige** (de la), à Montreuil-sous-Bois.

Jarry (L.), 1880; de 1 à 3 h., rue de Rivoli, 80.

Jasienski (H.), 1870, de 10 à 5 h., 2, boulevard Beaumarchais. — *Maladies de la bouche et des dents*.

Jasiewicz (Jules), Paris, 1884; de 2 à 4 h., rue Prony, 75.

***Jaubert** (A.), ✳, août 1865; les lundis, mercredis, vendredis, de 1 à 2 h., boulevard de Clichy, 12.

***Javal** (Emile), Paris, 2 mars 1868; membre de l'Académie de médecine; les mardis, jeudis et samedis, de 9 à 11 h., rue de Grenelle, 58.

'Jean (Alfred), 1870 ; les lundis, mercredis, vendredis, de 1 à 3 h., rue Godot-de-Mauroi, 27.

Jégu, 1884 ; rue Cambon, 22.

Jennings, 1873, de 1 à 3 h., aven. des Champs-Elysées, 95.

Jirou, Paris, 13 avril 1874 ; de 2 à 4 h., avenue Marceau, 40.

Jobbé-Duval, 1875 ; les lundis, mercredis, jeudis et samedis, de 1 à 3 h. ; les mardis, vendredis et dimanches, de 8 à 10 h., rue Crozatier, 77.

Jobert (de Marcigny), 1869 ; de 1 à 4 h., rue Labruyère, 8.

'Joffroy, 1873 ; agrégé, médecin de Bicêtre ; les mardis, jeudis et samedis, de 4 à 5 h., rue Godot-de-Mauroi, 28.

Johnston. O. ✳, 1861 ; de 1 à 4 h., boul. Malesherbes, 10.

Jollet (Just.), 1884, rue Saulpic, 8.

'Joly, 1847 ; hydrothérapie, boulevard Saint-Germain, 69.

Joly, 1871 ; boulevard de Courcelles, 122.

Jolyet (J.-B.-H.-F.), 1866, boul. Montparnasse, 114.

Joseph, 27 décembre 1856 ; de 1 à 2 h., excepté le mardi, avenue d'Italie, 162.

Josephson, 1873 ; de 2 à 4 h., rue du Château-d'Eau, 14.

'Josias, Paris, 26 juillet 1851, ✳ : lundi, mercredi, vendredi, de 1 à 2 h., rue de Paris, 37, Charenton (Seine).

'Josias (Albert), 1881 ; chef de clinique de la Faculté ; les mardis. jeudis et samedis, de 1 à 2 h., rue de Suresnes, 21.

Josset, 1880, rue des Abbesses, 56.

Jouin, (F.), ✳ A., 1884, ancien interne des hôpitaux, de 1 à 3 h., rue Richer, 42.

Jouliat, 11, rue Alibert.

Joulié, à Gennevilliers.

Jouly, rue Meissonnier, 8.

Jounia, 1863 : de midi à 2 h., rue de Belleville, 42.

Jourdan (F.-A.), Montpellier 1855, à Noisy-le-Sec.

'Jourdanet, août 1846, ✳ ; rue de Berry, 1.

'Jourjon (J.), 1870 ; mardi, jeudi, samedi, de midi à 2 h., aven. Ledru-Rollin, 32.

Jouslain (A.), 1865 ; de midi à 3 h., avenue Marceau, 28.

Jousseaume, 1862 ; de midi à 2 h., rue de Vanves, 6.

Jousset, 21 juillet 1846 ; de 2 à 4 h., boulevard Saint-Germain, 209.

Jousset fils (Pierre), 1883 ; de 2 à 3 h., rue Saint-Simon, 6.

Jousset de Bellesme, 1865 ; de 2 à 4 h., rue Chanoinesse, 12.

Joyeux, 1883 ; rue Monge, 38.

Jozan (baron de), C. ✳, 20 mars 1843 ; de midi à 2 h., rue de Rivoli, 182.

Jozan (Georges), 1879 ; lundi, mercredi, vendredi, de midi à 2 h., rue de Rivoli, 182.

'Juglar (Cl.), 19 mai 1846, ✳ ; de 9 à 11 h., rue St-Jacques, 167.

Juhel-Renoy, 1882 ; lundi, mercredi, vendredi, de 1 à 2 h., rue de Phalsbourg, 16.

*Jullien (Jules), 1868 ; de 2 à 4 h., rue Fontaine-Saint-Georges, 30.

*Jullien (Louis), 1873 ; mardi, jeudi, samedi, de 4 à 6 h., rue de l'Université, 2.

Jumon (L.), 6 décembre 1880 ; de 1 à 4 h., rue de Trévise, 15.

Juranville (René), 1885 ; de 1 à 3 h., boul. Barbès, 71.

*Kahn, rue Barye, 9 (parc Monceaux).

Karlyn, 1884 ; de 1 à 4 h., rue du Château, 115.

Karth, 1883 ; boulevard Barbès, 19.

Kemhadjian - Mihran, Paris, 31 octobre 1882, ✳ ; tous les jours, de 2 à 3 h. ; le mercredi soir, de 8 à 9 h., rue des Petits-Carreaux. 7.

*Keller (Ch.), 1871 ; *Etablisssement hydrothérapique*, faub. Saint-Honoré, 127.

Kéraval (P.), 1879 ; de 1 à 3 h., rue du Pont-Neuf, 18.

Kinzelbach, Paris, 1879 ; de 1 à 3 h., boulevard Voltaire, 167.

Kirmisson (E.), Paris, 1879 ; professeur agrégé à la Faculté, chirurgien des hôpitaux ; les mardis, jeudis et samedis, de 2 à 3 h., boulevard Saint-Germain, 30.

*Klein, 1872 ; les lundis, mercredis, vendredis, de 1 à 3 h., rue Hauteville, 94.

Klein, 1880, place du Trocadéro, 4.

Knopf, rue Gobert, 7, à Clichy-la-Garenne (Seine).

Kohn, ✳, 1870 ; lundi, mercredi, vendredi, de 3 à 5 h., rue de la Chaussée-d'Antin, 39.

Korab-Bojemski (A. de), 1874 : rue Jadin, 3 *bis* ; *n'exerce plus*.

Kresz, 3 mars 1842 ; de midi à 2 h., rue des Bourdonnais, 14.

Kügler, pharmacien de 1re classe, docteur ès sciences, boul. Malesherbes, 87, au coin de la rue de Lisbonne,

Kuhff, Paris, 1874 ; de midi à 3 h., rue de Rivoli, 69.

Kunh, 1868 ; de 2 à 4 h., rue Scribe, 3.

*Labadie-Lagrave, ✳, 1873 ; médecin de la Maternité ; mardi, jeudi et samedi, de 2 à 4 h., avenue Montaigne, 8.

Labarraque (E.-F.-A.), 1875, boulevard de Strasbourg, 57.

*Labarthe (Paul), ✳ A., 1871. — *Syphilis et voies urinaires*. — Tous les jours, excepté le mardi, de 3 à 5 h., boulevard Poissonnière, 28.

Labbat-Durouchaux (C.-D.-A.), ✳, 13 mars 1852 ; de 2 à 3 h., rue Royale, 21.

Labbé (Edouard), ✳, 9 juillet 1858 ; médecin des hôpitaux ; de 1 h. 1/2 à 3 h., rue du Mont-Thabor, 15.

*Labbé (Léon), O. ✳, 1861 ; agrégé de la Faculté, membre de l'Académie de médecine, chirurgien de l'hôpital Beaujon : lundi, mercredi, vendredi, de 1 h. 1/2 à 4 h., boulevard Haussmann, 117.

Labbé (Donatien), 1884 : ancien interne des hôpitaux ; mardis, jeudis et samedis, de 1 à 3 h., avenue de l'Alma, 12.

Labbé (Charles), 1882 ; rue de Londres, 30.

Labbée (Er.), 30 décembre 1868; de 1 à 3 h., rue Saint-Lazare, 94.

Labonne (H.), Paris, 1884; boul. Voltaire, 18.

Laborde, août 1864; de 2 à 4 h., r. de l'Ecole-de-Médecine, 15.

***Laboulbène**, O. ✻, 8 mars 1851; professeur à la Faculté, membre de l'Académie de médecine, médecin de l'hôpital de la Charité; lundi, mercredi et vendredi, de 1 à 3 h., boulevard Saint-Germain, 181.

Laboubée (A.), Paris, 1878; de 1 à 2 h., rue du Liégat, 82, à Ivry (Seine).

***Labric**, ✻, 13 janvier 1852; médecin de l'hôpital des Enfants; de 1 à 2 h., rue de l'Université, 28.

***Laburthe**, 1867; de 1 à 2 h. 1/2, et le matin à 8 h., rue Blanche, 84.

Labusquière, 5, rue Cœtlogon, de 1 à 3 h.

Lacaille, Paris, 1884; de midi à 2 h., rue Crozatier, 43.

Lacaille (Michel), 1883; lundi, mercredi, vendredi, de 2 à 4 h., rue Brézin, 15.

Lacambre, 1846; de 1 à 3 h., rue Berthollet, 14.

Lacaze, 1841; rue de la Bienfaisance, 9.

Lacaze-Duthiers, 1850; professeur de zoologie à la Faculté des sciences à la Sorbonne, rue de l'Estrapade, 7.

***Lacombe**, 1874; médecin de l'hôpital Tenon, de 1 à 3 h., lundi, mercredi, vendredi, boulevard Malesherbes, 20.

Lacôte, de midi à 2 h., rue de Rennes, 121.

Lacroisade (J.-F.), 1866, rue des Petits-Champs, 2.

Lacroix, Paris, 1876; de 1 à 3 h., rue de Villiers, 20.

***Lacronique** (J.-B.), C. ✻, Paris, 1843, rue d'Amsterdam, 27; *n'exerce pas.*

Lacroze, ✻, 13 juillet 1857; jeudi, de 10 h. à midi, avenue Marceau, 51.

***Ladreit de la Charrière**, O. ✻, 17 avril 1861; médecin en chef de l'Institution des sourds-muets, de midi à 3 h., excepté le mercredi, rue Bonaparte, 1.

Lafage (J.-J.-O.), 1880, rue du Val-de-Grâce, 17.

***Lafage** (Joseph), 1881; lundi, mercredi, vendredi, de 1 à 3 h., avenue de Neuilly, 119, à Neuilly (Seine).

Laféron (A.), 1868; de 2 à 4 h., lundi, mercredi, vendredi, rue d'Abbeville, 17.

Laffont, Paris, 1877; rue Saint-Hilaire, 7, à Saint-Maur.

Lafont (A.), 16 février 1866; de 1 à 2 h., rue Monge, 111.

Lafont (F.-J.), 1877, rue Saint-Martin, 168.

Lafont (M.), 1880; mardi, jeudi, samedi, de 2 à 3 h., rue Saint-Honoré, 245.

Laforest (M.-C.), Paris, 1878; médecin de l'annexe de l'hospice des Enfants assistés; de 1 à 2 h., rue St-Nicolas, 1, à Choisy-le-Roi (Seine).

Laforgue. *Voir* **Albin-Laforgue.**

Lagelouze (E.), Paris, 1882 ; de 3 à 5 h., mercredi et vendredi exceptés, rue de Vaugirard, 158.

Lagneau, 15 juillet 1851 ; de 1 à 3 h., rue de la Chaussée-d'Antin, 38.

Lagoguey-Gallet, 7 janvier 1863 ; de 11 h. à midi, boulevard Saint-Denis, 8.

Lagorce (de), Paris, 1879, à Puteaux (Seine).

Laguerie, 1872, rue Saint-Jacques, 174.

*Lailler** (G.), ✻, 29 juin 1848 ; médecin de l'hôpital Saint-Louis ; lundis, mercredis, vendredis, de 1 à 3 h., rue de Bruxelles, 3.

Laisné, 1868 ; de 1 à 3 h., rue Madame.

Lajartre (Oscar de), Paris, 1866, de 2 à 5 h., exc., le dimanc., 16, rue de Vienne. — *Maladies des femmes. Stérilité. Fécondation dite artificielle.*

Lallement, 1881 ; Grande-Rue, 161, à Nogent-sur-Marne.

Laloy, 1876 ; rue des Pyrénées, 383.

*Laloy fils**, r. des Pyrénées, 383 (au coin de la r. de Lisbonne).

Lamare (vicomte de), ✻, 26 juin 1838 ; rue Cambacérès, 21 ; *n'exerce pas.*

Lamau, 1870 ; de 3 à 5 h., rue du Bac, 146.

Lambert, Paris, 1881 ; rue de Fontenay, 18, à Châtillon.

*Lambert** (de), 1870 ; lundi, mercredi, vendredi, de 1 à 2 h., avenue des Ternes, 53.

*Lamblin**, 1871 ; lauréat de la Faculté ; de midi 1/2 à 2 h. 1/2, rue Saint-Roch, 37.

Lamouroux (Alf.), 3 août 1865, pharmacien 1866 ; rue de Rivoli, 150 ; *n'exerce pas.*

Lamy, Paris, 1873 ; de 2 à 4 h., rue de Turin, 38.

Lancelot, 1861 ; de 1 à 3 h., le jeudi excepté, place Voltaire, 1.

*Dancereaux** (E.), ✻, 7 mars 1862 ; professeur agrégé de la Faculté de Paris, membre de l'Académie de médecine, médec. de l'hôpital Saint-Louis ; de 1 à 3 h., rue de la Bienfaisance, 44.

Landau (J.), 1873 ; de 10 à 5 h., rue Drouot, 7.

*Landois**, 1866 ; rue d'Angoulême-du-Temple, 18.

*Landolt** (Edm.), ✻, Paris, 1874 ; Zurich, 1869 ; médecin-oculiste consultant à l'Institution des jeunes aveugles. — *Clinique des maladies des yeux*, rue Saint-André-des-Arts, 27, tous les jours, de midi à 2 h. — Tous les jours, excepté le samedi, de 4 à 6 h., rue Volney, 4.

*Landouzy** (L.), avril 1876 ; méd. de l'hôp. Tenon ; de midi à 2 h., les mardis, jeudis et samedis, r. Chauveau-Lagarde, 4.

Landowski (Paul), 1874 ; lundi, mercredi, vendredi, de 2 à 3 h., rue Blanche, 36.

Landowski (E.), 1867, rue Chaptal, 31.

Landrieux, 1872 ; méd. de l'hôpital Saint-Antoine, les mardis, jeudis, samedis, de 2 à 4 h., rue Richer, 26.

Landrin, 9 août 1867, ✻ ; de 2 à 3 h., quai de Valmy, 69.

Landry (P.), Paris, 1858 ; de 1 à 3 h., rue de la Boëtie, 58.

Landry, 1884; rue Geoffroy-Saint-Hilaire, 12.

Landur, 2 mars 1867; de 2 à 3 h., rue Ordener, 12.

Lanessan (de), 1852; rue des Halles, 13; *n'exerce pas.*

Langenhagen (de), 1883; anc. int. des hôpitaux; de 2 à 3 h., cité Rougemont, 3.

Langlebert (Ed.), ✳, 18 août 1843; de 4 à 7 h., rue de l'Odéon, 10.

Langlebert (J.). 1879; de 1 à 3 h., rue de l'Odéon, 10.

Lanne, Paris, 1856; de 3 à 4 h., boulevard Pereire, 186.

*Lannelongue**, ✳, août 1867; professeur de la Faculté, chirurgien des hôpitaux; mardi, jeudi et samedi, de 4 à 6 h., rue François Ier, 3.

Lannes (R.), rue Vallier, 60, à Levallois (Seine).

Lanoix (G.), ✳, mai 1863; vaccine animale; mardi, mercredi et jeudi, de midi à 3 h., avenue Montaigne, 51.

*Lanquetin**, 17 avril 1858; rue d'Amsterdam, 21; *n'exerce plus.*

Lansac, 1874; de 10 h. à midi et de 8 à 10 h. du soir, rue Saint-Maur, 153.

Lantier (E.), 1866, avenue de Neuilly, 150.

Lapasset, 1884; rue Hautefeuille, 9.

La Personne (de), 1883; chef de clinique ophthalmologique de la Faculté; lundi, mardi, mercredi, vendredi, de 2 à 4 h., rue de la Bienfaisance, 4.

Lapierre, à Gentilly (Seine).

Laplaigne, 1874, boul. Voltaire, 164.

*Lapra** (A.), Paris, mars 1865, ✳; faub. St-Honoré, 205; *n'ex. plus.*

Larat, Paris, 1882; de 3 à 6 h., rue Saint-Lazare, 28.

*Larcher** (O.), ✳ A., O. ✳, 24 décembre 1867; lundi, mercredi et vendredi, de 1 à 3 h., rue de Passy, 97.

Lardileys, Paris, 1881; rue Thouin, 11.

Large, Paris, 22 janvier 1880; de 1 à 3 h., rue Castex, 1.

Larmande, 1867; tous les jours, excepté les jeudis et dimanches, de 1 à 3 h., rue Poulet, 21.

Laroche, 1885, rue de Thann, 12, de 2 à 5 h.

*Larrey** (le baron), G. O. ✳, 16 août 1832; ex-député, agrégé libre de la Faculté, ancien médecin en chef, ex-inspect. et Présid. du Cons. de santé des armées, membre de l'Institut, de l'Académie de médecine, de la Société de chirurgie, rue de Lille, 91; *n'exerce pas.*

Larrivé, 1882; de 2 à 4 h., excepté le mardi, place de Rennes, 5.

Lartigue, 1841; rue de Châteaudun, 39; *n'exerce pas.*

Lartigue, 1872; rue Campagne 1re, 15.

Lasgoutte, 1880; de 1 à 3 h., rue Bréa, 7.

Laskowski (S.-L.), 1867, rue des Saints-Pères, 78.

Lasniée, 1874, boulev. Henri IV, 33; *n'exerce pas.*

Latasto (P.-J.), 1880; de 1 à 3 h., rue Radziwil, 9.

Latteux-d'Espagne (Paul), 1869; rue Jean-Lantier, 4.
Latty, Paris, 1872; les lundis, mercredis et vendredis; de 1 à
3 h., rue Léonie, 7.
'**Laugier** (Maurice), ✳, 4 août 1870; ancien interne des hôpi-
taux; tous les jours, excepté le samedi, de midi à 1 h., rue
de Clichy, 14.
Laugier (Paul), 1873; les lundis, mercredis et vendredis, de 2
à 3 h., rue de Buffon, 71.
Laulaigne, 1883, boulevard Barbès, 73.
Launay (Henry); de midi à 2 h., rue Beauregard, 44.
Launay (de), 1882; de 1 à 3 h., rue de Boulogne, 36 *bis*.
Launois, 1885; de 2 à 4 h., rue de Châteaudun, 15.
Launoy, à Issy (Seine).
Laurand (Georges), Paris, 1881; anc. interne des hôpitaux, de
1 à 3 h., excepté le mercredi, avenue Kléber, 77.
'**Laurans** (G.-F.), Montp. 1864; de 1 à 3 h., boulevard Barbès,
21 *bis*.
Laurent, 1875, rue de Paris, à Vincennes.
'**Laurent**, 1841; de 1 à 3 h., rue de la Roquette, 1.
Laurent, rue Jouffroy, 1.
'**Laurent-Préfontaine**, 4 avril 1853; de 4 à 5 h., rue Tait-
bout, 37.
Lautard, 1881; de 2 à 3 h., rue du Commerce, 93.
Lauzier, rue des Ecluses-Saint-Martin, 25.
Lavallée (L. C.), 1881; de 1 à 3 h., boul. du Temple, 23.
Lavergne, 1883; boulevard Saint-Michel, 65.
Lavieille (Ernest), 1878; de 1 à 3 h., rue Richer, 46.
Lavoye, 1859, pharmacien; de 11 h. à midi et de 7 à 9 h. du
soir, rue Mouffetard, 143.
Lebaron, Paris, 1881; de midi à 2 h., rue de Lille, 4.
'**Lebeau** (A.), Paris, juillet 1861; de 1 à 2 h., av. de Clichy, 127.
'**Le Bec**, Paris, 1880, ex-prosecteur des hôpitaux; mardi, jeudi,
et samedi de 2 à 4 h., rue du Bac, 97.
Lebel, à Vincennes (Seine).
Lebel (P.-A.-A.), ●, A., ✳, ✳, Paris, 1852; pharmacien, 1882,
Faubourg-Saint-Martin, 31.
'**Lebel** (Charles-André), 1874, et pharm., rue d'Aboukir, 130.
Le Blanc (F.), Paris, 1875; de midi à 1 h., place Pereire, 5.
Lebled, 14 décembre 1843; de 4 à 5 h., rue de Rivoli, 74.
'**Le Blond** (A.), 1870, médecin de Saint-Lazare. — *Rédacteur
en chef des Annales de gynécologie.* — Les mardis, jeudis, sa-
medis, de 2 à 3 h., rue d'Hauteville, 53.
Leblond, 1883; de 1 à 3 h., rue de Rome, 58.
Lebon, ✳, 1866, rue Vignon, 29.
Leboucher, ✳, 27 août 1851; de 1 à 4 h., excepté le vendredi,
rue du Faubourg-Poissonnière, 12.
'**Leboucq**, 5 mai 1865; de midi à 1 h., rue Lecourbe, 73.
Lebreton, 23 mai 1829, ✳; rue Bonaparte, 50 *bis*; *n'ex. plus.*

Lebreton (Maurice), 1884; de 2 à 3 h., excepté le jeudi, rue Bonaparte, 59 *bis*.

Lebrun, 1882; de 2 à 4 h., rue Saint-Antoine, 211.

Lecart, rue Vallier, 6, à Levallois (Seine).

Lecaudey (E.), 1859, boulev. Haussmann, 17.

Le Clerc. — *Voyez* **Clerc**.

Leclère (C.), 30 mars 1863; de 1 à 3 h., les mardis et vendredis, boulevard Malesherbes, 37. — L'été, à Plombières.

Lecoarer, Paris, 1878; avenue des Erables, 18, à Saint-Maur.

'Lecoconnier, juillet 1870; lauréat de l'Académie, lundi, mercredi, vendredi, de 1 à 2 h., et le vendredi, à 8 h. du soir, boulevard Saint-Germain, 68.

'Le Coin, août 1869; lundi, mercredi, vendredi, de 1 à 3 h., rue Guénégaud, 15.

Lecoq, ✳ 1864; mardi et samedi, à 3 h., rue Mouton-Duvernet, 18.

'Lécorché, ✳, ☺ A., 30 juin 1858; agrégé de la Faculté, médecin des hôpitaux; mardi, jeudi, samedi, de 1 à 2 h., rue du Général-Foy, 14.

Le Corguillé, 1842, rue Rochechouart, 62.

Ledé (F.), 1879; les mardis, jeudis et samedis, de 1 à 4 h., rue François-Miron, 26.

'Le Dentu, ✳, ☺ A., 1867; agrégé de la Faculté, chirurgien de l'hôpital Saint-Louis, mardi, jeudi et samedi, de 1 h. 1|2 à 3 h., rue Taitbout, 45.

Le Dien (Paul) 1879; boulevard Malesherbes, 155; *n'exerce pas*.

Ledoux-Lebard, 1881 ; les lundis, mercredis et vendredis, de 1 à 2 h., rue des Marronniers, 20, à Passy.

Leduc, 1881; mardi, jeudi, samedi, de 2 à 4 h., rue de la Rochefoucauld, 28.

'Lefebvre (Alfred-Michel), ✳, 31 décembre 1844 ; de 1 à 3 h., boulevard de Magenta, 24.

'Lefebvre (Gustave), ✳, 1877; de 1 à 3 h., boulevard de Magenta, 28.

Lefebvre; route de Courcelles, 85, à Levallois-Perret.

Lefeuvre (J.), 1862, rue de Rivoli, 43.

Lefèvre, à Montreuil-sous-Bois.

Lefèvre (H.), 1882, rue Guilhem, 5.

'Le Fort (Léon), ✳, 5 février 1858; professeur à la Faculté, membre de l'Académie de médecine, chirurgien de l'Hôtel-Dieu ; lundi, mercredi, vendredi, à 1 h., rue de la Victoire, 96.

Legendre (Eug.), 31 août 1852; chirurgien, ancien prosecteur des hôpitaux; de 2 à 4 h., rue de Miromesnil, 19.

Legendre (Henri), ancien interne des hôpitaux; les lundis, mercredis, vendredis, de 1 à 3 h., rue St-Denis, 50.

Legendre, 1884, rue du Temple, 101.

'Le Gendre (Paul), 1885, chef de clinique adjoint à l'hôpital des enfants; mardi, jeudi, samedi, de 1 à 3 h., rue Thénard, 6.

'Legouest, C. ✳, 1845; président du Conseil de santé des armées, ex-professeur au Val-de-Grâce, membre de l'Académie de médecine; de 2 à 4 h., rue Bonaparte, 12.

Legrain, 1885; de 2 à 4 h., avenue d'Orléans, 8.

'Legrand (Maxim.), ✳, 27 janvier 1848, ✿ A.; rue de Grenelle-Saint-Germain, 39.

Legrand (A.), 17 décembre 1847; à midi, avenue de Neuilly, 135 (arrondissement de Saint-Denis).

Legrand, rue Violet, 11, à Grenelle.

'Legras, 12 décembre 1866; de 2 h. 1|2 à 3 h. 1|2, passage Saulnier, 7.

Legrix, 1885, rue Pierre Guérin, 4 *bis*.

Legros, ✳, 25 décembre 1866; de midi à 2 h., rue Turenne, 50.

Legros, Paris, 9 août 1875; rue Meslay, 46.

Legros, 1880, boulevard Beaumarchais, 113.

'Legroux, ✳, 11 janvier 1867; agrégé de la Faculté, médecin de l'hôpital Laennec; les mardis, jeudis et samedis, de 4 à 6 h., rue de Rivoli, 178.

'Legué, 1873; de midi à 3 h., rue Saint-Fiacre, 5.

Leguellaud, 1884; de 1 à 2 h., rue Juge, 15.

Leguey, O. ✳, 1835; médecin du ministère de la guerre; boulevard Malesherbes, 136.

Le Guillou (E.-J.-F.), Paris, 30 août 1834, O. ✳; de midi à 2 h., avenue de Ternes, 53.

Lehmann (M.-C.), boul. National, 114, à Clichy (Seine).

Lejard, 1885; de 1 à 3 h., rue de Provence, 7.

Lejeune, 1854; de 11 à 1 h., rue de Poissy, 4.

Le Juge de Segrais, ✳; les lundis, mardis, jeudis et samedis, de 1 1|2 à 3 h. 1|2, rue de Miromesnil, 98.

Lelarge, 1885, rue du Cherche-Midi, 61.

Lelièvre, 1842; de 4 à 6 h., rue Condorcet, 26.

'Lelion, 1867; de 2 à 3 h., rue de Bruxelles, 40.

Leloir (Henri), 1881; lundi et vendredi, de 2 à 4 h., rue Monge, 17.

Lelongt, O. ✳, 1877; de 3 à 5 h., rue Sainte-Anne, 34.

'Lelorain, 1872; de 4 à 6 h., rue Monge, 16.

Lelu, Paris, 1872; de 2 à 3 h. 1|2, rue Montyon, 13.

Le Maguet (L.-J.-M.), Paris, 1865, ✳; les lundis, mercredis et vendredis, de 1 à 3 h., boulevard Beaumarchais, 3.

Lemaire, 1873; de 2 à 5 h., rue du Battoir, 9.

Lemann, à Clichy-la-Garenne (Seine).

Lemardeley, rue de Courcelles, 71, à Levallois-Perret.

'Lemaréchal, 1880; lundi, mercredi, vendredi, de 2 à 4 h., rue Séguier, 1 (quai des Grands-Augustins).

Lemenager, 24 août 1862; de 1 à 2 h., vendredi et dimanche exceptés; boulevard Beaumarchais, 71.

Lemoine (Émile), 1876; les mardis, jeudis et samedis, à 3 h., rue de la Victoire, 10.

Lemoine (John), 1879; de 2 à 4 h., rue de Turbigo, 5.

Lemoine (Ern.), Paris, 1883; de 2 à 4 h., rue de la Victoire, 41.

Lemoisne, 25 mars 1868; de 2 à 4 h., dimanches et mardis exceptés, boulevard Beaumarchais, 54.

***Le Noir**, 1877, *professeur des sciences médicales*; rue de Cluny, 11.

Lenoir des Paillières; *diabète, obésité*, mardi, jeudi, samedi, de midi à 2 h., rue de Cluny, 11.

Léon (S.), 1847; de 3 à 5 h., rue Saint-Lazare, 54.

Léon-Dufour (G.), 1851; médecin en chef de l'hôpital militaire du Gros-Caillou, avenue Bosquet, 45.

Léon-Petit (Ernest), Paris, 1881. — *Massage médical, hydrothérapie.*—De 4 à 6 h., faubourg Saint-Honoré, 108.

Lepaulmier, 20 juin 1856; de midi à 2 h., rue Taitbout, 48.

***Lepecq de la Clôture**, O. ✳, 2 novembre 1833; de midi à 4 h., rue Casimir-Périer, 17.

Lepère (Eug.). ✳, 3 janvier 1850; de 2 à 3 h., rue de Berlin, 11.

***Le Petit**, O. ✳, Montpellier, 16 mars 1850. — De 8 à 9 h. et de 2 à 4 h., rue Montaigne, 17.

***Le Pileur** (A.), Paris, 27 juin 1835; à Sceaux (Seine).

***Le Pileur** (L.), Paris, 1874; médec. de la prison de St-Lazare; de 2 à 4 h., excepté le jeudi, rue de l'Arcade, 45.

Lépine (Ph.-Jules); 25 août 1830; de 1 à 3 h., rue Saint-Georges, 54.

Lépine (J.-R.), 1870, rue Godot-de-Mauroy, 34.

***Lereboullet**, ✳, Strasbourg, 1866, agrégé au Val-de-Grâce; les mardis, jeudis et samedis, de 1 à 2 h. 1|2, rue de Lille, 44.

Leriche, 1864, jeudi de 4 à 5 h., dimanche de 11 à 1 h., rue Boutarel, 10.

Lermoyez (M.-E.), avenue de l'Opéra, 33.

***Leroux** (Georges), ✳, 1878; de 3 à 5 h., boul. Malesherbes, 19.

***Leroux** (Charles), 1880; de 1 à 3 h., le jeudi excepté, rue Chauveau-Lagarde, 16.

***Leroux** (Henri); Paris 1880; chef de clinique des maladies des enfants, les mardis, jeudis et samedis, de 1 à 2 h., rue de l'Université, 10.

Leroy (L.), 14 janvier 1868; de 1 à 2 h., le mercredi excepté, rue la Boëtie, 30.

Leroy, Paris, 1881, rue Saint-Denis, 31, à Bondy.

Leroy-Carrère (Louis-Ange), 1874, rue Richelieu, 30.

***Le Roy des Barres**, ✳, 1874; les lundis, mercredis, vendredis, de 2 à 3 h., rue des Ursulines, 16 *bis*, à Saint-Denis (Seine).

***Le Roy d'Etiolles** (R.), ✳, 22 juillet 1850; rue de Londres. 50; *n'exerce plus.*

***Leroy de Méricourt** (Alfred), C. ✳, 1853; membre de l'Académie de médecine, directeur des *Archives navales de médecine*; de midi à 2 h., rue Cambacérès, 5.

Leroy-Dupré (L.-A.), 13 août 1846; de 9 à 10 h., à Bellevue, près Paris, villa des Tybilles, 2.

Lesbini, 1879, rue Saint-Sulpice, 9.

Lescaux, de 2 à 4 h., rue de Tocqueville, 70.

Le Sourd, I., C. ✳, août 1864; directeur de la *Gazette des hôpitaux*; de 9 à 11 h., les lundis, mercredis et vendredis, rue de l'Odéon, 4.

Lesueur, 1840; de midi à 1 h., avenue d'Eylau, 25.

Letellier (E.), 25 février 1858; de midi à 1 h., place Saint-André-des-Arts, 3.

Letellier (Gaston), 1876; rue des Petits-Hôtels, 9. — *L'hiver à Cannes; n'exerce pas à Paris.*

Le Thière, 1846; de 3 à 5 h., rue Notre-Dame-de-Lorette, 58.

Letorsay, 1850; de 1 à 2 h., avenue du Maine, 12.

Letourneau, 1858; de midi 1|2 à 2 h., boulevard Saint-Michel, 70.

'**Letulle**, Paris, 1879; médecin des hôpitaux; lundi, mercredi, vendredi, de midi à 2 h., rue du Louvre, 3.

Leudet, 30 mai 1857; de 2 à 3 h., rue Taitbout, 43.

Leval (L.), Paris, décembre 1885, lundi, mercredi, vendredi, de 2 à 4 h., rue Chambiges, 7, quartier Marbeuf.

Levassor (Cl.-P.-L.), 1885, rue de Saint-Quentin, 8.

Level, 1841, ✳, A.; de midi à 2 h., rue Truffault, 50.

'**Leven** (Manuel), décembre 1860, ✳, médecin en chef de l'hôpital Rothschild; lundi, mercredi, vendredi, de 2 à 4 h., rue Richer, 10 et 12.

Le Véziel, rue de Berlin, 20.

'**Levi** (D.-M.), 1857, ✳; de 2 à 4 h., rue de Lille, 1. — *Maladies des oreilles et du nez.*

Levi (Pelligrino), décembre 1864; rue Vintimille, 24.

Levraud, 1868; de midi à 2 h., boul. Voltaire, 98.

Levy (Emm.), 1879; les mardis, jeudis et samedis, de 1 à 3 h., 36, rue d'Enghien.

Levy dit **Franckel**, 1882; de 1 à 3 h., rue Hallé, 20.

'**Ley** (J.-H.), Paris, 29 novembre, 1859, ✳, O. ✳, lundi, mercredi, vendredi; de 4 à 6 h., rue Saint-Honoré, 217. — *Maladies de poitrine.*

'**Lhéritier**, O. ✳, 2 décembre 1834; médecin inspecteur honoraire des eaux de Plombières; lundi et vendredi, de 2 à 5 h., rue Notre-Dame-de-Lorette, 18; *n'exerce pas.*

Lhirondel, 1883, rue d'Arcole, 23.

Lhuillier (L.), 23 décembre 1858; de 1 à 3 h., rue Pastourelle, 8.

'**Lhuillier** (O.), 1867; de 4 à 5 h., boulevard du Temple, 25.

Liandier (Louis), 1883; les mercredis et vendredis, de 1 à 3h., rue Saint-Martin, 245.

Liébaut, 2 avril 1862; *Etablissement hydrothéraxique; Maison de santé*, place du Marché-Central, 10, à Nogent-sur-Marne (arrondissement de Saint-Denis).

Liébaut, rue Perdonnet, 4.

Liébaut, rue Notre-Dame-de-Lorette, 47.

Liebmann, 1883; de 2 à 4 h., rue Lauriston, 5.

Liégard (Aug.), ✳, 1871; de midi à 3 h., r. de Vaugirard, 274.

Liégey (F.), Paris, 15 décembre 1836; de 1 à 3 h., rue Saint-Louis, 11, à Choisy-le-Roi (Seine).

Ligerot (Jean), avenue de Neuilly, 183. à Neuilly (Seine).

Limbo (Saint-Germain); les lundis, mercredis et samedis, de midi à 3 h., boulevard Malesherbes, 110.

Linarix, Paris, 1877; de 1 à 3 h., rue Racine, 5.

Liné, boulevard de Strasbourg, 69.

Lindegger, 1883; de midi à 2 h., rue Lemercier, 68.

Lionnet (Raymond), O. ✳, O. ✳, les lundis, mercredis, vendredis de 4 à 6 h., rue Corvetto, 2.

Liouville, 1867; agrégé à la Faculté, médecin des hôpitaux, quai Malaquais, 3.

Lipkau, 1858; de 1 à 3 h., boulevard Sébastopol, 83.

Lisle (de), avenue de Gravelle, à Charenton (Seine).

Lissonde (Laurent), 1874; lundi, mercredi, vendredi, de 1 à 3 h., rue de Clichy, 67.

'**Llosa**, 1852; de midi à 1 h., rue Vavin, 6.

Lobligeois (Ch.), 28 août 1856; de 1 à 2 h., rue Ste-Anne, 69.

'**Loewenberg**, 1866; de 2 à 4 h., rue Auber, 15.

Loewenhard (S.), 9 août 1867; les mardis, jeudis et samedis, de 2 à 3 h., rue du Montparnasse, 44.

Loiseau (Ch.), Paris, 1855, ✳, ✳ I., ✳; de 2 à 3 h., rue Pernelle, 12.

'**Loiseau** (Gustave), 15 avril 1861; de midi à 2 h., rue de Grenelle, 166.

Lolliot, 1868, quai de Suresnes, 23, à Suresnes.

Lomel, 1855, ✳, rue de l'Ecluse, 9.

Loquet, décembre 1865; de midi à 2 h., boulevard Sébastopol, 52.

Loranchet, rue de Rennes, 115.

Lordereau, 1873; de midi à 2 h., rue Godot-de-Mauroy, 24.

Lorey, 1875; les mardis, jeudis et samedis, de 1 à 3 h., rue St-Honoré, 163.

Lorin (Marc), rue de l'Abbé-Grégoire, 26.

Los Santos (Judalicio de), 1878, rue du Château, 106.

Lostalot-Bachoué (Alfred de), ✳, janvier 1868; rue Favart, 8.

'**Loubrieu**, juin 1868; de 3 à 5 h., rue de Rivoli, 50.

Loughnan (C.-F.), autorisé à exercer la médecine en France en 1870; de 2 à 3 h., rue de Berri, 38.

Louis (Edmond), août 1849; médecin de la manufacture des tabacs, de 2 à 3 h., rue de la Nativité, 31.

Loupie, 1880; de 1 à 2 h., rue Mayet, 27.

Louveau, 1876, rue Papillon, 9.

Louvet, 1871; pharmacien, de 9 à 11 h., et de 7 à 9 h. du soir, rue Doudeauville, 39.

Love fils, 1880; tous les jours, dimanche excepté, de 2 à 4 h., rue d'Aumale, 11.

Loviot, 1879; de 1 à 3 h., les mardis, jeudis et samedis, rue Caumartin, 66.

Luc, 1883; lundi, mercredi, vendredi, de 1 à 3 h., rue Jacob, 30.

'Lucas-Championnière (Just), 1870; chirurgien des hôpitaux; les mardis, jeudis et samedis, de 2 à 3 h., faubourg Poissonnière, 50.

'Lucas-Championnière (Paul); les lundis, mercredis et vendredis, de midi à 2 h., rue d'Enghien, 30.

Lucas de Crésantignes (A.-R.-P.-E.), 1885, rue de Bellechasse, 33.

Luce, 1879; de 2 à 4 h., consultation gratuite le mercredi, de 6 à 8 h., avenue des Gobelins, 33.

Lugagne, Montpellier, 28 août 1859, à Pantin.

Luigi, 1859; de 1 à 3 h., rue Linné, 5.

Lunel, 1883, de 2 à 3 h., rue de la Pépinière, 9.

Lutaud (Aug.), ✳, 1874; de 3 à 4 h., mardi excepté, boulevard Haussmann, 25.

Lutier, à Gennevilliers.

Lutz, 1859; agrégé de la Faculté de médecine et de de l'Ecole de pharmacie, pharmacien en chef de l'hôpital Saint-Louis; de 10 à 11 h., à l'hôpital Saint-Louis, rue Bichat, 40.

'Luys, ✳, décembre 1857; membre de l'Académie de médecine, médecin de la Charité; à Ivry, tous les jours, rue de la Mairie, 23, à la Maison de santé d'Ivry. — A Paris, rue de Grenelle, 20, tous les matins, de 9 à 11 h., et les lundis et vendredis, de 2 à 3 h.

'Lyon, Paris, 27 août 1852, ✳; de 1 à 3 h., rue de l'Echiquier, 17.

Mac-Carthy, 13 février 1844; de 1 à 2 h., boulev. Malesherbes, 17.

Macé, 1854, de 1 à 3 h., rue d'Amsterdam, 82; à Aix-les-Bains, l'été.

Mac-Gavin (J.-D.), fellow agrégé de la Faculté d'Edimbourg (Ecosse), 1848; autorisé par arrêté ministériel à exercer en France; de 1 à 2 h., les vendredis et dimanches exceptés, rue Saint-Philippe-du-Roule, 4.

'Machelard, 30 août 1841; de 1 à 5 h., rue Servandoni, 20.

Macqret, 1880; de 1 à 2 h., avenue de Montsouris, 12.

Madeline, à Clamart (Seine).

Madec (de), 1881, doct. en chir. 1886, ✳, de 9 à 10 h. matin, avenue de Wagram, 54 *bis*.

Madet (Jacques), 1882; rue Blanche, 63.

Maestrati, 1884, boul. Saint-Michel, 123, de 1 à 3 h.

Maffei, ✳, O. ✳, docteur de l'Université de Padoue (Italie), le 3 juin 1846; autorisé à exercer en France par décret du 13 août 1843; de midi à 2 h., rue du Marché-St-Honoré, 30.

***Magitot** (Emile), ✳, 29 décembre 1857; de 11 à 3 h., le samedi excepté, rue des Saints-Pères, 8.

Magnac, 27 août 1855; de 11 h. à midi, rue Casimir-Périer, 11.

***Magnan** (V.). 26 décembre 1866; médecin de l'Asile Sainte-Anne; lundi, mercr. et vendr., de 1 à 3 h., rue Cabanis, 1.

Magnant, 1877; lundi, mercredi, vendredi, de 1 à 3 h., rue de Turbigo, 57.

Magne, Paris, 1878; de 1 à 5 h., rue Réaumur, 17.

***Magnin**, 8 juillet 1846; de 1 à 2 h., rue Pigalle, 21.

Magnin (P.-L.-F.), 1884, rue Delaborde, 34.

Maigret (J.), Paris, 1884, de 1 à 2 h., avenue de la République, 44, à Montrouge (Seine).

Mailfaire, 1885, rue des Vignes, 18.

Maillot, C. ✳, 1828; ancien président du Conseil de santé des armées; rue du Vieux-Colombier, 21; *n'exerce pas.*

Maire, 8 juin 1866; de 3 à 5 h., rue Mazagran, 3.

Maireau, 1884; de midi à 3 h., boul. Magenta, 69.

Makarow (P.), Paris, 1874; de 1 à 3 h., boulev. Garibaldi, 38.

Malassez, de 2 à 4 h., boulevard Saint-Germain, 168.

Malécot (Achille), Paris, 1884; mardi, jeudi; samedi, de 1 à 3 h., rue Daunou, 16.— *Voies urinaires*

***Malhéné**, juin 1866; de 1 à 2 h., excepté le vendredi, rue d'Auteuil, 6 (Paris-Auteuil).

Malherbe, *Voyez* **Bonnet de Malherbe.**

Malherbe, 1882, rue du Bac, 63.

Malibran (C.-H.), boul. Montparnasse, 72.

Mallet, 1857; de midi 1[2 à 2 h., quai du Marché-Neuf, 6.

Mallet, 1868; de 1 à 2 h., rue Corbeau, 3.

Mallet (Ch.), 1882; de midi à 2 h., rue de Charenton, 245.

Malterre (P.-L.), ✳, ✸, A., mars 1867; les lundis, mercredis, vendredis, de 2 à 4 h., boulevard Beaumarchais, 48.

***Mangenot**, 1867; de midi à 1 h., avenue d'Italie, 35.

Manoury (P.); de 1 à 3 h., rue Saint-Antoine, 170.

Maranger, 1882, rue de Lyon, 41.

Marcano, mardi, jeudi, samedi, de 4 à 6 h., rue de Rome, 56.

Marcel, à Epinay.

Marcet (A.), de 1 à 3 h., les mardis et vendredis, rue Moncey, 18.

***Marchal** (E.), ✸ A., O. ✳, Strasbourg, 1864; les lundis, mercredis, vendredis et samedis, de 2 à 3 h., rue St-Lazare, 123.

Marchal (Alfred), 1879; de 1 à 3 h., rue Saint-Lazare, 20.

***Marchand**, 1875; agrégé à la Faculté de médecine, chirurgien de l'hôpital Cochin, mardi, jeudi, samedi, de 3 à 5 h., rue Lafayette, 83 *bis.*

Marchand (Léon), 28 février 1861; rue Lhomond, 27.
Marchand, 1879; les mardis, jeudis et samedis, de 1 h. à 3 h., rue Bochard-de-Sarron, 2.
Marchandon, 12 juin 1856; de 2 à 3 h., rue du Petit-Chemin, 3, à Sceaux (Seine).
***Marchant** (Gérard), 1881, chirurgien des hôpitaux; mardi, jeudi, samedi, de 1 à 3 h., rue de Rennes, 66.
Marcigney (H.-T.), avenue Victor-Hugo.
Màreau (E.), Paris, 1881; de 1 à 3 h., rue d'Hauteville, 3.
Maréchal (Ph.), 1885; rue Fontaine-Saint-Georges, 23.
Marelle, Paris, 1878; de 1 à 2 h., rue de Paris, 37, à Colombes (Seine).
Marès (Paul), rue d'Assas, 104.
***Marey**, ✳, 26 avril 1859; membre de l'Académie de médecine et de l'Académie des sciences, professeur au Collège de France; lundi, mercredi, vendredi, de 2 à 4 h., boulevard Delessert, 11.
***Marey** (G.), Paris, 1884; de 1 à 3 h., rue d'Aboukir, 103.
Marfaing, 1873; médecin inspecteur des Eaux de Guillon (Doubs), Grande-Rue de Saint-Mandé (Seine), 108. — *L'été à Guillon.*
Marie (Edm.-Ernest), 1866, rue Chevallier, 57, à Levallois-Perret (Seine).
Marié (Alex.), 1853; de 2 à 5 h., rue Brochant, 37.
Marié (Paul), 1880; de 1 à 3 h., rue des Martyrs, 10.
Marie, 1883, rue du Pré-aux-Clercs, 10.
Marieux (L.), 1883; de 1 à 2 h. 1/2, rue du Commerce, 79.
Mariton, 1875, rue Royale, 25.
***Marjolin**, ✳, 4 juin 1839; chirurgien honoraire des hôpitaux, membre de l'Académie de médecine; de 1 à 2 h., rue Chaptal, 16.
Marmottan, 30 janvier 1858; rue Desbordes-Valmore, 31, Passy; *n'exerce plus.*
Marnata, (J.-M.-P.), 1870; ✳, ✱, de 1 à 3 h., avenue Parmentier, 98.
***Marquet**, Nancy, 1879; directeur de la maison de santé et d'hydrothérapie, boul. Exelmans, 35, à Auteuil.
Marquez (R.), Paris, 5 août 1880; de midi à 2 h., rue de la Chapelle, 80.
***Marrotte**, O. ✳, 3 février 1835; médecin des hôpitaux, membre de l'Académie de médecine; les lundis, mercredis, vendredis, de 1 à 2 h. 1/2, rue de la Victoire, 86.
Martel, 1874; ex-chef de clinique d'accouchements à la Faculté; de 1 à 3 h., mardi, jeudi, samedi, rue Saint-Lazare, 97.
Martel (Eugène), Paris, 29 mars 1877; de 4 à 6 h., boul. Saint-Germain, 21.
***Martellière**, 11 janvier 1854; de 1 à 3 h., rue du Caire, 10.
Martin (Jules), ✳, 1865; de 1 à 3 h., rue Condorcet, 64.

*Martin (A.), médaille du siège 1870-71, ✳, ✳, 1848 ; de 4 à
6 h., rue des Vosges, 18.
Martin (Antonin), ✳, 1855 ; de 1 à 2 h., boulevard Diderot, 1.
Martin (Henri), ✳, janvier 1865 ; de 2 à 3 h., rue Ste-Claire, 4
(Passy).
Martin (Ern.), 1855, boulev. Malesherbes, 156.
*Martin (G.), 1870 ; le mardi, de midi à 2 h., rue Mouffetard,
145 ; *n'exerce plus.*
Martin (Lucien), 1878 ; de midi 1/2 à 2 h., avenue Malakoff, 46.
Martin (Hipp.), 1879 ; les lundis, mercredis, vendredis, de 1 à
3 h., rue de la Chaussée-d'Antin, 62.
Martin (Alfred), 1880 ; les mardis, jeudis et samedis, de 3 à
5 h., rue de Madrid, 22. — Clinique, les lundis, mercredis,
vendredis, de 10 h. à midi, rue des Grands-Augustins, 15.
Martin (Ad.), 1883 ; avenue des Gobelins, 19, de 2 à 3 h. — Cli-
nique, rue Censier, 51, de 1 à 2 h. ; le dimanche, de 9 à 10 h.
*Martin (A. J.), 1883 ; rue Perdonnet, 1 ; *n'exerce pas.*
*Martin-Lauzer, ✳, 17 février 1840 ; les mardis, jeudis, same-
dis, de midi à 2 h., rue de Grenelle, 39.
*Martin Saint-Ange, O. ✳, 9 août 1829 ; de 1 à 3 h., les lun-
dis, mercredis et vendredis, quai Voltaire, 33.
*Martineau, ✳, 23 décembre 1863 ; médecin de l'hôpital de
Lourcine ; de midi à 2 h., rue Cambon, 24.
*Martinelli (L.), 1885 ; de 2 à 3 h., rue Nollet, 19.
Martinet (A.), 1884 ; mardis, jeudis, samedis, de 1 à 3 h., rue
Turin, 28.
Martouret (Benoît du). *Voy.* **Benoît du Martouret.**
*Marty, Montpellier, 15 décembre 1837 ; rue de Flandre, 86.
Mary, 1880 ; de 1 à 2 h., rue Rambuteau, 64.
Mary-Durand, 1854 ; de midi à 2 h., rue de Rivoli, 196.
Masingue (A.-L.-M.), 1885, rue de Flandre, 49 *bis.*
Massie, 1853, rue Notre-Dame-de-Lorette, 37.
Massol (L.-A.-H.), 28 août 1851 ; de 2 à 5 h., faubourg Saint-
Denis, 132.
Masson (C.), 27 avril 1849 ; de midi à 1 h., rue de Bourgogne, 63.
Masson (d'Ardres), ✳, 24 mai 1855 ; de 1 à 3 h., r. Joubert, 28.
Masson (Victor), 24 août 1858 ; les lundis, mercredis, vendredis,
de 2 à 4 h., rue de Paradis, 56.
*Masson (C.), 1860 ; accoucheur, de 1 à 2 h., av. des Ternes, 69.
Masson, rue des Acacias, 39.
*Materne, juillet 1869 ; Établiss. hydrothérapique, rue Miromes-
nil, 63.
Mathan, 26 mai 1863 ; Grande-Rue, 87, à Boulogne.
Mathieu (Albert), Paris, 1883 ; les mardis, jeudis et samedis, de
3 à 4 h., rue de Châteaudun, 12.
Mathieu (Ach.), 1882 ; de 1 à 3 h., rue des Vinaigriers, 63.
Mathieu-Sicaud. *Voir* **Sicaud.**
.Matice, 19 mai 1846 ; méd. hon. des hôpitaux ; de 4 à

5 h., lundi, mercredi, vendredi, boulevard Haussmann, 91.

Mauche (E.-A.-M.), O. ✳, 1854 ; boul. Saint-Germain, 77.

'**Mauduit**, 30 juin 1863 ; de 11 h. à 1 h., rue du Temple, 13.

Maugeis (E.), 1845 ; de 2 à 4 h., rue du Faub.-St-Denis, 126.

Maugin (H.), de 1 à 3 h., avenue de la Grande-Armée, 50 *bis*.

'**Maurel** (H.), 14 mai 1853 ; de 1 à 2 h., boul. Denain, 9.

'**Mauriac**, ✳, 16 mars 1860 ; médecin de l'hôpital du Midi ; tous les jours, excepté le dimanche, de 3 à 5 h., et, de plus, le jeudi soir, de 7 à 9 h., r. Grétry, 2.

'**Maury**, ✳, 1872 ; de 1 à 3 h., jeudi et samedi exceptés, rue Saint-Pétersbourg, 24.

'**Mayer** (Alex.), Strasbourg, 6 décembre 1842, ✳ ; lundi, mercredi et vendredi, à 2 h. 1[2, rue Caumartin, 12.

Mayer, Paris, 1881 ; tous les jours, de 6 à 7 h. et le jeudi de 1 à 3 h., rue Rousselet, 31.

Maygrier, Paris, 7 août 1880 ; accoucheur des hôpitaux ; rue des Ecoles, 23 *bis*.

Mazars, Paris, 5 mai 1879 ; place Condorcet, à Bourg-la-Reine.

Méhu (C.-J.-M.), Paris, 18 décembre 1865, membre de l'Ac. de méd., pharmacien 1re cl., 23 août 1862 ; pharmacien de l'hôpital de la Charité, avant midi, rue Jacob, 47.

'**Meige**, (L.). 1863 ; rue de l'Université, 2 ; *n'exerce pas.*

Meige, 1854 ; de 1 à 3 h., rue Malar, 37.

Meige, rue de la Saussière, 6, Boulogne.

Mellinger, 1883 ; de 2 à 4 h., av. Daumesnil, 10.

'**Ménard**, Montpellier, 1857 ; de 1 à 2 h. 1[2, rue de la Tour, 95, à Passy.

Ménard, 1884, rue des Ecuries-d'Artois, 11.

Menard de Bailleul, ✳, 26 juillet 1852 ; de midi à 2 h., rue Castellane, 11.

Mène (E.), Paris, 15 janvier 1859, ✳ ; de 4 à 5 h., rue Oudinot, 20.

Menguin, Montpellier, 1863 ; r. de Paris, 142, à Puteaux (Seine).

'**Menière** (E.), ✳, avril 1868. — *Maladies des oreilles.* — De 2 à 5 h., excepté le samedi, boulev. des Capucines, 8, médecin-auriste du dispensaire Furtado-Heine, rue Delbet, 6 ; consultations gratuites les mardis et vendredis, de 11 h. à midi ; médecin-auriste de la Cie P.-L.-M. — *Clinique otologique.* — Consultations gratuites les mardis et vendredis, de midi à 2 h., rue des Grands-Augustins, 20.

'**Menière** (d'Angers), ⚕ A. O. ✳, ✳, 1873. — *Maladies des femmes.* — Clinique, de 1 à 3 h., rue du Pont-de-Lodi, 1 ; de 4 à 5 h., sauf le vendredi, rue Rougemont, 10.

Menot, 1873, à Pierrefitte (Seine).

Menu, 1874 ; pharmacien de 1re cl., 1872 ; de 10 h. du matin à 9 h. du soir, rue Rodier, 25.

Menu (O.), 1873 ; de 1 à 2 h., rue Poissonnière, 42.

Mercier (Pierre-J.), Paris, 1876; rue de la Néva, 10; médecin-consultant à Bourbonne-les-Bains (Haute-Marne).

Mercier (Jules), Paris, 1877; de 2 à 4 h., rue de Provence, 43, et de 8 à 10 h. soir, rue Lafayette, 11, même maison.

Mercier (Em.-Eug.), 1880, rue Custine, 3.

Mercier (A.-M.-C.), 1884, faubourg Saint-Martin, 171.

Mérijot, Paris, 1873; de 2 à 3 h., rue de Rivoli, 43.

Merklen, Paris, 1881; médecin des hôpitaux; les lundis, mercredis, vendredis, de 1 à 3 h., avenue Percier, 10.

Merle, 1869; à Vichy, place de la source de l'hôpital, 4, pendant la saison. — A Paris, rue Nicolo, 28 (Passy); *n'exerce pas à Paris.*

Merner (Louis), 1882, rue d'Assas, 118.

Mervy, de 2 à 4 h., boulevard Malesherbes, 52.

Mesnard, Paris, 1879; rue des Ursulines, 16, à Saint-Denis.

Mery (P.), 1885; de 1 à 3 h., place d'Italie, 5.

Mesnet (Ernest), 21 janvier 1852. ✻, membre de l'Académie de médecine; mercredi et vendredi, de 1 à 3 h., rue Royale, 5.

Mesnet (Raoul), 1884; de 1 à 3 h., rue Sainte-Anne, 53.

Mesnier, 1879; rue Martin, 5, à Clamart (Seine).

Mesnil (O. du), ✻, avril 1864; méd. de l'Asile de Vincennes, à Créteil.

Mesny (A.-M.), 1872; de 1 à 2 h., rue Crozatier, 18.

Métivier, 9 juillet 1860; mardi, jeudi, samedi, de midi à 1 h., rue des Pyrénées, 373.

Mettais, ✻, 1838; rue de Vanves, 6.

Mette, décembre 1874; rue des Filles-du-Calvaire, 7.

Metzger (D.), 1884; boulev. Voltaire, 40, de 1 à 3 h.

Meunier, 1860; de 2 à 4 h., boul. des Capucines, 9.

Meuriot, 1868; directeur de la maison de santé spéciale de Passy; tous les jours, de midi à 3 h., quai de Passy, rue Berton, 17.

Meyer (Edouard), ✻, 1863; à 3 h. 1|2, boulevard Haussmann, 73. Clinique des maladies des yeux, rue Jacob, 12, de midi à 1 h.

Meymar (Alex. de), 1882; rue Gounod, 7.

Meynard, 1884; rue Descartes, 11.

Meyners d'Estrey, 1857; directeur de la Revue bibliographique des sciences médicales, place Saint-Michel, 6.

Meynier, 1875; de midi à 2 h., rue d'Assas, 3.

Mézières, 26 août 1846; de 3 à 4 h., faubourg Saint-Honoré, 157.

Miard (Antony), Paris, 1866; à 4 h., le jeudi excepté, rue Caumartin, 39.

Michaux (Victor), ✻, 1852; de midi à 2 h., rue du Vieux-Colombier, 6.

Michaux, 1884; rue des Sts-Pères, 40.

Michaux (E.), Paris, 3 août 1881; de 1 à 2 h., rue de Pantin, 19, à Aubervilliers.

Michaux, 1883; rue Saint-Louis-en-l'Ile, 64.

*__Michel__ (Edouard), ✳, 1863; de 1 h. 1/2 à 3 h., rue Rougemont, 14.

Michel de Schaken. *Voyez* **Schaken** (de).

*__Michel-Evariste__ ✳, 5 août 1868; médecin inspecteur adjoint des Eaux minérales de Cauterets, rue d'Aumale, 14. — *N'exerce pas à Paris.* — A Cauterets, du 1er juin au 1er octobre.

Michel (Alph.-Arm.), 1880, boulev. de la Villette, 244.

*__Michel__ (Joseph), anc. int. des hôp.; de 1 à 3 h., excepté le mercredi; rue St-Philippe-du-Roule, 3.

*__Michel__ (E.-J.-B.), Paris, 21 avril 1873; boul. du Château, 45, à Neuilly (Seine).

*__Michel-Dansac__, 1850; de 3 à 4 h., boulev. Haussmann, 73.

Michelon, ✳, ✳, 1876; de 3 à 5 h., rue de Châteaudun, 8 *bis*.

*__Michon__, 26 juillet 1860; doct. ès lettres, r. de Babylone, 33; *n'exerce pas.*

Mignon, de 1 à 3 h., rue de La Rochefoucauld, 41.

Mignot-Danton, 1855; de midi à 1 h., rue Letellier, 23.

Miguet (E.), ✳, 21 mai 1834; rue Levert, 23.

Miguet fils, 1870; de 4 à 6 h., rue Levert, 19.

*__Millard__ (A.), ✳, 13 août 1858; médecin de l'hôpital Beaujon; les lundis, mardis, jeudis et samedis, de 2 à 3 h. 1/2, rue Rembrandt, 4.

Miller. (*Voir* **Faure-Miller**.)

Milne-Edwards (Alphonse), ✳, 1861; membre de l'Institut, professeur au Muséum; rue Cuvier, 57; *n'exerce pas.*

Milon, 1883, de midi à 3 h., rue des Couronnes, 26.

Minière, 1884; rue de Rennes, 149.

Minteguiaga (Fernando de), Paris, 1868; de 2 à 4 h., rue de Seine, 33.

Miot (G.), 1867; clinique des maladies de l'oreille, du nez et de la gorge; à midi, les lundis, mercredis, vendredis, rue Saint-André-des-Arts, 41; de 3 à 4 h., rue Meyerbeer, 3.

Miot (Aristide), 1871; de 3 à 4 h., excepté le jeudi, boulevard du Temple, 41.

Miquel, 1872; les lundis, mercredis et vendredis, de 1 à 3 h., boulevard Beaumarchais, 56.

Miquel (Pierre) ✳ A, 1882; les dimanches et jeudis de midi à 3 h., les mardis et samedis de 5 à 7 h., rue des Filles-du-Calvaire, 6.

*__Miramont__ (de), 26 avril 1837; inspecteur des bains de mer d'Etretat; les lundis, mercredis et vendredis, de 2 à h., rue Notre-Dame-de-Lorette, 18.

Mitchell, 1880, rue du Faub.-Saint-Honoré, 5.

Mitivié (A.), 1861; boulevard Saint-Germain, 260; *n'exerce pas.*

*__Moissenet__ (J.), ✳, 1840; médecin honoraire de l'Hôtel-Dieu;

lundis, mardis, jeudis et samedis, de 2 à 4 h., rue Riche-
pance, 9.

*Moity (Ch.), 1858; de midi à 2 h., rue des Batignolles, 49.

Moizard (Paul), 1877; médecin des hôpitaux, les mardis, jeudis
et samedis, de 1 à 2 h., rue Moncey, 17.

Moizard (P.), 1881; de 1 à 3 h., rue du Rocher, 75.

Molènes (Mahon de), 25 juillet 1853; les lundis et jeudis, de
1 à 4 h., rue de Rivoli, 30.

Molènes (Mahon de), 1884, rue des Vosges, 2.

Molin, 2 juillet 1847; de midi 1/2 à 3 h. 1/2, rue des Saussaies, 10.

Molinier, 1844; rue St-Bernard, 42.

*Moloy (A.-C.-J.), 30 juillet 1840; de 3 à 4 h., quai du Lou-
vre, 16.

*Monceaux (Pierre-Victor), 6 janvier 1855; de 3 à 4 h., rue de
Vaugirard, 37.

Monier (R.), rue de Fleurus, 20.

Monin (E.), Paris, 1877, ✿ I.; de 1 à 2 h., carrefour de la Croix-
Rouge, 1.

*Monnier, 1872, rue Copernic, 14

*Monod (G.), O. ✿, 1er février 1831; chirurgien honoraire des
hôpitaux, membre fondateur de la Société de chirurgie,
agrégé libre de la Faculté de Paris; rue Lafayette, 114;
n'exerce plus.

*Monod (Louis), 6 juin 1868; de 1 à 2 h., jeudi et dimanche
exceptés; rue des Écuries-d'Artois, 5.

Monod (Charles), 1873, agrégé à la Faculté de médecine; chirurgien de l'hôpital d'Ivry; les mardis, jeudis et samedis, de
1 à 2 h., rue Cambacérès, 12.

Monory, 1873, rue Sainte-Croix-de-la-Bretonnerie, 39.

Mony (Adolphe), ✿, 1868; rue Spontini, 70; *exerce dans l'Al-
M*lier, à Sarre.*

onribot (P.-Saint-Clair), 1865, rue de Paris, 1, à Épinay
(Seine).

Montagard, 1844; de 1 à 2 h., faubourg du Temple, 100.

Montagard fils, 1877; de 1 à 3 h., faubourg du Temple, 44.

Montargis, 17 août 1844; de 2 à 3 h., rue du Bac, 42.

*Montfumat (G. de), avril 1867; de midi à 2 h., rue des Pyra-
mides, 5.

Monthus, 1868; de 2 à 5 h., rue de la Montagne-Sainte-Geneviève, 3.

Montignac, 1876; de midi à 2 h. et de 7 à 9 h. du soir, boulevard Voltaire, 128.

Montméja (de), 1870, ✿; rédacteur en chef de la *Revue médico-
photographique des hôpitaux de Paris*; les lundis, mercredis et
vendredis, de midi à 2 h., boulevard du Palais, 11 *bis*.

Montplaisir (de), rue Godot-de-Mauroy, 36.

Mook (M.), Paris, 1880; de 2 à 4 h., rue de la Chapelle, 46.

Morand (A.), ✻, 26 mai 1869; de 1 à 3 h., rue de la Tour, 18.

Moreau (de Tours) (Paul), 1875; de 1 à 2 h., rue de Beaune, 6.

Moreau (Émile), 1850; rue du Vingt-Neuf-Juillet, 7; *n'exerce pas.*

Moreau, 1872, rue de Turbigo, 3.

Moreau-Marmont (Joseph), ✻, A., O. ✻, 29 janvier 1858. — *Maladies de la bouche, prothèse dentaire.* — De 11 h. à 4 h., le mardi excepté, rue Louis-le-Grand, 7.

Moreau (Martial), 11 janvier 1864; de midi à 2 h., rue de Sèvres, 23.

Moreau-Wolf, ✻, C. ✻, 31 août 1864. — *Voies urinaires.* — À 1 h., mardi, jeudi, samedi, clinique, rue des Grands-Augustins, 15; de 4 à 5 h., rue des Petits-Champs 39.

Morel d'Arleux, Paris, 8 juillet 1878; les mardis, jeudis, samedis, de 2 à 4 h., rue de Rivoli, 17.

Morel-Lavallée (A.-F.), rue Taitbout, 8.

Morelot, 1870; de 2 à 4 h., rue Réaumur, 68 *bis.*

Moret, 2 juillet 1856; médecin de l'Asile Mathilde; de 1 à 2 h., rue de Rivoli, 5.

Moretin, 22 juin 1854; lundi, mercredi, vendredi, de 2 à 3 h. 1/2, rue de Rivoli, 68.

Moricand, 30 juin 1856. — De 2 à 3 h., rue de Courcelles, 86.

Moricet (L.), 1876; de 10 h. à midi et de 8 à 10 h. soir, rue Ramey, 38.

Moricourt (J.), 11 avril 1864. — *Métallothérapie (maladies nerveuses, Diabète, etc.)* —Tous les jours de midi à 1 h. 1/2, mercredis et vendredis de 3 à 5 h.; clinique : dimanche 9 h., rue de Chanaleilles, 9.

Morin, ✻, 18 juin 1856; de 2 à 3 h., rue Bleue, 17.

Morin (Edm.), 1872; de 2 à 4 h., excepté le jeudi, rue Saint-Hyacinthe, 7 (marché Saint-Honoré).

Morin-Herbland, 1885; de 1 à 3 h., rue de Sontay, 2.

Morisson, 1874; dimanche, lundi, mercredi, vendredi, rue de Dijon, 3.

Morisson, Paris, 1878; rue Delaporte, 14, à Maisons-Alfort.

Moron (E.), rue Gaudot-de-Mauroy, 36.

Morvan (Ch.), Paris, 3 août 1848; de 11 à 1 h., rue Monge, 21.

Moser, 1859, rue des Petits-Hôtels, 14, et boulev. de la Villette, n° 228.

Motet, ✻, 1859; tous les jours jusqu'à 3 h., rue de Charonne, 161.

Moulard, 1880; de midi à 2 h., rue de Maubeuge, 59.

Moulin (Ch.-F.-C.), 17 août 1866; de 2 à 6 h., place-Saint-Michel, 2.

Mouly, 1881; de 3 à 5 h., boulevard de Sébastopol, 5.

Mounier (R.), C. ✻, 1834; ex-médecin en chef à l'École du Val-de-Grâce; de 1 à 3 h., rue du Vieux-Colombier, 21.

Moura (Bertrand), 30 mars 1854; de 3 à 5 h., rue d'Amsterdam, 72 *bis*.

Mourey (Steph.), 1882, rue Lafayette, 216.

Mourlion, 1880; de 2 à 3 h., rue de la Tour, 80 (Passy).

Moussaud, 13 juin 1861; de 1 à 4 h., boulevard de Sébastopol, 7.

Mousteu (U.-C.), Paris, 25 février 1862; vendredi, de 1 à 4 h., rue du Regard, 16.

Moutard-Martin, O. ✻, 2 décembre 1846; médecin de l'Hôtel-Dieu, membre de l'Académie de médecine et du Conseil de surveillance de l'Assistance publique; de 1 à 3 h., tous les jours, excepté le vendredi, boulevard Haussmann, 136.

Moutard-Martin (R.), 1878; médecin de Ste-Périne, les mardis, jeudis et samedis, de 1 à 2 h., rue de Lille, 52.

Moutier (L.-A.), Paris, 1884; de 2 à 3 h., lundi excepté, rue des Halles, 20.

Mouton, 26 août 1856; de midi à 1 h., faubourg Saint-Antoine, 119.

Mouton, 1860; de 1 à 3 h., boulevard Voltaire, 260.

Mouzard (A.), Paris, 1836, ✻; rue de Constantinople, 45; *n'exerce plus*.

Moynier (Eugène), ✻, ✻, 29 janvier 1855; ancien chef de clinique de la Faculté à l'Hôtel-Dieu; *accoucheur*; de 1 à 2 h., rue Caumartin, 49.

Mugnier, 1883; de 1 à 2 h. 1/2, les dimanches et mardis exceptés, rue Cardinet, 22, et rue Barye, 12.

Muleur (G.), 1884; lundi, mercredi, vendredi, de 1 à 3 h.; dimanche, de 10 1/2 à 11 h. 1/2, boulevard de Courcelles, 8.

Mulot, O. ✻, de 2 à 4 h., rue du Dragon, 8.

Murray, 1865; de midi à 2 h., rue Nollet, 71.

Muselier, 1876; médecin des hôpitaux; rue de Rennes, 136.

Napias (Henri), ✻, ✻ I., 1871; mardi, jeudi, samedi, de midi à 2 h., rue du Rocher, 68.

Naquet, 1839; rue de Moscou, 44.

Naret (G.-L.), Paris, 1862; de 3 à 5 h., excepté le jeudi, rue Montholon, 34.

Naudet, Paris, 11 mars 1882; boulevard Voltaire, 69.

Naudin (L.-T.), 1885; de 1 à 3 h., rue de la Sourdière, 18.

Naulin, 1869; de midi à 2 h., rue Bauland, 11.

Naury (I.), 1881; de 1 à 3 h., boulevard de Clichy, 10.

Navarre, 1876; de 1 à 3 h., rue Coypel, 2.

Neble (Émile), Paris, 1881; les lundis, mercredis, vendredis, de 1 à 3 h., rue Legendre, 146.

Neboux, ✻, 27 mai 1840; rue Lallier, 8; *n'exerce plus*.

Nélaton (Ch.), 1880; prosecteur de la Faculté, chirurgien des hôpitaux, rue Saint-Honoré, 368.

Nepveu, 1871; de 4 à 5 h., rue d'Hauteville, 66.

***Nérat**, ✳, Paris, 25 juillet 1850 ; lundi, mercredi, vendredi, de 2 à 3 h.. place Malesherbes, 24.

Netter, 1870 ; à 2 h., rue du Château-d'Eau, 15.

***Neubauer**, Nancy, 1878 ; Grande Rue, 26, à Asnières.

***Neumann** (Em.), 1873 ; lundi, mercredi, vendredi, de 2 à 4 h., rue de Châteaudun, 43.

Neyreneuf, Paris, 1872 ; rue du Mont-Valérien, 17, à Suresnes (Seine).

***Nicaise**, ✳, 1866 ; agrégé de la Faculté, chirurgien des hôpitaux ; de 1 à 3 h., les mardis, jeudis et samedis, boulevard Malesherbes, 37.

***Nicolas** (Adolphe), Paris, 1872, O. ✳, ⚜ I.; boulevard Pereire, 126 ; lundi, mercredi, vendredi, de 1 à 2 h., et rue Louis-le-Grand, 15, tous les jours, de 3 à 4 h. — *L'été à la Bourboule.*

***Nicolas** (L.-J.), Paris, 1880, de midi à deux heures, rue Mozart, 52.

Nicolas, 4 juillet 1883 ; les mardis, jeudis et samedis, de 1 à 3 h., faubourg Poissonnière, 54.

***Niderkorn** (Félix), Paris, juillet 1872 ; de 1 à 2 h., excepté le samedi et le dimanche, rue des Dames, 26.

***Niquet**, 5 décembre 1878 ; rue Compoise, 17, à Saint-Denis.

***Nitot**, 1880 ; ancien interne ; de 1 à 3 h., rue de Provence, 18.

***Nivert**, 1862 ; les lundis, mercredis et vendredis, de 1 à 4 h., rue Bayard, 22 (rond-point des Champs-Elysées).

***Noël**, ✳, Strasbourg, 1854 ; lundi, mercredi, samedi, de 1 à 3 h., boulevard Malesherbes, 168.

***Nogaro**, 1876 ; de 1 à 2 h., et de 8 à 9 h. du soir ; dimanches et jeudis exceptés, rue d'Aboukir, 77.

***Nonat** (A.), O. ✳, 28 mai 1832 ; agrégé libre de la Faculté, médecin honoraire des hôpitaux ; tous les jours, de 1 à 4 h., rue Chauveau-Lagarde, 14.

Nordau (Max), ⚜ A., 1882 ; de midi à 2 h., rue de Berne, 37.

Norström (G.), 1869, rue Chaptal, 2.

***Nottin**, ✳, 25 juillet, 1870 ; de midi à 2 h., vendredi excepté, rue de Provence, 62.

Nouet, Paris, 1875 ; faubourg Saint-Denis, 72.

Nutte, Paris, 12 mai 1881 ; rue de Courcelles, 36 *bis*, à Montrouge.

***Nuzillat**, rue de Pont-de-Lodi, 6.

***Oberlin** (G.), 1878 ; méd.-adjoint de Saint-Lazare, de 2 à 4 h., rue Lafayette, 77.

Obissier (H.), 1872 ; de 1 à 3 h., boulevard Saint-Denis, 6.

Obled, 1878 ; rue des Saints-Pères, 8.

Œttinger (W.), rue de la Pépinière, 11.

Oger, 1884 ; lundi, mercredi, vendredi, de 2 à 4 h., rue Pauquet, 24 (avenue Marceau).

Olivier, 1884 ; rue de Maubeuge, 6.

Ollier, 1882 ; de 1 à 3 h., avenue des Gobelins, 67.

Ollivier (Auguste), ✻, 31 décembre 1863 ; agrégé de la Faculté, médecin de l'hôpital des Enfants malades, mardi, jeudi, samedi de 1 1/2 à 3 1/2, rue de l'Université, 5.

Ollivier (E.-P.), Strasbourg, 13 août 1864, O. ✻ ; boulevard Latour-Maubourg, 45.

Ombrédanne, 1868 ; de 1 à 3 h., faubourg Saint-Antoine, 249.

***Onimus** (Ernest) et **Larat**, 15 juin 1866, ✻ ; de 1 à 3 h., place de la Madeleine, 7. — L'hiver à Paris.

***Ordenstein** (L.), août 1867 ; de 1 à 3 h., rue Le Peletier, 42.

Orfila, ✻, 1851 ; agrégé de la Faculté, secrétaire général de l'Association des médecins de la Seine ; de 11 h. à midi, rue Casimir-Delavigne, 2.

Ormières, 1880 ; de 2 à 4 h., rue Bergère, 19.

Ornellas (d'), 1854 ; de 1 à 2 h., rue de Logelbach, 7, parc Monceau (rotonde).

Ortet, rue Parmentier, 27, à Ivry.

Ortet (B.-J.), 29 décembre 1862 ; de midi à 2 h., rue des Beaux-Arts, 10.

Ory (E.), 1875, ✻ ; de 2 à 3 h., mardi, jeudi, samedi, rue Delaroche, 1, à Passy.

Oudin, 1881 ; de 1 à 3 h., rue de Belzunce, 12.

***Oulmont** (Paul), 1878 ; médecin des hôpitaux ; les lundis, mercredis et vendredis, de 1 à 2 h., rue d'Aumale, 9.

Oursel, 1885, de 1 à 3, rue du Bellay, 6.

Outin, Paris, 1880 ; rue d'Avron, 57.

***Oyon**, 1873 ; de 1 à 3 h., excepté le jeudi, rue Miroménil, 88.

Ozanam, ✻, 28 décembre 1849 ; de 1 à 3 h., rue d'Assas, 33.

Ozenne (E.), Paris, 1884, anc. int. des hôp. ; de 1 1/2 à 3 h. 1[2, vendredi excepté, rue de Maubeuge, 17.

Ozouf, 29 août 1848 ; de 1 à 3 h., faubourg Poissonnière, 64.

Pachot, Paris, 1878 ; rue de Fontenay, 108, à Vincennes.

Pailliet (J.-L.), 16 avril 1852 ; de 4 à 5 h., rue Hautefeuille, 4.

Pailloux (Cl.-Alex.), ✻, 1829 ; faubourg Poissonnière, 21.

Pajot (Ch.), ✻, 21 avril 1842 ; professeur d'accouchements et maladies des femmes, à la Faculté ; les lundis, mercredis et vendredis, de 11 h., à midi, rue Monsieur-le-Prince, 14.

***Panas**, ✻, 15 mars 1860 ; professeur de clinique ophthalmologique à la Faculté de médecine, chirurgien de l'hôpital Lariboisière ; lundi, mercredi et vendredi, de 1 à 3 h., rue du Général-Foy, 17.

Panien, 1er juillet 1844 ; de 8 à 10 h., rue de Sèvres, 23.

Pannecière, 1803, rue Guillaume-Tell, 31.

Panier, 1870, rue de Vaugirard, 240.

Pannevel, Paris, 1868 ; les mardis, jeudis et samedis, de 1 à 2 heures, avenue de Neuilly, 38 *bis*.

Pannier, 1885 ; de midi à 2 h., rue Custine, 13.

Papadakis (Georges), 1883 ; de 1 à 2 h., boulevard Saint-Marcel, 72.

Papillon, ✳, boulevard Malesherbes, 72.

Paquelin, 1870; mardi, jeudi, samedi, de 1 à 3 h., place Vendôme, 12.

Paquet (F.), Paris, 1873, ✳; auteur d'une Nouvelle Méthode de médecine dosimétrique; de 1 à 4 h., rue Hippolyte-Lebas, 3.

Parent, 1874; de 5 à 6 h., avenue Carnot, 12.

Parent, 1885; de 1 a 3 h., rue de Lavieuville, 11.

Parenteau, 1878; de 4 à 6 h., rue du Rocher, 73. — Clinique de 1 à 3 h., rue d'Aboukir, 25.

Parinaud, ✳, de 3 à 5 h., rue de la Pépinière, 7; clinique pour les maladies des yeux, à 1 h., avenue de Clichy, 50.

*Paris (J.-L.), ✳, 17 août 1826; de 1 à 2 h., rue de Rome, 49.

Paris (C.-E.), 22 août 1860; de 1 à 3 h., boulev. Pereire, 196.

Parizot, 1881; de midi 1|2 à 2 h., boulevard Saint-Germain, 23, et rue de Poissy, 9.

Parsavant, Paris, 1877; de 1 à 2 h., Grande Rue, 46, aux Prés-Saint-Gervais (Seine).

Partenay, 1869; de 2 à 3 h., rue de Saint-Pétersbourg, 7.

Pascal, 1871; rue Franklin, 22.

Pascalis, 1880; le dimanche de 8 à 10 h., lundi, mercredi, vendredi, de 7 à 9 h. du soir, rue Réaumur, 80.

*Passant, ✳, 17 mai 1854; médecin du ministère des travaux publics; de 3 à 4 h., rue de Grenelle, 39.

Passerini, 1841 ; de 1 h. à 5 h., rue du Roule, 10.

*Pasteau, 1879; de 2 à 4 h., boul. Voltaire, 147.

Pastoureau, médecin princip. en retraite, rue du Cherche-Midi, 67.

*Paul (Constantin), ✳, 14 février 1861; agrégé de la Faculté, médecin des hôpitaux, membre de l'Académie de médecine, de 1 à 3 h., les lundis, mercredis, vendredis, rue Cambon, 43.

Paul-Boncour. *Voyez* **Boncour**.

*Paulier, 31 août 1868; de 1 à 2 h., rue Monge, 118.

Paulier, 1875; de 2 à 3 h., rue de Mirbel, 4.

*Paulin, 1879; dentiste des collèges Rollin et Sainte-Barbe, de 1 à 5 h., rue Taitbout, 11.

Paulmier, 1876; de midi à 2 h., excepté le dimanche, rue Lemercier, 15.

Pautry, 1883; rue Jacob, 23.

Paynel, 1878; de 2 à 4 h., aven. de Clichy, 142.

Payraud, 17 décembre 1857; de 2 à 3 h., rue Lepic, 20.

*Péan (J.-E.), O. ✳, 28 avril 1860; chirurgien de l'hôpital Saint-Louis; les lundis, mercredis, vendredis, de 3 à 5 h., place Vendôme, 21.

Pean (J.), 1879; de 1 à 3 h., avenue de la République, 16.

Pebayle, Montpellier, 13 mars 1843; de midi à 2 h., rue Mouffetard, 94.

Pechenet fils, 1880; de midi à 7 h., rue des Halles, 5.

Péchin (A.), Paris, 1883 ; de 4 à 5 h., rue de Rennes, 89.
Peisson, 15 mars 1883 ; de 1 à 3 h., rue Soufflot, 20.
Pelaprat (C.-L.), 7 juin 1882 ; de 1 à 3 h., rue Antoinette, 10 *bis*.
Pelissart, 1869 ; de 1 à 2 h., rue Delambre, 10.
Pellat, Paris, 1872 ; rue du Pré-Saint-Gervais, 21 *bis*, à Pantin.
Pellereau, 1874 ; de 1 à 3 h., rue Treilhard, 21.
Pellerin, 1878, rue du Rocher, 33.
Pelletan (J.), 1858 ; lundi, mercredi, vendredi, de 1 à 3 h., boul. Saint-Germain, 176.
Pellier, 1878 ; tous les jours de 1 à 3 h., et les lundis et vendredis de 7 à 8 h. du soir ; rue Turbigo, 89.
Pellieux, 1857 ; de 11 h. 1/2 à 1 h., rue Letellier, 16.
Pellis (Ch.-Rob.), 1879 ; boulevard de Clichy, 6.
Peltier, Paris, 1877 ; de 4 à 6 h., rue de Marseille, 2.
Pennel, (P.-H.), 1884 ; boulevard Magenta, 15.
Penoyée (A.), Paris, 1872 ; *accouchements et maladies des femmes* ; de 2 à 4 h., rue de Louvois, 8.
Pentray, 1869 ; de 1 à 2 h., rue Vieille-du-Temple, 78.
Pepper (Ed.), 1877 ; rue de Presbourg, 8.
Peraté, 19 août 1858 ; de 2 à 4 h., rue des Écuries-d'Artois, 26.
Percheron, 1875 ; lundi, mercredi, vendredi, de 1 à 3 h., rue du Pré-aux-Clercs, 12.
Perdrier, 1882 ; de midi à 4 h., passage Vivienne, 13.
Peridon (P.-E.), 1852, rue du Helder, 14.
Perier (E.-J.-F.), ✳ C. ✳, 21 août 1838 ; médecin inspecteur, membre du Conseil de santé des armées ; rue de Solférino, 8 ; *n'exerce pas.*
Perier, ✳, 13 avril 1864 ; agrégé de la Faculté de médecine de Paris, chirurgien des Hôpitaux ; lundi, mercredi, vendredi de 1 à 3 h., rue Drouot, 7.
Perier, à Asnières (Seine).
Perrier (E.), 1878 ; de 1 à 3 h., excepté le dimanche, rue Miromesnil, 11.
Peron, à Asnières (Seine).
Perrachon, av. de Clichy, 58.
Perrée (Mme), 1881 ; mardi, jeudi et samedi, de 2 à 4 h., rue Caumartin, 66 ; lundis, mercredis, vendredis, clinique de 1 a 3 h., rue Notre-Dame-de-Nazareth, 32.
Perrin (E.-R.), 1842 ; ✳ ✳, A., de 1 à 2 h., lundi, jeudi exceptés, rue de Saintonge, 66.
Perrin (C.-A.), 1848 ; de 2 à 3 h., boulevard de Belleville, 90.
Perrin (Maurice), 1851 ; ✳, Directeur de l'école du Val-de-Grâce ; membre de l'Académie de médecine : les lundis, jeudis et samedis, de 1 à 3 h., boulevard Saint-Germain, 136.
Perrin, à Asnières.
Perrot (J.-F.-A), 1874 ; à la Varenne-Saint-Hilaire.
Perrussel (H.), ✳, 1869 ; de 2 à 4 h., jeudi excepté, rue de Clichy, 11.

Peruy (J.-C.), O. ✳, 30 juin 1848; médecin principal, secrétaire du Conseil de santé des armées; rue de Rennes, 120.

‸**Peter** (Michel), ✳, 29 décembre 1859; professeur à la Faculté, médecin de la Pitié, membre de l'Académie de médecine; de 1 à 3 h., les lundis, mercredis et vendredis, rue de Hambourg, 20.

Petiau (E.-A.-G.), 1885; rue Larochefoucault, 43.

‸**Petit** (A.-E.), 20 août 1851; médecin de la prison de la Santé, de midi à 1 h., rue Meslay, 25.

Petit (Albert), 1882; de midi à 2 h., boulev. Saint-Marcel, 51.

Petit (André), 1883; lundis, mercredis, vendredis, de 1 à 2 h.1/2, quai Voltaire, 33.

Petit (Henri), 1875; sous-bibliothécaire à la Faculté, rue Monge, 11.

Petit (Léon), 1881; de 4 à 6 h. — (Voir **Léon-Petit.**)

Petit, 1850; rue Soufflot, 5.

Petitot, 1884; rue Pierre-Charron, 22.

Petit-Vendol (Charles-Henri), 1876; chef de clinique chirurgicale de la Faculté, de 1 à 2 h., excepté le mardi et le vendredi, rue des Bernardins, 48.

Peut (Laurent) 1885; mercredi et samedi, de 7 à 9 h. du soir; consultations tous les jours, de midi à 2 h., rue des Batignolles, 75.

Peyramaure-Duverdier (J.-H.), 1882; rue Taylor, 11.

‸**Peyrot**, 1876; agrégé à la Faculté, chirurgien des hôpitaux, mardi, jeudi et samedi, de 4 à 6 h., rue Laffitte, 18.

Pezzer (de) Paris, 1880; de 2 à 3 h., rue Saint-Florentin, 13.

‸**Pfeiffer** (G.), Strasbourg, 25 mars 1859; de 1 à 3 h., rue Taitbout, 87.

Philbert (E.), Paris, 1874; ✳, A., boulevard Beaumarchais, 34, médecin inspecteur des Eaux de Brides (Savoie).

Philipeaux, ✳, 15 mai 1847; tous les jours, de 1 à 2 h., rue Linné, 20.

Philippar (J.-J.), 7 mars 1835; de 3 à 5 h., rue Saint-Augustin, 5.

Philippe (F.-F.), O. ✳, 1833; ancien médecin principal des armées, de midi à 1 h., rue Cart, 6, à Saint-Mandé.

Piberet, 30 août 1855; de 1 h. 1[2 à 3 h., faubourg Montmartre, 54.

Picard (Adolphe-Jules), ✳ A., ✳, 25 août 1860; les lundis, mercredis et vendredis, de 2 à 4 h., rue d'Alger, 5.

‸**Picard** (Henri), 15 février 1868; les lundis, mercredis et vendredis, de midi à 2 h.; les mardis et samedis, de 4 à 5 h., rue du Colisée, 44; clinique, 13, rue Suger, les mardis, jeudis et samedis, de midi à 2 h.

Picard, rue du Faubourg-Saint-Honoré, 124.

Picard (Ad.), 1878; de 2 à 4 h., rue de Dunkerque, 15.

Picqué (L.), Paris 1876; mardi et sam. de 1 à 2 h., rue de Cluny, 17.

5.

'Piéchaud (Adolphe), 1872; consultations de 4 à 5 h., rue de Tournon 8. Clinique rue de Seine, 53,

Piedvache (H), Paris 1865; de 2 à 4 h., rue Bastiat, 4.

Pieplu (Th.-E.), 16 avril 1856: de 3 à 4 h., boulevard de Magenta, 32.

Pieplu, rue de Flandre, 112.

Pierin, 20 mai 1879; de 1 à 3 h., faubourg Saint-Martin, 51.

Pierin, 1877; de midi à 2 h., rue d'Alésia, 52.

Pierreson (H.), 1862; de 1 à 3 h., rue de Miroménil, 19.

'Pietkiewicz, 1876; *service des maladies de la bouche* à l'hospice des Quinze-Vingts, et au lycée Saint-Louis, tous les jours, de 11 à 3 h., et les mardis et vendredis jusqu'à 2 h., rue des Mathurins, 62.

Pietra-Santa (de), 1842; ✳, de 1 à 2 h., avenue de Wagram, 54, rédacteur en chef du *Journal d'Hygiène.*

Pietri, ✳, 1836; de 2 à 4 h., jeudi excepté, rue de Ponthieu, 2.

Piettre, à la Varenne-Saint-Hilaire.

Pignol, 26 août 1862; de midi à 2 h., faubourg Saint-Martin, 77.

Pignot (B.-A.), rue de Seine, 93.

Pillenet (Henri), 3 décembre 1873; de 2 à 3 h., le jeudi excepté, boulevard Magenta, 48.

Pillet (A.), docteur en médecine, 1879; de 1 à 5 h., rue de Rivoli, 62.

Pillon (G.), décembre 1862; mardi, jeudi, samedi, de 2 à 3 h., avenue de la Grande-Armée, 13.

Pilon, de midi à 1 h., rue Ménilmontant, 56.

'Pinard, 1874; ✳, ✣ A.; rue Roquépine, 11.

Pinard, 1883; de 1 à 3 h., rue du Pont-Neuf, 18.

Pincot (O.-H.), 1879; rue de Paris, 3, à Bagnolet.

Pinel (Ch.-Ph.), 24 août 1858; de 1 à 3 h., av. Victor-Hugo, 175. Médecin des Conseils des prud'hommes; tous les vendredis, au tribunal.

'Pioger, 16 avril, 1880; les lundis, mercredis, vendredis, de 1 à 3 h., avenue Pereire, 106, à Asnières.

'Piogey (G.), O. ✳, 21 juin 1851; médecin de l'Asile de la Providence; de midi à 2 h., rue Saint-Georges, 24.

'Piogey (Emile), 1882; de midi à 2 h., rue Saint-Georges, 24.

Piquantin, 1873; les lundis, mercredis, vendredis, à 1 h., rue Étienne-Marcel, 8.

Pitois (L.-Eug.), 1879; rue Oberkampf, 146.

Pivion, 1876; de 2 à 3 h., boulevard de la Villette, 210.

'Planchon, ✳, 5 juin 1869; de 1 à 3 h., rue Cambacérès, 5.

Planchon (G.), boulevard Saint-Michel, 139.

Planteau, Paris 1883; de 1 à 3 h., boul. de la Gare, 129.

Plateau, 1877; de 1 à 2 h., rue Daru, 5.

Poignard, de 1 à 2 h., Grande-Rue, 7 *bis*, à Saint-Mandé.

Poignet (Constant), O. ✳, 1854; de 1 à 4 h., rue Mazagran, 5.

***Poirier**, 1880; les mardis, jeudis et samedis, de 2 à 5 h., rue de Vigny, 1.

Poirier (Paul), 1883; prosecteur à la Faculté; mardi et vendredi, de 5 à 6 h., rue Monge, 5.

Poirson (Victor), Paris, 2 mai 1853; de 3 à 5 h., rue des Grands-Augustins, 18.

Poitou-Duplessy, méd. princ. en retraite, anc. agrégé de l'École de Rochefort; de 1 à 3 h., rue Jouffroy, 46.

Poitou-Duplessy (Paul) 1872; rue Jouffroy, 46.

Polaczeh (A.-J.), 1870; rue Duphot, 12.

***Polaillon**, ✳, 1865; agrégé à la Faculté, chirurgien de la Pitié, membre de l'Académie de médecine; de 1 à 3 h., les lundis, mercredis, vendredis, rue de Seine, 6.

Polichronie, C. ✳, ✳, Paris, 1874; lauréat de la Faculté de méd. de Paris; de 5 à 7 h., rue La Bruyère, 16.

***Porak**, (G.), Paris, 1878; ✳ I., accoucheur de l'hôpital Saint-Louis; lundi, mercredi, vendredi, de 2 à 3 h., boulevard Saint-Germain, 142.

Portafax, 1884; rue Lafayette, 208.

Portalier (A.); ✳, 8 août 1857; de 2 à 3 h., boulevard des Italiens, 26.

Portalier, 1884, de 4 à 6 h., rue du Perche, 7.

***Porte**, rue Michel-Ange, 17, à Auteuil.

Portefaix (Aristide), ✳, O. ✳, Montpellier, 30 août 1855; de 1 à 4 h., rue de Rivoli, 85.

***Potain** (C.), 21 janvier 1853, ✳; mardi et samedi, de 1 à 3 h., boulevard Saint-Germain, 256.

Potel, 1871, rue Mouton-Duvernet, 18.

***Potin** (E.), 1879; lundi, mardi, jeudi, samedi, de 1 1/2 à 2 h. 1/2, avenue de Villiers, 34.

Potiquet, 1882; lundi, mercredi, vendredi, de 1 à 3 h., rue Mollien, 3.

Pouchet (Georges), ✳, 8 janvier 1864; à 8 h. du matin, rue de Médicis, 5.

***Pouchet** (A.-Gabriel), 6 avril 1880; professeur agrégé à la Faculté de médecine, lundi, mercredi, vendredi, de 5 à 7 h., rue St-Yves, 2.

Pouget (Vict.), 27 avril 1841; à 8 h. du soir, rue Saint-Dominique, 75.

Pouget, 1882; de midi à 2 h., rue du Faub.-du-Temple, 124.

Pouillet, médecin de la Cie de l'Est, de 1 à 2 h., à Noisy-le-Sec.

Poumet, 7 mai 1842; de 11 à 1 h., rue Richelieu, 108.

Poupon, 29 mars 1843; les lundis, mercredis et vendredis, de midi à 2 h., rue de Rivoli, 63.

Pouzin, ✳, 1832; rue de Poitiers, 5; *n'exerce plus.*

***Poyet** (G.), 1876, anc. interne des hôpitaux. — De 2 à 4 h., rue Caumartin, 58. — Laryngoscopie et rhinoscopie.

'Pozzi, Paris, 1873; agrégé à la Faculté, chirurgien des hôpitaux, mardis et samedis, de 1 à 2 h., place Vendôme, 10.

Pradel (E. de), Paris, 1886; de 1 à 3 h., excepté le dimanche, 54, rue Fondary.

'Prat, ✳, ✳ I., Strasbourg, 22 mai 1848; de 1 à 2 h., rue des Petits-Champs, 18.

Preel, 1875; rue Saint-Aubin, 5, à Vitry-sur-Seine.

Prengrueber, 1875; chirurgien des hôpitaux, de midi à 2 h., rue des Mathurins, 32.

Privé, Paris, 17 mai 1884; r. Gabrielle, 4, à Charenton (Seine).

Prompt (P.-V.), 1870, rue de la Chapelle, 94.

'Proust, ✳, 1862, agrégé de la Faculté, médecin des hôpitaux; lundi, mercredi, vendredi, de 2 1/2 à 3 h. 1/2, boulevard Malesherbes, 9.

Prud'homme (L.), Paris, 1878; de 11 à 5 h., boulevard Poissonnière, 14 (maison du Pont-de-Fer), et dentiste.

Prunier (E.), 1860; de 1 à 2 h., Grande-Rue, 36 *bis*, à Saint-Mandé.

Prunier, (L.), 1875, ✳ A., boulevard de Port-Royal, 123; *n'exerce pas*.

Pruvost, 1871; de 1 à 3 h., rue de Rennes, 105.

'Puel (T.), 24 juin 1840, ✳; de 10 à 11 h., boulv. Beaumarchais, n° 73.

Puica, Paris 1883; rue Myrrha, 29.

'Puistienne, médecin inspecteur adjoint des eaux d'Aix (Savoie), de 1 à 3 h., rue des Martyrs, 23. *N'exerce pas à Paris*.

Pujol, boulevard du Port-Royal, 25.

Pujos, 1883; de 1 à 3 h. rue des Boulets, 19.

Putel fils; avenue de Neuilly, 152.

Putzuriano (Grégoire), Paris, 1879; de 2 à 4 h., rue Laffitte, 3.

Puy le Blanc, médecin consultant aux Eaux de Royat, à Royat, du 1er juin au 15 septembre, rue de Grammont, 22. *N'exerce pas à Paris*.

Quarante (P.-Lucien), ✳, 1856; de 1 à 3 h., avenue de Wagram, 44.

Quehen, 1883; de 1 à 2 h., rue Chevreul, 15.

Quénu, 1881; les mardis, jeudis et samedis, de 4 à 6 h., rue Vignon, 7.

Quertier (Joseph), 1870, rue Saint-Lazare, 107.

Quesneville, 27 avril 1833; de 10 à 4 h., rue de Buci, 12; *n'exerce pas*.

Queyrat (L.-V.-J.), boulev. Saint-Germain, 50.

Queyssac, 1875; de midi à 1 h., rue des Entrepreneurs, 64.

Quinquaud (E.), 1872, professeur agrégé, médecin des hôpitaux; les mardis et jeudis de 3 à 5 h., et le samedi de 3 à 4 h., rue de l'Odéon, 5.

Rabbinowicz, août 1865; de 4 à 5 h., rue de Seine, 63.

Rabejac, 1869; oculiste, de 2 à 3 h., rue de l'Odéon, 18.

Rabonin (1860), rue des Ecoles, 52.
Rabuteau (A.-P.-A.), 1867, rue des Ecoles, 28.
'**Radou**, ✿ A., 29 août 1860; de 2 à 4 h., rue Notre-Dame-
des-Victoires, 7.
'**Raffegeau** (D.), Paris, 1883; de 1 à 3 h., rue de la Glacière, 130.
Rafinesque (F.-G.), Paris 1878; mardi, jeudi et samedi, de
1 1/2 à 3 h., chaussée de la Muette, 14 (Passy).
Raige-Delorme, ✳, 20 août 1849; rue de Rennes, 64; *n'ex. pas.*
Raimondi, 1860; de 1 à 3 h., rue Ordener, 126, et rue Cal-
mels, 15.
'**Rainouard** (E.), août 1864; rue du Château-d'Eau, 30; *n'ex. pas.*
'**Rambaud** (J.-J.), 31 août 1853; ex-prosecteur des hôpitaux;
de 2 à 3 h., rue Jean-Lantier, 2.
'**Rambaud** (Louis), Paris, 1883; de 1 à 3 h., mercredis et di-
manches exceptés, quai Bourbon, 23.
Ranlow (V.-S.), 1867, rue Saint-Georges, 9.
Ramonat, 1883; lundis, mercredis, vendredis, de 1 à 3 h., ave-
nue des Ternes, 51.
Ramond (J.-B.), ✳, 17 août 1866; de 2 à 4 h., le dimanche
excepté, rue François-1er, 62.
Ramonède, 1883, rue Pierre-Charron, 22.
Ranguedat, 1883; de 1 à 3 h., rue Notre-Dame-de-Lorette, 9.
Ranque (Paul), Paris, 28 juillet 1881; de midi à 1 h., rue Cham-
pollion, 13; préparation aux Baccalauréats et aux examens du
Doctorat en médecine (voyez page 100).
Ransan-Séailles. (Voyez **Séailles.**)
'**Ranse** (F. de), Paris, 22 juillet 1861, ✳; rédacteur en chef de la
Gazette médicale de Paris; mercredis et samedis, de 1 h. 1/2 à
2 h. 1/2, av. Montaigne, 85; du 1er juin au 1er sept., à Néris
(Allier).
Ranvier, 1865; professeur au Collège de France; de midi à
2 h., boulev. Saint-Michel, 105.
Raoul, boulev. Victor-Hugo, 67, à Saint-Ouen (Seine).
Raoult, Paris, 1880; de 4 à 5 h., rue de Lauriston, 80.
'**Raoux**, 20 août 1857; de 1 à 2 h., rue des Martyrs, 41.
Ratel, rue Montmartre, 149.
Rathery, 1870, rue de Rennes, 46.
Ravary, à Issy (Seine).
Ravaux (Mme) (Mary), veuve Waite, née Tregaskis, 1883; rue
de l'Assomption, 75.
Raveau (C.), ✿ A., C. ✳, 1864; médecin du consulat d'Espa-
gne; de 2 à 3 h., rue de Madrid, 21; l'été, à Cauterets.
'**Raymond**, 1837; de midi à 1 h., Grande-Rue de Saint-Mandé, 11.
'**Raymond** (L.). O. ✳, Montpellier, 1er février 1851; les lundis,
mercredis, vendredis, de 1 à 4 h., rue de Navarin, 20.
'**Raymond** (F.), 1876, agrégé à la Faculté de médecine, médecin
des hôpitaux; les lundis, mercredis et vendredis, de 1 à 5 h.,
rue de Greffulhe, 8.

*Raynaud (Auguste), 1880; *accouchements;* de 7 à 8 h. soir, excepté les dimanches et fêtes, rue Puteaux, 17.

*Réal (Juan), 1885, de 3 à 6 h.; rue de l'Arcade, 8. Clinique, de 1 à 3 h., rue de l'Abbaye, 3.

Réau (Gustave), 21 novembre 1868; de 2 à 4 h., rue de Rivoli, 80.

Reber, août 1863; de midi à 2 h., rue Littré, 7.

*Rech, Montpellier, 1854; de 2 à 3 h., rue Castex, 4.

Reclus, Paris, 1876, agrégé à la Faculté, chirurgien des hôpitaux; mardis, jeudis et samedis, de 1 à 3 h., rue des Saints-Pères, 9.

Redard (P.), Paris, 1879, ✳,✳; lundis, mercredis, vendredis, de 5 à 6 h., rue de Constantinople, 2.

Reddon, 1883, rue de Penthièvre, à Sceaux.

Redon (L.-L.), 1878, rue du Faub.-Saint-Martin, 220.

Reeb, Paris, 1876, avenue de Bry, 188, à Nogent-sur-Marne.

Régeard, 1880; de 2 à 4 h., le mardi excepté, boulevard Saint-Martin, 13.

Regnard, boulevard Saint-Michel, 46.

Regnard, à Pantin.

Regnart, rue de la Fraternité, à Vincennes; *n'exerce pas.*

*Regnauld (Jules), O. ✳, 21 janvier 1847; professeur de pharmacologie à la Faculté de médecine, directeur de la Pharmacie centrale des hôpitaux, membre de l'Académie de médecine; de midi à 2 h., boulevard Saint-Michel, 83.

*Regnault-Perrier, 1869; de 2 à 4 h., rue de la Monnaie, 25.

Regnier; de 2 à 4 h., mardis, samedis et dimanches exceptés, rue du Commandant-Rivière, 3.

Reinvillier, ✳, ✳ A., 31 décembre 1842; de 4 à 6 h., rue de Provence, 23.

*Reliquet, Paris, 11 février 1865, O. ✳. — *Maladies des voies urinaires.* — Tous les jours, de 2 à 3 h., rue de Suresnes, 39.

Rémond (de Lagny), ✳, 31 août 1857; lundi, mercredi, vendredi, de 1 à 2 h., rue des Vosges, 20.

*Remoneau (Alfred), 11 décembre 1855; de 4 à 5 h., rue des Filles-du-Calvaire, 23.

Rémy, 1875; de 2 à 4 h., rue Saint-Roch, 37.

Remy, 1880, rue de Rome, 74.

Renard, 1883, de 1 à 3 h., rue des Moines, 87.

Renaud (A.-Eug.), 1876, rue Renault, 8.

*Renault (Alex.), Paris, 1874; de 4 à 6 h., rue de la Chaussée-d'Antin, 58 *bis.*

Renault (C.-J.), 1874; rue Monge, 19.

*Rendu, 1873, agrégé, médecin de l'hôpital Necker; les mardis, jeudis et samedis, de 1 à 3 h., rue de l'Université, 28.

Rengade (J.), 1866; de midi à 2 h., avenue Trudaine, 2.

Renouard (E.), 1884; mardi, jeudi, samedi; de 2 à 4 h., rue Saint-Lazare, 8.

Repère, 1883, rue Tiquetonne, 44.

Resenblitch, 1884; boulevard des Batignolles, 36.

Resnier, 1874, de midi à 2 h., rue Labat, 33.

Respaut, 1883. — *Maladies nerveuses.* — De 3 à 5 h., avenue Kléber, 72.

Reuet, Paris, 1881; de 1 à 2 h., boulevard de Port-Royal, 50.

Reuflet, 1879; les lundis, mardis, jeudis et samedis, de 1 h. à 2 h. 1/2, rue de Rivoli, 21.

Reullet, ✻, 4 mars 1829; rue de Paris, 13, à Aubervilliers (arrondissement de Saint-Denis).

Reulos (H.-E.), 1869; de midi à 2 h., avenue de Paris, 117, à Villejuif (Seine).

Reuss, 1878; de 2 à 4 h., rue Saint-André-des-Arts, 51.

Revillout, ✻, O. ✻, 1859; rédacteur en chef de la *Gazette des Hôpitaux*; mardi, jeudi, samedi, de 1 à 3 h., rue du Bac, 128.

Rey (P.), 1876, de 4 à 6 h., rue de Naples, 13.

Rey (Marius); de midi à 2 h., rue Saint-Lazare, 7.

Reymond (J.), ✻, 3 juin 1847; de 3 à 4 h., rue Washington. 2.

Reynier (Paul), Paris 1880; agrégé à la Faculté; chirurgien des hôpitaux; les mardis, jeudis et samedis, de 1 à 3 h., rue de Rome, 11.

Reynier, Paris, 7 août 1880; de 1 à 2 h., avenue de Ségur, 42.

Rezard de Wouves, ✻, 12 juillet 1849; de midi à 1 h., rue de Constantinople, 23.

Riant (A.), ✻, C. ✻, janvier 1866; médecin de l'École normale du département de la Seine; faubourg Saint-Honoré, 138.

Ribard, rue du Point-du-Jour, 106.

Ribemont-Dessaignes (Alban), Paris, 1877; lundi, mercredi, vendredi, de 3 à 5 h., boulevard Malesherbes, 10.

Ribes, ✻, 30 juillet 1824; à 5 h., rue d'Amsterdam, 27.

Ricard (A.-L.), boulevard Saint-André, 2.

Richard fils, 1866; docteur dentiste; de 9 à 4 h., rue de la Chaussée-d'Antin, 45, et boulevard Haussmann, 40.

Richard (Paul), 1876; rue de Rivoli, 104.

Richard (E.), de 3 à 5 h., rue Jean-Jacques-Rousseau, 62.

Richard, à Vanves (Seine).

Richardière (H.-A.), boulevard Saint-Germain, 167.

Richard-Maisonneuve, 1857; rue Malher, 6.

Riché (E.), 1864, O. ✻; de midi à 2 h., avenue de Villiers, 71.

Richelot (G.-A.), ✻, 2 août 1831; rue Clapeyron, 25. — *n'exerce plus.*

Richelot (L.-Gustave) fils, 1873; professeur agrégé à la Faculté, chirurgien des hôpitaux, *Rédacteur en chef de l'Union médicale*; lundi, mercredi, vendredi, de 1 à 2 h., rue Vignon, 22.

Richer (Paul), 1878; chef de laboratoire, près la chaire de clinique des maladies du système nerveux; les mardis, jeudis et samedis, de 1 à 3 h., rue Soufflot, 15.

Richet, C. ✻, 23 mars 1844; professeur à la Faculté, chirurgien des hôpitaux, membre de l'Institut et de l'Académie de médecine; lundi, mercredi et vendredi, de 1 h. à 4 h., rue de l'Université, 15.

Richet (Louis-Claude), 9 août 1860; de 2 à 3 h., rue Fontaine-au-Roi, 59.

Ricklin, rue Bréa, 9.

*Ricord** (Philippe), G. O. ※, 5 mai 1826; chirurgien honoraire de l'hôpital du Midi et de la Maison municipale de Santé, membre de l'Académie de médecine et de la Société de chirurgie, chirurgien consultant du dispensaire de Salubrité publique, vice-président de l'association des médecins de France, de 4 à 8 h., rue de Tournon, 6.

Ricoux, 1884, de 1 à 3 h., rue de Paris, à Puteaux (Seine).

*Riégé** (C.-A.), ※, 12 août 1854; de 1 1/2 à 3 h., jeudi excepté, rue d'Hauteville, 30.

*Rigal** (Auguste), juin 1866; agrégé à la Faculté, médecin de l'hôpital Necker; de 1 à 3 h., les lundis, mercredis et vendredis, rue Murillo, 6.

Rigaud (L.-J.), Paris, 1883, mardi, jeudi, samedi, de 1 à 4 h., rue des Carbonnets, 32, à Bois-de-Colombes (Seine), et de 8 à 9 h. 1/2, soir (Union du Commerce).

Rigaux, 1879, rue de Rivoli, 38.

*Rigodin**, 1872; de 1 à 3 h., boulevard de la Madeleine, 17.

Rigout, 1866; le matin avant 10 h., à l'École des Mines.

Rit, Montpellier, 1869; rue Grognard, 13, à Fontenay-sous-Bois.

*Ritti**, 1874; maison nationale de Charenton.

Riu, 1882, avenue d'Orléans, 25.

Rivalls, 24 août 1860; de 2 à 4 h., boulevard Voltaire, 78.—Clinique rue de Rennes, 125; lundi, mercredi, vendredi, de 2 à 3 h.,

Rives (E.), 1877; de 1 à 3 h., avenue des Gobelins, 76.

*Rivet** (Louis), 1880; de 1 à 3 h., rue de la Victoire, 6.

Rizat, Paris, 1877; lundi, mercredi, vendredi, de 3 à 5 h. et de 8 à 9 h., rue Bréda, 14.

*Robert**, ※, 1865; professeur agrégé au Val-de-Grâce, rue Bonaparte, 29.

Robert (A.), 1881; mardi, jeudi, samedi; de 1 à 3 h., rue de Naples, 13.

Robert (Adhémar), 1884, ancien interne des hôpitaux, rue des Moines, 17.

Robert de Latour (de). ※, 19 août 1824; à Saint-Cloud, rue Nationale, 108.

Robin (A.), 17 février 1864; de 1 à 2 h., boul. de Reuilly, 15.

*Robin** (Alb.), Paris, 1877, ※; mardis, jeudis et samedis, de 1 à 3 h., rue Saint-Pétersbourg, 4.

Robin (Laurent), 1880; de 2 à 4 h., rue de la Pépinière, 7.

Robinet, 21 avril 1854; lundis et vendredis, de 2 à 3 h., rue Mayet, 14.

Robinet (G.), 1880; rue du Cherche-Midi, 55; *n'exerce pas*.

Robiquet, ✽, 1840; de 11 h. à midi, boulevard de Strasbourg, 18, à Boulogne (Seine).

Rocha Castilla (R.), Paris, 1863, 20, rue Clément Marot; de 1 h. à 2 h. 1|2.

Rochard, insp. gén. du corps de santé de la marine, rue du Cirque, 4.

*****Rochard** (J.-F.), ✽, 28 août 1838; de 1 à 3 h., rue des Beaux-Arts, 12.

Rochefort (E.), ✽, 1872, secrétaire du Conseil supérieur de santé de la marine, rue de Berne, 6.

Rochet, 1870; de 2 à 4 h., boulev. Beaumarchais, 100.

Rochette fils, 1871; de 1 à 2 h., boulev. Saint-Denis, 1.

Rochette, 1874; de 8 à 9 h. du matin et de 2 à 4 h. de relevée, avenue des Gobelins, 61.

Rochu (Louis), 1878, rue de Turin, 33.

*****Rodet** (Paul), 1880; de midi à 2 h., avenue de Villiers, 72.

Roe, boulevard Montmartre, 16. — L'été à Aix-les-Bains (Savoie); *n'exerce pas à Paris*.

Rœlandts, à Courbevoie.

Roeser (P.-H.), Paris, 1876; de 1 à 3 h., boulev. Magenta, 83.

*****Roger** (Henri), O. ✽, 19 mars 1839; Membre de l'Académie de médecine, agrégé libre de la Faculté, médecin honoraire de l'Hôpital les Enfants, président de l'Association générale des médecins de France; de 1 à 2 h., le mardi excepté, boulevard de la Madeleine, 15.

Rogier (L.), Paris, 1884; de 1 à 3 h., rue Saint-Antoine, 168.

Rogron (J.-F.), 1880; de 2 à 4 h., boulevard Voltaire, 112.

*****Rojas**, rue Logelbach, 3.

*****Rol**, 1849; boulevard Haussmann, 36.

Rol, Paris, 21 janvier 1880; de 1 à 3 h., lundi, mercredi et vendredi, 126, avenue Péreire, à Asnières (Seine).

Rondeau (P.), lauréat de la Faculté, préparateur du laboratoire de physiologie; de 11 h. à midi, rue de la Pompe, 34 (Passy).

*****Roques**, 1866; médecin des hôpitaux, les lundis, mercredis et vendredis, de 1 à 3 h., rue Vignon, 14.

Roquetaillade (de), 1873, de 1 à 3 h., rue Mayet, 4.

Rosapelly, 1873; ex-interne des hôpitaux; de 1 à 2 h., rue de Buci, 10.

Rosenblith (J.), Paris, de 1 à 3 h., rue Drouot, 34.

Rota, ✽, 18 mai 1847; directeur de la maison de santé Reboul-Richebracques; les mardis, jeudis et samedis, de midi à 2 h., rue Picpus, 90.

Rotillon (G.), les mardis, jeudis et samedis, de 1 à 3 h., boulevard Bonne-Nouvelle, 8.

*Rotureau (A.), 20 janvier 1843; de 1 à 3 h., boul. de la Madeleine, 17.
Rouanet (A.), au Bourget (Seine).
Roubaud (Albert), 5 février 1867; de 1 à 3 h., av. du Maine, 43.
Rougeot; de 1 à 3 h., rue de Rivoli, 59.
Rouget; de 9 à 11 h., rue Saint-Anne, 40.
*Rougon (J.-C.), ✷, 15 mars 1861; méd. consultant à Pougues; rue de Trévise, 31; *n'exerce pas à Paris.*
Rouhier, 1871; de 1 à 2 h. 1/2, rue de Richelieu, 102.
Rouilliard, faubourg Saint-Martin, 252.
Roulin (Louis), 1878; de 3 à 6 h., rue de Maubeuge, 16.
*Rousseau (Edmond), avril 1866; de 2 à 3 h., jeudis et dimanches exceptés, rue Bourdaloue, 1.
*Rousseau (Henri), Paris, 5 août 1878; à 8 h. du mat., au Parangon, à Joinville-le-Pont (Seine).
Rousseau, 1883; de 1 à 3 h., excepté les jeudis et dimanches, rue Bréa, 10.
Rousseau (Emilio), rue de Monceau, 90.
*Roussel (Théoph.), 1845; membre de l'Académie de médecine; le dimanche de 8 à 11 h. du matin, rue des Mathurins, 64.
Roussel, 1859, rue de la Victoire, 94.
Roussel (J.), ✷; 1863; boulevard des Italiens, 26.
Roussel (Albéric), 1881; les mardis, jeudis et samedis, de 2 à 4 h., rue Charlot, 5.
Roussel (A.), Paris, 29 décembre 1854; de 11 à 1 h., rue Mignon, 5, à Champigny-sur-Marne (Seine).
Roussel, rue Vignon, 13.
Roussin (J.), 9 janvier 1854; de midi à 1 h., rue Daval, 6.
Roussy, rue des Ecoles, 14.
Routier, 1881; mardi, jeudi, samedi, à 1 h., rue Paul-Louis-Courier, 13.
*Roux (J.-M.), 1856; de midi à 2 h., rue Cler, 53 *bis.*
Roux, Paris, 1876; rue de Rivoli, 53.
Roux, 1883; rue d'Ulm, 45.
Royer (Anatole), 14 août 1857; inspecteur des Eaux de Challes, rue de Berlin, 19; *n'exerce pas à Paris.*
Royer (Louis), 26 août 1859; de midi à 1 h., av. Laumière, 37.
Rozé, 1837; passage du Jeu-de-Boules, 1.
Rozier, 1870, rue Galande, 38.
Ruault (Albert), 1883; mardis, jeudis et samedis, de 2 à 5 h., boulevard Saint-Germain, 127.
*Ruaux, 1870; de 1 à 2 h., rue des Moines, 19.
Rubé, 1872; anc. interne des hôpitaux; de 2 à 3 h., rue Nollet, 8.
Ruc, 25 avril 1869; de 1 à 3 h., rue Saint-Paul, 22.
Ruck; de 2 à 4 h., rue Washington, 44.
Rueff; de midi 1/2 à 3 h., rue de Turenne, 95.
Ruelle, 10 août 1873; de 11 à 1 h., rue de Meaux, 15.

Ruffey (M.-A.-D.), 26 août 1853; de midi à 2 h., rue du 29 Juillet, 5.
Ruffie (Jules), 1850; de 1 à 3 h., rue du Vieux-Colombier, 17.
Rufz, 1855; de 11 h. à midi, boulevard Maillot, 42
Ryan, 1878; de 10 à 4 h., rue Royale, 25.
*Sabatié, 1873; de 1 à 3 h., boulevard Beaumarchais, 111.
Sabatowsky (Joseph), 1879, rue des Ecluses-Saint-Martin, 47.
*Sabourin, rue Montmartre, 103.
Sahuet (J.-F.), 1872; rue des Ecoles, 2.
Sailly (E.), 30 avril 1861; à 2 h., faub. Poissonnière, 113.
Sainet (J.-E.), rue de Rome, 65.
Saint-André, 1860; les lundis, mercredis et vendredis, de 1 à 4 h., boul. de Strasbourg, 69.
*Saint-Germain (de), ✳, 31 janvier 1861; chirurgien de l'hôp. des Enfants-Malades (Enfant-Jésus, rue de Sèvres); tous les jours, de 1 à 3 h., rue Royale-Saint-Honoré, 24.
Saint-Germain-Limbo (*Voir* **Limbo**).
Saint-Léger, 1879; lauréat de la Faculté de Paris; de 5 à 7 h., rue de l'Université, 34.
Saint-Martin, 1883, rue de Lauriston, 116.
Saint-Martin de Laplagne (de), Montpellier, 3 juillet 1837; de midi à 4 h., boul. de Sébastopol, 36.
Saint-Martin de Laplagne, 1870; boulevard Sébastopol, 36
Saint-Paul (de), 1861; rue du Château, 115.
Saint-Valon (de), 1865, rue Baillet, 1.
*Saint-Vel, ✳, 1853; les lundis, mercredis, vendredis, de 1 à 3 h., rue de la Chaussée-d'Antin, 43.
Saint-Yves, avenue de Gravelle, 30, à Charenton (Seine).
Saison, 1868; de 4 à 6 h., rue de Sèze, 6.
Saissinel, 1883; de 1 à 3 h., rue Pigalle, 73.
Salasc (L.), Paris, 1880. — *Maladies de poitrine*. — Tous les jours, de 2 à 3 h., rue du Grand-Prieuré, 27.
Salathé, 1838; de midi à 4 h., rue de Vaugirard, 90.
Salathé fils, 1877; rue Michel-Ange, 27.
Salès (F.), 20 août 1855; de midi à 1 h., rue du Commerce, 83.
Sales (Bernard), Paris, 1875; boul. de Strasbourg, 18, à Boulogne (Seine).
Salis, Paris, 1876; rue de Paris, 67, à Pantin.
Sambucy (L.), 1883; de 2 à 4 h., rue Cadet, 8.
Sampolo, juin 1861; de 8 à 9 h. du matin, rue Lafayette, 113.
*Sandras (C.-L.), ✳ A., 31 mai 1856; de midi 1/2 à 2 h., tous les jours, et de 7 à 9 h. du soir le samedi, rue Rambuteau, 24.
*Sanné, ✳, 16 avril 1869; de 1 à 3 h., avenue de Messine, 30.
Sannier (F.-P.), 1869; rue Notre-Dame-des-Champs, 34.
Sapelier (E.-J.), 1885; avenue Bugeaud, 14.
Sappey (C.), ✳, 6 décembre 1848; membre de l'Académie, professeur d'anatomie à la Faculté de médecine; de midi à 1 h., rue de Fleurus, 16.

Sarazin, 1880 ; de 1 à 3 h., rue de l'Ecluse, 8.
***Sarrade** (Henri), ✿ A., 1880 ; de 2 à 4 h., rue St-Georges, 43.
Sarrautes (Mme), 1884 ; de 3 à 5 h., rue de Rome, 61.
Sarry (J.-B.), 1875 ; rue des Petits-Champs, 73.
Saulpic, à Vincennes.
Saury, 1879 ; médecin de la Maison de santé de Suresnes, quai de Suresnes, 23.
Saussol (A.), Montp. 1882 ; de 1 à 3 h., boulevard Henri IV, 22.
Sauvage, 1883 ; rue Richelieu, 10.
***Savornin**, 26 août 1829 ; de midi à 1 h., boul. de la Villette, 212.
***Savornin** fils, 20 décembre 1863 ; de midi à 1 h., rue de Flandre, 118.
***Savoye** (P.), Paris 1872 ; mardi, jeudi, samedi, de 2 à 3 h., rue Affre, 2.
***Savreux**, 1874 ; de midi à 2 h., rue Rochechouart, 91.
Savreux-Lachapelle, ✳, 1868 ; de 2 à 3 h., rue de Berri, 39,
Schafier (H.), Paris, 1878 ; les mardis, jeudis et samedis, de 2 à 4 h., rue Richer, 2.
Schacken (de), boulevard Montparnasse, 152.
Scheving (N.-P.), 1852 ; lundi, mercredi et vendredi, de 1 à 3 h., rue Le Peletier, 7.
Scheving fils, 1881 ; de 2 à 3 h., rue de Provence, 19.
Schlemmer, (Georges), 1882 ; médecin consultant au Mont-Dore, rue des Ecoles, 48.
***Schloss** (E.), ✳, 19 décembre 1856 ; de 1 à 3 h., rue d'Hauteville, 20.
Schlumberger, ✳, faubourg Saint-Honoré, 140 ; *n'exerce pas*.
Schmitt, 1884 ; de 1 à 3 h., rue de Chabrol, 26.
***Schwartz** (Ch.), 1873 ; les mardis, jeudis et samedis, de 2 à 4 h., rue Jacob, 52.
Schwartz, 1878 ; chirurgien des hôpitaux ; les lundis, mercredis, vendredis, de 2 à 3 h. 1⁄2, boul. Saint-Germain, 122.
Schweich, Paris, 1869 ; de 2 à 3 h., rue de Bondy, 7.
Schwing (F.-H.), 1881 ; rue Le Peletier, 4.
Schreiber (Michel), 1883 ; rue Flatters, 10.
Schuyten ; rue de Paris, 45, à Charenton.
Sclafer, 1877 ; de 1 à 3 h., rue Notre-Dame-de-Nazareth, 66.
***Séailles** (L.), Paris, 10 juillet 1877 ; lundi, mercredi, vendredi, de 1 à 3 h., rue de Rome, 79.
Secrétain, de 1 à 3 h., rue du Bac, 42.
***Sée** (Germain), C. ✳, 15 juillet 1846 ; professeur à la Faculté, médecin de l'Hôtel-Dieu, membre de l'Académie de médecine ; tous les jours de 1 à 5 h., excepté le mardi et le jeudi, avenue Montaigne, 85.
***Sée** (Lazare), 1854 ; de 1 à 2 h., villa Molitor, 7.
Sée (Marc), O. ✳, 23 mai 1856 ; de 1 à 3 h., boulevard Saint-Germain, 126.
Seeligmann (J.), Paris, 1859 ; de 4 à 5 h., rue St-Georges, 40.

·Segond (Paul), 1880 ; agrégé à la Faculté, chirurgien des hôpitaux ; mardi, samedi, de 3 à 5 h., quai d'Orsay, 41.

Seglas (L.-J.-E.), 1881 ; rue de Mézières, 13.

Seiler, 1881 ; de 9 à 11 h., et de 1 à 4 h., boulevard de Magenta, 26.

Selle (A.-E.), Paris 1880 ; de 3 à 6 h., boulevard Latour-Maubourg, 23.

·Semelaigne, ✳, 28 août 1854 ; au château de Saint-James, à Neuilly (arrondissement de Saint-Denis).

Sempé, 1872 ; de 10 à 4 h., boulev. des Capucines, 23.

Senac-Lagrange, 1872 ; rue de Verneuil, 51. — L'été, du 1er juin au 25 septembre, aux eaux de Cauterets (Hautes-Pyrénées).

Sénac (H.), Paris, 1859, rue de Verneuil, 11 ; *n'exerce pas à Paris.*

Sénac (Emile), 1885, rue Ménilmontant, 40.

Sergent, 1863 ; de 1 à 2 h., faubourg du Temple, 74.

Serpaggi (Charles), Paris, 1877 ; de midi à 1 h., tous les jours, à Pierrefitte (Seine).

Serrand (Daniel), 1872 ; de 3 à 5 h., rue Saint-Honoré, 281.

Serrand (René), 1874, ✳ ; de 3 à 5 h., place de la Madeleine, 7.

Serré (de), 1849 ; rue Debrousse, 4.

Servant, 1877 ; boulevard Saint-Michel, 48.

Servaux (A.), 1863 ; pharmacien, 1861 ; de 3 à 4 h., rue Martel, 8 *bis*.

Servoles, 1880, rue de l'Université, 83.

Seta, 1869 ; de 1 à 3 h., rue Condorcet, 24.

·Sevestre (A.), 1874 ; médecin des hôpitaux, de 1 à 3 h., rue Scribe, 7.

Seynes (de), rue de Varennes, 63.

Sicaud, 24 mai 1854 ; de midi à 2 h.; le jeudi, de 7 à 9 h. du soir, et le dimanche de 9 à 11 h., rue de Rennes, 167.

Sichel, 31 août 1866. Clinique, rue Jacob, 12, à midi 1|2 ; de 3 à 5 h., quai Voltaire, 25.

Sieffert, 1872, avenue Victor-Hugo, 30.

Signez (E.), Paris, 1878, ⚙ A. ; de 1 à 3 h., jeudi et dimanche exceptés, boulevard Voltaire, 135.

Silvestre, 1854 ; de 3 à 5 h.; rue Turbigo, 38.

Simard, 1878 ; de 1 à 2 h., rue du Point-du-Jour, 59.

·Simon (Jules), ✳, 9 mars 1861 ; faubourg Saint-Honoré, 140.

Simon (A.-Léon), 27 juillet 1871 ; de 4 à 6 h., rue de la Tour-des-Dames, 5.

Simon (Léon) fils, 27 juillet 1847 ; de 4 à 6 h., rue de la Tour-des-Dames, 5.

Simon (C.), 1875 ; de 1 à 2 h., rue Bausset, 7.

Simonis-Empis, 29 juillet 1850. *Voyez* **Empis**.

·Sinety (de), Paris, 1873 ; lundi, mercredi, vendredi, de 1 à 3 h., rue de la Chaise, 10.

·Siredey, ✳, 31 janvier 1860 ; médecin de l'hôpital Lariboisière ; membre de l'Académie de médecine ; de 1 à 3 h., rue Saint-Lazare, 23.

Siredey (Armand), 1883 ; lundi, vendredi, de 5 à 6 h., rue d'Aumale, 26.

Siry (Adolphe), ✳, ✳, 13 juillet 1859 ; de 1 à 3 h., rue de Ponthieu, 25.

Smester (A.), de midi à 2 h., rue de Naples, 31.

Socquet (J.), 1883 ; les mardis, jeudis et samedis, de 4 à 6 h., rue des Tournelles, 43 ; expert près les tribunaux.

Soin, Paris, 1884 ; rue des Pyrénées, 397.

Sottas, 1865 ; de 1 à 2 h., mardi, jeudi, samedi, rue Saint-Dominique, 143.

Soubiran, 29 août 1838 ; de midi à 2 h., avenue des Champs-Élysées, 142 ; *n'exerce pas*.

Soubise, 1869 ; à Fontenay-aux-Roses.

Soudée, Paris, 10 mars 1875 ; rue de Rivoli, 64.

Soudry, 8 mars 1864 ; rue du Marché, 6, à Neuilly.

Soula, 1883 ; rue Victor-Cousin, 4.

Soulacroix (J.-A.), 1860, à Puteaux (Seine).

Soulages, rue Vivienne, 51.

*****Soulages** (C.-C.), Paris, 1875, ✳ ; avenue de la Marne, 38, à Saint-Maur-les-Fossés (Seine) ; *n'exerce pas.*

Soulier (D.), Paris, 1877 ; de 1 à 3 h., samedi excepté, rue de Cormeille, 68, à Levallois-Perret (Seine).

Souligoux, 1868, rue de Turin, 11.

Soyre (de) ; *voy.* **De Soyre**.

Speckhahn, 1884, boulevard de Port-Royal, 68.

Spira (G.), Nancy, 1881 ; de 1 à 2 h., boul. Saint-Germain, 86.

Stackler, 1881 ; ex-int. des hôpitaux : lundi, mercredi, vendredi, de 1 à 3 h., rue de Copenhague, 5.

*****Stapfer**, 1874. — *Accouchements.* — Lundi, mercredi, vendredi, de 1 à 2 h., rue Marignan, 19.

Stein (E.), Leide, 1837 ; Moscou, 5 juin 1854 ; tous les jours, de 1 à 4 h., avenue de Villiers, 109.

Stevenel, 1882 ; de 1 à 3 h., rue Lebon, 11.

Stevens (M.), Londres et Philadelphie ; avec rendez-vous, de 9 à 2 h. ; sans rendez-vous, de 3 à 4 h., rue Cambon, 42.

*****Stoess**, 12 juin 1866 ; *chirurgien dentiste* ; rue des Capucines, 4.

*****Straus** (J.), ✳, 1868 ; agrégé à la Faculté, méd. des hôpitaux ; lundi, mercredi et vendredi, de 4 à 6, rue Madame, 10.

Strebel, Montpellier, 30 août 1845 ; de 1 à 3 h., boulevard du Temple, 15.

Suberbie, Paris, 1853 ; de 3 à 5 h., rue de Marseille, 11.

Suchard, 1872 ; du 15 mai au 1er octobre aux eaux de Larey — rue Notre-Dame-des-Champs, 75 ; *n'exerce pas à Paris.*

Suchard (Eug.).

Suchet, 7 juillet 1865 ; de midi à 1 h., avenue de Neuilly, 197, à Neuilly.

Suhrer, 1855, rue Washington, 1.

Susini, 1872, rue de Bagnolet, 60.

Suss (A.), Paris, 16 juillet, 1881 ; les lundis, mercredis, vendredis, de 2 à 4 h., rue de Rambuteau, 12.

Szwykowski (Casimir), ✳, Strasbourg, 1845; de 10 à 2 h., rue Lemercier, 85.

***Tachard**, Paris, 1871 ; les lundis, mercredis, vendredis, de 1 à 3 h., rue de la Garenne, 2, à Colombes (Seine).

Tailleférié (P.), 1878, rue du Temple, 176.

***Talamon** (Ch.), 1881; chef de clinique de la Faculté ; les mardis et samedis, de 1 1|2 à 3 h., rue de Monceau, 3.

Tanguy (J.-M.), Paris, 1881. — Pharmacien de 1866 ; de 9 à 11 h. du matin et de 7 à 9 h. du soir, rue de Meaux, 24.

Tannevel, à Neuilly (Seine).

Tapie (J.), Paris 1874 ; mardi, jeudi, samedi, de 1 à 3 h., rue Blomet, 131.

Tapret (O), Paris, 1878 ; méd. des hôp.; les mardis, jeudis et samedis, de 2 à 4 h., rue Volney, 8.

Taquet, 5 août 1869 ; rue des Ecoles, 34.

Tariotte, Paris, 1874; à Levallois (Seine), place du Marché, 1.

***Tarnier**, O. ✳, 17 avril 1857; chirurg. en chef de la Maternité, professeur agrégé à la Faculté, membre de l'Académie de médecine, *accoucheur* ; le mardi de 1 à 2 h., les jeudis et samedis de 1 à 4 h., rue Duphot, 15.

***Tarrius** (P.), 1881 ; de 1 à 3 h., rue d'Allemagne, 139.

***Tartenson**, 1868. — *Goutte et Rhumatisme*. — De 1 à 3 h., rue du Général-Foy, 39.

Taurin, 26 décembre 1853 ; de midi à 2 h., rue Perronet, 3.

Tautain, ✳ A, 1878; de 5 à 6 1|2, rue Sedaine, 95.

Tavenaux, 1880, rue Fondary, 54.

Tchernac, boulevard Maillot, 118, à Neuilly.

Teissier, 1852 ; rue du Sommerard, 25 ; *n'exerce pas*.

Tennesson, 1er décembre 1864; médecin des hôpitaux ; les mardis, jeudis et samedis, de 2 à 3 h., rue de Mailly, 2.

Terrier, 11 mars 1835; de midi à 1 h., rue du Dragon, 10.

Terrier (Félix), ✳, décembre 1871, agrégé de la Faculté de Paris, chirurgien de l'hôpital Bichat; les mardis, jeudis, samedis, de 2 à 5 h., rue de Copenhague, 3.

***Terrillon**, 1873, agrégé à la Faculté ; chirurgien de la Salpêtrière ; mardi, jeudi, samedi, à 1 h., boulevard Haussmann, 39.

***Tessier** (J.-P.), 8 mars 1872 ; de 2 à 4 h., rue de Rennes, 45.

Testaud, 1873; A. méd. de l'Etat civil ; de midi à 2 h., rue des Batignolles, 3.

Teste, 17 juillet 1837 ; de 2 à 4 h., rue Bourdaloue, 7.

Testut, 1881 ; de 10 à 11 h., et de 2 à 4 h., rue Auber, 19.

Texier, 1858 ; de midi à 2 h., rue d'Allemagne, 15.

Thelmier-Tholomier, 26 juillet 1866 ; de 1 à 2 h., les jeudis exceptés, rue Sauvageot, 5.

Thermes (Godefroy), ✳, mars 1867; de 4 à 6 h., avenue du Bois-de-Boulogne, 56.

Thevehet (P.), Paris, 1858, ✳, O. ✳; les mardis, jeudis et samedis, de 3 à 4 h., rue de Chateaudun, 53.

Thevenod, 17 août 1839; de midi à 1 h., rue de Bourgogne, 51.

Thévenot, 1881; avenue du Maine, 43.

*Thévenot, 1865; de 1 à 3 h., rue de Londres, 44.

*Thiaut, 1870; de 1 à 3 h., rue Jacquemont, 4.

*Thibierge (G.-E.), 30 décembre 1853; de 2 à 3 h., r. d'Alger, 9.

Thibierge (Georges), 1884; lundi, mercredi, vendredi, de 1 à 2 h., rue Rouget de l'Isle, 5.

Thierry (E.), 1873; de 1 à 2 h., quai de Béthune, 22. (Ile St-Louis.)

*Thierry de Maugras, O. ✳, 1845; tous les jours, de 1 à 3 h. rue de Clichy, 67.

Thierry-Mieg, 1856; boulevard des Batignolles, 88.

Thil, 22 août 1866; de 1 à 3 h., rue Doudeauville, 68.

Thobois, boulevard Victor Hugo, 73 (Saint-Ouen).

Thoinot (H.-L.), rue de Hanovre, 4.

Thomas, 1875; rue Guy-de-la-Brosse, 6.

Thomas (Pierre), 1879, de 1 à 3 h., boulev. de Courcelles, 11.

Thomas-Caraman, 1869; boulevard Malesherbes, 96. — L'été à Forges-les-Eaux (Seine-Inf.).— L'hiver à Amélie-les-Bains.

Thorel, ✳, 1870; de 1 à 3 h., excepté le vendredi, place d'Eylau, 1.

*Thorens, 1873; de 1 h. 1/2 à 2 h. 1/2, rue Vernet, 15.

Thulié, 1865; de 1 à 2 h. 1/2, boulevard Beauséjour, 31.

Thuvien (Ad.). 1884; de 1 à 2 h. 1/2, avenue de Neuilly, 109, à Neuilly (Seine).

Tichy (P.-H.), 1870; rue des Deux-Portes-Saint-Sauveur, 17.

Tigé, 1837; de 2 à 3 h., rue d'Argout, 67.

*Tillaux (Paul), janv. 1862; agrégé à la Faculté, chirurgien des hôpitaux, professeur directeur de l'amphithéâtre d'anatomie des hôpitaux : les mardis, jeudis et samedis, de 2 à 4 h., boulevard St-Germain, 189.

*Tillot (Em.), 27 février 1860 ; médecin inspecteur des thermes de Luxeuil; rue Fontaine-Saint-Georges, 42 ; *n'ex. pas à Paris.*

Tisné, 1882 ; lundi, mercredi, vendredi, de 1 à 3 h. ; vendredi soir de 7 à 9 h., rue d'Estrées, 18.

*Tison (E.), 1873 ; médecin en chef de l'hôpital Saint-Joseph, de 1 à 3 h, mardi, jeudi, samedi, rue de l'Abbé-Grégoire, 31.

*Tison (J.), 1876 ; de midi à 2 h., rue Monge, 31.

*Tissier, ✳, ✺ A., 15 février 1860 ; ex-médecin à l'hôpital du Gros-Caillou, membre de la Commission d'hygiène; de 2 à 3 h., jeudi excepté; mercredi soir de 8 h. 1/2 à 9 h. 1/2; rue de Rivoli, 64.

Tissier (L.-G.), rue Laffitte, 3.

Toledano, 1877 ; ex-médecin des Invalides. — *Maladies des* *yeux*. — De 3 h. 1/2 à 4 h. 1/2, le jeudi excepté, rue de Bourgogne, 29.

*Topinard, ✳, ✳, 23 février 1860 ; r. de Rennes, 105 ; *n'ex. plus*.

Tour (Tristan-Alexandre de la), 1880 ; rue Chaptal, 6.

Tourangin-Desbussarts (G.-G.), 1er avril 1859 ; de 1 à 3 h., boulevard Voltaire, 20 *bis*.

*Tourasse, 1870 ; à Saint-Maur-les-Fossés (Seine).

*Tourneux, 1881 ; de 1 à 3 h., boulevard Richard-Lenoir, 36.

Tourreil, Paris, 19 mai 1880 ; de 2 h. à 4 h., rue des Bourdonnais, 38.

Touzé (A.), ✳, 17 juin 1863 ; de midi à 1 h., rue Demours, 3.

Touzelin, 1859 ; de 1 à 3 h., rue de Rivoli, 96.

Tranchant, 1873 ; rue Littré, 16.

Trapenard (Paul), Paris 1873 ; lauréat de la Faculté ; de 4 à 5 h., rue de Bondy, 24 (place de la République).

*Trélat (Ulysse), ✳, 8 avril 1854 ; professeur à la Faculté de médecine, membre de l'Académie de médecine, chirurgien des hôpitaux, mardi, jeudi, samedi, de 1 à 3 h., r. de l'Arcade 18.

Triboulet, ✳, 9 février 1853 ; médecin des hôpitaux, de 1 à 3 h., rue de l'Echiquier 46.

Tridon, 1875 ; de 1 à 2 h., rue de l'Abbaye, 14.

Triger (A.-G.), 19 mars 1849, de 1 à 3 h., excepté le jeudi et le dimanche, faubourg Poissonnière, 155.

Tripet (Jules), 22 juillet 1881 ; de 1 à 3 h., excepté le dimanche, boulevard de Magenta, 126.

Tripier (A.), 14 août 1856 ; de 2 à 4 h., rue de Hanovre, 4.

Troisier, 1874 ; agrégé à la Faculté ; médecin de l'hôpital Tenon ; lundi, mercredi, vendredi, de 1 à 2 h., r. Caumartin, 32.

Troncin (Eug.), 1873 ; de midi à 2 h., r. des Petits-Champs, 91.

Troseille, à Clamart (Seine).

Trouessart (E.-L.), Paris 1879 ; A., ✳ de 1 à 3 h., avenue Victor Hugo, 118.

Trousseau (Armand), 1883 ; de 5 à 6 h. le samedi excepté, rue Tronchet, 27. — *Maladies des yeux*. — Clinique, faubourg du Temple, 25, à 3 h.

Trumet de Fontarce, ✳, 1851 ; de midi à 1 h., rue du Général-Foy, 16.

Tuffier (M. T.), rue du Bac, 12.

*Turner, 1856 ; les lundis, mercredis et vendredis, de midi à 2 h., rue de Turin, 33.

Vacary (Ch.). En été, à Aix-les-Bains (Savoie) ; de décembre à mars, rue Rochechouart, 47.

Vacher, rue de Sèvres, 45.

*Vacher, 1864 ; de 11 à 1 h., faubourg Saint-Denis, 132.

*Vaillant (L.-L.), Paris, 1861, ✳, rue de Buffon, 2.

Vaissette (Paul) ; de midi à 3 h., mardi excepté, boul. des Batignolles, 29.

***Valcourt** (de), 23 décembre 1864 ; l'hiver à Cannes (Alpes-Maritimes), rue de Grenelle, 33; *n'exerce pas à Paris.*

Valenzuela, 1879 ; de 5 à 6, rue Rossini, 20.

Valdès (C.), ✳, Montpellier, 17 juin 1857 ; rue Berryer, 3, du 1er octobre au 30 mai. — Médecin consultant à Luchon, du 1er juin au 20 septembre.

Vallat, avenue Aubert, 68 *bis*, à Vincennes.

***Vallienne**, Paris, 4 juillet 1881 ; de 1 à 3 h., rue Saint-Placide, 30.

***Vallin** (E.), ✳, 7 février 1858 ; professeur au Val-de-Grâce ; de midi à 1 h., excepté le lundi, boulevard Saint-Germain, 180.

Vallois O. ✳, 1848 ; de 2 à 4 h., rue Saint-André-des-Arts, 50.

Vallon, rue du Midi, 20, à Vincennes.

***Valmont**, 1879 ; préparateur à la Faculté de médecine, de 4 à 6 h., rue de la Boétie, 90.

Valtat, 1877 ; de 1 à 3 h., rue de Turbigo, 20.

Valude (E.-C.), 1885 ; boulevard Saint-Germain, 134.

Vandenabeele, Paris, 1882; avenue Daumesnil, 172.

Van Gelder, Paris, 1879; rue Nollet, 64.

Variot (G.). 1882, chef de clinique-adjoint de la Faculté ; rue de Trévise, 42.

Varry, rue Saint-Placide, 60.

Vaucheret, 14 août 1855 ; de 2 à 4 h. le jeudi, rue de Bourgogne, 55.

Vautherin, 13 juin 1865 ; pharmacien de première classe, 15 décembre 1855, rue Laffitte, 34.

Vauthier, 1884 ; lundis, mercredis, vendredis, de 2 à 4 h., et de 6 à 8 h., du soir, rue Cujas, 21.

Vazeille (M.), Paris 1879; ✪, A., lundi, mercredi, vendredi, à 1 h. 1/2, rue de Vaugirard, 254.

Vazeille ; à Issy (Seine).

Vée (A.), 16 juillet 1869 ; pharmacien de première classe ; rue Vieille-du-Temple, 34 ; *n'exerce pas.*

***Veil** (F.) 1882; les lundis, mercredis, vendredis, de 1 à 3 h.,rue de Lisbonne, 17.

Veil (A.), 1883 ; de 1 à 3 h., rue Saint-Dominique, 112.

Veilleau, 1885 ; de 1 2 3 h., rue du Cherche-Midi, 108 *bis*.

Veillard (A.-A.), 1881 ; rue Saint-Louis, 64.

Venet ; les mardis, jeudis et samedis, de midi à 1 h., rue de Rennes, 85.

***Veniel** (G.), 1873 ; de 1 à 3 h., rue Blanche, 60.

Verchère, 1860 ; de 8 à 11 h., et de 2 à 6 h., rue des Halles, 22.

Verchère, 1884 ; rue de Grenelle-Saint-Martin, 114.

Verdier, 22 juin 1859 ; inspecteur des Enfants assistés, rue de la Cerisaie, 5; *n'exerce pas.*

Verdier, 1884; rue des Carmes, 7.

Verdier, rue de l'Entrepôt, 34.

Vergeade (Noël), 1881 ; lundis, mercredis, vendredis, de midi à 2 h., boulevard Saint-Marcel, 32.

Vergne, 1875 ; mard., jeud., sam., de 1 à 3 h., r. du Bouloi, 8.

****Vérité** (A.-R.), Paris, 2 avril 1867 ; boulevard de Latour-Maubourg, 16. — *N'exerce pas à Paris.* — *L'été aux Eaux de la Bourboule.*

****Verjon**, ✳, 5 février 1859 ; médecin inspecteur honoraire des Eaux de Plombières, boulevard Saint-Michel, 56 ; *n'exerce pas à Paris.*

****Verliac**, 29 août 1865 ; de 1 à 3 h., mercredis et samedis exceptés, rue Madame, 1.

Vermeil, 1880 ; anc. int. des hôp. ; de 1 à 3 h., rue Prony, 46.

Verneau, 1875 ; de 5 à 6 h., place Voltaire, 4.

Vernet (Edme), Paris 1858, ✪, A. — *Maladies chroniques des voies digestives.* — Lundi, mercredi, samedi, de 2 à 4 h., rue Saint-Honoré, 265.

****Verneuil**, O. ✳, 1850 ; professeur à la Faculté, chirurgien de la Pitié, membre de l'Académie de médecine ; les mardis, jeudis et samedis, de 1 h. à 3 h., boulevard du Palais, 11.

Verneuil (Mlle), 1870 ; de 1 à 3 h., rue Lamennais, 7.

****Verrier** (Eugène), Paris, 21 août 1863, ✪ A., ✳, ✳ ; de 4 à 6 h., rue Saint-Honoré, 370.

Verrollot (A.), Paris, 17 mars 1867 ; de 1 à 2 h., rue du Parc, n 10, à Ivry-sur-Seine.

Verwaest (A.), mars 1874 ; licencié ès sciences, mardis et samedis, de 9 à 11 h., rue Saint-Jacques, 169.

Vialle (E.), 5 août 1872, *vaccinations*, *maladies des enfants*, de 1 à 3 h., boulevard Poissonnière, 20 ; clinique à 10 h., rue Bleue, 12.

Vibert, 1877 ; les mardis, jeudis et samedis, de 4 à 6 h., boul. Saint-Germain, 50.

Vicente, Paris, 1876 ; rue Legendre, 142.

Viciot, 1879 ; de midi à 2 h., et de 8 à 10 h. du soir, rue Lamartine, 46.

Vidaillet, 1868 ; de 2 à 4 h., avenue de l'Opéra, 34.

****Vidal** (E.), O. ✳, 27 janvier 1855 ; médecin de l'hôpital Saint-Louis ; lundi, mercredi, vendredi, de 1 à 3 h., rue Cambon, 49.

Vidal (A.-E.-M.), 1878, boulev. de l'Hôpital, 12.

Vigier (E.), 23 janvier 1867 ; mardi, jeudi, samedi, de 1 à 3 h., avenue de Neuilly, 83, à Neuilly.

Vignolo (G.), Paris, 1842 ; les mardis, jeudis et samedis, de midi à 2 h., rue du Four, 36.

Vigouroux (Romain), ✳, 1858 ; chef du service d'électro-thérapie de la Salpêtrière ; de 3 à 5 h., rue Notre-Dame-de-Lorette, 22.

Vigouroux (H.), ✪ A. ✳, ✳, Montpellier, 1878 ; de 1 à 3 h., le vendredi excepté, rue Saint-Martin, 140.

Viguès, ✳, 31 décembre 1850; ancien interne des hôpitaux, rue de Miroménil, 8; *n'exerce plus.*

Vilain (H.), 1876. — (Dr **Henry.**)

Villain (A.), 1877; lund., merc., vend., de 1 à 3 h., rue du Caire, 51. — Clinique : mard., jeud., sam., de 1 à 3 h., faub. Saint-Denis, 55.

Villaret (Alexandre), 1862; de 1 à 3 h., rue du Mail, 14.

Villemin (J.-A.), Strasbourg, 1853, O, ✳; les mardis, jeudis et samedis, de midi à 2 h., rue de Bellechasse, 34.

Villeneuve, 1865; de 3 à 4 h., rue Truffaut, 18.

Villeneuve (J.), rue de l'Union, 22, à Clichy-la-Garenne (Seine).

Villette, 31 juillet 1831; de 3 à 4 h., rue d'Aboukir, 68.

Villiers (Ch. de), ✳, 9 juillet 1836; membre de l'Académie de médecine, médecin en chef du chemin de fer de Lyon, de midi à 2 h., rue de l'Arcade, 8

Vimont, 30 mars 1847; de 1 à 2 h., boulevard Saint-Germain, 47.

Vimont (E.-G.), 1882; boulevard Saint-Germain, 47.

Vinache, Paris, 3 mars 1880; de 2 à 4 h., rue de Fleurus, 23.

Vincenot, 1846, rue des Fossés-Saint-Jacques, 26.

Vincent, O. ✳, 1844; ancien médecin principal de l'armée, de 1 à 2 h., à l'Hôtel des Invalides.

Vincent, 1882; de 1 à 3 h., les lundis, mercredis et vendredis, rue Mouton-Duvernet, 22.

Vincent, rue de Vaugirard, 59 *bis*

Vio-Bonato (Antonio), ✳, C. ✳, 2 février 1861; de 1 à 3 h., rue Lafayette, 79.

Violet, Paris, 1876; de 1 à 3 h., rue Condorcet, 74.

Visinier, 1840; de 11 à 1 h., rue Moncey, 16.

Vitré (*voyez* **Bouché de**).

Vivien, Montpellier, 21 décembre 1851; de 10 à 4 h., boulevard de Strasbourg, 67; *n'exerce pas.*

Vivien (Eugène), 1883; rue de Courcelles, 192.

Vivien (J.-B.-G.), 1873, rue des Moines, 19.

Voelker (G.), 3 juin 1868; les mardis, jeudis et samedis, à 2 h., rue de la Michodière, 4.

Vogt, Paris, 8 juin 1881; rue d'Enghien, 22.

Voisin (Auguste), ✳, janvier 1858; médecin de l'hospice de la Salpêtrière; lundi, merc., vend., de 1 à 3 h., rue Séguier, 16.

Voisin (Jules), 1876; médecin de Bicêtre; de 1 à 3 h., lundi, mercredi et vendredi, faubourg Poissonnière, 58.

Vollant, ✳ I. 27 juin 1835; de midi à 1 h., avenue d'Italie, 74.

Vosy (A.), Paris, 1872; de 1 à 2 h., rue de Seine, 13, à Choisy-le-Roi (Seine).

Voury, 1874; ancien interne des hôpitaux; à Châtel-Guyon, du 1er juin au 1er octobre; rue Saint-Lazare, 93.

Vrain, 1878; de 2 à 3 h., rue Monge, 19.

Wuillomenet, 1884, rue des Beaux-Arts, 6.

***Vulpian**, ✳, 21 juillet 1853 ; professeur à la Faculté, médecin de la Charité ; les mardis, jeudis et samedis, de 4 à 6 h., rue Soufflot, 24.

Wakefield (W.), 1882, rue d'Astorg, 30.

***Walther**, O. ✳, 1855 ; les lundis, mercredis, samedis, de   à 2 h., rue Tronchet, 2.

Walther, 1885 ; de 4 à 6 h., rue La Boëtie, 58.

***Warmont** (A.-J.), 1858 ; de 1 à 3 h., rue du Four, 50.

Warren-Bey, ✳, ✳, 1875 ; de 2 à 4 h., rue Caumartin, 15.

***Watelet**, Paris, 1871 ; tous les jours, excepté le mercredi, de 1 à 2 h., rue de Sèvres, 139.

Weber (Arthur), 1877 ; boulevard Pereire, 195.

Weber (G.-L.), 1884, boulev. Pereire, 195.

***Wecker** (Louis de), O. ✳, Paris, 15 mai 1861 : de 1 à 4 h., rue du Cherche-Midi, 55 ; de 4 à 6 h., avenue d'Antin, 31.

***Weill**, ✳, 1874 ; ex-médecin de l'hôpital de Rothschild, méd. du chemin de fer du Nord ; les mardis, jeudis et samedis, à 2 h., rue Saint-Lazare, 104.

Weill (J.), 1885 ; de 2 à 4 h., rue de Turenne, 68.

Weisgerber (A.), Paris, 1877 ; de 1 à 3 h., 14, rue Milton.

***Weisgerber** (H.), 1879 ; de 2 à 4 h., le jeudi excepté, faubourg St-Honoré, 262.

Weiss, 1873, boulev. de Châteaudun, 27, à Saint-Denis (Seine).

***Wertheim** (L.), ✳, médecin consultant ; inspect. adjoint des eaux minérales du département de la Seine ; de 3 à 4 h., rue de Lisbonne, 41.

***Wickham** (E.), 1885 ; lundi, merc., vend., de 1 à 3 h. — *Voies urinaires.* — Rue des Ecuries-d'Artois, 24.

Wickham (G.), G. C. ✳, C. ✳ ✳, O. ✳ ✳, ✪ I., chirurgien herniaire ; de 4 à 5 h., rue de la Banque, 16.

Wickersheimer (C.-E.), 1874, rue Mozart, 21.

Wiet (E.), 1881, rue Lafayette, 144.

Wilhem ; de 2 à 4 h., avenue de l'Observatoire, 49.

Willemin, 1847 ; inspecteur-adjoint des Eaux de Vichy, rue du Général-Foy, 34 ; *n'exerce pas.*

Willette (J.-T.), 1877 ; lundis, mercredis, vendredis, de 1 à 2 h., rue Lepic, 25.

***Worbe**, secrét. adj. biblioth. arch. du Comité consultatif de santé de l'armée, avenue de Breteuil, 23.

***Worms** (Jules), O. ✳, Strasbourg, 6 décembre 1852 ; méd. en chef honoraire de l'hôpital de Rothschild, médecin en chef de la Cᵉ du Nord ; lundi, mercredi, vendredi, de 4 à 6 h., rue Pierre-Charron, 32.

Worthington, Paris, 1875, rue de l'Arcade, 4.

Wouves (Rézard de) ; *voyez* **Rézard.**

Wroznowski ; de 8 à 11 h., rue Barouillère, 8.

Wuillamier, 1882 ; de 2 à 4 h., rue Turbigo, 85.

Yves, 1863 ; de 2 à 4 h., rue Bausset, 1 (Vaugirard).   6.

Yves, rue de Vaugirard, 244.

Yvon, 11 mars 1882; les lundis, mercredis et vendredis, de
1 à 3 h., place de la Bastille, 7.

Zabé, mai 1867; de 2 à 4 h., jeudi excepté, faubourg Poissonnière, 104.

Ziembicki (G.-J.-A.), 1875, rue Le Peletier, 31.

Zuber; les lundis, mercredis, vendredis, de 2 à 3 h., rue
d'Ulm, 30.

DOCTEUR RANQUE

Membre de la Société française de Physique
Membre fondateur de la Société internationale des Électriciens

13, rue Champollion 13,

PARIS

PRÉPARATION AUX BACCALAURÉATS

ET AUX

EXAMENS DU DOCTORAT EN MÉDECINE

---

*Du 1ᵉʳ novembre 1884 au 1ᵉʳ août 1885, sur 85 élèves qui se sont
présentés ayant suivi le Cours, 79 ont été reçus.*

*Pendant l'année scolaire 1885-86, sur 103 élèves qui se sont
présentés ayant suivi les cours, 93 ont été reçus.*

Le Docteur Ranque reçoit tous les jours, de midi à 1 heure.

OFFICIERS DE SANTÉ ET DENTISTES (1)

MM.

Adam, 1875 ; dentiste ; de midi à 4 h., quai Saint-Michel, 29.
Adde-Margras, boulevard Poissonnière, 24.
Alias, 1846 ; à Chennevières (arrondissement de Sceaux).
Andrieu, 1858 ; rue de la Paix, 2.
Angerville (L.-D.), 1879 ; rue de Grammont, 20.
Arrault, rue de Paris, à Aubervilliers (arrond. de Saint-Denis).
Bachelet, 1868 ; rue de l'Arc-de-Triomphe, 4.
Bailly, de 10 à 5 h., rue Taitbout, 5.
Barrié, (A). D.E.D.P., de 9 à 5 h., avenue des Champs-Ely-
  sées, 108.
Baslé (P.-A.), 1870 ; rue de la Tombe-Issoire, 31.
Béglu (H.), 1878 ; boulevard de l'Hôpital.
Bergeron, expert près la justice de paix du 1er arrondisse-
  ment, membre de l'École dentaire, dentiste de plusieurs col-
  lèges, de 10 à 5 h., rue Saint-Honoré, 243.
Bernard (Adolphe), 1858 ; de midi à 4 h., rue de Rivoli, 32.
Biard, 1857 ; de 11 à 1 h., rue des Carrières, 25, à Vincennes ;
  n'exerce pas.
Bielawski (Félix), 1881 ; rue d'Allemagne, 133.
Billant, 1868 ; de midi à 3 h., rue de Berlin, 27.
Bioux, rue Caumartin, 28.
Blondeau (E.-C.), 1848 ; rue Ramey, 42.
Bolla, dentiste (*Voir Prevot*).
Bon (F.-V.), 1873 ; boulevard Saint-Germain, 26.
Bontemps, 21 novembre 1845 ; de midi à 2 h., rue de la Cha-
  pelle, 17.

---

(1) Les noms sans indication de profession sont les officiers de santé.

Nota. — La liste des officiers de santé du département de la Seine comprend les médecins français qui exercent en vertu d'un diplôme d'officier de santé délivré pour le département de la Seine, soit par l'ancien jury médical, soit par la Faculté de Paris, et les médecins étrangers qui ont obtenu du ministre de l'instruction publique la déclaration d'*équivalence* de leur grade. La déclaration d'*équivalence* diffère de l'*autorisation* à exercer en ce que, dans le premier cas, le doctorat étranger n'est admis que pour le titre d'officier de santé, ce qui restreint le droit d'exercer à un seul département. Les officiers de santé français qui ont obtenu ou acquis le titre de docteur en médecine ou en chirurgie dans une Faculté ou Université étrangère ne peuvent, sans usurpation de titre, ajouter le mot *docteur* à leur nom ; pour le rang et les droits professionnels en France, ils restent dans la classe des officiers de santé et ne peuvent, nonobstant leur titre de docteur étranger, exercer que dans le département dans lequel ils ont été reçus.

Nous avons ajouté à cette liste les dentistes du département de la Seine.

Bontemps (H.-C.), 1875; rue de la Chapelle, 17.

Bouché de Vitré (Ch.-A.), 1865; rue du Point-du-Jour, 128, à Boulogne (Seine).

Bouillon 1876; rue de la Chapelle, 112.

Bourjeaud (Philippe), ancien chirurgien de la marine, rue Bastiat, anc. rue Neuve-Fortin, 7.

Boutelant, 1885; rue de Flandre, 92.

Brasseur, médecin-dentiste, successeur des Drs Toirac et Dalain; de 11 à 4 h., rue Mogador, 6, absent du 16 août au 1er octobre.

Brière (M.-L.-L.), 1883; boulevard Pereire, 195, *n'exerce pas*.

Burgué, avril 1850; de 10 h. à midi, r. des Fêtes, 36.

Cassiau (S.), dentiste, de 10 à 6 h., rue Monge, 85.

Cattiaux, 17 avril 1845; de 7 à 8 h. du matin et de 10 à 11 h.; consultations gratuites les lundis et vendredis, de 8 à 10 h. du soir, rue Clavel, 4.

Chable, décembre 1854; pharmacien, 24 juin 1837; rue Vivienne, 36.

Chapusot, 27 octobre 1832; de midi à 2 h., rue Castiglione, 10.

Charlier (H.), chirurgien-dentiste; de 9 à 5 h., rue de l'Ouest, 14.

Chatenier, Paris, 1873; boulevard de Port-Royal, 82.

Chaule, 1844; Grande-Rue de Montreuil, 52.

Colson (A.), 1858; dentiste, de 10 à 4 h., place des Victoires, 3.

Conan (Pierre-Marie), 1884; Grande Rue, 31, à Stains.

Coquart (Ch.-V.), 1859; rue Oberkampf, 146.

Cornilleau, Paris, 1880; rue Saint-Denis, 33, à Gennevilliers.

Cortot, Paris, 1879; rue Olivier-de-Serres, 50.

Courant (Théodore). — *Clinique d'électricité médicale.* — De midi à 6 h., rue Saint-Denis, 28, à Courbevoie (Seine).

Courlet, 22 décembre 1860; rue de Belleville, 52.

Courrège, rue Myrrha, 7.

Coutant, 13 mars 1850; à Montreuil; *n'exerce pas*.

Crignier (H.), chirurgien-dentiste, sous-directeur-adjoint à l'École dentaire de France, secrétaire du Conseil d'administration de l'Institut odontotechnique, de 10 à 4 h., rue Taitbout, 27.

Danel (Mlle), 1876; de 1 à 3 h., avenue d'Orléans, 110.

Danjou, rue Escudier, 35, à Boulogne (arrondissement de Saint-Denis).

Daudin, 1883, rue de l'Abbé-de-l'Épée.

Dejardin (A. H.), juillet 1856; dentiste de l'hôpital Beaujon; de 11 à 4 h., boul. de Sébastopol, 37.

Delehaye, 1865.

Delestrée (L.-A.), 1859, docteur belge, mardi, jeudi, samedi, de 1 à 3 h., rue Albouy, 3.

Delsart, 1858; de 10 à 5 h., rue Laffitte, 13.

Dervillez, 18 mai 1854; docteur de la Faculté d'Iéna; de 1 à 3 h., rue de la Chaussée-d'Antin, 56 *bis*.

Desachy (Emile), 1873; lauréat de la Faculté de médecine de Paris; de 1 à 3 h., rue de la Tour-d'Auvergne, 22.

Dibot (H.-A.), 1864; rue Saint-Lazare, 31.

Donon (A.-E.), 13 décembre 1850; de midi à 3 h., à St-Denis.

Dubois (Paul), dentiste, diplômé de l'École dentaire libre de Paris; de 10 à 5 h., rue d'Amsterdam, 2.

Dubreuil (A.-H.), 1846, rue Guy-de-la-Brosse, 13.

Ducholet, 2 avril 1835; de midi à 1 h., rue de la Verrerie, 2.

Dumont (Th.), 5 mars 1856; de 11 à 2 h. rue Rochechouart, 84.

Ellison, dentiste; de 9 à 6 h., rue de Clichy, 88, et place de Clichy, 2.

Evans (John), ✳, dentiste, avenue de l'Opéra, 19.

Evans (Thomas), C. ✳, dentiste, rue de la Paix, 15.

Faurie (Morisse), ex-interne des hôpit., profes. libre de pathologie des voies urin., de 9 h. du m. à 9 h. du s. Boul. Magenta, 75.

Févotte (Ch.-M.), 1861; rue Lacroix, 39.

Fillastre (Ed.), 1867; rue Fondary, 56.

Foissy, Paris, 1873; rue de Jussieu, 37.

François (E.-L.), 1885; rue Jacques-Cœur, 9.

Franquet, 14 décembre 1852; de 1 à 2 h., rue St-Antoine, 110.

Gallois, 1867; à Maisons-Alfort (Seine).

Gantillon (H.-E.), Savannah (Amérique), 1858, Paris, 1862; de 2 à 3 h., rue de Castiglione, 10.

Gardez, 3 mai 1850; à Romainville.

Garnier (Pierre), ✳, 29 avril 1841; de 11 h., à midi, rue de Clichy, 61.

Gaube, rue Sainte-Isaure, 23.

Georgel (E.), chirurgien-dentiste; faubourg Saint-Martin, 147.

Gobert-Lemaire, 1843; de 9 à 4 h., rue Blanche, 2.

Grosse (El.-Jos.), 1er juin 1865; à Rosny-sous-Bois.

Guerne, chirurgien-dentiste; boulevard Magenta, 38.

Guido, 1847; de 2 à 4 h., rue de Buci, 12.

Guillot (F. et L.), chir.-dentiste, de 10 à 5 h., boulevard de Strasbourg, 62.

Hallier, 1873; médecin orthopédiste, rue Vintimille, 3.

Hénon (Jules), 1855; dentiste, ancien cabinet Boulu; de 9 à 4 h., rue Caumartin, 48.

Heriot (Charles), 13 décembre 1853; de 1 à 2 h., r. Oberkampf, 72.

Hoffmann, doct. de Bruxelles; de midi à 2 h., r. Lafayette, 166.

Jacob (d'Alize), 5 octobre 1831; de midi à 2 h., rue de Metz, 14.

Jeanson, Paris, 1856; de 1 à 3 h., faub. Saint-Antoine, 172 *bis*.

Joannin (J.-J.-J.), 4 mai 1848; de 2 à 6 h., rue du Château-d'Eau, 38.

Josset, Paris, 1880; de 1 à 3 h., rue des Abbesses, 9.

Jouland, Paris, 1875; rue du Parc, 22, à Ivry.

Joulié, 6 mai 1844; à Gennevilliers (arrondissement de Saint-Denis).

Juppet, 1852; à Fontenay-aux-Roses (arrondiss. de Sceaux).

Kuenzi (T.), 1879 ; chirurg.-dentiste, de 9 à 11 h., et de 1 à 4 h., quai du Louvre, 22.

Labbé, chirurg.-dentiste; de 10 h. à midi, et de 2 à 4 h., place du Havre, 16.

Landau (Joseph), dentiste; de 10 h. à midi, et de 1 à 5 h., rue Drouot, 7.

Lapierre, Paris, 1878; rue de la Mairie, 12, à Gentilly.

Laplaigne, 1874; rue Renault, 8.

Lasnier, de 10 à 6 h., rue de Richelieu, 18.

Lavabre, rue Ramey, 5.

Léard (J.-M.), 1876 ; rue de Charonne, 24.

Lebon (Edmond), 1883, faubourg Saint-Antoine, 277.

Lecaudey, 8 avril 1859 ; docteur de la Faculté d'Erlangen, 27 juillet 1863 ; de 8 à 4 h., boulev. Haussmann, 17.

Lecompte, 1884 ; rue Ménilmontant, 105,

Lelièvre, rue des Trois-Bornes, 34.

Lemos (L. de) dentiste, 1881, diplômé à l'Ecole dentaire de Paris ; de 10 à 5 h., rue Radziwill, 9.

Lenoir, 1873 ; rue de Bretagne, 49.

Lepilleur, 1856 ; à Boulogne (arr. de Saint-Denis).

Le Pontonier, 1868 ; boulevard de la Gare, 139.

Lequesne, ✤, 21 septembre 1823 ; Grande-Rue, 82, à Nogent-sur-Marne (arr. de Sceaux).

Le Thière, ✤, ✳, 9 mai 1846 ; Giessen, 1852 ; de 3 à 5 h., rue Notre-Dame-de-Lorette, 58.

Love (Frédérick), ✤, ✳, ✳, docteur en médecine de l'Université d'Iéna en 1841 ; jury médical français, 1851 ; de 1 h. à 3 h., mercredis et dimanches exceptés, rue d'Aumale, 9.

Loyal, Paris 1880 ; rue Bénard, 1.

Maleski (Mlle Aline-Amélie), 1885 ; rue Poultier, 9.

Mallet, 1858 ; avenue Parmentier, 180.

*Martinelli, 18 décembre 1850 ; rue Nollet, 61.

Massacrie-Durand (Emile), 13 mai 1851 ; de 11 h. à midi, rue du Faubourg-Saint-Denis, 72.

Maugeis, 14 novembre 1845 ; de 11 à 1 h., faub. St-Denis, 126.

Mayer (Adolphe), 3 décembre 1851 ; de 2 à 4 h., r. Lecourbe, 93.

Mellier, rue de Sèvres, 110.

Meng (Louis), dentiste, 1881, de 2 à 4 h., rue de Rennes, 59.

Mennesson ✤A, avenue de Saint-Ouen, 78.

Michaels, O. ✤, ✳, chirurgien-dentiste américain, professeur de dentestérie opérative à l'Ecole dentaire de France; de 10 à 4 h., avenue de l'Opéra, 45.

Montpellier, 25 novembre 1848 ; de midi à 2 h., r. d'Arcole, 11.

Moore (James-E.), de 2 à 4 h., aven. de l'Opéra, 34.

Motte, Paris, 1870, de 1 à 3 h. et le soir de 7 à 9 h., boulevard Voltaire, 139.

Papot (Ed.), chir.-dentiste, 1885, de midi à 5 h. (matin, avec rendez-vous), faubourg Montmartre, 42.

Paulin, dentiste, *docteur en médecine,* 1879; de 1 à 5 h., rue Taitbout, 11.

Pechenet, 1859, rue des Halles, 5.

Pinard (D.), dentiste; de 2 à 5 h., rue Laffitte, 18.

Pincot, 1er août 1879; rue de Paris, 3, à Bagnolet.

Piron (F.), 18 novembre 1846; de midi à 2 h., rue de l'Eperon, 10.

Poinsot, chirurgien-dentiste, professeur à l'école dentaire libre de Paris, 1864; consultations de 7 h. matin à 4 h. soir, rendez-vous de 9 h. à midi, rue de la Victoire, 34.

Poirson (V.), ✳, 2 mai 1853; de 3 à 5 h., rue des Grands-Augustins, 18.

Poussard, 24 décembre 1854; rue Lamartine, 5.

Prudhomme (Louis), dent'ste, 1868; de 11 à 5 h., boulevard Poissonnière, 14.

Pujos, 12 mai 1846; boulevard Voltaire, 243.

Raspail (Camille), 23 décembre 1854; de 11 à 1 h., rue Barra.

Ravary, 1861; à Issy.

Régnart (Félix), 28 octobre 1843; dentiste, de 8 h. du matin à 6 h. du soir, quai du Louvre, 18.

Regnault, 1838; de midi à 2 h., rue Montmartre, 155.

Ribeaucourt, 7 décembre 1853; de 1 à 3 h., rue de Sèvres, 74.

Richard (d'Aulnay), 26 octobre 1833; dentiste, de 10 à 4 h., rue de la Chaussée-d'Antin, 15.

Richard--Chauvin, dentiste, 1881, chef de clinique à l'hôpital dentaire de Paris, de 9 à 5 h., rue Lafayette, 73.

Robbe (de Rhégart), 18 mai 1854; de 3 à 5 h., rue d'Amsterdam, 80.

Roelandts, 11 mai 1848; de 8 à 9 h. du matin, rue Hébert, 5, à Courbevoie (Seine).

Roland, 27 août 1852; de 11 à 7 h., place Henri IV, à Suresnes, (arrondissement de Saint-Denis).

Ronnet, dentiste, chef de clinique à l'hôpital dentaire de Paris, de 10 à 5 h., rue des Filles-Saint-Thomas, 5.

Rossi-Hartwick de 9 à 5 h., rue Saint-Honoré, 185.

Rouch (Benjamin), 12 mars 1856; de 2 à 4 h., rue Cadet, 5.

Roux, 22 mai 1854; rue Montorgueil, 19.

Rouxel, Paris, 1878; rue du Ruisseau, 39.

Ruelle (Henri), 11 juillet 1860; de midi à 1 h., rue de Meaux, 15.

Sallefranque, Paris, 1876; r. de la Station-du-Parc, à St-Maur.

Salmon, 28 décembre 1854; à Suresnes.

Salomon, 29 décembre 1854; rue Lechapelais, 12.

Sandilhon, 16 août 1859; de 2 à 4 h., rue Oberkampf, 124.

Sarazin, de 1 à 3 h., rue Lécluse, 8.

Sassey, 11 octobre 1817; de 10 à 11 h., rue Saint-Aubin, 14, à Vitry (arr. de Sceaux).

Saussine, 1863; médecin-dentiste; de 9 à 5 h., rue Drouot, 24.

Savary, 18 avril 1847; dentiste; de 10 à 4 h., rue Saint-Honoré, 235.

Schwartz, avenue de Neuilly, 150.

Séailles (Debordieu), 20 avril 1842; rue Saint-Martin, 215.

Secretain, 22 avril 1841; de midi à 2 h., quai de Gesvres, 8.

Silvestre, 19 mai 1854; rue de Turbigo, 38.

Sirugues (J.), 12 août, 1856; de 1 à 3 h., rue Réaumur, 15.

Stein (Elie), Leyde 1er février 1837; Moscou, 1834; autorisé à exercer dans le département de la Seine, par arrêté ministériel de 1859; de 1 à 3 h., avenue de Villiers, 109.

Stevens (Mordaunt), O. ✻, docteur-dentiste, Londres et Philadelphie, 1869; de 9 à 2 h. avec rendez-vous pris à l'avance; de 3 à 4 h. sans rendez-vous, rue Cambon, 42 (près la Madeleine).

Suhrer (Charles-Théodore), 12 mai 1840; de midi à 2 h., boulevard de Magenta, 1.

Sursin, rue Littré, 20.

Sus, 2 septembre 1824; rue Saint-Denis, 39, à Noisy-le-Sec (arrond. de Saint-Denis).

Tellotte, 1878; rue Claude-Bernard, 7.

Tissier (Pierre), 12 novembre 1846; rue Sainte-Opportune, 3.

Trosseille, tous les jours, de 1 à 4 h., jeudis et dimanches exceptés, et les lundis, mercredis et vendredis de 7 à 9 h. du soir, rue de Rambuteau, 28.

Valadon, rue de Rivoli, 48.

Van-Hoeck, dentiste diplômé de l'Ecole Dentaire de France, de 10 à 5 h., rue de l'Abbé-Grégoire, 20.

Varengue, 3 septembre 1850; pharmacien, rue de Rueil, 9, à Suresnes (arr. de Saint-Denis).

Vautier, 5 novembre 1841; médecin-dentiste; de 10 à 4 h., rue Jean-Jacques-Rousseau, 13.

Veluet (E.), de 1 à 3 h., rue du Regard, 18.

Viau (G), chirurgien-dentiste ✻ A, 1881; professeur à l'Ecole dentaire de Paris, de 9 à 4 h., boulevard Haussmann, 47.

Vigot, rue Notre-Dame-de-Lorette, 12.

Vincenot, ✻, 14 août 1843; docteur de la Faculté d'Erlangen, 1858; de 9 à 10 h., rue d'Arcueil, 37, à Gentilly (arr. de Sceaux); à Paris, rue des Fossés-Saint-Jacques, 26.

Wickham (C.), ✻; G. C. ✻; C. ✻, ✻, O. ✻; chirurgien-herniaire; de 4 à 5 h., rue de la Banque, 16.

ARNOLD PÉDICURE, 3 fr. la séance, chez lui tous les jours de 1 h. à 5 h.; quel que soit le nombre de cors. 105, *rue Montmartre, Paris.*

DENTISTES RECOMMANDÉS

Barrié (A.), D. E. D. P., de 9 à 5 h., avenue des Champs-Elysées, 108.

Cassiau (S.-T.), de 10 à 6 h., rue Monge, 85.

Charlier (H.), de 9 à 5 h., rue de l'Ouest, 14.

Colson (E.), chirurgien-dentiste, de 10 à 4 h., place des Victoires, 3.

Crignier (H.), chirurgien-dentiste, de 10 à 4 h., rue Taitbout, 27, sous-directeur-adjoint de l'Ecole dentaire de France, secrétaire-adjoint du Conseil d'administration de l'Institut odontotechnique.

Dejardin (A.-H.), 1856; de 11 à 4 h., boulevard Sébastopol, 37.

Dubois (P.), D. E. D. P., 1882; de 10 à 5 h., rue d'Amsterdam, 2.

Durand, faubourg Saint-Denis, 72; rue Richer, 23. Ecole et hôpital dentaires.

Ellisson (E.), chirurgien-dentiste, de 9 à 6 h., rue de Clichy, 88 (place Clichy).

Georgel (E.), chirurgien-dentiste, rue du Faubourg-Saint-Martin, 147.

Guerne, chirurgien-dentiste, boulevard Magenta, 38.

Guillot (F. et L.), chirurgien-dentiste; de 10 à 5 h., boulevard de Strasbourg, 62.

Institut odontotechnique de France. comprenant : 1° Société odontologique (syndicat dentaire) ; 2° Ecole dentaire; 3° Clinique dentaire (consultations gratuites tous les matins de 8 à 10 h. — Président: Docteur Andrieu ; Directeur de l'Ecole de clinique : M. Brasseur.

Kuenzi (T.), 1879; de 9 à 11 h., et de 1 à 4 h., quai du Louvre, 22.

Lemos (L. de), D. E. D. P., 1881; de 10 1/2 à 5 h., rue Radziwil, 9.

Levadour fils (L.), chirurgien-dentiste, D. E. D. P., de 10 à 4 h., rue Papillon, 18 (Square Montholon).

Meng (Louis), chirurgien-dentiste, 1851; de 1 à 4 h., rue de Rennes, 59.

Michaels, O. ✳, ✳. chirurgien-dentiste américain, professeur de dentesterie opérative à l'Ecole dentaire de France ; de 10 à 4 h., avenue de l'Opéra, 45.

Papot (Ed.), D. E. D. P., 1885 ; de midi à 5 h., rue du Faubourg-Montmartre, 41 ; matinées réservées aux rendez-vous.

Poinsot, (P.), 1864; chirurgien-dentiste, professeur à l'Ecole dentaire de Paris, de 1 à 4 h., rendez-vous de 9 à midi, rue de la Victoire, 34.

Poinsot, chirurgien-dentiste, professeur à l'Ecole dentaire libre de Paris, membre de la chambre syndicale des dentistes de France, de 10 à 5 heures du soir, rue Chauchat, 10.

Prud'homme (Louis); 17 octobre 1868 ; de 11 à 5 h., boulevard Poissonnière, 14 (Maison du Pont-de-Fer).

Richard-Chauvin (L.), 1881 ; chef de clinique à l'hôpital dentaire de Paris, de 9 à 5 h., rue Lafayette, 73.

Saumur (D.), diplômé de l'École dentaire de Paris, 1884 ; O ✳, de 9 à 5 h., rue Oberkampf, 46.

Séguy de Villiers (P.), dentiste, faubourg Saint-Denis, 66.

Sichel (S.), de 9 à 5 h., boulevard du Temple, 38.

Siffre (Ach.), de midi à 3 h., rue Saint-Jacques, 320.

Van Hoek (J.), D. E. D. F. ; de 10 à 5 h., rue de l'Abbé-Grégoire, 20.

Viau (G.), 1881 ; ✪ A., chirurgien-dentiste, professeur à l'École et hôpital dentaires de Paris, de 1 à 4 h., boulevard Haussmann, 47.

Maison fondée en 1851.

Imprimerie Alcan-Lévy

24, *rue Chauchat*, 24 — *Hôtel du* Siècle

Impressions en tous genres

Catalogues et Prix-Courants

Livres et Brochures

Impressions en caractères Elzéviriens
Illustrées avec les fleurons du temps

Tirages en couleurs

Mémoires — Rapports

Imprimés pour la Librairie, le Commerce et les Administrations

Journaux et Revues

Outillage (système breveté)

Clicherie — Stéréotypie

Médailles à l'Exposition Universelle de 1878

PHARMACIENS

MM.

Abadie, rue Saint-Martin, 125.
Abadie (Marius), 1884 ; rue d'Auteuil, 32.
Acard (Ed.), pharmacien de 1re classe ; 1877 ; r. St-Honoré, 213, et rue du 29 Juillet, 10.
Acquérin (Albert), 1880 ; rue Lepic, 24.
Adam, 1839 ; **docteur** en médecine, 1879 ; pharm. en chef de l'hôpital Beaujon, faubourg Saint-Honoré, 208.
Adam, 1865 ; rue Bonaparte, 45.
Adde, rue du Marché-St-Honoré, 7.
Adrian, 1859 ; rue de la Perle, 11.
Agard, rue du Temple, 143.
Ailhet, 1869 ; boulevard des Batignolles, 78.
Alexandre (J.), rue des Mathurins, 19.
Alexandre (G.), 1885 ; rue Saint-Dominique, 116.
Allender, 1874 ; Grande-Rue de Saint-Mandé, 72.
Allié, 1865 ; *maison J.-P. Laroze et Cᵉ*, rue des Lions-Saint-Paul, 2.
Aloncle, rue de Turbigo, 57.
Altmeyer, 1882 ; route d'Asnières, 81, à Levallois-Perret (Seine).
Amiard, rue de Bagnolet, 109.
Anastay, boulevard des Filles-du-Calvaire, 16.
Andler, rue Legendre, 191 et rue Balagny, 70.
Andrieux (Ch.), ex-médecin aide-major au Val-de-Grâce, rue de Maubeuge, 15.
Ansaldy (Eug.), Paris 1886 ; rue Monsieur-le-Prince, 42.
Armingeat, rue Vanneau, 39.
Arnal (F.), 30 juin 1843 ; aux Lilas.
Arnaud, 1853 ; rue Montmartre, 141.
Arnault, rue Saint-Lazare, 101.
Arnoult, rue Turbigo, 22.
Arrault, 1828 ; rue Lepic, 11.
Astier (P.), 1882 ; avenue Kléber, 72. *Pilules de Suez.*
Aubert, 1872 ; rue Saint-Charles, 118.
Auby, 1873 ; boulevard Arago, 37.
Aucompte, 1882 ; rue d'Allemagne, 148.
Aumonier, 1873 ; rue Saint-Placide, 58.
Aureille, 1878 ; faubourg Saint-Denis, 98.
Avisard, 1861 ; rue de Jussieu, 45.
Azémar, 1874 ; rue de Vanves, 293.
Bach, 1878 ; rue du Chemin Vert, 112.

Backhouse, rue de la Paix, 5.
Bagros, 1875 ; rue d'Auteuil, 42.
Bain (J.), 1864 ; rue de Londres, 15.
Bainier, 1874 ; rue de Belleville, 44.
Bals, 1829 ; rue des Dames, 8.
Barascud, 1874 ; rue du Cherche-Midi, 57, et rue de l'Abbé-Grégoire, 19.
Barbara, 1871, à Clichy (Seine), rue de Paris, 10.
Barbier (Jh.), 1851 ; rue des Lombards, 50, 52 et 54.
Barbier (N.), 1857 ; rue du Commerce, 72.
Bardet (A.-A.), 1858 ; rue de Sèvres, 76.
Bardin, 1869 ; rue Gay-Lussac, 38.
Baré, 1878 ; rue Charles V, 14.
Barenne, rue Boissy-d'Anglas, 31.
Bargallo, 1878 ; rue d'Allemagne, 94.
Barnouin (A.), 1868 ; rue de Lyon, 43.
Barnouvin, avenue de Neuilly, 153, à Neuilly (Seine).
Baron, boul. Magenta, 105.
Barral (Louis), 27 juillet 1841 ; boulev. Beaumarchais, 90.
Barré-Gallois, boulevard Latour-Maubourg, 25.
Barrier, 1854 ; boulevard de Belleville, 43.
Barthélemy, rue Claude-Bernard, 72.
Baslé, rue de la Tombe-Issoire, 51.
Baudin, rue Keller, 20.
Bayle, 1875 ; rue Mouton-Duvernet, 20.
Bazenerie, 1873 ; rue de Port-Mahon, 10.
Beaulavon, Grande-Rue, 18, à Alfortville.
Beaumont (Léon), rue Réaumur, 6.
Beck, rue du Faubourg-Poissonnière, 4.
Bédu, 1868 ; rue Saint-Maur, 205.
Béguin, 1874 ; rue Oberkampf, 87.
Belières (A.), Paris, 1885, rue de la Chapelle, 64.
Bellanger, rue Payenne, 4.
Beluze, 1851 ; rue de Vaugirard, 315.
Bender (J.), boul. St-Martin, 12. — *Pharm. centr. des spécial.*
Benoist (Gustave), 1869, boul. de Courcelles, 5.
Benoit, 1859 ; avenue du Maine, 43.
Bergeaud, 1885 ; boul. Victor-Hugo, 127, à Clichy (Seine).
Bergerolle, 1885 ; rue d'Hauteville, 31.
Béringer, 1872 ; rue du Vieux-Colombier, 3.
Berna, 1871 ; rue Rebeval, 43.
Berthiot, 1852 ; rue du Faubourg-Saint-Antoine, 107.
Berthiot, 1878 ; rue d'Avron, 20.
Berthod, 1881 ; rue du Chemin-Vert, 96.
Bertrand, avenue de Versailles, 182.
Besse, rue de la Monnaie, 23.
Besson, 1878 ; rue de la Villette, 27.
Betis, 1880 ; rue Saint-Denis, 8.

Beynet, rue de Chaillot, 10.
Biard, 1877; rue Réaumur, 15.
Bidet, Grande-Rue, à Nogent-sur-Marne (Seine).
Blacque, 1878; rue Clignancourt, 38.
Blaise, à Montreuil (Seine).
Blancard, 1879; rue Bonaparte, 40.
Blaquart, 1868; rue Petit, 6, à Saint-Denis (Seine).
Blondel, 1875, rue de Paris, 6, à Courbevoie.
Blondin (J.), 1861, 1re cl.; à Choisy-le-Roi, avenue de Paris, 103.
Blot, 1868; rue Crozatier, 6.
Blottière (C.), rue de Sèvres, 56.
Bobbé, à Levallois (Seine).
Bobée, 1875; avenue Bosquet, 40.
Bocquillon (Henry), 1re cl.; Paris 1884; rue Condorcet, 52.
Boette, rue Blanche, 65, et rue de Calais, 4.
Bœuf, 1869; rue Lourmel, 49.
Boisson, rue Montmartre, 100.
Boissy, 1875, place Vendôme, 2, et rue Saint-Honoré, 356.
Boivent, 1881; Pharmacie normale de Belleville, rue de Belle-
 ville, 197.
Bombled, rue des Dames, 56.
Bon (A.-G.), 1875; rue Legendre, 44.
Boncour, 1881. — Rue des Saints-Pères, 39.
Bonnard (A.), 1882, 56, rue d'Anjou et rue des Mathurins, 51.
Bonnefond, docteur.—SPÉCIALITÉS *à la* RÉSINE *du pin Mugho et
 à la créosote pure de hêtre.* — APPAREILS *pour les voies respira-
 toires.* — PULVÉRISATEURS *à chaud et à froid.* — INHALATEUR. —
 INJECTEUR *Naral, etc.*, rue de Rennes, 57.
Bonnet, avenue d'Italie, 89.
Bonnet, 1849; docteur, 1863; cours de Vincennes, 8.
Bonnet (C.), 1868; boulevard du Temple, 4.
Bonnet, 1864; rue des Marais, 70.
Bonnet, 1884; rue Jean-Jacques-Rousseau, 42.
Borel, aven. des Batignolles, 85, à Saint-Ouen (Seine).
Bornet, 1867; rue de Bourgogne, 19.
Bos, 1879; rue de Flandre, 72.
Bouchage, 1878; rue de Belleville, 37.
Boucher, rue Saint-Denis, 43.
Boudard, 1865, 1re cl.; rue de l'Ouest-Plaisance, 79.
Boué (E.), 1875; de 11 h. à midi, rue du Grenier-St-Lazare, 34.
Boulay, 1879; rue Saint-Ferdinand, 4.
Boulet, avenue Duquesne, 38.
Boullier (E.), anc. inter. des hôp., 1882, 1re cl.; boulev. Mont-
 parnasse, 135 *bis*.
Bourdet (Ernest), 1871; boulev. Saint-Martin, 25.
Boureau, 1881, Faub.-Saint-Martin, 242, et rue Lafayette, 227.
Bouret, rue Compoise, 69, à Saint-Denis (Seine).
Bourgeaud, 13 août 1853; rue Rambuteau, 20.

Bourgoin, 1865; professeur à l'Ecole de pharmacie de Paris, agrégé à la Faculté, membre de l'Académie de médecine, directeur de la Pharmacie centrale, rue de Sèvres, 149.

Bourguignon, rue de Paris, 56, à Charenton.

Boury, rue du Pont Louis-Philippe, 26.

Bousiquet, rue du Caire, 31.

Boutelant, rue de Flandre, 92.

Boutigny-Duhamel (voir **Fournier** (Eug.).

Boutron, rue Saint-Lazare, 40 et 42.

Bouyssou (T.), 1880; avenue des Ternes, 90.

Bouyssous (J.), 1877; avenue Kléber, 106.

Bouzigues (Alcide), 1877; rue des Halles, 7.

Bove, 1850; rue de Bellechasse, 40, et rue de Las Cases, 1.

Boyer, avenue Trudaine, 6.

Boymond (M.), 1872; faub. Saint-Honoré, 21.

Brancher, 1873; avenue de Clichy, 56.

Bréau, à Levallois (Seine).

Bremant (E.), 1880; rue de Poitou, 23.

Bressy, 1885, 11, rue de la Station, à Asnières (Seine).

Bretonneau, 1859; rue de Marengo, 6.

Bricemoret, 1865; avenue Montaigne, 48.

Briesenmeister, 1874; rue Philippe-de-Girard, 96.

Brirot, 1874; rue de Flandre, 47.

Brisset (C.), 5 août 1852; rue Frileuse, 58, à Gentilly (arrond. de Sceaux).

Broca-Soucellier, 1881; avenue Victor Hugo, 115.

Brossard, 1879; boulevard Saint-Germain, 15.

Brouant, 1871, avenue Victor-Hugo, 91 (place d'Eylau).

Bru, avenue d'Italie, 61.

Bruel, 1879; faubourg Montmartre, 10.

Bruloux, avenue de Clichy, 142.

Brunaud, 1843; rue de Turbigo, 8.

Bruneau, rue Poulet, 38, et rue des Poissonniers, 33.

Bruno (G.), 1882; rue de La Chapelle, 102.

Brunschwik, 1872; rue de Richelieu, 16.

Buffet, 1859; rue d'Aboukir, 99.

Buffière (F.), rue des Francs-Bourgeois, 11.

Bugniot, 1877; rue et place de la Ville-l'Evêque, 34.

Bureaux, rue de Grenelle-Saint-Germain, 42.

Burill (Yves), 1882; rue de Lyon, 35.

Burq, rue Gabrielle, 3, à Charenton.

Buts, 1880; rue Lebon, 5.

Cabanès, 1876; ex-int. des hôpit., boulevard Haussmann, 34.

Cabanne-Tellé, 1875; rue Mouffetard, 145.

Caen, 1883; rue de Courcelles, 64, à Levallois-Perret (Seine).

Cahen, 1864; docteur en médecine, 1879; rue de Reuilly 51.

Callmann, 22 août 1863; boulevard de Strasbourg, 11.

Camus, 1877, boulevard Saint-Marcel, 58.

Cantrelle, 1879; rue des Dames, 123.
Cappez, 1878; rue d'Amsterdam, 24.
Casthelaz (John), rue Sainte-Croix-de-la-Bretonnerie, 19.
Casthelaz (Ch.), 1884, 1re cl., boul. Malesherbes, 36.
Catillon, 1865, boulev. Saint-Martin, 3, et rue Meslay, 14.
Cauchy, rue de Prony, 51.
Causie, rue Vieille-du-Temple, 19.
Cavaillès, 20 janvier 1855; rue du Quatre-Septembre, 9.
Cavillier, 1881; avenue de la Grande-Armée, 63.
Cazin (Léon), 1882; faubourg Montmartre, 32.
Chabault (H.), 1881, rue Jouffroy, 27, et rue de Tocqueville, 82.
Chandron, fils, 1869; rue Ramey, 16.
Chanteaud (N.), Paris, 1874; rue de Charenton, 274.
Chanteaud, 1855; rue des Francs-Bourgeois, 54; *n'exerce pas*.
Chanterelle, 1877; rue d'Aboukir, 119.
Chapotot, boulevard Ornano, 56.
Chapès, 1875; rue Saint-Denis, 143.
Charlard-Vigier, boulevard Bonne-Nouvelle, 12.
Charles, 1881, rue Montmartre, 20.
Charlet, 1870; rue des Billettes, 14.
Chassaing, **Guénon** et Cie, avenue Victoria, 6.
Chassin, rue des Tournelles, 2.
Chateau, 1878; rue Saint-Dominique, 75.
Chatenier, 1871; boulevard de Port-Royal, 82.
Chatin (G.-A), ✳, 1844; professeur à l'Ecole de pharmacie, membre de l'Académie de médecine, avenue de l'Observatoire, 4; *n'exerce pas*.
Chaulnes, 1844; rue de Paris, 43, à Vincennes.
Chaumel du Planchat, 1880, rue Lafayette, 87.
Chaumelle (B.), Strasbourg, 1858, rue Réaumur, 25.
Chaumeton, boulevard Voltaire, 119.
Chaumont, faubourg Saint-Martin, 222.
Chauvet, 1873; rue de Meaux, 44 *bis*.
Chauvin (H.), 1843; 1re classe, rue Montmartre, 103.
Chavanon 1859; rue de Valois, 2.
Chennevière, (E.), 1869; 1re classe, avenue de Wagram, 50 boulevard de Courcelles, 130.
Chermezon, 1876; rue de l'Ouest, 39; (rue du Texel, 18.)
Chevalier-Joly, 1868, rue de Meaux, 17.
Chevalier (A.), 1881; rue Saint-Honoré, 276.
Chevallier, rue du Four-Saint-Germain, 23.
Chevrier (J.-A.), ✳ 28 juin 1856; faubourg Montmartre, 21.
Chicandard, 1881, rue St-Honoré, 372.
Chiron, 1868; boulevard de Magenta, 19.
Chopard (J.), 1re classe, 1857; rue de Rome, 45.
Chopin, 1883; rue des Charbonniers, 8.
Chotteau, rue Letort, 1.

Chourre, 1873 ; avenue Malakoff, 39.
Christen (E.), 1856 ; rue du Parc-Royal, 16.
Clerfont, 1868, place Vendôme, 28.
Clermont (A.), 1871 ; rue Vivienne, 8.
Clin et Cie, 1868 ; rue des Fossés-Saint-Jacques, 20.
Clochez (A.), 1re cl., lauréat de l'École supérieure de pharmacie ; 31 janvier 1885 ; avenue d'Orléans, 16.
Cocardas, à Choisy-le-Roi.
Cocheux, 1872 ; rue Laugier, 43 et boulevard Pereire, 469.
Cocquelet (E.-A.), 18 janvier 1862 ; rue de la Chapelle, 75.
Coffin, rue de Montreuil, 135.
Coignet, 1879 ; pl. Pereire, 7.
Coirre, 31 mars 1848 ; rue du Cherche-Midi, 79.
Collas, rue Dauphine, 8.
Collin, 1880 ; rue du Bac, 86.
Colin, 1880 ; rue d'Allemagne, 76.
Colomb, 1883 ; boulevard Beaumarchais, 91.
Collomby (B.), avenue d'Orléans, 63.
Collongues, 1871 ; rue du Pré-Saint-Gervais, 34.
Colomer (Eugène), 1858 ; rue Vivienne, 36.
Combarieu (A.), juin 1861 ; rue de la Chapelle, 19.
Combarieu, 1860 ; rue du Château-d'Eau, 76.
Combeaud, 1875 ; rue Crozatier, 83.
Combret,... à Antony (arrondissement de Sceaux).
Congnet, rue Mondovi, 6.
Contamine, place Victor-Hugo, 8, et rue de Sontay, 1.
Coqueugniot, 1873 ; avenue de Villiers, 11.
Coquil, 7 août 1873 ; rue Saint-Martin, 345.
Coquille (J.), 1881 ; rue de la Gaîté, 16.
Cornier (Armand), 1883, rue Lemercier, 2.
Cortot, (J.), rue Saint-Charles, 119, à Grenelle.
Cosson, 1878 ; rue de Courcelles, 69, à Levallois-Perret (Seine).
Costantin, 1881 ; rue des Martyrs, 93.
Cottenet, 1873 ; rue de la Chapelle, 107.
Coudereau, 1857 ; docteur en médecine, 1869 ; à Choisy-le-Roi (arrond. de Sceaux).
Coulbeaux, 1869 ; rue des Trois-Bornes, 30.
Coulin, 1875 ; rue de Clignancourt, 13.
Coulomb, rue des Pyrénées, 403.
Coupillion (A.), rue Lecourbe, 31.
Cournet, 1884 ; rue d'Aligre, 20.
Coutela, rue des Francs-Bourgeois, 43.
Cressent, rue du Bac, 142.
Crinon, 1864 ; rue Turenne, 45.
Dadiès, 1868 ; rue des Acacias, 40.
Daigueplats, (J.-D.), 1880 ; rue Popincourt, 38.
Dalmon (J.), 1872; faub. Saint-Denis, 80.
Damont, rue Rochechouart, 84.

Dardel, 1875; rue du Temple, 26.
Darlay, 1873; avenue d'Italie, 128.
Darrasse, août 1848, rue Simon-le-Franc, 21.
Dattez (H.), 1881, ex-int. des hôp.; rue de Charonne, 136.
Daure, 1830; rue de Vaugirard, 140.
Dausse aîné; voyez **Duboë-Dausse**.
Dautreville, 1870; rue Saint-Paul, 34.
Daverne, 1863; rue Rodier, 9.
David, 1872; boulevard Barbès, 41.
David, 1860; à Saint-Denis (Seine).
De Belin, boulevard de Vaugirard, 111.
Debonnaire, 1869; faubourg Saint-Honoré, 20.
Debruères (A.), rue du Four, 31.
Decagny, 1881. — Place St-André-des-Arts, 3.
Decesse, 1885; rue Louis-Blanc, 65 et rue Perdonnet, 13.
Dechamp, à Montreuil (Seine).
Decoster, 1872; rue de la Goutte-d'Or, 34.
Decroix, rue Monge, 30.
Deffès, 1852; rue de la Lingerie, 15, et rue de la Poterie, 1.
Defresne, rue de la Verrerie, 56.
Deglos, 1883; boul. Montparnasse, 38 et rue de Vaugirard, 134.
Degrauwe et Dalloz, rue Lafayette, 132.
Dehais, rue de Cléry, 31.
Dehanot, 1853; rue Mandar, 8.
Dehaut (F.), 1847; docteur. — Lundis et vendredis; de midi 3 h., faubourg Saint-Denis, 147.
Déjardin, 1866; boulevard Haussmann, 103.
Delage, 1864; rue Oberkampf, 63.
Delage , 1875; rue de la Roquette, 7.
Delamour, 1871; avenue de Villiers, 33.
Delarbre, rue Monge, 65.
Delehaye, 1865; rue de Belleville, 149.
Delpech, rue de Rivoli, 59.
Delpech (E.), 15 juin 1865; rue du Bac, 23.
Delpeyrou, Paris, 24 mai 1879; faubourg Montmartre, 70.
Delporte, à Montreuil-sous-Bois (Seine).
Demange, 1882; boulevard Voltaire, 171.
Demarle (L.-G.), août 1858; rue Rambuteau, 2.
Demay, 1871; et Docteur, boulevard Ménilmontant, 125.
Demazière, rue Jouffroy, 75.
Demeurat, 1845; rue de Lourmel, 32.
Demonchaux, 1878; rue de Ponthieu, 27.
Denis, 1874; rue des Abbesses, 44.
Deniset, rue de Rivoli, 20.
Deny, avenue de la République, 9, Paris.
Derbecq, 1883; rue de Charonne, 24.
Deroche, faubourg Saint-Antoine, 273.
Derode, rue de Châteaudun, 43.

7.

Descayrac, 1850 ; place Maubert, 23.
Desemery, rue Pierre-Charron, 46.
Deslauriers-Comar (V. Fournier Eug.).
Desnoix (C.-J.), rue Vieille-du-Temple, 17.
Desobry, 1876 ; rue Charlot, 52.
Desobry, 1879 ; rue Saint-Maur, 153.
Détay (L.), faubourg du Temple, 44.
Dethan (Adh.), Paris 1855 ; rue Baudin, 23.
Détraux, cité Cadet, rue Cadet, 31.
Détray, 1860 ; rue des Tournelles, 1.
Devie, 1874 ; rue d'Angoulême, 9.
D'Hervilly, rue Oberkampf, 78.
Dhuicque, 1859 ; rue Pigalle, 59 *bis*.
Dimanche, 1881, rue du Soult, 24, à Vitry-sur-Seine.
Domeny, 1869 ; rue Milton, 1.
Dreux, 1868 ; rue Sedaine, 73.
Dreyer, 1857 ; rue des Deux-Ponts, 11.
Drieu La Rochelle, 1884 ; faubourg du Temple, 49.
Duboé-Dausse et Cⁱᵉ, rue Aubriot, 4 et 6.
Duboso, 1ᵉʳ mars 1847 ; rue Vieille-du-Temple, 75.
Du Boüays, 1876 ; quai de la Gare, 131.
Ducarre, rue Daru, 1 et rue de la Néva, 2.
Duchamp, 1869, rue de Poitou, 15.
Duchapt, 1878 ; rue Ménilmontant, 85.
Duché, faubourg Saint-Denis, 6.
Duclaud, (E), 1877 ; rue Duban, 22, à Passy.
Ducoux, 1871 ; rue de Richelieu, 44.
Ducro, rue de Rambuteau, 82.
Ducro et Cⁱᵉ, place des Vosges, 20.
Ducrocq, rue J.-J.-Rousseau, 19.
Ducrot (G.), 1875 ; rue Saint-Honoré, 41.
Duflos, (Ch.), 1872 ; rue Lafayette, 8.
Dugué, 1873 ; rue du Faubourg-Saint-Honoré, 122.
Duguet, 1880 ; rue de Sévigné, 12.
Duhamel, rue de Seine, Ivry (Seine).
Dumas, 1872 ; rue Vic-d'Azir, 3.
Dumez, 1868 ; à Saint-Denis (Seine).
Dunand, mars 1856 ; rue du Marché-Saint-Honoré, 5.
Dunesme aîné, 1871 ; Grande-Rue, 72, à Saint-Mandé.
Dunesme jeune, rue Saint-Honoré, 115.
Dupouy, 1867 ; rue Lecourbe, 133.
Dupuy, 1870 ; rue Saint-Martin, 225.
Dupuy (Henri), 1880, rue des Trois-Frères, 20.
Durand, 1859 ; rue Laugier, 84.
Durel, 1859 ; boulevard Denain, 7.
Duriez (E.), place des Vosges, 20.
Duroziez (M.), 1850 ; boulevard Saint-Michel, 58.

Duval, rue de Seine, 51.

Ecalle (H.), rue du Bac, 38.

Echassoux, 1877; rue Linné, 18.

Emery (E.), 1874; boulevard de Magenta, 132 (carrefour Lariboisière).

Esbach, rue de Charonne, 176.

Escande, 1867; boulevard de Reuilly, 11.

Esmenard (Ch.-E.), 1862; avenue de Clichy, 123.

Eyguière (E.), 18 mars 1854; rue de Vanves, 5.

Eyriès, rue Mozart, 50.

Faguer, 1853; rue Jacob, 48.

Fauny (Louis), 1878; boulev. Rochechouard, 21, et rue de Gérando, 21.

Faure, 1873; rue de Vaugirard, 328.

Faure, 1882; rue St-Roch, 36.

Favière, 1880; rue Notre-Dame-de-Nazareth, 38.

Feron, à Puteaux (Seine).

Ferré, ✳, 1868; rue de Richelieu, 102.

Ferrier, rue du Midi, 5, à Vincennes (arr. de Sceaux).

Ferrouillat-Régis, 1878; (Pharmacie du Châtelet), rue de Rivoli, 35.

Fichot, rue de Belleville, 100.

Fiévet, août 1875; rue Réaumur, 53, et rue de Palestro, 29; personnellement; visib. tous les jeudis, dim. excepté, de 3 h. 1\2 à 6 h.

Figarol, 1868; rue des Lombards, 24.

Finance, 1872; boulev. Rochechouart, 5.

Flach, 1867; rue de la Cossonnerie, 8.

Flach (E.), 1re cl., 1867, à Nogent-sur-Marne. Produits pharmaceutiques, maison Barberon.

Flamand, à Champigny (arr. de Sceaux).

Fleury, 1873, rue Blomet, 73.

Floquet, 1879; rue de Verneuil, 33.

Fond, rue de Paris, 95, à Saint-Mandé (Seine).

Fontaine, à Levallois (Seine).

Fontoynont, 1862; rue Lévis, 9, et avenue de Villiers, 6.

Forterre, rue de la Fromagerie, 17, à Saint-Denis (Seine).

Fouché (Al.), 28 juin 1845; rue du Bac, 45.

Fourcy, 1877, rue de Charonne, 4.

Fournier & Cie, rue Jacob, 19.

Fournier (G.), 1871. — Place de la Madeleine, 22.

Fournier (L.), 1877; rue Ramey, 26, et rue Custine, 23.

Fournier (Eug.), 1re cl., 1872. Produits pharmaceutiques en gros, 11, rue Malher. — *Sirop et Dragées du docteur Gibert ou de Boudigny-Duhamel. — Sirop et Pâte de Vauquelin. — Dragées d'Iodure de Potassium, Tablettes chloroboratées.—Amandine-Buzaine, Pommade. Phénothymol et Topique oriental de Deslauriers. — Dragées Egyptiennes, Essence de Salseparcille et Pom-*

made de Desault, de Saint-Martin. — *Pélagine, Antipaladine* et
Eau Pausodren.
François, 1873 ; rue Nollet, 73, et rue Legendre, 79.
Fraudin, 1880, Grande-Rue, 38, à Boulogne (Seine).
Frazier, rue de Paris, 48, à Saint-Denis (Seine).
Frère et Ch. Torchon, rue Jacob, 19.
Freyssinge, 1871. — *Goudron Freyssinge.* — *Capsules Dartois.*
   — *Cresson Maitre.* — *Quassine Frémint.* — *Salicol Dusaule.* —
   Solution et Pilules de Salicylate de lithine. — Rue de Rennes,
   nº 105, et rue d'Assas, 18.
Fumouze (Armand), 1865 ; rue du Faubourg-St-Denis, 78.
Fumouze (V.), 1867 ; faub. Saint-Denis, 78.
Gage (Paul), 1868 ; rue de Grenelle, 9.
Gaillac ; rue St-Aubin, 13, à Vitry (arr. de Sceaux).
Gaillard (G.), 1875 ; avenue de Saint-Mandé, 94.
Galbrun, 1871 ; rue Beaurepaire, 4.
Galibert, 1881 ; rue Doudeauville, 23, et rue Stephenson, 58.
Gallois, 1855 ; rue Meslay, 4.
Gamot, 1874 ; rue de Vaugirard, 249.
Garbe, 1874 ; rue Demours, 2.
Gardy (M.), 1854 ; rue Caumartin, 45.
Garet (Alfred), 1859, rue de l'Hôtel-de-Ville, 7, à Vincennes (arr.
   de Sceaux).
Garnaud, 1880 ; rue Logelbach, 2.
Garnaud, 1884, rue Saint-Maur, 92.
Gaumé, 1879 ; rue de Passy, 66.
Gautier (H.), 1880 ; rue de Belleville, 116.
Gay, rue Montholon, 28.
Gelin, 1866 ; rue Rochechouart, 38.
Geneau, rue Saint-Honoré, 275.
Gendron, 1865 ; boulevard Beaumarchais, 38 *bis*.
Genevoix et Cie, Pharmacie centrale, rue de Jo y, 7.
Genevoix, 1879 ; 1re cl., ❁, A., rue des Beaux-Arts, 14.
Genevoix (Ed.), 1858, rue Milton, 11.
Genevoix (Charles), 1855 ; rue Vercingétorix, 8.
Geoffrion, 1862 ; rue de la Grande-Truanderie, 20.
Gérard, faubourg Saint-Antoine, 17.
Gérard, avenue de Saint-Ouen, 90.
Gérardin, rue Dufour, 11, à St-Maur (arr. de Sceaux).
Gerl (P.), 1883 ; rue Rochechouart, 12.
Germain (G.), 1873 ; rue de Ménilmontant, 51. — *Pilules lor-*
   raines ; sirop broncho-tonique.
Gervais, 1843 ; rue de Belleville, 251.
Gibard, 1880 ; rue de Turenne, 124.
Gicquel, rue Delaroche, 4.
Giffard (E.), 1868 ; Vitry-sur-Seine (arrondissement de Sceaux).
Gigon, 1872, rue Coquillière, 25.
Gillet (C.), 1868 ; rue des Trois-Bornes, 7, et rue Pierre-Levée, 2.

Gillet, 22 décembre 1832 ; Grande-Rue, 64, à Nogent-sur-Marne (arrondissement de Sceaux).

Girand, 150, rue de Flandre.

Girard (Antoine-Alfred), 8 avril 1843, rue Vauvilliers, 45.

Girard, rue de Maubeuge, 31.

Girard (A.), 1880, boulev. Saint-Germain, 142.

Girardin, avenue de la République, à Montrouge (Seine).

Girardin, avenue d'Italie, 3 *ter*.

Giraud, avenue Mac-Mahon, 14.

Gobillard (L.), 1872 ; rue Montorgueil, 51. (Seul dépôt de la *Poudre purgative d'Irroé* pour l'Univers.)

Goblet, rue Mansart, 1, angle de la rue de Douai.

Godin, 1864, faubourg Saint-Martin, 96.

Godineau, rue du Faubourg-Montmartre, 6.

Gondard (L.), boulevard Saint-Michel, 12.

Gonnard, 1875 ; rue de Charenton, 243.

Gonneaud, rue Saint-Nicolas, 5.

Gonzalez Torcuato, 1880, pl. Cambronne, 3.

Gornard-Chantreau, 1873 ; *n'exerce plus*. — Docteur 1880, rue Notre-Dame-de-Lorette, 45.

Gory (Ulysse) ; rue Oberkampf, 122.

Gostiaux, 1867 ; rue des Amandiers, 46.

Got, rue du Midi, 17, à Vincennes (arrondissement de Sceaux).

Goupil, 1880 ; boulevard Saint-Marcel, 4.

Grand, 1871 ; place Maubert, 5.

Granddemange, 1872 ; rue Saint-Maur, 104.

Grandeau, 1863, 1re cl., boulev. Saint-Germain, 155.

Grandvaux, rue de l'Hôtel-de-Ville, 21, à Vincennes (arrondissement de Sceaux).

Gras, 1874, rue du Temple, 87.

Gras (Théodore), Paris, 1872, 1re classe, rue Le Peletier, 9.

Grez, 1869. — *Elixir chlorhydro-pepsique*. — rue Labruyère, 34.

Grignon (A.), 30 août 1851 ; rue Duphot, 2

Grignon (E.), 31 août 1853 ; rue Duphot, 2.

Grignon (Gustave), avril 1866 ; docteur, décembre 1867, ancien interne des hôpitaux ; avenue de Neuilly, 58, à Neuilly.

Grillon, rue de Grammont, 25.

Grinbot, à Ivry (Seine).

Groz (A.), 1870 ; rue Simart, 43.

Grujard, 1876 ; rue Saint-Denis, 31.

Guedeney, 1879 ; faubourg Saint-Jacques, 25.

Guelpa, 1876 ; 68, rue Corneille, à Levallois-Perret (Seine).

Guénot, rue de Maubeuge, 12.

Guéridaud, 1874 ; rue de Sèvres, 55.

Guérin, 1868 ; rue Ménilmontant, 18.

Guernier, rue de Seine, 61.

Guerreau, 1883 ; place du Château, 8, à Neuilly (Seine).

Guibal (S.), Grande-Rue, 56, à Issy (Seine).
Guichard, à Boulogne.
Guichard, 1867, rue Tiron, 2.
Guillard (Félix), 1874, 1re cl., rue Montmartre, 65.
Guillaume, 1867 ; boulevard Voltaire, 180.
Guillaume, 1885, avenue d'Ivry, 109.
Guillon, 1879 ; boulevard Voltaire, 134.
Guillot (Ch.), avenue de Neuilly, 117, à Neuilly (Seine).
Guillou, 1874 ; boulevard Saint-Germain, 177.
Guinabert, 1879, boulev. Magenta, 75.
Guinot (F.), 1882 ; avenue d'Orléans, 79, et rue d'Alésia, 87.
Guy, 23 août 1842 ; rue de Châteaudun, 35.
Guyettant, 1869 ; rue du Cherche-Midi, 5.
Hafner (J.), 1re classe, 1885; r. Lemarois, 2 (P.-du-Jour, av. de Versailles, 197).
Haugou (G.), 1883 ; rue des Martyrs, 90.
Havas, 1854 ; rue Drouot, 11.
Hayès, 1873; avenue de la Grande-Armée, 8.
Hayès, 1873 ; *homéopathie*, avenue de la Grande-Armée, 6.
Hébré, 1er juin 1849; Grande-Rue, 91, à Pantin (arrondiss. de Saint-Denis).
Heintz, 1879 ; et **Heydenreich**, successeurs du docteur G. Fournier, rue Chauveau-Lagarde, 5, et rue de l'Arcade, 10.
Hemmerlé, 1875 ; boulevard de Strasbourg, 65.
Hennart, 1876 ; rue Daunou, 2.
Henri et **Plisson**, à Suresnes.
Henry, 1874 ; rue Mazagran, 14.
Herviaux, rue du Chemin-de-Fer, 5, à Saint-Denis (Seine).
Hertzog, 1875 ; rue de Grammont, 28.
Hervilly (d'), rue Oberkampf, 78.
Hettich (Paul-Landély), 1882 ; place Voltaire, 1.
Herviaux, rue du Chemin de Fer, 5, à St-Denis (Seine).
Hickel (G.), Strasbourg 1863. — Paris 5 août 1881 ; rue d'Angoulême, 46, et rue de Nemours, 22.
Hogg (Thomas-Paul), 1850 ; rue Castiglione, 2.
Hogg fils, 1874 ; avenue des Champs-Élysées, 62.
Hombert, rue des Lombards, 28, et boulevard de Sébastopol, 14.
Horcholle, 1883 ; rue Perrée, 1.
Houareau, 1873 ; rue du Moutier, 42, à Aubervilliers (Seine).
Houdas, 1884 ; rue de Maubeuge, 86.
Houdé, 1880 ; ancienne maison Vée, Faubourg-Saint-Denis, 42.
Houssaye (W.), rue de la Pompe, 126.
Houyvet, rue des Lombards, 44.
Huet, 1872; avenue de Clichy, 92.
Hurbin, rue Lourmel, 74.
Isambert, 1865 ; rue Commines, 13.

Jacquemin, faubourg Saint-Antoine, 183.

James, 31 mars 1838 ; rue de Buci, 7.

Janoli, rue Sainte-Marthe, 31.

Janot, 1869 ; rue Sainte-Apolline, 21.

Jaouën, rue de Cotte, 18.

Jarlet, 1869 ; r. de la Chaus.-d'Antin, 14, et r. de Provence, 69.

Jaunet, 1865 ; ex-interne des hôpitaux ; boulev. Magenta, 63.

Jeangrand, rue de la Charbonnière, 7.

Jeannon, 1884 ; rue de Vanves, 89.

Jeanson, 1879 ; avenue Friedland, 37.

Jeunetiot (Cl.), 1878 ; rue de Courcelles, 77, et boulev. de Courcelles, 55.

Jehenne, 1883 ; rue des Quatre-Vents, 16.

Joigneaux, 1877 ; rue de Tracy, 14.

Jolivet, 1879 ; faubourg Saint-Honoré, 114.

Jolly (L.), 1863 ; faubourg Poissonnière, 64.

Jonquet, Paris, 1880 ; rue Secrétan, 26.

Joron, rue des Rigoles, 76.

Josset (L.), 1882 ; boulevard Arago, 6.

Joubert, 1868 ; rue des Lombards, 8.

Jourdan, 1867 ; rue Feydeau, 21.

Joux, 1872 ; grande rue de Saint-Mandé, 19.

Jugeat, faubourg du Temple, 133.

Julhe (A.), Grande-Rue de la République, 54, à Saint-Mandé (Seine).

Julhes, 1867 ; faubourg du Temple, 123.

Julien (E.), 1884 ; 1re classe ; rue des Vinaigriers, 59.

Julliard (J.-B.-L.-A.), 6 avril 1847, rue Montmartre, 72.

Kauffmann (F.-M.), 1868 ; avenue Kléber, 91, près le Trocadéro.

Kirn, boulevard Haussmann, 17.

Kuenemann, rue Lafayette, 146.

Kupfer, rue du Faubourg Montmartre, 11.

Kügler, boulevard Malesherbes, 87.

Labelonye (Jules), rue d'Aboukir, 99.

Labonne (H.), et **Legros** (M.), directeurs de la Pharmacie française, place de la République, 1 et 3.

Laboureur (Louis), 1877 ; boulevard d'Enfer, 2 et rue du Bac, 68.
— *Solution Bourguignon.* — *Elixir du docteur Kœnig.*

Laboureur (Charles), 1878 ; rue Jouffroy, 5.

Lacaze (Léon), 1879 ; faubourg Saint-Antoine, 191.

Lachartre, 1879 ; avenue Victoria, 8.

Lacoste, 1868 ; rue Descartes, 25.

Lacour, rue Lafayette, 81.

Lacourie, 1869 ; boulevard Barbès, 29.

Lacroix, 1877 ; rue du Temple, 140.

Lafont, avenue de Paris, 169, à Saint-Denis (Seine).

Lallement (G.), 1883 ; avenue du Maine, 178.

Lalliard, rue Louis-Blanc, 81.
Lallier, 1879; boulevard Saint-Germain, 78.
Lambert, Paris, 1884; boulevard Richard-Lenoir, 16.
Lamberton (A.), boulev. Malesherbes, 61. (*Pharmacie Saint-Augustin*).
Lamboley, rue du Havre, 12.
Lamouroux (Alfred), et **Pujol**, 1866; rue de Rivoli, 150, entrée rue Jean-Tison, 11.
Lamy, 1861; rue Mouffetard, 137.
Lance-Briand, Paris, 1881; rue de Passy, 21.
Landrin, 1876; rue Simon-le-Franc, 21.
Langlebert, 1880; rue des Petits-Champs, 55.
Lanos (L.), rue Beaubourg, 65 et rue de Montmorency, 27.
Lapeyrade, Paris, 1re classe; rue Brezin, 27.
Lardeau (Ph.), 1884; rue Bourg-Tibourg, 4.
Laroche (E.) ✿ I, 1857; rue Miroménil, 29.
Laroze (J.-P.), 21 août 1832; rue des Lions-Saint-Paul, 2.
Larue, rue Saint-Denis, 33.
Lasnier, 1883; rue Myrrha, 21.
Latour, 1880; rue des Lyonnais, 4.
Laurant, rue des Lombards, 29.
Lauras, rue Ordener, 75.
Laurent, 1875; rue Jouffroy, 1.
Laurier, 1873; rue Saint-Antoine, 146.
Lavigne, novembre 1842; rue Cler, 35 (Gros-Caillou).
Lavoye, 1876; rue Mouffetard, 143.
Lebaigue (Eug.), 1860; rue Vieille-du-Temple, 117.
Le Bail, 1879; rue des Martyrs, 8.
Lebel, 1852; rue du Faubourg-Saint-Martin, 31.
Lebel, 1873; rue d'Aboukir, 130.
Le Brun, rue Lafayette, 47 et Faubourg Montmartre, 30.
Lecerf, 1880; faubourg Saint-Antoine, 222.
Lecerf, 1870; rue de Ponthieu, 2.
Leclerc (T.), 1885; 10, rue Vignon et 18, rue de Sèze. — *Analyses médicales*.
Leclert, 20 février, 1873; rue Molière, 8.
Lecomte, 1880; rue Jeanne-d'Arc, 62.
Lecomte (G.), rue Nationale, 61.
Lecomte, rue Oberkampf, 24.
Le Conte, avenue de Clichy, 96.
Lecordonnier, rue François-Miron, 82.
Lecouppey, 1855; rue des Écouffes, 23.
Lécuyer et **Autran**, à Bourg-la-Reine.
Lefeuvre, 1878; rue Vavin, 18.
Lefort (J.), ❉, 1845; rue des Petits-Champs, 87.
Legendre (A.), 1884; rue Croix-Nivert, 60.
Legentil, 1873; rue de Turbigo, 13.

Legrand, 1840; rue de l'Hôtel-de-Ville, 17, à Vincennes (arr. de Sceaux).

Legrand, 1878; rue de Laval, 1.

Legras (P.), faubourg Saint-Denis, 222.

Legros, place de la République, 1 et 3.

Lejeune, 1849; Grande-Rue, 9, à Maisons-Alfort.

Lelièvre, Grande-Rue, 51, à Issy (arrond. de Sceaux).

Lemaire, 1872; rue de Grammont, 14.

Lemaire, 1882; boulevard Voltaire, 4.

Le Marchand, 1862, avenue Marceau, 55.

Le Mettais, rue de la Paix, 14.

Léonard, route de Montrouge, 154, à Malakoff (Seine).

Léoutre, rue des Pyramides, 27.

Leperdriel (Ch.), Montpellier, 15 mars 1862; rue Sainte-Croix-de-la-Bretonnerie, 54.

Lepetit (J.), Grande-Rue, 45, à Boulogne (Seine).

Lepinte, 1874; rue Saint-Dominique, 72.

Le Riverand (Victor), 1842; rue Marignan, 27.

Leroty, boulevard des Batignolles, 24.

Leroy; Lissonde successeur, rue des Petits-Champs, 91.

Leroy, avenue d'Orléans, 75.

Lescot, 1868; rue Charlot, 25.

Lesecq, avenue de Clichy, 34.

Lesueur, boulevard Diderot, 58.

Le Sueur, Paris, 1867; rue de Rennes, 66.

Letellier, rue Quincampoix, 40.

Levasseur, O. ✳, ✳, 1854; rue du Pont-Neuf, 7. — *N'exerce pas.*

Leveillé, 1879; avenue des Gobelins, 27.

Levron, rue des Lombards, 26.

Lhioreau, 1873; rue du Château-d'Eau, 49.

Lhotte, 1869; boulevard Montparnasse, 84.

Lienhardt, 1884; rue Lecourbe, 5

Ligneul, rue de Paris, 17, à Vincennes (arrondissement de Sceaux).

Limousin, ✳, 1859. — *Chloral; cachets médicamenteux, inhalations d'oxygène*; rue Blanche, 2 *bis* (voir aux Annonces).

Lingrand, 1878; boulevard Haussmann, 116.

Lissonde, (V. Leroy-Lissonde).

Lochert, rue de Sablonville, 29, à Paris-Neuilly (Seine).

Logeais, avenue Marceau, 37, et rue de Chaillot, 56.

Lombard, 1878; faubourg Saint-Martin, 158.

Longuet, 1871; rue Vintimille, 24 et rue de Calais, 23.

Longuet, 1876; boulevard Richard-Lenoir, 84.

Loque, 1881; boulevard Magenta, 139.

Lorin (M.), rue de l'Abbé Grégoire, 26.

Lougnon, rue du Grand-Prieuré, 13.

Louismet (J.), 9 mars 1878; rue de Paris, 100, à Clichy-la-Garenne.

Louvet, 1865; docteur en médecine, rue Doudeauville, 39.

Luc, rue de Clichy, 79.

Lugagne, rue d'Allemagne, 113.

Lutz, 1842; pharmacien en chef à l'hôpital Saint-Louis, rue Bichat, 24.

Lutz, rue de Bagnolet, 32.

Luzier, 1878; rue Poncelet, 22.

Mac-Auliffe, 1867; boulevard de l'Hôpital, 119

Machabey, 1868; rue des Dames, 99.

Malavant, 1879; rue des Deux-Ponts, 19.

Malewski, 1853; rue du Commerce, 16.

Mallet, 1879; rue de la Huchette, 16, et rue Zacharie, 1.

Manche (F.), 1867; rue de Lafayette, 108.

Manent, 1883; boulevard de Clichy, 34.

Marby, rue Molière, 16.

Marcotte, 1863; faubourg Saint-Honoré, 90.

Maréchal, 1884; rue de Passy, 7.

Marq (Ch.), rue de Prony, 105.

Mariani, 1873; boulevard Haussmann, 41.

Marini (A.), 1884; 12 à 1 h. 1/2. — 6 h. 1/2 à 8 h. du soir. — Boulevard Magenta, 125.

Marié, 1871; rue Brochant, 37.

Maroan (A.-A.), 1877; rue Croix-Nivert, 52, à Grenelle.

Marquez, à Châtillon-sous-Bagneux (Seine).

Marquez, à Clichy (Seine), rue de Paris, 13.

Martignac, 1881; rue Mazarine, 60.

Martin (A.), 1874, 1re cl.; faubourg Saint-Antoine, 108.

Martin (Alexandre), 1851; faubourg Saint-Honoré, 177.

Martin (F.-Stanislas), 1833. V. **Fournier** (Eug.).

Martin, 1877; rue des Trois-Couronnes, 54.

Martin (Gabriel), 1871; rue des Amandiers, 35.

Martineau (C.) 1865; rue Poccard, 28, Levallois-Perret (Seine).

Martineau, rue Sedaine, 56.

Martinet, 1876; rue Geoffroy-Saint-Hilaire, 37.

Marty, 1858, rue des Feuillantines, 17.

Massignon, rue Saint-Honoré, 93.

Mauchien, 1842, rue Réaumur, 43.

Maupin, rue Turenne, 95, et rue de Poitou, 1.

Maür, rue Guilhem, 28.

Mayaud (H.), 1867; rue Keller, 38.

Mayer, 1873; rue Lecourbe, 89.

Mayet (H.-F.), 23 décembre 1873; rue Saint-Marc-Feydeau, 9, et rue des Panoramas, 4.

Mayeur, chaussée du Pont, 7, à Boulogne (Seine).

Mazeron, faubourg Poissonnière, 72.

Mazier, boulev. Voltaire, 264.

Mazurier, avenue de la Reine, 108, à Boulogne (Seine).
Mazza, 1872; rond-point de Longchamps.
Méhu (C.-J.-M.), 1re classe, Paris, 1862; membre de l'Académie de Médecine; pharmacien en chef de l'hôpital de la Charité, rue Jacob, 47, avant-midi.
Mélard, 1862; rue Washington, 8.
Mellet (Odile), 1880; boulevard Saint-Germain, 168.
Melot, 1860; rue des Couronnes, 33.
Menier, rue de Châteaudun, 56.
Ménigault, 1865; rue d'Avron, 59.
Mennesson, 1843; ✸ I., avenue de Saint-Ouen, 78.
Mentrel, rue des Frères-Herbert, 26, à Levallois (Seine).
Menu, 1872; rue Rodier, 25.
Mérat, 1883; boulev. de Belleville, 9.
Mercier, rue de la Réunion, 80, et rue des Orteaux, 28.
Mercier, (G.), Paris 1885; rue Racine, 30, et place de l'Odéon, 3.
Merklen, avenue de Paris, 69, à Saint-Denis (Seine).
Mestivier, 1881, rue de Choiseul, 3.
Mette, 1867; rue de Bretagne, 24.
Meynet, rues du Pont-d'Ivry et Véron, à Alfortville (Seine).
Michard, à Puteaux (Seine).
Michel (F.), 1871; avenue Victor-Hugo, 6.
Midy, 1873; faubourg Saint-Honoré, 113, et rue la Boëtie, 69.
Miesch-Drion, boulevard de la Villette, 228.
Mignet (F.), rue des Lombards, 12.
Millant, 1872; rue du Commerce, 54.
Millet, rue des Francs-Bourgeois, 44.
Milville, 1865; rue du Rocher, 7.
Missol, 1859; rue Montorgueil, 19.
Moisan, rue d'Angoulême, 65.
Moncour, (A.), avenue des Princes, à Boulogne (Seine).
Monin, avenue de Neuilly, 48 (Seine).
Monnier (Jules), 1875, rue Soufflot, 1.
Moppert, 1872; rue du Temple, 51.
Moricet, (L.), Paris 1876; 1re classe, et Docteur, rue Ramey, 38.
Motel et **Nicod**, rue des Lombards, 2.
Moulin-Coulpier (Cl.), 1868; rue Louis-le-Grand, 30.
Mouysset, 1869; rue des Jardins-Modèles, 1, à Asnières (Seine).
Moysses, 1878; rue des Aubépines, à Bois-Colombes (Seine).
Muguet, 1882; rue Simart, 18.
Muller, 1868; rue de la Bienfaisance, 40, et rue Treilhard, 1.
Mutin, 1871; rue d'Hauteville, 7.
Naline, rue de Paris, 82, à Saint-Denis (Seine).
Nalis (T.), 1861: rue du Temple, 118.
Natton, 1883; rue Coquillère, 35.
Naudin, rue Mouton-Duvernet, 7.
Navlet, 167, avenue de Neuilly, à Neuilly (Seine).
Nedelec, 1868; rue de la Pompe, 82, Passy.

Neuville, 1880; rue de Provence, 63, et cité d'Antin, 35.
Nicot (A.), 1874; 1re classe. ⚜, A., rue des Nonnains-d'Hyères, 37, et rue de Jouy, 1.
Nitot, rue de Clichy, 39.
Noblet, rue Saint-Honoré, 176.
Noel, 1877; place Sainte-Opportune, 10.
Oberlin (Alf.), 1873; ancienne pharmacie Secrétan, pl. Cadet, 17.
Ozouf, rue Brisemiche, 5.
Pachaut, 1883, boulev. Haussmann, 130, et rue Delaborde, 53.
Pagelle (D.), 1880; rue Vallier, 79, à Levallois-Perret (Seine).
Pagnien, 1877; rue Saint-Denis, 160.
Paille, Grande-Rue, 83, à Boulogne (Seine).
Panchèvre, (J.). Paris 1869; rue des Batignolles, 57.
Parat, rue Amelot, 80.
Passelaigue (E.), 1880; 1re classe; faubourg Saint-Honoré, 98, place Beauveau.
Passemard, 1854; boulevard Magenta, 84.
Paulet (Jules), rue d'Amsterdam, 31.
Pautauberge, 1878; boulevard Voltaire, 91.
Peccoux, 1883; rue Daguerre, 45.
Peigné (J.), 1878; rue Victor-Hugo, 42, à Levallois-Perret (Seine).
Peiny, rue d'Aubervilliers, 20.
Pelisse, 1869; rue de la Sorbonne, 4, et rue des Ecoles, 49.
Pelissier, rue Ramey, 42.
Pelletier-Faguer, (V. **Faguer**).
Pellier, à Levallois (Seine).
Pennès fils et Boissard, rue de Latran, 2.
Pény (H.), rue du Faubourg-Poissonnière, 41.
Pepet, rue du Faubourg-Poissonnière, 20.
Pépin, Grande-Rue, 9, à Maisons-Alfort (Seine).
Perdriget (J.-E.), 1858; rue de la Chaussée-d'Antin, 39.
Perinelle (Ch.), 1877; 1re classe, boulevard Voltaire, 69.
Pernette, Paris, 1879; rue des Moines, 26.
Perret, 1877; place Daumesnil, 1.
Perreton, 1884; boulevard de la Villette, 31.
Perrin, 1875; place de la Nation, 1.
Petit (A.), 1862, rue Favart, 8.
Petit (H.), 1877; rue Descartes, 50.
Petithuguenin (P.-A.), Paris, 1870; rue Drouot, 23, *pharmacie commerciale*.
Petitjean, 1882; avenue Ste-Foy, 4, à Neuilly (Seine).
Peyrot, 1866; avenue de Neuilly, 162.
Pharmacie centrale, *officine*, rue de Jouy, 7.
Pharmacie St-Augustin, boulevard Malesherbes, 61.
Pharmacie centrale des spécialités, boulevard Saint-Martin, 12.
Philipon, 1875; rue des Ecoles, 30.

Philippe, 1843; rue de Bondy, 38.
Picard, rue de Vanves, 63.
Pierrhugues, 1874; rue Vieille-du-Temple, 30.
Piet, place Clichy, 7.
Pillard, 1859, rue Saint-Martin, 324.
Pillet, rue de Rivoli, 62.
Pinard, 1873 ; rue des Martyrs, 36.
Pinard, boulevard Malesherbes, 19.
Pinault, 1872; rue Fontaine Saint-Georges, 1.
Piotruszinsky-Ladislas, rue du Faubourg Saint-Honoré, 104.
Plancher (C.), 1869; rue Lafayette, 96.
Plateau (J.), 25 janvier 1851; rotonde du passage Colbert, 8.
Plateau (M.), août 1883; place de Passy, 2.
Poindron (Ch.), 1877; rue des Blancs-Manteaux, 14.
Poisson, 1870; rue St-Lazare, 27.
Poisson (L.), 1874; rue de Vaugirard, 255.
Poisson (A), 1880; boulevard Saint-Germain, 58.
Poissonnier, 1874; rue de la Réunion, 92.
Pommier, 1870; rue Saint-Sulpice, 18, et rue de Seine, 78.
Poncet, 1867; rue d'Allemagne, 5.
Popelart, 1881 ; rue de Paris, 24, à Courbevoie.
Port, 1876 ; faubourg du Temple, 28.
Pottier, rue du Val, 12, à Vanves (Seine).
Poulenc (Gaston), 1876 (NTC), rue Neuve-Saint-Merri, 7.
Pourchot, 1871; rue de Sèvres, 109.
Poure, 1854; rue Vieille-du-Temple, 46.
Pousson, 1880; rue Montmartre, 151.
Poytevin (J.-B.), 1885 ; 1ʳᵉ classe, rue de Paris. 16, à Clamart
  (Seine).
Pradel et **Paquignon**, rue Drouot, 19.
Prelier, rue Vieille-du-Temple, 100.
Prévost, rue Brochant, 19, et rue Nollet, 99.
Preud'homme, rue Saint-Denis, 29.
Prioult, rue de Turenne, 111.
Prulière, 1880; boulev. Saint-Germain, 223.
Psaume, rue de Paris, 186, à Montreuil.
Pujol, rue Jean-Tison et rue de Rivoli, 150.
Quemont, 1872; rue des Bourguignons, à Bois-Colombes.
  (Seine).
Qnenouile, rue Malher, 4.
Quentin, 1862; rue des Vosges, 15.
Quillard, rue Montorgueil, 67.
Quirin, rue de Flandre, 118.
Quiserme, rue de Paris, 79, à Saint-Denis (Seine).
Radanne, 1853; rue du Pont-Louis-Philippe, 9.
Raffray, avenue des Gobelins, 11.
Ramadier, 1872; rue Saint-André-des-Arts, 44.
Raveau, avenue d'Italie, 6.

Rébé, 1879; boulevard Malesherbes, 70.
Rebien (Clément), r. Notre-Dame-de-Lorette, 38 et r. Bréda, 2.
Reeb, 1883; avenue de Neuilly, 158, à Neuilly (Seine).
Régnier, 1881; rue des Saints-Pères, 12.
Rémond, 32, rue du Rocher.
Renard, 1853; rue Vieille-du-Temple, 21.
Renard, 1872; rue Folie-Méricourt, 24.
Renaud, rue de la Procession, 88.
Renault, 1870; rue du Roi-de-Sicile, 26.
René-Mesnil (de), 1864; rue du Commerce, 89.
René Mesnil (de), 1870; rue Lévis, 87.
Rey, rue Clapeyron, 1.
Reymann, faubourg Saint-Martin, 222.
Reynal, 1851: officier de santé, 3 mai 1850; rue Taitbout, 28.
Richard, à Arcueil.
Richard (F.), 1852; rue de Beaune, 23.
Richert (F.), 1886, 1re classe; rue Gérando, 9.
Riethe (V.), rue Grange-aux-Belles, 7.
Rigaud et **Dusart**, rue Vivienne, 8.
Rigout, rue de Levant, à Vincennes (arrondis. de Sceaux).
Rives, 1862; rue de la Glacière, 86.
Rivière (J.), 1853; rue de la Chaussée-d'Antin, 68.
Roberts et Ce, rue de la Paix, 5.
Robinet (G.), 1874; rue du Cherche-Midi, 53.
Roch, 1re classe, Montp. 1843; rue Saint-Louis-en-l'Ile, 27.
Rocher, 1878; rue Perrée, 1, et rue de Picardie, 22.
Rochette, 1874; docteur en médecine, avenue des Gobelins, 61.
Rochu, avenue Parmentier, 38.
Rodet (Raphaël), 1883; boul. de Clichy, 7.
Rogers de l'Illinois, 1874; pharm. américain, rue du Havre, 1
    et rue de Provence, 120.
Roguet, (G.),1882; 1re classe; rue de Belleville, 145. — *Produits
    Barbarin.*
Rolland (A.), Paris, 1874; place Hérold, 4, à Courbevoie (Seine).
Romand, rue de la Boétie, 7 et 9.
Rondet (Henri) de Voreppe (M. d'H.), 💫, A., ✳, 1875; avenue
    de l'Observatoire, 47 et 100, boulevard de Port-Royal.
Rorbacher, 1876; boulevard de Belleville, 112.
Rosey, 1874, carrefour de l'Odéon, 3.i
Rosier, rue Galande, 38.
Rouault, Paris, 1874; rue Monge, 74.
Rougier, 1849; rue Clignancourt, 27.
Rousseau, Paris, 1880; rue de Rome, 54.
Rousseau, rue Bleue, 3 *bis*.
Roussel, rue Washington, 10.
Roussel (M.), 1860; rue du Cherche-Midi, 2 et rue de Sèvres, 1.
Rousselet, rue de Montreuil, 39, à Vincennes (arr. de Sceaux).
Rouxel, rue du Ruisseau, 39.

Roy, 1875; rue Michel-Ange, 3, (à Auteuil).
Ruaux, rue Saint-Maur, 197.
Ruinaut, 1873; place du Théâtre-Français, 2.
Sagaire, 1870; rue Salomon-de-Caus, 4.
Saint-Jean, rue des Pyrénées, 74.
Saison, 1868; boulevard Voltaire, 34.
Sallé, 1862; rue de Bourgogne, 49.
Salmon (P.), 1874; rue Saint-Lazare, 70.
Sampso (de), 1839; rue Rambuteau, 44.
Sansade, 1875; rue de Rivoli, 114.
Sarazin, rue de la Tombe-Issoire, 75.
Saudau, rue Caumartin, 60.
Saunion, rue Claude-Bernard, 79.
Sauvage, 1880; rue Scribe, 11.
Sauvé, rue du Château-d'Eau, 25.
Sauvière, rue Traversière, 63.
Sauzéat, 1878; rue Rambuteau, 63.
Savoye, 1875; boulev. Poissonnière, 4.
Schaffner (H.), 1867; *Pepto fer du Dr Jaillet*, faubourg Poisson-
    nière, 4.
Schmidt, 1880; boul. du Temple, 24.
Schmitt, à Choisy-le-Roi.
Schmitt, à Pantin.
Schnabel, 1878; rue des Poissonniers, 61.
Schneider (A.), 1862; faubourg Saint-Martin, 181.
Schreiner, rue des Petits-Champs, 26.
Secrétan, 1860; médailles d'argent 1860-1871. — Gros: rue de
    la Pompe, 66 et rue Decamps, 52.
Seguin, faubourg Saint-Denis, 201.
Seize, rue du Faubourg-du-Temple, 91.
Semery (de), 1857; rue Montaigne, 22.
Serres, 1875; rue Saint-Honoré, 83.
Sersiron (E), rue du Bac, 69.
Servant, 1858, boul. Richard-Lenoir, 114, et rue Folie-Méri-
    court, 55.
Servaux, ✳, 1861; docteur en médecine, 1863; boulevard de
    Strasbourg, 60.
Seunes, 1874; avenue Trudaine, 32.
Sévin (J.), 1870; rue Saint-Honoré, 54.
Shorthose, rue de la Paix, 5,
Sibeud, 1876; rue Oberkampf, 152.
Sicard (L.), 1885, 1re classe, rue de Rennes, 145.
Sicard, 1868; à Noisy-le-Sec.
Signeux, 1879; passage Montesquieu.
Sireygeol, rue Escudier, 43, à Boulogne (Seine)
Sokolowski, 1842; rue Jacob, 3.
Solirène, 1880; rue Soufflot, 17.
Sonnerat, 1869; rue Gaillon, 16.

Soulé, rue de Paris, 53, à Vincennes).
Soulier, rue Saint-Martin, 328.
Soyrac, 1870; avenue du Maine, 63, et rue Vandamme, 18.
Spindler, 1873; boulev. Richard-Lenoir, 26.
Stanislas, (W.), 1879; boulev. National, 103, à Clichy (Seine).
Steiner, avenue d'Orléans, 27.
Stevenin, 1881, rue Miromesnil, 58.
Sudrot, rue de Paris, 60, à Saint-Denis (Seine).
Surun (F.), 1862; rue Saint-Honoré, 378.
Swann, 1850; rue Castiglione, 12.
Swift, rue de Condé, 22.
Taine, place des Pyrénées, 4.
Tallon, (Marius), 1872; avenue d'Antin, 49.
Talmier, 1872; faubourg Saint-Denis, 102.
Talon, 1875; boulevard Montparnasse, 153.
Tanguy, 1881; docteur en médecine, de 9 à 11 h. et de 7 à 9 h. du soir, rue de Meaux, 24.
Tannier, 1868; rue de Charonne, 63.
Tanret, 1872; rue Basse-du-Rempart, 64.
Tardif, avenue des Ternes, 37.
Tarin, 1866; place des Petits-Pères, 9.
***Teilliet**, rue Parmentier, 5, à Ivry (Seine).
Teillout, rue des Amandiers, 119.
Teissonnière, rue de Berlin, 21.
Tercinet, 1883; boulev. Henri IV, 27.
Théault, 1877; boulev. Voltaire, 73.
Thévenot, 1867; rue Jessaint-La-Chapelle, 24.
Thibaut, 1870; rue des Petits-Champs, 76.
Thibault, boulevard Saint-Michel, 127.
Thomas (J.-B.), 1863; avenue d'Italie, 48.
Thomas (H.), 1864; rue de Flandre, 25.
Thomerel, 1874; rue Frémicourt, 43.
Thurisset, rue du Départ, 3.
Tieursin, 1874; boulevard de Strasbourg, 79.
Torchebœuf, 1868; boul. Victor-Hugo, 41, à Saint-Ouen.
Torchon, (V. **Frère-Torchon**).
Tostain, rue du Temple, 191.
Touraud, 1854; rue de Lancry, 14.
Traiffort, 1872; boulevard de la Villette, 12.
Trapenard, 1880, rue des Dames, 35.
Tremeau, 1875; rue du Commerce, 46.
Trehyou (F.), ❦, 1871; *Pilules Trehyou au benzoate de lithine ferrugineux ou sans fer*, rue Sainte-Anne, 71.
Trichon, 1871; rue de la Victoire, 82.
Tripied (E.), rue Bréa, 5.
Trotry-Girardière, rue d'Auteuil, 32.
Trouette, rue Saint-Antoine, 163 et 165.
Turquety, 1874; rue de Galilée, 37.

Tuzé (E.-J.), 1885; de midi à 2 h., à Charenton, (Seine).
Ungerer, rue Lacondamine, 53 et rue Truffault, 36.
Vaillant(Ed.), avenue des Ternes, 1, et avenue de Wagram, 49.
Valluet, 1863; rue Lafayette, 151.
Van Ballenberghe, 1872; rue Marcadet, 26.
Vandeville, 1876, 1re cl. — *Analyses, essais pathologiques.* — Rue Lepic, 5.
Vandremoire, 1820; rue de Paris, à Nanterre (arrondissement de Saint-Denis).
Vansteenberghe (E.), 1883; av. de la Mothe-Piquet, 23 *bis*.
Varengue, 1857; officier de santé, 1830; rue de Rueil, 9, à Suresnes (arrondissement de Saint-Denis).
Varenne, rue de Charenton, 151.
Vasseur, rue Saint-Lazare, 34.
Vassy, rue Legendre, 70.
Vaucheret, 1876; boulev. de Clichy, 81.
Vauquelin, (*v.* Fournier Eug.).
Vautherin, 1855; docteur le 13 juin 1864; rue Laffitte, 34.
Vée (A.-A.), 1859; rue Vieille-du-Temple, 24.
Veluet, rue de Rivoli, 142.
Vercamer, rue Notre-Dame-des-Champs, 7.
Verchère, 1848; rue des Halles, 22.
Vérité, 1864; rue des Orfèvres, 4.
Vermande, 1880; rue de Belleville, 9.
Vermoret, rue du Pont, 3, à Charenton.
Verwaest, 1872, docteur en médecine, rue Saint-Jacques, 169.
Veyrières, 1873; rue de Passy, 56.
Vezard, 1877; rue de Bretagne, 46.
Vial(Em.), ✳, 1858; r Bourdaloue, 1, et r.de Châteaudun, 20.
Viala, avenue des Ternes, 14.
Vié (Henry), boulevard de la Gare, 180,
Vié-Garnier, 1868; 1re classe, avenue des Ternes, 63.
Vieillard, 1880; rue de Trévise, 30.
Vigier (F.), 1869; (V. **Charlard-Vigier**).
Vigier (P.), 1re classe, Paris 1864; rue du Bac, 70.
Vigoureux, 1868; rue de Vaugirard, 33.
Vincent (J.)., 1878; boulevard de la Gare, 139.
Violet, 1882; rue Mouffetard, 92.
Vioz, rue des Batignolles, 41.
Virenque, 1875; place de la Madeleine, 8.
Virollet, rue d'Allemagne, 112.
Virotte-Ducharme, 1875; boulevard Haussmann, 177.
Viseur, 1872; rue Lecourbe, 142.
Vivien, rue de Vanves, 142.
Voisard, à Puteaux (Seine).
Vollant (E.), 1873; avenue Lamotte-Piquet, 29.
Volle, 1879; rue de Flandre, 107.
Vorin, 1864; rue des Gravilliers, 29.

Weber (Georges), 1835, rue des Capucines, 8.
Weber (Ch.), 1856; rue Saint-Honoré, 352.
Wegbecher, 1870; rue de Paris, 2, à Asnières.
Weil, boulevard Pereire, 183.
Weil, route d'Orléans, 62, à Montrouge (Seine).
Willemet-Papin, 1869; rue Saint-Séverin, 6.
Winckler, à Montreuil.
Wuhrlin, 1879; rue Taitbout, 45 et rue Lafayette, 11.
Würtz (Fréd.), 1870; boul. des Batignolles, 41.
Yvon, 1875; rue de la Feuillade, 7.

GRAND CHOIX DE VOITURES NEUVES

ET D'OCCASION

8 — RUE LAUGIER — 8

(Près l'Avenue des Ternes)

PROSPER COLLIN

FABRICANT DE VOITURES

Commission — Exportation

PARIS

PRINCIPALES SAGES-FEMMES

EXERÇANT DANS LE DÉPARTEMENT DE LA SEINE

Mmes

Bouton (L.-G.), 1re cl., de 2 à 4 h., rue des Ursulines, 14.

Garnier, 1re classe ; avenue des Gobelins, 36.

Gille, 1re classe. Médaille d'or ; de 1 à 3 h., rue du Château-d'Eau, 78.

Gros-Denis 1875 ; de 1 à 3 h., avenue de St-Ouen, 48.

Guerollot (A), 4, rue Monge.

Junk, de Trèves, 1re cl., 1858 ; de 2 à 5 h., rue Saint-Lazare, 100.

Laborie (P.), 1re cl., 1881 ; de 3 à 5 h., rue Saint-Honoré, 370.

Lachapelle, *née* **Savreux**, 1852. — *Traitement (sans repos ni régime) des maladies des femmes, suites de couches, déplacements de l'utérus, causes de stérilité. — Conseils pour l'âge critique. —* De 4 à 5 h., rue du Mont-Thabor, 27.

Legrand (V.), 1re cl., 1873 ; de 2 à 3 h. r. de Montholon, 36.

Maraval (A.-L.), 1re cl., 1882, rue St-Anne, 64, de midi à 3 h.

Morihien (V.), 1re classe, 1872 ; lundi, mercredi, vendredi de 2 à 4 h., 46, avenue d'Orléans et 2, rue Brézin. — *Grande maison d'accouchements de 1er ordre avec joli jardin, prend des pensionnaires à toutes époques de grossesse, traitement des maladies de dames.*

Pasquier, de 1 à 4 h. ; 92, rue de Bondy. *Plus de suites de couches. Méthode nouvelle. Brochure, prix 2 fr., en vente chez l'auteur.*

Pavy (M.), 1re cl., rue Bréa, 15.

MASSEURS ET VENTOUSEURS

MM.

Aubert (*mass.*), rue du Bac, 60.

Blanquart. — *Massage et pratiques d'hydrothérapie*, sous la direction de MM. les docteurs ; avenue de Villiers, 8 ; ci-devant, rue de la Chaussée-d'Antin, 19.

Bouland (Jules), à l'hôpital des Cliniques.

Brunot (Mme). — *Ventouses sèches et scarifiées, pose de sangsues ; massage et frictions ;* rue Saint-Honoré, 348.

Château (Mme), — *masseuse*, rue Condorcet, 50. — *L'été aux thermes d'Enghien.*

Constance (Mme), femme **Nousperger**, r. Saint-Placide, 6 *bis*.

Coquard (F.). — *Masseur, ventouseur et électriseur,* rue des Innocents, 9.

David (C.), masseur. — *Application du massage médical, sous la direction des médecins traitants,* rue de Constantinople, 21.

Duprat, *masseur, frictions, bains et douches de vapeur à domicile, ventouses sèches et scarifiées,* pl. du Marché St-Honoré, 19.

Grandjean (Mlle), *frictions, massages et ventouses,* rue des Innocents, 9.

Mann, *ventouseur de l'hôpital de la Charité.*

Marguerie (Mme). — *Massage, frictions,* rue Duperré, 16.

Noizet (M. et Mme). — *Massage et électricité;* anciens ventouseurs de l'Hôtel-Dieu; rue de Rivoli, 62.

Rémy, *ventouseur,* ancien infirmier de 1re classe des hôpitaux de Paris, avenue de Wagram, 44.

Schmitt (Mme), *massage et ventouses.* faubg. Poissonnière, 32.

Sénécal (M. et Mme), *massage,* rue de Penthièvre, 25.

Servière (M. et Mme). — *Massage.* — Rue Montmartre, 163.

GARDES-MALADES

Les Messieurs de Bon-Secours, gardes-infirmiers pour toutes maladies, avenue des Ternes, 96.

Société des gardes-malades de 1re classe, rue Buffault, 10.

Administration des gardes-malades, fondée en 1866. — Trois maisons : rue Saint-Antoine, 170; rue Montholon, 13; et rue des Petits-Champs, 5. (*V. aux annonces*).

Mmes

Avisseau, boulevard Saint-Martin, 45.

Blai, *ventouseuse,* rue Maubeuge, 92.

Bonsol, ex-infirmière des hôpitaux, faubourg Saint-Denis, 199.

Bouloc, rue des Juges-Consuls, 3.

Brunet, rue Saint-Honoré, 217.

Camby, malades et *dames en couches,* rue des Acacias, 60.

Canaple (veuve), pose les ventouses, rue Cadet, 20.

Canevet, rue de Ponthieu, 24.

Carles, rue du Rocher, 88.

Cayer, rue du Cloître-Saint-Merri, 8.

Chagot, rue de la Grange-Batelière, 18.

Clément, rue d'Angoulême-du-Temple, 27.

Cordouan, rue Rochechouart, 21.

Détiange, boulevard-St-Germain, 82.

Domitille, rue Blanche, 69.

Durand, rue Servandoni, 13.

Gobert, rue Saint-Martin, 201.
Godard (Caroline), rue Rodier, 44.
Gueldry (Joseph), M^r, passage des Acacias 4.
Hartmann, rue de la Tour-d'Auvergne, 27.
Julien, 3, cour du Commerce.
Kroger, rue du Faubourg-Saint-Honoré.
Lafaurie, rue des Saints-Pères, 38.
Langlois (veuve), rue de Duras, 5, en face l'El. etc.
Lefève, rue Larochefoucault, 62.
Leroy, rue Godot-de-Mauroy, 22.
Marasse, rue du Faub.-Saint-Martin, 142.
Marcheteau, rue Coquillière, 29.
Marcou, rue de Rennes, 62.
Maurice, rue de la Chaussée-d'Antin, 25.
Metcalfe, directrice de l'Association des gardes-malades, rue
St-Honoré, 209.
Monory, rue de Valenciennes, 8, près la gare du Nord.
Morel (née Weber), spécialité pour la clinique et les dames en
couches, rue Lafayette, 176.
Nancy-Robert, rue St-Antoine, 178.
Nicolas (veuve), boulevard Sébastopol, 9.
Pecheux (veuve), rue du Rocher, 95.
Petit, rue Blainville, 2.
Poyedaban, rue du Faubourg-Saint-Honoré, 84.
Remier (veuve), sage-femme, spécialité pour la garde des
dames en couches, rue Saint-Luc, 9.
Remy, *pose les sangsues;* avenue de Wagram, 44.
Richard, rue Sainte-Appolline, 4.
Simien, rue de Sèvres, 23.
Sylvestre, cour du Dragon, 11.

Maison fondée en 1851

Imprimerie ALCAN-LÉVY

24, rue Chauchat, Hôtel du Siècle

Impressions en tous genres

Catalogues et Prix-Courants

Livres et Brochures

IMPRESSIONS EN CARACTÈRES ELZÉVIRIENS

Illustrées avec les fleurons du temps

Tirages en couleurs
Mémoires-Rapports

IMPRIMÉS POUR LA LIBRAIRIE, LE COMMERCE ET LES ADMINISTRATIONS

Journaux et Revues

Outillage (système breveté)

Clicherie — Stéréotypie

Médailles à l'Exposition Universelle de 1878

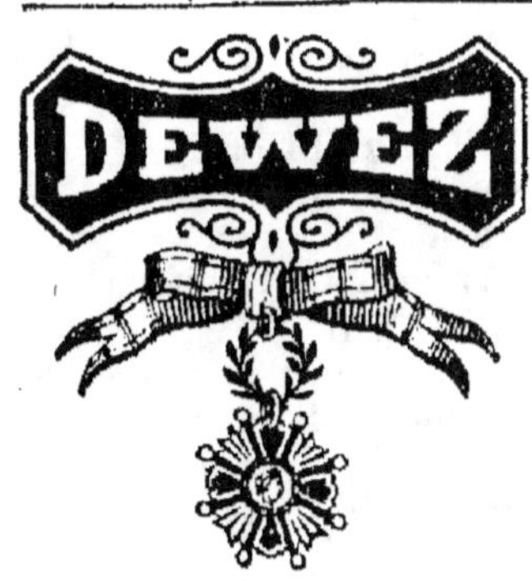

ENSEIGNES
et
STORES

210, rue Saint-Denis, Paris

ECUSSONS & PLAQUES de PORTE en TOLE
vernie ou émaillée
CUIVRE & MARBRE GRAVÉS
LETTRES EN TOUS GENRES POUR ENSEIGNES
GRAVURE
TIMBRES secs et humides, VITESSE et à CALENDRIER
En CUIVRE ou CAOUTCHOUC

TARIF COMPLET ENVOYÉ SUR DEMANDE

LISTE PAR DEMEURES

DES

MÉDECINS ET PHARMACIENS

DU DÉPARTEMENT DE LA SEINE

PARIS

Abbaye (RUE DE L').
3 Réal, D. — *Clinique.*
14 Tridon, D.
Abbé-de-l'Epée (RUE DE L').
9 Chauvel, D.
Abbé-Grégoire (RUE DE L').
19 Barascud, Ph.
20 Van Hoeck, Dent.
26 Lorin, D. et Ph.
31 Tison, D.
34 Cancalon, D.; *n'exerce pas.*
44 Gallois, D.
Abbé-Groult (RUE DE L').

105 Garnier, D.
Abbesses (RUE DES).
4 Bource, D.
9 Josset, D.
44 Denis, Ph.
48 Dubroca, D.
Abbeville (RUE D').
5 Fano, D.
17 Laféron, D.
Aboukir (RUE D').
25 Parenteau, D.
68 Villette, D.
77 Nogaro, D.

99 Labélonye, Ph.
99 Buffet, Ph.
103 Marey, D.
119 Chanterelle, Ph.
130 Lebel, D. et Ph.
Accacias (RUE DES)
39 Masson (C.), D.
40 Dadies, Ph.
Affre (RUE).
2 Savoye, D.
Albouy (RUE).
12 Ballue, D.
Alesia (RUE D').
52 Piérin, D.
87 Guinot, Ph.
Alfred-Stévens (RUE)
4 Cabrié, D.
Alger (RUE D').
5 Picard, D.
6 Debrand, D.
9 Thibierge, D.
11 Greslou, D.
Alibert (RUE).
11 Joulial, D.
Aligre (RUE).
20 Cournet, ph.
Allemagne (RUE D').
5 Poncet, Ph.
15 Texier, D.
74 Garnier, D.
76 Colin, Ph.
78 Clément, D.
94 Bargallo, Ph.
112 Virollet, Ph.
113 Lugagne, Ph.
139 Tarrius, D.
148 Aucompte, Ph.
Alma (AVENUE DE L').
12 Labbé, D.
23 Rocha y Castilla, D.
67 Guyet, D.
Amandiers (RUE DES).
2. Arduin, D.
35 Martin (G.), Ph.
45 Gostiaux, Ph.
119 Teillout, Ph.
Ambroise-Paré (RUE).
11 Blanche, D.

Amelot (RUE).
8 Roussin, D.
80 Parat, Ph.
Amsterdam (RUE D').
14 Gérard, D.
21 Lanquetin, D. *n'exerce plus.*
21 Cappez, Ph.
27 Lacronique, D. *n'ex. plus.*
27 Ribes, D. *n'exerce plus*
31 Paulet, Ph.
50 Courtaux, D.
72 *bis* Moura, D.
80 Robbe, O.
82 Macé, D.
91 Hureau de Vileneuve, D.
93 Felizet, D.
Ancienne-Comédie (RUE DE L').
21 Gillet de Grandmont. Clinique.
Angoulême (RUE D').
6 Boillet, D.
8 Hays, D.
9 Devie, Ph.
18 Bach, D.
18 Landois, D.
20 Lougnon, Ph.
46 Hickel, Ph.
65 Moisan, Ph.
76 Hirtzmann, D.
Anjou-Saint-Honoré (RUE D').
56 Bonnard, Ph.
Antin (AVENUE D').
31 Wecker (Louis de), D.
49 Tallon, Ph.
59 Didiot, D.
Antin (CITÉ D').
35 Neuville, Ph.
Antin (RUE D').
21 Guerin-Menneville, D.
21 Bazy, D.
Antoinette (RUE).
10 *bis* Pelaprat, D.
Anvers (PLACE D')
2 Gelez, D.
Aqueduc (RUE DE L'),
1 Buisson, D.
58 Daupley, D.

Arago (BOULEVARD).
6 Josset, Ph.
7 Amanieu, D.
15 Isnard, D.
15 Roaldès (de), D.
37 Auby, Ph.
38 Du Périer, D.
Arbre-Sec (RUE DE L').
46 Gontard, D.
46 Marie frères, D.
Arcade (RUE DE L').
8 Réal, D.
8 Villiers (de), D.
10 Heintz et Heydenreich, Ph.
15 Le Pileur, D.
18 Trélat, D.
24 Cadier, D.
36 Béhier, D.; *n'exerce pas.*
Archives (RUE DES)
19 **Reynal et Cᵉ**, Ph.
24 Renard, D.
Arcole (RUE D').
11 Montpellier, D.
15 Rochard, D.
Argenteuil (RUE D').
3 Heide, D.-Dent.
21 Deschamps, D.
Argout (RUE D').
10 Duménil, D.
67 Tiger, D.
Armaillé (RUE D').
19 Cabaret, D.
Viel frères, D. — *Maison de santé.*
Arrivée (RUE DE L').
8 Ambresin, D.
Assas (RUE D').
3 Meynier, D.
18 Freyssinge, Ph.
33 Ozanam, D.
72 Suchard, D.
104 Grimaux, D.
118 Merner, D.
Astorg (RUE D').
30 Hallopeau, D.

Auber (RUE).
15 Loewenberg, D.
17 Coupard, D.
19 Testut, D.
Aubervilliers (RUE).
20 Peiny, Ph.
Aubriot (RUE).
4-6 Duboé-Daysse, Dᴵ
Aumale (RUE D').
6 Renault (Alex.), D.
9 Oulmont (P.), D.
11 Love fils, D.
14 Michel Evariste, D.
15 Gelineau, D.
23 Brun (A.), D.; n'ex. pas.
26 Siredey (A.), D.
Austerlitz (QUAI D')
1 Carret, D.
Auteuil (RUE D').
6 Malhéné, D.
32 Abadie, Ph.
41 Bonenfant, D.
42 Bagros, Ph.
Avron (RUE D').
20 Berthiot, Ph.
57 Ouin, D.
59 Ménigault, Ph.
95 Aubry, Ph.
Babylone (RUE DE).
48 Pannecière, D.
Bac (RUE DU).
1 Duvernet, D.
4 Berger (Paul), D.
23 Delpech (E.), Ph.
30 Luc, D.
32 Bourdon (Hippol.), D.
34 Bergeron (A.), D.
34 Bergeron (G.), D.
38 Ecalle, Ph.
40 Gouraud, D
42 Gouey, D.
42 Montargis, D.
42 Secrétain, D.
45 Fouché (Al.), Ph.
62 Bourchier (Mᵐᵉ), D.

Les eaux de *Pougues-Saint-Léger* tiennent le premier rang parmi les eaux bicarbonatées calciques et elles constituent une médicacion efficace de la dyspepsie.   (Durand-Fardel.)

63 Malherbes, D.
68 Casau, D.
69 Sersiron, Ph.
70 Vigier, Ph.
81 Lanteirès, D.
86 Collin, Ph.
92 Durand, D.
97 Le Bec, D.
106 Galtier-Buissière, D.
110 Ferrand, D.
114 Falret (Jules), D.
128 Révillout, D.
142 Cressent, Ph.
144 Bœhler, D.
146 Lamau, D.

Bagnolet (RUE DE).
32 Lutz, Ph.
60 Susini, D.
66 Daumas, D.
109 Amiard, Ph.
129 Pineaut, D.

Baillet (RUE)
1 Saint-Valon (de), D.

Bailleul (RUE)
11 Lamoureux et Cie, Ph.

Baillif (RUE).
1 Benoist, D.

Balagny (RUE).
61 Delage, D.
70 Andler, Ph.

Banque (RUE DE LA)
1 Guibout (Eugène), D.
16 Wickham (G.), *chir. her.*, D.
20 Boinet, D.

Bara (RUE).
11 Raspail, D.

Barbès (BOUL.)
3 Fourès, D.
7 Andrieu, D.
19 Karth, D.
21 *bis* Laurans, D.
29 Lacourie, Ph.
41 David, Ph.
71 Juranville, D.

Barouillère (RUE DE LA)
8 Wroznowski, D.

Barye (RUE)
9 Kahn, D.

Bassano (RUE)
23 Le Marchand, Ph.

Basse-du-Rempart (RUE)
64 Tanret, Ph.

Bastiat (RUE)
(*Ancienne Rue Nve-Fortin*)
1 Barette, D.
4 Piedvache, D.

Bastille (PLACE DE LA)
7 Yvon, D.

Bastille (RUE DE LA)
2 Garnier (A.-L.), D.

Batignolles (BOUL. DES)
11 Cornilleau, D.
11 Foulquier, D.
24 Leroty, Ph.
29 Vaissette, D.
41 Wurtz, Ph.
78 Ailhet, Ph.
88 Thierry-Mieg, D.

Batignolles (PLACE DES)
8 Battesti, D.

Batignolles (RUE DES)
3 Testaud, D.
13 Geneix, D.
41 Vioz, Ph.
44 Fabre, D.
49 Moity, D.
57 Panchèvre, Ph.
75 Peut, D.

Baudin (RUE)
2 Lacour, Ph.
23 Dethan, Ph.
23 Hirtz (L.), D.
27 Berthet, D.

Baulant (RUE)
11 Naulin, D.

Baume (RUE DE LA)
1 Rigal, D.

Bausset (RUE)
1 Yves, D.
7 Simon (A.-C.), D.
10 Dubois (Alp.), D.

Bayard (RUE)
22 Nivert, D.

Bayen (RUE)
40 Weil, Ph.

Beaubourg (RUE)
65 Lanos, Ph.

Beaujon (RUE)
36 Grancher, D.

Beaumarchais (BOULEVARD)
2 Jasienski, D.
3 Le Maguet, D.
7 Garsaux, D.
24 Guillot, D.
34 Denouh, D.
34 Philbert, D.
38 *bis*, Gendron, Ph.
48 Malterre, D.
54 Lemoisne, D.
56 Miquel, D.
71 Lemenager, D.
73 Puel, D.
91 Colomb, Ph.
93 Barral, Ph.
95 Hélie, D.
98 Géry, D.
100 Rochet, D.
111 Sabatié, D.
113 Emond, D., *n'ex pas à Paris.*
113 Legros, D. — *N'exerce pas.*

Beaune (RUE DE).
6 Moreau, D.
14 Henriet, D.
14 Gilles de la Tourette, D.
23 Richard, Ph.

Beauregard (RUE).
8 Desparquets, D.
41 Launay, D.

Beaurepaire (RUE).
4 Galbrun, Ph.
26 Benet-Deperraud, D.
36 Dolfus, D.

Beauséjour (BOULEVARD).
31 Thulié, D.

Beautreillis (RUE).
10 Dezarnaulds, D.
23 Violand, Ph.

Beaux-Arts (RUE DES).
4 *bis* Bellamy, D.
5 Delbet, D.

6 Wuillomenet, D.
8 Duchaussoy, D.
8 Champetier de Ribes, D.
10 Ortet, D.
12 Rochard, D.
14 Genevoix, D et Ph.
15 Bossu, D.

Beccaria (RUE)
6 Lesueur, Ph.

Belidor (RUE)
13 Bouts, D.

Bellay (RUE DU)
6 Oursel, D.

Bellechasse (RUE)
14 Du Castel, D.
31 Villemin, D.
33 Crésantignes (de), D.
35 Frédault, D.
40 Bove, Ph.

Bellefond (RUE).
35 Grasset, D.

Belleville (BOULEVARD DE)
1 Foulliaron, D.
9 Mérat, Ph.
43 Barrier, Ph.
90 Perrin, D.
112 Rorbacher, Ph.

Belleville (RUE DE).
9 Audigé, D.
9 Vermande, Ph.
37 Bouchage, Ph.
42 Jounia, D.
44 Bainier, Ph.
45 Biscarrat, D.
53 Goldstein, D.
55 Fauconnet, D.
97 Forestier, D.
100 Fichot, Ph.
116 Gautier, Ph.
145 Roguet, Ph.
149 Delehaye, Ph.
151 Gillet, D.
197 Boivent, Ph.
251 Gervais, Ph.

L'Allemagne n'a pas d'eaux à nous opposer dans l'ordre des eaux alcalines calciques magnésiennes, car la France possède *Pougues.*
(Pétrequin.)

Belzunce (RUE DE)
10 Compagnon D.
12 Oudin, D.

Bergère (RUE)
19 Ormières, D.
29 Bertherand, D.
30 Olivier, D.

Berlin (RUE DE)
2 Nitot, Ph.
8 Dreyfus-Brisac, D.
11 Lepère, D.
18 Bonin, D.
19 Royer, D.
20 Le Véziel, D.
21 Teissonnière, Ph.
33 Gratiot, D.
34 Dehenne, D.
34 Marmilot, D.

Bernardins (RUE DES).
48 Petit-Vendol, D.

Berne (RUE DE).
(anciennement Mosnier).
6 Rochefort, D.
9 Janicot, D.
25 Grimaud, D.
31 Wouves (de), D.
37 Nordau, D.

Berri (RUE DE).
1 Jourdanet, D.
33 Gonnard, D.
38 Loughnan, D.
39 Savreux-Lachapelle, D.

Berryer (RUE)
3 Valdès, D.

Berthollet (RUE)
14 Lacambre, D.
14 Ranguedat, D.
17 Gréhant, I., D.

Bertin-Poirée (RUE)
15 Empis, D.

Berton (RUE)
17 Blanche, D.
17 Grout, D.
17 Meuriot, D

Bervic (RUE)
2 Fourès, D.
4 Dumont, O.

Berzélius (RUE)
36 Leclerc, D.

Béthune (QUAI DE)
18 Ferrand, Ph.
22 Thierry, D.

Beuret (RUE)
4 Destrem, D.
8 Bra, D.

Bichat (RUE)
40 Lutz, D. et Ph.
69 Riethe, Ph.

Bienfaisance (RUE DE LA)
4 Lapersonne (de), D.
9 Lacare, D.
39 Brun (F.), D.
40 Muller, Ph.
42 Guiard, D.
44 Lancereaux, D.

Billettes (RUE DES)
14 Charlet, Ph.

Biot (RUE)
2 Tétard, D. — *Clinique hom.*

Birague (RUE DE).
14 Chevallereau, D.

Biscornet (RUE)
28 Celières, D.

Blanche (RUE)
2 *bis* Limousin, Ph.
36 Landowski (Paul), D.
53 Gouverné, D.
60 Veniel, D.
65 Boette, Ph.
82 Cazalis, D.
84 Laburthe, D.

Blancs-Manteaux (RUE DES).
14 Poindron, Ph.

Bleue (RUE)
1 *bis* Bay, D.
3 *bis* Rousseau, Ph.
12 Delarue, D.
12 Vialle, D. *Clinique.*
17 Morin, D.
17 Moreau fils.

Blomet (RUE).
73 Doury, D.
73 Fleury, P.
131 Tapie, D.

Boccador (RUE)
12 Ménard, D.

Bochard-de-Sarron (RUE)
2 Marchand, D.

Boileau (RUE)
12 Beni-Barde, D.
12 Barbet, D.
13 Carpentier, D.

Bois-de-Boulogne (AVENUE DU)
12 Bignon (J.), D.
23 Good, D.
56 Thermes, D.

Boissy-d'Anglas (RUE)
9 Chatellier, D.
11 Bujon, D. — *N'exerce pas.*
31 Barenne, Ph.
39 Ferrier, D.

Boissière (NOUVELLE RUE)
14 Bovet, D.

Bonaparte (RUE)
1 Ladreit de la Charrière, D.
8 Guillier, D.
11 Baizeau, D.
12 Legouest, D.
29 Robert, D.
40 Blancard, Ph.
45 Dromain, D.
45 Adam, Ph.
59 *bis* Lebreton, D., *n'ex. pl.is.*
66 Libert, D.

Bondy (RUE DE).
7 Schweich, D.
22 Grange, D.
24 Trapenard, D.
28 Agard, D.
38 Philippe, Ph.
52 Campardon, D.
54 Suberbie, D. Clinique.
66 Perrussel, D. Clinique.
90 Brohon, D.

Bonne-Nouvelle (BOULEVARD).
8 Rotillon, D.
12 Vigier, Ph.
14 Bernard, (J.), D.

Bons-Enfants (RUE DES).
30 Belliol, D.

Bosquet (AVENUE).
26 Audigé, D.
40 Bobée, Ph.
54 Haro, D.

Boulainvilliers (RUE DE)
41 Nicol, D.

Boulard (RUE).
49 Gellé, D.

Boulets (RUE DES).
19 Pujos, D.

Boulogne (RUE DE) 9e arr.
8 Chambon, D.
36 *bis* De Launay, D.

Bouloi (RUE DU).
22 Francon, D.
28 Vergne, D.

Bourbon (QUAI)
23 Rambaud, D.

Bourdaloue (RUE).
1 Rousseau, D.
1 Vial, Ph.
7 Teste, D.
9 Dezermaux, D.

Bourdonnais (RUE DES).
38 Tourreil, D.

Bourgogne (RUE DE).
19 Bornet, Ph.
29 Tolédano, D.
49 Sallé, Ph.
50 Gingeot, D.
51 Thévenod, D.
55 Vaucheret, D.
63 Masson, D.

Bourg-Tibourg (RUE DU).
4 Lardeau, Ph.

Boursault (RUE).
61 Baldy, D.
74 Vassy, Ph.

Boutarel (RUE).
10 Leriche, D.

Bréa (RUE).
5 Tripied, Ph.
7 Lasgoutte, D.

10 Rousseau, D.
14 Monin, D.
Bréda (RUE).
2 Rebien, Ph.
14 Rizat, D.
28 Gouzon, D.
Bretagne (RUE DE).
24 Mette, Ph.
46 Vezard, Ph.
55 Campart. D.
Breteuil (AVENUE DE).
23 Worbe, D.
42 Branly, D.
Bretonvilliers (RUE)
3 Blandet, D.
Brézin (RUE).
15 Lacaille, D.
23 Dubois (E.), D.
27 Lapeyrade, Ph.
Brisemiche (RUE).
9 Ozouf, Ph.
Brochant (RUE).
5 Gasne, D.
19 Prévost, Ph.
37 Marié, D. et Ph.
Bruxelles (RUE DE).
3 Lailler, D.
15 Beaumont, D.
40 Lelion, D.
Buci (RUE DE).
7 James, Ph.
10 Rosapelly, D.
12 Guido, D.
43 Aysaguer, D. Clinique.
Buffon (RUE).
2 Vaillant, D.
71 Laugier, D.
Bugeau (AVENUE)
14 Sapelier, D.
Cabanis (RUE).
1 Bouchereau, D.
1 Magnan, D.
Cadet (PLACE).
17 Oberlin, Ph.
Cadet (RUE).
5 Rouch, frères, D.
8 Sambucy, D.
17 Oberlin, Ph.

26 Albin-Laforgue, D.
31 Détraux, Ph.
Caire (RUE DU)
9 Bruchet, D.
10 Martellière, D.
11 Donadieu, D.
31 Bousiquet, Ph.
51 Villain, D.
Calais (RUE DE).
1 Boette, Ph.
23 Longuet, Ph.
Calmels (RUE).
15 Raimondi, D.
Cambacérès (RUE).
4 Bugniot, Ph.
5 Canuet, D.
5 Leroy de Méricourt, D.
5 Planchon, D.
12 Monod, D.
21 Cyr, D.
21 Lamare (vicomte de), D.
29 Bissieu, D.
Cambon (RUE).
18 Surun, Ph.
22 Jégu, D.
24 Martineau, D.
29 Dubouchet, D.
45 Paul (Constantin), D.
49 Vidal, D.
51 James, D.
Cambronne (PLACE).
3 Gonzalez, Ph.
Cambronne (RUE)
85 Viseur, Ph.
Campagne-Première (RUE)
15 Lartigue, D.
Canal Saint-Martin (RUE DE).
17 Chaumont, Ph.
Canettes (RUE DES).
7 Arragon, D.
Capucines (BOULEVARD DES).
7 Desplats, D.
8 Menière (E.), D.
8 Du Bouchet, D.
9 Meunier, D.
23 Sempé, D.
39 Aubeau, D.
41 Darin, D.

Capucines (RUE DES).
4 Stoess, D.
8 Weber, Ph.
9 Dreyfous, D.
20 Brocq, D.
Cardinal-Lemoine (RUE DU).
14 Dumesnil, D.
Cardinet (RUE).
22 Mugnier, D.
22 Cauchy, Ph.
115 Laurent, Ph.
Carmes (RUE DES).
14 Bourneville, D.
14 Delfau, D.
Carnot (AVENUE).
7 Bourchier (Mme), D.
12 Parent, D.
18 Eloy, D.
26 Maugin, D.
30 Boyer, D.
Casimir-Delavigne (RUE).
2 Ortila, D., *n'exerce pas.*
Casimir-Perier (RUE).
11 Magnac, D.
17 Lepecq de la Clôture, D.
Cassette (RUE).
24 Simon, D.
Castellane (RUE).
6 Hubert, D.
11 Ménard de Bailleul, D.
13 Bottentuit, D.
15 Balzer, D.
Castex (RUE).
1 Large, D.
4 Rech, D.
Castiglione (RUE).
1 Colignon, D. Dent.
2 Hogg, Ph.
10 Bonnet de Malherbe, D.
10 Chapusot, D.
12 Swann, Ph.
Caulaincourt (RUE).
26 Doucet, D.
Caumartin (RUE).
10 Bouloumié, D.

12 Mayer (Alex.), D.
15 Warren-Bey, D.
16 Dieulafoy, D.
19 Moynier, D.
28 Bioux, O.
32 Troisier, D.
39 Miard, D.
43 Claude, D.
45 Gardy, Ph.
48 Hénon, O.
58 Poyet, D.
60 Sandau, Ph.
66 Leviot, D.
66 Perrée (Mme), D.
67 Brémond fils, D.
Centre (RUE DU).
4 Court, D.
Censier (RUE).
28 Bénard, D.
51 Martin (A.), D. — *Clinique.*
53 Lavoix, D.
Cerisaie (RUE DE LA).
13 Baumfeld, D.
Chabanais (RUE).
14 Faivre (Ph.), D.
Chabrol (RUE DE).
26 Schmitt, D.
69 Lancelot, D.
Chaillot (RUE DE).
10 Beynet, Ph.
56 Logeais, Ph.
Chaise (RUE DE LA).
10 Sinety (de), D.
Chambiges (RUE)
7 Laval, D.
Championnet (RUE).
142 *bis* Desoubry, Ph.
Champollion (RUE).
13 Ranque (Paul), D.
Champs-Elysées (AVENUE DES).
62 Hogg fils, D. et Ph.
66 Amodru, D.
67 Huchard (Henri), D.
95 Jennings, D.
142 Soubiran, D.

Les eaux de *Pougues-Saint-Léger* réussissent très bien dans les affections gastralgiques et douloureuses de l'estomac, accompagnées de troubles plus ou moins prolongés de la digestion.   (J. Lefort.)

Chanaleilles (RUE DE).
9 Moricourt, D.
Chanoinesse (RUE).
12 Jousset de Bellesme, D.
Chapelle (PLACE DE LA).
26 Cayron, D.
Chapelle (RUE DE LA).
10 Culan, D.
19 Combarieu, Ph.
46 Mook, D.
64 Belières, Ph.
75 Cocquelet, Ph.
80 Marquez, D.
87 Hamon, D.
94 Flament, D.
102 Bruno, Ph.
107 Cottenet, Ph.
134 De La Tour de Lorde, D.
Chaptal (RUE).
2 Norstrom, D.
2 Pinaud, Ph.
16 Marjolin, D.
Charbonnière (RUE DE LA).
7 Jeangrand, Ph.
Charbonniers (RUE DES)
8 Chopin, Ph.
Charenton (RUE DE).
28 Fieuzal, D.
130 Andrieu, D.
154 Varenne, Ph.
208 Naulin, D.
243 Gonnard, Ph.
245 Mallet, D.
274 Chanteaud, Ph.
Charles V (RUE).
14 Baré, Ph.
15 Aubrun, D.
Charlot (RUE).
5 Roussel (Albéric), D.
8 Feulard, D.
15 Frère, D.
25 Lescot, Ph.
52 Desobry, Ph.
Charonne (RUE DE).
4 Fourcy, Ph.
24 Derbecq, Ph.
63 Tannier, Ph.
136 Dattez, Ph.

161 Mesnet, D.
161 Motet, D.
176 Esbach, Ph.
Château (PLACE DU).
8 Guerreau, Ph.
Château (RUE DU).
102 Fèvre, D.
106 De Los Santos, D.
115 Karlyn, D.
Château-d'Eau (RUE DU).
14 Josephson, D.
15 Netter, D.
25 *bis* Sauvé, Ph.
30 Rainouard, D., *n'exerce pas*.
49 Lhioreau, Ph.
76 Combarieu, Ph.
Châteaudun (RUE DE).
1 Aber, D.
5 Blechmann, D.
6 *bis* Bétancès, D.
8 *bis* Michelon, D.
11 Aber, D.
12 Mathieu, D.
15 Lannois, D.
16 Anschnier, D.
20 Vial, Ph.
35 Guy, Ph.
39 Lartigue, D., *n'exerce pas*.
43 Neumann, D.
43 Derode, Ph.
53 Fontaine, D.
53 Thevenet, D.
56 Menier, Ph.
Chauchat (RUE).
23 Ruault, D
Chaussée-d'Antin (RUE DE LA).
12 Hotz, D.
15 Richard-d'Aulnay, D.
18 Aguilhon de Sarran, D.
20 Bergonier, D.
27 Branly, D.
37 Moura, D.
38 Bouchut, (H.), D.
38 Lagneau fils, D.
39 Kohn, D.
39 Perdriget, Ph.
43 Bureau, D.
43 Saint-Vel, D.

49 Fauquez. D., *Hydroth.*
54 Jarlet, Ph.
56 *bis* Dervillez, D.
58 *bis* Renault, D.
62 Martin (Hipp.), D.
68 Rivière, Ph.

Chauveau-Lagarde (RUE).
4 Landouzy, D.
5 Heintz et Heydenreich, Ph.
14 Nonat, D.
16 Leroux, D.

Chemin-Neuf (RUE DU) 20e arr.
54 Frémaux, D.

Chemin-Vert (RUE DU).
96 Berthod, Ph.
112 Bach, Ph.

Cherche-Midi (RUE DU).
2 Roussel, Ph.
5 Guyettant, Ph.
11 Gabalda, D.
13 Coursserant, D.
23 Cailletet, D.
34 Butte, D.
55 Robinet (G.), D. et Ph.
55 Wecker (de), *Maison de santé.*
57 Barascud, Ph.
61 Lelarge, D.
67 Pastoureau, D.
79 Coirre, Ph.
86 Rouxel, D.
108 *bis* Veilleau, D.

Chevreul (RUE)
15 Quehen, D.

Choiseul (RUE DE).
3 Mestivier, Ph.
16 Jarriand, D.

Chomel (RUE).
5 Féré, D.
9 Avrard, D.

Choron (RUE)
6 Geneste, D.
12 Hoffmann, D.

Cirque (RUE DU).
5 Simon, D.

5 *bis* Cros, D.
15 Guéneau de Mussy, (H.), D.

Clapeyron (RUE),
1 Rey, Ph.
25 Richelot père, D.

Claude-Bernard (RUE).
25 Dhomont, D.
53 Arnould, D.
72 Barthélemy, Ph.
75 Briand, D.
79 Saunion, Ph.
90 Blanchard, D.

Clément-Marot (RUE).
20 Rocha Castilla, D.

Cler (RUE).
22 Frébault, D.
35 Lavigne, Ph.
43 Delaunay, D.
53 *bis* Roux, D.

Cléry (RUE DE).
31 Dehais, Ph.

Clichy (AVENUE DE).
34 Lesecq, Ph.
50 Parinaud, D, Clinique.
56 Brancher, Ph.
58 Perracheron, D.
92 Huet, Ph.
96 Leconte, D. et Ph.
123 Esmenard, Ph.
127 Lebeau, D.
142 Bruloux. Ph.

Clichy (BOULEVARD DE).
7 Rodet, Ph.
10 Naury, D.
12 Jaubert, D.
34 Manent, Ph.
44 Devillers, D.
49 Barré, D.
81 Vaucheret, Ph.

Clichy (PLACE).
7 Piet, Ph.

Clichy (RUE DE).
11 Perrussel, D.
14 Laugier, D.
14 Colonna-Ceccaldi, D.

Parmi les eaux gazeuses ferrugineuses, il faut mentionner en première ligne celles de *Pougues-Saint-Léger,* qui remplacent avec avantage les eaux bicarbonatées sodiques.   (Bazin.)

19 Haussmann, D.
39 Nitot, Ph.
64 Garnier, O.
67 Thierry-de-Maugras, D.
67 Lissonde, D.
79 Luc, Ph.
Clignancourt (RUE DE).
13 Coulin, Ph.
13 Garcin. D,
27 Rougier, Ph.
36 Boh, D.
38 Blacque, Ph.
42 Chailloux, D.
Cloître-Notre-Dame (RUE DU).
8 Bouchardat, D.
Cluny (RUE DE).
Le Noir, D.
11 Le Noir des Pallières, D.
17 Picqué, D.
Coëtlogon (RUE).
5 Labusquière, D.
Colbert (PASSAGE).
8 Pateau, Ph.
Colisée (RUE DU).
37 Ballet, D.
44 Dal Piaz, D.
46 Simondetti, D.
Comète (RUE DE LA).
1 Château, Ph.
Commandant-Rivière (RUE DU)
3 Régnier, D.
Commerce (RUE DU).
16 Malewski, Ph.
46 Tremeau, Ph.
54 Millant, Ph.
72 Barbier, Ph.
79 Maricux, D.
83 Salès, D.
89 Renémesnil (de), Ph.
95 Lautard, **D.**
Commines (RUE).
13 Isambert, Ph.
Compans (RUE).
14 Gérard, D.
22 Chollet, Ph.
24 Ducat, D.
35 Albert, D.
Concorde (PLACE DE LA).

8 Le Helloco, D.
Condé (RUE DE).
1 Bonnefond, D. et Ph.
22 Swift, Ph.
Condorcet (RUE).
2 Bocquillon, Ph.
14 Carel, D.
21 Séta, D.
26 Lelièvre, D.
53 Braconnot, D.
59 Fiaux, D.
64 Martin (Jules), D.
74 Violet, D.
Condorcet (CITÉ).
1 Huguet, D.; *n'exerce pas*.
4 Chéron, D.
Conservatoire (RUE DU).
8 Blaquart (Ch.), D.
13 Bloch, D.
Constantinople (RUE DE).
2 Redard, D.
10 Coignard, ✳, D.
43 Blacher, D.
45 Mouzard, D.; *n'ex. plus*.
Conti (QUAI).
2 Fraigniaud, D.
Copenhague (RUE DE).
3 Terrier, D.
5 Stackler, D.
Copernic (RUE).
14 Monnier, D.
Coquillière (RUE).
21 Blondin, D.
25 Gigon, Ph.
31 Parenteau, D. *Clinique.*
32 Jacquart, D.
35 Natton, Ph.
Corbeau (RUE).
3 Mallet, D.
Corneille (RUE).
7 Médard, D.
Corvetto (RUE).
2 Lionnet, D.
Cossonnerie (RUE DE LA).
8 Flach, Ph.
Cotte (RUE DE)
18 Jaouën, Ph.
Courcelles (BOULEVARD DE).

5 Benoist, Ph.
8 Muleur, D.
11 Thomas, D.
55 Jeuneliot, Ph.
88 Grandchamps (de), D.
130 Chenevière, Ph.

Courcelles (RUE DE).
24 Fourrière, D.
43 Savreux-Lachapelle, D.
77 Jeuneliot, Ph.
86 Moricand, D.
192 Vivien, D.

Couronnes (RUE DES).
26 Milon, D.
33 Melot, Ph.
36 Cahon, D.

Coutellerie (RUE DE LA).
4 Deel, D.
5 Chassaing, Ph.

Coypel (RUE).
2 Navarre, D.
20 Jasienski, D.

Crimée (RUE DE).
178 Benoit, D.

Croix-des-P.-Champs (RUE).
11 Blumenthal, D.

Croix-Nivert (RUE).
52 Maroan, Ph.
60 Legendre, Ph.

Crozatier (RUE).
6 Blot, Ph.
18 Mesny, D.
43 Lacaille, D.
77 Jobbé-Duval, D.
83 Combeaud, Ph.

Cujas (RUE).
21 Vauthier, D.

Custine (RUE).
4 Duplantier, D.
13 Pannier, D.

Cuvier (RUE).
12 Baillon, D.; *n'exerce pas.*
14 Dewulf-Pontonnier, D.
57 Milne-Edwards (Alph.), D.

Daguerre (RUE).
45 Peccoux, Ph.

Dames (RUE DES).
2 David, D.
8 Bals, Ph.
26 Niderkorn, D.
35 Trapenard, Ph.
56 Bombled, Ph.
58 Reneaud, D.
99 Machabey, Ph.
123 Cantrelle, Ph.

Daru (RUE).
1 Ducarre, Ph.
5 Plateau, D.

Daumesnil (AVENUE).
10 Mellinger, D.
172 Vandenabeele, D.

Daumesnil (PLACE).
1 Perret, Ph.
12 Bantribos, D.
15 Goujon, D.

Daunou (RUE).
2 Hennart, Ph.
16 Malécot, D.
18 Cartaz, D.

Dauphine (RUE).
8 Collas, Ph.
16 Gorecki, D.
18 Minteguiaga (de), D.
20 Desnos, D. — *Clinique.*
26 Galezowski, D.

Dautancourt (RUE).
1 Huet, Ph.

Daval (RUE).
6 Roussin, D.

Davy (RUE)
2 Favrel, D.

Debelleyme (RUE)
13 Duchamp, Ph.
38 Prioult-France, Ph.

Debrousse (RUE).
4 Serré (de), D.

Decamps (RUE).
52 Secrétau, Ph.

Un des avantages de l'eau de *Pougues,* c'est qu'elle n'est pas irritante et que l'on est sûr, en la conseillant, d'enrayer le mal sans amener d'accidents.
(E. Bouchat.)

De Laborde (RUE).
7 Ernous, D.
53 Pachaut, Ph.

Delambre (RUE).
10 Barzilay, D.

Delaroche (RUE).
1 Ory, D.
4 Giequel, Ph.

Delbet (RUE).
6 Menière, D.

Delessert (BOULEVARD).
11 Marey, D.

Demours (RUE) (*Ternes*).
2 Garbe, Ph.
3 Touzé, D.

Denain (BOULEVARD).
7 Durel, Ph.
9 Maurel, D.

Départ (RUE DU).
3 Thurisset, Ph.

Desbordes-Valmore (RUE).
31 Marmottan, D.

Descartes (RUE).
5 Claudot, D.
25 Lacoste, Ph.
50 Petit, Ph.

Deux-Ponts (RUE DES).
11 Dreyer, Ph.
19 Malavant, Ph.

Deux-Portes (RUE DES).
1 Avezou, D.

Diderot (BOULEVARD).
1 Martin, D.
30 Godo, D.
58 Lesueur, Ph.

Dijon (RUE DE)
3 Morisson, D.

Dôme (RUE DU).
3 Duval, D.

Douai (RUE DE).
29 Crosnier, D.
40 *bis* Baligne, D.
49 Benoit du Martouret, D.

Doudeauville (RUE).
19 Hoffmann fils, D.
23 Galibert, Ph.
39 Louvet, D. et Ph.
58 Thil, D.

104 Darier, D.

Dragon (RUE DU).
10 Terrier, D.
15 Bégin, D.
19 Coursserant, *Clinique*.
21 Aulagnier, D.; *n'ex. plus.*
21 Béral, D.
30 Dunoyer, D.

Drouot (RUE).
7 Périer, D.
11 Havas, Ph.
19 Pradel et Paquignon, Ph.
23 Gustin, D.
23 Petithuguenin, Ph.
28 Debove, D.
34 Rosenblith, D.

Duban (RUE).
14 Argent (d'), D.
22 Chausit, D.
22 Duclaud, Ph.

Dunkerque (RUE DE).
15 Picard, D.
36 *bis* Bouyer, D.
69 Denis, D.

Duperré (RUE).
2 Cohen, D.
11 Comby, D.

Duphot (RUE).
2 Grignon (A.), Ph.
2 Grignon (E.), Ph.
15 Tarnier, D.
18 Herbert (A.), D.
26 Serrand, D.

Dupuytren (RUE).
5 Mossakowski, D.

Duquesne (AVENUE).
38 Boulet, Ph.

Duret (RUE).
31 Favre, D.

Du Sommerard (RUE).
17 Henneguy, D.
25 Teissier, D.
35 Delasiauve, D.
35 Deffaux, D.

Echiquier (RUE DE L').
17 Lyon, D.
22 Béclère, D.
27 Goguel, D.

35 Mutin, Ph.
46 Triboulet, D.

Ecole-de-Médecine
(PLACE DE L').
Béclard, doyen de la Faculté.

Ecole-de-Médecine (RUE DE L')
2 Judé, D.
7 Farabeuf, D.
15 Laborde, D.

Ecoles (RUE DES).
6 bis Raoult-Deslongchamps, D
8 George, D.
23 bis Maygrier, D.
24 Deleschamps, D.
30 Philipon, Ph.
34 Taquet, D.
48 Schlemmer, D.
49 Pelisse, Ph.

Ecouffes (RUE DES)
23 Lecouppey, Ph.
Ecuries-d'Artois (RUE DES).
5 Monod, D.
11 Ménard, D.
24 Hestrès, D.
24 Wickham (R.), D.
26 Pératé, D.

Edimbourg (RUE D').
1 Giraud-Teulon, D.
Enfer (BOULEVARD D').
2 Laboureur, Ph.
140 Gautier, D.

Enghien (RUE D').
8 Lebel, D.
22 Vogt, D.
30 Lucas-Championnière, D.
36 Lévy (E.), D.
48 Graux, D.

Entrepôt (RUE DE L').
34 Verdier, D.
Entrepreneurs (RUE DES).
64 Queyssac, D.

Erlanger (RUE).
2 Jacquemart, D.

Estrapade (RUE DE L').
7 Duchemin, D.
7 Lacaze-Duthiers (de), D.
15 Dautel, D.
15 Bénard (Paul), D., *n'exerce pas à Paris*.
Estrées (RUE D').
18 Tisné, D.
Etienne-Dollet (RUE).
27 Lambert, Ph.
Etienne-Marcel (RUE).
8 Piquantin, D.
27 Chantreuil, D.
29 Barbette, D.
Etoile (PLACE DE L').
18 Eloy, D.
Exelmans (BOULEVARD).
35 Marquet, D.
35 Bonnet-Delaville, D.
Favart (RUE).
8 Petit, Ph.
Ferronnerie (RUE DE LA).
2 Boucher, Ph.
Feuillade (RUE DE LA).
7 Yvon, Ph.
Feuillantines (RUE DES).
17 Marty, Ph.
Feydau (RUE).
21 Jourdan, Ph.
Fidélité (RUE DE LA).
7 Goizet, D.
14 Duprat, D.
16 Caresme, D.
Filles-du-Calvaire
(BOULEVARD DES).
4 Courtin, D.
16 Anastay, Ph.
Filles-du-Calvaire (RUE DES).
6 Miquel, D.
7 Mette, D.
23 Remoneau, D.
Flandre (RUE DE).
16 Baucher, D.
25 Charvot, D.
25 Thomas, Ph.

L'eau de *Pougues-Saint-Léger*, prise en boisson, est facilement digérée, elle éveille ou active les fonctions de l'estomac. Elle est diurétique, en même temps qu'apéritive.   (Le Bret.)   9.

40 Courtois, D.
47 Brirot, Ph.
49 *bis* Masingue, D.
59 Gager, D.
72 Bos, Ph.
86 Marty, D.
92 Boutelant, (L.), D. et Ph.
107 Volle, Ph.
118 Savornin fils, D.
118 Quirin, Ph.
150 Girand, Ph.
173 Delhomme, D.

Flatters (RUE).

10 Schreiber, D.

Fleurus (RUE DE).

16 Sappey, D.
23 Vinache, D.
37 Dareste, D.

Flocon (RUE).

16 Groz, Ph.

Folie-Méricourt (RUE).

24 Renard, Ph.
55 Servant, Ph.

Fondary (RUE).

37 Fouques, D.
54 Tavenaux, D.
54 de Pradel, D.

Fontaine-au-Roi (RUE).

59 Richet, D.

Fontaine-St-Georges (RUE).

1 Pinault, Ph.
30 Jullien, D.
42 Tillot, D.

Fontis (RUE DES) (*Auteuil*).

15 Blanche, D.

Fossés-St-Jacques (RUE DES).

17 Colombat, D.
20 Clin, D. et Ph.
20 Grison, Ph.
26 Vincenot, D.

Fouarre (RUE DE).

19 Rozier, D.

Four (RUE DU).

23 Chevallier, Ph.
31 Debruères, Ph.
36 Vignolo, D.
50 Warmont, D.
57 Jacquin, D.

François Ier (RUE).

3 Lannelongue, D.
38 Cazaux, D.
62 Ramond, D.

François-Miron (RUE).

26 Ledé, D.
82 Lecordonnier, Ph.

Francs-Bourgeois (RUE DES).

11 Buffière, Ph.
22 Jemmaire, Ph.
26 Fournaise, D.
41 Millet, Ph.
43 Haillot, D.
43 Coutela, Ph.
54 Chanteaud, Ph.

Franklin (RUE).

22 Pascal, D.
44 Jam de Velluire, D.

Frémicourt (RUE).

53 Thomered, Ph.

Friedland (AVENUE).

2 Martin, Ph.
24 Cartaya, D.
37 Jeanson, Ph.

Gaillard (CITÉ).

6 Laurent, Ph.

Gaillon (RUE).

16 Sonneral, Ph.

Gaité (RUE DE LA).

10 Floquel, D.
16 Coquille, Ph.

Galande (RUE).

38 Rosier, Ph.

Galilée (RUE).

10 Chouppe, D.
37 Turquety, Ph.
56 Bastard, D.

Gare (BOULEVARD DE LA).

129 Planteau, D.
139 Vincent, Ph.
180 Vié, Ph.

Gare (QUAI DE LA).

131 Du Boüays, Ph.

Gare (RUE DE LA).

4 Bureaux, D.

Garibaldi (BOULEV.)

38 Makarow, D.

Gauthey (RUE).
2 Paynel, Ph.
29 Bélin, D., *n'exerce plus*.
Gay-Lussac (RUE).
5 Barrault, D.
25 Hermand, D.
26 Conlier, D.
30 Delisle, D.
34 Ramonède, D.
38 Bardin, Ph.
46 Gauvin, D.
78 Humbert, D.
Général-Foy (RUE DU).
14 Lecorché, D.
16 Trumet de Fontarce, D.
17 Panas, D.
34 Willemin, D.
39 Tarlenson, D.
Geoffroy-Marie (RUE).
3 Himely, D.
6 Goureau, D.
Geoffroy-St-Hilaire (RUE).
37 Martinet, Ph.
Gérando (RUE).
9 Richert, Ph.
21 Fauny, Ph.
Gerbert (RUE).
5 Liégard, D.
7 Ancelin, D.
Gerbillon (RUE).
1 Lorin, Ph.
Gît-le-Cœur (RUE).
11 Gazeau, D. (*clinique*).
Glacière (RUE DE LA).
86 Rives, Ph.
130 Raffegeau, D.
Gobelins (AVENUE DES).
11 Raffray, Ph.
13 Latouche, D.
19 Martin (A.), D.
25 Chatelain, D.
27 Leveillé, Ph.
33 Luce, D.
60 Bricon, D. — *N'exerce pas.*
61 Rochette, D. et Ph.

67 Ollier, D.
74 Le Pautonnier, D.
76 Rives (E.), D.
Godot-de-Mauroy (RUE).
9 Crank, D.
24 Lordereau, D.
27 Jean, D.
28 Joffroy, D.
34 Camus, D., (*n'exerce plus*).
36 Moron, D.
36 de Montplaisir, D.
Gounod (RUE).
7 de Meymar, D.
Goutte-d'Or (RUE DE LA).
34 Decoster, Ph.
63 Gros, D.
63 Puica, D.
Grammont (RUE DE).
14 Lemaire, Ph.
20 Angerville, D.
22 Pay-le-Blanc, D.
25 Grillon, Ph.
28 Hertgoz, Ph.
Grande-Armée (AVENUE DE LA).
6 et 8 Hayès, Ph.
13 Pillon, D.
26 Cruveilhier, D.
50 *bis* Maugin, D.
63 Cavillier, Ph.
Grande-Truanderie (RUE DE LA)
3 Boussi, D.
20 Geoffrion, Ph.
Grand-Prieuré (RUE DU).
13 Longuon, Ph.
27 Salase, D.
Grands-Augustins (RUE DES).
15 Martin (Alf.), D. (*clinique*).
15 Calmettes, D. (*Clinique*).
15 Martin, D.
18 Poirson, D.
27 Jeannier, Ph.
Grange-aux-Belles (RUE).
7, Riethe, Ph.
Grange-Batelière (RUE DE LA).
6 Barben-Dubourg, D.

Les eaux bicarbonatées calciques magnésiennes n'altèrent pas le sang comme les bicarbonatées sodiques: les eaux de *Pougues-Saint-Léger* tiennent le premier rang dans cette famille.

13 *Union médicale* (Richelot, réd. en chef).

Gravilliers (RUE DES).
29 Vorin, Ph.

Greffulhe (RUE).
5 Arthuis, D.
8 Raymond, D.
9 Florand, D.

Grenelle-St-Germain (RUE DE).
9 Gage-Lebas, D. et Ph.
20 Luys, D.
33 Valcourt (de), D.
33 Decaisne, D.
35 Bertrand de St-Germain, D.
39 Legrand, D.
39 Martin-Lauzer, D.
39 Passant, D.
42 Bureaux, Ph.
53 Decaisne, D.
58 Javal, D.
71 Senac-Lagrange, D.
73 Gavarret, D.
89 Cottin, D.
89 Groussin, D.
102 Hersent, D.
112 Fredault, D.
114 Verchère, D.
134 Sallé, Ph.
151 Berrut, D.
166 Loiseau (G.), D.
172 Sarret, D.

Greneta (RUE).
4 Lebel (Ch.-André), D.
55 Grabscheid, D.

Grenier-Saint-Lazare (RUE).
34 Boué, Ph.

Grétry (RUE).
2 Mauriac, D.

Guénégaud (RUE).
13 Fauvel, D. *Clinique.*
13 Roussel, D. *Clinique.*
15 Le Coin, D.
17 Durand-Fardel, D.

Guersant (RUE).
7 Bloch (M.), D.

Guichard (RUE).
2 Grangé, D.

Guilhem (RUE).
5 Lefebvre, D.
28 Maür, Ph.

Guillaume-Tell (RUE).
31 Pannecière, D. et Ph.

Guy-de-la-Brosse (RUE).
6 Thomas, D.
9 Farabeuf, D.

Halévy (RUE).
4 Gillet de Grandmont, ✳, D.
12 d'Heilly, D.
14 Boucheron, D.

Hallé (RUE).
12 Franckel, D.

Halles (RUE DES).
2 Inglessi, D.
2 Fouché, Ph.
5 Pechenet fils, D.
7 Bouzigues, Ph.
13 Berline-Héring (Mme), D.
20 Moutier, D.
22 Verchère, D. et Ph.

Hambourg (RUE DE).
18 Boutin, D.
20 Peter, D.

Hanovre (RUE DE).
4 Tripier, D.

Harpe (RUE DE LA).
1 Chatillon, D.

Haussmann (BOULEVARD)
17 Kirn, Ph.
25 Lutaud, D.
33 Anger (Benjamin), D.
34 Cabanès, Ph.
36 Rol, D.
37 Portalier, D.
39 Terrillon, D.
40 Cadet de Gassicourt, D.
40 Grassi, D.
40 Richard d'Aulnay, D.
44 Mariani, Ph.
43 Bouilly, D.
46 Cadet de Gassicourt, D.
47 Viau, Dent.
62 Jaccoud, D.
73 Gouguenheim, D.
73 Meyer, D.
73 Michel-Dansac, D.

 87 Combe, D.
 91 Matice, D.
 99 Cyon (de), D.
103 Galezowski, D.
103 Dejardin, Ph.
116 Lingrand, Ph.
117 Labbé, D.
130 Aronssohn, D.
130 Pachaut, Ph.
136 Moutard-Martin, D.
177 Virotte-Ducharme, Ph.
Hautefeuille (RUE)
  4 Pailliet, D.
Hauteville (CITÉ D')
 10 Greletty, D.
Hauteville (RUE D')
  3 Mareau, D.
  7 Mutin, Ph.
 11 Ameuille, D.
 20 Schloss, D.
 22 Chabert, D.
 30 Riégé, D.
 34 Bergerolle, Ph.
 36 Boivin, D.
 52 Chenet, D.
 53 Le Blond, D.
 65 Coizeau, D.
 66 Nepveu, D.
 67 Bacchi, D.
 84 Collineau, D.
 89 Arnal, D.
 94 Klein, D.
Havre (RUE DU)
  1 Rogers, de l'Illinois, Ph.
  1 *bis* Fortina, D.
  7 Danjoy, D.
  7 Mahon, D.
 10 Gouël, D.
 11 Béclu, D.
 12 Lamboley, Ph.
 12 Hermel, D.
 12 Aronssohn, D.
 12 Heulz, D.
Haxo (RUE)
122 Gautier, D.

Helder (RUE DU)
 17 Kirn, Ph.
Henri IV (BOULEV.)
  1 Bonnaire, D.
 22 Saussol, D.
 27 Tercinet, Ph.
 33 Lasniée, D.
 46 Bilhaut, D.
Henri IV (QUAI).
  1 Bonnaire, D.
  8 Vaillant, D.
Hérold (RUE)
 16 Descoust, D.
Hippolyte-Lebas (RUE)
  3 Paquet, D.
 12 Raveau, D.
Hoche (AVENUE)
  2 Beni-Barde, D.
Hôpital (BOULEV. DE L').
119 Mac-Auliffe, Ph.
Huchette (RUE DE LA)
 16 Mallet, Ph.
Iéna (AVENUE D')
 00 Turquety, Ph.
 66 Estèves, D.
 72 Bovet, D.
Immeubles industr. (RUE DES)
 16 Mazier, Ph.
Industrie (PASSAGE DE L')
 20 Chaigneau, D.
Invalides (BOULEV. DES)
 15 Estienne, D.
 34 Fropo, D.
 34 Tisné, D.
Invalides (HOTEL DES)
    Vincent, D.
Isly (RUE DE L')
  4 Boudet, de Paris, D.
  9 Brault, D.
 10 Boisseau du Rocher, D.
Italie (AVENUE D')
  3 *ter* Girardin, Ph.
  6 Raveau, Ph.
 48 Thomas, Ph.
 55 Mangenot, D.

Les eaux de *Pougues-Saint-Léger* sont digestives, reconstituantes et toniques; leur minéralisation est la plus élevée de toutes celles de la classe des eaux gazeuses alcalines ferrugineuses.   (Martineau.)

61 Bru, Ph.
74 Vollant, D.
89 Franco, D.
89 Bonnet, Ph.
128 Darlay, Ph.
162 Joseph, D.
168 Boulland, D.

Italie (PLACE D')

5 Méry, D.
9 Auvergniot, D.

Italiens (BOULEV. DES)

5 *bis* Baranger, D.
26 Roussel, D.

Ivry (AVENUE D')

109 Guillaume, Ph.

Jacob (RUE)

3 Desprès, D.
3 Sokolowski, Ph.
12 Meyer (E.), D. — *Clinique.*
14 Dejerine, D.
19 Torchon (Maison) Ph.
19 Fournier et Cⁱᵉ, Ph.
20 Duval, D.
21 Hamon de Fresnoy, D.
23 Pautry, D.
30 Luc, D.
33 Viollet, D.
41 Venet, D.
46 Soyre (de), D.
47 Méhu, D. et Ph.
48 Faguer, Ph.
52 Schwartz, D.

Jacquart (RUE).

3 Humbert, D.

Jacquemont (RUE).

4 Thiault, D.

Jadin (RUE).

3 *bis* Korab-Bojemski (de), D.

Jean-Baptiste Brulon (RUE)

31 Louis, D.

Jean-Goujon (RUE)

11 *bis* Guérin, D.

Jean-Jacques-Rousseau (RUE)

4 Guénot (Mᵐᵉ), D.
19 Bouvallet, D.
19 Ducrocq, Ph.
42 Bonnet, Ph.
62 Richard, D.

Jean-Lantier (RUE).

2 Rambaud, D.
4 Latteux-d'Espagne, D.

Jeanne-d'Arc (RUE)

62 Lecomte, Ph.

Jean-Tison (RUE)

1 Pujol et Lamouroux, Ph.

Jessaint (RUE)

24 Thévenot, Ph.

Jeu-de-Boule (PASSAGE DU)

1 Rozé, D.

Joinville (RUE)

40 Goix, D.

Joseph Dijon (RUE)

1 Aubœuf, D.

Joubert (RUE)

21 Blum, D.
28 Masson, d'Ardres, D.
35 François, D.
37 Briau, D.
43 Desmarres, D.

Jouffroy (RUE).

1 Laurent, Ph.
5 Laboureur, Ph.
27 Chabault, Ph.
34 Collache, D.
39 Gariel, D.
46 Poitou-Duplessy, D.
68 *bis* Ducor, D.
75 Demazière, Ph.

Jour (RUE DU).

19 Apostoli, D. — *Clinique.*
19 Fligel, D.
19 Vœlker, D. — *Clinique.*

Jouy (RUE DE)

1 Nicot, Ph.
7 Genevoix et Cⁱᵉ, Ph.

Juge (RUE)

15 Charlopin, D.
15 Leguelland, D.

Julien-Lacroix (RUE)

5 Balland, D.

Jussieu (RUE DE)

37 Foissy, D.
37 Foissy fils, D.
45 Avisard, Ph.

Keller (RUE)

19 Dambax, D.

20 Baudin, Ph.
38 Gibert, D.
38 Mayaud, Ph.
Kléber (AVENUE)
44 Chapman, D.
72 Astier, Ph.
72 Respaut, D.
77 Laurand, D,
91 Kauffmann, Ph.
106 Bouyssous, Ph.
Labat (RUE)
33 Resnier, D.
La Boétie (RUE)
7 Cosson, D.
7 et 9 Romand, Ph.
13 Hutinel, D.
28 Fernet, D.
30 Leroy, D.
58 Delens, D.
58 Walther, D.
69 Midy, Ph.
90 Valmont, D.
122 Chiray, D.
Labruyère (RUE)
8 Jobert de Marcigny, D.
16 Polichronie, D.
34 Grez, Ph.
49 Danlos, D.
Lacépède (RUE)
7 Galet, D. — *N'exerce pas.*
Lacharrière (RUE)
17 Cornilleau, D.
La Condamine (RUE)
18 Girou de Buzareingues, D.
51 Ungerer, Ph.
Lafayette (RUE)
8 Duffos, Ph.
11 Wuhrlin, Ph.
13 Boutron et Cie, Ph.
36 Gosset, D.
47 Le Brun, Ph.
48 Colvis, D.
53 Clément, D.
77 Oberlin, D.
79 Vio-Bonato, D.

81 Lacour, Ph.
83 *bis* Marchand, D.
87 Chaumel du Planchat, Ph.
93 Broquère, D.
94 Gromolard, D.
96 Plancher, Ph.
108 Manche, Ph.
113 Sampolo, D.
114 Monod, D.
115 Gillebert d'Hercourt, D.
132 Buzot, D.
132 Degrauwe et Dalloz, Ph.
144 Wiet, D.
146 Kuenemann, Ph.
151 Valluet, Ph.
166 Hoffmann, D.
194 Arnaud, D.
208 Portalax, D.
219 Goubert, D.
227 Boureau, Ph.
Laffitte (RUE)
3 Tissier, D.
3 Putzuriano, D.
15 Jarjavay, D.
18 Peyrot, D.
34 Vautherin, Ph.
39 Chonnow, D.
51 Baratoux, D.
Lallier (RUE)
1 Turner, D.
8 Neuboux, D.
Lamartine (RUE)
30 Guénot, Ph.
46 Viciot, D.
Lamennais (RUE)
7 Verneuil (Mlle), D.
Lamotte-Piquet (AVENUE)
23 *bis* Vansteenberghe, Ph.
25 Carat, D.
29 Vollant, Ph.
Lancry (RUE DE)
6 Henry, D.
14 Touraud, Ph.
17 Grange, D.

L'eau de la source *Saint-Léger-Pougues* se conserve très bien   On la prend aux repas, associée au vin   Elle redonne du ton à l'estomac et active les fonctions des reins et du foie.

Larochefoucauld (RUE DE)
28 Leduc, D.
30 Clerc, D.
41 Mignon, D.
45 Adam, D.
  Las Cases (RUE DE)
1 Bove, Ph.
La Tour-d'Auvergne (RUE DE)
16 Dureau, D.
22 Desachy, D.
Latour-Maubourg (BOULEV.).
16 Vérité, D.
18 Bertrand, D.
23 Selle, D.
25 Barré-Gallois, Ph.
45 Ollivier, D.
49 Frenoy, D.
50 Bédié, D.
  Latran (RUE DE).
2 Pennès fils et Boissard, Ph.
8 Taquet, D.
  Laugier (RUE).
43 Cocheux, Ph.
84 Durand, D. et Ph.
  Laumière (AVENUE).
37 Royer, D.
44 Bargallo, Ph.
  Lauriston (RUE).
5 Liebmann, D.
65 Darcus, D.
80 Raoult, D.
116 Saint-Martin, D.
  Laval (RUE DE).
1 Legrand, Ph.
22 Charopin, D.
26 Bertillon, D.
Lavieuville (RUE), XVIII⁰ arr.
11 Parent, D.
  Lavoisier (RUE).
1 Bouvyer, D.
4 Barlemont, D.
  Lebon (RUE).
5 Buts, Ph.
11 Stevenel, D.
  Lécluse (RUE).
8 Sarazin, D.
  Lecourbe (RUE).
5 Fleurot, D.

5 Lienhart, Ph.
31 Coupillion, Ph.
73 Leboucq, D.
73 Desquibes, D.
89 Mayer, Ph.
112 Viscur, Ph.
133 Dupouy, Ph.
204 Bra, D.
  Ledru-Rollin (AVENUE).
32 Jourjon, D.
51 Bonnefoy, D.
  Legendre (RUE).
5 Dally, D.
29 Grandvaux, D.
44 Bon, Ph.
70 Vassy, Ph.
77 *bis* Bagnol, D.
79 François, Ph.
142 Vicente, D.
146 Nèble, D.
155 Chevassus, D.
  Lemarois (RUE).
2 Hafner, Ph.
  Le Goff (RUE).
1 Guieysse, D.
4 Gérente, D.
  Lemercier (RUE).
2 Cornier, Ph.
15 Paulmier, D.
68 Lindegger, D.
85 Szwykowski, D.
  Lemière (CITÉ)
2 Gervais, Ph.
  Léonie (RUE).
7 Latty, D.
  Le Peletier (RUE).
7 Scheving, D.
9 Davaine, D.
9 Gras, Ph.
42 Ordenstein, D.
  Lepic (RUE).
5 Vandeville, Ph.
11 Arrault, Ph.
20 Payraud, D.
24 Acquérin, Ph.
25 Willette, D.
  Letellier (RUE).
16 Pellieux, D.

17 Chalvon, D.
23 Mignot-Danton, D.
59 Darcus, D.
Letort (RUE).
1 Chotteau, ph.
Levert (RUE).
19 Miguet fils, D.
23 Miguet, D.
Lévis (RUE).
9 Fontoynont, Ph.
24 Fournier, D.
24 Potiquet, D.
87 Blacher, D. — *Dispensaire*.
87 De Renémesnil, Ph.
Lhomond (RUE).
2 Claverie, D.
37 Marchand, D.
Lille (RUE DE).
1 Lévi, D.
1 Depelchin, D.
1 Guéniot, D.
4 Le Baron, D.
21 Auvard, D.
25 Joal, D.
30 Bader, D.
44 Lereboullet, D.
46 Barth, D.
52 Moutard-Martin, D.
57 Brochard-Rigaud, D.
91 Larrey (baron), D.
Lingerie (RUE DE LA).
15 Deffès, Ph.
Linné (RUE),
3 Fibich, D.
5 Luigi, D.
18 Echassoux, Ph.
20 Philipeaux, D.
Lions-St-Paul (RUE DES).
2 Allié, Ph.
2 Laroze (J.-P.) et Cie, Ph.
Lisbonne (RUE DE).
17 Veil, D.
41 Wertheim, D.
58 Ancona (d'), D.

Littré (RUE).
7 Reber, D.
16 Tranchant, D.
Logelbach (RUE DE).
2 Garnaud, Ph.
3 Rojas, D.
7 d'Ornellas, D.
Lombards (RUE DES).
2 et 4, Motel et Nicod, Ph.
8 Joubert, Ph.
12 Mignet, Ph.
24 Figarol, Ph.
26 Levron, Ph.
28 Hombert, Ph.
29 Laurant, Ph.
44 Houyvet, Ph.
50, 52 et 54 Barbier, Ph.
Londres (RUE DE).
11 Chipier, D.
15 Bain, Ph.
15 Fournier et Cie, Ph.
30 Labbé, D.
42 Berthelot, D.
44 Thévenot, D.
50 Le Roy d'Etiolles, D.
60 Duguet, D.
Longchamps (RUE DE).
42 Bouyssous, Ph.
70 Andry, D.
Louis-Blanc (RUE).
58 Coulon, D.
65 Decesse, Ph.
81 Lalliard, Ph. (13, rue Perdonnet).
Louis-le-Grand (RUE).
5 Descroizilles, D.
7 Moreau-Marmont, D.
10 Hottenier, D.
11 Fournié, D.
15 Nicolas (Ad.), D.
30 Moulin et Coulpier, Ph.
Lourcine (RUE DE)
Portes, Ph., à l'Hôp.
Lourmel (RUE)
19 Bœuf, Ph.

Les eaux de *Pougues* agissent en imprimant à l'économie une modalité en vertu de laquelle les sécrét. gastriq étant régular, les sucs de l'estom. ne contien. plus que les quant. norm. d'acides qu'ils doiv. conten. (Trousseau).

32 Demeurat, D. et Ph.
74 Hurbin, Ph.
Louvois (RUE).
8 Pénoyée fils, D.
Louvre (QUAI DU)
16 Molloy, D.
22 Kuenzi, Dent.
Louvre (RUE DU)
3 Letulle, D.
Lübeck (RUE DE)
40 Hamy, D.
Lunéville (RUE DE).
2 Aucompte, Ph.
Lyon (RUE DE)
1 Goin, D.
35 Burill (Yves), Ph.
41 Maranger, D.
43 Barnouin, Ph.
73 Celières, D.
Lyonnais (RUE DES).
4 Latour, Ph.
Mac-Mahon (AVENUE).
14 Bertholle, D.
14 Giraud, Ph.
Madame (RUE).
1 Verliac, D.
10 Straus, D.
23 Dauchez, D.
Madeleine (BOULEVARD DE LA).
15 Roger, D.
17 Rotureau, D.
Madeleine (PLACE DE LA).
6 Deny, D.
7 Onimus, D.
7 Serrand, D.
8 Virenque, Ph.
13 Foissac, D.
22 Fournier (G.), D. et Ph.
Madrid (RUE DE).
21 Guyot, D.
22 Martin (Alf.), D.
25 Boyer, D.
Magenta (BOULEVARD DE).
1 Suhrer, O.
5 Baudin, D.
15 Pennel, D.
19 Chiron, Ph.
24 Carrié, D.

24 Lefebvre, D.
26 Seiler, D.
28 Lefebvre (G.), D.
32 Piéplu, D.
46 Dromard, D.
48 Pillenet, D.
59 Gasselin, D.
63 Jaunet, Ph.
69 Maireau, D.
75 Faurie, O.
75 Guinabert, Ph.
83 Roeser, D.
84 Passemard, Ph.
93 Bellan, D.
99 Créquy, D.
105 Baron, Ph.
105 Gougelet, D.
125 Marini, Ph.
126 Tripet, D.
132 Emery, Ph.
147 Cours (de), D.
159 Loque, Ph.
168 Courtillier, D.
Mail (RUE DU).
14 Villaret, D.
Maillot (BOULEVARD).
42 Rufz, D.
Mailly (RUE DE).
2 Tennesson. D.
Maine (AVENUE DU).
8 Gény, D.
12 Letorsay, D.
43 Benoit, Ph.
43 Roubaud, D.
45 Thévenot, D.
63 Soyrac, Ph.
178 Lallement, Ph.
204 Chevassu (M.-P.), D.
Malakoff (AVENUE DE).
39 Chourre, Ph.
46 Martin (Lucien), D.
46 Jumon, D.
Malaquais (QUAI).
3 Liouville, D.
Malar (RUE).
37 Meige, D.
Malesherbes (BOULEVARD)
5 Hardy, D.

9 Proust, D.
10 Johnston, D.
10 Ribémont-Dessaignes, D.
17 Mac-Carthy, D.
19 Leroux, D.
19 Pinard, Ph.
20 Lacombe, D.
30 Hermet, D.
36 Castellaz (Ch.), Ph.
37 Leclerc, D.
37 Nicaise, D.
52 Mervy, D.
58 Giraudeau, D.
61 Lamberton, Ph.
70 Rebé, Ph.
72 Papillon, D.
87 Kügler, D. et Ph.
89 Cousin, D.
92 Chevalet, D.
96 Thomas-Caraman, D.
110 Limbo, D.
112 Desjardins d. Morainville, D.
132 Astier, D.
136 Leguey, D.
147 Guyot (Théop.), D.
155 Le Dieu, D.
168 Noël, D.
192 Gillet, D.
Malesherbes (CITÉ).
11 Duval (Mathias), D.
Malesherbes (PLACE).
24 Nérat, D.
Maleville (RUE).
2 Benoit (Mᴵˡᵉ), D.
Malher (RUE).
4 Quenouille, Ph.
6 Richard-Maisonneuve, D.
11 Fournier (Eug.), Ph.
12 Geoffroy, D.
Mandar (RUE).
5 Castinel, D.
8 Dehanot, Ph.
Mansart (RUE).
1 Goblet, Ph.
Marais (RUE DES).

50 Gandil, D.
70 Bonnet, Ph.
Marcadet (RUE).
26 Van Ballenberghe, Ph.
Marceau (AVENUE).
28 Jouslain, D.
37 Logeais, Ph.
40 Jiron, D.
44 Bordier, D.
48 Cheurlot, D.
51 Lacroze, D.
55 Le Marchand, Ph.
Marché-Neuf (QUAI DU).
6 Mallet, D.
Marché-Popincourt (RUE DU)
2 Croses, Ph.
Marché-St-Honoré (RUE DU).
5 Thibierge, D.
5 Dunand, Ph.
7 Adde, Ph.
30 Maffeï, D.
Mare (RUE DE LA).
1 Bauchet, D.
Marengo (RUE DE).
6 Dubrisay, D.
6 Bretonneau, Ph.
Marignan (RUE DE).
14 Cros (Ant.), D.
19 Stapfer, D.
27 Le Riverand, Ph.
Marigny (AVENUE).
29 Frémy, D.
Maroc (RUE DE).
1 Charvot, D.
1 Thomas, Ph.
Marronniers (RUE DES.)
20 Ledoux-Lebard, D.
Marseille (RUE DE).
2 Peltier, D.
11 Suberbie, D.
Martel (rue).
8 Brulfert, D.
14 Fissiaux, D.
Martyrs (RUE DES).
8 Le Bail, Ph.

Les eaux minér. acidul, alcal, bicarbon calciq de *Pougues-St-Léger*
sont d'un grd secours dans les gastrites chroniq et convien tout particul.
dans les formes douloureuses excitables de la dyspepsie. (A. Tardieu).

10 Jamin, D. — *Clinique.*
23 Puistienne, D.
36 Pinard, Ph.
41 Raoux, D.
59 Delarue, D.
74 Doucet, D.
90 Haugou, Ph.
93 Costantin, Ph.
Mathurins (RUE DES).
13 *bis* Gaume, D.
19 Alexandre, Ph.
32 Prengrueber, D.
37 Besnier (Ernest), D.
51 Bonnard (A.), Ph.
62 Pietkiewicz, D.
59 Champouillon, D.
64 Roussel, D.
Matignon (RUE)
28 Faure-Miller (John), D.
Maubert (PLACE).
5 Grand, Ph.
23 Descayrac, Ph,
Maubeuge (RUE DE).
6 Ollivier, D.
7 Guerrier, D.
12 Guénot, Ph,
15 Andrieux, Ph.
15 Dibot, D.
16 Roulin, D.
17 Ozenne, D.
24 Fiquet, D.
31 Hennequin, D.
31 Girard, Ph.
44 Huchard (Ferd.), D.
59 Moulard, D.
65 Chevandier, D.
86 Houdas, Ph.
Mayet (RUE).
4 De Roquetaillade, D.
11 Champenois, D.
14 Robinet, D.
27 Loupie, D.
Mayran (RUE).
8 Ameuille, D.
9 Deniau, D.
Mazagran (RUE).
3 Maire, D.
5 Poignet, D.

9 Boureau, D.
10 Boille, D.
14 Henry, Ph.
Mazarine (RUE).
3 Berthelot, D.
60 Martignac, Ph.
Meaux (RUE DE).
15 Ruelle, D.
17 Chevalier-Joly, Ph.
24 Tanguy, D. et Ph.
44 *bis* Chauvet, Ph.
Médicis (RUE DE).
5 Pouchet, D.
11 Fauvelle, D.
Meissonnier (RUE).
4 Angulo-Heredia, D.
8 Jouly, D.
Ménessier (RUE).
7 Bigot, D.
Ménilmontant (BOULEVARD).
40 Arduin, D.
125 Demay, Ph.
Ménilmontant (RUE).
18 Guérin, Ph.
40 Sénac, D.
51 Germain, Ph.
56 Pilon, D.
85 Duchapt, Ph.
Meslay (RUE).
4 Gallois, Ph.
10 Ehrhardt, D.
14 Catillon, Ph.
20 Regeard, D.
25 Petit, D.
35 Cramoisy, D.
46 Dehierre, D. — *Clinique.*
Messine (AVENUE DE).
6 Breuillard, D.
26 Blot (H.), D.
30 Beni-Barde, D.
30 Sanné, D.
30 Barthez.
Metz (RUE DE).
14 Hamon, D.
Meyerbeer (RUE).
3 Miot (C.), D.
3 Didsbury, D.

Mézières (RUE DE).
8 Courmont, D.
Michel-Ange (RUE).
3 Roy, Ph.
8 Delmont, D.
11 Billod, D.
17 Porte, D.
27 Salathé fils, D.
Michel-Bizot (RUE).
179 Delahaye, D.
Michel-le-Comte (RUE).
1 Gras, Ph.
Michodière (RUE DE LA).
4 Vœlker, D.
7 Fournel, D.
Milan (RUE DE).
24 Mouchot, D.
Minimes (RUE DES).
10 Coste, D.
Milton (RUE).
1 Domeny, Ph.
4 Prat, D.
11 Genevoix, Ph.
14 Weisgerber, D.
Mirbel (RUE DE).
4 Paulier (A.), D.
Miromesnil (RUE).
8 Viguès, D.
11 Périer, D.
19 Pierreson, D.
19 Legendre, D.
23 Campion, D.
29 Laroche, Ph.
36 Billon, D.
38 Erambert, D.
49 Faucher, D.
51 Héricourt, D.
58 Stevenin, Ph.
63 Beni-Barde, D.
63 Materne, D.
64 Castex, D.
65 Berne, D.
66 Charpentier, D.
74 Doléris, D.
79 Hardy, D.

88 Oyon, D.
96 Desplats, D.
98 Le Juge de Segrais, D.
Mogador (RUE).
3 Bonnafont, D.
5 Duboys de Lavigerie, D,
5 Dusaussay, D.
11 Daniou, D.
Moines (RUE DES).
17 Robert, D.
18 Drouadaine, D.
19 Ruaux, D.
26 Pernette, Ph.
87 Renard, D.
Molière (RUE)
5 Apostoli, D.
8 Leclert, Ph.
16 Marby, Ph.
23 Roussel, Ph.
Molitor (VILLA)
7 Sée (Lazare), D.
27 Thaurin, D.
Mollien (RUE)
3 Fournier, D.
3 Potiquet, D.
Monceau (RUE DE)
3 Talamon, D.
Moncey (RUE).
16 Visinier, D.
17 Moizard (Paul), D.
18 Marcel, D.
Mondovi (RUE)
6 Cougnet, Ph.
Monge (PLACE)
3 Benard, D.
Monge (RUE)
2 Espagnet (d'), D.
5 Poirier, D.
9 Blanchard, D.—*N'exerce pas*
10 Froger, D.
11 Petit, D.
16 Lelorain, D.
19 Vrain, D.
21 Morvan, D.
24 Arthaud, D.

Dans les atonies chloro-anémiq., je procède généralem. ainsi: 1· Usage journalier de 2 à 300 gr. de viande crue avec un légume fécul.; 2. Boisson carbon. calcaire comme l'eau de *Pougues*.   (Germain Sée.)

30 Decroix, Ph.
31 Tison, D.
38 Joyeux, D.
65 Decaye, D.
65 Delarbre, Ph.
74 Rouault, Ph.
85 Cassian, Dent.
86 Bougier, D.
111 Lafont, D.
118 Paulier, D.
119 Renault, D.

Mongenot (RUE)

15 Foucher, D.

Monnaie (RUE DE LA)

21 Saint-Vallon, D.
23 Besse, Ph.
25 Regnault-Perrier, D.

Monsieur-le-Prince (RUE)

4 Hanriot, D.
14 Pajot, D.
24 Dehenne, D.— *Clinique.*
42 Ansaldy, Ph.
53 Christian, D.
61 Aubry, D.

Monsigny (RUE)

3 Guiter, D.
7 Gallard, D.
14 Mestivier, Ph.

Montagne-Sainte-Geneviève
(RUE DE LA)

3 Monthus, D.
9 Garran de Balzan, D.
66 Danzanvilliers.

Montaigne (AVENUE)

8 Labadie-Lagrave, D.
48 Bricemoret, Ph.
51 Lanoix, D.
55 Goyard, D,
85 Sée, D.
85 De Ranse, D.
85 Dupuy, D.

Montaigne (RUE)

11 *bis* Dal Piaz, D.
15 Clémenceau, D.
17 Le Petit, D.
22 Semery (de), Ph.

Montenotte (RUE DE)

2 Demay, D.

Montesquieu (RUE)

5 Signeux, Ph. Dans le pass.
9 Colson, D.

Montholon (RUE)

28 Gay, Ph.
34 Naret, D.

Montmartre (BOULEVARD)

16 Garnier (Paul), D.

Montmartre (FAUBOURG)

6 Godineau, Ph.
7 Vilain, D.
10 Bruel, Ph.
11 Kupfer, Ph.
13 Brémond (J.-J.-L.), D.
13 Trousseau, D.
21 Bertrand, D.
21 Chevrier, Ph.
32 Cazin, Ph.
41 Papot, Dent.
42 Bonnière, D. — *Dispensaire*
45 Bougon, D.
50 Le Brun, Ph.
54 Piberet, D.
70 Delpeyrou, Ph.

Montmartre (RUE)

20 Charles (Jacques), Ph.
65 Guillard, Ph.
72 Julliard, Ph.
100 Boisson, Ph.
103 Lamau, D.
103 Chauvin, Ph
103 Sabourin, D.
141 Arnaud, Ph.
149 Rattel, D.
151 Pousson, Ph.
159 Bernard, D.
178 Perdrigeon du Vernier, D.

Montmorency (RUE)

15 Monier, D.
27 Lanos, Ph.

Montmorency (VILLA)

10 Charpentier, D.

Montorgueil (RUE)

19 Missol, Ph.
19 Roux, D.
51 Gobillard, Ph.
67 Quillard, Ph.

Montparnasse (BOULEV.)
38 Deglos, Ph.
40 Barbaud, D.
46 Gény, D.
84 Lhotte, Ph.
118 Rousseau, D.
123 Grimaux, D.
135 *bis* Boullier, Ph.
152 Schaken (de), D.
153 Talon, Ph.
154 Dubois, D.

Montparnasse (RUE)
44 Loewenhard, D.

Montreuil (RUE DE)
135 Coffin, Ph.

Montsouris (AVENUE DE)
12 Macqret, D.

Mont-Thabor (RUE DU)
10 Hoog, Ph.
15 Labbé, D.
26 Bayle, D. de Philadelphie, embaumeur.

Montyon (RUE DE).
13 Lelu, D.

Morland (BOULEV.)
2 *bis* Gourichon, D.

Moscou (RUE DE)
23 Etchebarne, D.
33 Gendrin, D.
44 Naquet, D.

Mouffetard (RUE)
92 Violet, Ph.
94 Pebayle, D.
137 Lamy, Ph.
143 Lavoye, D. et Ph.
145 Cabanne-Tellé, Ph.
145 Martin, D.

Mouton-Duvernet (RUE)
7 Naudin, Ph.
10 Coumétou, D.
10 Drouet, D.
18 Lecoq, D.
20 Bayle, Ph.
22 Vincent, D.

Mozart (RUE)
50 Eyriès, Ph.
52 Nicolas, D.

Muette (CHAUSSÉE DE LA)
14 Rafinesque, D.

Murillo (RUE)
6 Rigal, D.

Myrrha (RUE)
24 Lasner, Ph.
29 Puica, D.
59 Dunesme, Ph.

Naples (RUE DE)
13 Rey, D.
13 Robert, D.
31 Smester, D.

Nation (PLACE DE LA)
1 Perrin, Ph.
3 Jalabert, D.
13 Braumberger, D.

Nationale (RUE)
61 Lecomte, Ph.

Nativité (RUE DE LA)
31 Louis, D.

Nativité (PLACE DE LA)
3 Morisson, D.

Navarin (RUE DE)
20 Raymond, D.

Navarre (RUE DE)
13 Gervais (B.), D.

Nemours (RUE DE)
22 Hickel, Ph.

Neuilly (AVEN. DE)
38 *bis* Pannevel, D.
44 Variot, D.
48 Monin, Ph.
56 Dally, N.
62 Caluffe, D.
65 Thuvien, D.
77 Denisart, D.
83 Vigier, D.
92 Ferrand, D.
117 Guillot, Ph.
119 Lafage, D.
128 Biot, D.
135 Legrand, D.

Les eaux de *Pourgues-Saint-Léger*, qui régularisent les fonctions des reins, sont d'une incontestable utilité dans le traitement de la gravelle biliaire comme dans celui de la gravelle urinaire.   (Trousseau.)

150 Lantier, D.
150 Schwartz, Dent.
152 Putel fils, D.
153 Barnouvin, Ph.
156 Bouchet, Dent.
158 Reeb, Ph.
162 Peyrot, Ph.
167 Navlet, Ph.
179 Bassère, D.
183 Ligerot, D.
197 Suchet, D.

Néva (RUE DE LA)
2 Ducarre, Ph.
4 Saffrai, D.
8 De Meymar, D.
10 Mercier, D.

Newton (RUE)
11 Bouland, D.

Nicolo (RUE)
28 Merle, D.

Nollet (RUE)
8 Rubé, D.
19 Martinelli, D.
56 Arnaud de Langlard, D.
64 Van Gelder, D.
71 Murray, D.
73 François, Ph.
99 Prévost, Ph.
106 Brame, D.

Nonnains-d'Hyères (RUE DES).
37 Nicot, Ph.

Notre-D.-des-Champs (RUE)
5 Gouey, D.
7 Vercamer, Ph.
75 Suchard, D.
119 *bis* Bardet, D.

Notre-Dame-de-Lorette (RUE)
12 Vigot, O.
18 Lhéritier, D.
18 Miramont (de), D.
22 Delefosse, D.
22 Vigouroux, D.
37 Massie, D.
38 Rebien, Ph.
44 Burel, D.
45 Gornard-Chantreau, D.
47 Liébault, D.
53 Diéder, D.

54 Coizeau, D.
58 Le Thière, O.

Notre-D.-de-Nazareth (RUE)
7 Azambuja (d'), D.
10 Wuillamier, D.
12 Boyer (Paul), D.
30 Perrée (Mme), D.—*Clinique*.
38 Favières, Ph.
56 Finance (de), D.
66 Sclafer, D.

Notre-D.-des-Victoires (RUE)
7 Radou, D.

Nouvelle (RUE).
3 Bourcy, D.
4 Federowicz (de), D.

Oberkampf (RUE)
24 Lecomte, Pn.
46 Saumur, Dent.
63 Delage, D. et Ph.
72 Hériot, O.
78 D'Hervilly, Ph.
78 Dehoux, D.
87 Beguin, Ph.
99 Calméau, D.
121 Sandilhon, O.
122 Gory, Ph.
129 Bachelet, D.
152 Sibeud, Ph.

Observatoire (AVENUE DE L')
4 Chatin, D.
47 Rondet, Ph.
49 Wilhem, D.

Odéon (CARREFOUR DE L')
3 Rosey, Ph.

Odéon (PLACE DE L')
3 Mercier, Ph.

Odéon (RUE DE L')
4 Le Sourd, D.
5 Quinquaud, D.
10 Langlebert, D.
10 Langlebert (J.), D.
16 Boyer, D.
18 Rabejac, D.

Odessa (RUE D')
1 Thurisset, Ph.

Offémont (RUE D')
37 Delamour, Ph.

Opéra (AVENUE DE L')
4 Corlieu, D.
13 Fauvel (Ch.), D.
18 Barié, D.
19 Evans, D.
20 Gellé, D.
34 Vidaillet, D.
Oratoire (RUE DE L')
8 Bazy, D.
8 Charrin, D.
Ordener (RUE)
1 Cocquelet, Ph.
12 Landur, D.
75 Lauras, Ph.
109 Franckel, D.
112 Rouxel, Ph.
126 Raimondi, D.
Orfèvres (RUE DES)
4 Vérité, Ph.
Orléans (AVENUE D')
8 Bonne, D.
8 Legrain, D.
16 Clochez, Ph.
19 Dupré, D.
27 Steiner, Ph.
58 Dorveaux, D. — N'ex. pas.
63 Collomby, Ph.
75 Leroy, Ph.
79 Guinot, Ph.
110 Danel (Mlle), O.
Orléans (QUAI D')
30 Ballet, D.
42 Ferraton, D.
Ornano (BOULEV.)
25 Aubœuf, D.
56 Chapotot, Ph.
66 Dive, D.
Orsay (QUAI D')
11 Segond, D.
Orsel (RUE D')
64 Haugou, Ph.
Orteaux (RUE DES)
28 Mercier. Ph.
Oudinot (RUE)
6 Hyades, D.

20 Mène, D.
Ouest (RUE DE L')
39 Chermezon, Ph.
79 Boudard, Ph.
Paix (RUE DE LA)
2 Andrieu, D.
2 Cruet, D.
4 Blondeau, D.
5 Backhouse, Ph.
5 Thortose, Ph.
5 Roberts et Cie, Ph.
10 Collin, D.
14 Le Mettais, Ph.
19 Collin, D.
Palais (BOULEV. DU)
11 Verneuil, D.
13 bis Montméja (de), D.
Palais-Bourbon (PLACE DU).
3 Blet, D.
Panoramas (RUE DES).
4 Mayet, Ph.
Palestro (RUE DE)
29 Fiévet, Ph.
Papillon (RUE)
18 Levadour fils, Dent.
Paradis (RUE DE).
24 Barthélemy, D.
48 Hémey, D.
49 Hiard, D.
56 Masson, D.
Parc-Royal (RUE DU).
4 Rebillon, Ph.
16 Christen, Ph.
Parmentier (AVENUE).
22 Bellangé, D.
38 Rochu, Ph.
98 Marnata, D.
Parvis-Notre-Dame (PL. DU).
1 Villejean, Ph.
Pasquier (RUE).
24 Delaporte, D.
Passy (PLACE DE).
2 Plateau, Ph.
Passy (RUE DE).
7 Maréchal, Ph.

Dans les douleurs et coliques néphrétiques, on devra recourir à l'eau de *Pougues-Saint-Léger*, qui présente une appropriation particulière aux cas de ce genre.
(Gubler.)

21 Lance-Briand, Ph.
56 Veyrières, Ph.
66 Gaumé, Ph.
69 Plateau, Ph.
97 Larcher (O.), D.
    Pastourelle (RUE).
8 Lhuillier, D.
32 Detrieux, D.
Paul-Louis-Courier (RUE).
13 Routier, D.
15 Chaulfard, D.
    Pauquet (RUE).
21 Oger, D.
22 Deligny, D.
32, Turquety, Ph.
    Payenne (RUE).
4 Bellanger, Ph.
    Penthièvre (RUE DE).
2 Duplay, D.
16 Auger (Théoph.), D.
38 Schenstrom, D.
    Pépinière (RUE DE LA).
7 Parinaud, D.
7 Robin (Laurent), D.
9 Lunel, D.
18 Deny, D.
    Perche (RUE DU).
7 Portalier fils, D.
    Percier (AVENUE).
8 *bis*, Desruelles, D.
10 Merklen, D.
    Perdonnet (RUE).
4 Liébaut, D.
13 Decesse Ph.
19 Cellard, D.
15 Allaire, D., *n'exerce pas*.
    Pereire (BOULEVARD).
48 Antraigues, D.
93 Fabre, D.
125 Coignet, Ph.
126 Nicolas, D.
128 Foley, D.
150 *bis* Carpentier-de Baralle, D.
169 Cocheux, Ph.
183 Weil, Ph.
186 Lanne, D.
193 Weber, D.
96 Paris, D.

    Pereire (PLACE).
5 Le Blanc, D.
7 Coignet, Ph.
    Pergolèse (RUE).
38 Wuateau, Ph.
48 Dupertuis, D.
48 Reynal, h.
    Perle (RUE DE LA).
11 Adrian, Ph.
    Pernelle (RUE).
12 Loiseau (Ch.), D.
    Perrée (RUE).
1 Horcholle, Ph.
    Perronet (RUE).
3 Taurin, D.
    Petits-Carreaux (RUE DES).
7 Kémadjian-Mihrau, D.
21 Belhomme, D. (*Clinique*)
29 Hermet, D. (*Clinique.*)
29 Cartaz, D. (*Clinique.*)
    Petits-Champs (RUE DES).
26 Schreiner, Ph.
33 Boudin, D.
39 Moreau-Wolf, D.
55 Langlebert, Ph.
76 Thibaut, Ph.
87 Lefort, Ph.
91 Troncin, D.
94 Lissonde, Ph.
95 Desarènes (Garrigou), D.
97 Cusco.
    Petites-Ecuries (RUE DES).
55 De Beurmann, D.
    Petits-Hôtels (RUE DES).
9 Letellier, D.
14 Chevandier, D.
14 Mozer, D.
    Petit-Musc (RUE DU).
33 Rech, D.
    Petits-Pères (PASSAGE DES).
2 Chevassus, D.
    Petits-Pères (PLACE DES).
9 Tarin, Ph.
    Phalsbourg (RUE DE).
16 Juhel-Renoy, D.
    Philippe-de-Girard (RUE).
96 Briesenmeister, Ph.

Picardie (RUE DE).
22 Rocher, Ph.
    Picpus (RUE DE).
10 Girondeau, D.
10 Coudere, D.
10 Companyo, D.
12 Miquel, D.
90 Rota, D.
90 Goujon, D.
  Pierre-Charron (RUE).
2 Gutierrez-Pons, D.
2 Parnely, D.
32 Worms, D.
46 Desemery, Ph.
62 Heermann, D.
   Pierre-Guérin (RUE)
2 Trotry-Girardière, Ph.
4 *bis* Legris, D.
27 Charpentier, D.
   Pierre-Lescot (RUE).
1 Fortin, D.
7 Carel, D. (*Clinique*).
22 Geoffrion, Ph.
   Pierre-Levée (RUE).
2 Gillet, Ph.
    Pigalle (RUE).
2 Nostrôm, D.
21 Magnin, D.
22 Terrier, D.
39 Fricher, D.
59 *bis* Dhnicque, Ph.
  Planche (RUE DE LA).
Coudray, D.
   Plantes (RUE DES).
1 Lallement, Ph.
10 Bénard, D.
 Point-du-Jour (RUE DU).
59 Simard, D.
106 Ribard, D.
   Poisson (RUE).
106 Darcus-Richardon, D.
 Poissonnière (BOULEV.)
4 Savoye, Ph.
8 Béclère, D., *n'exerce plus.*
10 Bloch (Ad.), D.

12 Blondet, D.
12 Bourgeois, D.
14 Prudhomme, D. et Dent.
20 Vialle, D.
28 Labarthe, D.
  Poissonnière (FAUB).
4 Schaffner, Ph.
4 Beck, Ph.
9 Cezilly, D.
9 Dutrieux-Bey, D.
12 Leboucher, D.
13 Finot, D.
20 Pepet, Ph.
21 Pailloux, D.
23 De Villiers, D.
34 Delpeuch, D.
41 Pény, Ph.
50 Lucas-Championnière, D.
54 Nicolas, D.
56 Polichronie, D. (*Clinique*).
58 Voisin (Jules), D.
62 Dodret, Dent.
62 Lallemand, Dent.
64 Ozouf, D.
64 Jolly, Ph.
72 Mazerou, Ph.
98 Chancerel, D.
104 Zabé, D.
113 Sailly, D.
126 Cazeneuve, D.
134 Ledreux, D.
147 Tisserand, D.
155 Triger fils, D.
171 Compagnon, D.
  Poissonnière (RUE).
2 Dehais, Ph.
21 Mahous, D.
42 Menu (O.), D.
  Poissonniers (RUE DES).
33 Bruneau, Ph.
64 Schnabel, Ph.
   Poissy (RUE DE).
4 Lejeune, D.
9 Parizot, D.

Les eaux de *Pougues*, qui cont. des carbon de chaux et de magn., joints
à de la silice solub et à de l'oxyg libre, rend. à l'urine son acidité norm.
et agissent souver. dans tout. les affect. de l'appar. urin (Leroy d'Etiolle).

Poitou (RUE DE).

1 Maupin, Ph.
7 Fayard, D.
15 Duchamp, Ph.
23 Brémant, Ph.

Pompe (RUE DE LA).

6 Rafinesque fils, D.
6 Ménard, D.
34 Rondeau, D.
41 Buttura, D.
66 Secrétan, Ph.
82 Nédélec, Ph.
126 Houssaye, Ph.
176 Ferra, D.

Poncelet (RUE).

22 Luzier, Ph.

Pont-de-Lodi (RUE DU).

1 Menière d'Angers, D.—*Clin.*
5 Latteux, D.
6 Nuzillat, D.

Ponthieu (RUE DE).

2 Lecerf, Ph.
2 Piétri, D.
12 Bonnet (N.), D.
25 Siry, D.
27 Demonchaux, Ph.

Pont-Louis-Philippe (RUE DU).

9 Radanne, Ph.
19 Ledé, D.
26 Boury, Ph.

Pont-Neuf (RUE DU).

7 Levasseur, Ph.
18 Pinard, D.
24 Bon, D.

Pontoise (RUE DE).

22 Billard, D.

Popincourt (RUE).

38 Daigueplats, Ph.
80 Louvrier, Ph.

Portalis (RUE). (*V.* **r. Thorel**).

Port-Mahon (RUE DU).

10 Bazenerie, Ph.

Port-Royal (BOULEVARD DE).

34 Larivière, D.. *n'exerce plus.*
50 Reuet, D.
82 Chatenier, Ph. et O.
100 Rondet, Ph.

Poteau (RUE DU).

13 Ivanichewitch, D.

Poterie (RUE DE LA).

1 Deffès, Ph.

Poulet (RUE).

24 Larmande, D.
38 Bruneau, Ph.
39 Gaspais, D.

Pré-aux-Clercs (RUE DU).

6 Cadiat, D.
12 Percheron, D.
48 Desnos, D.

Pré-Saint-Gervais (RUE DU).

34 Collongues, Ph.

Primatice (RUE).

5 Devillez, D.

Princesse (RUE).

2 Chevallier, Ph.

Procession (RUE DE LA).

88 Renaud, Ph.

Prony (RUE DE).

46 Vermeil, D.
51 Cauchy Ph.
75 Jasiewicz, D.
91 Féraud, D.
105 Marq, Ph.

Prouvaires (RUE DES).

1 Sévin, Ph.

Provence (RUE DE).

4 Gérin-Roze, D.
7 Léjard, D.
9 Rosenblith. D.
18 Nitot, D.
19 Scheving fils, D.
23 Reinvillier, D.
43 Mercier (J.), D.
49 Chanet, D.
62 Nottin, D.
62 Clément, D.
63 Neuville, Ph.
69 Jarlet, Ph.
102 Gazeau, D. *Clinique.*
120 Rogers, Ph.

Puteaux (RUE).

17 Raynaud, D.

Pyramides (RUE DES).

5 Montfumat (de), D.
8 Féréol, D.

10 Cazaux, D.
14 Chevallereau, D.
15 Chauveau, D.
17 Dupont, D.
27 Léoutre, Ph.
Pyrénées (PLACE DES).
2 Delarue, D.
4 Bocquet, D.
4 Taine, Ph.
Pyrénées (RUE DES).
74 Saint-Jean, Ph.
350 Chenet.
373 Métivier, D.
373 Bayle, D.
383 Laloy fils, D.
397 Soin, D.
405 Coulomb, Ph.
Quatre-Septembre (RUE DU).
1 Bonnet, Dent.
9 Cavaillès, Ph.
Quatre-Vents (RUE DES).
16 Jehenne, Ph.
Quincampoix (RUE).
80 Passerini, D.
40 Letellier, D. et Ph.
Racine (RUE).
5 Linarix, D.
30 Mercier, Ph.
Radziwill (RUE).
9 Lataste, D.
Rambuteau (RUE).
2 Bez, D.
2 Demarle, D. et Ph.
12 Suss, D.
20 Bourgeaud, Ph.
24 Sandras, D.
28 Goubert, D.
44 Sampso, Ph.
54 Codet de Boisse, D.
63 Sauzéat, Ph.
64 Mary, D.
82 Ducro, Ph.
Ramey (RUE).
16 Chandron, Ph.
26 Fournier, Ph.

38 Moricet, D. et Ph.
42 Pélissier, Ph.
Réaumur (RUE).
6 Beaumont, Ph.
15 Biard, Ph.
17 Magne, D.
25 Chaumelle, Ph.
43 Manchien, Ph.
53 Fiévet, Ph.
68 *bis* Morelot, D.
80 Pascalis, D.
Rébeval (RUE).
43 Berna, Ph.
Récollets (RUE DES).
Lutz, Ph. et D., à l'hôpital Saint-Louis.
Regard (RUE DU).
3 Le Play, D.
5 Ferdut, D.
11 Baudouin, D.
16 Mousteu, D.
Rembrandt (RUE).
4 Millard, D.
Renault (RUE).
1 Rochu, Ph.
Rendez-Vous (RUE DU).
6 Cattin, D.
Rennes (PLACE DE).
5 Larrivé, D.
Rennes (RUE DE).
45 Tessier, D.
46 Signoret, D.
47 Genouville, D.
59 Meng, Dent.
66 Le Sueur, Ph.
66 Marchant, D.
72 Rabuteau, D.
74 Péchenet.
85 Guenebaud, D.
89 Péchin, D.
90 Hardy (E.), D.
105 Topinard, D.
105 Pruvost, D.
105 Freyssinge, Ph.
108 Rousseau, D.

Les eaux de *Pougues* sont indiquées dans toutes les affections des voies urinaires, caractérisées surtout par l'émission de graviers ou par un catarrhe. (Rotureau.) **10.**

120 Péruy, D.
124 Lacôte, D.
125 Rivalls, D. — *Clinique.*
134 Ferrand, D.
141 Boucomont, D.
145 Sicard, Ph.
148 Gaujot, D.
155 Mathieu-Sicaud, D.
165 Bourdot, D.
175 Bourgeois.

République (AVENUE DE LA).
9 Deny, Ph.
16 Péan (E.), D.

République (PLACE DE LA).
1 Filleau, D.
1-3 Legros et Labonne, D. et Ph.
21 Frémineau, D.

Reuilly (BOULEVARD DE).
11 Escande, Ph.
13 Robin, D.

Reuilly (RUE DE).
51 Cahen, D. et Ph.

Réunion (RUE DE LA).
67 Eymery, D.
86 Mercier, Ph.
92 Poissonnier, Ph.

Réunion (VILLA DE LA).
6 Guède, D.

Ribouté (RUE).
7 Tanguy, D.

Richard-Lenoir (BOULEVARD).
16 Lambert, Ph.
20 Delineau, D.
26 Spindler, Ph.
36 Tourneux, D.
84 Longuet, Ph.
114 Servant, Ph.

Richard-Lenoir (RUE).
56 Guillou, Ph.

Richelieu (RUE).
16 Brunschwick, Ph.
16 Guérin-Meneville, D.
19 Leclert, Ph.
21 Coqueret, D.
44 Ducoux, Ph.
102 Ferré, Ph.
102 Rouhier, D.
108 Poumet, D.

Richepanse (RUE).
7 Cuffer, D.
9 Moissenet, D.

Richer (RUE).
2 Schafier, D.
10-12 Leven, D.
26 Landrieux, D.
41 Cossé, D.
43 Jouin, D.
46 Lavielle, D.
52 Dreyer-Dufer, D.

Rigoles (RUE DES).
76 Joron, Ph.

Rivoli (RUE DE).
1 Firmin, D.
4 Demont-Porcelet, D.
5 Moret, D.
10 Alix, D.
13 Guichard. Ph.
13 Mérijot, D.
14 Goupil, D.
17 Morel, D.
20 Deniset, Ph.
21 Reuflet, D.
23 Henszel, D.
30 Mahon de Molènes, D.
30 Vaconsin, D.
32 Bernard, D.
33 Cazalis, D.; *n'exerce plus.*
35 Ferrouillat-Régis, Ph.
36 Hirne, D.
47 Richard, D.
50 Loubrieu, D.
51 Berruyer, D.
53 Roux, D.
59 Delpech, Ph.
59 Rougeot, D.
61 Tissier, D.
62 Pillet, D. et Ph.
63 Poupon, D.
64 Soudée, D.
66 Doré, D.
68 Moretin, D.
69 Kuhff, D.
73 Hammelrath, D.
74 D'Echerac, D.
74 Lebled, D.
77 Besse, Ph.

80 Jarry, D.
85 Portefaix, D.
91 Alliot, D.
96 Touzelin, D.
114 Sansade, Ph.
122 Hanot, D.
124 Douvillé, D.
136 Desnos (Ernest), D.
138 Bergeron (H.), D.
142 Veluet, Ph.
150 Lamouroux, D. et Ph.
174 Bouchard, D.
178 Legroux, D.
182 Jozan (baron de), D.
182 Jozan (Georges), D.
188 De Pezzer, D.
188 Sally, D.
194 Bergès, D.
196 Durand, D.
224 Chapman (John), D.

Rochambeau (RUE).
14 Devailly, D.

Rochechouart (BOULEVARD).
5 Finance, Ph.
21 Fauny, D.
21 Fauny, Ph.
84 Briguel, D.

Rochechouart (RUE).
12 Gerl, Ph.
24 *bis* Degoix.
35 Goubault, D.
38 Gelin, Ph.
47 Vacary, D.
62 Le Corguillé, D.
66 Brémond, D.
72 Gillet de Grandmont. *Clin.*
79 Giraud, D.
84 Damon, Ph.
91 Crouigneau, D.

Rocher (RUE DU).
7 Milville, Ph.
32 Rémond, Ph.
68 Napias, D.
73 Parenteau, D.
75 Moizard, D.

80 Dufour-Villerose, D.

Rodier (RUE).
9 Daverne, D. et Ph.
25 Menu, D. et Ph.

Roi-de-Sicile (RUE DU).
26 Renault, Ph.

Rome (RUE DE).
10 Danet, D.
11 Hérard, D.
11 Reynier (Paul), D.
12 Gazeau, D.
15 Chopard, Ph.
37 Bouffé, D.
49 Paris, D.
54 Rousseau, Ph.
56 Marcano, D.
58 Leblond, D.
29 Giraud-Teulon, D.
61 Gaches-Sarraute (Mme), D.
74 Rémy, D.
77 Séailles-Ransan, D.
85 Conqueret, D.

Rond-Point de Longchamps
Mazza, Ph.

Roquépine (RUE).
11 Pinard, D.
11 *bis* Guyon, D.
15 Abeille, D.

Roquette (RUE DE LA).
1 Laurent, D.
7 Delage, Ph.
18 Détourbe, D.
97 Hettich-Landely, Ph.
127 Hainaut, D.
132 Baget, D., *n'exerce plus.*
143 Motet, D.

Rossini (RUE).
10 L'Epine, D.
20 Valenzuela, D.

Rougemont (CITÉ).
3 De Langenhagen, D.

Rougemont (RUE).
10 Ménière d'Angers, D.
14 Michel (Edouard), D.

Les sels alcalins, tels qu'ils se rencontrent dans les eaux minérales de *Pougues-Saint-Léger*, jouent un rôle incontestablement avantageux dans le traitement prophylactique de la goutte.   (Bouchardat.)

Rouget-de-l'Isle (RUE).
3 Gombault, D.
5 Thibierge, D.
7 Bailly, D.
   Roule (RUE DU).
10 Passerini, D.
   Roussin (RUE).
79 Romand, Ph.
   Rousselet (RUE).
34 Mayer, D.
   Roy (RUE).
8 Aguet, D.
   Royale (RUE).
5 Mesnet, D.
10 Brongniart, D. *n'exerce pas à Paris.*
21 Labat, D.
24 Saint-Germain (de), D.
25 Ryan, D.
25 Rottenstein, D.
   Ruisseau (RUE DU).
39 Rouxel, Ph.
   Sablonville (RUE DE).
29 Lochert, Ph.
Saint-André-des-Arts (PLACE).
3 Decagny, Ph.
3 Letellier, D.
11 Hubert, D. *Clinique.*
St-André-des-Arts (BOUL).
3 Le Tellier, D.
3 Gendrey, D.
11 Hubert, D.
Saint-André-des-Arts (RUE)
27 Calandreau, D.
27 Landolt, D. *Clinique.*
33 Dequevauviller, D.
36 Coudoin, D.
41 Miot, D. *Clinique.*
44 Ramadier, Ph.
50 Vallois, D.
51 Reuss, D.
53 Boucheron, D. *Clinique.*
   Saint-Antoine (FAUB.).
17 Gérard, Ph.
70 et 72 Berthiot, D.
107 Berthiot, Ph.
108 Martin, Ph.
119 Mouton, D.

183 Jacquemin, Ph.
194 Lacaze, Ph.
222 Lecerf, Ph.
249 Ombrédanne, D.
273 Deroche, Ph.
   Saint-Antoine (RUE).
143 Fieuzal, D. *Clinique.*
146 Laurier, Ph.
163 Trouette, Ph.
168 Rogier, D.
170 Manoury, D.
211 Lebrun, D.
236 Guyard, D.
   Saint-Augustin (RUE).
5 Lignerolles (de), D.
5 Philippar, D.
   Saint-Bernard (RUE).
9 Depierris, D.
   Saint-Bon (RUE).
3 Briois, D.
   Saint-Charles (RUE).
118 Aubert, Ph.
119 Cortot, Ph.
   Saint-Cloud (AVENUE DE).
45 Bachelet, Ph.
   Saint-Denis (BOUL.).
1 Rochette fils, D.
6 Obissier, D.
8 Lagoguey-Gallet, D.
22 Danion, D. *Clinique.*
   Saint-Denis (FAUBOURG).
6 Duché, Ph.
42 Houdé, Ph.
55 Villain, D. *Clinique.*
63 Dutrieux-Bey, D. *Clinique.*
72 Nouet, D.
76 Bouheben, D.
78 Gachet, D.
78 Fumouze, D. et Ph.
80 Dalmon, Ph.
98 Aureille, Ph.
102 Talmier, Ph.
109 Grammaire, D.
132 Vacher, D.
132 Massol, D.
147 Dehaut (F.), D. et Ph.
204 Séguin, Ph.
205 Gibart, D.

220 Conil, D.
222 Legras, Ph.
Saint-Denis (RUE).
8 Belis, Ph.
22 Barbier, Ph.
29 Preud-homme, Ph.
31 Grujard Ph.
33 Larue, Ph.
43 Boucher, Ph.
50 Legendre, D.
143 Chapès, Ph.
160 Pagnien, Ph.
Saint-Dominique (RUE).
17 Clermont, D.
50 Flandin, D.
72 Lepinte, Ph.
75 Pouget, D.
75 Château, Ph.
86 Baudoin, D.
99 Duboys de la Vigerie, D.
104 Derlon (E.), D.
112 Weil, D.
113 Sottas, D.
116 Alexandre, Ph.
143 Frébault (Ch.-F.), D.
143 Frébault fils, D.
Sainte-Anne (RUE).
11 Fauquez, D.
34 Lelongt, D.
46 Barnier, D.
50 Giachino, D.
53 Menest, D.
65 Galippe, D.
69 Lobligeois, D.
71 Trehyou, Ph.
Sainte-Apolline (RUE).
21 Janot, Ph.
Sainte-Catherine (RUE).
4 Schwartz, D.
Sainte-Claire (RUE).
4 Martin (H.), D.
**Sainte-Croix-de-la-Breton-
nerie** (RUE).
19 Casthelaz, John, Ph.
39 Monory, D.

54 Leperdriel, Ph.
Saint-Ferdinand (RUE).
4 Boulay, Ph.
Sainte-Marthe (RUE).
31 Janoly, Ph.
Sainte-Opportune (PLACE).
10 Noël, Ph.
Saint-Fiacre (RUE).
5 Legué, D.
Saint-Florentin (RUE).
4 Dupierris, D.
6 Allix, D.
13 Pezzer (de), D.
Saint-Georges (PLACE).
22 Delefosse, D.
30 Fabre, D.
Saint-Georges (RUE).
6 Flasschœn, D.
24 Piogey, D.
24 Piogey (Emile), D.
38 Caby, D.
40 Seeligmann, D.
43 Sarrade, D.
54 Lépine, D.
Saint-Germain (BOULEVARD).
11 Bastien, D.
13 Chantemesse, D.
15 Brossard, Ph.
16 Doit-Lambron, D.
20 Gennes (de), D.
21 Martel, D.
26 Guérin, D.
30 Kirmisson, D.
47 Vimont, D.
47 Vimont fils, D.
50 Vibert, D.
58 Birabeau, D.
58 Poisson, Ph.
64 D'Heurle, D.
68 Lecocounier, D.
69 Joly, D.
76 Faucon-Courty, D.
77 Mauche, D.
78 Lallier, Ph.
86 Spira, D.

C'est un privilège de l'eau de *Pougues* de se conduire au milieu de l'économie comme le font les eaux alcalines sans en avoir les inconvénients.
(Lecorché.)

93 Désarènes (Garrigou), D.
   Clinique.
107 Vrain, D. *Clinique.*
108 Bouchardat, D.
122 Schwartz, D.
125 Barth, D.
126 Sée (M.), D.
127 Rnault, D.
128 Chatin, D., *n'exerce pas.*
129 Budin, D.
136 Perrin (M.), D.
142 Girard, Ph.
142 Porak, D.
147 Blachez, D.
155 Grandeau, Ph.
167 Richardière, D.
168 Malassez, D.
168 Mellet, Ph.
168 Aysaguer, D.
171 Hergault, D.
172 Abadie, D. *Clinique.*
176 Dujardin-Beaumetz, D.
176 Pelletan, D.
177 Foville, D.
177 Guillou, Ph.
177 Chauveau, D.
179 Ball, D.
180 Vallin, D.
180 David (Th.), D. et Dent.
181 Laboulbène, D.
189 Tillaux, D.
195 Brouardel, D.
199 Damaschino, D.
209 Jousset, D.
217 Charcot, D.
223 Auburtin, D.
223 Prulière, Ph.
226 Claisse, D.
256 Potain, D.
259 Klopsk, D.
260 Mitivié, D.
282 Gosselin, D.
   Saint-Guilhem (RUE).
5 Lefevre, D.
   Saint-Guillaume (RUE).
19 Cornil, D.
   Saint-Honoré (FAUBOURG).
3 Boncour (Paul), D.

20 Debonnaire, Ph.
21 Boymond, Ph.
52 Braud, D.
90 Marcotte, Ph.
93 Fieuzal, D.
98 Passelaigue, Ph.
98 Piotruszynski-Ladislas, Ph.
108 Léon Petit, D.
113 Midy, Ph.
114 Jolivet, Ph.
122 Dugué, Ph.
124 Picard, D.
127 Keller, D.
138 Riant, D.
140 Simon (Jules), D.
140 Schlumberger, D.
157 Beltz, D.
157 Mézières, D.
177 Martin, Ph.
185 Collet, D.
205 Lapra, D.
215 Bonnefoy, D.
225 Barbe, D.
236 Chazarain, D.
262 Weisgerber, D.
   Saint-Honoré (RUE).
41 Ducrot, Ph.
54 Sévin, Ph.
83 Bonnet-Delaville, D.
83 Serres, Ph.
93 Massignon, Ph.
115 Dunesme, Ph.
163 Lorey, D.
176 Noblet, Ph.
185 Bousson, D. Dent.
185 Rossi-Hartwich, D.
207 Darses, D.
213 Acard, Ph.
217 Boissier, D.
217 Ley, D.
245 Lafont, D.
265 Vernet, D.
275 Geneau, Ph.
276 Chevalier, Ph.
281 Serrand, D.
352 Weber, Ph.
356 Boissy, Ph.
362 Boggs, D.

364 Gontier, D.
368 Nélaton, D.
370 Verrier, D.
372 Chicandard, Ph.
378 Surun, Ph.
St-Hyacinthe-St-Honoré (RUE)
  7 Morin (Edm.), D.
Saint-Jacques (FAUBOURG).
 25 Guedeney, D. et Ph.
Saint-Jacques (RUE).
 33 Darier, D.
167 Juglar, D.
169 Verwaest, D. et Ph.
220 Féry, D.
277 Didiot, D.
294 Chapuzot, D.
390 Penières, D.
Saint-Lazare (RUE)
  7 Rey, D.
  8 Renouard, D.
20 Marchal, D.
23 Siredey, D.
27 Poisson, Ph.
28 Boudet de Pàris, D.
28 Larat, D.
34 Vasseur, Ph.
40-42 Boutron, Ph.
62 Faisans, D.
66 Gruby, D.
67 Boissard, D.
70 Salmon, Ph.
75 Bergeron, D.
81 Hirtz (Edgard), D.
90 Guillon, D.
93 Voury, D.
94 Labbée (Ernest), D
97 Martel, D.
97 Chambard, D.
100 Testut, D.
100 Junk de Trèves, S. F.
101 Weill, D.
101 Arnault, Ph.
107 Duplaix, D.
117 Huguet, D.
123 Marchal (E.), D.

128 Bergier, D.
Saint-Louis-en-l'Ile (RUE)
27 Bourdoncle, D.
27 Roch, Ph.
64 Michaux, D.
Saint-Luc (RUE)
  8 Grégoire, D.
Saint-Mandé (AVENUE)
86 Bloch, D.
94 Gaillard, Ph.
Saint-Marc (RUE)
  9 Mayet, Ph.
Saint-Marcel (BOULEVARD)
  4 Goupil, Ph.
16 Dupeyron, D.
51 Petit (A.), D.
52 Vergeade, D.
58 Camus, Ph.
68 Fisher, D.
Saint-Martin (BOULEV).
  3 Catillon, Ph.
  8 Schweich, D.
12 Bender. — Pharmacie cen-
     trale des spécialités.
13 Régeard, D.
25 Bourdet, Ph.
39 Debierre, D.
Saint-Martin (FAUB.)
31 Lebel, D. et Ph.
51 Pierin, D.
77 Pignol, D.
79 Rouillard, D.
96 Godin, Ph.
140 Gérard, D.
150 Wroblewski, D.
158 Lombard, Ph.
171 Mercier, D.
181 Schneider, Ph.
205 Barbulée, D.
222 Chaumont, Ph.
241 Bourdonnay, D.
242 Boureau, Ph.
252 Rouillard.
252 Reymann, Ph.

Les individus robustes, atteints de la goutte sténique, retirent de grands avantages d'une cure très courte, mais répétée au besoin à *Pougues*.
(Labadie-Lagrave.)

Saint-Martin (RUE)

5 Bougrand, D.
9 Tétard, D.
20 Roché, Ph.
26 Bassaget, D.
125 Abadie, Ph.
140 Vigouroux, D.
204 Codet de Boisse, D.
225 Dupuy, Ph.
245 Liandier, D.
324 Pillard, Ph.
328 Soulier, Ph.
345 Coquil, Ph.

Saint-Maur (RUE)

92 Garnaud, Ph.
104 Granddemange, Ph.
153 Lansac, D.
153 Desobry, Ph.
197 Ruaux, Ph.
205 Bedu, Ph.

Saint-Merri (RUE NEUVE)

7 Poulenc, Ph.

Saint-Michel (BOULEV.)

5 Fiévet, D.
12 Gondard, Ph.
39 Gueit-Dessus, D.
46 Regnard, D.
48 Servant, D.
51 Brochin (A.), D.
53 Deschamps, D.
56 Verjon, D.
58 Duroziez, Ph.
65 Lavergne, D.
70 Letourneau, D.
83 Regnauld, D.
84 Besson, D.
95 Colin, D.
105 Ranvier, D.
123 Maestrati, D.
127 Thibault, Ph.
127 Klotz, D.
137 Boyé, D.
137 Vialtan, D.
139 Planchon, D.

Saint-Michel (PLACE)

2 Moulin (E.), D.
4 Signoret, D.
6 Meyners d'Estrey, D.

Saint-Michel (QUAI)

27 Choffé, D.
29 Adam, D.

Saint-Nicolas (RUE)

5 Gonneaud, Ph.

Saintonge (RUE DE)

66 Perrin, D.

Saint-Ouen (AVENUE DE)

78 Mennesson, Ph.
90 Gérard, Ph.

Saint-Paul (RUE).

22 Ruc, D.
32 Binet, D.
34 Dautreville, Ph.

St-Pétersbourg (RUE).

4 Robin (Alb.), D.
7 Partenay, D.
11 Gaucher, D.
21 Maury, D.
35 Diday, D.

St-Philippe-du-Roule (RUE)

3 Michel, D.
4 Barette, D.
4 Mac-Gavin, D.
5 François-Frank, D.

Saint-Placide (RUE).

26 Gaye, D.
30 Vallienne, D.
31 Hannequin, D.
31 Hahn, D.
52 Galland, D.
58 Aumonier, Ph.
60 Varry, D.

Saint-Roch (RUE).

10 Duroziez, D.
36 Faure, Ph.
37 Lamblin, D.
37 Remy, D.

Saint-Sauveur (RUE)

26 Laroche, D.

Saint-Séverin (RUE).

6 Willemet-Papin, Ph.
18 Aysaguer, D.
18 Poyet, D. — *Clinique*
25 Decagny, Ph.

Saint-Simon (RUE).

2 Carie, D.
6 Jousset fils, D.

Saints-Pères (RUE DES).
7 *bis* Bernutz, D.
8 Magitot, D.
8 Ohled, D.
9 Reclus, D.
12 Regnier, Ph.
39 Boncour, Ph.
40 Foucaud de l'Espagnery, D.
63 Bonnefin, D.
83 Campenon, D.
85 Duchesne, D.
   Saint-Sulpice (PLACE).
8 Depasse, D.
   Saint-Sulpice (RUE).
18 Pommier, Ph.
20 Bermond, D.
24 Bonne, D.
   Saint-Yves (RUE).
2 Pouchet, D.
Salomon-de-Caus (RUE).
4 Creyx, D.
4 Sagaire, Ph.
   Saulnier (PASSAGE).
7 Legras, D.
11 Duhomme, D.
17 Zabé, D. — *Clinique.*
   Saussaies (RUE DES).
4 Cavayé, D.
10 Molin, D.
   Sauvageot (RUE).
5 Thelmier, D.
   Savoie (RUE DE).
9 Chéron, D. — *Clinique.*
20 Xuzillat, D.
   Scribe (RUE).
3 Kuhn, D.
7 Sevestre, D.
11 Sauvage, Ph.
  Sébastopol (BOULEV. DE).
3 Crokn, D.
5 Mouly, D.
7 Moussaud, D.
14 Hombert, Ph.
24 Crouzat, D.
28 Bernard, D.

36 Delaplagne St-Martin, D.
37 Dejardin fils, Dent.
52 Loquet, D.
61 Gomer-Chambellan, D.
66 Darnay, D.
67 Escarra (de), D.
76 Dupuy, D.
81 Dupouy, D.
89 Delbourg, D.
102 Belhomme, D.
   Secrétan (RUE).
26 Jonquet, Ph.
   Sedaine (RUE).
56 Martineau, Ph.
73 Dreux, Ph.
95 Tautain, D.
   Séguier (RUE).
1 Lemaréchal, D.
16 Voisin (Aug.), D.
17 Baratoux. — *Clinique.*
17 Bouffé. — *Clinique.*
   Ségur (AVENUE DE).
42 Reynier, D.
   Seine (RUE DE).
6 Gannal, D.
6 Polaillon, D.
13 Choquet, D.—*N'exerce pas.*
13 Guinard, D.
34 Barré, D.
51 Duval, Ph.
53 Colonna-Ceccaldi, D.—*Clinique.*
53 Piéchaud, D. — *Clinique.*
61 Guernier, Ph.
63 Rabbinowicz, D.
74 Crapart, D.
78 Pommier, Ph.
81 Darier, D.
91 Chevalier (A.), D.—*N'exer. pas.*
93 Pignot, D.
95 Besson, D.
   Servandoni (RUE).
20 Machelard, D.

Les eaux de *Pougues* sont employées avec un incontestable succès dans la glycosurie.

(E. Bouchat.)

11

Sévigné (RUE DE).
12 Duguet, Ph.
Sèvres (RUE DE).
1 Roussel, Ph.
23 Panien, D.
23 Moreau, D.
38 Favale, D.
45 Vacher, D.
55 Guéridaud, Ph.
56 Blottière, Ph.
64 Alibert, D.
74 Ribeaucourt, O.
76 Bardet, Ph.
91 Beringier, D.
109 Pourchot, Ph.
110 Mellier, O.
139 Watelet, D.
Séze (RUE DE)
6 Saison, D.
18 Leclerc, Ph.
Simart (RUE).
18 Muguet, Ph.
23 Lunel, D.
43 Groz, Ph.
Simon-le-Franc (RUE).
21 Darrasse, Ph.
21 Landrin, Ph.
Solférino (RUE DE).
6 Churchill, D.
Solitaires (RUE DES).
32 Barbarin, D.
Sontay (RUE DE).
1 Contamine, Ph.
2 Herbland, D.
Sophie-Germain (RUE).
5 Camps, D.
Sorbonne (PLACE DE LA)
5 Brochin père, D.
Sorbonne (RUE DE LA).
4 Pelisse, Ph.
Soufflot (RUE).
3 Coffin, D.
3 Monnier, Ph.
5 Petit D.
15 Guébard, D.
15 Richer, D.
15 Brown-Séquard, D.

17 Solirène, Ph.
18 Balbiani, D.
20 Peisson, D.
24 Vulpian, D.
Sourdière (RUE DE LA).
18 Brun (de), D.
18 Naudin, D.
Square (AUTEUIL, AVENUE DU)
1 Charpentier, D.
Square (BATIGNOLLES, PLACE DU)
8 Battesti, D.
Stephenson (RUE)
58 Galibert, Ph.
Strasbourg (BOULEV. DE).
10 Decori, D.
11 Callmann, Ph.
39 Liné, D.
50 Bonnot, D.
59 Gretscher, D.
60 Servaux, D. et Ph.
62 Guillot, Dent.
65 Hemmerlé, Ph.
67 Vivien, D.
69 Corties, D.
69 Saint-André, D.
79 Tieursin, Ph.
79 Guelpa, D.
Suger (RUE).
9 Lonbrieu, D. — *Clinique.*
13 Aguilhon de Sarran, D. — *Clinique.*
13 Cadier, D. — *Clinique.*
13 Picard, D. — *Clinique.*
Surène (RUE DE).
3 Debout d'Estrées, D.
5 Blache, D.
9 Bidard, D.
15 Fligel, D.
21 Josias, D.
39 Reliquet, D.
Taitbout (RUE).
11 Paulin, D.
14 Belières, D.
25 Hirtz, D.
27 Crignier, Dent.
28 Reynal, Ph.
29 Celle, D. — *N'exerce pas.*
37 Laurent-Préfontaine, D.

43 Chéron, **D.**
43 Leudet, **D.**
45 Le Dentu, **D.**
45 Wuhrlin, **Ph.**
48 Lepaulmier, **D.**
50 Baudot, **D.**
51 Castilhes, **D.**
52 Jamin, **D.**
83 Dubuc, **D.**
87 Pfeiffer, **D.**

Taylor (RUE).
13 Sauvé, **Ph.**
22 Beaurepère (de), **D.**

Temple (BOULEVARD DU).
4 Bonnet, **Ph.**
12 Basset, **D.**
15 Strebel, **D.**
23 Lavallée, **D.**
24 Schmidt, **Ph.**
25 Lhuillier, **D.**
30 Thébaut, **Ph.**
38 Sichel, **Dent.**
41 Miot, **D.**
43 Filleau, **D.**

Temple (FAUBOURG DU).
27 Guelpa, **D.**
28 Port, **Ph.**
29 Bertrand, **D.** — *Clinique.*
44 Détay, **Ph.**
44 Montagard, **D.**
44 Montagard fils, **D.**
49 Dreu la Rochelle, **Ph.**
74 Sergent, **D.**
80 Fourmentin, **D.**
91 Seize, **Ph.**
123 Julhes, **Ph.**
124 Pouget, **D.**
133 Jugeat, **Ph.**

Temple (RUE DU).
13 Mauduit, **D.**
26 Dardel, **Ph.**
34 Beluze, **D.**
51 Moppert, **Ph.**
87 Gras, **Ph.**
101 Legendre, **D.**

118 Nalis, **Ph.**
140 Lacroix, **Ph.**
143 Agard, **Ph.**
150 Bénard, **D.**
176 Boyer, **D.**
191 Tostain, **Ph.**

Ternaux (RUE)
12 Croses, **Ph.**

Ternes (AVENUE DES).
1 Vaillant, **Ph.**
2 Demay, **D.**
11 Darcus, **D.**
14 Viala, **Ph.**
37 Tardif, **Ph.**
44 Boulay, **D.**
51 Ramonat, **D.**
53 Le Guillou, **D.**
63 Vié-Carnier, **Ph.**
90 Bouysson, **Ph.**

Terrasse (RUE DE LA).
7 Rol, **D.**

Terre-Neuve (RUE DE)
58 Eymery, **D.**

Texel (RUE DU)
28 Chermezon, **Ph.**

Thann (RUE DE).
7 Gauchas, **D.**
12 Laroche, **D.**

Théâtre-Grenelle (RUE DU).
107 Chalvon, **D.**
150 Legendre, **D.**

Théâtre-Français (PLACE DU).
2 Courtys, **D.**
2 Ruinaul, **Ph.**

Thorel (RUE)
2 Carrière (J.-J.), **D.**
14 Calmette, **D.**

Thouin (RUE).
11 Lardiley, **D.**

Tilsitt (RUE DE).
12 Boyer, **D.**

Tiquetonne (RUE)
62 Roussel, **D.**

Tiron (RUE).
2 Guichard, **Ph.**

Les bains alcalins et les boissons alcalines ont un incontestable succès dans le traitement de l'ovarite chronique ; il faut conseiller aux malades de passer une saison à *Pougues*. (Alphonse Guérin.)

Tocqueville (RUE DE).
70 Lescaux, D.
82 Chabault, Ph.
Tombe-Issoire (RUE DE LA).
51 Baslé, Ph.
75 Sarazin, Ph.
Tour (RUE DE LA). (*Passy*).
18 Morand, D.
42 Conan, D.
78 Bamberger, D.
80 Mourlion, D.
95 Ménard, D.
Tour-des-Dames (RUE DE LA).
5 Simon père, D.
5 Simon fils, D.
35 Plique, D.
35 Thomas, Ph.
72 Guilhermet, Ph.
Tournelles (RUE DES).
1 Détray, D. et Ph.
2 Chassin, Ph.
2 Dagot, D.
43 Socquet, D.
Tournon (RUE DE).
6 Ricord (Ph.), D.
8 Hache fils, D.
8 Piéchaud, D.
17 Foucart, D.
20 Bassereau, D.
29 Bezançon, D.
Tracy (RUE DE).
14 Joigneaux, Ph.
Traversière (RUE).
63 Sauvière, Ph.
Treilhard (RUE).
1 Muller, Ph.
8 Havage, D.
21 Pellereau, D.
Trévise (CITÉ).
2 Basset, D. — *N'exerce pas.*
2 Basset fils, D. — *N'ex. pas.*
Trévise (RUE DE).
15 Jumon, D.
28 Albanel, D. — *N'exer. pas.*
29 Foubert, D.
30 Vieillard, Ph.
31 Rougon, D.
36 Ajello, D.

39 Beauvais (de), D.
44 Forget, D.
42 Variot, D.
45 Berthet, D.
Trézel (RUE).
25 Gravier, D.
Trocadéro (AVENUE DU)
127 Gomensoro (de), D.
Trocadéro (PLACE DU)
4 Klein, D.
Trois-Bornes (RUE DES).
7 Gillet, Ph.
30 Coulbeaux, D. et Ph.
Trois-Couronnes (RUE DES).
54 Martin, Ph.
Trois-Frères (RUE DES).
20 Dupuy, Ph.
Tronchet (RUE).
2 Walther, D.
4 Roussel, D.
23 Crestey, D.
27 Trousseau, D.
Troyon (RUE).
8 Lebreton (Ch.), D.
22 Barrion, D.
Trudaine (AVENUE).
2 Rengade, D.
6 Boyer, Ph.
32 Seunes, Ph.
Truffault (RUE).
18 Villeneuve, D.
36 Ungerer, Ph.
37 Andrey, D.
50 Blayac, D.
50 Lacaze, D.
50 Level, D.
69 Donon, D.
80 Bagnol, D.
Turbigo (RUE DE).
3 Moreau, D.
4 Gaye, D.
5 Lemoine (John), D.
8 Brunaud, Ph.
10 Gendron, D.
13 Legentil, Ph.
16 Boisgard, D.
20 Vallat, D.
22 Arnoult, Ph.

38 Silvestre, D.
57 Magnant, D.
57 Aloncle, Ph.
61 Bernheim, D.
85 Wuillamier, D.
87 Chautemps, D.
89 Pellier, D.
Turenne (RUE DE)
34 Grenat, D.
45 Crinon, Ph.
50 Legros, D.
52 Bertrand-Denamps, D.
68 Weil, D.
92 Cadet-Naudet, D.
95 Rueff, D.
95 Maupin, Ph.
111 Prioult, Ph.
121 Gibart, Ph.
Turin (RUE DE).
3 Cretin, D.
11 Souligoux, D.
22 Febrer, D.
28 Martinet, D.
33 Turner, D.
38 Lamy, D.
Ulm (RUE D').
12 Martin, D.
30 Zuber, D.
Université (RUE DE L').
2 Jullien, D.
2 Meige, D.
5 Ollivier, D.
6 Lunier, D.
7 Gautiez, D.
8 Baillarger, D.
10 Leroux, D.
15 Richet, D.
19 Dubourg, D.
28 Labric, D.
28 Rendu, D.
34 Blanchard, D.— *N'ex. pas.*
34 St-Léger, D.
38 Brès (Mme), D.
81 Bucquoy, D.
84 Servoles, D.

171 Henry de Navenne, D.
Ursulines (RUE DES).
5 Capitan, D.
Val-de-Grâce (HÔPITAL DU).
Didiot, D.
Val-de-Grâce (RUE DU)
18 Guardia, D.
Valmy (QUAI).
69 Landrin, D.
Valois (PLACE DE).
6 Girard, D.
6 Esbach, D.
Valois (RUE DE).
2 Chavanon, Ph.
17 Guérin-Carnet, D.
Vandamme (RUE).
18 Soyrac, Ph.
Vaneau (RUE).
37 Fabre, D.
39 Armingeat, Ph.
Vanves (RUE DE).
5 Eyguière, Ph.
6 Jousseaume, D.
42 Vivien, Ph.
89 Jeannou, Ph.
63 Picard, Ph.
203 Azémar, Ph.
Varennes (RUE DE).
38 Hallé, D.
63 De Seynes, D.
88 Flandin, D.
Vaugirard (BOULEVARD DE).
111 Belin (de), Ph.
Vaugirard (RUE DE).
1 Vauvillé, Ph.
11 Heulz, D.
33 Vigoureux, Ph.
37 Monceaux, D.
41 Gombault (Albert), D.
46 Guérin (Jules), D.
48 Baraduc fils, D.
55 Grenier, D.
55 Bich, D.
90 Salathé, D.
134 Deglos, Ph.

La constatation par M. Mialhe d'une grande quantité d'iode dans les eaux de la source de *Saint-Léger-Pougues* explique le bon résultat de leur application dans le traitement de la scrofule.

140 Daure, Ph.
150 Lagelouze, D.
240 Pannier, D.
244 Yves, D.
249 Gamot, Ph.
254 Collin, D.
254 Vazeille, D.
255 Poisson, Ph.
274 Liégard, D.
315 Beluze, Ph.
328 Faure, Ph.

Vauvilliers (RUE).
45 Girard, Ph.

Vavin (RUE).
6 Llosa, D.
18 Lefeuvre, Ph.

Vendôme (PLACE).
2 Boissy, Ph.
10 Pozzi, D.
12 Paquelin, D.
12 Pratt, D.
21 Péan, D.
28 Clerfont, Ph.

Vercingétorix (RUE).
8 Genevoix, Ph.

Vernet (RUE).
15 Thorens, D.

Verneuil (RUE DE).
11 Désormeaux, D.
11 Sénac, D.
33 Floquet, Ph.
52 Grenet, D.

Véro-Dodat (PASSAGE).
2 Ducrocq, Ph.
33 Sorlin-Dorigny, D.

Verrerie (RUE DE LA).
35 Troseille, D.
39 Monory, D.
56 Defresne, Ph.

Versailles (AVENUE DE).
182 Bertrand, Ph.
197 Hafner.

Vezelay (RUE).
16 Caulet, D.

Vicq-d'Azir (RUE).
3 Dumas, Ph.

Victoire (RUE DE LA).
6 Rivet, D.

10 Lemoine, D.
12 Hervieux. D.
16 Marotte, D.
34 Poinsot, Dent.
41 Lemoine, D.
43 Galliard, D.
76 Horteloup, D.
82 Trichon, Ph.
86 Marrotte, D.
94 Roussel, D.
96 Le Fort, D.

Victoires (PLACE DES).
3 Colson, Dent.

Victor-Hugo (AVENUE).
6 Michel, Ph.
27 Lesueur, D.
82 Chervin, D.
91 Brouant, Ph.
104 Sieffert. D.
115 Broca-Soucellier, Ph.
118 Berlin, D.
118 Trouessart, D.
175 Pinel, D.

Victor-Hugo (PLACE).
1 Thorel, D.
8 Contamine, Ph.
27 Lesueur, D.

Victoria (AVENUE).
6 Chassaing, Guénon et Cⁱᵉ, P.
8 Lachartre, Ph.
18 Commenge, D.

Vieille-du-Temple (RUE).
12 Bérillon, D.
17 Desnoix, Ph.
19 Causie, Ph.
21 Renard, Ph.
34 Vée, D. et Ph.
30 Chassaing, D.
30 Pierrhugues, Ph.
46 Poure, Ph.
75 Dubosc, Ph.
78 Pentray, D.
100 Prelier, Ph.
117 Lebaigue, Ph.

Vienne (RUE DE).
16 Lajartre (de), D.

Vieux-Colombier (RUE DU).
3 Béringer, Ph.

6 Michaux, D.
17 Ruffie, D.
18 Audhoui, D.
21 Maillot, D.
21 Mounier, D.
Vignes (RUE DES).
18 Mailfaire, D.
Vignon (RUE).
5 Fournier (A.-G.), D.
7 Quénu, D.
10 Leclerc, Ph.
13 Roussel, D.
14 Roques, D.
22 Richelot (L.-G.), D.
24 Dumontpallier, D.
25 Déclat, D.
28 Duvivier, D.
29 Lebon, D.
30 Besnier (J.), D.
38 Humbert, D.
Vigny (RUE DE).
1 Poirier, D.
7 Hayem, D.
Villars (AVENUE DE).
12 Fodéré, D.
Villedo (RUE).
6 Carpentier-Méricourt, D.
6 Carpentier-Méricourt fils, D.
Ville-l'Evêque (RUE DE LA).
30 Daremberg.
34 Bugniot, Ph.
Villette (BOULEV. DE LA)
12 Traiffort, Ph.
27 Blanchard, D.
31 Perreton, Ph.
210 Pivion, D.
212 Savornin, D.
228 Moser, D.
228 Miesch-Drion, Ph.
Villette (RUE DE LA).
27 Besson, Ph.
Villiers (AVENUE DE).
6 Fontoynont, Ph.
11 Coqueugniot, Ph.
16 Dusart, D.

33 Delamour, Ph.
34 Potin (E.), D.
71 Demazière, Ph.
71 Riché, D.
72 Rodet, D.
86 Sabatier, Ph.
87 Henocque, D.
106 Baldou, D.
Villiers (RUE DE).
5 Bloch, D.
20 Lacroix, D.
Vinaigriers (RUE DES)
59 Julien, Ph.
63 Mathieu, D.
Vincennes (COURS DE).
8 Bonnet, D. et Ph.
37 Dupré, D.
Vingt-Neuf-Juillet (RUE DE).
5 Ruffey, D.
6 Jardin, D.
7 Moreau (Emile), D.
10 Acard, Ph.
Vintimille (RUE).
6 Brazier, D.
24 Lévi, D.
24 Longuet, Ph.
Violet (RUE).
11 Legrand, D.
Vital (RUE).
20 Bosia (Henri de), D.
27 Cazalis (de), D.
Vivienne (RUE).
8 Clermont, Ph.
8 Rigaud et Dusart, Ph.
33 Decaudin, D.
36 Colomer, Ph.
Volney (RUE).
1 Fournier, D.
4 Landolt, D.
8 Tapret, D.
9 Abadie, D.
Voltaire (BOULEVARD).
4 Lemaire, Ph.
11 Dugnos, D.
11 Guygemos, D.

MM les Docteurs trouveront à *Pougues* (Nièvre), un accueil tout spécial et des condit. exceptionn., tant à l'Etablissem thermal pour le traitement, qu'au *Splendide-Hôtel*, propriété de la Compagnie, pour le séjour.

18 Labonne, D.
20 *bis* Tourangin, D.
34 Saison, Ph.
40 Metzger, **D.**
69 Naudet, D.
69 Perinelle, Ph.
70 Guyot, D.
73 Théault, Ph.
75 Cotté, D.
78 Rivals, D.
91 Pautauberge, Ph.
98 Levraud, D.
104 *bis* Delaplaigne, D.
112 Rogron, D.
115 Gardin, D.
119 Chaumeton, Ph.
128 Montignac, D.
134 Guillon, Ph.
136 Signez, D.
139 Planchon, D.
147 Pasteau, D,
167 Kinzelbach, D.
171 Demange, Ph.
180 Guillaume, Ph.
260 Mouton, D.
264 Mazier, Ph.

Voltaire (PLACE).

1 Chamoin, D.
1 Landély-Hettich, Ph.

Voltaire (QUAI).

33 Martin Saint-Ange, D.
33 Petit, D.

Vosges (PLACE DES).

9 Davesne, D.
19 Abélanet, D.
20 Augouard, D.
20 Ducro et Cie, Ph.
20 Duriez, Ph.

Vosges (RUE DES).

2 Molènes (Paul de), D.
15 Quentin, Ph.
18 Martin, D.
20 Remond, D.

Wagram (AVENUE DE).

24 Belot de Régla, D.
29 Lambert (de), D.
29 Perrey, D.
44 Quarante, D.
45 Bonnieux, D.
49 Demeurat, D.
49 Vaillant, Ph.
50 Chennevière, Ph.
53 Ducamp, D.
54 Pietra-Santa, D.
54 *bis* Madec (de), D.
58 Claparède, D.
83 Garcia Rijo, D.

Washington (RUE).

1 Suhrer, D.
2 Raymond, D.
8 Mélard, Ph.
10 Roussel, Ph.
41 Ruck, D.

Zacharie (RUE).

1 Mallet, Ph.

ARRONDISSEMENT DE SAINT-DENIS

Asnières.
Boncour (J.), D., av. Pereire, 10.
Darcy, D.
Bressy, Ph.
Collin, D.
Farges, D.
Mouysset, Ph.
Neubauer, D.
Perier, D.
Péron, D.
Pioger, D.
Rol, D.
Roy, Ph.
Wegbecher, Ph.

Aubervilliers.
Arrault, O.
Dumonteil-Grandpré, D.
Gillon, D.
Houareau, Ph.
Michaux, D.
Reullet, D.

Billancourt.
Fournol, D.

Bois-de-Colombes.
Boulanger, D., 1885; de 2 à 4 h.
  rue Verte, 14.
Gérard, D.
Marc de Rossiény, D., rue des
  Carbonnets, 78.
Moyses, Ph.
Pioger, D.
Quémont, Ph.
Rigaud, D., rue des Carbon-
  nets, 32.
Signeux, Ph.

Boulogne
Bezançon, D., 1862; de midi à
  1 h., Grande-Rue, 56.
Bonhomme, D.
Bouché de Vitré, D.

Cloquet, D.
Danjou, O.
Fournol, D.
Fraudin, Ph.
Guichard, Ph.
Lepetit, Ph.
Lepilleur, O.
Mayeur, Ph.
Mazurier, Ph.
Meige, D.
Moncour, Ph.
Paille, Ph.
Sireygeol, Ph.

Le Bourget.
J. Martin, D.
Rouanet, D.

Clichy.
Barbara, Ph.
Bergeaud, Ph.
Bobowicz, D.
Hellet, D.
Knop, D.
Lemann, D.
Louismet, Ph.
Marquez, Ph.
Stanislas, Ph.
Villeneuve, D.

Colombes.
Collin, Ph.
Dezauche, D.
Hallade, D.
Marelle, D.
Tachard, D.

Courbevoie.
Blondel, Ph.
Callais, D., rue de Bezons, 24.
Bonnecaze, D.
Courant, O.
Freulet, D.

Pour tous renseign., command., demand. de spécimens p. expériment.
des eaux de la source de *St-Léger-Pouges* (Nièvre), MM. les Docteurs
sont priés de s'adresser au siège social, à Paris, 15, Chaussée-d'Antin.

Naudascher, rue des Renar-
dières, 11.
Popelart, Ph.
Roelants, O.
Rolland, Ph., place Hérold, 4.
Tranier, D., avenue des Mache-
biches, 17.

Epinay.

Deschamps, D.
Marcel, D.
Mouribot, D.

Fontenay-sous-Bois.

Rit, D.

Gennevilliers.

Cornilleau, O.
Joulié, O.
Lutier, D.

Les Lilas.

Arnal, Ph.
Boullay, Ph.
Camus, D.
Hacquart, O.
Joson, Ph.

Levallois

Altmeyer, Ph., route d'As-
nières, 81.
Bobbé, Ph.
Bréau, Ph.
Caen, Ph.
Cosson, Ph.
Demandre, D.
Depoux, D.
Dumolin, D., rue des Arts, 21.
Dumouly, D.
Fontaine, Ph.
Gauthier, D.
Goupil, D.
Guelpa, Ph.
Gueneau, rue de Courcelles,
64 bis, de 1 à 2 h.
Lannes, D.
Lefèvre, D., rue de Courcel-
les, 85.
Lemardeley, D., rue de Cour-
celles, 71.
Martineau, Ph.
Mentrel, Ph., rue des Frères-
Herbert, 26.

Pagelle, Ph.
Peigné, Ph.
Pellier, D.
Soulier, D.
Tariote, D.

Nanterre.

Ballu, O.
Caire, D.
Foucault, D.
Vandremoire, Ph.

Neuilly.

Barnouvin, Ph.
Bassère, D,
Bertillon, D., r. Ch.-Laffite, 72.
Carles, D., avenue du Roule, 34.
Catuffe, D.
Courot, D.
Dally, D.
Defaut, D., aven. du Roule, 34.
Deschamps, D.
Ferrand, D.
Gantillon, D.
Godlewski, D.
Guerreau, Ph.
Grignon.
Guillot, Ph.
Holman, 49, aven. du Roule, 49.
Hottot, D., boul. Bourdon, 40.
Lafage, D.
Legrand, D.
Ligerot, D.
Lochert, Ph.
Mazza, Ph.
Meymar (de), D.
Michel, D., 1873; boulevard du
Château, 35.
Monin, Ph.
Navlet, Ph.
Pannevel, D.
Petit-Jean, Ph., avenue Sainte-
Foy, 4.
Peyrot, Ph.
Putel, D.
Reeb, Ph., av. de Neuilly, 158.
Semelaigne, D.
Soudry, D.
Suchet, D.
Tannevel, D.

Tchernac, D.
Thuvien (Ad.), D., 1884; de 1 à 2 h. 1/2, av. de Neuilly, 109.
Variot, D.
Vaucheret, Ph.
Vigier, D.

Noisy-le-Sec.

Cagnat, D., rue Béthisy, 1.
Pouillet, D.
Sicart, Ph.
Sus, O.

Pantin.

Edelmann, D.
Faffe, Ph.
Hébré, Ph.
Lugagne, D.
Pellat, D.
Regnard, D.
Salis, D.
Schmitt, Ph.

Pierrefitte.

Serpaggi, D.

Pré-Saint-Gervais.

Parsavant, D.

Puteaux.

Durand, D.
Feron, Ph.
Lagorce (de), D.
Menguin, D.
Michard, Ph.
Voisard, Ph.

Rosny-sous-Bois.

Delaunay, D.

Saint-Denis.

Badaire, D., av. de Paris, 126.
Blaquart, Ph.

Bouchet, D., porte de Paris, 2.
Bouret, Ph.
David, Ph.
Dumez, Ph.
Dupuy, D., rue Catulienne, 5.
Feltz, D.
Forterre, Ph.
Frazier, Ph.
Herviaux, Ph.
Iszenard, D.
Lafont, Ph.
Leroy des Barres, D.
Merklen, Ph.
Mesnard, D.
Naline, Ph.
Niquet, D.
Quiserne, Ph.
Sudrot, Ph.
Weiss, D.

Saint-Ouen.

Basset, D.
Borel, Ph.
Dubousquet-Laborderie.
Raoul, D.
Thobois, D.
Torchebœuf, Ph.

Suresnes.

Béville, O.
Destureaux (Henri), D.
Henri et Plisson, Ph.
Neyreneuf, D.
Roland, O.
Salmont, O.
Saury, D, direct. de l'établissement d'aliénés, quai de Suresnes, 23.
Varengue, O. et Ph.

ARRONDISSEMENT DE SCEAUX

Alfortville
Beaulavon, Ph.
Becquet, Ph.
Levillain, Ph.
Meynet, Ph.

Arcueil.
Cayla, D., Grand Rue, 48.
Durand (Arthur), D.
Richard, Ph.

Antony.
Combret, Ph.

Bagnolet.
Célisse, D.
Pincot, O.

Bicêtre.
Berthier, D., à l'Hospice.
Vialla, Ph. à l'Hospice.
Lucas, D.

Bourg-la-Reine.
Berne (V.-P.-P.), D., 1884 ; de
  1 à 2 h., mardi, samedi, rue
  Ravon, 1.
Mazars, D.
Lécuyer et Autran, Ph.

Champigny.
Alias Roussel, D.
Ackermann, D., 41, Grand'Rue.
Flamand, Ph.

Charenton.
Baron, D.
Béclard, D.
Bourguignon, Ph,
Burg, Ph.
Calmeil, D.
Christian, D.
Decorse, D.
Desportes, D., rue de l'Embar-
  cadère, 10.
Guerlin, D., rue Gabrielle, 50.

Josias, D., rue de Paris, 37.
Loygne, Ph.
Meynier, Ph., rue Gabrielle, 5.
Marvillet, Ph., rue de la Ceri-
  saie, 13.
Mercier, Ph., rue de Paris, 54.
Privé, D., rue de Paris, 50.
Saint-Yves, D., avenue de Gra-
  velle, 30.
Schœdelin, Ph.
Schuyten, D., rue de Paris, 45.
Tuzé, Ph.
Vermorel, Ph., rue du Pont, 3.
Vie, Ph.

Châtillon.
Lambert, D.
Marquez, Ph.

Chennevières.
Alias, D.

Choisy-le-Roi.
Blondin. Ph.
Bourdin, D., 4, place de la Mairie.
Chapotel, D., 9, rue Thiers.
Cocardas, Ph.
Coudereau, Ph.
Laforest, D.
Liégey, D.
Schmitt, Ph.
Vosy, D.

Clamart.
Clain, D.
Hébert, D.
Klein, D.
Madeline, D.
Mesnier, D.
Delacour, Ph.
Poytevin, Ph, rue de Paris, 16.
Troseille, D.

Créteil.
Caillette, D.

Mesnil (du), D.
Monfray, O.
Fontenay-aux-Roses.
Faure, D.
Soubise, 1869, D.
Gentilly.
Brisset, Ph.
Lapierre, O.
Vincenot, O.
L'Hay.
Hache, D.
Issy.
Lamau, D.
Ravary, O.
Guibal, Ph.
Launoy, D.
Lelièvre, Ph.
Lombard, D.
Vazeille, D.
Ivry.
Barthès, D.
Courgey, D.
Luys, D.
Grinbot, Ph., *Pharmacie centrale* rue Nationale, 53.
Laboubée, D.
Ortel, D., rue Parmentier, 27.
Duhamel, Ph., rue de Seine.
Teilliet (H.-I.), Ph., rue Parmentier, 5.
Verrollot, D., rue du Parc, 10.
Joinville-le-Pont.
Barborin, D., rue de Paris, 39.
Rousseau, D.
Maisons-Alfort.
Claude, D.
Gallois, O.
Lejeune, Ph.
Meynet, Ph.
Morisson, D.
Pepin (J.), Ph., 1875; Grande-Rue, 9.
Malakoff
Bichu, Ph.
Bouron, O.
Carat, D.
Guignard, D.
Léonard, Ph.

Lévêque, Ph.
Montreuil.
Blaise, Ph.
Blesson, D.
Chenier, D.
Dechamp, Ph.
Delporte, Ph.
Deville, D.
Garavel, D.
Jardin, D.
Jeanmaire, Ph.
Lajarrige (de), D
Lefèvre, D.
Psaume, Ph.
Montrouge.
Girardin, Ph.
Guignard, D., rte d'Orléans, 65.
Hœlling, D., rue du Rond-Point, 10.
Maigret, D.
Nutte, D.
Weil, Ph.
Nogent-sur-Marne.
Bertin (de), D., avenue du Perreux, 98.
Bidet, Ph.
Collardot, D., allée de Bagatelle, 3.
Delthil, D., Grande-Rue, 60.
Flach, Ph.
Gillet, Ph.
Lallement, D.
Lequesne, O.
Liebaut, D. — *Etablissement hydrothérapique.*
Rech, D.
Saint-Mandé.
Allender, Ph.
Bloch, D.
Combes, D.
Dagonet, D.
Diverneresse, D.
Duhamel, D.
Dunesme, Ph.
Fond, Ph.
Foucher, D.
Guillier (P.-E), ✳, 1841; à midi, Grande-Rue, 56.

Joux, Ph.
Julhe, Ph., Grande-Rue de la République, 54.
Marfaing, D., Grand'-Rue, 108.
Philippe, O.✳, D.
Poignard, D.
Prunier, D., Gde-Rue, 36 *bis*.
Raymond, D.— *N'exerce pas*.

Saint-Maur.
Bitterlin, D., r. du Four, 20 *bis*.
Gérardin, Ph.
Laffont, D.
Lecoarer, D.
Sallefranque, O.
Tourasse, D.
Soulages, D.

Saint-Maurice.
Baron, D.

Sceaux.
Arsonval (d'), D.
Boisson, D., rue du Petit-Chemin, 8.
Dauzats, D.
Le Pileur, D.
Marchandon, D.
Puche, D.; *n'exerce pas*.
Reddon, D.

Thiais.
Marchand, D.

Vanves.
Baudet, D., rue de la Mairie, 27.
Guignard, D.
Richard, D.
Pottier, Ph., 1879.

Varenne-St-Hilaire (LA).
Piettre, D.

Villejuif.
Reulos, D.

Vincennes.
Bernard, D.
Chaulnes, Ph.
Delon, *n'exerce plus*.
Ferrier, Ph.
Garet, Ph.
Got, Ph.
Grandvaux, Ph.
Izard, D.
Janets, D.
Lebel, D.
Legrand, Ph.
Ligneul, 1875, Ph.
Pachot, D.
Regnart, D. *n'exerce pas*.
Rigout, Ph.
Rousselet, Ph.
Saulpic, D.
Soulé, Ph.
Vallat, D.
Vallon, D.

Vitry.
Bouillié, D.
Delécluse, D.
Dimanche, Ph.
Fichon, D.
Gaillac, Ph.
Giffard, Ph.

MÉDICATION CLORHYDRO-PEPSIQUE
TRAITEMENT PHYSIOLOGIQUE
des Dyspepsies, Anorexie. Vomissements de la grossesse, Troubles gastro-intestinaux des enfants, etc.

ELIXIR CLO YORO-PEPSIQUE GREZ
AMERS ET FERMENTS DIGESTIFS

Les expériences cliniques de MM. *Archambault, Ch. Frémy, Gübler, Huchard, Troisier,* etc., ont démontré la valeur thérapeutique de cette préparation qui constitue le traitement le plus rationnel et le plus efficace des dyspepsies et des troubles digestifs (vomissements, diarrhees).

Chaque cuillerée à soupe contenant 50 centigr. de Pepsine, les doses sont, pour les *adultes*, 1 verre à liqueur à chaque repas, et, pour les *enfants*, 1 à 2 cuillerées à dessert pur ou étendu d'un peu d'eau.

P. GRETZ pharmacien 34, rue Labruyère, PARIS

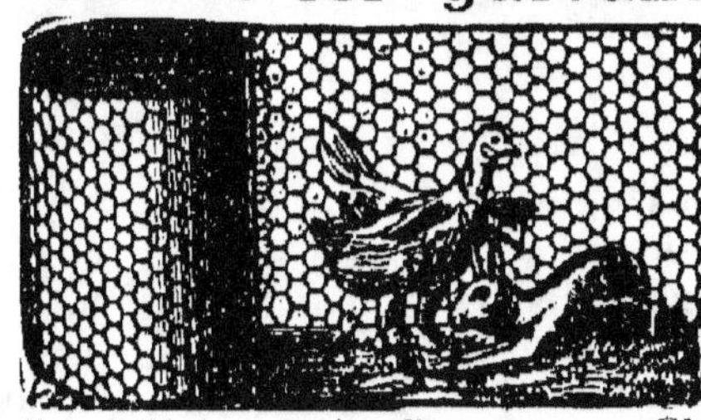

AIN (¹).

POPULATION : 363,472 hab. — 105 Docteurs en médecine ; 9 Officiers de santé ; 45 Pharmaciens. — Association locale du département de l'Ain.

Cinq arrondissements : Bourg, Belley, Gex, Nantua, Trévoux.

BOURG.

D. *Adam, 1881.
*Bernasconi.
*Brevet (Félix), 1855.
*Dupré (M.-V.), ✳, 1836, chir. en chef de l'hôp., méd. des épid., vice-prés. du Cons. d'hyg., prés. de la Soc. loc.

D. *Dupré (neveu), 1886.
Grobon (Louis), 1866.
*Hudellet (Emile), 1873.
*Lacuire (Clém.), 1855.
*Louis, ✳.
*Nodet (Amédée), 1869, trésorier de la soc. loc.
*Parant.
*Passerat (E.-Jos.), 1877.
*Pic (F.-Ad.), 1844.

---

(1) La lettre D. indique les Docteurs ; les lettres Of. les Officiers de santé, et les lettres Ph. les Pharmaciens. — Les noms en *italique* et entre parenthèses indiquent les bureaux de poste.

Les astérisques (*) désignent les membres de l'Association des Médecins de France.

Ph.Bichel (Stan.), 1874.
Page (Franç.), 1869.
Hemery (Paul), 1878.
Picard (Louis), 1868.
Retisson, 1878.
Signoret.
Villard, 1879.
Bagé-le-Châtel.
D. *Bourgeois, 1874.
Ph.Florence (Oscar), 1880.
Chavannes-sur-Suran.
D. Monnard (Charles), 1867.
Coligny.
D. *Gauthier (Henri), 1876.
Of.*Pelletier.
Ph.Rochet (Armand), 1872.
Confrançon.
D. *Bouvier (H.), 1879.
*Perrotte (J.-P.), 1857.
Curciat-Dongalon
D. Herbet (A.-Al.), 1839.
Drom (Ceysériat).
D. *Gaillard (Hippolyte), 1878.
Montrevel.
D. *Bozonnet (Cl.-M.-H.), 1839.
*Bozonnet (P.-Marie), 1879.
Of. Bourcet (L.-F.-Fr.), 1831.
Ph.Gaud (Alfred), 1861.
Pont-d'Ain.
D. *Rasurel, 1881.
Ph.Manissier, 1884, 2e cl.
Pont-de-Vaux.
D. *Chaballier(Gustave),1861.
*Herbet (Auguste), 1872.
Ph.Durhône.
Pacotte (J.-B.), 1870.
Pont-de-Veyle.
D. Bobichon, 1886.
D. *Dagallier (P.-A.), 1838.
Saint-Julien-sur-Reyssouze.
D. *Vitte (J.-J.), 1862.
Saint-Laurent-de-l'Ain.
Ph.Lymard (Louis).
Saint-Trivier-de-Courtes.
D. *Perruchet (Clovis-J.), 1858.
Villereversure.
D. *Favre (Philibert), 1876.
*Martel (Ch.-J.), 1835.

BELLEY.

D. *Bozonet (A.-J.-E,.), 1866, sec. adj. de la Soc. loc.
*Brillat-Savarin (G.-F.), 1854.
*Chaboux (Francisq.), 1879.
*Manjot (J.-A.-U.), 1860, sec. de la Soc. loc.
*Mocquin (Ant.), 1867.
Ph.Galabrun (Paul), 1884.
Humbert, 1874.
Julliand (Marin), 1876.
Ambérieu en Bugey.
D. *Alliod (Paul), ✻, 1874.
Fournier (Edmond), 1878.
Genevay (J.), 1884.
Artemare.
D. *Brun (Charles).
Champagne-en-Valromay.
D. Burband (J.-A.), 1858.
Culoz.
Of.Delastre.
Ph.Prost (Paul), 1872.
Hauteville.
D. *Françou (Eug.).
Lagnieu.
D. *Durochas (Marin).
*Mehier (J.-Ach.), 1852.
*Prudon (Francisque).
*Raugé, 1879.
Tournier (M.-F.-G.), 1837.
Ph.Barbier (Jules), 1879.
Yvrard (Henri).
Lompnes.
D. *Dumarest.
Lhuis.
D. *Guillemaht (Max-L.), 1851.
*Ravet (Gaston), 1874.
Ruffieu.
D. *Francon (Victor), 1855.
Saint-Rambert.
D. *Gros-Claude, 1875.
Ph.Vernier (A.), 1883, 1re cl.
Seyssel.
D. *Lacombe (Anthelme).
Lassale, 1869.

Ph.Girel (Claude), 1838.
Tenay.
D. Baron (Fr.-M.), 1836.
Moiroud. 1881.
Ph.Bourly (Etienne), 1880.
Virieu-le-Grand.
D. Charcot (Ferd.-Abel), 1877.

GEX.

D. Grosgurin.
Weil (Justin), 1876.
Humel (Théoph.-Jos.), 1860.
Collonges.
D. *Gauthier (J.-M.), 1839, vice-prés. de la Soc. loc.
Divonne.
D. *Roland, 1846.
Roland, 1886.
Vidard (Edm.-Louis), 1876.
Ph.Weil.
Ferney-Voltaire.
D. *Gerlier (Félix), 1866.
Saint-Génis-Pouilly.
D. Ballivet (Jules-Alfred). 1878.
Saint-Jean-de-Gonville
(*Collonges*).
D. *Dechoudans (J.-T.), Paris 1878.
Thoiry.
D. *Ballivet.
Vanchy
Ph.Devaux (Désiré), 1872.
Vesonex (*Divonne*).
D. *Montpela (Léon), 1867.

NANTUA.

D. *Baudin (Camille), 1855.
*Ducrest (F.), 1884.
*Levrat (Joseph), 1880.
Ph.Mercier (Edmond).
Mercier (Lucien).
Touillon (Jacques), 1849.

Bellegarde-sur-Valserine.
D. Rhenter.
Cerdon.
Ph.Chapuis (C.-R.-D.).
Châtillon-de-Michaille.
D. *Julliard (Louis-Jos.), 1879, dimanche matin.
D. *Piquet (Louis-Ch.), 1880.
Dortan.
D. *Japiot (L.-Emile), 1875.
Echallon (*St-Germain-de-Joux*).
D. Bret (J.-C.), 1864.
Hotonnes (*Brenod*).
D. *Baillod (Jean-Pierre), 1877.
Jujurieux.
D. *Bonnet (L.-E.), 1842.
*Millet (Emile), 1872.
Ph.Isnard.
Oyonnax.
D. *Castex (Ad.), 1868.
Of. Clerc (Aug.), 1845.
Ph.Coblot (Marius)., Gr., 1885, 2ᵉ cl.
Poncin.
D. Delaigne (Ch.-J.), 1844.
*Labrely (Fréd.), 1850.
Of. Chevron (Ch.-P.), 1840.
Ph.Riffard (père).
Saint-Germain-de-Joux.
Of. Guillermet (L.-Ant.). 1867.
Saint-Jean-le-Vieux.
Ph.Chandouet (Aug.-Al.).

TRÉVOUX.

D.* Bollet-Donat, 1849.
Clugnet (J.-Ant.), 1878.
Desportes (Félix), 1882.
Ph.Gayet, 1846.
Ramboz (Louis).
Chalamont.
D. *Dutech (Hipp.), 1852.
Of. Brun (Adrien-Honoré), 1880.
Châtillon-sur-Chalaronne.
D. *Bouveret (Abel), 1844.

Edouard (François), 1882.
*Fourchet (Hor.), 1866.
Rouvier, 1883.
Ph.Oziol (Eugène).
Meximieux.
D. Peunet.
Roux (J.-F.), 1839.
Ph.Macors (Ant.-J.), 1856.
Mézériat.
D. Goumy.
Miribel.
D. Pelet (Fr.), 1855.
Rondet (J.-B.-M.), 1865.
Ph.Demars (Franç.-Jos.), 1877.
Montluel.
D. *Monvenoux, 1840, vice-prés. de la Soc. loc.
*Monvenoux fils, 1876.
Ph.Blanc (Ant.-Marie), 1876.
Chrestin (Joseph), 1859.

Montmerle.
D. Bonnail (Louis), 1869.
Ph.Gayet (Antoine), 1879.
Liochon (Louis).
Sathonay.
D. *Chevelu (Franç.), 1874.
Ph.Charvet.
St-Trivier-sur-Moignans.
Of.*Lançon (J.-Aug.), 1866.
Thoissey.
D. Berthier (Sébast.), 1835.
*Berthier (J.-B.), 1872,
Ducher(Cl.), 1858.
Lardet.
Ph.Pelisson.
Villars (*Les Dombes*).
D. Barbe (Alexis), 1867.
Of. Saint-Aubin (Louis), 1834.
Ph.Cholet (Jules).
Vonnas.
Ph.Chabrand (Jules), 1872.

AISNE.

POPULATION : 556,891 hab. — 146 Docteurs en médecine ; 53 Officiers de santé ; 86 Pharmaciens. — Association des Médecins de Laon, Vervins et Château-Thierry. — Association des Médecins de Soissons. — Association des Médecins de Saint-Quentin.

Cinq arrondissements : Laon, Château-Thierry, Saint-Quentin, Soissons, Vervins.

LAON.

D. *Blanquinque, 1871, secrét. de la Soc. loc.
*Hugot (Franç.-Charles), ✳, ✪ I., 1853, présid. de la Soc. loc.
Journal (Em.-Jos.), 1867.
*Rousseau (L.-J.), 1875. Mercredi et samedi de midi à 2 h., rue du Chat, 8.

Ph.Baudemant (P.), Paris, 1865. pl. de l'Hôtel-de-ville, 1.
Charriez.
Hébert.
Letellier.
Ph.Rol.
Anizy-le-Château.
D. *Sarazin.
Of.*Mahu.
Ph.Delavierre (A.), 1878.
Beaurieux.
D. *Fené (Victor-Adrien), 1836.
D. *Lecuyer.

Béthancourt.
D. *Darbel.
Blérancourt.
Of. Pelletier (Pierre-Noël), 1857.
Ph.Caffin (G.), 1885.
Leboime.
Brunehamel.
D. Bernier (Jean-Bapt.), 1841.
Mora (J.-L.-E.),1876;vendredi
matin.
Ph.Billaudel, 1879.
Bruyères (*Laon*).
D. *Devauchelle.
Caillouël-Crépigny (*Chauny*).
Of. Pottier.
Charmes.
D. Le fèvre.
Chauny.
D. *Capette (Nic.-Isid.), 1854.
*Hutin (Louis-Ch.), 1848.
*Lefranc, fils 1883.
Moussette (Paul-G.), 1855.
*Tizon.
*Walmé (Art.-Louis), 1858.
Ph.Barnit (Jean-Bapt.), 1842.
Caigniet (Eug.-Victor).
Ph.Crapier (P.), 1885, 1ʳᵉ cl.
Fenez.
Neveu.
Chevregny (*Urcel*).
D. *Gérard.
*Montcornet.
Of.*Galimant (H.-E.-L.), 1875 ;
de 1 a 2 h.
Condé-sur-Suippe.
(*Guignicourt*).
D. Deligny, 1883.
Corbeny.
D. *Colnot.
Leroux (P.-Agaton), 1840.
Ph.Jolly.
Coucy-le-Château.
Of.*Devant (Em.-Eloi), 1844.
*Valissant (Léon-Alb.), 1864.
Ph.Vanvillé (J.), 1883.
Craonne.
Of. Ballossier Désiré), 1857.

Crécy-sur-Serre.
D.*Leclère (Jean-Pierre), 1837.
*Morcrette, 1873.
Of. *Bogé.
Leclère (Jean-Bapt.), 1837.
Ph.Moreau.
Crépy-en-Laonnois.
D.*Zimberlin (P.),1861 ; diman-
che, de 2 à 4 h., jeudi, de
10 h. à midi.
Ph.Liévin (A.), 1885.
Dercy (*Crécy-sur-Serre*).
Of. *Jénot (Edm.-Alfred), 1857.
Dizy-le-Gros.
Of.*Marache (César-Ad.), 1866.
Fargniers (*Tergnier*).
Of. *Maréchal (Louis-M.), 1836.
Fère (La).
D. *Geoffroy (Ern.), 1861, midi
à 2 heures.
*Labouret (Edouard), 1834.
Richepin.
Ph.Delamotte (Désiré), 1835.
Tonneau.
Festieux.
D. *Fromigier.
Folembray.
D.*Haguenthal.
Frières-Faillouët.
Of.*Grégoire (Marius), 1867, à
8 h. du matin.
Guignicourt.
D. Colnet.
Laval (*Urcel*).
Of.*Beauvais, 1871.
Liesse.
D. *Lecygne (père).
*Lecygne (fils).
Ph.Tourneux.
Marchais-sous-Liesse.
D. *Chevalet.
Marle.
D. *Coffignon (Narcisse), 1847,
vice-prés. de la Soc. loc.
*Galoy (Félix-Alf.), 1864.
Ph.Blanquinque (L.-E.), 1867.
Montcornet.
D. *Adam (Ch.-Emile), 1860.

*Adam fils.
*Gérard, 1878.
Ph.Lemarchal, 1878.
Ph.Levent, 1879.
Moulins (*Beaurieux*).
N...
Neufchâtel-sur-Aisne.
Of.*Nivert, 1874.
Ph.Fleury.
Nouvion-et-Catillon.
D. *Foulon (Jean-Louis), 1858.
Nouvion-le-Comte
(*Nouvion-et-Catillon*).
D. Gaudard.
Pierrepont-en-Laonnois
Of. *Wimy (Aimable), 1852.
Prémontré (*Coucy-le-Château*).
D. *Viret.
Millet.
Rozoy-sur-Serre.
D. *Gury.
Ph.Lahaye (Jules), 1851.
Saint-Erme-Outre.
D. *Forest.
Of. Joffroy, 1875.
Saint-Gobain.
Of.*Lefranc, 1853.
Ph.Danré.
Sissonne.
Of.*Leleu (Emile-Elie), 1852.
Tavaux-Ponséricourt.
N...
Tergniers.
D. Faloy.
Of.*Croquet (Victor).
Ph.Brénoy.
Lecomte.
Trosly-Loire.
Of. Colnet (Jean-Franç.), 1865.
Urcel.
N...
Vauxaillon (*Anisy-le-Château*).
Of.*Valissant (L.-Eug.), 1834.
Vigneux (*Montcornet*).
D. *Martin (Paul), 1851.
Of. Martin (Narcisse), 1849.

CHATEAU-THIERRY.

D. Germain (Victor), 1856.
 *Jousseaume (Cam.), 1858.
 *Lacaze (Léon), 1843.
 Lefèvre (Gustave), 1876.
 *Petit (Henri-Auguste), 1851.
Ph.Bourrières, 1839.
 Detiaque (Albert), 1872.
 Duvernois, 1880.
 Margry, 1880.
Charly-sur-Marne.
D. *Petit (A.), 1876.
Ph.Barbot (Aug.-Léon), 1859.
Chezy l'Abbaye.
Of.*Outin (Arm.-Parfait), 1853.
Coincy.
Of. Bours (Joseph), 1878.
Condé-en-Brie.
D. *Leclerc (Charles), 1880.
 *Lenicolaïs (Jean-Vict.), 1836.
 *Petit.
Ph.Komorowski (Alex.), 1869.
Coulonges - en - Tardenois.
Of. Watebled (Aug.), 1849.
Fère-en-Tardenois.
D. Danton (L.-Isidore), 1842.
 Danton (Jules), 1875.
D. Leclerc (P.-Gabriel), 1844.
Ph.Andrieux, 1874.
Ferté-Milon (La).
D. Rivière, 1876.
Ph.Ridet (P.-F.-L.), 1881.
Gandelu.
D. Pont (Gaston), 1877.
Jaulgonne.
(*Varennes-Jaulgonne*).
D. *Dumont (Alph.-Vict.), 1855.
Marigny en Orxois.
D. *Humbourg (Toussaint), 1858.
Montreuil-aux-Lions.
Of. Petit.
Neuilly-Saint-Front.
D. *Coppeau (Fr.-P.), 1852.
Ph.Grandval (A.), 1re cl. 1867.

Viels-Maisons.

D. Robichon (G.-A..), 1864 ; à
   toute heure.

SAINT-QUENTIN.

D. Bas (W.), merc., jeud., sam.,
   de 1 h. à 6 h.
   *Cailleret.
   *Carpentier, 1876, trésorier
   de la Soc. loc.
   *Delaissement, 1868.
   *Demonchaux (Ed.), ✳, 1833.
   *Desprez (Eug.-Mar.), 1858,
   chir. en chef de l'Hôtel-
   Dieu, secr. général de la
   Soc. loc. de l'arrond.
   *Doublet (Vict.-Jos.), 1848.
   Dutems (L.-Franç.), 1856.
   *Longeois (Adolphe), 1849.
   *Mourette (Bénoni), 1859,
   secr. des séances de la
   Soc. loc. de l'arrond.
   *Muller.
   Rietsch.
   *Turbeaux.
Ph.Baudrez (L.), 1866.
   Brancourt.
   Chauvin.
   Dassonvillé.
   Deroy.
   Ehrmann.
   Flayelle (Paul-Hector).
   Huyon (F.), 25, Gde Place.
   Lejeune.
   Lenglet.
   Lenoir.
   Lubaczewski.
   Parmentier.
   Rochale.
   Thomas (Abel), 1880, rue de
   Guise, 7.
   Beaurevoir (*Le Catelet*).
Of. *Hardy (Etienne), 1834.
   Bohain-en-Vermandois.
D. *Cambus, 1870.

D. *Deflandre (J.-P.-Eugène),
   Par., 1853, de midi à 1 h.
   *Lefebvre, 1883; de 1 h. à 3 h.
Ph.George (Jean-Marie).
   Prince (Hyacinthe), 1861.
   Catelet (Le).
D. *Divry (Pierre-Louis), 1837.
Ph.Garanger.
   Essigny-le-Grand.
   (*Montescourt-Lizerolles*).
Of. Lambert (Sév.-Victor), 1855.
   Flavy-le-Martel.
Of. Causse, 1876.
Ph.Varoqueaux.
   Fresnoy-le-Grand.
D. *Painetvin (Marcelin), 1865.
Ph.Julien (Jean-Antoine), 1834.
   Ham.
D. *Surmay, v.-p. de la Soc. loc.
   Hamegicourt.
   (*Moy-de-l'Aisne*).
Of. *Lalaux (Félix-Ad.), 1857.
   Hargicourt (*Bellicourt*).
D. *Drugbert.
   *Goglioso (Antonio).
   Jussy.
D. *Mora.
   Levergies.
Of. Vaillant.
   Matigny.
D. *Hénon.
   Montbrehain.
D. *Dieu, 1876.
   Mouchy-Lagache.
D. *Gru.
   Moy-de-l'Aisne.
Ph.Dupuis.
   Nauroy (*Bellicourt*).
   N...
   Origny-Sainte-Benoîte.
D. *Charlier.
D. *Sahuet.
Ph.Blanchard, 1864.
   Parpeville (*Ribemont*).
Of. *Poix, 1876.
   Péronne.
D. *Loiseau.

Prémont.
Of. Hutin.
Ribemont.
D. *Vieillard (L.), Paris, 1873.
Of.*Lemoine (Jean-Baptiste).
Ph.Rabelle, 1876.
Saint-Simon.
D. *Dermigny.
Savy (*Roupy*).
Of. Carpeza (Théodore), 1848.
Seraucourt (Grand).
Of.*Cat (Evariste), 1844.
Ph.Brancourt (Louis), 1861.
Vaux-par-Roupy.
Of. *Magnier (A.), 1872 ; de midi
à 2 h.
Vaux-Andigny.
D. *Péteaux.
Vendeuil.
D. *Desmazes, 1874.
Vermand.
D. *Tricotteux.
Of. Givry.
Ph.Milon.
Dubois (J.), 1878.
Vraignes.
D. *Muet.

SOISSONS.

D. *Billaudeau (Léon-H.), 1840,
prés. de la Soc. loc. de
l'arrond.
*Ferrand, 1880.
*Fournier (Oct.), 1853, vice-
prés. du Cons. d'hyg.,
méd. des épid., vice-prés.
de la Soc. loc. de l'arrond.
*Marchand (Ben.), 1857, trés.
de la Soc. loc. de l'arrond.
*Marcotte (Alph.), 1857, sec.
de la Soc. loc. de l'arrond.
D. *Woimant (G.), Par., 1877,
de midi à 2 h., médecin
de l'Hôtel-Dieu.
Ph.Cayasse, 1882.

Foulon.
Job, 1881.
Letellier (Alexandre), 1850.
Périchost (Armand), 1872.
Tassin (Paul-Gervais), 1838.
Tassin (Edmond), 1874.
Bigand.
Ambleny (*Vic-sur-Aisne*).
Of.*Bohn, 1881.
Braisne-sur-Vesle.
D. Castillon.
*Chateaubourg (de), 1882.
*Benoist (C.), 1846.
*Wimy, 1871.
Ph.Poëtte, 1877.
Vauvillé.
Cœuvres-et-Valséry.
D. *Fillon, 1882.
Ferté-Milon (La).
D.*Rivière.
Hartennes.
D.*Gaillard (Antoine), 1843.
Gaillard fils, 1880.
Longueval (*Fismes. — Marne*).
D.*Dupré.
Of.*Dulieu (Ch.-Jules), 1884,
n'exerce plus.
Montreuil aux Bois.
D.*Petit.
Oulchy-le-Château.
Of.*Manichon (François), 1866.
Pernant (*Soissons*).
Of. Marcq (Frédéric), 1849.
Vailly-sur-Aisne.
D.*Ancelet (Edouard), 1856.
D. *Bracou (Louis-Emile), 1863.
Vic-sur-Aisne.
D. Roisel.
Of.*Morlière (Louis-Fr.), 1820.
Ph.Houpin.
Villers-Cotterets.
D.*Brassart, 1877.
*Préaux, 1881 ; de midi à 2 h.
*Vendrand (H.), 1864.
Ph.Desmons.
Poumerol (Léonard), 1856.

VERVINS.

D. *Dupuy (Décadi-Dest.), 1873.
Fauchart (A.), 1885.
*Penant (Aug.), 1853.
*Trencart, 1840.
Ph.Blanquinque (Henri), 1865.
Hennequin, 1867.
Aubenton.
D. Boquet (Alfred), 1878.
*Landragin (Célestin), 1837.
Ph.Quivy de Létang.
Bernot (*Origny-Ste-Benoîte*).
N...
Buironfosse.
Of. Thiéry (Adolphe), 1863.
Capelle-en-Thierarche (La).
D. *Mennesson(Alf.-Aug.), 1853.
Ph.Bodard, 1869.
Etréaupont.
D. Pennellier (Eugène), 1848.
Etreux.
O.*Godefrain, (Charles), 1877.
Ph.Lebon (Jules-Cam.), 1861.
Grougis (*Guise*).
Of.*Bondiguet (Gustave), 1849.
Guise.
D.*Devillers (Louis-Al.), 1861.
*Dollez(Adolphe), 1837.
*Dollez (Ch.-Alex.), 1866.
*Gronnier, 1874.
Gigon.
Monart (Louis-Henri), 1848.

Sauvage de Pin (L.-A.), 1874.
Hirson.
D. Coroze, 1876.
*Rousseau (L.-Aug.),   1837.
Ph.Lefèvre (Vital), 1861.
Letuppe (E.), pl. du Marché.
Marly (*Guise*).
Of.*Laurent (Alcide), 1854.
Martigny - en - Thiérarche.
(*Aubenton*).
Of. Hugon (Alfred), 1872.
Mondrepuy (*Hirson*).
Of.*Dupuy (Jean-Bapt.), 1861.
Nouvion-en-Thiérache.
D. Lemaire.
Porez (Auguste), 1858.
Ph.Page.
Ohis (*Hirson*).
Of.*Laroche (Jules-Aug.), 1862.
Origny-en-Thiérarche.
D. *Bocquet (L.-Clovis), 1843.
Richepin, 1875.
Ph.Gosset (Aug.), 1876.
Plomion.
Of. Ravaux (J.-Jean), 1852.
Ph.Sergent.
Sains.
D. Desruelles, 1870.
Ph.Wauthier.
Saint-Michel (*Hirson*).
D.*Beugnies-Corbeau (E.), 1878;
samedi matin.
Tupigny (*Iron*).
Of.*Gendre (Jos.-Franc.), 1853.
Voulpaix (*Vervins*).
Of. Lalaux (Ernest), 1852.
Wassigny.
D. *Maréchal (Jules-Jos.), 1865.
*Maréchal (Ch.-Const.), 1856.

ALLIER.

Population : 416,759 hab. — 148 Docteurs en médecine; 13 Officiers de santé; 70 Pharmaciens. — Association locale des Médecins du département.

Quatre arrondissements : Moulins, Gannat, Montluçon, La Palisse.

MOULINS.

D. *Berthomier (André), 1875.
   *Bruel (Léon), ✳, 1862.
   Décrand (Jacq.), Montp. 1866, de 8 h. à midi, dim. excep. 27, boul. Ledru-Rollin.
   Francheschini (Franc.), 1875.
   *Guéneau (René), 1856.
   *Lapointe.
   *Laussedat (H.), 1881, l'été à Royat.
D. *Lebard (Ant.), 1877.
   *Lejeune, 1884.
   *Meige (Léon), ✳, 1863, sec. de la Soc. loc., et à Paris, 2, rue de l'Université.
   *Meplain (Firm.), 1868; de midi à 1 h. 1/2. 7, rue du Lycée, vice-sec. de la société locale.
   *Petit (P.-Louis), ✳, 1849.
   *Reignier (J.-Bapt.), 1836, m. en chef de l'hôpital Saint-Joseph.
   *Reignier (Ambr.), 1879. Trés. de la soc. loc.
   Reverchon.
Ph. Charles (Jean), 1869.
   Dupoux (Pierre), 1874.
   Echégut (Emile), 1872.
   Egalon (Eugène), 1871.
   Failler (Claude), 1873.
   Girard (Amable), 1865.
   Gombert (Alb.), 1884.
   Gouat (André), 1883.
   Richet (Auguste), 1875.

   Sifflet (Philippe), 1856.
   Virlogeux (Louis), 1880.

Bagneux.
D. *Desfosses.

Beaulon (*Chevagnes*).
D. *Desvernois (Charles), 1866.

Besson (*Moulins*).
D. O'Sullivan.
   Verrier-Gonthier, 1879.

Bourbon-l'Archambault.
D. *Carnat (Georges), 1874.
   *Prévost (Louis-E.), 1865.
   *Regnault (Paul), 1870, méd. insp. des eaux p. l'été.
Ph. Bourderioux (Alex.), 1865.
   Vallet (Edouard), 1875.

Buxières.
D. *Aumoine (Jules), 1876.
   Déchery.

Chatel-de-Neuve.
D. *Faure.

Chevagnes.
D. *Chégut (Louis), 1868.

Diou (*Dompierre-sur-Bèbre*).
Of. Gay (Henri). 1866.

Dompierre-sur-Bèbre.
D. Lorrain (Joseph), 1868.
   Merle.
   *Nebout (Georges), 1873.
Ph. Bernaërt (Séraphin).

Franchesse (*Bourbon-l'Archambault*).
D. Gouraincourt, 1844, *n'ex. plus.*

Lurcy.
D. *Camus-Govignon (Ar.), 1883.
   *Routy (Joseph), 1874.
Ph. Lafond (Louis), 1880.
   Montalescot, 1868.

Montet-aux-Moines.
D. *Mercier, 1884.
  *Forichon (Frédéric), 1866.
Ph.Desbaux (M.), 1871. — Anti-
  asthmatique, 10 f. par poste.
Neuilly-le-Réal.
Of.*Bergerat, 1859.
Pierrefite-sur-Loire.
D. *Billeau (Guill.), ✳, 1860.
Saint-Menoux.
Of. Condamine (Ant.), 1878.
Saint-Palais
D. *Maugenest.
Souvigny.
D. Bollard (Louis), 1875.
  *Charrière (Octave), 1882.
Ph.Sulliet (Annet-Louis), 1883
Veurdre (Le).
D. *Choquet
  *Petitjean, 1885.
Ygrande-d'Allier.
Of.*Gardien.

GANNAT.

D. Godemel (J.-Bapt.), 1878.
  Sahut (Am.) 1869.
  Trapenard (Jacques), 1839,
    n'ex. plus.
  *Vannaire (Antoine), 1859.
Of. *Danval, *n'ex. plus.*
Ph.Desmazières (Ant.), 1871.
  Frobert (Louis), 1879.
  Metenier (Félix), 1875.
Bellenaves.
D. *Baratier (François), 1871.
  *Desfilhes (J.-Bapt.), 1847.
Ph.Lacroix, 1874.
Chantelle.
D. *Madet (Jacques), 1883.
  *Mignot (René), 1846.
  *Noir (Gustave-Philippe).
Ph.Lafond (Louis), 1880.
  Lamotte (Henri), 1879.
Charmeil.
D. Carles (Jean), 1877.

Ebreuil.
D. *Viple (Antoine),1865.
Ph.Paturet (Claude), 1876.
Echassières
(Louroux-de-Bouble).
D. Dubousset.
Espinasse (*Vozelle*).
D. Beaume (Gust.). 1879.
Saint-Pourçain (*sur Sioule*)
D. *Boudet (Pierre), 1859.
  *Challier (Marc-Ant.), 1867.
  *Ganière (Louis), 1865.
  *Guillerault (Abel-Alf.), 1873.
  Lalot, 1885.
  *Lebanc (Etienne), 1874.
Ph.Biguet (Gabriel), 1869.
  Girard (Louis), 1879.
  Verne (E.), 1882.

MONTLUÇON

D. *Besson (Victor), 1877.
  *Coulhon (Pierre), 1861.
  *Danthon (Michel), 1864.
  *Dechaux (Pierre), 1842.
  *Duché (Emile), 1866.
  *Dufour (Alexandre), 1854.
  *Mercier (Louis), 1880.
  Pangaud.
Ph.Baynard (Jean), 1877.
  Bouillac (Pierre), 1873.
  Bourgoing (Albert), 1868.
  *Bournet (Nicolas), 1872.
  Cavy (Emile), 1865.
  Dupuy (Louis), 1869.
  Grandjean(Alexandre), 1867
  Kontercroub (Eug.), 1862.
Ainay-le-Château.
D. *Béraud (Ph. A.),Paris,1844.
  Journellement.
  *Renon (Aristide), 1874.
Ph.Bonpieds (Marien), 1866.
Archignat.
D. Petit (Arsène), 1864 ; de 8 h.
  du matin à 4 h. du soir.

Bézenet.
D. *Bourillet (Marie-Fr.), 1876.
Ph.Chabrol (Arthur), 1856.
Blomart (*Montmarault*).
D. *Mony (Adolphe), 1860.
Cerilly.
D. *Beauregard.
   *Heyraud (Adrien), 1880.
   *Vachée (Jean-Bapt.), 1868.
Ph.Meige (Ernest), 1863.
Commentry.
D. *Barbrau (Elie), 1857.
   *Borderémy (Marc), 1884.
   *Fabre (Paul), 1872.
   *Ruelle (H.), 1883.
Ph.Mourton (Victor), 1851.
   Pannetier (A.), Par., 1885,
   1re cl.
Cosne-sur-l'Œil.
D. *Delaume (Henri), 1877.
Ph.Choquelin (Charles), 1883.
Courçais (*Viplaix*).
D. *Leblanc (Louis), 1860.
Doyet.
D. *Aucopt (Amable), 1867.
Ph.Mandosse (Joseph), 1874.
Estivareilles.
D. Sadrain (G.), 1880 ; de midi
   à 2 h.
Hérisson.
D. *Tauleigne, 1880.
Of. Simonet (François), 1853.
Ph.Renon (Pierre), 1872.
Huriel.
D. *Desmaroux (Georges), 1875.
   *Philippon (Franc.), 1873.
Ph.Aucopt (Anatole), 1877.
   Blanchonnet (Julien), 1857.
Marcillat-d'Allier.
D. *Florain.
Of. Désarménien (Gilbert), 1858.
Ph.Rapin (Jean), 1866.
Méaulne.
D. *Gougué (Alexandre), 1874.
Montmarault.
D. Camus (Claude), 1832.
   *Groslier.
   *Viple (Jean), 1863.

Ph.Guillaumet (Grég.), 1871.
   Mercier (Jacques), 1868.
Néris.
D. Faure, O. ✳ ; *l'été.*
   *Grandmaison (de).
   Goubeau ; *l'été.*
   *Peyrot (J.), 1877 ; médecin
   de l'hospice thermal, de
   midi à 2 h.
   Ranse (de), ✳, 1861 ; *l'été.*
Ph.Lafond (Edmond), 1876.
Saint-Léon.
D. *Meillet (Henri), 1874.
   Picard.
Vallon.
D. *Tabouet.
   Vernusse (*Montmarault*).
   N...

LA PALISSE.

D. *Brisson (Ant.), 1883.
   *Laborde (Jacq.), 1859.
Ph.Bonnin (Pierre), 1883.
   Bourgheon (Louis), 1877.
Arfeuilles.
Of.*Benassy (Léger), 1883.
   *Faure.
Busset (*Cusset*).
Of.*Dhérat (François), 1837.
Chaveroche (*Jaligny*).
D.*Tessier (Georges), 1880.
Cusset.
D. *Berthomier (Cl.-Aug.), 1874.
   *Perrin (Jules).
   Stawecky (Adam), 1873.
Ph.Gial (G.-Eugène), 1861.
   . Perrier (Léon), 1852.
   Vergne (Henri), 1883.
Donjon (Le).
D. *Gacon (Gabriel), 1878.
   *Gantheret (Achille), 1859.
Ph.Sève (Fr.-J.), 1867.
Jaligny.
D. Fay (Jean), 1847.

Of. Besson (Gilbert), 1876.
Ph.Labre (Célestin), 1878.
Lurey-Lévy.
N...
Mayet-de-Montagne.
D. *Duret (Léon), 1879.
Of.*Clamaron (Christ.), 1860.
Ph.Cornil (Toussaint), 1873.
Molles *(Cusset)*.
D. *Gonthier, 1830.
Saint-Gérand-le-Puy.
D.*Aguiard, 1883.
Saint - Germain - des-Fossés.
D. *Salis (P.-Marie), 1842.
Saint-Pierre-Laval).
(Saint-Martin-d'Estreaux-Loire).
N...
Varennes-sur-Allier.
D. *Andrillard (Félix).
  *Delageneste (Claude), 1869.
  Perethon de la Mallerée,1880.
  Villard (Jean), 1832.
Ph.Andrivon (M.), 1883.
  Bonneau, 1869.
  Bourdery (Ern.), 1876.
Vichy.
D. Aurillac (Honoré), 1864.
  *Barudel.
  Biernawski (Alex.). 1871.
  *Bignon, 1879, châlet des
    Roses, boulevard national,
    pendant la saison.
  *Blanchet.
  *Champagnat (Lucien), 1867.
  *Charnaux, 1867.
  *Chopart (L.-Jules), 1858.
  Collongues, 1855.
  *Cornillon, 1872.
  Cyr, 1866.
  Dubois (A.), 1821.
*Durand-Fardel,✳,1840,méd.

insp. d'Hauterive, prés. de
  la Soc. loc.
D. *Fournier (Hilaire), 1876.
  Frantz-Glénard,1875, avenue
    Victoria, 33.
  Frémont (Victor), 1885.
  Grellety (L.), 1873, rue Per-
    nelle, 4.
  Halbron ✳, 1855, Villa Félix.
  Jardet, 1885.
  Lejeune (Paul), 1878.
  Merle (D.), Par. 1869, de 1 h.
    à 2 h., pend. la saison.
  *Millet-Lacombe.
  *Navaut (Ferdinand). 1878.
  *Nicolas (G.), 1876, méd. adj.
    de l'hôp. civ. 52, r. de Nimes
  *Nicolas (J.), Par.. 1881, *l'été
    au Mont-Dore.* r. Sornin, 16.
  *Reignier (Alexandre), 1874.
  Roux (Jean), 1881.
  *Salzède (de la).
  *Senac, vic.-prés. de la Soc.loc.
  *Souligoux (Léonce), ✳, 1868.
  Therre (Ant.), 1879.
  Veillon (A.), Par., 1875, ✳,
    de 1 à 4 h,, rue Lucas.
  *Versepuy.
  Willemin, 1847.
Ph.Barthoulout, 1884.
  Bretet (Joseph), 1868.
  Cherpin, 1843.
  Desbret (Ferd.), 1864.
  Desbret (Claudius), 1865.
  Durin (Achille), 1876.
  Forestier (Pierre), 1874.
  Larbaud (Nicolas), 1850.
  Mallat (Antonin), 1882; place
    de l'hôpital.— *Source Mal-
    lat de St-Yone.*
  Mercier, 1879.

ALPES (BASSES-).

POPULATION : 131,918 hab. — 42 Docteurs en médecine; 12 Officiers de santé; 21 Pharmaciens.

Cinq arrondissements : Digne, Barcelonette, Castellane, Forcalquier, Sisteron.

DIGNE.

D. Bec (Léon), 1869.
  Olivier (Ant.), 1856.
  Rébory (André), 1848.
  Romieu (Fr.-Charles), 1875.
Ph.Clément (Paul-Marie), 1872.
  Jauffret (Jules), 1882.
  Maria (Jean-César), 1846.
Barrème.
Of.Isnard (Jean-Jacques), 1834.
Ph.Isnard (Jean-Jacques), 1850.
Gréoux.
Of.Monges (Siméon), 1875.
La Javie
Of.Convers (Octave), 1884.
Malijai (*Les Mées*).
Of. Trabuc (Jules-Louis), 1836.
Mées (Les).
D. Cantel (Gust.-Valér.), 1854.
  Salvan (Charles), 1879.
Ph.Constantin (Marc), 1877.
Mézel.
Of. Chaudony (Eugène), 1842.
Oraison.
D. Aubert (Archange), 1885.
  Laurens (Louis-Paul), 1851.
Ph.Baude, 1885.
Quinson.
D. Baudisson (J.-Bapt.), 1852.
Riez.
D. Allemand (P.-Léger), 1841.
  Allemand (Pros.-Fr.), 1872.
Ph.Andréoletty (Ern.), 1872.
  Estienne (Pierre), 1884.
Seyne-les-Alpes.
D. Jaubert (Louis-Ant.), 1853; de midi à 2 h.

Richaud (Louis), 1877.
Thoard.
Of. Turriers (Napoléon), 1841.
Valensolle.
D. Bœuf (Hilarion-Jos.), 1857.
  Savy (Martial), 1864.
Ph.Hugues (Irénée), 1885.

BARCELONNETTE.

D. Blanc (Honoré), 1881.
  Lautaret (Joseph), 1864.
Ph.Lidner,
  Poète (Théod.), 1872.
Allos.
D. Garcin (Jean), 1882.
Of. Pélissier (Jean-Aug.). 1857.
Jausiers.
Of. Fortoul (Jean-Bapt.), 1879.
  Trinchiéri (Franç.), 1846.
Puimoisson.
Of. Turriès (L.-J.), Marseille, 1879.
Saint-Paul-sur-Ubaye.
D. Signoret (Jacques), 1882.

CASTELLANE.

D. Autran (Jos.-Franç.). 1832.
  Imbert (Albert), 1886.
Ph.Raynaud (Blaise), 1879.
Colmars
D. Barbaroux (Jacques), 1847.
Entreveaux.
D. Mathieu (Noel, 1883.
Ph.Maurel (Paul), 1876.
Saint-André.
D. Joseph (Gaspard), 1851.
Les Sausses (*Entrevaux*)
D. Marcellin (Jos-Pierre), 1859.

FORCALQUIER.

D. Bernard (Gabriel-Eugène), 1885.
Giraud (Fernand-J.), 1881.
Maurel (Gabriel-Emile-Anatole), 1866.
Of. Pascal (Edouard), 1840.
Ph. Nicolas (Jean-Aug.), 1872.
Planchud (Eugène), 1856.
Banon.
D. De Courtois, 1868.
Cereste.
Of. Chassan (Pierre-P.), 1834.
Mane (*Forcalquier*).
D. Nalin (Victor), 1878.
Ph. Bourelly (Jean), 1878.
Manosque.
D. Auquier (Louis), 1882.
Guillheaume (Touss.), 1878.
Serre (Adolphe), 1872.
Villeprand (Ludovic), 1859.
Ph. Aubert-Hilarion.
Magny (Rémy), 1874.
Rougon (Vict.-Eug.), 1876.

Saint-Etienne (*Banon*).
Of. Martin (Albert), 1883.
Saint-Tulle (*Manosque*).
Of. Sicard (Marc-Const.), 1846.
Simiane (*Banon*).
D. Estelle (Arcade), 1880.
Lamotte (Daniel), 1876.
Volx (*Manosque*).
D. Duplan (Jos.-André), 1852.

SISTERON.

D. Buès (J.-J.-Honor.), 1877.
Chabus (Louis-Franç.), 1840.
Civatte (Paul-Emile), 1870.
Robert (Auguste), 1848.
Robert (Marie), 1877.
Of. Rossi (Paul), 1883.
Ph. Imbert (Nic.-Flav.), 1869.
Tardieu (Ch.-Joseph), 1843.
Tardieu (G.-M.-Ch.), 1875.
Escale (L') (*Volonne*).
D. Trabuc (Jean-Louis), 1833.
Turriers.
D. Eyssautier (Charles), 1880.
Volonne.
D. Buès (Joseph-Jean), 1840.

ALPES (HAUTES-).

POPULATION : 121,787 hab. — 16 Docteurs en médecine ; 6 officiers de santé ; 11 Pharmaciens.

Trois arrondissements : Gap, Briançon, Embrun.

GAP.

D. Ayasse (Jos.-Laur.), 1858.
Blanc (Balthasar), 1873.
Coronat (Antonin), 1851.
Ph. Andrerey (Benoît), 1870.
Blanc (Eugène), 1876.

Faure (Léon), 1874.
Final (Benoit), 1858.
Fournier, 1837.
Lagrand (*Orpierre*).
Of. Faure (Alph.).
Laragne.
D. Provansal (Daniel), 1860.
Saint-Bonnet.
Of. Jacques (Léon), 1881.
Ph. Lombard.   12.

Saulce (La).
D. Michel (Félix), 1831.
Serres.
D. *Jaubert (Auguste), 1881 ; de midi à 2 h.
Tallard.
Of. Héritier, 1840.
Veynes.
D. Caral, 1885.
Giraud, 1882.

St-Pierre-d'Argenson.
Of. Gardet, 1880.
Château-Ville-Vieille
(Queyras).
D. Bonnet, 1884.
Rozan.
La Grave.
D. *Guérin (Jacques), 1858.
Le Monetier-de-Briançon
D. Izoard, 1846.

BRIANÇON.

D. Barbarin (Emile), 1873.
Vagnat (Charles), 1879.
Ph. Achard (Accurse), 1869.
Faure (René), 1856.
Abriès.
Of. Guillaume (Jullien), 1880.
Aiguilles.
N...

EMBRUN.

D. Bompard (Léon), 1880.
Of. Rossi.
Ph. Arduin (R.-N.), 1842.
Arduin (Auguste) fils.
Nègre (Eug.), 1864.
Guillestre.
D. Bosq, 1853.

ALPES-MARITIMES.

Population : 203,604 hab. — 195 Docteurs en médecine ; 17 officiers de santé ; 13 assimilés ; 69 Pharmaciens.

Trois arrondissements :   Grasse, Puget-Théniers.

NICE.

D. *Alliez (Firmin), 1876.
Ardoin.
*Arnulphy (père).
*Arnulphy fils, 1876.
Audiberti, 1843.
Bachialoni.
*Balestre, 1874.
*Baréty (A.), 1874 ; à 2 h., pl. St-Étienne, 16.
Baroschi (J.-B.), Montp. 1865,

de 1 à 2 h. rue Meyerbeer, n° 48.
D. Barriera (E.), 1870, de 1 à 3 h. rue Gioffredo, 45.
Baudon, ✳.
Berlin (M.-R.-G.), Paris, 1878, mard., jeud., sam., de 2 h. à 3 h. 1/2. Chirurgie-accouchements, 8, r. Adelaïde.
Bermondi, 1859.
Binet, 1852.
Boini.
Bonnafous.

D. *Bonnal, 1862, trésorier de
la soc. loc.
Borras, 1850.
*Bourdon (J.-P.), 1866.
Carlés.
*Caziglia, v.-pr. de la soc. loc.
Charreton.
*Chaudol.
Ciaudo, 1868.
*Collongues, 1856.
Contrejean.
*Corporandy, 1864.
Cougnet, 1875.
Cret-Duverger, ✳.
D'Espiney.
*Desprez, 1860.
Donaudy, 1854.
Dupeyron, 1877.
*Faraut (Henri), 1866.
*Figuiera, 1865.
*Frémy.
Giacobi, 1827.
*Grandvilliers, 1854.
Goiran, 1860.
Grinda, 1858.
*Guillabert, Paris, 1859, lund.,
merc., vend., de 2 à 3 h.,
rue Alberti, 15.
*Guiraud (Ad.), 1864; de 2
à 3 h., 39, av. de la Gare.
*Halbron (L.), ✳, 1855; de 1 h.
à 4 h., 11, r. Maccaroni.
*Hugues, 1862.
Huillet, 1862.
Jeannel.
*Lambert, 1877, sec. Soc. loc.
*Laugaudin, 1849.
*Macario, 1842; de midi à
2 h.
Malgat.
Mansueti, 1851.
Massiera, 1841.
*Maurin ✳, 1851, prés. de la
Soc. loc.; médec. de la
douane, dir. de la Santé.
*Mengeaud.
Mériot.
*Moriez, 1876.

D. *Naldi, 1846.
Niepce, 1840.
Odin (Marius), 1867, de
1 h. 1/2 à 3 h., l'été à
Saint-Honoré-les-Bains.
Paillard.
*Planat (Félix), secrétaire de
la Société locale.
Prompt.
Rangé (P.), rue de Paris,
l'été à Challes.
Risso, 1854.
Salémi.
Schmeltz.
Schnée.
*Scoffier (Ed.), 1857.
*Scoffier (Désiré), 1865.
Sturge (Allen).
*Taberlet, du 1er novembre
au 15 mai. L'été à Evian-
les-Bains.
Taxil, 1859.
*Thaon (A.), 1879.
*Troque.
*Velasco.
Wakefield.
Zürcher (Charles), Heid.,
1849, de 1 à 3 h., rue
Masséna, 18.
Of. Blanchi, 1872.
Carles fils, 1879.
Cauvin, 1876.

*Diplômes étrangers assimilés au
grade d'officier de santé pour
le département.*

*Crossby, 1847.
Jacoby.
Lippert, 1862.
Meyolfer, 1855,
Montanari, 1861.
*Zurcher, 1849.
Ph. Arnulphy, 1847.
Arnulphy fils, 1879.
Astrando (F.), 1879. 55, rue
Gioffredo.
Basso, 1875.

D. Camous, 1871.
Canivet, 1880.
Carbonel (Aug.), 1854.
Carbonel (L.), 1857.
Cauvin, 1836.
Cornillon, 1854.
Corporandy, 1857.
Daniel, 1879.
Deville, 1874.
Draghi, 1840.
Faraut (Jean), 1828.
Féraud.
Giraud (P.), 1866.
Guidasci, 1875.
Isnard, 1868.
Lambert, 1874.
Léconcini, 1854.
Plumey et Quéry.
Rey, 1845.
Rostagny, 1854.
Sauvaigo, 1857.
Serra, 1879.
Sue, 1871.
Vigon, 1866.

Aspremont (*Thourette*).

D. Gaziglia.

Breil.

D. Bermondi, 1859.
Vivalda, 1873.

Châteauneuf *dit* **Ville-Vieille**
(*Contes*).

D. Dalbera, 1876.

Contes.

D. Faraut, 1856.
Ph. Faraut, 1840.

Escarene.

D. Rostagny, 1851.
Of. Cauvin (H.), 1876.
Ph. Cauvin (E.), 1838.
Cauvin (T.), 1856.

Lantosque.

D. Passeroni, 1854.

Levens.

D. Ciais, 1843.
Faraut (V.-J.-D.), 1868.
Mauran (J.-J.-H.), 1867.
Ph. Giletta, 1853.

Menton.

D. Alméras, 1862, de 1 h. à 3 h.
Andral.
*Bennet, (H.), 1864.
*Cazenave de la Roche (E.-A.),
Paris, 1850, 🌿 A. C ✳ ✳,
de 1 à 3 h., aux Eaux-
Bonnes (Basses-Pyrénées).
Chiaïs, 1877.
Colin (Paul), 1879; de 3 à
5 h., av. Victor-Emmanuel,
nº 27.
Cube.
Daremberg. 1876.
*Farina ✳, ✳, 1848.
Fitz (Henri).
Gent, 1841.
Just.
Marriott, 1853.
Raugé (Paul), méd. cons. 2
à 4 h., villa Capponi.
Rocque (H), du 15 octobre au
14 mai à Menton; du 15
juin au 15 septembre à
Evian-les-Bains.
Siordet, 1855.
Stiège, 1865.
Thieme.
Of. Réale (G. C.), 1865, de 1 h.
à 3 h
Ph. Albertotti, 1842.
Bezos (P.), 1875; ancienne
pharmacie Gras, 27, rue
Saint-Michel.
Faraut, 1875.
Jassoud, 1872.
Otto.
Valetta, 1853.

Moulinet (*Sospel*).

Of. Thaon, 1871.

Roquebrune (*Menton*).

D. Trinca, 1833.

Saint-Martin-Lantosque.

D. Cagnoli, 1871.
Ph. Borelli, 1837.
Ingigliardi, 1875.

Saorge (*Fontan*).

D. Daveo, 1860.

Sospel.

D. Boini, 1852.
*Sassi.
Ph.Frezza, 1847.
Palanca.

Tourette.

D. Casiglio, 1832.

Trinité-Victor (La).

D. Rebat, 1855.

Utelle.

D. Roux, 1876,
Ph.Roubaudi, 1842.

Villefranche-sur-Mer.

D. Montolivo, 1834.
Jeannel (J.), Paris, 1837, à midi.

GRASSE.

D. Chuquet (A.), l'hiver méd. cons.
Doussan (A.-B.).
*Féraud (Jules), 1868.
Laugier (J.-F.), 1868.
Ollivier (Antoine), 1855.
*Philip (A.-J.), 1882, de 1 à 3 h., boulev. Fragonard.
*Roustan (Etienne-A.), 1861.
Sassy, 1845, *n'exerce plus*.
Spitalier (Honoré), 1837.
*Vidal (F.-A.) ✳, 1854.
Of.Mourard (H.-J.), 1848.
Ph.Appian, 1883.
Barrière, 1874.
Icard (B.-D.), 1860.
Jean, 1875.
Martin (Henri), Mars., 1872.
— Spécialités : Fruitine Henry, purgatif laxatif agréable; Quinadiue Henry, pour la préparation du vin de quinquina chez soi.
Roux (L.), 1874, pl. de la Foux.

Antibes.

D. *Cavasse, 1868.
Mougins de Roquefort (C.-P.), 1881, après midi, 21. cours Masséna.
*Raymond, 1879.
Rostan père, 1821, *n'ex. plus*.
Ph.Barnaud, 1862.
Foucard, 1832.
Jaubert, 1832.

Auribeau (*Grasse*).

D. Euzières, 1854.
Rey, 1832.

Bar (Le).

D. Maurel, 1864.

Biot (*Antibes*).

D. Guirard, 1831.

Bouxon (*Coursegoules*).

Of.Rue, 1832.

Broc (Le).

Of.Cauvin, 1833.

Cabris (*Grasse*).

Of.Cauvin, 1858.

Cagnes.

D. Curel, 1867.
Ph.Davin, 1824.
Vial, 1864.

Caille par Séranon.

D. Olivier, 1866.

Cannes.

D. Baron (J.-Ant.-Félix), 1853.
Battersby.
*Bernard, ✳, ✳, ✳.
Blanc, 1878.
*Bourcart (Arthur), Paris, 1863, de 2 à 3 h., fêtes et dim. exceptés, médecin titulaire de l'hôpital civil de Cannes.
Brandt (G.-H.), 1855.
*Buttura (Ch.-Ant.), ✳, 1839.
Candellé.
*Cazalis (Joseph), 1874; de 2 à 4 h., 59, rue d'Antibes. *L'été au Mont-Dore*, inspecteur.
Charles.
Charvet.

Clarck, 1854.
Fouque, 1866.
Fournier (Em.-Bl.-André), 1854.
Gimbert, 1865.
Girard, 1881.
Gruzu, 1864.
Guillermet.
*Guiter (E.), 1880 ; de 2 à 3 h., sauf jeudi et dimanche, 1, rue Marceau.
James-Lewois.
Lange (J.-B.), 1839.
*Leplichey, 1883.
*Letellier (G.), 1876.
Menzies.
Mercey (Albert de), 1869.
*Mestral (de).
Milsom.
Osiechi (Henri).
Poisat, 1860.
Raynaud (Jos.-Math.), 1866.
Revel (Edouard), 1852.
Roustan (Aug.), 1867.
Seraillier (Oscar), 1867.
*Sève (Théoph.), 1873.
Stephens.
*Taberlet.
Tritschler.
**Valcourt (de) (J.-Ed.), 1864.
Whiteley.
*Wollaston (John-A.), 1870.
Of. Battersby fils, 1867.

Diplômes étrangers.

Bright (Georges-Ch.), 1875, de 1 à 3 h., châlet Magali.
Franck, 1854.
Grosmann (Frédéric), 1872.
Marcet (William), 1870.
Severini, 1833.
Stephens Sanders, 1875.
Ph. Ardisson, 1868.
Bascoul, 1864.
Carlevan (C.), 1873, 23, rue d'Antibes.
Eybert, 1849.

Ginner, 1869.
Plésent, 1880.
Sausseron, 1879.
Tajasque, 1882.

Cannet (Le) (*Cannes*).

D. Czernicki (J.), Montpellier, 1840.

Carros-Vence.

D. Euzière (J.), 1854.
Isnard, 1872.

Châteauneuf (*Grasse*).

Of. Mallet, 1857.

Colle (La).

D. *Raybaud, 1821.
Raybaud fils, 1863.
Ph. Bernard, 1870.

Mouans.

D. Geoffroy, 1863.

Mougins.

D. Pontevès (de), 1864.

Saint-Cézaire (*Grasse*).

D. Aubin, 1858.
Ph. Camatte.

Saint-Jeannet (*Vence*).

Of. Euzières, 1835.

Valbonne (*Grasse*).

D. Segond (A.), 1876.
Of. Bousquet, 1858.
Ph. Castou (J.), 1879.

Vallauris.

D. *Jourdan, 1872.
*Lisnard, 1870.
Ph. Girard, 1862.
Roubaud, 1855.

Vence.

D. Barraïa, 1878.
*Binet, 1858.
*Toreille, 1876.
Ph. Bellissime, 1865.
Euzières, 1824.

PUGET-THÉNIERS

D. Gente (C.), 1863.

Cians (*Saint-Sauveur*).
Of. Goiran, 1833.
Guillaumes.
D. Ciais.
La Tour.
Ph. Salla, 1857.
Saint-Etienne-Mont.
D. Cossa, 1860.
Gente (J.), 1841.
Saint-Martin-d'Entraunes
(*Guillaumes*).
Of. Ollivier.

Saint-Pons.
D. 'Audy.
Touet-de-Beuil.
D. Blanchi.
Valdéblore (*Saint-Sauveur*).
D. Lombard, 1845.
Villars (Le).
D. Audoly, 1863.
Fabry, 1872.
Of. Scovazzo, 1862.

ARDÈCHE

POPULATION : 384,378 hab. — 65 Docteurs en médecine ; 7 Officiers de santé ; 32 Pharmaciens.

Trois arrondissements : Privas, Largentière, Tournon.

PRIVAS.

D. Benoît (Camille), 1859.
Ferrand (Louis-Marie), 1837.
Nier (Charles-Antoine), 1826.
Pouzet (Lucien), 1848.
Pouzet, 1877.
Ph. Chambouleyron (L.), 1876.
Dubois (Emile), 1871.
Sabatier (L.-Anat.), 1869.
Aubenas.
D. Dessus (Alphonse), 1864.
Lacombe (F.), 1859.
Martin (H.-Aug.), 1873, à 1 h.
Saladin (L.-Prosper), 1856.
Tailhand (L.-Philippe), 1838.
Ph. Artige.
Blache (H.), 1re cl. 1881.
Fayette.
Maurin (Victorin), 1873.
Bourg-Saint-Andéol.
D. Durand (Eug.-Louis), 1844.
Silhol (Jules), 1872.
Ph. Mure (Louis-Ed.), 1859.

Chomérac.
D. D'Hauteville, 1879.
Ollières.
Of. Delarbre (J.-L.), 1878.
Pouzin.
D. Helme (Emile), 1869.
Lamotte (J.-Charles), 1858.
Ph. Clauzel (Jean-Pierre), 1840.
Saint-Marcel-d'Ardèche.
D. Gilles (Jean-Mathieu), 1854.
Raoux (Léon), 1827.
Saint-Pierreville.
Of. Tully (Victor-Joseph), 1865.
Saint-Privat-sous-Aubenas
D. Lacombe (Fred.), 1859.
Teil-d'Ardèche (Le).
D. Maire (Alph.-Désiré), 1874.
Ph. Pradier (Casimir), 1879.
Vals.
D. Arnal (Clément), 1859.
Chabannes (J.), 1854 ; ancien inspecteur.
Charvet (Pierre-Marie), 1863.
Delafosse.
Lagarde, 1878.
Ollier (Vic.-Luc-Pr.), 186

Ph.Champetier (Ern.), 1860.
Vaschalde.
Villeneuve-de-Berg.
D. Puaux (Louis-Aug.), 1837.
Ph.Delhoste (Jacques), 1834.
Viviers.
Gondran (H.-A.), 1883 ; de
8 à 10 h. du matin. Usi-
nes de Lafarge.
Roux (Eug.-Alex.), 1856.
Maurin (Marie-Joseph), 1833.
Of. Roux (Hub.-Eugène), Mar-
seille, 1876.
Ph.Barnier.
Vogüé (*Villeneuve-de-Berg*).
N...
Voulte (La).
D. Barrier (Albert), 1856. Jour
et nuit.
Fombarlet, 1878.
Of. D'Hauteville (Louis), 1863.
Ph.Fayol (Prosper), 1873.

LARGENTIÈRE.

D. Bastide (Denis-Am.), 1847.
Dousson (Ch.-Casim.), 1849.
Tourvieille jeune, 1882.
Ph.Channac (Henri-M.), 1868.
Casteljau (*Berrias*).
D. Fuzet du Pouget (M.-E.), 1869
Jaujac.
D. Chabaud (Victor), 1874.
Of. Chabaud (Jos.-Sim.), 1837.
Joyeuse.
D. Guigon (Jos.-L.), 1853.
Ph.Ranchin (P.), 1869.
Neyrac-les-Bains.
D. Martin (A.), 1873, de 7 à 9 h.,
mardi, jeudi, dimanche.
Nieigles (*Pont-de-Labeaume*).
Of. Testud (Cyprien), 1838.
Ruoms.
D. Deschanels (Ch.-H.), 1833.

Saint-Alban-sous-Sampzon
(*Ruoms*).
D. Chalvet (Ant.), 1843.
Vallon.
D. Dupoux (Ed.-Alex.), 1870.
Ph.Peschier (Etienne), 1862.
Vans (Les).
D. Lautier (Adolphe).
Tourvieille (Charles), 1851.
Ph.Chalvet (U.)
Dussargues (Marcel), 1875.

TOURNON.

D. Dagrève (Elie), 1862.
Fargier-Lagrange(Ch.)Stras-
bourg, 1870.
La Saigne (J.-Mathias), 1849,
Ph. Barberon (L.), 1874.
Cheynet (Noël), 1865.
Gaucherand (Aug.), 1874.
Annonay.
D. Adhéran (Isid.), 1856.
Arnal (C.), 1859.
Chomel (Laurent), 1868.
Dantony.
Dufour (Alex.), 1850.
Garidel (J.-Victor), 1839.
Giraud (Jean-Antoine), 1855.
Ph.Challéat (Régis-Aug.), 1867.
Poncer (J.-J.), 1872.
Vallette (Alexis), 1873, 1re cl.
Gros et détail, place Notre-
Dame, 3 et 4.--*Quina Abric.*
Vallier, 1866.
Cheylard (Le).
D. Bouzol.
Ph.Blache (J.-P.-J.), 1870.
La Mastre.
D. Boyt (P.-L.-Victor), 1878.
Ph.Galtier (Daniel), 1850.
Saint-Agrève.
D. Vernet (Jean-Pierre), 1825.
Ph.Batoin (Isidore), 1873.

Martin (E. A.), Gren. 1885.
Saint-Félicien.
D. Réveil (E.).
Saint-Peray.
D. Lionneton (Victor), 1837.
Of. Delys (Raymond), 1876.
Ph.Boudard.
Satillieu.
D. Buisson (Pierre-Ch.), 1862.

Serrières.
D. Debonneville.
Poncet (Michel), 1863.
Vernoux.
D. Delarbre (L.), 9 à 11 h. m.
2 à 6 h. soir.
Dubois (Franç.-Louis), 1842.
Ph.Bac (Marie-Auguste), 1871.

ARDENNES.

Population : 333,587 hab. — 96 Docteurs en médecine ; 17 Officiers de santé ; 44 Pharmaciens. — Association locale des Médecins du département.

Cinq arrondissements : Mézières, Rethel, Rocroi, Sedan, Vouziers.

MÉZIÈRES.

D. *Amstein (Louis),1869.
*Bonnet (Marie-J.), 1867.
*Toussaint (A.), 1851, chirur. en chef de l'hôp. civ. et mil., méd. des douanes, de la prison, du dispensaire, du serv. méd. grat., du chem. de fer, méd. asserm., memb. du Cons. d'hyg., près de la Soc. loc.
Ph.Dogny.
Rossignol.
Bouvellemont
(*Poix-Terron*).
Of.*Charpentier, 1872.

Braux.
D. *Maquart (François), 1855.
Of.*Autier.
Charleville.
D. *Carion,1875,sec.de la soc.loc.
*Chatelin.

*D'Hôtel (J.-Victor).
Gilbert.
*Larmoyer.
Michaux.
*Pillière.
*Toussaint (Victor), 1865.
Touissaint.
Trevelot.
Ph.Carré (Louis-Albert), 1861.
Collignon (Ernest).
Hanotel (Remy-Aug.-Ch.).
Harlay (Ach.-Andr.), 1868.
Mailfait (Paul).
Richard (Louis).
Château-Regnault.
Ph.Segaud (E.), 1883. Spécialisation au nom. Catalogue franco.
Flize.
D. *Parmentier.
Gespunsart.
D. *Blaise (Aug.), 1855.
Hautes-Rivières.
D. Andrieux (H.-C.-M.), 1881.
Launoy-sur-Vence.
D. Philippoteaux (Edmond), 1863.

Mohon.
Ph.Beaudet (Clotaire), 1833.
Monthermé.
D. *Vidaillet.
  *Renson (Edmond).
Ph.Guillaume, 1879.
Nouzon.
D. Lambert.
  *Sabatier, 1865.
Ph.Provin (J.-Léon), 1854.
Poix-Terron.
D. *D'Hôtel, 1879.
Renwez.
D. *Lesure (Aug.),1847
  *Speckhahn (Ch.-Théoph.) ;
  1844 ; de midi à 1 h.
Ph.Colson (Georges), 1884.
Signy-l'Abbaye.
D. *Boley (V.), 1883.
Ph.Ramigé (J.), 1880.
Thilay (*Monthermé*).
D. *Rousseau (Georges-Vict.),
  1868.
Thin-le-Moutier.
D. Mathieu (Nicaise), 1850.
Vendresse.
D. *D'Hôtel (P.-Marie), 1851.

RETHEL.

D. *Couttin, 1856.
  Joly (Nic.-Ant.), 1833.
  *Landragin (J.-A.-J.), 1850 ;
  n'exerce pas.
  *Lecoq (J.-E.-E.), 1866.
  *Troyon.
Ph.Leroy (J.-E.N.), 1865.
  Malmy (Pierre),1870.
  Sauvage, 1883.
Amagne.
Of. Brébant.
Asfeld.
D. Hincelin.
  Merrieux père, 1833; *n'exerce*
  plus.

D. *Merrieux (Ch.), 1866.
Château-Porcien.
D. *Lamiable(L.-J.), 1835.
  Rith (Ignace), 1875.
Ph.Baudemant (P.-P.), 1874.
Chaumont-Porcien.
D. *Massul (Jules), 1872.
Fraillicourt.
  (*Chaumont-Porcien*).
Of. Destrez (Elie), 1860.
  Gomont (*Château-Porcien*).
Of.*Hardy, 1876.
Juniville.
Of. Faille (C.-E.), 1825.
  Minguet (Léon), 1863.
Novion-Porcien.
Of. Malot, 1879.
Rocquigny.
Of.Massus (Jules-R.), 1864.
Saulces-Monclin.
D. *Hachard, 1875.
Sévigny-Waleppe.
  (*Bannogne-et-Recouvrance*).
D.Verjus (Victor), 1877.
Tagnon.
D. *Voguet (Séraphin), 1877.
Of.*Flandrin (N.-P.-L.), 1862.
Thour (Le).
  (*Saint-Germainmont*).
Of. Paté (N.-I.), 1858.
Vaux-Montreuil.
  (*Saulces-Monclin*).
Of. Pasquier (Jean), 1847 ; mer-
  credi toute la matinée.
Wasigny.
D. Champagne.
Of. Remy (Ollivier), 1868.
Ph.Rose.

ROCROI.

D. Cartier.
Ph.Nisolle, 1876.
Auvillers-les-Forges.
D. *Macquart (Irénée), 1882.

Quinart (Pierre-Victor, 1847,
Ph. Bidermann, 1874.

Fumay.

D. Hamaide (Louis-Adolphe),
1861, vice-prés. de la soc.
loc., memb. du Cons.
d'hyg.
Ph. Thiébault (Ad.-Jos.), Lille,
1868.

Givet.

D. *Chambart, 1877.
Dupierry (Ant.), 1841.
*Gilbert, 1861.
*Lambert (V.), 1880, de midi
à 2 heures.
Ph. Grosieux.
Lacourte.

Hargnies *(Fumay)*.

D. Delhalle.

Haybes-sur-Meuse.

D. Lutier.

Liart.

Of *Desplous (Jean), 1845.

Maubert-Fontaine.

D. *Abbadie (Domin.), 1841.
*Collignon (Ulysse), 1881.

Revin.

D. *Séjournet, 1877.
Ph. Dietrich, 1880.

Rimogne.

D. *Desplous, 1879.

Signy-le-Petit.

D. Picry (Jules), 1862.
Ph. Daras, 1879.

Vireux-Molhain.

Ph. Jenot (R.-T.-L)., 1878.

Vireux-Wallerand.

(Vireux-Molhain).
D. Pitoux, 1876.
Of. *Leroy.

SEDAN.

D. Aron, 1883.
*Lapierre (A.-R.-A.), 1879, de
1 h. à 2 h.

D. *Peltier.
*Péronne, 1870, ✳, de 1 à
2 h., place du Rivage.
Schaan.
Toulmonde (J.-N.), 1837.
*Vilfroy.
Ph. Barré (Auguste), 1878.
Grandpierre (Joseph).
Loret-Villette(J.-C.-A.).1851.
Pimpernelle (Louis).
Quinet (Ernest).
Richelet (Léon), 1867.
Rogez(E.),1884,pl.d'armes,4.
Terlot. 1884.

Beaumont en Argonne
(Mouzon).

D. Pitistian.

Carignan.

D. *Gairal fils.
Lion (J.-B.), 1856.
Ph. Lhote (J.-T.-A.), 1864. 14.

Chemery *(Sedan)*.

Ph. Charpentier (L.-H.), 1884.

Donchery.

D. Jeanjot (J.-B.-J.), 1856.
*Moreau (E.), 1881.

Donzy.

D. *Hunin (T.-V.-J.), 1866.
Of. Beller (J.-N.), 1826.

Francheval.

D. Goubault (Félix), 1881.

Margut.

D. N...

Mouzon.

D. Jaisson (Jules-Henri), 1871.
Ph. Thiriet (Victor), 1840.

Raucourt.

D. *Berruzier, 1880.
Ledant (J.-J.), 1849.
*Vautier, 1879.

Vrigne-aux-Bois
(Sedan).

D. *Saintin (J.-B.), 1860.

VOUZIERS.

D. *Garodeaux, 1878.
*Guelliot (Ch.), 1877.

D* Rousseau (Paul), 1864, tré-
 sorier de la Soc. loc. du
 dép., memb. du Conseil
 d'hygiène.
 *Vincent (Henri), 1857.
Ph.Christiaens (Aug.), 1862.
 Guelliot (Désiré), 1867.
Apremont.
D.*Jaillot.
Attigny.
D.*Baudier.
 Guillaume, 1884.
Ph.Seurre, 1885.

Autry *(Grand-Pré)*.
D.*Le Poël, 1878.
Buzancy.
D.*Barthélemy (Eugène), 1883.

Ph.Malherbe, 1879.
Chesne (Le).
D.*Martin, 1874.
Ph.Dapremont, 1879.
Grand-Pré.
D.*Guérin (J.-A.-H.), 1858.
Ph.Quinslot, 1873.
Machault.
D.*Noël (L.-Paul), 1859.
 Fauque (Pierre), 1875.
Marcq.
D.*Mercier (Julien), 1881.
Senue *(Grand-Pré)*.
N...
Tourteron.
D.*Huguin, 1874.

ARIÈGE.

POPULATION : 240,601 hab. — 70 Docteurs en médecine ; 22 Officiers de santé ; 37 Pharmaciens.

Trois arrondissements : Foix, Pamiers, Saint-Girons.

FOIX

D.*Dresch (Georges), 1872.
 Fauré (Charles), 1856.
 Marrot (P.), 1879.
 Roques (Edouard-P.), 1866.
 Rousse, 1856.
 Soula (Louis-P.), 1870.
 Teulière (Auguste), 1867.
Ph.Cabé, 1883.
 Brunet (Alexandre), 1878.
 Roques (Félix), 1880.
Auzat *(Vic-Dessos)*.
D. Galy (Jean-Paul), 1848.
Ax-les-Bains.
D. Astrié (Jean), 1838.
 Auphan, pend. la saison.

 Palenc (Ch.), pend. la saison.
 Pujol (Hect.)   —
Of. Mourié-Maillé, 1863.
Ph.Marcailhou, d'Aymeric.
Axiat.
Of. Alzieu (Dom.).
Bastide-de-Serou (La).
D. Buscail (J.-P.), 1877.
 Rumeau (Marcel), P., 1886.
Ph.Descola (Edouard), 1861.
Cabannes (Les).
D. Bonnans (Martial), 1834.
 Bonnans (Hircan), 1882.
Lavelanet.
D. Bayle (A.), 1869.
 Jolieu (Eliacin), 1855.
 Sartre (Raymond), 1882.
Ph.Gazave (Jules-Clém.), 1862.
Luzenac *(Les Cabannes)*.
D. Mourié (B.-P.), M., 1835,
 dim. et jeud.

Mijanès (*Quérigut*).
D. Campoussy (Emile de), 1841.
Saint-Paul-de-Jarrat.
D. Déramond (Fréd.).
Saint-Pierre-de-Rivière
(*Foix*).
D. Lagarde (Germain), 1854.
Saurat.
D. Pericat (Francis), 1843.
Pont (Paul), M. 1885.
Ph.Jauze, 1878.
Serres-sur-Arget.
N...
Tarascon-sur-Ariège.
D. Cabibel, M., 1883.
Cazc.
Of. Auriol (Boniface).
Ph.Raynier (Julien), 1844.
Rességuier.
Ussat-les-Bains.
D. Bonnans (M.), pend. la saison
Bonnans (H.), —
Cénac (A.), Paris, 1879, de
7 à 10 h. matin, et de 2 à
5 h. soir.
Vic-Dessos.
Of. Franc-Baron.
Ph.Labios (Nicolas).

PAMIERS.

D. ˈAllaux (B.-A.). Paris, 1860,
à midi, rue de la Mairie,
ancien interne des hôpi-
taux de Paris, médecin en
chef de l'hôpital, profes-
seur d'accouchement.
Nicouleau (P.), Paris 1863.
ˈPauly (Char.), Paris 1832.
Soula, (E.), Paris, 1884.
Silvestre (Th.), Paris, 1854.
Of. Charry (François), 1843.
Ph.Abadie (Célestin), 1878.
Bergès (L.,, 1886.
Cabanié (Aug.), 1841.
Moussous (Ant.), 1829.

Soula (Hyac.), 1855.
Artigat (*Le Fossat*).
D. Ferriès (André), Paris, 1860.
Daumazan.
D. Castel (Casimir de), 1874.
Ph.Duffaut (Exupère), 1878.
Larroque-d'Olmes.
Of. Jolieu (Victor), 1869.
Ph.Barrié (Albert), 1876.
Lezat-sur-Lèze.
D. Palenc (Ch.), 1867.
Ph.Pons (Edouard), 1841.
Mas-d'Azil.
D. Bernard (Gust.), 1855.
Cavaillé (E.-P.-P.), 1884.
Pujol (Hector), 1852.
Ph.Petit.
Vignaux (Fréd.), 1829.
Mazères.
D. Donnezan (Louis), 1871.
Soula (Henri), Paris, 1875.
Vidal (Jean-Paul).
Ph.Couardé (Ch.), 1855.
Dhers, 1873.
Mirepoix.
D. Astré (Victor), 1864.
Charry (Osm.-Adrien-Am.),
1839.
Dupla (Albert), 1854.
Rascol.
Rives (Alex.), 1849.
Ph.Barrié (Julien), 1842.
Deumié (Raymond), 1880.
Saint-Ybars.
D. Batmale (Emile), 1879.
Burret (Jean), 1883.
Ph.Carrière (Robert), 1867.
Saverdun.
D. Ortel (Paul), 1867.
Sylvestre (Aristide), **Paris,**
1860.
Ph.Capdeville (Emile), 1868.
Destal, 1884.
Varilles.
D. Frézoul (Paul), Paris, 1862.
Papy (Hipp.), 1858.
Ph.Papy (Théod.), 1877.

Verniolle.

D. Roumingas (J.), Marseille, 1869.
   Sans (Jean), Mirandole, 1832, à toute heure du jour, au serv. des indigents.

SAINT-GIRONS.

D. Artigues (Émile), 1880.
   Caors (Jean-Baptiste), 1837, de 3 à 5 h.
   Cazeneuve (Auguste), 1876.
   Soueix (Louis), Paris 1876 ; de 11 h. à 2 h., rue de la République.
Of. Belgorède.
Ph. Bataillé, 1882.
   Mazeau (A.-L.), 1885.
   Miculet (Pierre)., 1880.
   Vignes (J.-J.), 1882.

Betchat.
(Salies-du-Sallat. — Hte-Garonne)
D. Duraigne (Marie-Jos.), 1872.

Bordes-sur-Lez
(Castillon-en-Couserans).
D. Sentein (J.-Bath.), 1866.

Castelnau.
Of. Lamarque (Lucien).

Castillon-en-Couseran:.
Of. Estrémé (Gilles).
Of. Tap (Henri), 1852.
   Caumont *(Saint-Lizier)*.
Of. Anouilh (Jean-Paul), 1847.

Couflens.
Of. Pagès (Volusien-Charles).

Ercé *(Oust)*.
Of. Faur (Aug.-Léon-Alex.).

Labatisde du Salat.
Of. Durègne (Anthelme).

Lacourt
D. Bernadac (Régis), 1877.

Massat.
Of. Degeilh (Henri), 1881.
Ph. Degeilh (Célestin), 1832.

Orgibet.
Of. Abadie (Jean).
   Dubuc (Jean-Pierre).

Prat-et-Bonrepaux.
Of. Anouilh (Bertrand), 1849.
Ph. Aragon Jean-Pierre).
   Dufour (Théodore), 1843.

Rimont.
D. Dubuc.
Of. Carbonell (Ferd.).

Saint-Lizier.
D. Fabre.

Sainte-Croix.
Of. Dastas (Pierre), 1833.
Ph. Robert (Isidore), 1843.

Saverdun
N...

Seix.
D. Bordes-Pagès (Jacq.), 1845.
   Pagès (Alexandre), 1854.
   Rogalle (Alexandre), 1840.
Ph. Dessort (Léon), 1842.

Sentaraille.
Of. Delcung-St-Martin (J.-D) 1857

Soulan *(Aleu)*.
Of. Souquet (Jean-Joseph), 1854.

Ustou *(Seix)*.
D. Pagès (Alexandre) 1854.

AUBE.

POPULATION : 255,326 hab. — 83 Docteurs en médecine; 21 Officiers de santé; 33 Pharmaciens. — Société locale des Médecins du département.

Cinq arrondissements : Troyes, Arcis-sur-Aube, Bar-sur-Aube, Bar-sur-Seine, Nogent-sur-Seine.

TROYES.

D. *Finot, 1880.
Bazin, 1877.
*Cahuzac, 1857.
*Coqueret, *trésor.* de la Soc. locale, méd. adj. des hospices.
*Forest, 1856.
Gaupillat (Paul), Paris, 1879, mardi, jeudi, sam. de 1 h. à 4 h.
*Hervey, 1873, *secrét.* de la Soc. loc., méd. du chemin de fer de l'Est, médecin de l'Hôtel-Dieu.
*Jorry, 1880.
*Lehmann, 1882.
*Lutel.
*Molé (Léon), 1871.
*Solmon.
Vauthier, ✳, 1848.
*Viardin, 1863, *vice-présid.* de la Soc. loc., chirurgien de l'Hôtel-Dieu, membre du Cons. d'hyg.
Ph. Barbier.
Barotte.
Bourgoin, 1857.
Cassemiche.
Coué (E.), Paris, 1882.
Daprez.

Delaunay, 1853.
Demandre.
Duprat.
Huguier-Truelle (J.-A.), Paris, 1860, place de la Bonneterie, 20.
Jacquelin.
Michel.
Morant.
Namur.
Oudard.

Aix-en-Othe.
D. *Compérat.
Millot (Jules), 1858.

Auxon.
Of. Michon (Alphonse), 1835.

Bouilly.
Of. *Jorry, 1856.

Ervy.
D. Bertrand.
*François.
Ph. Mossot-Poirier, Dijon, 1869.

Estissac.
D. *Compérat.
Of. Mathieu, 1859.

Lusigny.
D. Charbonnel, 1844.
*Valnot, 1876.

Mergey (*Payns*).
Of. Sainton, 1816.

Montaulin (*Lusigny*).
D. Mariotte, 1863.

Montiéramey (*Lusigny*).
Of. *Junot (James).

Payns.
D. *Leclerc, 1872.

Piney.
D. *Martinet, 1860.
Of. Potel, 1829.
   Rigny-le-Ferron.
D. Demeurat, 1852.
   Saint-Lyé.
Of. Desplanches.
   Saint-Mards-en-Othe.
D. Jouault.
Vauchassis (*Bercenay-en-Othe*).
Of. Fayard.

ARCIS-SUR-AUBE.

D. *Brivois, 1878.
  *Monnet.
  *Trissard.
Ph. Jacquin, 1855.
  Morel, 1873.
   Chavanges.
D. Brodard-Leroy, 1830.
  Gabriel (Pierre), 1883.
  Milliot, 1874.
   Dampierre-de-l'Aube.
D. Mosmant, 1857.
   Mailly.
D. *Colson, 1879.
   Méry-sur-Seine.
D. Bézine, 1854.
  *Turquet, 1884.
Ph. Hariot, 1842.
Nogent-sur-Aube. (*Coclois*).
D. Bertrand, 1865.
   Plancy.
D. Théveny, 1868.
Of. *Coffinet, 1864.
   Pougy-sur-Aube.
Of. César, 1833.
   Ramerupt.
Of. *Michaut, 1851.

BAR-SUR-AUBE.

D. Baratier (A.), 1884.
  *Lebrun (P.), lauréat, Paris, 1877; tous les jours à 1 h.
  Matrion, 1864.
  *Mougeot, ✳, 1844, méd. de l'hôp., méd. du chemin de fer et de la prison, prés. de la Soc. loc.
  *Tacheron, 1870.
Ph. Humblot, 1875.
  Jacquinot, 1853.
  Lecoy, 1878.
  Arsonval (*Bar-sur-Aube*).
Of. Pothier, 1831.
   Brienne (*Le Château*)
D. *Vaudey (J.), Strasbourg, 1870 de m. à 1 h.
Of. Camps, 1855.
Ph. Camus, 1881.
   Clairvaux.
D. Lutier, 1869.
   Dienville.
D. Delaine, 1836 (n'exerce plus).
  Lemoine, 1877.
Of. Adeline, 1879.
   Molins.
D. Masson, 1876.
   Rosnay-l'Hôpital.
N...
   Vendeuvre-sur-Barse.
D. *Herment, 1847.
  Vauthier, 1852.
Of. Richez, 1835.
Ph. Fareu, 1850.
   Ville-sur-Terre.
D. Pesme.
Of. Adeline, 1846.

BAR-SUR-SEINE.

D. Carreau, 1853.
Fontaine, 1854.
Jacquard.
*Sainton, 1860.
Trumet de Fontarce, ✳, 1852.
Ph.Andrieux (Fr.-V.), 1867.
Pascalis, 1879.
Chaource.
D. Baratier (A.), Paris, 1884.
*Chamoin.
*Lambotin, 1870.
Chesley.
Of. Beudin, 1834.
Essoyes.
D. Thiellé, 1879.
Of. Bertrand, 1832.
Etourvy (*Chesley*).
D. Guilleminot, 1840.
Landreville.
D. *Gerard, 1875.
Of. Rigollot, 1849.
Serbource.
Mussy-sur-Seine.
D. Barteau (P.-A.), 1856.
Serbource
Riceys (Les).
D. *Ferrand, 1869.
*Tuilant, 1855.
Ph.Dubois, 1879.
Saint-Parres-les-Vaudes.
D. *Picardat, 1856.

NOGENT-SUR-SEINE.

D. Chertier, ✳, 1846.
*Janot, 1882.
Ph.Bachimont, 1870.
Bertholle, 1876.
Bercenay-le-Hayer.
D. Dautresme (Cy.), Paris, 1879,
tous les jours.
Marcilly-le-Hayer.
D. Curie, 1869.
Dubois, 1884.
Gros.
Maizières-la-Grande.
D. Félizet, 1858.
Pont-sur-Seine.
D. Moussé (Arth.), Paris, 1877,
de midi à 1 h.
Romilly-sur-Seine.
D. *Cadet, 1882.
*Ducos.
*Wollaston, 1845.
Of.*Camps, 1860.
Ph.Despoisses.
Nicklès, 1849.
Serbource, 1879.
Trainel.
D. *Cottret.
*Mangeon (Ed.), Paris, 1880,
de midi à 2 h.
*Rouquayrol (E.), Paris, 1879.
Villenauxe (*La Grande*).
D. Berthiot.
*Martinet, 1862.
Ph.Dupont, 1876.

13.

AUDE.

POPULATION : 327,942 hab. — 141 Docteurs en médecine ; 15 Officiers de santé ; 75 Pharmaciens. — Association des Médecins de l'arrondissement de Narbonne.

Quatre arrondissements : Carcassonne, Castelnaudary, Limoux, Narbonne.

CARCASSONNE.

D. Bourrel (Charles), 1884.
Carbon (J.-B.), 1884.
Cordes (Félix), 1884.
Espallac (Jacques), 1853.
Fournié (Ernest), 1883.
Jalabert (Louis), 1861.
Marty (Auguste), 1870.
Monla (Paul), 1878
Petit (François), 1875.
Peyronnel (Paul), 1883.
Pitorre (A.-B.-J.), 1870.
Ressiguier (Claude), 1852.
Rigail (Sébastien), 1866.
Rivières (Jean), 1845.
Saunac (Joseph), 1872.
Septours (Albert), 1869.
Tournié (Désiré), 1881, à midi, propriétaire de vignobles très estimés (grand crû d'Alaric), pl. aux Herbes.
Of. Charry (Auguste), 1846.
Ph. Amans (Jules), 1877.
Bezombes (Albert), 1877.
Cambriel (Gustave), 1874.
Coste (Jean-Bernard), 1863.
Cros (Louis), 1882.
Goudy (Léo), 1879.
Jalard (Auguste), 1877.
Olmière (Joseph), 1880.
Régi (Charles), 1883.

Théron (Martin), 1877.
Alzonne.
D. Fournié (Gustave), 1874.
Ph. Gourdou (Paul), 1873.
Azille.
D. Raymond (Gustave), 1871.
Ph. Fedou (Jean), 1857.
Maury (Pierre), 1880.
Capendu.
D. Sarda (Frédéric), 1840.
Wrisez (Arthème), 1876.
Ph. Laffon, 1875.
Caunes.
D. Mahoux (Joseph), 1839
Rieussec (Elie), 1880.
Ph. Marty (Just), 1868.
Pech (Louis), 1861.
Conques.
D. Bonnaud (Paul), Lyon 1881.
Mercier (E.), Paris 1878; à 1 h.
Ph. Armand (Louis), 1841.
Cuxac-Cabardès.
D. Crouzet (Achille).
Ph. Hours, 1881.
Davejean.
D. Dupré (Théodore), 1856.
Espezel.
D. Chauvel (Pierre), 1878.
Lagrasse.
D. Laffage (Jules), 1854.
Laffage (Joseph).
Ph. Lacaze (Emile), 1869.
Lacaze (Louis), 1875.
Lanet (*Mouthoumet*).
Of. Mary (Joseph), 1842.
Laure (*Peyriac-Minervois*).
D. Journet (Jean), 1883.

Leucate.
D. Allary (Léonce), Montpellier 1880.
Mas-Cabardès.
D. Brieu (Justin), 1866.
Montolieu.
D. Simacourbe, 1870.
Montréal.
D. Valette (Fréd.), 1869.
Ph.Calvet (François), 1847.
Moux.
D. Canal (Eugène), 1880.
Huc (Calixte), 1855.
Paziols (*Tuchan*).
D. Cartade (Paul), 1873.
Pépieux (*Azille*).
D. Borie (Eugène), 1877.
Peyriac-Minervois.
D. Devilla (Camille), 1854.
Ph.Dhoms (F.), 1re cl.Paris 1864.
Puichéric (*Azille*).
D. Curade (Emile), 1868.
Ph.Fabre (Just). 1857.
Redorte (La) (*Azille*).
D. Bonnaud (Paul), Ly., 1881.
Galtier (Emile), 1844.
Rieux-Minervois
(*Peyriac-Minervois*)
D. Anguille (Guillaume), 1862.
Delmas (Louis), 1875.
Ph.Sizaire (Nérée), 1853.
Roque-de-Fa (La)
(*Mouthoumet*).
D. Roques d'Orbcastel (Raym.)
Saissac (*Montolieu*).
D. Trilhe (Hilaire), 1841.
Ph.Meynadier (Justin-Bertrand), 1883.
Trèbes.
D. Bernier (Pierre), 1869.
Lapeyre (Paul-Ant.), 1875.
Ph.Poudou (Antoine), 1849.
Verdier (Pierre), 1876.
Tuchan.
D. Chavanette (Jean), 1881.
Of. Séguy (Pierre), 1845.

CASTELNAUDARY.

D. Durand (Emile).
Heylles (Joseph), 1860.
Marfan (Antoine), 1852.
Solier (Jean-Louis), 1857.
Toussaint J.-B.-F.) Montp., 1871, à 1 h.
Ph.Mire (Gabriel), 1874.
Mordagne (Casimir), 1853.
Roussilhe (Marc-Louis), 1844.
Vidal (Jean-André), 1852.
Belpech.
D. Gaubert (Antoine), 1867.
Bram.
D. Sabarthez (J.-Pierre), 1836
Cennes-Monestiés.
Of. Pech (Victor), 1835.
Fanjeaux
Ph.Valette (Ferd.), 1837.
Fitou (*Leucate*).
Ph.Charles (François), 1880.
Salles-sur-l'Hers.
D. Descouts (Joseph), 1876.
Ph.Jamet (Clovis), 1864.
Villasavary.
D. Dambax (Léon), 1854.
Fortanier (Victor), 1864.
Ph.Sarrail (Antonin), 1870.
Villepinte (*Bram*).
D. Astre (Pierre), 1827.
Villespy
(*Cennes-Monestiés*).
D. Clos (Auguste), 1883.

LIMOUX.

D. Bonneric (Edmond), 1880.
Cuxac (Jean), 1876.
Digeon (Fernand), 1852.

Jean (Jean), 1856.
Rougé (Calixte), 1862.
Ph.Barrière (Raymond), 1843.
Buy (Pierre), 1869.
Carbou, 1848.
Degans (V.).
Teisseyre (Raymond), 1858.
    Aunat (*Espezel*).
D. Vaysse (Frédéric), 1832.

    Belcaire (*Espezel*).
D. Pugens (J.-B.), 1875.
    Belvèze (*Alaigne*).
D. Jammes (Marc), 1875.
Montpellier (Auguste) 1864.
    Chalabre.
D. Laffite (Osmin), 1877.
Ph.Jammait.
Rascol, 1880.
    Escouloubre (*Axat*).
D. Mis (Vincent), 1837, *n'exerce
plus.*
    Espéraza.
D. Dufour (Jean), 1835.
Ph.Allard, 1861.
    Quillan.
D. Gorguos, 1866.
Vaysse (Louis), 1866.
Of. Siere (Maurice), 1834.
Ph.Rey (Germain), 1853.
    Rennes-les-Bains.
D. Vaysse.
    Saint-Hilaire.
D. Abbal.

NARBONNE.

D. *Augé (P.-B.), Montp., 1867
de 9 à 11 h., boulev. de la
Gare, 16, président de la
Soc. loc., mémb. du Cons.
d'hyg.
  *Anssilons (Charles), 1878.
  *Barthez (A.), Paris, 1880;
de 1 à 4 h.; 21, rue Louis
Blanc.

Charpenel, 1879.
Coural, 1866.
*Fabre (E.), 1856, prés. de la
Soc. loc.
*Foulquier aîné.
Ferroul (Ernest), 1880.
*Janot (Aimé), 1852, secrét.
de la Soc. loc.
*Joullié (André), 1880.
*Martin (de), 1859, médecin
des hosp., secret. du Cons.
d'hyg., trésor. de la Soc.
locale.
Marty (Benjamin), 1843.
*Mècle (Jacques), 1866.
*Narbonne, 1881.
*Peyrusse (Alex.), 1849.
*Soulayrac (Régis), 1880.
Viala, M., 1876, rue Droite,
n° 28.
Of.Guidoni, 1872.
  Mons.
Ph.Azibert, 1884.
Bertet, 1885.
Boué (Paul), 1855.
Bouges (Ludovic), 1874.
Bouis (Albert), 1880.
Campagne (Pascal), 1877.
Cathala, 1876.
Cougnet.
Fabre (Gustave), 1878, Toul.
1877; 25, rue Entre-deux-
Villes.
Gleizes (Victor), 1850.
Montagné (Jean), 1880.
Pradel, 1883.
Ricusset, 1875.
Rival (Albert), 1880.
Viala (Irénée), Montp., 1876,
28, rue Droite.
Viguier (Isidore), 1867.
    Bize.
D. Agoustine frères, 1881.
Sicard (Auguste), 1840.
    Canet.
D. Germa (Victorin), 1855.
    Coursan.
D.*Latour.

D. 'Mariani.
   'Salles.
      Cuxac-sur-l'Aude.
D. 'Cathala (Jacq.), 1856.
   'Corbeille, 1883.
   Escalaïs, 1883.
Ph.Pomarède (Pierre), 1844.
      Durban.
D. Guidoni (Jean), 1872.
Of. Gaubert (Jean-Franç.), 1872.
      Fabrezan.
D. 'Falc (Nestor), 1866.
   'Mouly, 1880.
   Rouanet (Prosper), 1854.
Ph.Lanet (Pierre-Pons), 1859.
      Ferrals.
Of. Mauclair (François), 1845.
      Fleury (*Coursan*).
D.'Hector, 1880.
   'Marty.
   'Caunes (Ludovic), 1863.
Ph.Bourjades (Léon). 1858.
      Ginestas.
D. Ferran, 1884.
   'Cayla (S.), Montpellier, 1874.
Ph.Pradal (Michel), 1859.
      Gruissan.
D. Combes (Auguste), 1851.
   'Payri (Pompée), 1863.
Ph.Labeur (Paul), 1862.
   Portes (Jean-Bapt.), 1843
      Lapalme (*Sigean*).
D. 'Claret (Isidore), 1859.
   'Pélissier, 1879.
      Leucate.
D. 'Allary (Léonce), 1880.
      Lézignan.
D. 'Daudé.
   'Garetta, 1875.
   Gavary (Paul), 1879.
   'Laffage (Louis), 1847.
   'Testory, 1882.
   Paul, 1882.
Ph.Bedry (Louis), 1867.
   Bringer (Adolphe), 1846.

Castie (Louis), 1854.
      Mailhac (*Ginestas*).
Of.Puel (Pierre), 1833.
      Névian (*Narbonne*).
D. Cazanove (Adolphe), 1861.
      Nouvelle (La).
Of. Lalanne (Alexandre), 1841.
Ph.Razouls (Adolphe), 1869.
      Ornaisons (*Lézignan*).
D. 'Gibert, 1882.
      Ouveillan.
D. 'Lazutte (Edouard), 1858.
Ph.Vidal (Ferd.), 1868.
      Paraza (*Canet*).
D. Dal (Fréd.), 1883.
      Raissac-d'Aude.
D. Delprat.
      Saint-Hilaire.
Of. Mauclair (François), 1845.
      Saint-Marcel (*Narbonne*).
D. 'Foulquier, 1874.
      Sallèles-d'Aude.
D. 'Augé.
   'Ebrard (J.), Montp., 1853,
      de midi a 2 h.
   Roubia.
Ph.Dreuille (Emmanuel), 1848.
   Guiraud (Eugène), 1864.
      Salles-d'Aude (*Coursan*).
D.'Armet, 1884.
   'Castela (Augustin), 1855.
Of. Vié (Jean-François) 1838.
      Sigean.
D. 'Allary (Joseph), 1855.
   Caunet, 1884.
   David (Jean), 1887.
   'Froment (Antoine), 1848.
   'Gauthier, 1876.
   'Tallavigne(Paul), 1854.
Ph.Bonnefoux, 1874.
   Pouderous (Félix), 1876.
      Thézan (*Lézignan*).
Of.Laginière (Auguste), 1852
   Servier (Léon), 1851.

AVEYRON.

Population : 415,676 hab. — 121 Docteurs en médecine; 7 officiers de santé; 60 pharmaciens. — Association locale des Médecins du département de l'Aveyron.

Cinq arrondissements : Rodez, Espalion, Millau, Saint-Affrique, Villefranche.

RODEZ.

D. *Albespy (François), 1860, vice-prés. de la Soc. loc.
  *Amat.
  *Artus (Arthur).
  *Augé (Bernard), 1878, secr. de la Soc. loc.
  *Bonnafé (Paul), 1880.
  *Bonnefous (Adolphe), 1832.
  *Bonnefous (Paul), 1866.
  *Bonnefous (L.), 1885.
  *Laurens.
  Laurent-Damaze, 1880.
  *Nègre (Aimé), 1880, trés. de la Soc. loc.
  Viallet (J.-Pierre), 1827.
  *Vidal.
Ph. Albenque (Jean-Franç.), 1854.
  Artus (J.-Am.), 1845.
  Artus (Charles), 1849.
  Burguien (Edouard), 1859.
  Burguière (Léon), 1879.
  Marty (Paul), 1re cl. Paris, 1884, rue du Touat, 1.
  Mazars.
  Portalier.

Cassagnes-Bégonhez.
D. *Roques (Aug.), 1863.

Clairvaux (d'Aveyron).
  N...

Conques.
D. *Fournier (Jos.-Hipp.), 1842.

Crespin (Sauveterre d'Aveyron).
  N...

Lesclauzade (Salles-la-Source).
D. Jausions, 1823.

Lamothe (Naucelle).
D. Cannac (Louis), 1885.

Marcillac.
D. *Albespy (Jean), 1883.
  *Cabantous (Paul-Léon), 1866.
  *Volonzac (A.), 1847.
Ph. Laraussie (J.-F.-D.-Edouard), Toul 1872.

Moyrazès (Rodez).
D. *Foucras (Marie), 1866.

Naucelle.
D. *Farjou (Albert), 1866.
Ph. Alary (Justin-Louis), 1864.
  Lacombe (Victor), 1878.

Onet-le-Château (Rodez).
D. Durand (Jules), 1869.

Pont-de-Salars.
D. *Bertrand.
  *Durand (H.-G.), 1875.
  *Jaoul (Henri), 1873.

Randan.
D. Bonnefous (E.).

Réquista.
D. *Aymé (Jean-Emile), 1855.
  *Galtier (Marie), 1881.
Ph. Muratet (Pierre Lamb.), 1875.

Rignac.
D. *Dermont (Ferdinand), 1851.
  *Guizot (Etienne), 1864.
Ph. Auréjac (Adrien), 1883.

Salmiech (Cassagnes-Bégonhez).
D. Barrau (de) (Adolphe), 1830.
  Fabre (Emile-Joseph), 1864.

Salvetat (La).
D. *Teulat (Edouard). 1879.
Sauveterre-d'Aveyron.
Of. Combes (M.-J.-H.), 1872.

ESPALION.

D. *Bousquet (Hyac.), 1860.
  *Fromen (Pierre-Jean), 1883.
  *Olier (Emile), 1868.
Ph. Girard, 1879.
  Julhe.
Campuac (*Villecomtal*).
  N...
Cantoin (*Sainte-Geneviève*).
D. Saurel (Jean-Baptiste), 1850.
Entraygues.
D. *Fournier (Henri), 1874.
Of. *Mazier (Marc.-Ant.), 1858.
Estaing.
Ph. Prat (Joseph-Germain), 1854.
Laguiole.
Of. Salettes (Séverin), 1846.
Ph. Marcenac (Pierre), 1859.
  Maynié (Jean-François), 1851.
Mur-de-Barrez.
D. *Ouvrier (Ant.-Vic.), 1869.
Of. Bertrand (François-Is.), 1845.
Ph. Carcanague, 1re cl. 1885.
  Julhe (Antoine), 1832.
  Roux (Ch.-Arth.), 1870.
Saint-Amans-des-Cots.
Of. *Toulon (Jean-Louis), 1869.
Sainte-Geneviève.
D. Blanc (Jean-François), 1828.
  *Blanc (J.-B.), 1874.
Ph. Cocural (Octave), 1879.
Saint-Geniez.
D. *Fajolle (Gustave de), 1854.
  *Lambel (Marie-Albert), 1865.
  *Rouquayrol (M.-Etienne),
  1850.
Ph. Cazes (Alfred), 1877.

  Mercadié (Louis), 1880.
Taussac (*Mur-de-Barrez*).
N...
Villecomtal.
D. *Bieulac (Emile), 1879.

MILLAU.

D. *Bompaire (Jean-Paul), 1867,
  vice-prés. de la Soc. loc.
  *Calmels (Gabriel), 1874.
  *Déjean (Bernard), 1822.
  *Lubac (Pierre), 1870.
  *Szafkowski (L.-Ruffin), 1836.
  Verdier (Joseph), 1876.
Ph. Artus (Jules), 1884.
  Bonnafé (Ant.-Ch.), 1867.
  Boubila (Victor), 1878.
  Cazottes (Jules-And.). 1873.
  Maurel (Franç.-Henri), 1847.
Aguessac.
D. Lerou (Paul), 1874.
Bories (les).
D. *Mas.
Campagnac.
D. Privat (Frédéric), 1827.
Compeyre (*Aguessac*).
D. *Barascut (Jean-Pierre), 1838.
Creissels (*Millau*).
D. D'Hombres (Charles), 1864.
Laissac.
D. *Benoît (Emile), 1874.
  *Bonnes.
Ph. Pons (Jean-Jos.), 1835.
Nant.
D. Bouty (Louis-Germain), 1831.
  *Buffard, 1880.
Pailhas (*Aguessac*).
D. Bonnevialle (Hipp.), 1866.
Prévinquières-de-Recoules.
D. Mas (Ant.-V.-E.), 1856.
Rivière.
D. Beaumevieille (Pierre), 1854.

Saint-Georges.
Of. Durand (Henri-Casim.), 1878.
Saint-Jean-du-Bruel.
D. Lemasson (Albin-Anne), 1862.
Ph. Guitard (Albert), 1879.
  Maurel (J.-F.-R.), 1877.
Salles-Curan.
D. *Beaumelou (Désiré), 1869.
Ph. Viala (Jean-Baptiste), 1852.
Sévérac-le-Château.
D. *Escudier, 1872.
  *Molinier (Eug.-Vinc.), 1864.
Ph. Maury (Jean-Etienne), 1857.
  Vernhet (Jean-Louis), 1863.

SAINT-AFFRIQUE.

D. *Alric (Maurice), 1876.
  Ancessy (Jean-Pierre), 1846.
  *Blancard (Charles), 1868.
  *Brengues (Jean), 1871.
  Cabanes (Guill.-Louis), 1833.
  Desmonts (Numa-Théod.),
    Montp., 1865, de 11 h. à
    midi.
  *Jacob (Gustave), 1879.
  *Mouly (Aug.), 1878.
  Privat (Lucien), 1855.
Ph. Desmonts (Théodore), 1834.
  Hermet (Vincent), 1881.
  Ricard (Paul), 1881.
  Vernhet (Antoine), 1866.
Belmont (d'Aveyron).
D. *Mallevialc (Henri), 1862.
Broquiès.
D. *Bonnefous (E.), 1879.
Ph. Viguier (Théod.), 1874.
Brusque.
D. Bélugou (Jean), 1881.
Camarès.
D. *Martin (Aug.-Elis.), 1870.
  Vernhes (Alexis), 1878.
Ph. Canquil (A.-P.-Th.), 1878.
  Pancol (Adrien), 1865.

Cornus
D. *Fisseux (Victor), 1878.
Coupiac.
D. *Fabre.
Pousthomy (*Saint-Sernin*).
D. *Foulquier - Lavergne, 1844
Sainte - Eulalie - de - Larzac.
  (*La Cavalerie*).
D. *Laforêt (Ferdinand), 1856.
Saint-Félix-de-Sorgues.
  (*St-Affrique*).
Of. Nouguier (Charl.-Jos.), 1847.
Saint-Izaire (*Camarès*).
  N...
Saint-Rome-de-Tarn.
D. Birot (And.), 1876.
Of. François (Jean-Bap.), 1859.
Ph. Bonnefils (Jean), 1874.
Saint-Sernin-sur-Rance.
D. Augé (Denis), 1879.
  *Cochi-Moncan, 1870.
  *Mathieu (Joseph), 1850.
Ph. Verlac (Antoine-Aug.), 1853.
Saint-Sever (*Belmont*).
D. *Gaubert (Pierre), 1855.

VILLEFRANCHE.

D. Besson (J.-Marie), 1869.
  *Bras.
  *Cabrit (J-P.-H.), 1846.
  *Delpech (L.-D.-F.), 1838.
  *Galdou.
  *Gallon (Ant -Félix), 1872.
  *Granier (B.-G.-Aug.), 1864.
  *Magne (H.-D.), 1861.
  *Pachdo (Louis-J.-M.), 1875.
Ph. Fabre (M.-A.-Ant.), 1855.
  Garrigues (Cam.-Séverin),
    1878.
  Latapie (Ant.-Aug.), 1847.
  Latapie (Anacréon), 1850.
  Latapie (J.-Auguste), 1871.
Asprières.
D. Andrieu (Alph), 1870.
  Cabrié (F.), 1855.

Aubin.

D. Casaubon (G.), 1883.
 Miquel (Louis), 1839.
Ph. Massip (L.-Marie), 1873.

Capdenac.

Ph. Recoules (Léopold), 1877.

Cransac.

D. *Latieule (Amans), 1871.
 Miquel (L.), 1839.
Ph. Guyot (Eugène), 1853.

Decazeville.

D. *Couly (A.-M.-Th.), 1863.
 *Péchegut, 1884.
 *Soulages (R.-J.), 1864.
Ph. Combres (Ant.-Benj.), 1868.
 Nègre (Emile), 1868.
 Soulages (Jean-Ant.), 1871.

Firmi (*Decazeville*).

D. *Fualdès (Adrien), 1872.
 Pelou (François), 1870.

Foissac (*St-Julien-d'Empare*).

D. *Chincholle, 1874.

Gua (Le) (*Aubin*).

D. *Garabuau,(B.), Montp., 1855,
 de 7 à 9 h. du m.

*Miquel.

Ph. Carles (Emile), 1879.

Lanuéjouls (*Privezac*).

D. Marty (Germain), 1872.
Ph. Carrié (Hipp.), 1848.

Lunac (*Najac*).

D. *Roquette (J.), 1881.

Montbazens.

D. Boyer (Alf.-Aug.), 1868.
 Caube.
 Causit (Adr.-Pr.), 1848.
Ph. Reynes (Victor), 1835.

Najac.

D. *Bach (Louis-Séverin), 1874.
Ph. Boussaguet (Fréd.), 1861.

Rieupeyroux.

 N...
Ph. Boyer (Annet.-A.-M.), 1877.

Saint-André (*Najac*).

D. *Olmière (C.-E.), 1844.

Villeneuve-d'Aveyron.

D. *Delfau (F.-Noel), 1874.
Ph. Lafon (L.-R.), 1862.

BOUCHES-DU-RHONE.

POPULATION : 589,928 hab. — 284 Docteurs en médecine ; 67 Officiers de santé ; 163 Pharmaciens. — Association locale des Médecins du département.

Trois arrondissements : Marseille, Aix, Arles.

MARSEILLE.

D. *Abeille (Alban), rue de la République, 85.
 *Albenois (Casimir), rue Venture, 9.
 Alezais (Henri),1882 ; de 2 à 3 h., mardi, jeudi et samedi, rue
  Breteuil, 47.
 Amalbert (Marius), rue de la République, 21.
 André père, rue Moustier, 11.
 André fils, rue Moustier, 11.
 *André (J.), rue Dieudé, 21.
 *Arnaud, cours Lieutaud, 69.

Arnaud (L.), rue de la République, 150.
Aubert (Louis), boulevard Longchamp, 29.
*Andibert (Laurent), rue Breteuil, 67.
Audiffrent (Georges), rue Breteuil, 77.
Barthélemy (Louis), 1837, villa Doria, boulevard Chavé.
*Barthès (Pierre), allées de Meilhan, 14.
Bastide (Paul), rue Sylvabelle, 97.
*Batigne (Louis), rue Pisançon, 10.
Baudoin (Fortuné), rue Nationale, 26.
*Benet (A.), à l'hôpital Saint-Louis.
*Bernard (Joseph-Pascal), rue Pisançon, 5.
*Bernard (D), 32, boulevard Magdeleine.
Blanc (Pierre), à Saint Loup, 42.
Blanc-Aillaud, rue Coutellerie, 21.
*Blanchard (L.-L.), 1853, boulevard du Musée, 31.
Boissy-Dubois, rue Saint-Jacques, 65.
Bonnet (E.), à Seon-Saint-Henri.
Bos (Alphonse), 18, cours Lieutaud.
*Bouisson (Gustave), *trésor.* de la Société locale, rue Dieudé, 4.
*Bouland (Pierre), cours du Chapitre, 45.
Bouquet (Jules), 1847, rue Dieudé, 35.
*Bousquet (Alfred), 1840, rue de Rome, 67.
*Bousquet (Félicien), Par., 1872, ✳ ✳, lund., merc., vend.,
    de 2 à 3 h., rue Nicolas, 24, membre de la Société obsté-
    tricale.
*Boy-Tessier, rue d'Arcole, 12.
Brémont (Georges), rue Sénac, 24.
Brengues (Adolphe), 1858, rue Mazagran, 23.
Brunier, rue du Dragon, 1.
Burlot, rue Radeau, 1.
Cambon, boulevard Philippon, 21.
*Capdeville (Adolphe de), boulevard de Rome, 18.
Carcassonne, ✳, boulevard Magdeleine, 82.
Cat (Joseph), à Saint-Marcel.
Chabert (Paul), 15, rue Châteauredon.
*Chapplain (Jules), 1844, ✳.
Charles (L.-Léon) ✳, quartier Champain, rue de la Belle-de-
    de-Mai, 52.
Chevalier (H.), O. ✳, ✳, place Saint-Michel, 13.
*Chevillon.
*Clément (Louis), place Saint-Michel, 42.
*Combalat, ✳, cours Pierre-Puget, 11.
Combe (Gustave), rue Saint-Savournin, 66.
*Coste (M.), rue Paradis, 73.
*Coulonne.
Coureau, rue de la Loge, 23.
Cousin (G.), rue Sainte, 36.

*Crouset (G.), ✳ C. ✳, Montpellier, 1863. Lundi, mercredi, vendredi de 2 à 3 h., rue de Lulli, 3.
*Dalmas (A.), 1844 et pharmacien 1841, de 11 h. à midi, rue de la République, 38.
 Daniel (Henri), rue Dieudé, 20.
*D'Astros (J.-B.-Louis), Paris, 1843, ✳; lund., merc., vend., de 2 à 4 h., boulevard du Musée, 18.
*D'Astros (M.-H.-Léon), Paris, 1881, mard., sam., de 2 à 4 h., boulevard du Musée, 18.
 Dauvergne (Anat.), ✳, rue Breteuil, 33.
*Debelly, rue Grignan, 46.
 Descosse (Henri), rue Rouvière, 10.
*Despine (Prosper), rue du Loisir, 12.
*D'Hurlaborde (Adolphe), rue Thubaneau, 33.
*Dor (Paul), rue Dieudé, 16.
*Dubreuil-Chambardel, boulevard Longchamp, 124.
 Dugat-Establiez, rue Paradis, 214.
*Dugout-Bally, cours Lieutaud, 55.
*Dussaud, rue Lafon, 2.
*Engelhardt, cours Pierre-Puget, 18.
*Esmieu, 21, rue de la République.
 Espanet (Fernand), 5, rue de la République.
 Eyries (Arthur), boulevard National, 82.
 Eyssautier, allée des Capucines, 26.
*Fallot (Arthur), cours Lieutaud, 105.
*Fanton (M.-J.), boulevard du Nord, 9.
 Fauré (Th.), boulevard de Rome, 7.
*Fioupe (J.), *secr. gén.* de la Soc. loc., rue du Dragon, 54.
*Flaissières (Siméon), 1877; lundi, mercr., vendredi de 1 1/2 à 3 h. (*Accouchements.*) Rue Paradis, 33.
*Flavard (Casimir), boulevard de la Madeleine, 2.
 Flavard (Eugène), rue Lemaître, 16.
*Fournac, rue des Bergers, 16.
*Frezard (Charles), Marché des Capucins, 1.
 Gailhard (Auguste), ✳, rue Montgrand, 18.
 Gallerand, boulevard du Jardin Zoologique, 6.
 Gamel (Louis-Paul), rue Dragon, 53.
*Gariel (Jules), rue Sénac, 37.
*Garnier (Emile), boulevard de la Magdeleine, 21.
*Gay de Taradel, 1829, rue d'Aix, 22, *vice-prés.* de la Soc. loc.
 German (L.), 1862; de 2 à 3 h., 71, boul. de la Magdeleine.
 Giraud (Fernand), rue Barbaroux, 48.
 Giraud (Emile), rue des Minimes, 41.
 Gourrier (J.), 1884, mardi et samedi, de midi à 2 h. St-Loup.
 Goy (Lucien), boulevard du Musée, 35.
 Grammont (Jean), rue Longue-des-Capucins, 37.
 Hacks (Charles), boulevard Longchamp, 29.

Hahn (G.), grande rue St-Jacques, 64.
Inglessi, cours Pierre-Puget, 16.
*Isaac (Henri), rue de Rome, 69.
*Isnard (Charles), 1869, rue de Rome, 73.
Isoard (Marius), ✠ A., 104, rue d'Aubagne.
Jacquème (César), rue Saint-Féréol, 46.
Jaubert (Victor), rue de la Grande-Armée, 17.
Jauffret (Gaston), boulevard de Longchamp, 15.
*Jourdan (Alex.), 1857, rue Saint-Jacques, 68.
Jourdan (Etienne), rue de la Bibliothèque, 6.
*Jourdan (Xavier), rue de la Bibliothèque, 6.
*Jubiot, O. ✱, méd. principal de 1re classe de l'hôp. militaire, rue de l'Académie, 11.
Jubiot fils, rue de l'Académie, 11.
*Lachaux (Charles), 1857, rue Fongate, 8.
Lada Noskowski (de), boulevard du Musée, 3.
*Laget (Emile), rue Barthélemy, 20.
*Larche (Numa), 1857, rue de la République, 19.
*Lauzet (Désiré), rue Consolat, 1.
*Liautaud, 1862, cours du Chapitre, 27.
*Livon (Charles), rue Peirier, 14.
*Madaille (Eugène), rue de la République, 26.
*Magail (Alex.), 1848, rue Saint-Jacques, 80.
*Marcorelles, rue Armény, 18.
Margaillan (Henri), rue Nationale, 8.
*Marnac, rue des Trois-Mages, 31.
*Martin (A.), allées des Capucines, 38.
Martin (E.), au Prado, 76.
*Maternité.
*Maurel (Alfred), rue Thiers, 8.
*Maurel (Anatole), cours Pierre-Puget, 6.
Maurin (Ern.-Sélim), 1862, rue Longue-des Capucins, 39.
*Meli.
Melquiond (A.), rue Thiers, 15.
Ménécier (Charles), ✱, 1862, cours Lieutaud, 49.
*Mérentié (Etienne), 1857. *Maladies chirurgicales des femmes* De 2 à 4 h., rue Sylvabelle, 33.
*Metaxas (S.-J.), ✱, 1862, rue Mazagran, 22.
*Michel (Ludovic), rue Lafon, 1.
Michel (Amédée), rue de Bruys, 42.
*Millou (M.-J.-A.-D.), Montp., 1861, de 2 à 4 h., boulevard de la Madeleine, 29.
*Mireur (Hipp.), 1867, rue de la République, 1, *vice-secrét.* de la Soc. loc.
Mistral, rue Paradis, 13.
Mittre (Th.), 1854, rue Dieudé, 30.
Monier, allées des Capucines, 21.
*Nicati (W.), rue Grignan, 32.

* Nicolas-Duranty (E.), 1860, rue Montaux, 4.
* Nicolas (Henri), rue Sénac, 2.
  Oddo (C.), rue de Belloi, 6.
* Olive (P.-A.), ❄, rue de la République, 29.
  Olive (G.), 22, rue Caisserie.
* Pauchon (Albert), rue Tapis-Vert, 60.
  Payan (L.-A.), avenue d'Arenc, 256.
  Perrin (Jules), rue Paradis, 142.
* Pirondi (S.), ❄, 1833, rue Sylvabelle, 80.
* Pluyette (E.), 1883, mardi, jeudi, samedi, de 2 à 3 h., allées
    des Capucines, 35
* Poncel (Eugène), boulevard du Musée, 22.
* Queirel (Aug.), ❄, 1852, *vice-prés.* de la Soc. loc., rue Saint-
    Jacques, 61.
* Rampal (Louis), cours Pierre-Puget, 4.
* Rampal (neveu), rue Moustier, 9.
  Raynaud (Guillaume), rue Thubasseau, 35.
* Reymond, P. LL., ❄, 37, rue Tapis-Vert.
  Richaud (J.-B.), 1836, rue de l'Arbre, 31.
  Robioles (M.), 270, boulevard National.
  Roméo (A.), 18, place Castellane.
  Rostan, cours Belzunce, 5.
  Rougier-Grangeneuve, rue Mazagran, 29.
* Rouquette (Henri), rue de la République, 27.
* Roux (de Brignoles), méd. en chef de l'hôp., boul. du Nord, 14.
  Rubino, 2, rue Venture.
  Ruelle (Paul de), rue Saintes, 19.
* Sabatier (Léon), rue Paradis, 261.
* Sauvet (J.-J.), 1843, rue Sylvabelle, 109.
  Savornin (Joseph), place Notre-Dame-du-Mont, 34.
  Scarella (Pierre), ❄, rue des Convalescents, 9.
  Seja, boul. Corderie, 36.
* Seux (Vincent), 1865, rue de Rome, 97.
* Sicard (A.), O. ❄, 1830, rue d'Arcole, 4.
  Sicard (Mathieu), Grand'Rue, 64.
  Simonnet (Adolphe), à Séon-Saint-Henri.
  Simonnot (Alfred), à Séon-Saint-Henri.
  Solari (M.), 1857, rue des Feuillants, 14.
  Soyard (Joseph), rue Moustier, 7.
  Strong (Daniel), boulevard de la Madeleine, 135.
  Testevuide (Adolphe), Grande-Rue, 34, à Saint-Just.
* Tityé (Adolphe), rue Coutellerie, 21.
* Trastour (A.), 1867, rue Moustier, 20.
* Trop (P.), rue de la République, 7.
* Van Gaver (Ferd.), 1852, rue Châteauredon, 23.
  Vayssettes (Gervais), Lyon, 1881, lundi, mercredi, vendredi,
    de 1 à 3 h., rue d'Aix, 27. — *Accouchements.*
* Verne, rue Sainte-Victoire, 20.

Vernet (A.), rue de la Rotonde, 35.
Vésine-Larue (G.), cours du Chapitre, 29.
*Vidal (Paul), rue Sénac, 6.
*Villard (Aug.). ⚜ A., ✴, 1855, méd. en chef de l'hôp., *président* de la Soc. loc., rue Saint-Jacques, 20.
Villard (Maurice), place Saint-Ferréol, 11.
Villard (Justinien), boul. du Musée, 26.
Villebrun (Edm.), boulevard du Musée, 66.
*Villeneuve (Louis) fils, 1867, chirurgien en chef des hôpitaux, rue Papère, 8.
*Vincent, rue Saint-Michel, 24.

Of. Amic (Louis), Grand-Chemin-d'Aix, 25.
*Auphan, 1839, rue Moustier, 8.
Balata (Jacques), quai du Port, 48.
*Besson (Maurice), cours Saint-Louis, 5.
Blitz, rue Volon, 53.
Cassius (Ch.), rue d'Aix, 13.
Cauvin, Chemin-de-Saint-Julien, 40.
Chatelain (H.), rue Grignan, 71.
Chavant (Frédéric), rue Fort-du-Sanctuaire, 31.
Collin fils, rue Estelle, 2.
Collomp (Séraphin), rue de la République, 15.
Dalmas (Louis), rue Suffren, 4.
*Danove (P.), rue de Rome, 165.
Dusilliet (Joseph), rue Consolat, 36.
Faucher (Joseph), place Notre-Dame-du-Mont, 23
Frèze (Antoine), rue de Rome, 25.
Froment (Alex.), boulevard de la Madeleine, 159.
*Gautier (Stanislas), rue de Rome, 82.
*Giraud (Auguste-F.), avenue d'Arène, 205.
Giraud (A.), Grande-Route-de-Saint-Loup, 41.
Grangnard (L.), place Saint-Michel, 3.
Grimaud (François), Saint-Giniez.
Hancy (Emile), à Château-Gombert.
Honnorat (Sextius), à Saint-Giniez.
*Offand (André), rue Sainte-Cécile, 2.
*Pellegrin (Joseph), rue Sibié, 37.
Roubaud (Louis), rue de Rome, 11.
Rouit (Alex.), Chemin-d'Endoume, 250.
*Savornin (Gilles), rue de Rome, 137.
Sicre, Saint-Marcel.
*Teissier (J.-F.), rue Thiers, 8.
Vallon (Jules), boulevard National, 118.
Ph. Alaize (Pierre), Grand-Chemin-d'Aix, 74.
André (Marius) et Lieulier (Léon), drog., rue Pavillon, 9.
Anglès (François), 1861, rue de Rome, 46.
Ansaldi (Léopold), rue Paradis, 2.
Arnaud (Laurent-Alfred), rue des Abeilles, 5.

Arnoux (Félix), place de Lenche, 17.
Aubin (Joseph), traverse du Chapitre, 19.
Aubin (Emile), cours Pierre-Puget, 4.
Bellieud (M.), allées des Capucines, 7.
Authosserre (V.), chemin des Chartreux, 109.
Blanc (Numa), boul. du Musée, 46,
Bouiron (Antoine), boul. Chave, 76,
Boyer (Louis), rue de Breteuil, 59
Brun (Jean), cours Saint-Louis, 5.
Cassius (Charles), rue d'Aix, 13.
Casteran (Casimir), chem. vic. de Saint-Joseph, 6.
Castinel (Paul), boulevard Longchamp, 22.
Chaix (Paul), rue Montebello, 46.
Chaix (Henri), rue Noailles, 21.
Chancel (César), rue d'Aix, 23.
Combe (Albert), rue d'Aubagne, 26.
Coste (Auguste), rue de la République, 83.
Cotte (Henri), rue Hoche, 88.
Dalmas (Alphonse), 1841, Montée-des-Accoules, 1.
Daumas (Jean), boulevard Chave, 66.
Delassus (Aimé), avenue d'Arenc, 238.
Depouzier (Charles), allées de Meilhan, 76.
Dianoux (J.) fils, rue de la République, 108.
Digne (Jean), place Saint-Michel, 35.
Douard (Charles), chemin d'Endoume, 89.
Dufey (Ad.), rue des Minimes, 45.
Emery, rue de la Grande-Armée, 9.
Etienne (Alphonse), rue Paradis, 118.
Eyriès (Victor), chemin de la Belle-de-Mai, 60.
Fabre (Louis), place de Rome, 9.
Fabre-Volpelière, rue Halle-Delacroix, 7.
Farnarier (Félix), rue de Lodi, 109.
Félix, 1855, boulevard du Musée, 26.
Ferre (Paul), cours Pierre-Puget, 25.
Flaujat, boulevard de la Madeleine, 200.
Fontanier (Joseph), place de la Joliette, 5.
Froment, rue de Rome, 52.
Garnier (Ulysse), boulevard National, 81.
Gaucher (Louis), boulevard de la Madeleine, 65.
Gay (Laurent), rue de Rome, 25.
Gilly (Am.), place Maronne, 4.
Giniié (Henri), 1860, rue d'Aubagne, 49.
Giraud (L.), 1881, 17, rue Pavé-d'Amour (voy. Rols.).
Giraud (Albert), rue Nationale 34.
Gouiran (Th.), rue Paradis, 262.
Gourrier (J.), mars, 1881, et doct. 1884, mardi et samedi, de
    midi à 2 h., Saint-Loup, Marseille.

Grand (Jules), 1874, et Jaume (Eug.), 1883, rue Saint-Savour-
nin, 74.
Grosso (Casimir), rue Beauveau, 5.
Guichard (Al.), rue Nationale, 1.
Heyraud (H.), rue Saint-Savournin, 84.
Icard, cours Belzunce, 24.
Jacquème (César), rue Saint-Féréol, 46.
Jassoud (J.), rue Paradis, 50.
Jouvent (D.), rue de l'Arbre, 13.
Laguez (Alphonse), rue du Grand-Puits, 14.
Lanet (Adolphe), 1843, rue de Rome, 73.
Lanet (Emile), rue de Rome, 73.
Lesbros (Sylvain), rue Sainte, 39.
Maria (Jos.), rue Vincent, 91.
Martin (Ernest), place Neuve, 18.
Martin (Eugène), cours Saint-Barnabé, 14.
Martinelli (Joseph), 1868, rue Belle-de-Mai, 99.
Maurin (Louis), avenue d'Arenc, 260.
Maurin (A.), rue Poids de la Farine, 23.
Meyou (J.-B.), 1853, rue d'Anvers, 20.
Monges (Louis), 1850, boulevard de la Madeleine, 235.
Nalin, place Notre-Dame-du-Mont, 27.
Nicolas (G.), rue des Minimes, 2.
Ollive (Auguste), 1855, allées de Meilhan, 42.
Onetto (François), rue Radeau, 1.
Ouvrard (N.), avenue du Prado, 32.
Paret (Ad.), allées des Capucines, 15.
Payan (Frédéric), place Saint-Michel, 48.
Pèbre (Joseph-Barth.), rue de Rome, 159.
Pharmacie de la Miséricorde, rue Fonderie-Vieille, 2.
Pharmacie succursale du Bureau de bienfaisance, rue du Jar-
din-des-Plantes, 21.
Pharmacie succursale du Bureau de bienfaisance, Chemin-du-
Moulin.
Pharmacie centrale, rue Noailles, 11.
Planche (Paul), boulevard de la Madeleine, 1.
Rabattu (L.), rue de Rome, 105.
Raybaud (Emile), rue de la République, 7.
Raymond (Casimir), boulevard de la Corderie, 2.
Rech (Séraphin-Hilar.), rue de la Madeleine, 63.
Ribière, rue de la République, 46.
Richard (Louis), rue de la Darse, 1.
Ripert (J.), cours Belzunce, 6.
Ripert (Victor), 183, rue de Rome.
Robert (G.), cours du Chapitre, 6.
Rols (J.), 1874, et Giraud (L.), rue Pavé-d'Amour, 17.
Roubaud (Louis), 1861, rue de Rome, 11.
Roumieu d'Eyriès, rue du Grand-Puits, 14.

Roustan (Louis), rue des Feuillants, 6.
Roux (Henri), quai de Rive-Neuve, 10.
Rufflé (Jean), rue Paradis, 77.
Saint-Joseph, rue Estelle, 24.
Sasia (H.), rue d'Aix, 45.
Sermant (Henri, rue Paradis, 53 *bis*.
Simon (Jules), quai du Port, 116.
Soubie (Léo), avenue de la Capolette, 82.
Terrot (Louis), rue Saint-Dominique, 3.
Testanière (Louis), place Castellane, 11.
Valette (Emile), rue Paradis, 125.
Vial (Emile), cours Lieutaud, 18.
Vidal (Raymond), Grand-Chemin-d'Aix, 27.
Villevieille (Jean-de-Dieu), rue Noailles, 11.
Villevieille (H.), Grand'Rue, 68.
Villevieille (Omer), boulevard Dugommier, 7.
Vizern (Marius), rue Vucon, 54.

Allauch.

D. Réguis (J.-M.-F.), Montp., 1874, de 1 à 3 h.

Aubagne.

D. Corsy.
 *Gaymard (André).
 Lombard.
 *Maritan.
Ph. Icardent (Léon).
 Lafond, (Joseph).

Auriol.

D. *Chaffard (Ange), 1846.
 *Long (Félix).
Ph. Bonifay (Honoré), 1837.
 *Long (Basile), 1838.

Cassis.

D. Jourdan (Pierre).
Ph. Dallest (Louis), 1843.

Ciotat (La).

D. *Aillaud (Charles).
 Bonnescuelle de Lespinois.
 Bonnescuelle de Lespinois. fils.
 *Gras (Evariste).
Ph. Pascal (Antoine).
 Vallée (Hippolyte).

Cuges.

D. Canarry.
Ph. Bonifay (Ant.).

Gémènos.

Of. Rufflé (A.).

Gréasque.

Of. Moustier (Séverin), 1837.

Roquevaire.

D. *Chauvet (Auguste), 1835.
 Giraud.
Ph. Camoin (Louis).

Saint-Henri

D. *Bonnet.
 *Simounot.

AIX.

D. Bourguet (Etienne), 1844, méd. insp. des eaux min., chir. de l'hôp., memb. du Cons. d'hyg., médecin des épidémies, *vice-prés.* de la Soc. loc.
 *Castellan (J.-L.), 1857, méd. des prisons, méd. du bur. de bienfaisance, *vice-prés.* de la Soc. loc.
 Chabrier (Léon-Victor), 1860.
 Champsaur (A.), 1862.

Chavernac, 1866.
*Dargelos.
*Gouyet (Henri), 1856.
Latil, 1879.
Léon (F.-A.), 1835.
Lisbonne (J.), 1837.
Pazan.
*Possel (de), 1838.
Silbert (S.), 1843.
Tramoni.
Valon.
Of. Blancard (E.), 1838.
Gabet (H.), 1847.
Goulin (D.), 1864.
Pierre.
Poilevé (J.-B.), 1849.
Ph. Alexis (J.-P.), 1840.
Boyer.
Capdeville (U.), 1858.
*Cat (E.), 1871.
Delaurent.
Giraud (M.), 1841.
Gros (François).
Kieffer, 1870.
Laborie, 1877.
Laugier, 1872.
Pécout (Justin), 1843.

Berre.

Of. Saint-Gracien.
Ph. Bompard (Léon-Aug.), 1870.

Bouc-la-Malle.

Of. Bernard (Emile).

Cabriès (*Le Pin*).

D. Franc (Alex.).

Eguilles.

Of. Cairéty (Thomas).
Ph. Reynaud (Jean-Bapt.), 1840.

Fuveau.

D. Barthélemy (Célestin), 1875.
Of. Barthélemy (Albert).
Ph. Authosserre (Eug.), 1871.

Gardanne.

D. Duchateau.
Of. Antonini, 1860.
Ph. Sauton (Jean.)

Grans.

D. *Rondard (Armand), 1843.

Istres.

D. Paul (Amé), 1853.
Of. Tournon (J.-François), 1839.
Ph. Garcin (J.-G.), ✸, 1871.

Jougny.

D. Roux (H.).

Lafare.

D. Augier (Marie-Joseph), 1836.

Lambesc.

D. Garnier.
Of. Laugier (Jos.-Hipp.), 1838.
Ph. Bernard (Jos.-Gasp.), 1842.
Fourest (Phil.).

Lançon.

D. Rancurel (Marc-Félix), 1838.

Marignane (*Martigues*).

D. *Justinesy (Aimé), 1868.
Of. *Amavet (Casimir).
Ph. Gas (Henri).
Remusat (Nicolas), 1851.

Martigues (Les).

D. *Michel (Fr.-Marius.), 1840.
*Sérieux.
*Szacfaier (Fr.-X.), 1840.
Ph. Autheman (André), 1857.
Remusat (E.), 1878, 1re clas.

Milles (Les)

Of. Pierre, (Pierre).

Pélissanne.

D. Lesbros (J.-Hil.), 1862.
Ph. Urpar (A.).

Pennes (Les) (*Le Pin*).

D. Gilleron (Eug.).

Peyrolles.

D. Martin (Cyprien), 1855.

Rognac.

Of. Giraud (Julien).

Roque d'Antheron (La).

Of. Brian (Eugène), 1879.

Saint-Cannat.

D. Pascal.

Saint-Chamas

D. Sanguin (J.-E.), 1853.
Ph. Jauffret (Charles).

Salon.

D. *Boulian (Félix).
Fabrequette.
*Mourret.

Roque (Alf.-Félicien), 1860.
Valérian (Victor).
Ph. Chastel, 1870.
Arnaud (Louis).
Valay-Campy, 1868.
Septèmes.
D. *Dupeyron (Eugène).
Simiane.
D. Audouard.
Trets.
D. Audric (J.-Jos.), 1839, méd. du chemin de fer.
Villemus, (Alfred), 1875.
Ph. Giraud (Jean), 1852.
Bertrand.
Velaux.
D. *Bourgarel.
Of. Imbert (Bienvenu), 1872.

ARLES.

D. Arnaud, 1875.
 *Cartier, 1855.
 *Dellon.
 *Duffand.
 Dumas, à Caffanic
 *Gay (A.), 1861, *ve-prés* . de la Soc. loc.
 Martin-Naget.
 Siguon (Franc).
 *Talon.
 *Tardieu, 1866.
 Urpart (J.-B.).
Of. Dunant.
Ph. Blanc (Joseph), 1872.
 Caste (Bernard), 1865.
 Flaujat (F.), 1870.
 Longuet (Jean), 1867.
 Morel.
 Nivière (Aimé), 1870.
Barbentane.
D. Pigeon (F.-Th.), Paris, 1866, de midi à 2 h.
Of. *Mouret (Henri), 1844.

Boulbon (*Tarascon*).
Of. Autard, 1872.
Cabanes.
 N...
Château-Renard.
D. *Bontoux, 1863.
 Gratien.
 Mascle, 1844.
Ph. Bontoux (Hilarion), 1854.
 Espieux.
Eygalières (*Orgon.*)
 N...
Eyguières.
D. Curel (Albert).
Ph. Arnaud, 1844.
Fontvieille.
D. *Siguan.
Of. Marion, 1854.
 Brissis.
Ph. Coste (Marius).
Graveson.
D. Mercurin (Paul).
Of. Terras (Emile), 1869.
Maillanne (*Graveson*).
Of. Perrand (Henri).
Mallemort.
D. Auquier (Louis).
 *Félix (Jules), Montpel. 1886.
Maussanne.
Of. Fréchier (Sylvestre), 1835.
Mouriès.
D. *Boussot.
 Fressant (Séraphin), 1862.
Of. Pecoul, 1838.
Orgon.
Of. Henry.
Saint-Andiol.
Of. Meffre, 1829.
Saint-Louis-du-Rhône.
Of. *Siguan, 1844.
 *Siguan (fils).
Saint-Martin-de-Çeau.
D. Dumas, 1825.
Saint-Rémy.
D. *Mercurin (Ch.-Paul), 1868.
 Mitiflot.
 Pellissier, 1864.
 *Peyron.

*Terras (Emile), Montpellier, tous les jours à midi.
Ph.Alibert (Léon), 1866.
Collivet, 1841.
Rougement (Em. de), 1872.
Saintes-Maries (Les)
Of. Tourret (Pierre-César).
Sénas.
Of. Curel (Albert).
Roquebrune, 1850.

Sigaud.
Tarascon.
D. *Barberin.
Batailler, 1854.
Mourret, 1847.
Rédaris.
Ph.Bain, 1873.
Jaussaud, 1872.
Lignon, 1847.
Riffart, 1853.

CALVADOS

Population: 439,830 hab. — 137 Docteurs en médecine; 39 Officiers de santé; 101 Pharmaciens. — Association locale des Médecins du Calvados.

Six arrondissements: Caen, Bayeux, Falaise, Lisieux, Pont-l'Évêque, Vire.

CAEN

D. *Auvray, 1866, prof. de clinique interne, vice-prés. de la Soc. loc.
*Béziers.
*Bourienne, 1853.
*Catois (E.-H.), Paris, 1880, de 1 h. à 3 h. 15, rue des Cordeliers.
*Chancerel, 1853, ✳, prof. de thérap., memb. du Cons. départ. d'hyg., méd. du chemin de fer, trés. de l'Assoc. loc.
*Delowen, 1870, ✳.
*Duvivier (Adolphe), Paris, 1878, quai de Juillet, lund., merc. vend., de 2 à 4 h.
*Fayel-Deslongrais, 1856, ✪I, prof. de physiologie, sec. de l'Assoc. locale, membre du Cons. d'hyg., insp. des pharm.

*Fayol.
*Gidon, 1874.
*Godefroy, 1847.
*Gosselin, 1882.
Hamon, 1861.
*Joubert, O ✳.
Juhel (Ach.), 1868.
*Le Chevalier, 1877.
*Léger, 1867.
*Le Roy de Langevinière, 1845.
*Letellier (C.), Paris, 1861, lundi., merc., vend., de 2 à 3 h., rue St-Martin, 92.
*L'Hirondel, 1873.
*Maheut, 1839, ✳.
*Mengin (Marie), 1871.
*Moutier, 1875.
*Nourry, 1884.
*Quermonne, 1884.
*Simon, 1874.
Vieillard.
*Viger.
*Vigot, 1883.
*Wiart.
Of.*Béziers (Paul), 1880.
Goussiaume (A.-E.), 1869.
Lebechot (Léon), 1872.

Mahieu (Louis-Bapt.), 1872.
Ph.Briard (Arsène-Lud.), 1880.
Charbonnier, 1868.
Demelle (Paul), 1879.
Durand (Léonard), 1850.
Feron, 1855.
Gogeard (Julien), 1879.
Lebehot (Léon), 1859.
Le Blondel, 1854.
Lebœuf (Paul), 1878.
Le Canu, 1874.
Leroux (Louis), 1852.
Mesnil, 1876.
Mullois (Victor), Caen, 1878, droguiste.
Pihier (Henri), 1880.
Rauquancourt.

Amfréville.
D. *Hébert.

Argences.
D. Deschamps.
Laville, 1850.
*Leroux.
Ph.Levêque, 1872.

Bretteville-l'Orgueilleuse.
Of. Saint-James, 1847.
Ph.Lemonnier, 1832.

Cairon
(*Bretteville-l'Orgueilleuse*).
N...

Cheux.
N...

Clinchamps.
D. *Godefroy.

Courseulles-sur-Mer.
D. *Tourmente, 1883.
Of.*Gondouin, 1845.
Ph.Cardine, 1857.

Creully.
D. *Bertin.
Chotard, 1878.
Ph.Vasnier, 1872.

Douvres (*La Délivrande*).
D. Desmasures, 1851.
Ph.Durand, 1870.

Evrecy.
Of. Hutemenat, 1870.
Lepelletier, 1881.

Ph.Levasseur, 1861.

Lion-sur-Mer.
D. Gauthier.

Luc-sur-Mer.
D. *Tessel, 1870.

Moult.
Of. Guillard.

Noyers.
Of. *Collet fils, 1864.
Ph.Renouf, 1852.

Ouistreham.
D. Gabriel, 1884.
Of. Lechevalier, 1885.
Ph.Bouquet (Eug.), 1882.

Ranville.
Of. Damalou, 1842.

Saint-Aubin-sur-Mer.
D. Sergent.
Ph.Mulot (Valentin), 1855.

Sainte-Honorine-du-Fay.
Of. Desmonts, 1841.

Tilly-sur-Seulles.
D. *Tahère, 1839, ✳.
Ph.Vallée, 1877.

Troarn.
Of. *Lemonnier, 1869.
Ph.Loisel, 1873.

Varaville.
Of. *Leclerc, 1855.

Villers-Bocage.
D. Binet, 1857.
Of. Chonnaux-Dubuisson, 1854.
Ph.Duvieu, 1850.
Pelcerf, 1875.

BAYEUX

D. *Aubraye.
*Basley, 1858.
*Chodorowski.
*Davy, 1871.
*Demagny (G.).
Le Brigant, 1884.
*Lefebvre.
*Nicolle (Jules), 1873.　　14.

*Mottet, 1839.
Ph.Doulhys, 1861.
Dubreul, 1879.
Le Baron, 1869.
Lesieur, 1869.
Manoury, 1866.
Mouillard, 1863.
Pesquerelle, 1861.
Ponchin, 1878.
Tostain, 1884.

Anctoville.
Of. Roger, 1862.

Balleroy.
D. *Gassion, 1873.
*Guernier, 1861.
Ph.James, 1861.

Cambe (La).
D. *Fouchard, 1864.
Ph.Lelièvre, 1868.

Caumont.
D. *Bisson, 1861.
Saint-Quentin-des-Rivières
(Léon-Aimé), 1840.
Ph.Labbey, 1870.

Cormolain.
Of. *Delaplanche, 1860.

Formigny.
Ph.Guibert, 1864.
*Legrix, 1842.

Isigny.
D.* Herbline, 1875.
Ph.Hébert, 1852.
Héroult, 1830.
Marie, 1867.
Pilastre, 1881.

Littry.
D. *Trillest (Alph.), 1877.
Ph.Godefroy, 1874.
Michel, 1852.

Trévières.
D.*Lacour, 1852.
Ph.Delle (F.), 1882.

FALAISE.

D. *Barbot, 1877.
*Le Bas, 1877.
Lechevalier, 1877.
Liette (A.), Paris 1848, de
11 h. à 1 h.
*Turgis, ✳ O, 1865, méd. en
chef de l'hôpital, président
de la Soc. loc.
*Turgis fils, 1884.
Ph.Courteilles, 1879.
Dubuis, 1850.
Germain, 1858.
Lebarbier, 1865.
Lemonnier, 1865.
Levavasseur, 1862.

Bretteville-sur-Laize.
Of. Deschamps, 1884.
Ph.Fages (Jean), 1877.

Cesny-Bois-Halbout.
Of.* Langrais, 1853.

Clecy.
Of.*Lefranc (E.), Caen, 1873;
de 7 à 8 h. matin, 1 à
2 h. soir.

Gouvix (*Bretteville-sur-Laize*).
D. Lebray, 1853.

Langannerie
Of. Marguerit, 1853, de 7 h. à
9. h. matin.

Martigny (*Falaise*).
Of. Hardy (J.-T.), 1877.

Morteaux-Coulibœuf.
D. Mannoury, 1842.

Pont-d'Ouilly.
D. *Poisson (Ch.-Nic.), 1854.
Ph.Blacher (Amédée), 1861.

Port-en-Bessin.
Of.Lefèvre, 1876.

Saint-Laurent-de-Contel.
Of. Renouf, 1837.

Saint-Marc-d'Ouilly.
Ph.Godard(X.),Paris, 1870,1re cl.

Saint-Silvain.
Ph.Bacon, 1847.
Thury-Harcourt.
D. *Barbier.
*Fouasnon, 1852.
Of.*Millevingt, 1867.
Ph.Dessillons, 1853.
Savary (A.-M.), 1872.

LISIEUX.

D. *Colombe (P.), Paris, 1882, de
de 11 h. à midi; samedi de
11 à 2 h., r. du Rempart, 1.
*Decornière (A.), 1869.
De la Croix, 1882.
Lantier, 1885.
*Lesigne, 1883.
Levillain, 1842.
Levillain (Emile), 1884.
*Notta, 1850, ✳.
Reboul, 1840.
*Vauquelin, 1862.
Ph.Aubrée.
Brochet, 1873.
Guérin, 1864.
Lambert.
Leroy, 1866.
Vesque, 1862.
Canon.
N...
Crèvecœur-en-Auge.
Of. Jaquot, 1874.
Ph.Leroy, 1881.
Fervacques.
Of.*Dutac, 1866.
Livarot.
D. Grégoire (H.-E.-N.), Paris,
1883, de 1 à 2 h.
*His, 1877.
*Hue.
Of. Louis, 1837.
Ph.Gambier.
Manneville.
D. *Poplu.

Mézidon.
Of.*Lemazurier, 1874.
Ph.Dupont, 1865.
Notre-Dame-de-Livet.
D. Le Bertre (Jules), 1829.
Orbec-en-Auge.
D.* Hue, 1850.
*Levavasseur, 1869.
*Lélut.
Of.*Boutrais, 1853.
Ph.Buchard, 1840.
Lugan.
Saint-Julien-le-Faucon.
D. *Valette, 1884.
Ph.Desprey, 1835.
Saint-Pierre-sur-Dives.
D. *Colas.
*Legougeux, 1872.
Of.Desprès, 1857.
Ph.Butand, 1842.
His, 1880.
Lemière, 1867.
Morand, 1836.
Saint-Pierre-de-Mailloc.
D. *Toutain.

PONT-L'ÉVÊQUE.

D. *Lecornu (Félix-Alex.), 185
*Leprovost (Léandre, 1866.
Le Verrier, 1831.
Ph.Waldmann, 1878.
Beaumont-en-Auge.
Of.*Lemonnier, 1876.
Ph.Dupont (Alf.), 1850.
Blangy.
Ph.Lemoine, 1838.
Cambremer.
Of.*Prevost (A.-C.-A.), Caen,
1866, de 11 h. à midi.
Ph.Ledoulx, Caen, 1880.
Deauville.
N...
Dives.
D. *Lebailly, 1881.

*Millet, 1883.
Ph.Delahaye (L.), 1846.
Deleau (E.), 1885.
Dozulé.
D. *Gilbert (L.-C.-J.), Paris,1881.
Of.*Richer, 1864.
Ph.Le Chevalier, 1846.
Honfleur.
D. Cottard (A.), Paris, 1873, de
de 11 h. à midi, 15, rue
Notre-Dame.
*Lamarre (Oscar), 1846.
Lebrethon, 1883.
*Maraïs (Henri), Paris, 1872,
de 10 à 11 h., dimanches
et fêtes exceptés, rue des
Buttes, 21.
*Massard (Edouard), 1872.
Of. Guenier, 1879.
Ph.Allais, 1850.
Butel (Henri), 1872.
Delarue, 1869.
Enault, 1869.
Guéret (Fr.-A.), 1841.
La Rivière-Saint-Sauveur
N...
Touques.
N...
Trouville-rur-Mer.
D. *Boulay (A.-N.), 1866.
*Lenepveu, 1883.
*Le Goupil, 1879.
Ph.Gaugain (Jules), 1874.
Tirel, 1867.
Truelle (Aug.), 1879.
Villers-sur-Mer.
D. *Calvet, 1876.
*Lemonnier.

VIRE.

D. Barbanchon, 1838.
*Buot-Lalande, 1846.
*Desgranges.

Le Petit, 1847.
*Lepetit (Louis), 1879.
Pelvey, 1868.
*Porquet fils.
Siquot, 1836.
*Vaussy, 1875.
Wollen-Weber (E.), Nancy,
1873, de 11 h. 1/2 à midi
et de 6 h. 1/2 à 7 h. soir,
place Saint-Thomas, 13.
Ph.Bellanger, 1879.
Delaroche (J.-M.), 1873, place
Castel.
Gallot, 1839.
Lemarchand, 1872.
Queruel, 1863.
Velly, 1879.
Wollen-Weber, 1872.
Aunay-sur-Odon.
D. Cordier, 1840.
*Girard, 1857.
Ph.Dumaine, 1867.
Tardif, 1825.
Beny-Bocage.
D. Lair, 1835.
Bernières-le-Patry.
D. *Guillard.
Campeaux.
D. Fontaine, 1852.
Clinchamps.
Of. Morel, 1837.
Condé-sur-Noireau.
D. *Leboucher, 1872.
*Lehéribel, 1874.
*Porquet fils.
*Tariel, 1854.
Vaulegeard, 1845.
Ph.Debon (Adrien), 1854.
Guérin Les Tardins, 1830.
Jouvin.
Landelles.
D. Leroux, 1848.
Lassy.
D. Varnier, 1847.
Montchamps.
Of. Tourgis, 1823.
Monchauvet.
D. Anne, 1879.

Sainte-Marie-Laumont
(Campeaux).
D. Hubert (J.-F.), 1864.
Saint-Martin-des-Besaces
Ph.Travers, 1863.
Saint-Sever.
D.* Aumont, 1875.

Vassy.
D.*Calbris, 1848.
  Roger, 1878.
Of. Martin, 1833.
Ph.Lautour, 1858.

CANTAL

POPULATION : 236,190 hab. — 68 Docteurs en médecine; 10 Offi-ciers de santé; 29 Pharmaciens.

Quatre arrondissements: Aurillac, Mauriac, Murat, Saint-Flour.

AURILLAC.

D. Bois (Antoine), 1858.
  Bos (Louis), 1847.
  Deconquans (Léon), 1840.
  Fleys (Louis), 1865.
  Girou, 1881, ex-interne des hôpitaux.
  Monraisse (Pierre-Ad.), 1859.
  Pradenhes (Jean), 1852.
  Rames (Jean-Bapt.), 1850.
Ph. Garouste.
  Gibert (Antoine.)
  Masfrand (Jean), 1869.
  Miquel (Pierre), 1859.
  Rames (Jean-Bapt.), 1858.
  Ratier.
  Saury.
Ayrens *(Aurillac).*
D. Gazard (Géraud), 1858.
Leyrix *(Aurillac).*
D. Mercadier.
Marmanhac.
D. Laveyssière.
  Roques (J.-Ant.), 1850.
Maurs-du-Cantal.
D. Laboric-Laromiguière, 1855

Moissinac (Ernest), 1863.
Palis, 1885.
Ph.Lafon, 1885.
  Miquel (Joseph), 1837.
  Négrié (Gustave), 1866.
Montsalvy.
D. Picou (Gabriel), 1878
Of. Bonnet.
Roquebrou (La)
D. Pouget (Claude), 1840.
Ph.Combes (Alexandre), 1863.
Saint-Cernin-du-Cantal.
D. Guibert (Jean-Louis), 1830.
  Marty (Léon), 1873.
  Vaissière (Camille), 1856.
Ph.Pagès, 1885.
Saint-Cirgues-de-Jordane
(Lascelle).
Ph.Chapsal (J.-B.), 1839.
Saint-Cirgues-de-Malbert.
(Saint-Cernin).
D. Servet (Pierre-Eust.), 1839.
Saint-Constant *(Maurs).*
D. Miquel-Laplace (Ch.), 1839.
Saint-Paul-des-Landes.
D. Cruège, 1822.
Sénézergues *(Montsalvy).*
D. Prat (Jean), 1870.
Of. Garrouste (Pierre), 1851.
Siran.
D. Dumas.

Teissières-lès-Bouliès.
(Labrousse).
D. Raygasse (Désiré), 1843.
Velzic *(Aurillac).*
D. Capelle-Puechjean, 1839.
Vic-sur-Cère.
D. Albesart.
Degoul, 1885.
Vialette (Jean), 1862.
Vitrac *(Saint-Mamet-Salvetat).*
D. Valadou (Em.-Hugues), 1852.
Ytrac *(Aurillac).*
D. Carrière (Edouard), 1841.
Caylus, 1872.

Saint-Christophe *(Pléaux).*
D. Joanny, 1881.
Saint-Martin-Valmeroux.
D. Courbouleix de Montjoly, 1848.
Saint-Vincent *(Anglards).*
D. Dufayet de Latour, 1846.
Salers.
D. Guillaume (Jean), 1852.
Of. Barbet (P.-Louis), 1864.
Ph. Layac (Ant.), 1869.
Trizac.
D. Jarrige (Jean), 1833.
Of. Fenolhac (Fr.-Emile), 1843.

MAURIAC.

D. Chevalier-Dufau (L.), 1855.
Delpeuch (Léopold), 1880.
Peyrac (Edouard), 1853.
Ribe, 1881.
Robin-Lavernière, 1839.
Zeglicky (Stanislas), 1841.
Ph. Bonnet.
Delalo (Ant.-Amédée), 1867.
Meydieu (Antoine), 1839.
Anglards-de-Salers.
Of. Claux (Ant.), 1865.
Auzers *(Saignes).*
D. Fouilhoux (Domin.), 1845.
Chaussenac.
D. Lachaze (Antoine), 1858.
Escladines *(Chaussenac).*
D. Béal (P.-A.), Paris, 1881.
Pléaux.
D. Lacambre (Jean-J.), 1836.
Naudet (Ch.-Benoît), 1840.
Salvy (Marie-J.), 1847.
Ph. Naudet.
Riom-ès-Montagnes.
D. Mary.
Ph. Rouchy (Pierre), 1853.
Saignes.
Ph. Lescure.

MURAT.

D. Chirié, ✳.
Maury (H.-P.), 1871.
Ph. Guibal (Pierre-Maur.), 1866.
Merlin.
Allanche.
D. Bonnet (Charles), 1855.
Ph. Colandre (Henri), 1871.
Cheylade *(Taussac).*
D. Reynal de Tissonnière, 1829.
Condat-en-Féniers.
D. Baduel.
Baraduc.
Of. Dalmas (L.-Aug.), 1839.
Ph. Raboisson.
Marcenat.
D. Tournadre, 1879.

SAINT-FLOUR.

D. Amagat (Louis).
Bremond (Pierre), 1832.
Delotz (Hugues), 1842.
Hugon.
Rochette (Jean-Paul), 1866.

Séguy (de), 1882.
Vaquier (Franç.), 1876.
Ph.Lafont (J.-B.), 1868.
Milon (Théophile), 1866.
Missonnier (Jacques), 1862.
Chaudesaigues.
Of. Brémond (François), 1859.
Ph.Marquisot (J.), quai National.
Podevigne (Germain), 1848.
Jabrun (*Chaudesaigues*).
Of. Pagès (Jean-Franç.), 1833.

Massiac.
D. Achalme (Jean-Félix), 1856.
Neuvéglise.
Of. Salvagnac (Casimir), 1864.
Pierrefort.
D. Riol (S.), 1880.
Valuejols (Murat).
D. Moureyre (Antoine), 1867.
Neussargues.
Of. Fontanier.

CHARENTE

POPULATION : 370,822 hab. — 129 Docteurs en médecine; 10 Officiers de santé ; 55 Pharmaciens. — Association locale des Médecins du département.

Cinq arrondissements : Angoulême, Barbezieux, Cognac, Confolens, Ruffec.

ANGOULÊME.

D. Authenac.
*Bessette (Edmond), 1852, ✳,
   présid. de la Soc. loc.
   chirurg. des hôpitaux.
Bourrut-Duvivier, 1861.
Bouyer (J.), 1869.
Clémenceau (Moïse), 1871.
*Cochot.
Delsol.
*Doublet (Pierre), 1879.
Fleury (de), 1847.
*Fournier (Georges), ✳, méd.
   des hôp., vice-prés. de la
   Soc. loc.
Gilson (H.), 1884.
*Machenaud (C.).
*Maintenon, 1873, trés. de la
   Soc. loc.
Paris (A.), 1837.
*Ricard (E.), Paris, 1830, de
   midi à 2 h., rue d'Iéna, 17.
*Vallantin, 1875, sec. de la
   Soc. loc.

Werner (Aug.), 1836.
Of. *Bernard.
   *Daly.
Ph.Allenet, 1851.
Bastard, 1881.
Blanc, 1883.
Bordas, 1873.
Chaillot (Elie), 1867.
Donzole et Chaux.
Drouet.
Duffort et Dognon, 1878.
Faure-Muret, 1867.
Gaborit (Adr.), Lim., 1872,
   pl. du Marché.
Hilairet fils, 1854.
Marcille, 1882.
Muszinski, 1876.
Yvon.

Blanzac.
D. Lafond (de).
   *Fouassier, 1876.
   *Rigaillaud, 1865.
Ph.Bordier, 1860.

Blanzaguet.
   (*Villebois-la-Valette*).
D. *Dumas (Elie), 1881.

Champniers.
Of. Brunerye, 1868.
Coulonges.
D. *Bouyer.
Couronne (La)
D. *Audoyer.
    Morin (P).
Ph.Deslandes.
Hiersac.
D. Boiteau.
Marcillac-Lanville.
D. *Jousse (Edmond), 1875.
Marthon.
D. *Gignac (Jean).
Montbron.
D. Lacombe.
    *Pradignac.
    Rebière-Laborde.
Ph.Dulignon-Desgranges.
    Delàge, 1re cl., Paris, 1881.
Montignac(*St-Amand-de-Boixe*)
D. *Feuillet fils, 1865.
    *Vivier, 1851.
Mouthiers (*sur-Boëme*).
D.* Debrousse-Latour, 1873.
Nersac.
D. *Niemojewski (Ant.), 1879.
Poreuil.
D. Mansière.
Rochefoucauld (La).
D. Bossand, 1841.
    *Bourrand, 1847.
    *Lami (Junien), 1866.
    *Pintaud-Desallées (A.),Paris,
    1872., de midi à 1 h.
Ph.Bonsenne, 1843.
    Vincent, 1876.
Rouillac.
D. *Leclet, 1849, vice-prés. de
    la Soc. loc.
    *Mercier-Valenton.
Ph.Martin.
    Singareau, 1876.
Ruelle-sur-Touvre.
Pà. alande, 1881.
Saint-Cybardeaux (*Rouillac*).
D. Amiaud, 1858.

Touriers.
(*Saint-Amand-de-Boixe*).
D. *Mesnard (Arsène).
Vars.
D. *Montagne.
Ph. Sainte-Marie (G. Presle de)
    1874.
Villebois-Lavalette.
D. *Vayron, 1846.
Ph.Guinefolland.

BARBEZIEUX.

D. *Dessus, 1868.
    Landry.
    *Meslier (James) 1872.
    Monnereau, 1883.
    *Rioublanc.
Of. Cornette, 1864.
Ph.Darolle.
    Drillon 1846.
    Grasset (G.), Bord., 1877, rue
    Victor Hugo.
Aubeterre-sur-Dronne.
D. Doreau fils, 1850.
    *Gaillardon.
    *Lurat.
Ph.Bertet (L.), Bord., 1875.
Baignes-Sainte-Radegonde.
D. Bernard (Dumaine), 1877.
Ph.Goffreteau.
Bessac (*Montmoreau*).
Of.Lagarde.
Brossac.
D.*Manny (de), 1867.
Ph.Giraud, 1853.
    Caillaud.
Chalais.
D.*Jaulin.
    *Debenais.
    Lacour.
    Sourzac, 1837.
Ph.Nau.
Challegnac (*Barbezieux*).
D. Rioublanc.

Garde-sur-le-Né (La).
(Barbezieux).
Of. Gillet, 1867.
Montmoreau.
D. Gratraud, 1849.
Mandinaud.
Ph.Gay, 1864.
Poulignac *(Montmoreau).*
D. Bonneau, 1883.
Saint-Christophe-de-Chalais
(Chalais).
D. Gatay.
Touvérac.
(Baignes-Sainte-Radégonde)
D. Landreau (Justin), 1850.

COGNAC.

D. Boraud, 1845.
Boraud fils, 1879.
*Durosier (Félix), 1869.
Gay, 1836.
Gay fils, 1869.
Janet (Léopold), 1880.
Lefrançois de la Chataigne-raie.
*Martin - Bernard (Albert), 1868.
Tercinier, 1842.
*Thomas.
Ph.Baudoin, 1re cl., Par., 1879, rue de Barbezieux.
Bezie, 1844.
Corvaizier.
Courbatère.
Harmand.
Ordonnaud, 1878.
Leroy.
Saint-Mézard.
Angeac-Champagne.
(Salles-d'Angle).
D. Monjon, 1873.
Bassac.
(Saint-Même-les-Carrières).
D. Boiteau (A.), Par., 1882.
Castaigne, 1839.

Châteauneuf-sur-Charente.
D. Croizet, 1875.
*Loche, 1864.
Mounier, 1876.
Terracher, 1868.
Jarnac.
D. *Bourgeois, 1870.
*Gay, 1857.
*Rançon (Ernest), 1854.
Ph.Decloux, 1850.
Nivet(C.-M.), Lyon, 1872.
Rousseau.
Lignière *(Rouillac).*
D. Delage, 1854.
Guichard, 1864.
Mérignac *(Jarnac).*
D. Boiteau (Aug.), 1862.
Segonzac.
D. *Dumay, 1861.
Ph. Harmand.
Sigogne
D, Gauraud, 1872.
Touzac *(Barbezieux).*
D. Roux, 1855.
Roux fils, 1874.
*Vacquier, 1854.

CONFOLENS.

D. Berguien, 1877.
Defaut, 1879.
Pouliot, (Ludov.), 1867.
Vezaux de Lavergne.
Ph.Babaud-Dulac, 1865.
Soulié, 1879.
Beaulieu.
(Saint-Claud-sur-le-Son).
D. *Louvel du Longpré.
Benest *(Champagne-Mouton).*
D. Alloncle)C.), Paris 1883.
Of.*Laurendeau.
Alloue *(Champagne-Mouton).*
D. Alloncle (Jean). 1883.
Brigueil.
D. Plaisance, 1860.

Chabanais.

D. *Barret, 1877.
Brunet (Louis), 1883.
Déserces, 1852.
Of. Dalesme, 1884.
Ph. Bourgoin, 1859.
Faure-Muret, 1864.

Champagne-Mouton.

D. *Amiaud, 1878.
Doche-Laquintaul.
Of. Rouhet, 1841.
Ph. Suant.

Chasseneuil.

D. *Blanchier, 1879.
*Compagnon, 1863.
Ph. Riffet.

Massignac (*Montembœuf*).

Of. *Fougeron, 1863.

Montenbœuf.

D. Chevalieras (Eug.), 1880.

Saint-Claud-sur-le-Son.

D. Chairou–Lagrèze.
*Courteneuve (J.), 1868.
Ph. Leclerc, 1878.

RUFFEC.

D. *Coyteux-Duportal, 1870.
*Guilhaud, 1846.
Ph. Delile (Albert), 1re cl. 1874.
Gaudin (Azaël).

Aigre.

D. Lacroisade.

Chabanais.

Nelson-Pautier (T.), Montp.
*Pautier (T.-N.), 1863.
Poumeau (Aldemir).
Ph. Baubeau, 1877.

Aunac (*Mansle*).

D. Delavaud, 1851.

Gourville (*Aigre*).

D. Guilhaud (Henry).

Mansle.

D. *Bertrand, 1878.
Lavallée (Gaëtan), 1872.
Ph. Limousin-Laplanche, 1876.
Montjean.
D. *Masseloux.

Nanteuil-en-Vallée.

D. *Malteste, 1876.

Paysay-Noudoin.

(*Villefagnan*).
D. Lebègue, 1867.

Saint-Angeau.

D. *Barrault, 1856.

Tusson.

D. Sicard (A.), 1865.

Verteuil-sur-Charente.

D. Deux-Desprès, 1839.

Villefagnan.

D. Barillier.
Brothier.
Feuillet (François), 1877.
Ph. Maingaud.

CHARENTE-INFÉRIEURE.

POPULATION : 465,628 hab. — 225 Docteurs en médecine
20 Officiers de santé; 90 Pharmaciens. —Association locale des
Médecins des arrondissements de Saintes, Marennes et Jonzac.
— Association locale de l'arrondissement de Saint-Jean-d'Angély.
—Association locale de l'arrondissement de Rochefort-sur-Mer.
Six arrondissements : La Rochelle, Jonzac, Marennes, Roche-
ort, Saintes, Saint-Jean-d'Angély.

LA ROCHELLE.

D. Barthe, 1851.
Brard, 1859.

Challe (E.), Paris, 1876, de
midi à 2 h., rue de l'Es-
cale, 28.
David (Phil.), 1865.

Delarue, 1855.
Delétang, 1830; *n'exerce plus.*
Drouineau, 1861.
*Duvau.
Hillaireau (Félix), 1879.
Lagarde.
Laurent (C.-A.), Paris, 1881, de midi à 2 h.
Merle, 1842; *n'exerce plus.*
Moreau (J.-Ph.), de midi à 2 h., excepté le dimanche.
*Pichez (Louis), 1870.
Romieux (Ernest), 1855.
Ph.Atgier, 1873.
Barbin (Fleury), 1844.
Bergerat (Pierre), 1879.
Bouyé (Paul), 1880.
Condamy (Adolphe), 1860.
Cunaud (G.); 1875, sirop contre la coqueluche.
Marchais (A.).
Ménier, 1849.
Michau (E.), 1re cl., 2, rue du Temple.

Ars-en-Ré.
D. Guy (Louis-Arthur), 1864.
Courçon.
D. *Bonneau (J.-J.-L.), 1872.
Flotte (La).
D. Fourgnaud (J.-Em.), 1861.
Ph.Soenen (Florimond), 1873.
Jarne (La) (*La Rochelle*).
D. Callière (André), 1873.
Jarrie (La).
D. *Richard (Daniel), 1880.
*Roux (J.-J.-G.), 1873.
Marans.
D. *Dubois (A.-P.), Paris, 1874, de 11 h. à midi.
Michault (E.).
Rodier; *n'exerce plus.*
Toutant, 1851.
Ph.Caillière (Auguste).
Fleury-Claudot, 1845.
Nieul-sur-Mer.
D. *Briand (Gust.-Fr.), 1876.
Sainte-Marie.
Of.Boiteau (François), 1860.

Saint-Jean-de-Liversay.
D. Vallet (Alph.), Paris 1862.
Of.Junin (Ed.), 1852.
Saint-Martin-de-Ré.
D. Neveur, 1871.
Pousin, 1840.
Viger (P.).
Of. Kemmerer, 1838.
Ph.Atgier, 1833.
Borde (Jean), 1862.
Saint-Sauveur-de-Nuaillé.
Of.Nébelski (Albin), 1865.
Sainte-Soulle.
D. Lafon (Jean-Joseph), 1855.
Saint-Xandre.
D Purrey (A.), Paris 1877, de midi à 2 h.
Vérines (*Sainte-Soulle*).
D. Dubois (B.), Paris 1879.
Of. Richard, 1853.

JONZAC.

D. Barbot, 1858.
Brard (P.-L.), 1826.
Fichot (Ch.-H.), Paris 1872.
Gauron, 1866.
Ph.Fichot (Ch.-H.), Paris 1882.
Pons, 1824.
Rullier-Hérier, 1854.
Archiac.
D. Georgeon (Gustave), 1880.
Ponneaud, 1858.
Virolleaud (J.), Paris 1867, de 11 h. à 1 h.
Ph.Ferrand, 1836.
Vallet, 1874.
Arthenac (*Archiac*).
D. Larquier, 1856.
Cercoux.
D. *Brung (Hilaire), 1875.
Ph.Arnaud (P.-Adhémar),
Chevanceaux.
D. Rougier (Jean-Franç.,
Vacquier; *n'exerce plus.*
La Garde.
D. Vigen (Charles), 1882.

Lonzac (*Archiac*).

D. Monnerot.

Mirambeau.

D.*Arsonneau.
Poitiers, 1882 ; *n'exerce plus.*
Sabourin, 1873.
Sostrat (A.), Paris, 1872, de midi à 1 h.
Ph.Drouet (J.-M.-Adolphe).
Duburguet, 1826 ; *n'ex. plus.*
Hillairet, 1857.

Montendre.

D. Arnaud, 1874.
Béguier, 1833 ; *n'exerce plus.*
Ph.Hillairet (Emile), 1865.

Montguyon.

D. Geneuil (Adolp.), 1858.
Geneuil (Alb.), Lim., 1875.
Ph.Geneuil (Théoph.), 1842.

Montlieu.

D. Milton (Bertrand), 1863.
Ph.Lavernhe (J.-Phil.), 1867.

Ozillac (*Jonzac*).

D. Canolle, 1867.
Eveillé, 1833 ; *n'exerce plus.*

Saint-Aigulin (*Montguyon*).

D. Busquet (J.-B.-A.), Bord., 1881, de midi à 2 h.
Ph.De Sainte-Marie, 1875.

Saint-Bonnet (*Mirambeau*).

D. Besson.

Saint-Clers-du-Taillon.
(*Mirambeau*).

D. Robert, 1859.

Saint-Fort-sur-Gironde.

D. Chapparre, 1873.
Tourtelot, 1875.
Vergé, 1864.
Ph.Guignot (Célestin), 1875.

Saint-Genis-de-Saintonge

D.*Aubouin, 1873.
Mazière, 1833.
Ph.Couraud (Ismaël), 1875.

Saint-Maigrin.

Of.Lafosse, 1859.
Lagarde .(F-A.), 1869.

Sémillac (*Mirambeau*).

D. Arsonneau, 1845.

MARENNES.

D.*Battandier (J.-P.-Em.), 1852.
Ciraud.
Ph.Bureau (Ambr.), 1846.
Drouet (Gabriel), 1882.
Le Peltier, 1874.

Arvert.

D. Chevallier (Léon-Elis.), 1883 ; *n'exerce plus.*
Guiton (E.-S.), 1874.

Le Château-d'Oléron.

D.*Brionval (Dés.-J.-B.), 1864.
Pineau (Em.), 1878.
Ph.Tharaud (Edouard), 1877.
Boutin (I.), Nantes, 1875.

Dolus.

***

Etaules.

D. Cholous (Hipp.), 1861.
Darcy (Pier.-Edouard), 1877.
*Déruas (Emile), 1857.
Ph.Hermet (Franc.-Eug.), 1873.

Gua (**Le**).

D. *Bouvard (Georges), 1883.
Carteron (Hipp.), 1872.

La Guinalière (*Ile d'Oléron*).

D.*Geay (Edmond), Strasbourg, 1869, au Mont-Dore, du 1er juin au 15 septembre.

Pontaillac (*Royan*).

D. Hoffmann (Louis), 1835, ✳, 🎖, A., l'hiver à Paris, 12, rue Choron.

Royan.

D. Audouin.
*Guillou (Auguste), 1833.
Mondotte, 1851.
Poché, 1874.
Roux.
Salmou.
Of.Vialet (Théophile), 1841.
Ph.Daudy (Ch.-Alfred), 1873.
Drouin (Jacq.-Adrien), 1871.
Lussau (Jean-Ant.), 1866.

Saint-Agnant.

D. *Chevalier (V.), 1881.

Saint-Denis-d'Oléron.
D. Desgraves.
 Le François de la Chataigneray, 1873.
Of.Bouhier, 1840.
Ph.Lambert (Victor), 1842.
Saint-Georges-d'Oléron.
D. Bouhier (Jean), 1840.
Of. Lotte (Ovide), 1865.
Ph.Cacault (Léon-Louis), 1838.
 Sochaczewski (Edgard),1881
Saint-Pierre-d'Oléron.
D. Anfrun (J.-F.-A.), Paris, 1868.
 Breucq (A.), Paris, 1881, de
 9 à 11 h.
Of. Froger (B.-L.), 1829; *n'exerce plus*.
 Langlais (Alexandre), 1850.
Ph.Carrière (P.), 1870.
Soubize.
D.*Vasy.
Tremblade (La).
D.Guillou (Magloire), 1871.
 Vermont (de).
Ph.Fleury (Erasme-Marie-Gust.)
 1873.

ROCHEFORT.

D. *Abelin.
 Ardouin.
 *Aube fils.
 Aze ; *n'exerce plus*.
 *Ballot ; *n'exerce plus*.
 *Barbrau, 1834, prés. de la
 Soc. loc.
 Baril (Clément), 1883.
 *Barthélemy-Benoît, 1858.
 Bouchet.
 *Bourrat.
 Bourru (H.), rue Laforêt, 8,
 à midi.
 Chagnolaud, 1885.
 *Chastang.
 *Clavel.
 *Deschamps.
 *Dhoste, 1869.
 *Dhoste (P.).

D.*Doublet, 1866, trésorier de
 la Soc. loc.
 *Drouet (Jean), 1845.
 *Duhallé, 1847.
 *Duplouy, 1857, dir. de l'Ecole, vice-prés. de la Soc.
 loc.
 *Duplouy, fils.
 *Dupont.
 *Fontorbe.
 *Gailhard.
 *Girard ; *n'exerce plus*.
 *Lacroix, 1859.
 Legros, 1856.
 Libouroux.
 *Manès, 1862.
 *Marianelli.
 Marsrévéry.
 Méry.
 *Modelski.
 *Nicomède.
 *Paillé, secrét. de la Soc. loc.
 *Pénard, 1857.
 *Piesvaux.
 *Rangé.
 *Thèze (A.), 1873.
 *Veillon (A.), 1875, ✳, de 1 h.
 à 4 h., l'été à Vichy.
Ph.Bichon (Emm.), 1871.
 Caillere (Auguste-Camille),
 1879.
 Joubert (Arthur), 1879.
 Joussel, 1869.
 Oui (Jules), 1864.
 Poupard (L.), 1875.
 Reignier, 1874.
 Rigal, 1854.
 Vincenot (Edgard), 1880.
Aigrefeuille-d'Aulnis.
D.*Granier-Saint-Aubin, 1868.
Ph.Frouin (René), 1870.
Ciré-d'Aunis.
D. *Oui, 1871.
Of.*Breffeil (Joseph), 1853.
Fouras.
D. *Boutiron, 1872.
Surgères
D.*Audry.

D. *Bujault (Et.-Ant.-F.), 1882.
Favin-Lévêque (C.-A.), 1853.
Reignier (Gabriel), 1865.
Ph.Body (Henri), 1881.
Bugeaud (J.-J.-Paul), 1854.
Charriaux (Alfred), 1878.
Prevots (Léon), 1874.

Thairé (La Jarrie).

D. *Hendereich, 1836.

Tonnay-Charente.

D. *Bouthet-des-Gennetières 1842
*Gaudin, 1865.
*Oré, 1872.
Ph.Dandrieux, 1860.

SAINTES.

D. Amblard, 1876.
Baron; *n'exerce plus.*
*Besse, 1858.
*Bouyer, 1859.
*Briault, 1827, prés. hon. de la Soc. loc. des arrond. de Saintes, Marennes et Jonzac; *n'exerce plus.*
*Mesnard (*Guenon des), (J.-E.-P.), Paris, 1867, de midi à 1 h., excepté le dimanche. 15, rue St-Vivien.
*Léger, trés. de la Soc. loc. de Saintes, Marennes et Jonzac.
*Mailhetard, 1874, sec. de la Soc. loc.
*Mongrand, O, ✳, présid. de la Soc. loc. de Saintes. Marennes et Jonzac.
*Naud (Paul-Michel), 1868.
*Vanderquand, 1856.
Ph.Barraud-Pellisson (G.).
Boureau (M.-J.-M.), 1882.
Collot (Charles), 1872.
Gascard 1886.
Gervais, 1877.
Grasset (Louis),Montp.,1869. cours National, 57.
Joyeux, 1860.

Poirault (Th.).
Teulon (Justin), 1877.

Berneuil (*La Jard*).

D. *Moré, 1835; *n'exerce plus.*

Brives-sur-Charente.

D. *Brisson, vice-prés. de la Soc. locale.

Burie.

D* Joubert (Edmond), 1882.
*Nadaud (J.), Montp.,1864.
Ph.Sorin (Ludovic), 1882.

Chermignac (*Saintes*).

D. Grand.

Cherpenaize par Gémozac.

D. Godet (H.), Paris, 1856.

Corme-Royal.

Of.Rejou, 1847.

Courcoury (*Saintes*).

D. *Guérin, 1879.

Cozes.

D. *Bobrie (Simon), 1881.
Robert, 1849.
Of.Collinet, 1858.
Ph.Guimbellot, 1876.

Crazannes (*Port-d'Envaux*).

D. *Gaillard, 1883.
Of. *Bron (Achille, 1866.

Dompierre - sur - Charente. (*Chérac*).

D. Boguier (Fréjus), 1881.

Gémozac.

D. Répéré, 1883.
*Sallaud (Em.-Al.), 1868.
Ph.Besse (Norbert), 1875.
Gontier (Paul), 1876.

Meursac.

D. *Faneuil, 1877.

Meschers.

D. Pouguet (A.-P.-F.), 1875.

Mortagne-sur-Gironde.

D. Marmiche, 1883.
Mauny (Eliacin), 1857.
Ph.Bouchet (Ernest), 1877.

Nancras (*Saujon*).

D. *Lassous, 1881.
Of.*Bertaud, 1845; *n'exerce plus.*

Pérignac.

D. Chauvet (Louis), 1877.

Pisany (*Saujon*).
D. Lefranc, 1880.
Pons.
D. Bonarme, 1876.
*Combes (E.-J.-L.), 1868.
*Gros (A.-A.), 1863.
Réjou, 1877.
Rigaut fils, 1878.
Robin (J.-F.), Paris, 1874.
Ph.Ballangé (Georges), 1879.
Brieu (Anat.), 1873.
Charropin, 1873.
Pont-l'Abbé-d'Arnoult.
D. *Béal (Ben.-Aug.), 1862.
*Gilbert, 1838.
*Gilbert fils, 1873.
Rétaux (*Saintes*).
D. Faucher de la Ligerie, 1875.
Rioux *Saint-André-de-Lidon*).
N...
St-André-de-Lidon.
D. Marquié.
Saint-Porchaire.
D. Baccaris (Jean-Léon), 1874.
Saint-Romain-de-Benet
(*Mortagne-sur-Gironde.*)
D. *Jozansy, 1856.
Saint-Sauvant (*Burie*).
Of.*Aubert(J.-B.-Achille), Paris,
1857. Inventeur du désin-
fectant « *Le Phéniode.* »
Saujon.
D.*Chavanon (Armand), 1870.
*Dubois, 1844; *n'exerce plus.*
Dubois (S.) fils, Paris, 1878
de midi à 2 h., lund., vend.,
samedi, dimanche.
*Moinet, *l'été à Cauterets.*

*Papillaud (V.), 1885.
Ph.Benffeuil (Hector), 1875.
Charroppin(P.), 1883, 1re cl.
Mousnier, 1839.
Tesson (*Gémozac*).
D. *Mériot.

SAINT - JEAN - D'ANGELY.

D. Ballard-d'Herlinville, 1846.
*Baudry-Lacantinerie, 1873,
ex-chir. de la marine, sec.-
trés. de la Soc. loc., méd.
des enfants assistés et des
chem. de fer de l'Etat.
*Bourey (P.-D.), 1848, anc.
int. des hôp. de Paris,
prés. de la Soc. loc. de
l'arrond., méd. des épide-
mies.
*Devers (Alfred), 1856, anc.
int. des hôp. de Paris, vice-
prés. de la Soc. loc. de
l'ar., médec. de l'hôp. ci
vil et militaire.
*Doussin (Alfred), 1875.
Gianetti (Jean-B.), 1848.
*Jouslain (Alph.), 1865.
*Normand-Dufié.
*Rogée (Léonce), 1879.
Ph.Archambauld, 1880.
Barbot (J.-B.), 1842.
Bérard, 1880.
Cartier (Théoph.), 1882.
Pharmacie Centrale.
Aulnay-de-Saintonge.
D. *Marchand (E.), Paris, 1873.
*Salles (Eugène), 1880.
Ph.Chauveau (Paul), 1880.
Marty (Jean), 1879.
Aumagne (*Sainte-Même*).
D. *Vanderquand (Gabriel)1878.
Ballans (*Siecq*).
Of.*Ollier (Achille), 1842.
Beauvais-s.-Mâtha.
D. Lesenne.
*Savatier (Alex.), 1848.
Bignay
D. *Ladmiral (P.), 1883.
Brisambourg.
D. Grouillard.
Of. Ladmiral (Gustave), 1854.

Fontaine-Chalendray.
D. *Merveilleux, 1851.
Loulay.
D. *Primet (G.-Maur.), 1880.
Macqueville (*Siecq*).
D. Guillon (F.).
Mâtha.
D. *Lablancherie (O.), Paris, 1880, de midi à 2 h.
Of. *Comte, 1854.
Ph.Gaillard (Stanis.), 1878.
   Levreau, 1869.
Neuvicq.
D. Ferrand (A.-J.), 1847.
Saint-Savinien.
D. *Foubert (Fr.-Arm.), 1871.
   Guerain, 1883.
   *Phelippeaux, 1859.

Ph.Coudreau, 1879.
   Dexam (Joseph), 1879
Siecq.
D. Porchaire, 1883.
Taillebourg.
D. *Deramé (Félix), 1858.
Thors (*Matha*).
D. *Pouvreau, 1852t
Tonnay-Boutonne.
D. *Schmutz, 1879.
Ph.Davril (Victor), 1867.
Villeneuve - la - Comtesse.
D. *Chaigneau (Jean-Alexandre),
   1832.
   *Doignon (Firmin), 1852.
   Rosière.

CHER.

POPULATION : 345,613 hab. — 82 Docteurs en médecine : 3 Officiers de santé ; 57 Pharmaciens. — Association locale des Médecins du Cher.

Trois arrondissements : Bourges, Saint-Amand, Sancerre.

BOURGES.

D. *Babillot.
   *Bercioux (S.-L.), 1858.
   *Brunet.
   Duprat.
   *Imbert (Pierre), 1881.
   *Jollet (Henry), *viec-prés.* de la Soc. loc.
   *Longuet, 1877, *secrét.* de la Soc. loc.
   *Mirpied.
   Moreau (P.-A.), 1864.
   *Pellerin, 1878, *trésor.* de la Soc. loc.
   *Perier.
   *Peybernès (Albert), 1875.
   *Rouillon, 1885.
   *Sarazin.

   *Séjournet (J.-Th.), 1858.
Ph.Apard.
   Batton (Louis-Jos.), 1867.
   Belot.
   Brehier (Ch.-L.). 1868.
   Breu (J.-B.), 1871.
   Chantereau (C.), 1882, rue Cour-Sarlon, 5.
   Fauconneau (Anatole), 1875.
   Laudat.
   Lefèvre (Adolphe), 1878.
   Leprince (Maurice), 1877.
   Mauger (E.), Paris, 1874, pl. Gordaine.
   Mornet (Marcel), 1878.
   Robin (P.-A.), 1847.
   Vernade.
Aix-d'Angillon (Les).
D. *Courrèges (A.), 1874, de 1 à 3 h. le mardi.

Ph.Mouillon (Eusèbe), 1879.
Baugy.
D.*Mourier (Aug.-J.-P.), 1871.
Ph.Giquel (A.-M.), 1836.
Charenton-du-Cher.
D.*Boulay (Claude), 1875.
Charost.
D.*Lojewski(Ch.d'Othon),1844.
Ph.Beuzelin (Th.-L.), 1863.
Graçay.
D.*Buret (A.), 1854.
*Gailhard (Gaston), 1880.
*Gibert (A.), 1853.
Ph.Bardin (F.-R.), 1843.
Guyard (L.), Tours, 1882.
Mareuil-sur-Arnon.
D. Biernawski (De), 1871.
*Grandmaison (E. de), 1850, méd. cons. à Néris-les-Bains du 1er juin au 15 septembre.
Mehun-sur-Yèvre.
D.*Mérault (Camille), 1867.
*Trudant, 1876.
Ph.Bernet (Léon), 1880.
Buret (Guillaume), 1838.
Millot (J.-B.-S.), 1843.
Neuvy-sur-Barangeon
D.*Didier-Placé.
Préveranges (*Boussac-Creuse*).
D. Maugenest (Firmin), 1840.
Saint-Florent-sur-Cher.
D.*Ladevèze (Ant.-P.-M.), 1867.
Ph.Morin (Léon), 1877.
Saint-Martin-d'Auxigny.
D.*Durand (Casimir), 1868.
*Massay.
Vierzon-Ville.
D.*Baujard (A.-A.), 1864.
*Burdel (A.-E.), 1842 ✳, méd. honor. de l'hospice, prés. de la Soc. loc.
*Gaucher (D.).
*Grajon (A.), Paris, 1857, à midi, Petit Mail.
*Hervier, 1878.
*Petitfils (Denis-Alf.), 1873.
*Valude (Julien), 1879.

Ph.Chat, 1881.
Gibert (M.-A.), 1863.
Huet.
Jolivet (Ph.-A.), 1856.
Rionnet (Léon), 1881.

SAINT-AMAND.

D.*Bornichon (M.-A.), 1855, membre du Cons. d'hyg., *présid.* de la Soc. loc.
*Coulon, 1878.
*Dagincourt.
*Dessois (A.), Paris, 1878; de midi à 2 h.. cours Fleurus.
*Maugenest (F.), 1864.
*Verneuil (G.), Paris, 1873, de midi à 2 h.
Ph.Bouzique (U.-Eug.), 1857.
Chavaillon (Pierre), 1877.
Gallerand (Ch.), 1861.
Châteaumeillant.
D. Gorski (Camille), 1876.
*Guillot (François), 1881.
Sadrain (Marie), 1883.
Of. Massonnet (Joseph), 1833.
Ph.Blondonnet (Eugène), 1874.
Mosnier (G.), 1858.
Châteauneuf-sur-Cher.
D.*Baux.
Of.*Grandjux (E.-F.), 1838.
Ph.Friemet (Charles), 1877.
Vincent, 1876.
Châtelet-en-Berry (Le).
D.*Desage (J.-B.-A.), 1850.
Culan.
D.*Carion.
Dun-sur-Auron.
D.*Vigouroux (F.-J.), 1861.
Ph.Bonnamy (Jules), 1re classe, Paris, 1877.
Buffaut (Ch.), Paris, 1866.
Loiseau (G.), 1829.
Guerche-sur-l'Aubois (La).
D.*Deprais (Amédée), 1860.
Ph.Duhoux (L.-P.), 1853.   15.

Ph. Moulin (Joseph), 1872.
Jouet-sur-l'Aubois.
D.*Solivas.
Lignières.
D.*Bonnet (Paul-Léon), 1870.
  *Clérault (E.-H.), 1845.
  *Clérault (G.), 1877.
Ph.Dubarry (Émile), 1879.
  Lesœur (J.-B.-J.), 1865.
Nérondes.
D.*Méténier.
  *Témoin (Sylvain), 1859.
Ph.Lasnier (Pierre), 1856.
  Mauger (Edmond), 1881.
  Vilain (E.-J.-B.), 1857.
Ourouer-les-Bourdelins
D. Courtaud-Raphanel (Aug.),
    Paris, de 11 heur. à midi.
    Méd. cant.
Ph. Courtault (A.).
Sancoins.
D. Debrade (G.), Paris, 1878.
  Saulx (Léon-François),1868.
Ph.Benoît (L.), 1835.
  Bompied (Antoine), 1880.
  Debœuf, 1878.

SANCERRE.

D.*Bertaud (L.), 1853.
  Chamaillard (L.-Et.), 1868.
  *Combaud.
  Vivien (Jules-René), 1855.
Ph.Favard (Ch.-F.), 1857.
  Néc (Olivier-Paul), 1875.

Argent-sur-Sauldre.
D.*Rat.
Of.*Maydieu (J.-B.-A.), 1857.
Aubigny-sur-Nère.
D.*Flain (Ch.-F.), 1846.
  Grandjean (L.), 1834.
  Gressin, 1874.
Ph.Dardaillon (J.), Paris, 1880,
    1re classe.
  Larippe (F.-A.), 1845.
  Millien, 1875.
Brinon-sur-Sauldre.
D. Dargent (A.-F.), 1841.
Clémont.
D. Boyer (Albert), 1867.
Henrichemont
  (*Brinon-sur-Sauldre*).
D.*Castay (Jean), 1873.
  Général.
  *Perussault (J.-D.), ✳, 1851.
Ph.Habert (Marie), 1875.
  Perrussault fils.
Jars.
D. Demouch.
Léré.
D.*Manceau (E.-B.), 1864.
Sancergues.
D. Boucher (L.-A.), 1854.
  Decencière (M.-F.-G.),
  *Jeannin.
Savigny-en-Sancerre.
D. Ravier (Gustave), 1878.
Vailly-sur-Sauldre.
D. Souesme (E.), 1857.
Ph.Julhe (Léon-Français), 1871.
Veaugues.
D.*Deroin (Pierre-Claude),1870.

CORRÈZE.

POPULATION : 311,525 hab. — 96 Docteurs en médecine, 13 Officiers de santé; 43 Pharmaciens. — Association locale des Médecins de la Corrèze. — Syndicat des médecins de la Corrèze. — Société de Pharmacie de la Corrèze.

Trois arrondissements : Tulle, Brive, Ussel.

TULLE.

D. *Audubert, 1843.
    Audubert, 1882.
    *Chammard (Louis de), 1840.
    Chammard (Alf. de), 1876.
    *Faugeyron, 1874.
    Maschat (Marie), 1883.
    *Soularue, 1880.
    Valette, 1881.
    *Vergne (Alfred), 1869, *vice-prés. de la Soc. loc.*
    Vergne (J.-S.), Paris 1848, ✳,
    de 1 à 3 h., rue de la Barrière, 104.
Ph. Béronie.
    Borie (Mathieu), 1840.
    Chiry.
    David, 1871.
    Jarrige.
    Jumeau-Lafond (J.-B.).
    Leymarie, 1873.
    Sarvary.

Argentat.
D. Meilhac (Paul), 1863.
    Morely (J.-P.-M.), 1834.
    Moulin (Tiburce).
Ph. Eyrolles (Étienne).
    Planche.
    Reynier.

Chamberet.
D. Mauranges (Barthél.), 1840.
    Mettas.

Chamboulive.
D. Gioux.

Poumier (Jean).
Ph. Guizier.

Corrèze.
D. *Billot (Louis), 1851, ✳.
    Florentin (Mart.-Aug.), 1834.
Ph. Charissou.

Darazac (*Saint-Privat*).
D. Laygue.

Egletons.
D. Madrange, 1878.
    *Sikora, 1879.
    Vialaneix (Louis).
Ph. Gabert.
    Vialaneix.

Hautefage (*Argentat*).
D. Lhospital (Jules), 1839.

Lagarde (*Saint-Fortunade*).
D. Ambert de Sérilhac (d'), 1877.

Lagraulière (*Seilhac*).
Of. *David (aîné).
    David (jeune).

Marcillac (*La-Croisille*).
Of. Brieude (Louis), 1842.

Meilhard (*Masseret*).
D. Laroche-Villechenoux (J.-B.).

Rilhac-Xaintrie (*Saint-Privat*).
Of. Manilève, 1874.

Saint-Julien-aux-Bois (*Saint-Privat*).
D. Champeil (Timothée), 1836.
    Levers (Patrice), 1856.

Saint-Privat.
D. Roumieux.
Of. Chadirac.

Seilhac.

D. Florentin, 1886.
Ph. Chalaux.

Treignac.

D. Fleyssac, 1879.
Marmonteil (Paul), 1874.
Ph. Forest-Defaye.
Roger (Arthur).

Uzerche.

D. Boudet de la Bernardie (H.),
Paris, 1881, de 1 à 3 h.
Boyer (Etienne), 1853.
Brugère-Dupuy (Paul), 1853.
*Pasquet, 1878, *secrét. génér.*
de la Soc. loc.
Ph. Eyssartier (Maurice), 1825.
Gauthier (Gaston), 1884.

Vigeois.

D. *Chiniat (M.), Paris, 1883.

BRIVE.

D. Bergougnoux, 1885.
*Labrousse (Michel).
Lachaud (J.), 1884.
*Lafargue.
Lagorse.
*Peyrat.
Pomarel (Léon), 1852.
Verlhac (Jean), 1850.
Ph. Bosredon (J.-B.).
Mas (Marcel), Bord., 1885,
1er cl., rue Toulzac, 14.
Lagane (Charles-Elie) fils,
Paris, 1874. 1re cl., phar-
macie centrale.
Pelissière.
Playoult.

Allassac.

D. Bardon.
Grillière, 1884.
Of. *Mazet (D.-A.), Bord. de à
8 h. mat., de midi à 2 h. s.

Ayen.

D. Labrousse (J.), Paris, 1880.

Beaulieu-sur-Ménoire.

D. Chaumont.
Ph. Calvain (Félix), 1838.
Donnève.

Beynat (Puy-de-Noix-de)

D. Boissière-Montal.

Chartriers-Ferrière (*Larche*).

Of. Veau (Léon), 1863.

Collonges (*Meyssac*).

D. Ponchet (Amédée), 1837.

Curemonte (*Meyssac*).

D. *Vaille.

Donzenac.

D. Chicou (Théodore), 1859.
Reignac (Xavier de), 1844.
Ph. Teillet.

Juillac.

D. *Joyet-Léonard (de).
*Roque.
Ph. Ligeois.

Larche.

D. Blusson (Raoul), Paris, 1884.

Lougnac (*Ayen*).

D. Larebière.

Lubersac.

D. De Beaune, 1836.
Bussy.
Debord.
Ph. Lassagne.
Soulié (L.).

Mansac (*Larche*).

Of. Bosredon (L.), 1864.
Bosredon (P.), 1827 (n'exerce
plus).

Meyssac.

D. Cerou (Joseph).
Crauffon (N.), Bord., 1881.
Ph. Laforêt.
Lapetitie (Ant.-Paul), 1877.

Objat.

D. Dumont.
Girodolle (Isid.-Franç.).
Ph. David.

Queyssac (*Beaulieu-sur-Ménoire*).

Of. *Queyssul (Pierre).

Rosiers (*Juillac*).

D. Durieux.

Saint-Cernin-de-Larche (*Larche*).

Of. Laffon (V.), 1842 (n'exerce
plus).

Sainte-Féréole.
D. Uminski.
Turenne.
D. Certain.
Girbes (Géraud), 1836.
Ussac (*Brive*).
Of. Bonnescœur.
Voutezac (*Objat*).
D. Levral (Gracieux), 1829.
Thiroux-Duplessis 1884.
Yssandon (*Objat*).
D. d'Algay.

USSEL.

D. Chevastelou (Amédée), 1861.
Clédat de la Vigerie (Ludo-
vic), 1862.
*Goudounèche (Léon), 1882.
Mornac (Emile), 1857.
*Penières.
Ph.Bourbon fils.
Dupourquet.
Laly (Léon).
Bort.
D. Broquin, 1865.
*Theissier (Léon), 1855, ✳.
Ph.Palut, 1858.
Porte, 1874.
Raboisson.
Thubet (V.), 1881, fournis-
seur du chem. de fer.
Bugeat.
D. Bayle.

Eygurande.
D. Decoux (Paul), 1870, ✳.
*Longy (Fr.), 1850, ✳, ⛉ I.,
prés. de la Soc. loc.
Liginiac (*Neuvic*).
D.*De Masson de St-Félix, Mont-
pellier, 1878, ⛉, A.
Malpouge (*près Sornac*)
D.*Monglond (H.), 1876.
Meymac.
D.*Binet du Jassoneix, 1873.
Forey.
Ph.Delmas, 1874.
Neuvic.
D. Calary (Emile), 1873.
*Dellestable, 1877.
Ph.Queille, 1870.
Saint-Angel.
D. Calary (Blaise-Joseph), 1843.
Saint-Etienne-aux-Clos
(*Ussel*).
D.*Dauzat, 1872.
*Fargeix (Edouard), 1855.
Ronzel (Vincent), 1824.
Saint-Julien (*Bort*).
D. Devaux (Antoine), 1832.
Langlade.
Saint-Setiers (*Sornac*).
D. Forest, 1883.
Tarnac (*Bugeat*).
D. Verdeau (Annet), 1835.
Of. Verdeau fils.

CORSE.

POPULATION : 262,701 hab. — 56 Docteurs en médecine ; 143 Officiers de santé ; 38 Pharmaciens. — Association locale des Médecins du département.

Cinq arrondissements : Ajaccio, Bastia, Calvi, Corte, Sartène.

AJACCIO.

D. Bigot, ✳.
  *Cauro (Pierre), 1875, trés. de la Soc. loc.
  *Costa, O. ✳, prés. de la Soc. loc.
  *Frasseto.
  *Garçain.
  *Giustiniani fils, 1876.
  Lalance (de), 1873.
  *Peraldi.
  Pietrini, 1881.
  *Tavera, 1868, méd. des ét. pénit., secrét. de la Soc. loc.
  *Ucciani.
Of.*Capparelli (J.-Bapt.), 1827.
  Casalonga (Jérôme), 1848.
  *Guiderdoni (Josué), 1873.
  *Melgrani (François), 1858.
  *Paoli (Roch.-Ant.), 1873.
  Pietri.
  Porri (J.-Baptiste), 1840.
Ph.Bartoli (Jos.-Aug.), 1843.
  Bosc (Nap.), Mars 1877, cours Napoléon, 1.
  Garçain (J.-Bapt.), 1870.
  Guiderdoni (Décius), père, 1844.
  Guiderdoni (Joseph-Marie), fils, 1878.
  Marti (Lazare), fils, 1880.

Alata (*Ajaccio*).
Of. Casalonga (Innocent), 1837.
  Marti (Jérôme), 1853.

Appietto.
D. Ciambelli, 1882.
Of. Mannei, 1876.

Azzana (*Vico*).
Of. Vellutini (Dominique), 1852.

Bastelica.
Of. Bolelli (Alexandre), 1852.
  Folacci (Jean), 1840.
  Folacci (J.-Baptiste), 1879.
Ph.Peloni (Dom.), 1852.

Bocognano.
Of. Morelli (J.-Bapt.), 1859.

Cargèse.
Of. Frimigaci (Théodore), 1845.
  Petrolacci (Pierre), 1845.

Coglia (*Vico*).
Of. Franchi (Antoine), 1855.
  Leca (François) 1836.

Corrano (*Zicavo*).
Of.Peraldi (Ant.-Félix), 1842.
  Peraldi (Ange-Ant.), 1844.
Ph.Remacci (Jean-André), 1832.

Coti-Chiavari.
D. Paoli (Baptiste), 1878.
  Piazza (Antoine), 1879.

Cristinacre.
Of. Versini (Dom.), 1876.

Evisa.
Of.*Colonna (Augustin), 1845.

Forciolo (*Sainte-Marie-et-Siche*).
Of. Bozzi (Ange), 1842.
  Forcioli (Hercule), 1842.
  Forcioli, 1882.

Gasaglione.
Of. Albertini (J.-Bapt.), 1854.

Guarguale (*Pila-Canale*).
Of. Casabianca (Sim.-P.), 1846.

Lopigna (*Calcatoggio*).
Of. Leca (François), 1834.
  Leca (Jacques-Ant.), 1857.

Marignana (*Evisa*).
D. Versini, 1878.
Of. Grimaldi (Jean), 1864.
Versini, 1834.
Ota.
Of. Colonna (J.-Bapt.), 1836.
Peri.
Of. Curbaccia (François), 1824.
Piana (La) (*Cargèse*).
D. Dragacci (Demetrius), 1880.
Of.*Benedetti (Joseph), 1840.
Pila (*Pila-Canale*).
D. Foata (Jérémie), 1847.
Ph.Bozzi (Michel), 1829.
Renno (*Vico*).
Of. Fieschi (J.-Charles), 1869.
Rosazia.
Of. Pinelli (Jean-Pierre), 1840.
SaintAndré.
Of. Susini (Martin), 1879.
Vincenti (Marie), 1827.
Salice.
Of. Antonini (François), 1879.
Santa-Maria.
Of. Lovicki.
Sari-d'Orcino (*Calcatoggio*).
Of. Pò (François), 1831.
Sarrola (*Carcopino*).
Of. Ambrosini (J.-Bapt.), 1842.
Tasso.
Of. Giorgi (Noel), 1859.
Maroselli (Ant.-Marc), 1855.
Paoletti (Jacques), 1824.
Tavera (*Bocagnano*).
Of. Maroselli.
Tolla (*Bastelica*).
Of. Coltelloni (Domin.), 1877.
Urbalacone (*Pila-Canale*).
D. Rossi (Jean-Jérôme), 1838.
Valle-di-Mezzana.
Of. Casile (Pascal), 1832.
Vico.
Of. Multedo (Dominique), 1867.
*Serafini (M.-Ange), 1872.
Ph.Luiggi (Louis), 1867.
Luiggi (Toussaint), 1868.
Zicavo.
Of.*Morazzani (Bernardin), 1876.

Natali (François), 1876.
Ph.Fiamma (Joseph), 1832.
Zilgiara
(*Sainte-Marie-et-Sicche*).
Of. Lovichi (P.-Augustin), 1881.

BASTIA.

D. Benoit-Prelà, 1838.
*Berlingeri (A.), Paris, 1864,
de midi à 3 h.
Guasco (Paul), 1883.
*Manfredi (Gioc.), 1840; ✳,
vice-prés. de la Soc. loc.
*Pitti-Ferrandi, 1864.
Pomonti (Etienne), O. ✳.
Ramaroni (Antoine), 1876.
*Saliceti (Antoine), 1872.
*Vaisson.
*Valentini.
Of.*Borghetti (J.-Paul), 1858.
Castelli (Laurent, 1853.
Franzini (Antoine), 1833.
*Frison (Vincent), Paris, 1850.
*Gaudin (Rome), ✳, 1833.
Giorgj (Joseph), 1862.
Marini.
Nicolai (Paul-Pierre), 1871.
Portefax (Jacques), 1852.
Ph.Luciani (Paul), 1879.
Ortini (Dom.), 1842.
Sanguinetti (Félix), 1842.
Sialelli (Antoine), 1878.
Teilliet (Louis), 1870.
Biguglia.
D. Morucci (Mathieu), 1859.
Borgo.
Of. Rocca (Félix), 1835.
Campile.
Of. Mariotti (Luc), 1847.
Pasqualini (Ours-P.), 1841.
Canari (*Nonza*).
Of Orsini (Aurélius), 1874.
Alessandrini (Ignace), 1874.
Centuri.
D. Agostini (Jacques), 1876.
Of. Franceschi (Pascal), 1876.

Cervione.
D. *Giovanni (Henri de), 1875.
Ph.Ercole (Ours-Vinc.), 1842.
Farinole (St-Florent-en-Corse).
Of. Massimi (Laurent), 1859.
Giocatojo.
D. Pancrazi (Jacques), 1851.
Loreto (Vescovato).
D.*Luiggi (don Louis), 1876.
Oletta.
D. *Santa-Maria (André), 1864.
Penta-Acquettella.
Of. Mattei (Jos.-Ant.), 1845.
Poggio-Mezzana.
D. Moretti (Ange), 1851.
Porta.
Ph.Morucci (Mathieu), 1877.
Rogliano.
Of. Salasca (Louis), 1862.
Rutali (Murato).
D. Negroni (Louis), 1866.
Of.*Rutali (Thomas), 1840; de 9 à 11 h. matin.
Sisco.
D. Gaffieri (César), 1863.
Soria.
Of.*Blasini (Jérôme), 1858.
Talasani (Pero-Casevecchie).
Of. Corsi (J.-Toussaint), 1834.
Venzolasca (Vescovato).
Ph.Vinciguerra (Paul), 1842.
Vescovato.
D. Cristofari (J.-V.), Paris, 1876.
Of. Gregori (Pierre-Félix), 1842.
Vignali.
Of. Saint-Gratien (Vinc.), 1845.

CALVI.

Of.*Bartoli(Joseph-Aug.), 1835.
  *Emmanuelli (J.-B.),1876.
Aregno.
D.*Allegrini.
Belgodère.
Of.*Beveraggi (Ant.-J.), 1852.
  Leoni (Antoine), 1834.
  *Santelli.

Calenzana.
Of.*Cruciani (J.-Marie), 1878.
Cateri (Muro).
Of.*Allegreni (P.-André), 1838.
Ph.Salvatori (J.-Franç.), 1866.
Costa.
Of.*Malaspina (D.), 1859.
Feliceto (Muro).
Of.*Filippi (Philippe), 1862.
Isle-Rousse (L').
D.* Guidoni (Pomponius), 1869.
Ph.Franceschini (Ch.-M.), 1849.
  Zannardi (François), 1876.
Montemaggiorre
D.*Antonini.
Novella (Belgodère).
D. Orabona (Luc-Jean), 1860.
Of. Massiani (A.-Léon.), Mars, 1859; de midi à 3 h.
  Massiani(Don Félix), Reims, 1864; de 1 à 4 h.
Sant-Antonino (L'Isle-Rousse).
Of. Antonini (J.-Marie), 1862.
Santa-Reparata (L'Isle-Rousse).
Of. Galeazzi (P.-Paul), 1851.
  Padevani (Dom.), 1870.
Santo-Pietro di-Tenda
D.*Lucciardi.
Speloncato (Muro).
Of. Carli (Jacq.-Franç.), 1841.

CORTE,

D. Battesti.
  *Casanova (Georges), 1877.
  Grimaldi (Toussaint), 1877.
  *Zuccarelli (J.-Franç.), 1879.
Of. Abbatucci (Séverin), 1836.
Ph.Denobili (Antoine), 1847.
  Semidei (Pierre), 1876.
Aiti.
Of. Ambroisi (Charles), 1846.
Asco.
Of. Forcioli (Antoine), 1852.
Calacuccia (Omessa).
Ph.Luciani (O.-Pierre), 1875.
Casabianda.
Of. Mariani (J.-Charles), 1854.

of.*Paoletti.
Castifao (*Ponteleccia*).
of. Grimaldi d'Esdra, 1853.
Ghisoni.
of. Filippi (Pierre-Louis), 1877.
Lozzi.
of. Acquaviva (Pierre), 1844.
Moïta.
of. Gaffajoli (Lud-Toussaint), 1847.
Moltifao.
of. Giorgi (Pascal), 1854.
Omessa.
of. Castelli (Jean-Paul), 1856.
Piazzali.
of. Cesarini (Eugène), 1856.
Pérelli.
of. Ficoni (Dominique), 1881.
Piedicroce.
D. Cristofari (Jean-Val.), 1876.
of. Rarcoli.
Poggio-di-Nazza.
D. Casabianca (Dalèze), 1830.
Rapaggio.
D. *Cristofini.
Saint-Pierre-de-Venaco.
of. Santoni (François), 1869.
Stazzona.
of. Pietri (Jean-Charles), 1880.
Venaco.
D. Battesti (Toussaint), 1882.
Vezzani.
D. Grazietti (Gust.), 1855, méd. major en retraite.
of. Grazietti (Frédéric), 1842.
Vivario.
of. Dettori (Pierre), 1873.

SARTÈNE.

D. Casabianca (Vincent), 1881.
   Giustiniani (Antoine), 1882.
of. Peretti (Pierre), 1873.
   Piétri (don J.-Bapt.), 1844.
   Tramoni (Dominique), 1827.
Ph. Filippi (Lucien), 1838.

Ph. Filippi (Jean-Bapt.), 1857.
   Pietri (Napoléon), 1854.
   Quilichini (Augustin), 1867.
Altagène
(*Sainte-Lucie-di-Tallano*).
of. Panzani (Paul-Aug.), 1844.
Arbellara (*Olmeto*).
of. Lanfranchi (Joseph), 1849
Argiusta
(*Petreto-et-Bicchisano*).
of. Palinacci (Mathieu), 1844.
Aullène.
of. Buciocchi (Josué), 1856.
   Lanfranchi (Joseph), 1847.
   Susini (Jos.-Thomas), 1871.
Ph. Desanti (Pierre), 1880.
   Simonelli (J.-Ange), 1876.
Bonifacio.
D. Castelli (E.-A.), 1883. de 2
   à 4 h. excepté le samedi.
of. Casabianca (François), 1881.
   *Panzani (André), 1857.
Ph. Lavigne, 1883.
Caldarella.
of. Susini (Jean-Thomas).
Conca.
of. Filippi (Eugène), 1877.
Figari.
Ph. Lanfranchi, 1846.
Giuncheto (*Sartène*).
of. Giorgji (Jean), 1846.
   Peretti (Antoine), 1844.
Grossa (*Sartène*).
of. Codaccioni (Marc-M.), 1857.
Levie.
of. Peretti (Bravino), 1834.
Moca-Croce
(*Petreto-et-Bicchisano*).
of. Luciani (Antoine), 1875.
Olivèse
(*Pietreto-et-Bicchisano*).
of. Borboni (B.), 1880.
Olméto.
of. *Basiloni (Jean-Côme), 1846.
   Pajanacci (Charles), 1863.
   Peretti (Jean-Antoine), 1834.
Ph. Poli (Jean-Dom.), 1857.

Portovecchio.
D. *Balesi (Joseph), 1880.
Ph. Giovangiglio (Vinc.), 1861.
  Peretti (Jean-Luc).
Petreto.
Of. Casabianca (Jean-P.), 1857.
Ph. Istria (Horace), 1842.
Propriano.
Of. Mariani (David), 1879.
Quenza.
Of. Susini (Pierre).

Sainte-Lucie-de-Tallano.
Of. Panzani (Paul), 1844.
  Panzani (Jules), 1852.
  Ruggi (François), 1852.

Ph. Filippi (Xavier), 1859.
  Giuliani (don Jean), 1868.
  Ortoli (Antoine).
Sollacaro
(Petreto-et-Bicchisano).
Of. Poli (Jacques), 1848.
Sorbollano
(Sierra-di-Scopamene).
Of. Roccaserra (Annibal).
  *Filippi (Ignace), 1882.
Sotta.
Of. Bacciochi (Josué).
Zonza.
Of. Peretti (Paul), 1844.
Ph. Carli (Jacques), 1852.

CÔTE-D'OR.

POPULATION : 377,663 hab. — 163 Docteurs en médecine ; 25 Officiers de santé ; 61 Pharmaciens. — Association locale des arrondissements de Dijon, Beaune et Semur. — Association locale de l'arrondissement de Châtillon-sur-Seine.

Quatre arrondissements : Dijon, Beaune, Châtillon-sur-Seine, Semur.

DIJON.

D. *Barbier (André), 1874.
  *Belin (Fr.-Xavier), 1856.
  *Blondeau (Alexis), 1851.
  *Bolut.
  Broussolle (Eug.), 1886.
  *Brulet (Etienne), 1874.
  *César (Adrien), 1876, trés. de la Soc. loc.
  *Chanut fils.
  *Collette (A.-J.-M.), 1877.
  *Coquelu (P.), 1844, de 1 à 3 h. 31, place St-Michel ; vice-prés. de la Soc. loc.
  *Cottin (Adrien), 1879.
  *Dard.
  *Demorey (Ant.), 1857.
  *Déroye (Albert), 1874.

*Dureuil (Alred), 1880. Sec. adj. de la soc. loc.
*Fleurot (Firmin), Paris, 1836, I., lundi, merc., vend., midi à 1 h. rue J.-J.-Rousseau.
*Foussard (Eugène), 1876. Sec. gén. de la soc. loc.
Fontagny (James), Paris 1883, de midi à 2 h., jeudi excepté, rue de la Préfecture, 107. — *Maladies des enfants*
*Gautrelet (Paul), 1859.
*Gruère.
Guiller (Octave), 1884.
*Guérard (L.), 1869., I.
*Laguesse (Jean-Bapt.), 1855, prés. de la Soc. loc. des

arrond. de Dijon, Beaune et Semur. dir. du jard. bot.
Locquin (Jules), 1873.
Parizot, 1884.
*Maillard (Auguste), 1859.
*Maire.
*Marchant, vice-prés. de la Soc. loc.
*Misset (Camille), 1872.
Montessus (F.-B. de), Paris, 1845; merc. et samedi, de 1 à 3 h., rue Piron, 20. — *Maladies des femmes.*
*Morlot (Ferdinand), 1881.
*Morlot (Edouard), 1881.
*Pauffard (Gabriel), 1879.
Quioc.
*Remy, (Albert).
*Ripault (Léon-Ant.), 1869.
*Tarnier (Emile), 1859.
*Weil (Elias), 1872.
Of. Chapuis (Pierre), 1879.
Ph. Bastien (Léon), 1883.
Cabet (Louis), 1876.
Chevreton (Vital), 1875.
Demandre (Victor), 1870.
Eymonnet (J.-Léon), 1883.
Faivre, 1884,
Feuillé (Jean), 1878.
Frère.
Giraud, 1834.
Giraud fils (Jean-Baptiste), 1875.
Guillot (Bénigne), 1869.
Galimard.
Guyétan, 1883.
Hesse (Adolphe), 1878.
Kauffeisen (Léon), 1876.
Lafargues (Albert), 1875.
Mercier (Jean-Bapt.), 1875.
Paulin (Henri), 1re cl., Nancy, 1880, 55, rue Jeannin.
Verneau (Lazare), 1854, rue Vaillant.

Aiserey.
N ,..

Arc-sur-Tille.
D. *Adam (Louis-Fr.), 1835.

*Bourgeot (Denis), 1872.
Auxonne.
D. *Bloch, (A.), Nancy, 1879, de 11 h. à midi.
*Bougey (P.-L), Paris 1875, de 1 h. à 2 h.; méd. hôp., chemin de fer, cantonal, épid., mal. des fem., affect. nerveuses.
Of. *Bouverel (Louis), 1853
Ph. Bellevret, 1883.
Tournier (Alfred), 1878.
Beire-le-Châtel.
D. *Favet (Louis), 1881.
Bèze.
D. *Lhôspital (Jean-Bapt.), 1875.
Blaisy-Bas (*Sombernon*).
Of. Versey (Claude), 1850.
Fauvernay (*Genlis*).
D. *Tarnier (Eugène), 1848.
Fleurey-sur-Ouche (*Velars*).
Of. Gautrelet (P.-Marie), 1832.
Fontaine-Française.
D. *Mignard (Em.-Ant.), 1860.
Genlis.
D. *Bonnardot (Claude-J.), 1862.
Ph. Legerot (Benjamin), 1877.
Gevrey-Chambertin.
D. *Magnon-Pujo (J.-Ch.), 1870
*Truchetet, 1855.
Ph. Grateyrolles (René), 1877.
Gissey-sur-Ouche (*Pont-de-Pany*).
Of. Lamarche (Pierre-P.), 1859.
Is-sur-Tille.
D. *Berthaud (Hippol.), 1854.
*Jobard (Charles), 1880.
Ph. Clochepin (J.-Bapt.), 1858.
Mugnier (Thor.-A.-F.), 1853.
Mâlain (*Pont-de-Pany*).
Of. Piotet (Pierre-Martin), 1835.
Marsannay-la-Côte (*Dijon*).
Of. *Guillabert (Auguste), 1855.
Mirebeau-sur-Bèze.
D. *Damée (Gaston), 1881.
Of. Blandin.
Salvan (Julien), 1863.
Ph. Poulet (Edouard), 1877.

Moloy (*Courtivron*).
D. *Beudot (Jean-Jacques), 1858.
Norges-la-Ville.
D. *Lallemand (Camille), 1883.
Of. *Noskowski.
Plombières (*Dijon*).
Of. *Remy (Hippolyte), 1836.
Pluvet (*Genlis*).
Of. Ponsot (Hippolyte), 1831.
Pontailler-sur-Saône.
D. *Bourgeot (Victor), 1873.
*Joliot (Pierre-Jacq.), 1844.
Ph. Bonnard (Cl.-Henri), 1865.
Pont-de-Pany
(*Ste-Marie-sur-Ouche*).
N...
Pouilly-sur-Vingeanne
(*Fontaine-Française*).
D. Nicard (Cl.-François), 1841.
Renève-sur-Vingeanne.
D. *Delaborde.
Sainte-Marie-sur-Ouche.
D. *Rollet (Antoine), 1878.
St-Seine-sur-Vingeanne
D. *Patey (G.), 1878, a 1 h.
St-Maurice-sur-Vingeanne
(*Fontaine-Française*).
***
Saint-Seine-l'Abbaye.
D. Benoît (Valère), 1848.
*Gontier (Louis), 1874.
*Guettet (Philib.), 1844, O. ✳,
dir. méd. de l'Etablissem.
hydrothérapique.
Selongey.
D. *Quantin (A.), 1882.
*Réquichot (J.-F.-B.), Paris,
1833, ✳.
Ph. Salesse (Phil.), 1873.
Sombernon.
Of. Guibert (Amédée), 1877.
Talmay.
D. Jeannin (Jules), 1844.

BEAUNE.

D. *Affre (Victor), 1872.
Affre (Emile), 1876.
Bouley, 1883.

*Moreau.
Peste (Jean-L.), 1849.
*Ricard (H.). Paris 1879, de
1 h. à 3 h., r. St-Martin.
Sirot.
Talbert (M.-E.-M.), 1859, de
1 à 5 h.
Ph. Caucal (Emile), 1re cl., Paris.
1868, place Carnot.
Darcier (Louis), 1865.
Lelong (Pierre-Emile), 1844.
Voituret (Claude), 1837.
Arnay-le-Duc.
D. *Duroussin (J.-Gasp.), 1880.
*Thorey (Jean), 1858.
Of. Duroussin (J.-Bapt.), 1841.
Ph. David (Charles), 1840.
Renard, 1885.
Larré (Romain), 1869.
Auxye-le-Grand (*Meursault*).
D. Guenot (J.-Bernard), 1864.
Bligny-sur-Ouche.
D. Dureux (Paul), 1882.
Brazey-en-Plaine.
N...
Censerey (*Sussey*).
D. Couhard (Antonin), 1866.
Châteauneuf
(*Pouilly-en-Montagne*).
D. *Seguin (Jean), 1857.
Chevigny-en-Vallière.
Of. Bazenet (Henri), 1862.
Commarin (*Sombernon*).
D. *Mouchot (Et.-Alph.), 1871.
Esbarre (*Saint-Jean-de-Losne*).
D. Bouhin (Auguste), 1836.
Of. Marche (Auguste), 1843.
Labergement-les-Seurre.
D. Poirson (Albert), 1883.
Tixier (Claude), 1839.
Of. Arviset (Léon), 1876.
Liernais.
D. *Maritout (Etienne), 1852.
Maligny (*Arnay-le-Duc*).
D. Loydreau (Guy-Ed.), 1849.
Meursault.
D. *Lejeune (C.), 1859, à midi.
Ph. Peyriot (Alexandre), 1882.

Mont-Saint-Jean.
D. Debrabant (Jean), 1850.
Nolay.
D. *Gueneau (Pierre), 1881, à
1 h.
Rosier (Claude), 1870.
Santiard (Pierre), 1865.
Of. David (Jean), 1824.
Ph.Philibert, 1883.
Nuits.
D. Boursot (Etienne), 1883.
*Quillardet (Etienne), 1868.
*Regnault (Paul), 1876.
Of. Bricage (Louis-René), 1866.
Ph.Bellevret (Victor), 1884.
Thivet (Achille), 1874.
Pouilly-en-Auxois.
D. *Gagey (P.-Jules), 1869.
Ph.Perrotte (Jacques), 1862.
Puligny-Montrachet
(*Chagny — Saône-et-Loire*).
D. *Adam (A.).
*Mathouillet (Albert), 1880.
Saint-Jean-de-Losne.
D. Clopin (Bernard), 1846.
Rith (A.), 1858.
Ph.Collin (Jean-Charles), 1830.
Deschamps (Louis), 1876.
Sainte-Sabine
(*Pouilly-en-Montagne*)
D. François (André), 1835.
Santenay.
D. *Lhuillier (G.-Emile), Paris,
1868, de 7 à 8 h. m.; mem-
bre du Cons. d'hyg. méd.
de la Comp. P.-L.-M.
Savigny-les-Beaune.
Of. *Bazenet.
Serrigny.
D. Talbert (Méry), 1859.
Seurre.
D. Blondeau (Emile), 1861.
Clopin (Jean-Bapt.), 1849.
*Petitjean (Henri), 1874.
*Siredey (François), 1854.
Ph.Deschamps (J.-B.), 1875.
Voituret (Alexandre), 1854.

CHATILLON-SUR-SEINE.

D. *Bourée (Léon), 1835.
*Bourée (Gaston), 1867.
*Boutequoy (Ch.), 1854, méd.
des épid., membre du Cons.
d'hyg., méd. des forges de
Châtillon et de Commen-
try et du ch. de fer de l'Est,
prés. de la Soc. loc. de
Châtillon.
*Buzenet (Prosper), 1844.
*Viard (Louis), 1877, sec.-
trésor. de la Société lo-
cale de Châtillon.
Ph. Galat (Jules), 1873.
Gebhart (J.-Bap.), 1872.
Menuelle (Achille), 1871.
Weber (Ferdinand), 1876.
Aignay-le-Duc.
D. Landrot (J.-Marie), 1857.
*Laporte (Léon), 1879.
Aisey-le-Duc.
D. *Genet (Paul), 1881.
Baigneux-les-Juifs.
D. *Cordier (Léonard), 1871.
Belan.
D. Magdelaine (Jean), 1844.
Coulmier-le-Sec.
Of. Sylvestre (Martin), 1842.
Grancey-sur-Ource.
D. *Armédy.
D. *Ullmann (Gyula), 1881.
Laignes.
D. Lalourcey (Charles), 1854.
*Tenting (H.-Philéas), 1848.
*Yardin (A.), à toute heure.
Ph.Sergent (Lucien), 1878.
Minot (*Aignay-le-Duc*).
Of. *Guillemin (Joseph), 1876.
Montigny-sur-Aube.
D. *Dimey (Alex.), 1848.
Nicey (*Laignol*)
D. Boubets.
Recey-sur-Ource.
D. *Henry (Louis), 1877.

Legros (Maxime), 1879.
Ph.Grappin (J.-F.), 1865,
Savoisy (*Coulmier-le-Sec*).
D. Silvestre (Léop.), 1858, dim.
de 8 h à 12 h.
Vanvey.
D. *Sulot (Jean-Claude), 1874.
Villaines-en-Duesmois.
D. *Tour Saint-Ygent (de la).
Voulaines
D. *Gautrelet (Paul), 1842, vice-
prés. de la Soc. loc. de
Châtillon.

SEMUR.

D. *Bochard (Jean-Bapt.), 1858.
*Bouillié (Cl.), 1831.
*Chambure (Pelletier de) (Ga-
briel), 1860.
Simon (Victor), 1848.
*Simon fils (Adrien), 1879.
Ph.Boudier (Espérat), 1878.
Couhin (François), 1840.
Nodot (Léon), 1852.
Alise-Ste-Reine (*Les Laumes*).
D. Beaufort (Franç.), 1854.
Epery, 1883.
Braux.
D. Finot (Guillaume), 1872.
Corcellotte (*St-Mesmin*).
D. *Maugras.
Epoisses.
D. *Carré (Cyp.-J.-Bapt.), 1839.
*Klekowski (Maurice), 1880.
*Michel (Jean-Bapt.), 1868.
Flavigny.
D. *Sirot (J.-Marie), 1872.
Frolois (*Flavigny-sur-Ozerain*).
D. Rhétoret (Emile), 1877.
Of.Calmeau (François), 1881.
Grignon (*Montbard*).
D. *Sébillotte (Ch.), 1851.
La Roche-en-Brenil.
D. *Guénot (Franç.-Et.), 1872.

Lucenay-le-Duc.
D. *Rigoine.
Montbard.
D. *Petit (Jules), 1876.
Viard (Charles), 1850.
Ph.Blandin, 1881.
Borou (Louis), 1877.
Moutiers-Saint-Jean.
D. *Cambillard (Jean), 1881.
Of. Bienaymé (Edouard), 1833.
Précy-sur-Thil.
D. Bissey (Gabriel), 1844.
*Fleurot (Léon-Franç.), 1872.
*Pageot (H.), 1871, de midi
à 2 h.
Of. Fauconnet (Claude), 1838.
Ph.Chanet (Louis), 1880.
Rémond (M.-Eug.), 1re cl.,
Paris 1839.
Rouvray.
D. Rosne (Hilaire), 1881.
Ph.Legrand (Prosper), 1856.
Salmaise
(*Verrey-sous-Salmaise*).
D. *Hugard (Lucien), 1866.
Saulieu-en-Montagne.
D. *Charles, 1881.
Courtois (Léon), 1869.
Follot (Jean-Laurent), 1842.
*Lavergne (Mich.), 1858.
Mariglier (Louis-Benjamin),
1856.
Ph.Courtois (Emile), 1873.
Labouré (Charles), 1878.
Nouailles (Jean-Bapt.), 1867.
Saint-Mesmin.
D. Maugras (Paul), 1857.
Verrey-sous-Salmaise.
D. Lamarche (Claude), 1856.
Valtat (Cl.-Michel), 1848.
Vitteaux.
D. Debrabant (Franç.), 1839.
Lecomte (Jean-Bapt.), 1850.
Ph.Berthoud (Pierre), 1856.

COTES-DU NORD

POPULATION: 630,957 hab. — 93 Docteurs en médecine; 34 Officiers de santé; 44 Pharmaciens. — Association locale des Médecins du département.

Cinq arrondissements: Saint-Brieuc, Dinan, Guingamp, Lannion, Loudéac.

SAINT-BRIEUC.

D. Bourel de la Roncière.
Bourgault, 1865.
Buffet, méd. militaire.
*Castel, 1850.
Couffon, 1869.
Frogé, 1835.
*Frogé (Louis), 1868, *trésor.* de la Soc. loc.
Grovallet, 1843.
*Guibert (J.-L.), 1868, Etabl. hydroth. et balnéo-thér. prés. de la Soc. loc.
Guinand, 1853.
Leuduger-Fortmorel, 1855.
Ph. Bertrand.
Cuziat, 1865.
Gautier, 1867.
Guyot, 1839.
Le Maout (Ch.), 1829.
Prod'homme, 1858.
Tessier, 1872.

Binic.

D.* Le Voyer (Emile), 1879, jeudi matin.
Of.*Dupré, 1854.
Dupré (Auguste-Jean), 1858.
Ph. Micault (Th.-F.-M.), 1877.

Chatelaudren.

Of.*Le Poulignen, 1833.
Le Voyer (Jean-Marie), 1880.
Ph. Simon (Aimé), 1835.

Erquy-les-Bains.

D. Dayot.
*Dobet des Forges.

Fichou (Y.-M.), 1883, de 1 à 3 h.
Fouillet.

Lamballe.

D. *Bedel, 1852, secr. de la Soc. loc.
*Codet (J.-Jacques), 1881.
*Hercouet, 1873.
*Peredo, 1835.
Ph. Bichemin (Adolphe), 1862.
Jacquolot (Auguste), 1855.
Levèque (Marie-Ange), 1866.

Lanvollon.

D. Bourel-Roncière, 1884.
Of. *Basset (Jean-Louis), 1846.
*Lhostis de Kerbors (F.) 1857.
Ph. Jorel (Arm.-Marie), 1872.

Moncontour.

D. Martin.
Moy, 1875.
Of.* Guérin.
Ph. Gendry (Eugène), 1879.
Lechapt, 1861.

Paimpol.

D. *Heumery (André), 1879.
Leconiat (Félicien), 1865, t. les matins.
Ph. Fertais (R.), pl. du Martrai.
Lemoal, 1855.

Pléhédel (*Plouha*)

D. Fichou.

Pléneuf.

D.*Le Gall La Salle.
*Simonnet.
Of. Le Moniet, 1855.

Ploeuc.

Of. Briend, 1837.

Plouha.

D.*Le Chapelain, 1873.

D. Pignard, 1856.
Pommerit-le-Vicomte.
(Guingamp).
D.*Le Bourdellès fils, 1873.
Pordic.
Of.*Dujardin, 1842.
Quintin.
D. *Allo (Louis), 1864.
Cosson (Louis), 1847.
Ph.Frimau 1876.
Lajat 72.
Saint-Quay *(Portrieux).*
D. Dupré.
Of. Joubin, 1851.
Videment, 1844.
Yffiniac.
D. *Etesse, 1864.
*Feuillet.

DINAN.

D. Barbé Guillard (Victor), Paris,
1850. Mardi, jeudi, samedi,
de midi à 3 h., *vice-prés.*
de la Soc. loc.
*Delon, 1876.
Martin, 1865.
*Ollivier.
Pastol (Louis), 1879.
*Pringué (Louis), 1837.
Ramard, 1849.
Tostivint (Auguste), 1868.
Ph.Aubert, 1870.
Desmars (Pierre), 1874.
Jaquolot (Auguste), 1829.
Kereveur (François), 1879.
Pellion, 1875.
Postel, 1856.
Broons.
D. Faisnel, 1880.
*Laurent, 1875.
Of. *Legault, 1837.
Caulnes.
D. *Baudet (Charles), 1878.
Corseul.
Of. *Pépin, 1844.

*Perquis, 1856.
Evran.
D. De la Roche (J.-M.-Ollivier),
1875.
Of. Brassier, 1869.
Henan-Bihen.
Of. Pépin fils, 1874.
Jugon.
D. *Rabasté, 1877.
Matignon.
D. *Guérin (Louis), 1865.
Ph.Besnard (Marie-Ange), 1877.
Plancoët.
D. Landouard (Yves), 1881.
Of.*Texier, 1856.
Ph.Desoindre (A.-J.M.), Rennes
1836.
Douard (Louis), 1879.
Plénée-Jugon.
D. *Issaly (Celestin-Louis), 1849
Of.*Perrichon, 1859.
Pleudihen.
D. Bourdelais, 1876.
Of. *Grallan (A.-J.-F.), 1870.
Ploubalay.
Of.*Blandin, 1844.
*Dagorne, 1837.
Plouër.
D. *Chevallier (Jean), 1877.
*Lechien (Joseph), 1847.

GUINGAMP.

D. *Benoist (Ch.-L.), ✳, 1835,
méd. des épid., de l'hôp.,
memb. du Cons. d'hyg.,
prés. hon. de la Soc. loc.
*Corson (Jean), 1877.
Corson fils.
*Doniol (Olivier), 1854.
*Dutoya (Eugène), 1846.
*Le Gohonnec.
*Le Gouronnec (Ach.), 1881.
Ph.Charuel (Louis), 1869.

Ph. Hélary (J.-M.), 1859.
   Lenoir (L.-Francis), 1867.
Bégard.
D. Le Mat, 1875.
Belle-Isle-en-Terre.
D. Le Foll (Guillaume), 1874.
Of. *Corson (François), 1847.
   *Lhostis de Kerbors (J.) 1860.
Ph. Primat.
Callac.
D. *Delafargue (Jules), 1854.
Of. *Le Querré (Olivier), 1852.
Ph. Liégard (Louis Ad.), 1876.
Pontrieux.
D. *Gaillard (Franc.-M.), 1847.
   Geffroy (Achille), 1883.
   *Leflem (Marie-Franc.), 1841.
   *Pasquiou (François), 1865.
Ph. Veuve Lamy.
   Nicolle (Hippolyte), 1829.
Rostrenen.
D. *Le Bloas.
   Raoult, 1875.
Ph. Chauvel (François), 1866.
Saint-Nicolas-du-Pelem.
Of. *Frouin (Charles), 1869.

LANNION.

D. *Bastiou, 1874.
   Le Dantec, 1864.
   Robert, 1875.
Ph. Clouard, 1862.
   Guillou, 1872.
   Rustuel, 1864.
   Soisbault (François), 1856.
Lézardrieux.
Of. Le Flem, 1874.
Perros-Guirec.
D. *Symoneaux (P.), Pais, 1874
Plestin.
D. Le Fiblec, 1838.
   Roussel, 1872.
Pleubian.
Of. *Le Marrec (Jean-Marie), 1863.

Plouaret.
Of. Landouard, 1855.
Ploumilliau (*Lannion*)
D. Le Guern, 1864.
Roche-Derrien (La).
D. Loyer, 1879.
   Robert.
   Rolland (Joseph), 1879.
Of. Cuziat, 1831.
   Loyer (François), 1878.
Tréguier.
D. Guezennec, 1853.
   Leduc, 1839.
   Leroux (Joseph), 1877.
Ph. Nicolle (Emile), 1876.
   Soisbault (C.), 1850.
Vieux-Marché.
D. Even (J.-Mich.-Mar.), député, 1858.

LOUDÉAC.

D. *Le Marchand (Jules), 1876.
   *Robin, 1834.
   *Robin fils, 1871.
Ph. Garnier, 1868.
Corlay.
D. Guérin (Léonce), 1873.
Of. Mahé de la Villeglé, 1876.
Merdrignac.
D. *Hulaut (François), 1872.
Of. *Lefeuvrier (Jos.-Mar.) 1876.
Merleac.
   (*Uzel près l'Oust*).
D. Lettaux (Julien), 1873.
Mur-de-Bretagne.
Of. *Blanche, 1832.
Plemet.
Of. *Remignard, 1856.
Uzel.
D. *Corlay.
   Cuvelhat (Francis).
Ph. Guillet, 1873.

CREUSE

Population: 278,423 hab. — 80 Docteurs en médecine; 13 Officiers de santé; 37 Pharmaciens. — Association locale des Médecins du département.

Quatre arrondissements: Guéret, Aubusson, Bourganeuf, Boussac.

GUÉRET,

D. *Byasson (Louis), 1874.
  *Dissandes-Lavillatte (J.-M.-A.-J.), 1871, trés. de la Soc. loc.
  *Gomot, 1883.
  Moreau (Jean-Alexis), 1828.
  *Villard (J.-B.-A.-F.), 1872, vice-secrét. de la Soc. loc.
  *Vincent (Jean-Franc.), 1851, prés. de la Soc. loc.
Ph.Dubrac, 1882 ; place de la Préfecture.
  Fargeix, (Jacques), 1865.
  Florand (Maurice), 1869.
  Mallet (Théophile), 1865.

Ahun.
D. *Bimbard (Jean-B.), 1853.
Ph.Simon, 1882.

Bonnat.
D. *Pluyaud (P.-J.), Paris 1883.
Ph. Caillaud.

Celle-Dunoise (La).
D. *Bertrand (Frédéric), 1877.

Champsanglard (*Bonnat*).
D. Fayolle (Adrien), 1854.

Chapelle-Taillefer (La) (*Guéret*).
D. *Diverneresse (Louis), 1837.

Dun-le-Palleteau.
D. *Ducourtioux (P.-V.), 1854.
  *Fayolle (Jean-Gabr.), 1825.
  Lacôte (Auguste), 1869.
  Lemaigre (Paul), 1883.
Ph.Genevoix.
  Goguier, 1886.

Grand-Bourg.
D. *Duthil.
Ph.Lamethe, 1869.

Naillat (*Dun-le-Palleteau*).
Of. Plaize (Annet), 1845.

Saint-Etienne-de-Fursac.
D. Barry.

Saint-Sébastien.
D. Lafont (Joseph), 1865.

Saint-Vaury.
D. *Caillaud (L.), Paris 1865, de 11 h. à midi.

Souterraine (La).
D. *Demartial (Pierre), 1875.
  *Jouannet (Léonard), 1867.
  Montaudon (Martial), 1822.
  *Montaudon (Léon.), 1844.
  *Renault (Ferdinand), 1878.
  Sallet (Louis), 1825.
Ph.Bouyer-Lablanche (J.-E.), Clerm-F., 1833.

  Laroche (Gust.), 1843, *n'ex. plus*.
  Laroche (André-Paul), 1869.
  Périer (Joseph), 1870.

AUBUSSON.

D. *Andret, 1884.
  Chanseaux (Alp.), 1879.
  Petit (Louis-Félix), 1870.
  *Tixier (Paul), 1875.
Ph.Bayard (G.), Clermont 1875.
  Champeaux (H.), 1877.
  Delarbre (Gilbert), 1877.
  Monnet (Georges), 1844.

Richon (Edouard), 1868.
Auzances.
D. *Mazeron (Pierre), 1866.
*Richard (Firmin), 1875.
Ph.Troubat, 1872.
Bellegarde-en-Marche.
D. Bayle (Clément), 1832.
*Renard (Auguste), 1875.
Chansard
(Saint-Sulpice-les-Champs)
D. Chaussat (Alp.-Eug.), 1883.
Chénérailles.
D. *Mondon.
*Tixier (Joseph), 1862.
Of.Lachambre (Paul), 1603.
Ph.Barbe (Alexandre), 1872.
Courtine (La).
Of.Dupeyrix (F.-J.-A.), 1875.
Crocq.
D. *Dufour.
Roubinet (Ant.), 1854.
Ph.Caseaux (François), 1848.
Evaux.
D. Bona (Henri), 1864.
*Boud, vice-prés. de la Soc.
loc.
*Cazy (P.-M.), 1884.
Ph.Chaussade (Martial), 1869.
Faux-la-Montagne.
D. *Prévost (Théod.), 1873.
Ph.Bardoulat, 1870.
Felletin.
D. Champeaux (Eugène), 1849.
Champeaux (Hipp.), 1867.
Conçaix (Léon), 1877.
Diverneresse, 1884.
Fronty (Paul), 1832.
Gipoulon)A.-G.-F.), 1869.
*Lassaigne (Pierre), 1870.
Léonard (Jos.-Eug.), 1835.
Ph.Bayard (René), 1864.
Champeaux (Auguste), 1872.
Féniers *(Gentioux)*.
D. Joullot (Jean-Bapt.), 1838.
La Vareille.
D. Dufour (Albert), 1880.
Lavaveix-les-Mines.
D. Chaussat, 1873.

*Treille, vice-sec. de la Soc.
loc.
Ph.Petit (Alfred), 1880.
Magnat-l'Etrange.
Of.Chabannes, 1880.
Mérinchal.
Of. *Couturier (Léonard), 1857.
Saint-Merd-la-Breuille
(La Courtine).
Of.Belon (Félix), 1862.
Saint-Michel-de-Veisse
(Aubusson).
D. *Leraton (Jean), 1859.
Saint-Sulpice-les-Champs.
D. *Bontemps (Léonard), 1850.
*Chaussat (A.), Paris. Dim.
Vallière.
D. *Dutheil (Alph.), 1883.

BOURGANEUF.

D. Bonnet (Alexandre), 1848.
*Brousse (Paul), 1867.
*Butaud(M.-E.-L.), 1868.
Ph.Barny (Alex.), 1881.
Lyraud (Léonard), 1884.
Sallon (Henri), 1880.
Benévent-l'Abbaye.
D. *Descottes (Joseph), 1859.
*Martin (André), 1869.
Of. *Gillet (Onésime), 1840.
Ph.Jahely, 1865
Lacroix, 1877.
Bostpeyrusse
D. *Coulisson, 1878.
Chatelus-le-Marcheix.
Of.Bonnetblanc, 1859.
Royère.
D. Cancalon (Léon), 1834.
Of. *Peyrot, 1877.
Saint-Dizier *(Bourganeuf)*.
D. Plaize (Jean), 1851.
Saint-Hilaire-le-Château
(Pontarion).
D. Jouannaud (J.), 1883.

Sardent.

D. *Lesage (L.-H.), Paris 1859, de midi à 2 h.
Of. *Martinet (Alex.), 1847.

BOUSSAC.

D.* Defosses-Lagravière.
Piquant (Ch.), 1868.
*Remy (Roch), 1850.
Of. Labrosse (Jean-B.), 1842.
Ph. Curesaine, 1886.
Gilbert (L.-Théph.), 1872.
Chambon-Ville.
D. Darchy (Pierre), 1850.
*Grenier (Franc.-Aug.), 1878
Ph. Coulandre (Franc.), 1865.

Espitallier (Octave), 1876.
Chatelus-Malvaleix.
D. Boyron (Louis-Ant.), 1837.
Cancalon (Charles), 1868.
Ph. Bussière (Jean-Félix), 1872.
Clugnat (*Chatelus-Malvaleix*).
D. Piquand (Denis), 1836.
Of. *Bellaigue (Martin), 1844.
Gouzon.
D. Bonnet.
*Gachon.
Ph. Petit.
Jarnages.
D. Guingue (Jean), 1834.
Guingue (Hippolyte), 1860, vice-secr. de la Soc. loc.
Of. *Botte (Antoine), 1855.
Ph. Breffier (Louis), 1881.
Lussat (*Chambon-sur-Voueize*).
D. Depeynot (Michel), 1838.

DORDOGNE

POPULATION : 489,848 hab. — 194 Docteurs en médecine; 37 Officiers de santé; 74 Pharmaciens. — Association locale pour le département.   17.

Cinq arrondissements : Périgueux, Bergerac, Nontron, Ribérac, Sarlat.

PÉIRGUEUX

D. *Bonhomme de Montaigut.
*Chaume (E.).
*Chaumel du Planchat, 1839.
*Dumont.
*Gadaud, r. Cité-Feletz, 44, *vice-prés.* de la Soc. loc.
*Gaillard-Lacombe, 1844, *pr.* de la Soc. loc.
*Galy (Edouard), 1838.
*Jaubert, 1866, *secrét.* de la Soc. loc.
*Joubert.
*Lacrousille (de), 1865.

*Laurière (P.), Paris 1880, midi à 1 h., rue du Quatre-Septembre.
*Magueur.
*Mirabel.
Parrot (Henri), 1833, O. ✳.
*Rousselot-Beaulieu, 864.
*Seguy 1824, ✳, *trés.* de la Soc. loc.
Ph. Bastide.
Bleynie.
Bonis (E.), aux 4 Chemins.
Kintzel.
Laborie.
Pauly.
Peyret (Dominique), 1852.
Pindray (de).

Pouyaud, ✼.
Privat.
Richard.
Azerac (*Thenon*).
Of. Latour (Pierre), 1836.
Bassillac (*Périgueux*).
D. *Laroche (G.), Paris, 1865, de
    1 à 3 h.
Bourdeilles.
D. Boissat-Mazerat, 1856.
Lafon (Charles).
Brantôme.
D. *Laforest (Jean-Bapt.), 1847.
Machenaud.
Merieunissas (Puyjoli de).
Ph. Devillard (Sicaire), 1856.
Petit.
Coulaures.
D. Beau-Verdeney.
Cubjac.
D. Joany (A.), Paris, 1871, de
    11 à 1 h. tous les jours.
Ph. Gargaud.
Excideuil.
D. *Verdeney (A.), 1851.
*Moulinier.
Rabaud (Jean), 1857.
Ph. Bareau.
Dufraisse.
Fossemagne (*Thenon*).
D. Reversade (Antoine).
Génis.
D. *Feyfant (Antoine).
Hautefort.
Of. Gauthier (Jean), 1846.
Ladouze
(*St-Pierre-de-Chignac*).
D. Guichemerre (Gab.), 1857.
Léguilhac-de-Lauche
(*Saint-Astier*).
D. Herr.
Lisle.
D. Lagorce-Lavergne (J.), 1853.
Manzac (*Saint-Astier*).
D. *Labat (Gustave), 1842.
Razac-sur-l'Isle (*Périgueux*).
D. Brouillaux-Léger, 1850.
*Dubois.

Saint-Agnan-d'Hautefort.
D. *Galtier.
St-Amant-de-Vergt (*Vergt*).
D. Laroche (Franç.-E.), 1856.
Saint-Astier.
D. Boisseuih.
*Dubesset.
Gadaud (J.-B.), 1834.
Ph. Baldou.
Poumier.
St-Front-d'Alemps (*Agonac*).
Of. Dessal-Quentin (A.), Bord.,
    1873.
Saint-Martial-d'Albarède
(*Excideuil*).
D. Pouquet.
Saint-Pierre-de-Chignac.
Of. Passerieux.
Savignac-les-Eglises.
D. Chaminade (J.-Bapt.), 1860.
Sorges.
D. Pradel.
Thenon.
D. Froidefond.
Of. Dubreuil (Jean), 1840.
Ph. Doumerc (Z.-B.), 1852.
Tourtoirac (*Excideuil*).
Of. Geyfaut (Jean), 1854.
Trélissac (*Périgueux*).
D. Debregeas (Jacques), 1823.
Vergt.
D. Labatut.
Of. *Mercier (Jean-Gab.), 1842.
Ph. Perrot (Léonard), 1850.

BERGERAC.

D. Barraud, 1855, ✼.
*Brunet 1850, *n'ex. plus*.
Cayla fils.
Clauzel (E.), 1875, méd. de
    l'hôp.
Dugau.
Dunogier.
*Dussumier, 1856.   16.

*Garrigat (Albert), 1861.
Giroux, 1855.
Lacroix.
Loreille, 1838.
Malgat.
Pascal.
Poumeau.
Vizerie (Léonce), 1855.
Ph.Branda (Jean), 1836.
Carré.
Guy.
Mounet (Pierre), 1843.
Passerieu.
Renouleau (Elie), 1845.

Beaumont-au-Périgord.
D. Grenier, 1866.
Ribière, 1865,
Of. Malivert (Pierre), 1859.
Ph.Bouny (Jean-Jules), 1860.

Béleymas (*Villamblard*).
Of. Denoix, 1854.

Bouniagues.
D. Bonaventure.

Cadouin.
D.*Beauchamps.
Cornet.

.Creysse (*par Mouleydier*)
Of. Branda.

Douville.
D. *Loreille.

Eymet.
D. Rioms.
Sicand, 1865.
Ph.Bonard-Victorieux, 1883.
Cousset.

Fleix (Le).
D. Bouny.

Gardonne.
Of. Charpenet.

Issigeac.
D. Daugier (Pierre), 1837.
Laroque (Jean-Joas), 1837.
Vizerie, 1860.
Ph.Chaval.

Laforce.
D. Clament (Antoine), 1834.
Clament (Clément), 1883.

Rolland (E.), Montp. 1876,
de 1 à 2 h.

Lalinde.
D. Carrié, 1874.
Grellou-Lagarrigue.
Labrousse de Laumède.
*Latour (Et.-Adrien), 1853.
Ph.Jammes (P.-Ludovic), 1878.

Lamonzie-Saint-Martin
D. Planteau.

Limeuil (*La Bugue*).
D. *Linarès (Jean-Hipp.), 1834.
*Linarès fils, 1864.

Liorac (*Mouleydier*).
D. Lagrave.
Laplace.

Lunas (*Laforce*).
Of. Denoix (Jos.-Emile), 1847.

Montpazier
D. Parsat, 1861.
Of. Séronnie.
Ph.Parsat.

Montagnac-la-Crempse
(*Villamblard*)
D. Dunogier.
Sacreste, 1847.

Mouleydier.
D. *Coulaud.
Daude-Lagrave.
Ph.Laururie fils.

Pontours (*Lalinde*).
D. Gouyou-Beauchamps.

Port-Sainte-Foy
(*Sainte-Foy-la-Grande*).
Of. Villaud.

Saint-Alvère.
D. Archer.
Luzié, 1852.
Luzié fils.

Saint-Aubin-de-Lanquais
(*Issigeac*).
D. Laborie (Sim.-P.-A.), 1857.

Sainte-Foy-de-Loncas
Of. Rouby-Fombeler.

Saint-Aulage
Par Saint-Antoine-de-Breuilh
D. Festal, 1877.

Saint-Méard-de-Gurçon
D. Pialou.
Saussignac (*Gardonne*).
D. *Pauvert, 1855.
Sigoulès.
D. Borros, 1876.
Of. Dumouriez (James-J.), 1841.
Thenac (*Sigoulès*)
Of. Baldèche.
Trémolat (*Saint-Alvère*).
Of. Pemilhat-Deguilhem, 1834.
Varennes
D. Carrier.
Vélines.
D. Dambier (Pierre-Paul), 1852.
Record.
Ph. Boussat.
Villamblard.
D. Lestang (Jean-Jul.), 1838.
Ph. Devaux (F.-L.), Bord. 1874.
Landry.
Villefranche-de-Longchapt.
D. Chayron.
*Réglade.
Ph. Sourrau.

NONTRON.

D. Bonithon, 1863.
Picaud (André), 1875.
*Roby-Pavillon (Fr.), 1855.
Roubenne (Guill.), 1831.
Ph. Augier.
Queyroy (Marc).
Abjat (*Nontron*).
D. Filhoud-Lavergne, 1883.
Of. Filhoud-Lavergne.
Bussières-Badil.
D. Massaloux-Lamonnerie (M.),
Paris, 1883.
Sauvo (Jean-Baptiste), 1840.
Champagnac-de-Belair.
D. *Profit.
Champniers (*Piégut-Pluviers*).
D. Roux de Château-Rocher.

Jumillac-le-Grand.
D. Laroche.
Ph. Bernard.
Lanouaille.
D. *Alrieq.
Of. Marty (J.-B.-Ch.), 1843.
Mareuil-sur-Belle.
D. *Baussenat, 1864.
Of. Pindray (de).
Ph. Dussoulier.
Nava, 1882.
Miallet.
D. *Millet-Lacombe (P.), 1843.
*Millet-Lacombe (Georges).
Payzac.
D. *Dupinet (J.-Bte.-P.), Paris,
1871.
Ph. Lapeyre.
Piégut-Pluviers.
D. *Laroche.
St-Jean-de-Côle (*Thiviers*).
Of. Bersac (Jean), 1820.
St-Pardoux-la-Rivière.
D. *Millet-Lacombe (Pierre).
Ph. Rauzières.
St-Romain et St-Clément
(*Thiviers*).
Of. Barailler Laplante.
Sarrazac (*Thiviers*).
Of. Demarques (Raym.), 1839.
Thiviers.
D. Dussutour.
*Jude-Lacombe, 1863.
Sartre, 1864.
Theulier (Albert).
Ph. Lacombe.
Rejou (Guillaume), 1832.
Villars.
D. Lapoulle.

RIBÉRAC.

D. *Durieu (P.-F.-A.), 1849.
Durieux (Georges), 1884.
Labrousse (Octave), 1868.
*Piotay.

D. *Sarlandie de Larobertie (A.),
    1841.
    Simon (Achille), 1845.
Ph.Cibrie (Benjamin), 1863.
    Mourgues.
    Rouchaud (Ludovic), 1858.
    Allemans (*Ribérac*).
D. Dumas (Clovis).
    Bourg-du-Bost (*Ribérac*).
Of. Dubreuil (Joseph).
        Brassac (*Montagrier*).
Of.Dumas.
    Lamolle (Château de).
    (*Par Montpont-sur-l'Isle*)
D. Gaillardon (F.), Montp. 1868.
    La Roche-Chalais.
D. Hérier-Fonclair, 1848.
Of.Formel.
    Frichou (Bernard), 1828.
Ph.Fanjeaux.
    Hérier-Fonclair.
    La Tour-Blanche.
D. Poumeyrol (François), 1836.
    Montpont
D. Barbancey.
    *Léonardon (Fr.), 1835, ✳.
Ph.Gendre.
    Meynard (Pierre), 1856.
    Mussidan.
D. Dambier (Jean-Aug.), 1837.
    *Labrousse (de), 1866.
    *Piotify (Léonard), 1837, ✳.
    Vidal (Gabriel), 1871.
Ph.Geneuil.
    Vendôme.
    Neuvic.
D. *Bosviel fils.
    *Léonardon-Lapervenche,
    1861.
Of.*Bosviel père.
Ph.Laborie.
    Parcoule (*La Roche-Chalais*).
Of.Chandau.
    Saint-Aulaye.
Ph.Boussaton, 1863.

**Saint-Barthélemy-de-
Belle-Garde**
(*Montpont-sur-l'Isle*)
Of. *Nadaud.
St-Germain-du-Salembre
(*Neuvic-sur-l'Isle*).
D. Ladevy-Roche.
St-Laurent-des-Hommes
(*Montpont-sur-l'Isle*).
D. *Guillaumon (Jean), 1837.
Saint-Méard-de-Drône
(*Tocane-Saint-Apre*).
D. Simon (Léonard), 1840.
Saint-Paul-Lizonne
(*Saint-Séverin-Charente*).
D. Conte-Lagauterie, 1842.
    Conte-Lagauterie, 1883.
Saint-Privat-des-Prés.
D. Guillemot (Adolphe), 1834.
Saint-Vincent-de-Connezac.
D. *Pourteyron (Paul), Paris,
    1872, de midi à 2 h.
Tocane-Saint-Apre.
D. *Puygauthier (Henri), 1874.
    Vanxains (*Ribérac*).
Of.Latour (Jean-Eug.), 1840.
    Verteillac.
D. Desvergnes, 1884.
    Moreau (Ernest), 1864.
Ph.Perboire.

SARLAT.

D. Boissarie, 1852, ancien int.,
    vice-prés. de la Soc. loc.
    Gorsse (Pierre), 1839.
    Lafarge (Joseph), 1841.
    Nave, 1866.
Ph.Gorsse, 1873.
    Labrousse.
    Martin (Joseph), 1859.
    Roussy.
    Bachellerie (La).
D. *Blanc-Saly, Montp. 1860, de
    midi à 2 h.
    *Denoix (E.-A.), 1874.

Ph. Delsoulier.
Belvès.
D. *Calvet, 1875.
*Laporte, 1864.
*Magimel, 1874.
Ph. Barrière (J.-G.-H.), Paris 1869
Miquel.
Bezenac (*Saint-Cyprien*).
D. Raynal, 1862.
Bugue (Le).
D. *Bogat-Lamothe (P.), 1843.
Burette (Antoine), 1845.
Burette fils.
*Lacombe, 1875.
Rey.
Ph. Deynat.
Marbotin.
Carlux.
D. Montméja (Romain), 1823.
Carves (*Belvès*).
D. Fauvel, 1875.
Coux-et-Bigarroque
(*Siorac-de-Belvès*).
D. *Ussel, 1845.
Domme.
D. *Chayrou (Jean-Oct.), 1856.
*Molinès (de), 1874.
Ph. Mangé.
Grive (*Belvès*).
D. Dieudé.
Montignac-s/Vezère
D. Boudy, 1870.
Delsoulier, 1866.
*Laroche, 1865.
Mazel, 1855.
Of. Bosredon.
Ph. Carme.
Marican (Ch.), Paris, 1885.

Nabirat (*Domme*).
D. Lauvinerie, 1864.
Plazac (*Rouffignac*).
Of. Labarre, 1855.
Rouffignac.
D. *Rudelle, 1865.
Ph. Cruveiller.
Saint-Cybranet (*Domme*).
D. Ponton, 1866.
Saint-Cyprien.
D. *Escande, 1873.
*Raynal, 1858.
Ph. Redon (Victor), 1851.
Saint-Julien-de-Lampon
(*Carlux*),
D. Varennes (P.-Ch. de), 1837.
Saint-Martial-de-Nabirat
(*Domme*).
Ph. Ferrière.
Salignac.
D. *Castanet, 1856.
*Farge.
Of. Sallière.
Siorac-de-Belvès.
D. *Destor, 1866.
Terrasson.
D. Denoix, 1872.
Feytaud, 1875.
*Lombard (L.-Jean), 1861.
Of. Lafarge.
Ph. Labarre.
Lavaud.
Ravet.
Villefranche-de-Belvès.
D. *Delmas (Jean), 1841.
*Palisse (J.), 1858.
Of. Delmas.

DOUBS.

Population : 306,094 hab. — 91 Docteurs en médecine ; 19 Officiers de santé ; 53 Pharmaciens. — Association locale pour le département.

Quatre arrondissements : Besançon, Baume-les-Dames, Montbéliard, Pontarlier.

BESANÇON.

D. *Baudin, Paris 1874; de 1 à
   3 h., Square St-Amour. 4.
   Blondon (Ch.-Phil.), 1850.
   *Bodier (J.-B.-Léon), 1856.
   *Bolot (Edouard), 1881.
   *Bornier (Franç.), 1846, ✿ I.
   *Bouton (Jean-Pierre), 1838.
   *Bruchon (Just-Ch.), 1854.
   *Chapoy, A. ✿, 1874.
   Chenevier (Aim.), 1854 ✿.
   Colard (Claude-Jos.), 1842.
   *Cornet (Joseph), 1885.
   *Coutenot (Fr.-M.), 1848, ✿.
   Druhen (Etienne), 1851, ✿ I.
   *Druhen (Ignace), 1844, ✿.
   *Druhen fils, 1875.
   *Faivre (Adolp.), 1862, ✿, A.
     prof. de pharmacie et de
     mat. médic., médec. des
     sourdes-muettes, secr. du
     Cons. d'hyg., prés. de la
     Soc. loc.
   *Gauderon (Eug.-Ad.), 1876.
   *Girardot (Ch.), 1875.
   *Gounand (Alex.), 1869.
   *Heitz (Victor), 1885.
   Hugon (Epiphane), 1840.
   *Lauchamp (P.-Eug.), Paris
     1885. de 2 à 3 h., rue
     d'Anvers, 1.
   *Lebon (Franç.), 1852, très.
     de la Soc. loc.
   *Ledoux (Emile), 1871.
   *Mercier (Ad.-Emm.), 1874.
   Monnot (Théodore), 1846.
   Morel (Ernest-L.), 1862.
   *Nargaud (Arthur), 1873.
   Parguez (Isidore), 1849.
   *Perron (Ch.-Franc.), 1853.
   *Prétet (François), 1878.
   Rith (Arthur), 1857.
   *Saillard (Albin), 1865, ✿ ✿I.
   *Saint-Martin (M.-P.-L.), 1877.
     Secr. de la soc. loc.

   *Sanderet (Edm.), 1839, ✿.
   *Toubin (Eugène-Léon), 1882.
   Verette (Marcel), Paris, 1875,
     médecin spécialiste des
     enfants, de 1 à 3 h., 41,
     Gde-Rue de Besançon.
   *Viancin (Laur.), 1869.
Of. Bride (Fridolin), 1845.
   Coillot (Nicolas), 1843.
   Kolb (Eugène), 1854.
   Lépagnole (P.-L.-M.), 1871.
   *Roy (Constant-Joseph), 1854.
Ph. Baudin (Emile), 1877.
   Béjean (Aimé), 1866.
   Boisson, 1856.
   Bonnet, 1871.
   Carpentier, 1885.
   Cénay (Fernand), 1883.
   Claudet (Joseph), 1883.
   Clerc (Louis), 1883, rue de
     la Madeleine, 2.
   Cler (Paul), 1885.
   Coillot (Henri), 1883.
   Cuenin (Edmond), 1865.
   Dumont (Joseph), 1882.
   Grosrichard, 1865.
   Guichard frères, 1850.
   Jacques (Auguste), 1863.
   Jacquot (Octave), 1872.
   Lanternier, 1879.
   Magnien, 1866.
   Maitre, 1879.
   Monnier, 1872.
   Nicklès (Adrien), 1re classe,
     Strasb. 1874, Gde-Rue, 128.
   Paillot (J.), 1871. Rue de
     Belfort, 45.
   Robardey.
   Serrès, 1878.
   Serrette.

Amancey.

D. *Meneguin, 1876.

Arc-et-Senans.

Of. *Magnin (Alf.-Alex.), 1863.
Ph. Jacquet, 1877.

Beure (*Besançon*).

Of. Dumont (N.), 1853.

Cendrey.
D. *Coillot (P.), 1885.
Thomas (François), 1852.
Chalèze.
D. *Piquand (Jules), 1858.
Chemandin.
D. Galliot (Fleury - François - Léon), 1884.
Jallerange.
Of. Brenner (Alex.), 1854.
Mamirolle.
Of. Coulot (Aimé), 1838.
Montfort (*Quingey*).
Of. Parriaux (Pr.-Clém.), 1845.
Montrond (*Besançon*).
Of. Dumont (Georges), 1840.
Mouthiers-Haute-Pierre.
Of.*Mathey (Aug.-Cas.), 1871.
Ornans.
D. *Boulet (P.), 1856.
Colard (Jean-Franc.), 1835.
Colard (Ch.) (fils), 1877.
Ph.Mathey (Ch.-Jos.), 1853.
Ravillard, 1870.
Quingey.
D. *Barbaux (Albert), 1876.
*Maréchal, (Edmond), 1874.
Ph.Dumont (Joseph), 1871.
Saint-Wit.
D. *Lebault, 1872.
Ph.Roque.
Vaire-le-Grand (*Besançon*).
Of. Guyon (Val.-Just), 1841.
Vuillafans.
D. Chevassus.
*Métras (Armand), 1873.

BAUME-LES-DAMES.

D. *Bütterlin (Jos.), 1872, ✿ A.
*Boiteux (Louis), 1845.
*Boiteux (Louis) fils, 1883.
Ph.Faivre, 1877.
Mouquin (Louis), 1864.

Bouclans.
D. *Bernard (Jules), 1875.
Clerval.
D. Bobillier (Jos.-Théop.), 1857.
*Delacour (P.-A.-L.), 1872.
Ph.Morizot.
Cuse-Adrisans (*Rougemont*).
D. Receveur (Claude), 1847.
Isle-sur-le-Doubs.
D. *Michaux (Emile-Aug.), 1876.
Of.*Metoz (Cl.-Léon), 1874, ✿.
Ph.Morphaux, 1869.
Michaux.
Landresse (*Pierrefontaine-les-Varans*).
Of. Grosperrin (J.-Bapt.), 1830.
Pierrefontaine-les-Varans.
D.*Grosperrin (J.-Aug.), 1877.
Santon (Eugène), 1844.
Rougemont.
D. *Guérin (Louis), 1876.
Ph.Jeannot, 1874.
Sancey-le-Grand.
D. Jeangérard (J.-F.), 1859.
Vanclans
D. Humbert (A. N.), 1884.
Vercel.
D. Piquard (Ch.-Gustave), 1881.
Ph.Tournier, 1884.

MONTBÉLIARD.

D. *Beucler (Louis), 1879.
*Beurnier (J.) 1857, *vice-prés.* de la Soc. loc. méd. cant.
Georgeon (J.-B.), 1843.
*Muston (Etienne), 1846.
*Tuefferd (Fréd.), 1866.
*Vesseaux (Jules), 1879.
Ph.Bernard, 1876.
Fallot (Ch.-S.-Fréd.), 1833.
Mook (Charles), 1878.
Parraud (Jacq.-Eug.), 1859.
Abbevillers.
D.*Dorian (Luc), 1878, ✿.

Audincourt.
D. *Duvernoy (E.-H.), 1870.
Ph. Aubry (Léon), 1876.
   Moock (Ph.-J.), Strasb. 1845,
    1re cl.
Fesches-le-Châtel.
D. *Lorbec (Emile), 1879.
Hérimoncourt
D. *Borne (C.-M.-J.), Paris, 1874,
   mardi, jeudi, samedi.
   Quelet (L.), 1856.
Ph. Nardin, 1880.
Maiche.
D. *Taillard (F.-Sylvain), 1865.
Ph. Steiner, 1869.
Pont-de-Roide.
D. *Gainet (Alfred), 1868.
  *Marcou (Charles), 1878.
Ph. Fiéreck, 1872.
Le Russey.
D. *Feuvrier (Paul), 1877.
Ph. Falconnet (Léon), 1884.
St-Hippolyte-sur-le-Doubs.
D. *Pourcelot (Marie - Charles-
   Félix), 1884.
Ph. Borne, 1885.
Trévillers.
Of. Tirole (Eug.-Jos.), 1853.
Vauclusotte.
Of. Boillot (Eugène), 1828.

Vougeaucourt.
D. Berceot (Fr.-Léger), 1856.

PONTARLIER.

D. *Berthelot (M.-L.-M.), 1880.
  *Girod (Louis), 1864.
  *Houdard (Fr.-Vict.), 1860.
  *Pône (Gust.-Alb.), 1866.
Ph. Bernard (Charles), 1881.
  Delacroix (A.-E.), 1876.
  Mercier (Louis-Vict.), 1837.
  Pagny (Jules), 1874.
Arc-sous-Cicon (*St-Gorgon*).
Of. *Magnin-Feysot (Cl.), 1853.
Jougne.
Of. Planty (Joseph), 1867.
Levier.
D. Pitistian (Spiridor). 1875.
Morteau.
D. *Coutemoine (Lucien), 1881.
  Ravier (Léon), 1867.
Ph. Dornier (L.-Octave), 1872.
  Vermot (Charles), 1877.
Mouthe.
D. Allemand (Ch.-Jos.), 1883.
  Tournier (Paul), 1865.

DROME.

PopulATION : 321,756 hab. — 70 Docteurs en médecine ; 14 Officiers de santé ; 51 Pharmaciens. — Association locale du département.
Quatre arrondissements : Valence, Die, Montélimar, Nyons.

VALENCE.

D. Accarie (Henri-Fréd.), 1864.
  *Bonnet (Henri), 1847, *prés.
   honor.* de la Soc. loc., ex-
   int. des hosp. de Paris,
   méd. des épid., memb. du
   Cons. d'hyg ; méd. de
   l'hosp. et des prisons.
  *Courbis, 1877.
  *Chalvet (Louis), 1870.
  *Coze (Vital).
  *François, 1842, O. ✳, *vice-
   prés.* de la Soc. loc.
  *Gaillard (J.-Hyacinthe), 1865.
  *Magnanon.
  *Rattier.
  *Romain, 1875, *sec.* de la Soc.
   loc.

*Urdy, 1874.
*Vincent, 1867, *trésor.* de la Soc. loc.
Of. Roguin, 1872.
Ph.Bastier (Jean-Marius), 1866.
Berger (Emile), 1873, place Saint-Jean.
Bobichon.
Couturier.
Francou, 1866.
Martin.
Morellet.
Pey.
Riou, 1879.
Taillotte (Ludovic), 1864.

Bourg-de-Péage.
D. *Bernard (Jos.-Marie), 1854.
Tabary (Pierre-Phil.), 1850.
Ph.Mazade (Here.), 1850.
Tixador, 1882.

Chabeuil.
D. *Bergeron.
*Borel, 1865.
Ph.Barnier (Jules), 1840.
Issartel, 1876.

Etoile.
D. *Bergeron (R.), Paris, 1879, de 11 h. à midi.
Berthe, 1869.
*Meinadier, 1881.

Grand-Serre.
D. Barradis, 1879.
*Bizarelli, 1860.
Robin, 1884.
Ph.Achard, 1878.
Hostun (*St-Nazaire-en-Royans*).
D. Giraud (Honoré-Dés.), 1847.

Livron.
D. Bernard.

Loriol.
D. *Aubert.
*Chalamet (P.-L.), 1854. *prés.* de la Soc. loc.
Ph.Serre.

Montmeyran.
D. Ricateau (A.), 1881.

Moras.
D. *Savin (A.), Lyon, 1885.

Romans.
D. Aste.
Barbaste, 1850.
*Carnet (Antoine), 1850.
Fabre.
*Fayol (Alex.-Henri), 1850.
*Fihol (Henri-Sylvain), 1866.
*Roux (Prosper-Franç.), 1848.
Of. *Perret, 1878.
Ph.Bousquet.
Destillon, 1881.
Gastoud, 1877.
Gignier (Benjamin), 1866.
Perrand, 1866.

Saint-Donat.
D. Bodin (Eugène), 1828.
Chabert, 1884.
Chalamet (J.-H.-N.), Lyon, 1879, de 11 h. à 1 h.
Ph.Perraud (R.), 1872.

Saint-Jean-en-Royans.
D. Roux (J.-Pierre), 1847.
Ph.Guillien (A.-Ch.), Montpel., 1850.

Saint-Vallier-sur-Rhône.
D. Dufour, 1879.
*Pangon (J.-A.), Paris, 1879, de 1 à 3 h. Ex-interne des hôpitaux de Lyon.
Ph.Agrel (P.), 1879.
Muet-Renaud, 1880.
Pellegrin.

Tain.
D. *Gazet, 1869.
*Tournaire, 1861.
Ph.Faucon.
Vanet, 1847.

DIE.

D. *Benoît (Alex.), 1843.
Breyton (Jules), 1865.
Chevandier, 1846.
Faure (Aug.-Franç.), 1827.
*Magnan, 1880.

Ph.Favier, 1878.
   Taillotte (Prosper), 1848.
Bourdeaux.
Of. Mège.
Crest.
D. *Chalvet (Louis-Vict.), 1835.
   *Bremont (Alb.), 1873.
   *Maurin (Alcide), 1866.
   *Voulet, 1872.
Ph.Chaleuil.
   Charousset (A.), 1869.
   Cotta (Louis-Eugène), 1863.
   Lavialle (H.), 1885.
Luc-en-Diois.
Of. Pons du Vissuc (Adolphe).
Lus-la-Croix-Haute.
Of. Pallud, 1858.
Motte-Chalançon (La).
D. *Evesque, 1882.
Puy-Saint-Martin.
D. Borel, 1879.
Saillans.
D. *Planel.
Of. Ravoux (Ch.), 1817.
Saint-Julien-en-Vercors
(*La Chapelle-en-Vercors*).
Of. Bonnard (J.-Félic.), 1855.

MONTELIMAR.

D. *Carle (Adrien), 1864.
   Guigon (Hyacinthe), 1858.
   *Loubet (Auguste), 1862.
   *Pize (L.-Paul), 1854.
   Roux, 1877.
Ph.Arsac (Louis).
   Brun (Aug.), 1851.
   Durand (Casimir), 1842.
   Lustrou (Charles), 1843.
   Perche (Jacques), 1854.
   Roux (Ch.), 1846.
Châteauneuf-de-Mazenc.
Of. Taulier, 1843.

Dieulefit.
D. *Benoît (Eugène), 1853.
   Peloly (Fortuné), 1858.
Ph.Plaisance, 1864.
   Slizewiecz (Jean), 1875.
Donzère.
D. Peillard, 1839.
Grignan.
D. *Perreymond, 1874.
Pierrelatte.
D. Madier-Champvermeil, 1874.
   Roure.
Ph.Donjean, 1862.
   Sermant, 1872.
Saint-Paul-Trois-Châteaux.
D. Cazeneuve, 1857.
Ph.Charaud, 1879.
Suze-la-Rousse.
Of. Plantin (Hippolyte), 1831.
Tulette.
D. Barnier, 1873.
Of. Plantin, 1864.

NYONS.

D. *Laurens (P.-P.), 1870 ✳, de 8
   à 9 h.
   Long (Henri), 1883.
   Tortel (Gabriel), 1853.
   Vaissette (D.), 1862.
Ph.Chauvet (Amédée), 1852.
   Frecon (L.), 1879.
   Ravoux, 1876.
Buis-les-Baronnies.
D. Bernard, 1872, de 1 à 4 h.
Ph.Agrel (Henri), 1837.
Lachau (*Séderon*).
Of. Barnouin, 1866.
Mollans.
Of. Perret, 1876.
Ph.Ollivier, 1878.
Montbrun.
Of. Bernard (François), 1846.
Taulignan.
Ph. Sermant.

EURE.

POPULATION : 373,629 hab. — 98 Docteurs en médecine; 26 Officiers de santé; 95 Pharmaciens. — Association des Médecins du département.

Cinq arrondissements : Évreux, Andelys (Les), Bernay, Louviers, Pont-Audemer.

EVREUX.

D. Bessière.
  *Bidault (Louis-F.), 1845, ✳, ancien interne des hôp., memb. du Cons. d'hyg., méd. en chef de l'hospice, secr. de la Soc. loc.
  Brunet.
  *Buisson (Adr.-S.), 1851, ✳.
  *Fortin (François), 1829, officier de l'Université, prés. de la Soc. loc., vice-prés. du Cons. d'hyg.
  *Guindey (Anat.), 1857, membre du Cons. d'hyg., méd. de l'état civil, chir. en chef de l'hosp., trés. de la Soc. loc.
  *Metton.
  *Pasquier (Georg.-Ch.), 1876.
  *Regimbard, 1877.
  Saint (Théod.), 1861.
Ph.Asselin, 1883.
  Buisson, 1877.
  Ferray, 1871.
  Gascard (P.-H.), 1855.
  Galletaud, 1881.
  Lainé, 1879.
  Lemeland (H.), 1874, 57, rue Grande.

Bourth.
N...
Ph.Boulgon.

Breteuil.
D. *Brière (Ferdinand), Paris, 1860, ✳, de midi à 2 h.

  *Devoisins, 1877.
Ph.Goussard, 1883.
  Saxe, 1883.

Chennebrun
(Verneuil-sur-Avre).
D. Puistienne (Antony), 1885, de 11 à 1 h.

Conches-en-Ouche.
D. *Martin (L.-A.), 1864.
Of.*Lampérière (Nap), ✳, 1853.
Ph.Brugerolle.
  Dechervois (Jacq.-Henri).

Damville.
D. *Couraud, 1883.
  *Monique, 1884.
Ph.Gesbert (Ern.-Arm.), 1872.
  Homo (R.), Paris, 1855, 1re cl.

Ezy.
D. *Dauvel (L.-A.), 1875.
Ph.Brachais, 1884.

La Ferrière-sur-Risle.
D. Bougarel (C.), 1842, de 1 à 3 h.
Ph.Salnelle (P.), 1860.

Illiers-l'Evêque *(Nonancourt).*
Of.*Dussac (Guillaume), 1831.

Ivry-la-Bataille.
Of.*Soulaître (François), 1872.
Ph.Desanlis, 1875.

Neuve-Lyre (La).
D. *Viaud (J.-A.), 1876, lundi de 10 h. à midi.
Of. Julien (J.), 1820.
Ph. Querey (F.), 1864.

Nonancourt.
D. Auvray (Louis-A.), 1824.
  *Destay (Albert), 1879.
  *Gros-Fillay (Paul,)1874, tous

· les jours de 8 à 9 h., mat.
et de 2 à 3 h. soir.
Guestre (Ch.-L.), 1881, de
midi à 1 h.
Reculard, 1876.
Ph.Chédeville fils, 1866.
Boudier, 1878.
Rondeau, 1867.

Pacy-sur-Eure.

D. *Franceschi.
*Isambart (L.-E.), 1867, de
1 à 3 h.
*Prévost (F.-Désiré), 1849.
Ph.Bougrand, 1879.
Gillet, 1885.

Rugles.

D. *Martelli, 1880.
Thomas, 1855.

Saint-André-de-l'Eure.

D. *Dussac (E.), 1869.
*Feugère (Marie-Hip.), 1853.
Ph.Lainé, 1876.
Leroux, 1878.

Tillières-sur-Avre.

D. *Herbert (Auguste), 1840.
Ph.Stély (L.), Paris, 1873.

Verneuil.

D. *Carcopino, 1880.
*Martin-Fortris (Emile), 1877,
de 1 à 2 h.
*Pescheux (Amand), 1837.
Ph.Calenge fils, 1872.
Lorin.

Vernon.

D. *Bertin du Chateau, 1878.
*Devignevielle (Améd.), 1867.
Studer, 1885.
*Thorel (Louis-C.), 1867.
Vattier (Jules-Prosper), 1840.
Young.
Of. Duperrier.
Ph.Decoureaux, 1885.
Henry.
Lapierre, 1884.
Peuvrier.
Rozé (Louis), 1867.

LES ANDELYS.

D. Glaisel.

Royer, 1883.
*Toutain (Félix-Mart.), 1877.
Ph.Gallot (Charles), 1877.
Mignard (Em.-A.-Ad.), 1872.

Charleval
(*Fleury-sur-Andelle*).

Of.*Quillet (Amédée), 1857.
Ph.Dutot (Pierre-L.), 1858.

Ecos

Of. Molle.

Ecouis.

Of.*Langlois (Ch.), 1874.

Etrépagny.

D. Bourdon (L.). Paris 1886.
*Vico (J.-M.-Aimé), 1877.
Ph. Dumesnil (Hector), 1867.

Fleury-sur-Andelle.

Ph.Boussard (Etienne), 1854.

Gisors.

D. *Avenel (Wilfrid), 1847.
*Cluzeau (Nicolas-Ars.), 1865.
*Dufay (J.-A.), 1827.
*Jagu (A.), 1873, lundi de 1 à
4 h., rue des Fontaines.
Of. Raffy.
Ph.Aillet (Léon-Paul), 1873.
Patrouillard (Ch.), 1872.
Raffy (Henri-Raphaël), 1863.

Lyons-la-Forêt.

D. Wathier, 1877.
Ph. Four (Ern.-Adolph.), 1880.

Guiseniers (*Les Andelys*).

D. L'abbé Lecoq, lundi et samedi
de 6 h. du mat. à 7 h. s.

Mainneville.

Of.*Demommerot (J.), 1854.
Ph.Rullière, 1875.

Romilly-sur-Andelle
(*Pont-Saint-Pierre*).

Of. Launay (Félix), 1843.

Pont-Saint-Pierre.

D. *Leborgne (A.), 1856.
Ph.Fleury (C.), 1844.
Huriez (Abel), 1874.

Tourny.

D. *Ballet (Ed.-J.-Dom.), 1883.
Mordagne.

BERNAY.

D. *Blin, 1873.
  *Lesueur (Ernest), 1875.
  *Salnelle (Louis), 1880.
  *Tessier (F.).
Ph.Fauvel, 1872.
  Fossey (Edouard), 1843.
  Lafont (Emile), 1855.
  Lecerf (Henri-Eug.), 1862.
  Nicolas, 1864.
  Barre-en-Ouche (La).
D. *Gatine (L.-Hipp.), 1865.
Ph.Boulanger, fils.
    Beaumesnil.
  N...
    Beaumont-le-Roger.
D. Poirier de Narçay.
  *Viard (Lucien-Pierre), 1881.
Ph.Cadinot (J.-B.).
  Compagnon (Alph.), 1871.
  Le Bec-Hellouin (*Brionne*).
D. Guillonet (E.), 1883.
    Brionne.
D. *Bigourdan (F.-E.), 1866.
Of.*Ducosté, 1875.
Ph.Briouze, 1883.
  Pannier (Désiré), 1863.
    Broglie.
D. Court.
Ph.Ducreux.
    Giverville.
D. *Halbout (Charles), 1883.
    Goupillières
    (*Beaumont-le-Roger*).
Of.*Quesney (François), 1847.
    Harcourt (*Brionne*).
Of.*Plichon (Amand), 1847.
    Montreuil-l'Argillé.
D. Leverdier (Constant), 1841.
Ph.Bua (Emile-Louis), 1876.
    Serquigny.
Ph.Simon.
    Thiberville.
D. Dutey.
  Gouas (E.), 1880, de 8 à 9 h.

  matin, lundi de midi à
  2 h.
Ph.Bataille, 1868.
  Etable (Frédéric), 1857.
  Varin (G. F.), Rouen, 1884.

LOUVIERS.

D. *Carnus, 1874, de midi à 1 h.,
  5, rue du Tir.
  *Petel (Prosper), 1835, vice-
  prés. de la Soc. locale.
  *Postel (C.-Em.), 1869.
  *Taurin (Hector-Félix), 1874.
Ph.Lantuéjoul (Georges), Paris,
  1876.
  Rigal.
  Rollet.
  Zarzycki (Théod.), 1876.
  Amfreville-la-Campagne.
D. Beuzelin (Jacques), 1859.
  Lacroix-Saint-Leufroy.
D. Guillou-Kérédan (A.), 1854.
Ph.Prévost (J.-Pierre), 1837.
    Gaillon.
D. Cabarou.
  *Mailhet, 1852.
Ph.Berthon (A.), 1848.
  Cornu (L.-D.), 1842.
    Gros-Theil.
Ph.Broquet (Prosper), 1874.
    Incarville.
D. Boutigny-d'Evreux, 1869.
    Morgny.
Of. Barth.
    Neubourg.
D. *Baudré (Jules-César), 1864.
  *Poussin (Alexandre), 1875.
Of. Lemercier.
Ph.Leleu (Edmond), 1867.
  Lemercier (Jules), 1848.
  Poussin (Eugène), 1847.
Notre-Dame-du-Vaudreuil.
Of.*Goujon (Amand), 1835, ✳.
    Pont-de-l'Arche.
D. *Pinet (Jacques), 1874.
  *Sorel (A.), 1864, à 1 h.

Ph.Lequeux.
St-Aubin d'Ecrosville.
D. *Auzoux.
Vraiville (*La Haye-Malherbe*).
Of. Sauvage (Aug.), 1876.

PONT-AUDEMER.

D. *Lemariey (T.), 1860.
Napieralski (Erasme), 1870,
de midi à 2 h.
Ragot (Alex.), 1867.
Touyon (Ch.), 1867, ✻, de
9 à 11 h., boul. américain.
Of. *Guérard (Alex.), 1845.
Ph.Auger (Emile), 1854.
Duquesne, 1874.
Homo (Ferdinand), 1859.
Lescuyer (Edouard), 1872.
Beuzeville.
D. Perriquet, 1874.
*Vialle fils, 1875.
Ph.Breton, 1876.
Lecorney (P.-Ad.), 1867.
Boissey-le-Chatel.
D. Guillwich, 1882.
Ph.Frémont.
Bourgachard.
Of. Delamarre (Célestin), 1857.
*Leclerc (P.-Isidore), 1840.
Ph.Delamarre (Célest.), 1851.
Guillier (Aug.-Clém.), 1859.
Bourgthéroulde.
Of. *Rebulet, 1870.

Ph.Sauvage, 1878.
Bourneville.
Of. Delamarre, 1873.
Rabasse (J.-Placide), 1830.
Ph.Duchemin (Nicolas), 1856.
Cormeilles.
D. *Arnaudet (Louis), 1870.
Monestier, 1876.
Ph.Hubert.
Leprieur (Jean-Marie), 1872.
Epaignes.
Ph.Mortreux, 1858.
Hauville (*Routot*).
Ph.Cartier (Emile-A.), 1853.
Lieurey.
D. Noncher (A.), 1844.
*Wagner (Félix de), 1873.
Ph.Hue (Eugène), 1873.
Picard, 1844.
Montfort-sur-Risle.
D. Lucas (Edouard), 1883.
Of. Leseur, (E.), 1882, de 1 à 2 h.
Ph.Romy (Léon), Rouen, 1879.
Pont-Authou (*Bec-Hellouin*).
Ph.Legris (Désiré), 1828, *n'ex.*
plus.
Quillebœuf.
Of. *Quesney (Félix), 1852.
Routot.
D. Balez-Balczierski, 1880.
Ph.Detoy, 1840.
Duchemin, 1841.
Saint-Georges-du-Vièvre.
D. *Dubois (Paul), 1876.
Ph.Dubos, 1851.
St-Ouen-de-Thouberville
D. Gaillard (Auguste), 1868.

EURE-ET-LOIR.

POPULATION : 283,075 hab. — 81 Docteurs en médecine ; 18 Officiers de santé ; 42 Pharmaciens. — Association locale des Médecins du département.

Quatre arrondissements : Chartres, Châteaudun, Dreux, Nogent-le-Rotrou.

CHARTRES.

D. *Amiot, 1884.
  *Bouchard, 1878.
  *Chesnel, 1877.
  *Colas, 1868.
  Girouard (A), Paris 1858, de 11 à 1 h. Chirurgie par les caustiques : Cancer, affections des os, etc.
  *Juteau, 1850.
  *Legendre, *trés.* de la Soc. loc. ; *n'exerce plus.*
  Lelong (Adolphe), 1835.
  *Lelong (Marcel) 1869, *secrét.* de la Soc. loc., anc. int. des hôp. de Paris, méd. de l'hôp., memb. du Cons. d'hyg.
  Maunoury, ✳, 1842.
  *Maunoury, 1877, ✳.
  Rabuan, 1863 ; *n'ex. plus.*
  *Salmon, 1845, ✳, chir. de l'hôp., anc. int. des hôp. de Paris, méd. des épid., méd. des chem. de fer de l'Etat et de l'Ouest, memb. du Cons. d'hyg., *présid.* de la Soc. loc.
  *Voyet, 1837, ✳.
Ph.Chauvière, 1852.
  Delacroix fils, 1870.
  Gilbert, 1872.
  Humbert, 1873.
  Malenfant, (R.), Paris, 1880.
  Vinson, 1864.

Auneau.

D. Brajeul, 1849.
  *Guillemin.
Of. Bidault, 1872.
Ph.Bidault, 1863.

Bailleau-le-Pin.

Of.*Griveau père, 1843.

Béville-le-Comte.

D. *Robin, 1864.

Courville.

D. Bacon (A.), Paris, 1883, de midi à 1 h. 1|2.
  *Szaramowicz (A.), 1866, de 1 à 3 h.
Of. Sabaros, 1844.
Ph.Hauvespre (E.), 1882.
  Schmidt (C.A.), Paris, 1875, 1re classe.

Denonville (Auneau).

Of. Vaucoret, 1835.

Epernon.

D. *Crouzel, 1879.
  *Poidevin (C.), Paris 1858, de midi à 2 h.
Ph.Combault, 1881.

Gallardon.

D. *Lalesque, 1848.
  Gillard, 1884.

Illiers.

D. Deniau, 1882.
  *Galopin, 1836, ✳, vice-prés. de la Soc. loc.
  *Lemoine.
Of. Barrois, 1874.
Ph.Lefebvre, 1878.
  Prévost, 1870.

Janville.

D. Bienvenot, 1879.
  Lebel, 1869.
Ph.Henry, 1873.

Jouy.

Of.*Blavot, 1844.

Lèves (Chartres).

D. Martin, 1876.

Maintenon.

D. *Caule, 1879.
  Coingt, 1878.
  *Lamy, 1837.
Ph.Bougerol, 1867.
  Guillot, 1846.

Oisonville (Sainville).

D. Jamain (L.), 1861, à 12 h.

Ouarville.

D. *Gierszynski, 1875.

Pontgouin.

D. *Guirette, 1836, ✳.

Prunay-le-Gillon.
D. *Aubry, 1865.
Roinville-sous-Auneau
(Auneau).
D. *Guillemin, 1878.
Saint-Georges-sur-Eure
D. Griveau fils, 1882.
Toury.
D. Petit (L.-H.), 1854.
Voves.
D. *Rabourdin, 1876.
Ymonville.
D. Sereins, 1883.
Of. Valen père, 1856, *n'ex. plus.*

CHATEAUDUN.

D. *Foisy (Gaston), 1872.
  *Hiblot, 1869.
  *Raimbert père, 1839, ✳.
  *Raimbert fils, 1880.
Ph.Allouin, 1866.
  Communeau (Ad.), 1862.
  Cosnard, Caen, 1880.
  Desbans (Clém.), 1846.
  Lemay, 1834 ; *n'exerce plus.*
Arrou.
D. Guimberteau (H. L.), Paris, 1857.
Bonneval.
D. Boulay, 1854.
  Hildebrand, 1859.
  *Larrieu, 1880.
Ph.Hubert, 1857.
Brou.
D. *Huguenin, 1879.
Ph.Martinet, 1884.
Civry *(Varize).*
D. Durand, 1874.
Cloyes-sur-le-Loir.
D. Fleury, 1882.
  Picard, 1875.
  Rouge de Montant (L.) 1866.
Ph.Bossuge, 1878.
  Védie, 1883.
Courtalain.
D. Chauveau, 1869.

Ph.Aumoine, 1849.
Ferté-Villeneuil (La)
(Cloyes-sur-le-Loir).
Of.*Legras, 1840.
Meslay-le-Vidame.
D. *Demesse, 1883.
Of. Amand d'Ambraine, 1856 ;
  n'exerce plus.
Orgères.
D. *Lescarbault, 1848, ✳.
Of.*Valen fils, 1872.
Sanchevile.
D. *Kœnig, 1874.
Terminiers.
Of.*Gebauer, 1853.
Unverre *(Brou).*
D. *Colon, 1867.
Yèvres *(Brou).*
Of. Bierkowski, 1864.

DREUX.

D. *Bressot (S. J.), Paris, 1882,
  de midi à 2 h., rue de
  Flandres, 13.
  *Denis, 1873.
  *Leviste (L.), 1883, de midi à
  1 h., lundi jusqu'à 3 h.
  *Molinier, 1870.
Ph.Bonnet (Ch.), 1869.
  Mauduit fils.
  Seigneury, 1847.
  Truelle, 1882.
Anet.
D.*Bardet (E.), 1875, médecin
  de l'hôpital cantonal, de
  1 à 2 h.
  *Durdos (A.-F.), 1875, de 1 à
  2 h.
Ph.Foli, 1863.
Brezolles.
D. Fleury, 1847.
Ph.Marmion, 1848.
Châteauneuf-en-Thimerais.
D. *Poulain, 1835.
  *Taillefer, 1872.

Of. Fleury, 1865.
Ph. Fournier, 1869.
    Maillard, 1883.
        La Ferté-Vidame.
D. Claux, 1852.
Of. Filleul (L), 1878.
Ph. Girard, 1869.
        Laons.
Of. Duffau, 1869.
    Lormaye (*Nogent-le-Roi*).
D. Lafage, 1868.
        Nogent-le-Roi.
D. *Guillaumin, 1874.
Ph. Radanne, 1884.
        Senonches.
D. Lacoste, 1877.
Ph. Savarre, 1861.
    Tremblay-le-Vicomte
        (*Châteauneuf*).
Of. *Daban, 1853.
        Tréon.
Of. Renault, 1846.
        Villemeux.
Of. *Demesse, 1856.

NOGENT-LE-ROTROU.

D. Coudray (L.-M.), 1884.
    Desplantes, 1853.
    Hamel, 1870.
    Souplet (E.), 1873, de midi
        à 2 h.
Ph. Pernet, 1874.
    Pesche, 1846.
    Respaud, 1870.
        Authon-du-Perche.
D. Corneau, 1882.
Ph. Delante, 1876.
        Bazoche-Gouët (La).
D. *Mercier, 1867.
Ph. Pachaut, 1854.
        Loupe La).
D. Lelièvre, 1873.
    *Pichot, 1839.
Ph. Gauquelin, 1873.
        Thiron-Gardais.
D. Carlier (A.) 1883, de 8 à 9 h.
    du matin et de 12 à 2 h.

FINISTÈRE.

POPULATION : 618,564 hab. — 99 Docteurs en médecine;
13 Officiers de santé; 49 Pharmaciens. — Société locale des
Médecins de l'arrondissement de Brest.
    Cinq arrondissements : Quimper, Brest, Châteaulin, Morlaix,
Quimperlé.

QUIMPER.

D. *Bâtard (J.-B.), ✳, *n'exerce*
    pas.
    *Baume.
    *Chauvel fils, (Henri), 1865,
        trés. de la Soc. loc.
    *Coffec (P.-J.), 1861. Prés. de

la soc. loc. du départem.
Colin.
Dupont.
*Fatou (L.-Amb.), 1851.
Giffo (Pierre), Paris, 1879, de
    midi à 2 h., rue des Bou-
    cheries, 12.
Homery.
Kerhuel, O. ✳, *n'exerce pas.*
Ph. Decrop.
Goulven (J.), Paris 1881.

Rue Héréon. Ex-interne
des hôpitaux de Paris.
Jamet.
Morpain.

Audierne.
D. *Hébert.

Concarneau.
D. *Galzain (Ch.-Cyr.), 1866.
Guillou.
Ph.Boyé.
Erland.

Douarnenez.
D. *Bizien.
　* Nicolas.
Ph.Gadreau (J. P.), Paris, 1re
classe.
Lequer.

Loc-Tudy
(*Pont-l'Abbé-Lambour*).
D. Lenormand ; *n'ex. pas.*

Pont-Croix.
D. *Neis.
Ph.Boyé.

Pont-l'Abbé
D. Cosmao-Dumenez (S.-M.),
1865, vice-prés. de la Soc.
loc. du département.
　* Rousseau.
Ph.Cardialaguet.
Grall (Emile).

Rosporden.
D. Herland (E), Paris, 1884.

BREST.

D. *Anner (T.), 1867.
　*Aubry (Osc.-Ant.), 1859, *n'ex.
pas.*
　*Auffret.
Auvray (Jean), 1883.
Baude, ✳.
Bohéas (Paul), 1883.
　*Caradec (Louis), 1850, ✳.
　*Caradec (Th.), ✡ I., sec.

de la soc. loc., méd. de
l'hôp. civil des épid. memb.
du Cons. d'hyg.
*Carof (J.-Aug.), 1853, ✳.
*Chabassu, ✳.
*Cras.
*De Léseleuc (A.-J.), 1844.
*Duburquois.
*Falliet, O, ✳.
Foll (A.-F.-E.), ✳, 1857.
*Fournier.
*Gallerand, vice-prés., de la
Soc. loc.
*Gestin.
*Guyader (Ch.) Par., 1872, de
1 à 2 h., rue de Paris, 105.
Jéhanne.
Le Do (J.-B.-C.), 1855.
Le Tersec (Théod.), 1855,
O. ✳.
*Lucas.
*Mahéo.
*Maréchal, vice-prés. de la
Soc. loc.
*Marion, ✳.
*Miorcec, Paris, 1876. Midi a
1 h. Rue Traverse, 17.
Miriel (P.-L.-M.), 1835.
Muller (Fr.-Prosper), 1862.
Payen (Et.-E.-F.), 1839. *N'ex.
pas.*
　* Rousseau (Paul), trés. de la
Soc. loc.
Ph.Baron (Ernest), 1876.
Caresmel, 1870.
Chauvin (J.-A.), Rennes 1873.
Rue d'Aiguillon, 56.
Chaze, 1866.
Daniel (Francis), 1868.
Esnault, 1871.
Flachet (Adolphe), 1879.
Good, 1879.
Grall, 1878.
Guenant.
Perrussel.
Renaud, 1880.
Scité.
Tostivaint, 1882.

Conquet (Le).
Of. *Pethiot.
Lambezellec
Ph. Nicole.
Landerneau.
D. Alavoine (Victor), 1849.
Chalmet (B.), Paris, 1872,
tous les jours de 8 à 9 h.
le samedi, de midi à 4 h.,
4, avenue de la Gare.
Gras.
Riou de Kerprigent, 1854.
Ph. Corbé (Jean), 1874.
Guilmin (Ferd.), 1847.
Guingamp, 1875.
Lanildut.
Of. Prat (P.) Rennes. 1876, frein
automatique de sûreté,
appareil aérocathérique,
polygazogène, de 9 à 10
h. du matin et de 3 à 4
h. du soir.
Lannilis.
D. *Morvan (A.-M.), 1847, vice-
prés. de la Soc. loc.
Of. *Sagot, 1883.
Ph. Legac (Jules), 1875.
Lesneven.
D. Bergot (René), 1852.
*Deschamps (Emile), 1860.
*Mesguen.
Ph. Castagné.
Thésée (Ach.-M.), 1867.
Isle-d'Ouessant.
D. *Lamotte (Ad.-Aug.)
Plabennec.
Of. Levot.
Ploudalmézeau.
D. *Plainfossé-Hauteville, 1873.
Plougastel.
Of. *Feillet.
Saint-Renan
D. Bouvet, 1879.
*Loupy.
Ph. Costard.

CHATEAULIN.

D. *Baley (J.-Stan), 1863.
Of. Jonhston (H.-E.), 1866.
Ph. Lazennec.
Carhaix.
D. *Le Moyne, 1874.
Ph. Barbier.
Châteauneuf-du-Faou.
D. *Dubuisson (L. - C. - Aimé)
1867, secret. de la Soc.
loc. du département.
Crozon.
D. Louboutin fils.
Of. *Landouar.
Le Faou.
D. Bourhis.
*Guillet (F.-A.), 1847.
Pleyben.
D. *Le Borgne, 1871.
*Lebreton père, 1830; *n'ex.
plus.*
Of. *Buors (Armand), 1817; *n'ex.
pas.*
Port-Launay.
Of. Jollec.

MORLAIX.

D. Barazer-Lannurien (Fr.-P.-
M.), 1840.
Bozec (Le) (J.-Aug.-M.), 1858.
Delanégrie (Et.-J.-René),
1834.
Delanégrie fils, 1869.
*Geffroy (Pr.-M.), 1843.
Lefebvre (Ferd.), 1865.
Legris (M.-H.), 1864.
Lestyr (Martial), 1840.
Maurié-Pennanech (C.-D.),
1829; *n'exerce plus.*
*Prouff (Mathieu), 1872.
Quintin.

Richer de Forges (H.-J.), 1868, ✳.
Sanquer, 1870.
Ph.Duval, 1871.
  Lefèvre (P.-Am.), 1839.
  Le Hir (L.-J.), 1837.
  Le Moult (L.-Ch.), 1838.
  Picaud (L.-G.-J.-M.), 1864.
  Piriau (Ad.), Paris. 1874.
    Rue du Pavé, 10.

Guerlesquin.
D. Lequerré.
Of. Lahellec (Guil.), 1858.

Landivisiau.
D. Le Comte, 1868.
  Martin.
Pilven (Yves), 1884.
Ph.Deniel (J.-M.), 1840.
  Guennoc.

Lanmeur.
D. Le Clech, 1873.

Plouescat.
D. *Cabon de Mesormel, 1878.
  *Tanguy (Emile), 1877.
Ph.David (Léopold).

Plouigneau.
Of. *Roger (Louis), 1840.

Plounéour-Ménez
Of. *Quéré.

Roscoff.
Ph.Stéphan.

Saint-Pol-de-Léon.
D. Guillou (Juan), 1858.
  Liscoat (D.-Fr.-M.), 1860.
  *Servet (J.).
Ph.Le Gac.
  Mahé (G.-P.-M.), 1867.
  Tostivin.

QUIMPERLÉ.

D. *Le Louëdec (Alain-L.-F.), 1855.
  *Martin (Eug.-J.-M.), 1869.
  * Rageot de la Touche.
Of. Quilliou (Fréd.-J.-B.), 1855.
Ph.Tanguy (J.-M.), 1866.

Bannalec.
D. N...

L'Isle-en-Chloars-Carnoue.
(Moelan).
D. Ledozé, 1883.

Pont-Aven.
D. *Morel.

GARD.

POPULATION : 415,629 hab. — 155 Docteurs en médecine; 23 Officiers de santé; 79 Pharmaciens. — Association locale pour l'arrondissement d'Alais.

Quatre arrondissements : Nimes, Alais, Uzès, Le Vigan.

NIMES.

D. Bonnes (Achille), 1860.
  Brousson (Edm.), 1862.
  Carcassonne (Léon), 1842, ✳.
  Cassan (Jules), 1877, de 1 h. à 2 h., 6, place du Château.

Chamontin (Casimir), 1874.
Delamarre, 1880.
Doumergue(A.), Paris, 1881, de 1 à 3 h., avenue Feuchères, 6.
Dumeny (Achille), 1862.
Dussaud (Adrien), 1860.
Ebrard (Nic.), Montpellier 1837, boul. Amiral Courbet, 8.

D. Galtier (Ulysse), 1876.
Gauch (F.), Lyon 1881. de 1
  à 3 h., rue Régale, 16.
Kruger (H.-Gust.), 1875.
Luneau (H. L.), 1871.
Luszkiewiez, 1871.
Mazel (J.-Elie), 1853.
Merle (Arthur), 1861.
Miaulet (Jules), 1857.
Mourgue (Paul), 1873.
Parades (Léon), 1874.
Perrier (Louis), 1862.
Pleindoux (Alex.), 1848.
Puech (Alb.rt), 1858.
Reveilhé (Paul), 1827, ✳.
Reynaud (Léon), 1866.
Ruat (Hipp.), 1832.
Seigle (J.-Frédéric), 1841.
Sprewglewski (Jean), 1842.
Tribes (Edouard), 1843.
Tribes (Louis-Math.), 1872.
Of. Baulina (Pierre), 1848.
Peladan (Adrien), 1872.
Robert (Franç.-Jos.), 1854.
Ph. Aubanel (M.-Ant.), 1864.
Baud (Théophile), 1849.
Bellile (Marie-Jules), 1855.
Bressac (Urb.-Eug.), 1858.
Chambon (P.-Nicolas), 1866.
Cros (Jules), 1872.
Defferre (Eugène), 1862.
Dolque (Sixte), 1831.
Ferry (Ch. de), 1876.
Gaich (J.-E.-A.), 1878.
Gamel (Georges), 1880.
Giral (Charles), 1859.
Giuly (Ant.-Franç.), 1869.
Granaud (Hippolyte), 1869.
Massal (Louis), 1858.
Meyrieu (Ad.-Max.), 1865.
Michel (Daniel-Félix), 1872.
Montégut (Hippolyte), 1852.
Pourtal (Alf.), 1re cl., Mont-
  pellier, 1872.
Rebuffat (Hipp.), 1870.
Reissier, 1863.
Rouvière (Louis), 1864.
Sabatier (Elisé-David), 1875.

Sprewglewski, 1881.
Ventre (Félix), 1868.
Aigues-Mortes.
D. Monier (Léon), 1872.
Raynaud (Laurent), 1873.
Ph. Ducos, 1880.
Terras, 1872.
Aigues-Vives.
D. Delord, 1882.
Ph. Hébrard, 1871.
Aimargues.
D. Courréjon, 1882.
Ph. Surjus, 1879.
Aramon.
D. Coullomb (Th.-Ch.), 1872.
Of. Deltel (F.-Camille), 1846.
Aubais.
Of. Grousset (C.-E.-Isid.), 1859.
Beaucaire.
D. Anthoine (Marie-A.), 1875.
Durand (Emile), 1870.
Granier (Casimir), 1832.
Groskost, 1880.
Julien, 1883.
Millet (Adrien), 1851.
Ph. Blaud (Ant.-Ad.), 1877.
Déméry (Alfred), 1857.
Millet (Emile-Henri), 1871.
Bellegarde.
D. Alric (Joseph), 1835.
Autard (Elzéar), 1867.
Ph. Astier (Et.-Alph.), 1835.
Besouce (*Margucrittes*).
Of. Etienne (Auguste), 1834.
Bouillargues (*Nimes*).
D. Mathieu (Louis), 1882.
Cailar (Le).
D. Martin (Fernaudez), 1849.
Calvisson.
D. Farel (Gédéon), 1871.
Ph. Reboul (Louis), 1838.
Comps (*Beaucaire*).
D. Terris (Louis), 1878.
Congeniès (*Calvisson*).
Of. Fourmaud (F.-Pierre), 1883.
Domazan (*Aramon*).
Of. Rollande (J.-F.-A.), 1849.
Fons (*Saint-Mamert-du-Gard*).

D. Gilly (Elie-Gédéon), 1879.
Gallargues.
D. Gachon (Etienne), 1861.
Ph.Bérard (César), 1841.
Garons (*Nîmes*).
D. Roux (Soseph), 1837.
Générac.
D. Périn (Alph.-Max.), 1876.
Jonquières (*Beaucaire*).
Of. Faucher (Ch.-Alph.), 1850.
Langlade (*Calvisson*).
D. Pellissier (Ed.-Eug.), Montpellier, 1868.
Manduel.
D. Caisselet (P.-Louis), 1854.
Marguerittes.
D. Giorgi (J.-M.), 1872.
Of. Comte (L.-Adolphe), 1834.
Comte fils, 1876.
Montfrin.
D. Anthelme (Emile), 1866.
Ph.Anthelme (Isidore), 1850.
Saint-Bonnet.
Of. Raissac, 1844.
St-Gilles-les-Boucheries.
D. Arnaud (Marius), 1875.
Raizon (Timoléon), 1873.
Ph.Evesque (J.-E.-F.), Montpellier, 1864.
Michel (Mathieu), 1847.
Saint-Laurent-d'Aigouze.
D. Falot (Jacques), 1848.
Sommières.
D. Auquier (P.-P.-E.).
Bourguet.
Dax (Jean-Marie), 1843.
Malhole (Jean-Louis), 1855.
Ph.Fenouillet (A.), 1846.
Pascal, 1881.
Uchaud.
D. Margarot, 1877.
Of. Mérignargues (F.), 1834.
Vallabrègues.
Of. Terris (L. Marius), 1878.
Vauvert.
D. Boyer (H), Montpellier, 1869, de 2 à 4 h.
Guigou (Emile), 1856.

Soulier (G.), Paris, 1883.
Ph.Hugon, 1881.
Reinaud (Jacques), 1841.

ALAIS.

D. *Alexandrowicz (Alex.), 1836.
*Alexandrowicz (Lad.), 1872.
*Alphandéry, rue de la République, *secr.* de la Soc. loc.
*Auphan (Victor), 1830, *prés.* de la Soc. loc.
*Chapellier (Emile), 1858.
*Chapon (Urbain), *secr.* de la Soc. loc.
*Chevallier (J.-J.-Paul), 1856.
Coulet (Et.-Bruno), 1852.
*Escalier (Alfred), 1877.
*Fabre (Pierre), 1858, *vice-prés.* de la Soc. loc.
*Larguier (Fréd.), 1856.
*Monteils (Th.), Montpellier, 1881, de 8 à 9 h. mat., et de 1 à 2 h. s., Grande Rue, 128.
*Pagès (J.-L.-Vict.), 1848, ✳. *prés. honor.* de la Soc. loc.
*Plantier (Alfred), 1854.
*Pin, *trés.* de la Soc. loc.
*Roch (Laur.), 1838.
*Tubœuf (de).
Ph.Bonnanfant (A.-F.-M.), 1871.
Bonnaure (T.-J.), 1850.
Ferrier, 1882.
Fouret, 1846.
Galhac (Oswald), 1869.
Hugues.
Tessier (F.), 1845.
Anduze.
D. *Blanc (Louis), 1881.
*Cazaubon, 1837.
Mazel (Hippolyte), 1855.
Ph.Blanc fils, 1844.
Barjac.
D. *Poizat de Gérente, (A.),

Montp. 1884 ; médecin-directeur de l'Établissement thermal des Fumades (Gard) ; à Barjac, tous les jours de 1 à 2 h. ; (*Été*) : aux Fumades, mardi, jeudi, samedi, de 3 à 6 h.
Chaillot (Adrien), 1833.

Bessèges.
D. *Delfau.
 *Gaillard (Amédée), 1850.
 Romestant, 1881.
 *Vidal (Emmanuel), 1853.
 Waton, 1859.
Ph.Chalbos (Cyprien), 1861.
 David, 1880.
 Lascombe (Alfred), 1862.

Chamborigaud.
D. Arnaud (Marius).

Genérargues (*Anduze*).
D. Astruc (Jean-Louis), 1843.

Grand'Combe (La).
D. *Fabre (Aug.), 1867.
 *Philippot (S.) 1874, de 9 à 11 h.
 Sagnier (Ferdinand), 1864.
 *Viala.
Ph.Viguier (Antoine), 1847.

Ledignan.
D. *Dumas (Alphonse), 1870.

Molières (*Saint-Ambroix*).
D. Pradel (A.), 1851.
 *Joulier.

Robiac.
D. Belgodère, 1876.
Ph.Roux, 1879.

Rochesadoule.
D. Charvet, 1880.

Saint-Ambroix.
D. *Bernadou (L.-Phil.), 1866.
 *Salles (Henri), 1872.
Ph.Beauquier (Antoine), 1833.
 Blanc (Adr.) Montp., 1878.

Saint-Florent.
D. Belgodère, 1876.

Saint-Jean-du-Gard.
D. *Bentkowski (Amilcar), 1846.
Ph.Auzillon, 1880.
 Metge (Paul-Émile), 1844.

Saint-Privat-des-Vieux (*Alais*).
Of. *Maniel (Jean). 1846.

Salindres.
D. *Bonafous, 1877.

Tamaris.
D. *Coulet.

Vernarède (La).
D. Lacombe, 1881.
Ph.Castelbon (Emile), 1840.

Vezendres
D. *Marquis.

UZÈS
D. Blanc (Antoine), 1834.
 Blanc (Marius), 1867.
 Carrière (Adrien), 1863.
 Pollon (G.), 1872.
 Rancurel, 1865.
Ph.Arnoux, 1869.
 Becamel.
 Blanc (Gaston), 1859.

Bagnols-sur-Cèze.
D. *Agniel.
 *Arène (L.), Paris, 1880, à 1 h.
 Fabry.
Ph.Fougasse (Eugène), 1839.
 Lignon (Casimir), 1839.
 Vouland (Aimé), 1867.

Cavillargues (*Bagnols*).
Of. Laurent (Joseph), 1839.

Connaux.
Of. Chaine (Véran-Marin), 1831.
 Jardin (Antoine), 1847.

Goudargues.
D. Franquebalme (Ern.), 1858.

Pont-Saint-Esprit.
D. Cazal (Hippolyte), 1849.
 Chabaud (Napoléon), 1835.
 Flandin, 1880.
 Vial (Jules-L.-Ern.), 1874.
Ph.Gazague, 1874.
 Luneau (V.), 1re classe, Paris, 1881.
 Mure (Henri-Victor), 1848.

Pujaut.
Of. Pélissier, 1839.

Remoulins.
D. Fabre (Joseph), 1845.

Gazagne (Maur.-And.), 1872.
Of. Rayssac (A.), 1844.
Ph. Busquet (J.-B.-F.), 1870.
Delaurens, 1879.
Roquemaure.
D. Chabert (Alp.), 1883.
Of. Chabert (Jules), 1847.
Ph. Chaussoux, 1880.
Rigaud, 1883.
Saint-Chaptes.
D. Réilhe (Henri-André), 1866.
Saint-Geniès-de-Comolas
(Roquemaure).
D. Cuillard (Louis), 1850.
Saint-Geniès-de-Malgoires.
D. Portal (Antoine), 1865.
Ph. Gimon (Paul), 1855.
Sauveterre.
Of. Guillaumont, 1870.
Villeneuve-lès-Avignon.
D. Corniquel-du-Bodon (P.), 1841

VIGAN (LE).

D. *Cambassèdes (B.-F.-H.), 1868
Puech (Gabriel), 1860.
Racanière, 1883.
Virenque (Émile), 1839.
Ph. Chante, 1872.
Paulet (H.-G.), 1865.
Alzon.
D. Dufour (Alexandre), 1836.

Aumessas (*Le Vigan*).
D. Espagne, 1882.
Martin (Antoine), 1835.
Bez-et-Esparron.
D. Pons (Joseph-A.), 1841.
Lasalle.
D. Bourguet, 1876.
Ducros (François), 1867.
Mourgues (Louis), Montp. 1836.
Pompignan (*Saint-Hippolyte*).
D. Bourras, 1879.
Quissac.
D. *Auzilhon (J.-Fr.), 1870.
*Rocheblave.
Ph. Abel (Simon), 1874.
Saint-André-de-Majencouls
D. Teulon Valio (E.), 1864.
Saint-André-de-Valborgne.
D. Carrière, 1880.
Saint-Hippolyte-du-Fort.
D. Teissonnière (Gust.), 1866.
Ph. Teissonnière (Ul.), 1872.
Saint-Laurent-le-Minier
(Ganges-Hérault).
D. Quatrefages (P.-Jos.), 1842.
Saumanne.
Of. *Jullié.
Sauve.
D. Demorcy-Dellètre, 1846.
Jacob, 1882.
Ph. Vailhe (Etienne), 1833.
Sumène.
D. Beau (L.-J.), 1866.
Cornier, 1883.
Valleraugue.
D. Perrier (Frédéric), 1866.
Ph. Salles (Aug.), 1846.

GARONNE (HAUTE-)

POPULATION : 478,000 hab. — 212 Docteurs en médecine; 97 Officiers de santé; 130 Pharmaciens. — Association locale des Médecins du département. — Association locale de Toulouse. — Société de médecine fondée en 1801.

Quatre arrondissements : Toulouse, Muret, Saint-Gaudens, Villefranche.

TOULOUSE.

D. *Albert, 1878.
Ali x.
*Amen, 1856.
*André, 1868.
*Anquetil.
*Ardenne (d').
*Armentier, 1854.
*Atoch, 1844.
*Audiguier, 1866.
*Auriol (A.-E.-B. d'), Paris, 1859, de 1 à 3 h., rue Ste-Ursule, 13.
*Barrié, 1866.
*Basset, 1858, *trésor.* de la Soc. locale de Toulouse.
*Bégué.
*Benoît.
*Besaucèle (Victor), 1874.
*Bezin (de), 1844.
*Bezy.
*Bonamy, 1869.
*Bonneau, 1872.
*Bonnemaison, 1871, ✳.
*Bouchage.
*Bouyssou, 1874.
Bouteille.
*Boutet, 1854.
*Bouthier, rue Montoulieu-Vélane, 15.
*Brézet (Jean), 1849.
*Brun (Nestor), 1855, de midi à 2 h., rue de la République, 56.
*Cadène.
*Caubet, 1872, ✿ A.
Chabbert.
Chapelon.
Charazac.
Chastanier.
*Delaux, 1864.
*Delaye (J.-B.), 1858, *trésor.* de la Soc. loc. du départ.
Desclaux (Charles).
*Déramond.
*Dop, 1871.

*Dupau.
*Dupin (F.-P.), 1879. de 1 à 3 h., avenue Lafayette, 3.
*Esparbès.
*Etienne (A.), 1878.
*Fageret, 1867.
*Faurès, 1842.
*Ferrand.
*Ferrau.
*Frébault, ✿ A.
Garagnères.
Gard, 1876, rue Alsace-Lorraine, 20, de 2 à 4 h. *Maladies des yeux et oreilles.* Clinique de midi à 2 h., rue Saint-Rome, 25.
*Garipuy (A.), 1873, de 2 à 4 h., *accouchements, maladies des femme s*, r. Peyras, 22.
*Garrigou, 1860, (F.), à Luchon, du 1er juin au 30 octobre.
Gehe.
*Geipuy.
*Gendre.
Giscaro, 1883.
*Graciette, 1866.
*Guilhem.
*Guinier (H.)
*Halsey, 1872, secrét.-adj. de la soc. loc.
Jeanbernat, 1862.
Jeannel.
    secr.-gén. de la soc. loc.
Joulin.
Labat.
*Labeda, 1865, président de l'Ass. loc. du dép., prof. à l'Ec. de méd.
Laeger (de) O ✳.
Laferrière, 1846.
Laffont.
Larrieu (E.), 1870, oculiste, de 10 à 11 h., et de 3 à 4 h., rue d'Astorg, 1.
Lautar (de), 1866.
Marini, 1872.
Marturé, O, ✳.

Mathieu.
Maurel, 1872.
*Maynard (Jean), 1874.
Merlin.
*Molinier, 1858, ✳.
Nazaire.
Noguès, 1855.
Noguès (Emile), 1879.
Noulet, 1832, ✳.
*O'donovan, 1871.
Olivier.
*Parant, 1875.
Paumès.
Peyre.
Peyreigue, 1853, médec. du Bur. de bienf., sec. gén. de la Soc. loc. de Toulouse.
Peyret Dortail.
*Peyronnet.
*Puntous, 1869.
*Puyvarge, 1867.
Py, 1876.
*Ramond, 1853.
Régi, 1873.
*Rességuet, 1852.
*Rey, 1876.
*Ribell, 1853 ; vice-prés. de la soc. loc.
*Ripoll, 1851. ✪ I.
*Saint-Ange, 1878.
*Saint-Agnès, 1885.
* Salivas.
Santi (de), O. ✳.
*Terson, 1861, rue Tolosane, 8, *présid.* de la Soc. loc.
Toussaint.
Toujan (J.-R.), place des Carmes, 28.
Tranier.
Troy.
*Villard, 1860.
Voisins (de).
*Zigliara.
Of. *Badin, 1847.
Badin fils, 1872.
Bégué.

Bibent, 1867.
Cardeilhac.
*Crouillebois, 1874.
Delherm.
Fauré.
Fitte.
*Lamasson.
Monbet.
Montamat, 1863.
Saint-German.
Sébastian.
Sébastian, *secrét. bon.* de la Soc. loc. des médecins de Béziers.
Surville, 1863.
Ph. Astre.
Barthes.
Bergé.
Blot-Daurignac, médecin et pharmacien, boulev. de Strasbourg, 40.
Bougues, 1848.
Boulicaut.
Brun, 1867
Castella.
Cazac, 1849.
Chabré, 1851.
Charlas, 1851.
Chastan.
Comère, 1877.
Dardenne.
Délieux (H.), rue de Rémusat, 9.
Destouet.
Dhers.
Dumon.
Dupuy.
Durand.
Echernier et Bergès.
Fardeuilhe, 1869.
Fau.
Fitters, rue de la République, 50.
Faure.
Guiraud.
Gely.
Julia, 1852,

Laffitte, 1826.
Lafforgue, 1842.
Lajaunie, 1865.
Larrieu.
Leclerc.
Lespiau.
Magne-Lahens, 1836.
Magne-Lahens (Henri), 1868.
Martin, 1877.
Marty, 1858.
Mas.
Mondou.
Nugon, 1862.
Olivier, 1876.
Peyrard.
Rascol, 1860.
Reboulet, 1850.
Rivière, rue de la Républi-
que, 56.
Roques (Jules), 1872.
Rouquié.
Rozières.
Saint-Martoire-Laprade, 1885,
15, rue de la République.
Saint - Plancat, 1854, rue
Cujas, 14.
Salamo, 1874.
Tanzy.
Timbal-Lagrave, 1843.
Tujaque, 1876.
Vignes, 1838.
Vignes (François), 1857.
Aureville (*Costanet*).
Of. Armaing.
Aussonne (*Mondonville*).
Of. Lasserre (V.).
Azas (*Montastruc*).
D. Plantade, 1838.
Bessières.
D. *Salès.
Of. Dore, 1853.
Ph.Tesseyre.
Blagnac.
D. *Guimbaud.
Of. Couve.
Bouloc.
(*Castelnau-d'Estretefonds*).

Of. Cazenave, 1847.
Bretx (*Lévignac-sur-Save*).
D. Adam, 1855.
Bruguières (*Saint-Jory*).
Of. *Duprat, 1844.
Friot, 1837.
Burgaud (*Grenade*).
Of. Bouzigues, 1845.
Cadours.
D. *Daubas.
Ph.Lajoux.
Castanet.
D. * Dhers, 1866.
Pelous (L.), 1859. Mardi, de
midi à 3 h.; dimanche, de
9 à 11 h., et de 1 à 2 h.
celle-ci gratuite.
Ph.Maurel.
Castelginest (*Montberon*).
D. * Bernard, 1854.
Castelmaurou.
Of. Soubriès.
Castelnau-d'Estretefonds.
Of. *Cabos.
Castera
(*Bellegarde-Sainte-Marie*).
Of. Esparbès.
Roquebert, 1846.
Colomiers.
D. Berthoumieu.
Marini, 1872.
Puisségur, 1843.
Fenouillet (*Saint-Jory*).
Of. Bayle.
Cornebarieu.
Of. Eyhérabide.
Cox (*Cadours*).
D. *Cassagneau, 1872.
Croix-Daurade (*Toulouse*).
Of. Bignières, 1862.
Cugnaux.
D. Berniet, 1839.
*Jourda.
*Labernesse.
Of. *Savy, 1845.
Ph.Tarride, 1853.
Daux.
Of. Lamasson, 1877.

Drémil-Lafage (*Lanta*).
Of. *Pitfeau (Paul).
Fenouillet (*St-Jory*).
Of. Bayle.
Fronton.
D. *Mandeville, 1863.
Pradines, 1868.
Ph. Fadeuilhe, 1858.
Gémil (*Montastruc*).
D. Montano.
Grenade-sur-Garonne.
D. *Foch, 1875.
*Massonnier.
*Rieupeyroux, 1840.
Ph. Bonsirven.
Lasserre (*Lévignac-sur-Save*).
N...
Launaguet (*Montberon*).
D. Pasturel, 1860.
Of. Sarrante.
Layrac.
Of. Bonnous.
Leguevin.
D. Forgues.
Of. Lasserre (C.) 1847, méd. cant.
Ph. Forgues, 1843.
Lévignac.
Of. Pont (Antoine), 1865.
Ph. Bely.
Massé.
Merville (*Grenade*).
D. *Jouvion, 1870.
Mirepoix (*Villemur*).
Of. Mazères, 1825.
Montaigut (*Mondonville*).
Ph. Refouil, 1830.
Montastruc.
D. Bernard.
Of. *Latour (de).
Montjoire (*Montberon*).
Of. Berregas, 1846.
Plaisance.
D. *Balent, 1871.
Quint (*Toulouse*).
Of. Guitard.
Verfeil.
D. Bonhomme, 1843.
Dandrieu, 1852.

Ph. Carcassès, 1841.
Dandrieu, 1856.
Villaudric.
Of. Benech.
Villemur
D. Benech, 1823.
Campardon, ✳, 1850.
Of. Agar (E.), 1824.
Ph. Terrancle.

MURET.

D. *Débat-Ponsan (Léon), 1833, médec. de l'hospice et des prisons, *vice-présid.* de la Soc. loc.
*Lozes.
Of. Sère (Achille), 1858.
Ph. Dardenne.
Estradère (Alex.-L.), 1874.
Petit (Jules), 1834.
Auterive.
D. *Carle.
Régis.
Ph. Séguy (Louis), 1834.
Séguy (Joseph), 1866.
Bastide-Clermont (La)
(*Rieumes*).
Of. Lafon.
Beaumont (*Miremont*).
D. Castelnau (Paul), 1864.
Berat (*Rieumes*).
N...
Carbonne.
D. *Castex.
*Fort.
Ph. Bonzom (Jacques), 1840.
Guillamat, 1873.
Lampinet (Xavier), 1837.
Cazères.
D. *Sicardon, 1861.
*Toigne.
Ph. Sicardon.
Cintegabelle.
D. Pascal (E.-E.-L.), 1884
Ph. Amouroux (Bernard), 1874.

Fousseret (Le).
D. Perisse.
Ph.Abadie (Pierre), 1839.
　Mussip.
Gaillac-Toulza
(*Cintegabelle*)
D. Castelnau.
Gratens (*Le Fousseret*).
Of. Lamothe, 1878.
　Soulé, 1865.
Ph.Lamothe père, 1833.
Latrape (*Rieux*).
D. *Palenc.
L'Herm (*Muret*).
Of.Labernesse (J.-B.), 1841.
Ph.Castera.
Martres.
D. *Dulion, 1876.
Ph.Lierre (Jean), 1835.
Miremont.
Of.*Lajoux (Faustin), 1862.
Mondavesan (*Martres*).
Of.*Augueres (Léon), 1846.
Montesquieu-Volvestre.
D.* Baylac, 1843.
　Boué (Prosper), 1859.
　Dounous (Emile), 1849.
Rh.Armenti.
　Guichou (Bernard), 1834.
　Mauran (Jacques), 1834.
Noé.
Of. Sarrade, 1827.
Ph.Villa, 1842.
Pinsaguel (*Muret*).
Of.*Sancholle (Jean-Mar.), 1839.
Pouy-de-Touges
(*Le Fousseret*).
Of. Dedieu (H.), 1852.
Rieumes.
D.*Lafon.
　Mulé.
Ph.Baradou (Louis), 1847.
　Bernadat (C.), 1874.
Rieux.
D. *Loze (Paul), 1836.
　Loze (François), 1873.
Saint-Elix.
D. Maubarcit　(L.-A.-Alph.),

　Montp. 1864, tous les jours
　sans heures fixes.
Of. Martin (Didier), 1872.
Sainte-Foy (*Saint-Lys*).
D. *Igounet (Louis), 1845.
Saint-Lys.
D. *Camin (Auguste), 1850.
Ph.Dardenne.
Saint-Sulpice.
D.*Laurent.
　*Meric (Jules), 1866.
Ph.Beaurens (Jean-Bapt.), 1841.
Saint-Thomas (*Saint-Lys*).
Of. Saint-Laurent (Bern.), 1851.
Seysses.
D. *Duffaur (Célestin), 1835.
Venerque.
D. *Espagnat (E.), 1879, de midi
　à 2 h.
Of.*Dupin.
Ph.Mulle (Félix), 1862.

SAINT-GAUDENS.

D. *Camparan.
　*Duran (P.), de 1 à 3 h.
　*Ollé.
　*Payrau, 1856.
Rh.Abadie-Camus, 1850.
　Couret, 1859.
　Pégot-Ogier, 1832.
Alan.
D. Azema.
　*Debernat, 1837.
Antignac
(*Bagnères-de-Luchon*).
Of. Gaillat, 1817.
Arbas (*Aspet*).
D. *Lamole, 1865.
Aspet.
D. Cazes, 1870.
　*Sauné, 1839.
　Sauné (Henri).
Ph.Sauné, 1868.
　Fabé, 1872.

Antignac.
Of.*Gaillat.

Aurignac.
D. *Cazes (Jules), 1840.
Ph.Bélus, 1858.
   Cabestaing, 1840.
   Clermont (L.),Toulouse 1881.

Auzas (*Saint-Martory*).
Of. Dulion, 1832.

Bagiry (*Saint-Bertrand*).
Of.Colomès.

Bagnères-de-Luchon.
D. *Azémar (Edouard), 1868.
   Barrié.
   *Estradère (J. D. J.), Paris,
      1863, de midi à 6 h., cours
      d'Etigny, 31, médecin de
      l'hôpital thermal.
   *Ferras, 1872.
   *Fontan (L.), ✳, 1867, anc.
      int. des hôpit. de Paris,
      de 2 à 6 h.
   Gouraud, 1873.
   *Lavarenne (de).
   *Lavergne (Fernand).
   Serrand(René),1876, ✳ du 20
      juin au 20 septembre.
   Verdalle, 1851.
Of.*Margoton, 1823.
   Margoton, 1875.
   Margoton (O).
Ph.David, 1869.
   Estradère, 1843.
   Sapène, 1841.

Boulogne-sur-Gesse.
D. De Monès, 1840.
   *Sainte-Colombe, 1851.
   *Sainte-Colombe(Arm.),1873.
Ph.Ader, 1834.
   Bourgade (Maurice), 1857.

Bourg-d'Oueil
(*Bagnères-de-Luchon*).
Of. Cargues, 1863.

Boussan (*Aurignac*).
Of. Gachies, 1840.

Cardeilhac
(*Boulogne-sur-Gesse*).
N...

Cassagnabère (*Aurignac*).
D. Caubet, 1870.

Cazaux-Layrisse (*Cierp*).
Of. Laurens, 1865.

Ciadoux(*Boulogne*).
Of. Carrière.

Cierp.
Of.Verdalle.
Ph.Serres.

Encausse (*Aspet*).
D. *Labat, 1808.

Fos.
Of. Cazes.

Franquevielle (*Montréjeau*).
Of.*Pouy (Louis), 1867.

Gaud.
Of. *Gaillat (Augustin), 1860.

Garin (*Bagnères-de-Luchon*).
Of. Comet (Jean), 1864.

Isle-en-Dodon (L').
D. Bistos (Vaysses) (Jean), 1831.
   *Talazac (Firmin), 1869.
Of. Saint-Martin (Alex.), 1872.
Ph.Abadie, 1857.
   Moysen, 1861.
   Souville, 1840.

Izaut-de-l'Hôtel (*Aspet*).
N...

Juzet (*Aspet*).
N...

La-Barthe-de-Rivière.
D. Basc.

Labroquère (*Saint-Bertrand*).
Of*.Castex, 1863.

Miramont (*Saint-Gaudens*).
Of*. Lafont, 1852.

Montbernard
(*L'Isle-en-Dodon*).
Of. Labedan.

Montréjeau.
   *Bernède.
   *Castex (Jules), 1860.
   *Payrau.
   *Rème (Henri), 1865.
Of. Bordères.
Ph.Glatigny (E.), Toul. 1876.
   Larrieu, 1862.

Ore.

of. Vignollex.

Péguilhan (*Boulogne*).

of. Gaye, 1853.

Pointis-Isnard (*St-Gaudens*).

D. *Castéra, 1842.

Ph.Cazaux, 1838.

Puymaurin (*L'Isle-en-Dodon*)

D. D'Hers (B.), 1843.

D'Hers (E.), 1875.

of. Basc, 1848.

Roquefort (*Martres*).

of. Dardignac, 1841.

Saint-Béat.

D. Barès, 1839.

Ph.Becqué, 1846.

Saint-Bertrand.

D. Pujade-Anjou, 1832, ✻.

Ph.Castaing, 1858.

Saint-Laurent.
(*L'Isle-en-Dodon*).

of. Burgalat, 1860.

Saint-Martory.

D. *Dinnat, 1857.

*Lombart, 1868.

Ph.Labatut, 1853.

Saint-Pé-Dardet.

of. Michel.

Saint-Plancard.

of. Blanchard, 1850.

Saleich (*Salies*).

D. *Foch, 1864.

Salies.

D, Loupias.

of. Burgalat, 1837.

Raufast (Pierre), 1839.

ph.Maury, 1847.

Saman (*Boulogne*).

of. Caubet, 1838.

Samouillan (*Aurignac*).

of. Lafage, 1825.

Sauveterre.

of.*Fadeuille, 1850.

Sengouagnet (*Aspet*).

of. Soubrier (J.), 1843.

Soueich (*Aspet*).

D. Cassagne.

of. Couret (J.-P.), 1843.

Valentine (*Saint-Gaudens*).

Ph.Abadie, 1839.

Villeneuve-de-Rivière
(*Saint-Gaudens*).

D. Martin, 1839.

Ph.Estrampes, 1860.

VILLEFRANCHE
DE LAURAGAIS.

D. *Calès, 1850, ✻.

Izard.

Ph.Laffon, 1842.

Rigaud (Jean), 1835.

Rouquet, 1872.

Rouquet (Germain), 1876.

Auriac.

of.*Fauré (L.), 1872.

Swieszewski (E.), Toul. 1880.

Avignonet.

of. Espinasse.

Baziége.

D. Chassereau, 1837.

Chassereau fils, 1871.

*Larroque, 1873.

Ph.Dauriac, 1849.

Larroque, 1836.

Bourg-Saint-Bernard
(*Lanta*).

D. Loupiac (H.), Bordeaux 1884.

Ph.Peyre, 1844.

Calmont (*Nailloux*)

D. Lantré.

Caraman.

D. *Coural.

D. *Laffon.

Ph.Dayet, 1864.

Lanta.

of.*Rivière, 1861.

Mirande, 1842.

*Vitrac.

Loubens (*Caraman*).
Of. Fauré fils, 1876.
Montgiscard.
Of. *Lacurie.
Ph.Méda.
Pibrac, 1837.
Nailloux.
D. Lannes, 1855.
Ph.Haulier, 1841.
Revel.
D. *Fabre, 1866.
*Laville.
Mondot.

Of. Auriol, 1874.
Ph.Lasserre, 1855.
Revel, 1874.
Saint-Félix.
Ph.Mondot.
Saint-Pierre-de-Lages
(*Lanta*).
D. Rigaud, 1876.
Vallègue (*Villefranche*).
D. *Mellier.
Villenouvelle.
D. *Gaillard fils, 1872.

GERS.

Population : 281,532 hab. — 122 Docteurs en médecine ; 88 Officiers de Santé ; 82 Pharmaciens. — Société locale des Médecins du département.

Cinq arrondissements : Auch, Condom, Lectoure, Lombez, Mirande.

AUCH.

D. *Maret (L. R.), Paris, 1868, de 9 1/2 à 10 h. 1/2·
*Molas (J.-L.-Ant.), 1877, vice-secrét. de la Soc. loc. Méd. de l'école normale.
*Pujos (Jean), 1862, secrét. de la Soc. loc., méd. de l'hôp. des prisons et des épidémies.
*Rivière (Auguste), 1858.
*Samalens (Franç.), 1857, trés. de la Soc. loc. Méd. du Lycée.
*Sancet, 1882.
*Sentex.
*Serres (Léon), 1867.
*Verdier (Théop.)
Of. *Roussel (Joseph), 1836.
Soye (Adolphe), 1844.
Ph.Arès-Lapoque (Paul), 1876.

Bladinières (L.), 1838.
Cazeneuve (Bart.), 1846.
Cournet.
Desponts (Emile), 1850.
Ducos, 1885.
Fittère (Jean), 1864.
Sanguinéde, 1885.
Vivent (F.-M.-H.), 1876.
Aubiet.
D. *Angelé (L.-Désiré), 1878.
Of. *Destieux (Luppé-François), 1864.
Barran.
Of. *Dabezies (Louis), 1870.
Ph.Vidal, 1884.
Belmont (*Vic-Fezensac*).
Of.Labolle (Julien), 1843.
Biran (*Jegun*).
Of. Baurens (Bertrand), 1830.
Callian (*Riguepeu*).
Of. *Sabathier (Antoine), 1825.
Castelnau-Barbarens.
Of. *Courderot.
Gimont.
D. Bajon, 1885.

D. *Bayonne (Auguste), Paris, 1866, méd. des ch. de fer du Midi.
   *Fourès, 1863.
Ph.Bajon (Félix-Eloi), 1878.
   Fitte (Anselme), 1876.
   Labat (Dominique), 1838.
Jegun.
D. Goudoulin (Joseph), 1864.
Of. Delord (Joseph), 1837.
Ph.Meilhan (Franç.), 1877.
Lavardens (*Jegun*).
Of.*Deupès (Paul), 1867.
Montaut (*Mont-de-Marrast*).
Of. *Caillau (Damien), 1852.
Nougaroulet (*Puycasquier*).
   N...
Puycasquier.
Of. Dambies (François), 1868.
   *Dupin (Didier-Aug.), 1874.
Roquebrune (*Vic-Fezensac*).
Of. Truau (Nicolas), 1867.
Roquelaure (*Auch*).
Of. Destieux (Joseph), 1837.
Sainte-Christie.
D. *Carrère (Jean), 1859.
Saint-Jean-Poutge
(*Vic-Fezensac*).
Of. *Pader (Paul),1852.
Saint-Sauvy (*Gimont*).
D. Vignaux.
Of.*Barailhé (J.-F.), 1874.
Saramon.
D. *Daroux (Adolphe), 1860.
   *Mouche (Antoine), 1866.
Of. Julhiac (Pierre), 1857.
Ph.Carde, 1884.
Seissan.
D. *Cabiran, 1879.
Of. Dufaur fils.
Ph.Dufaur (Bertrand), 1834.
   St-Antonin, 1840.
Tachoires (*Seissan*).
D. *Ducros (Ferdinand), 1875.
Of. Ducros (Prosper), 1840.
Vic-Fezensac.
D. *Baraillé (Joseph), 1876.
   *Fontan (Jean), 1865.
   Pérès (Joseph), 1860.

Of. *Bourdère (B.-Mce). Montpellier, 1847.
   Sembres (Jean), 1846.
Ph.Bax, 1881.
   Cazes (Rose-Pierre-Eugène), 1877.
   Marsan, 1881.
   Saint-Martin (Louis), 1876.

CONDOM.

D. *Cadeillan, 1881.
   Couture (Joseph), 1851.
   Despeyroux (François), 1838 n'exerce pas.
   *Dubarry (Louis), 1851.
   *Montagnac (Albert), 1869.
   Salle-Estradère (Jos.), 1851, n'exerce plus.
   *Serres (J.-M.), 1875.
Of.*Boyer (Joseph), 1850.
   Rivière (Vital), 1879, à Grazimis.
Ph.Duvigneau (Jean), 1841.
   Gisclard (Jean), 1875.
   Lago (Pierre), 1850.
   Luscam (Damien), 1846.
Batisse-Cassaigne (La) (*Condom*).
D. Lafargue, (T.), Paris, 1879.
Castelnau-d'Auzan.
D. Druillet.
   Lagardère
Of. Rumeau (François), 1865.
Castéra-Verduzan.
D. *Malet, 1884.
Caussens (*Condom*).
Of. Castex (Jean), 1857.
Cazaubon.
D. Dupouy (Pierre), 1875.
Ph.Capgrand (Fréd.), 1871.
Demu.
D. *Louge 1884.
Eauze.
D. Cousset, 1882.
   *Lian, 1884.

18

Of. Tarride (Jean), 1830.
Rh. Coudouy (Adrien), 1878.
Mercier, 1880.
Soye (Frank), 1880.

Espas (*Manciet*).
Of. Barrère (Pierre), 1841.

Estang.
D. Denux (Jean), 1840.
Denux (Guill.), 1884.
Rh. Bié St-Loubert, 1880.
Fourcès (*Montréal-du-Gers*).
Of. Lafargue (Marc), 1841.

Gondrin.
D. *Jégun (Etienne), 1870.
Of. Broca (Jean), 1865.
Rh. Daignestous, 1873.
Rieumajou (Fr.), 1875.

Houga (Le).
D. *Candellé.
Dubosc-Taret (Nicolas), 1843.
*Garens fils, 1882..
Ph. Ricau (Charles), 1872.

Lannepax.
D. Grenier (Gabriel), Paris 1884.
*Masclanis.
Of. *Boubée, 1879.
Rh. Masclanis, 1880.
Lanne-Soubiran (*Nogaro*).
Of. *Garens (Dominique), 1849.

Larroque-sur-Losse
(*Montréal-du-Gers*).
Of. *Dupouy (Jean), 1853.
*Dupouy (Abel), 1878.

Manciet.
D. *Dupuy 1884.
Rh. Dassy (Charles), 1875.

Mansencôme
(*Valence-sur-Baïse*)
Of. *Pérès (Jean), 1856.

Monguilhem
D. Dupuy (Amédée), 1876.
Of. Pérès (Louis), 1866.

Montréal-du-Gers.
D. Comin (Jean), 1842.
Menville (Emile), 1880.
Of. Bourdel (Hector), 1865.
Ph. Sabathier (Joseph), 1863.

Nogaro.
D. *Bétous (Jean), 1876. Lauréat de la Faculté de Paris, de 1 à 4 h.
*Cazes (Joseph), 1860.
*Couécou (Jean-Marie), 1872.
Rh. Goulard (Julien), 1871.

Panjas (*Estang*).
D. Douat (Jules), 1871.
Of. Douat (François), 1851.

Romieu (La) (*Condom*).
D. *Dupouy (Louis), 1867.
Ph. Tucat.

Saint-Orens-Pouy-Petit
(*Condom*).
Of. *Lary (Maxil.), 1869.

Saint-Puy.
Of. *Lalaune.
Ph. Cadeot (Simon), 1871.

Valence-sur-Baïse.
D. Gérard.
Mothes.
Ph. Landre (Adolphe), 1867.

LECTOURE.

D. Agasson (Jules), 1842.
Descamps (Justin), 1821, *n'exerce plus.*
*Dieuzaide (Achille), 1862,
Ducasse (Adr.), 1848.
Ducos (Gust.), 1835, *n'exerce plus.*
*Miran (Pierre), 1871.
Ph. Jolis (Jacques), 1866.
Malaure (Alb.), 1877.
Ricaud, 1880.

Castelnau-d'Arbieux
(*Fleurance*).
Of. Lannes (Joseph), 1847.
Lannes (Guillaume), 1854.

Castera-Lectourois.
N...

Fleurance.
D. *Bourdaux, 1877, à 1 h.
Clavé (Cyprien), 1862.

*Desponts (J.-Laurent), 1846,
  prés. de la Soc. loc.
Of. Dabrin (Jean), 1856.
  Trémoulet (J.-Dom.), 1849.
Rh.Cier (Antoine), 1870.
  Faget, 1880.
  Lacoste (J.-Pierre), 1836.
Gimbrède.
D. *Labat (E.),

Goutz (*Fleurance*).
Of. *Bergès (Jean), 1833.
Isle-Bouzon (*Saint-Clar*).
Of. Cluzet (Jean-Pierre), 1856.
Lagarde (*Lectoure*).
Of.*Darrous (Clément), 1870.
Lalanne (*Fleurance*).
Ligardes.
Of. Clavé (Joseph), 1860.
Marsolan (*Lectoure*).
Of. Cadéot (Eloi), 1853.
  Larrigaudière (Aug.), 1849.
Mas-d'Auvignon
(*Lectoure*).
Of.*Descomps (J.-Pierre), 1859.
Mauvezin.
D. *Candelon (Jacques), 1852.
  *Fauque.
  Labarthe (Armand), 1831.
Of. Candelon (Jean-Jacq.),1822.
Rh.Bru (Ferdinand), 1874.
  Montanier (Hilaire), 1850.
Miradoux.
D. *Destival (Prosper), 1855.
Ph.Laborie (Bernard), 1858.
Monfort.
D. Mothe (Amb.-Ant.), 1878.
Of.*Mothe.
Ph.Morisse (J.), 1860.
Montestruc.
Of. Porterie (Charles), 1847.
  *Saint-Jeannet (J.-L.), 1852.
Saint-Clar.
D. *Labat (Isidore), 1861.
  *Mauquié (Jules), 1871.
Ph.Descamps-Larrouget, 1857.
  Rouède (Philéas), 1857.

Sainte-Gemme
(*Montfort-du-Gers*).
Of. Granereau (Louis), 1823.
Saint-Mézard
(*Castéra-Lectourois*).
Of. *Sauné (Etienne), 1863.
Sarrant (*Mauvezin*).
Of. Vilade (J.-B.-Ernest), 1867.
Sauvetat (La).
Of. Dulac (J.-C.), 1861.
Solomiac
(*Montfort-du-Gers*).
Of.*Goudin (Jacques), 1841.
Ph.Liabès (Franç.), 1871.
Tournecoupe.
D. *Darné (Vital), 1861.

LOMBEZ.

D. Cénac (P.-M.-P.-A.), 1877.
  Souville (Jean), 1854.
Ph.Vignola (Adolphe), 1837.
Cologne.
D. *Carboué, 1883.
Of. Vilade (Jean), 1833.
Rh.Vilade (Jules), 1875.
Endoufielle
D. *Darrivière, 1885.
Espaon (*Lombez*).
Of.*Claverie (Théodore), 1852.
L'Isle-en-Jourdain-Gers.
D. *Bergès (Jacques), 1876.
  *Cavaré (Guillaume), 1838.
  Raynaud (Joseph), 1840.
  Roussillon (Jean), 1840.
Rh.Barbéry (Théod.), 1876.
  Izard (Auguste), 1857.
  Ozon (Jean), 1872.
Monbrun
(*l'Isle-en-Jourdain*).
Of.*Gaudens (Joseph), 1837.
Montpezat (*Lombez*).
D. *Bouzin (Bertrand), 1856.
Noilhan (*Samatan*).
Of. Roques (Jean), 1850.

Polastron (*Samatan*).
Of. *Talazac (Fr.), 1875.
Puylausic (*Lombez*).
Of. *Forgues (Jean), 1863.
Samatan.
D. *Bagnéris, 1878.
*Lacome (François), 1860.
Of. Fazeuille (Jean), 1846.
Ph. Balas (Maurice), 1831.
Longayrou (Charles), 1836.
Villeroux (Germain), 1851.
Simorre.
D. *Dartigues, 1873.
*Lozes (Jean), 1838.
Of. Camajou (Jean), 1839.
Ph. Camajou (Phil.), 1873.
Souville (Jean-Jacques).
Touget (*Cologne-du-Gers*).
Of. Compardon (Victor), 1859.
Villefranche (*Simorre*).
Ph. Lacaze (Vénéran), 1846.

MIRANDE.

D. *Latil (Hyacinthe), 1843.
*Magnié (Jean), 1838, vice-président de la Soc. loc.
*Magnié (Jean-Marie), 1865.
Siame (Raymond), 1831.
Ph. Abadie, 1878.
Gorisse (Louis), 1857.
Lassus, 1878.
Pédeilhès (J.-P.), 1874.
Aignan.
D. Bascou (Joseph), 1861.
Bruzau (Gustave), 1857.
*Remignon, 1885.
Ph. Laignoux (Jean), 1856.
Aujan-Mournède (*Masseube*).
D. Vignaux (J.-Clément), 1877.
Aurensan (*Andrest*).
D. Bayle (Jean), 1864.
Laborde (de).
Barcelonne-du-Gers.
N...

Bassoues-d'Armagnac.
Of. Pujo (Jean-Isidore), 1867.
Ph. Cauboue (Louis), 1873.
Beaumarchès.
Of. Dumont (Joseph), 1857.
Castelnavet (*Aignan*).
Of. Hargues (Grégoire), 1843.
Clermont-Pouyguillés
(*Mirande*).
D. Ortholan (Victor), 1839.
Estampes (*Miélan*).
D. *Sénat (Louis), 1882.
Labéjan (*Mirande*).
Of. *Treilhe (Adolphe), 1853.
Lelin-Lapujolle
(*Saint-Germé*).
Of. Dulac (Joseph), 1857.
Lupiac.
D. Vergès (Jean-Marie), 1853.
Ph. Faget (Jean), 1846.
Manent-Montané
(*Masseube*).
D. Ladieu (Jean), 1840.
Marciac.
D. *Carrère (Louis), 1854.
Dumestre (François), **1837.**
*Guichard, **1884.**
Ph. Guichard (Eug.), 1841.
Meilhan (Léon), 1875.
Masseube.
D. Balette (J.-D.-E.), Paris 1883, dim. tout le jour, lundi, de midi à 6 h. les autres jours de midi à 1 h.
Bruzeau (Jean), 1854.
Saint-Arroman (Jean), 1853.
Of. Ricard, 1858.
Ph. Nassans (Albert), 1860.
Miélan.
D. *Courtade (Jean), 1842.
Estevenet (Jean), 1855.
Vignes (Noël), 1857.
Vignes (André), 1874.
Ph. Dours (Pierre), 1867.
Vidal.
Mont-d'Astarac (*Chélan*).
Of. Boyer (Jean), 1864.
Montesquiou-sur-Losse.

D. *Abadie.
Ph.Lacoste (Victor).
Peyrusse-Grande
(*Bassoues-d'Armagnac*).
Of. Dousset (Ferdinand), 1861.
Peyrusse-Vieille
(*Bassoues-d'Armagnac*).
Of. Renouard (Etienne), 1850.
Plaisance-du-Gers.
D. Guériau, 1883.
*Maur (Frédéric), 1874.
Of. Esquerré (Dominique), 1842.
Ph.Dumeste.
Lestrade (Léon), 1834.
Ricourt (*Marciac*).
Of. Tanque (Jean), 1853.
Riscle.
D. Daudirac (Charles), 1878.
Loumaigne (Jean), 1860.
Of. Saint-Lanne (Luc), 1856.
Ph.Busquet (Joseph), 1874.
Gehé (Antoine), 1857.
Saint-Blancard
(*Masseube*)
D. Lafage.

Saint-Germé.
Of. Lignac (Bern.), 1857.
Saint-Médard (*Mirande*).
Of. *Laura (François), 1852.
Saint-Michel (*Mirande*).
D. *Ferran (Louis), 1866.
Saint-Ost (*Mirande*).
Of. Forgues (Philippe), 1875.
Sarragachies (*Riscle*).
D. Douat (Jean), 1856.
Sarraguzan(*Mont-de-Marrast*).
D. Tujague (Louis), 1880.   19.
Tasque (*Plaisance-du-Gers*).
Of. Crézut (Jean), 1840.
Larrouze (Jean), 1840.
Tillac.
Of. *Dabezies (Jean), 1840.
Viella.
D. Ducos (Jos.), 1876.
Ph.Louit (Hilaire), 1880.
Villecomtal-sur-Arros.
Of. *Laçaze (Bernard); 1839.

GIRONDE.

POPULATION : 743,703 habitants. — 408 Docteurs en médecine;
91 Officiers de santé; 254 Pharmaciens. — Ecole de médecine.
— Association locale des Médecins de la Gironde. — Société de
médecine et de chirurgie. — Société médicale d'émulation. —
Comité médical.

Six arrondissements : Bordeaux, Bazas, Blaye, La Réole, Lesparre, Libourne.

BORDEAUX.

D. Allais, 1878, rue Caussan, 22.
*Anglade, 1880, *rue Bouquière, 22.
*Armaignac (H.), Paris, 1876, ✡ A., de 1 à 3 h., rue du Par-
lement-Sainte-Catherine, 13.
*Armaingaud, 1867, cours de Tourny, 61.
*Arnozan (X.), Paris, 1879, lundi, mercr., vendr., de 1 à 3 h.,
Pavé des Chartrons, 27 *bis*.
*Artigalas.
*Astès (Pierre), 1828, rue Bouquière, 17.   18.

*Audouin, 1879, rue Saint-Sernin, 36.
*Azam (Gustave), 1848, rue Vital-Carles, 14.
*Badal, 1864, cours de Tourny, 57.
 Baudéan, 1872, rue Porte-Dijeaux, 34.
*Baudrimont, 1869, rue Saint-Rémi, 43.
 Betbeder (Martin), 1837, rue du Mirail, 5.
*Biermont (de), rue des Menuts, 5. (Voir Pyrol de Biermont).
*Bitot (Pierre), 1848, rue du Ha, 3.
*Bitot (Paul), 1880, rue du Ha, 3.
*Blarez (Ch.), 1882, rue Peyronnet, 56.
 Bonnefin (Alphonse), 1837, place du Champ-de-Mars, 4.
 Bosq, 1874, cours Saint-Jean, 130.
*Bouchard, 1856, rue du Manège, 33.
 Boursier (Adolphe), 1848, rue Castillon, 20.
*Boursier (André), 1880, rue Blanc-Dutrouilh, 1.
*Breen (James), 1870, pavé des Chartrons, 21.
*Buisson (Jean-Louis), 1839, rue d'Arès, 155.
*Burguet (Gustave), 1854, rue Fondaudège, 67.
 Caboy (J.-B.), 1853, rue Emile-Fourcand, 11.
 Carles, 1880, quai des Chartrons, 30.
 Cassoulet (Guill.), 1838, rue Sainte-Catherine, 123.
 Castaigna, 1878, rue Sainte-Catherine, 140.
 Castex (Jacques), 1848, rue du Couvent, 26.
*Cayla, 1882, route de Bayonne, 39.
*Chabannes, 1836, rue de la Trésorerie, 94.
*Chabrely (Edouard), 1857, rue Durand, 37 (La Bastide).
*Chapelle, 1880, rue Millière, 5.
 Chapiel (Jean), 1861, rue du Palais-Galien, 14.
 Charles, 1834, rue Pilet, 4.
 Charropin (Léon), 1853, rue Michel-Montaigne, 4.
 Chatard (Jean), 1862, cours de l'Intendance, 43.
*Chaudeborde (Henri), 1884, rue de La Chartreuse, 57.
 Chauvin (Joseph-Jean), 1817, rue Permentade, 23.
*Chavoix, (A.-J.), Paris, 1878, de 1 à 2 h. 1|2, c. St-Jean, 215.
*Chevalier, 1882, rue Lafaurie de Monbadon, 14.
 Coignet (Jules), 1857, quai des Chartrons, 101.
 Courcelle-Duvignaud (Alf.), 1861, de 7 à 9 h. mat., et de 1 à
    5 h. soir, rue de la Trésorerie, 74.
*Courtin, 1880, rue du Palais-de-Justice, 36.
*Coyne, 1874, cours d'Albret, 123.
 Cozic-Penauguer (Eugène), 1851, rue Fondaudège, 28.
*Crezonnet (Xavier), 1851, rue Ségalier, 17.
*Dallidet (J.), 1881, rue Neuve, 39.
*Davezac, 1872, rue Saint-Sernin, 54.
*Delmas-Marsalet (Paul), 1859, fondateur et médec. en chef de
    l'Institut hydrothérapique de Longchamps, inspecteur du
    service hydrothérapique de l'hôpital Saint-André, à Bor-
    deaux, place de Longchamps, 2.

*Delmas Saint-Hilaire, 1878, place de Longchamps, 4 bis.
*Demons (Albert), 1868, ✳, cours Tourny, 45.
*Denucé (Paul), 1854, pavé des Chartrons, 26.
 Devalz, villa Barolet.
 Dircks-Dill, 1878, rue Huguerie, 41.
*Douaud (Stanislas), Paris, 1867, ✿ A., lundi, merc., sam., de
 3 à 5 h., cours du Jardin public, 71.
*Dubourg, 1876, cours d'Alsace et Lorraine, 98.
*Dubreuilh (Ch.-Auguste), 1845, rue du Champ-de-Mars, 12.
*Dubreuilh (Joseph-Léonidas), 1855, rue Judaïque, 21.
*Dubreuilh (L.-A.), 1874, rue Croix-de-Séguey, 49.
*Dudon, 1867, rue Duplessis, 3.
*Dupin, 1874, cours d'Alsace-et-Lorraine, 118.
*Dupuy (Paul), 1857, allées de Tourny, 8.
*Durand (Edmond), 1855, rue Théodore-Ducos, 10.
 Durand-Martial, 1878, rue du Pas-Saint-Georges, 26.
*Durodié, 1874, rue Fondaudège, 114.
 Dutkowski (Jean), 1843, rue Judaïque, 75.
 Eschauzier, 1856, rue Saint-Rémy, 48.
 Fabel, 1877, cour des Fossés, 139.
*Fleury (H.-A. de), 1855, rue Sansas, 2.
*Flornoy (J.-B.), 1848, rue Jean-Jacques-Rousseau, 19.
 Fournié (Pierre-Nic.), 1846, cours de l'Intendance, 28.
*Garat (Joseph-Dominique), 1845, rue de la Trésorerie, 30.
 Garrigou-Laménie, 1859, rue Piliers-de-Tutelle, 11.
*Gautier, 1876, place du Pont, 18.
*Gellie (Pierre), 1854, rue Neuve, 33.
*Gendron, 1875, rue du Parlement-Sainte-Catherine, 28.
*Guénard, 1876, rue Lafaurie-de-Monbadon, 44.
*Guillambet, 1875, cours Champion, 67.
 Guillaud, ✿ A., prof. à la Faculté.
*Gyoux (P.), 1859, de midi 1/2 à 2 h., rue Fondaudège, 143.
*Hirigoyen (Joseph-Marie-Céleste), 1841, rue de Cursol, 38.
*Hirigoyen (Louis), 1879, rue de Cursol, 38.
*Joyaux (Alexis), 1866, rue des Menuts, 27.
 Koysiewiez (Ferd.-Gervais), 1863, allées Damour, 16.
*Labatut (Eugène), 1858, rue Villedieu, 13.
*Labrouche (V.-Emile), 1866, rue Bouffard, 37.
*Lacharrière, 1883, rue Saint-Germain, 148.
 Lachaze (J.-Louis), 1846, rue Lafaurie-de-Monbadon, 1.
*Laconch (Marcel), 1882, rue Millière, 89.
 Lafargue (J.-B.), 1844, rue des Remparts, 73.
*Lagarde (de), 1874, route de Bayonne, 64.
*Lagraulet, 1878, rue Tastet, 7.
 Lajartre, 1866, place Pey-Berland, 10.
*Lahens (Prosper), 1842, cours du Jardin-Public, 49.
*Lande, 1869, cours d'Alsace et Lorraine, 52, vic.-prés., de la
 Soc. loc.

*Landreau, 1874, rue Ducau, 17.
*Lanelongue (Martial), 1862, rue du Temple, 24.
*Lapeyronie, 1873, rue Saint-François, 29.
Lartigue, 1882, rue Nauville, 39.
*Lauga, rue des Remparts, 43.
*Layet, 1873, rue du Palais-de-Justice, 42.
Lebarrillier (Ed.-François), 1848, rue Vital-Carles, 22.
Le Blaye (James), 1844, de 1 à 3 h., cours de Gourgues, 9.
*Lefour, 1875, rue du Hà, 14.
*Léon (A.-A.), Montp. 1867, rue Duffour-Dubergier, 5.
*Levieux (Ch.-Louis), 1841, rue Baubadat, 28.
*Lugeol (Pedro), 1864, rue Dufau, 8.
*Machenaud, 1869, cours Saint-Jean, 61.
*Mallié (J.-A.), 1882, rue Saint-Vincent-de-Paule, 79.
*Mandillon, 1865, allées Damour, 55.
Manès (Charles), 1857, cours des Fossés, 96.
*Marmisse G.), 1857, médecin honoraire du bureau de bien-
    faisance, de 1 à 2 h., rue quai de Bourgogne, 39.
*Martin, 1873, cours Tourny, 13.
*Masse, 1866, rue du Manège, 22.
*Mauriac, 1872, 🌿 A, rue du Palais-Gallien, 16.
*Méchain, 1878, cours d'Aquitaine, 103.
Méran (G.), 1854, rue Judaïque, 54.
*Métadier (Paul-A.), 1864, cours du Chapeau-Rouge, 17.
*Monod (E.), 1880, de 1 à 3 h., rue Vauban, 19.
*Montalier fils, 1879, rue Judaïque, 11.
*Morache, 1859, O. ✳, 🌿 I., rue Judaïque, 68.
*Moreau, 1877, rue de Pessac, 37.
*Moure, 1879, cours de l'Intendance, 28.
*Moussous (L.-Dom.), 1842, rue Daviau, 38.
*Négrié (J.-B.), 1864, rue Ferrère, 54.
*Oré (Cyprien), 1852, rue du Palais-de-Justice, 36.
Page, 1859, rue Guiraude, 2.
Pastureau, 1882, rue Notre-Dame, 123.
Pater, 1837, rue Saint-Laurent, 26.
*Peïron (L.), 1881, cours de l'Intendance, 50.
*Peringuey (J.-L.), 1883, de 1 à 2 h., route d'Espagne, 244.
Perry (de), 1860, rue Vital-Carles, 24.
*Pery (Guil.-Marie), 1859, cours des Fossés, 159.
*Peyre, 1879, cours Portal, 13.
*Picot, 1864, 🌿 I, rue Ferrère, 25.
*Piéchaud (L.-Guil.), 1838, rue Arnaud-Miqueu, 17.
*Piéchaud (Tim.), 1879, rue Arnaud-Miqueu, 17.
*Pitres, 1877, 🌿 A, prof. à la Faculté de méd., rue du Par-
    lement-Sainte-Catherine, 22, *vice-prés.* de la Soc. loc.
*Plumeau (François-Marie), 1851, cours de Tourny, 84.
*Poinsot, 1873, rue Saint-Sernin, 96.

Potier-Duplessy (J.-L.-M.), 1844, de 1 à 3 h., rue Leber-thon, 61.
*Pujos (Etienne-Marie), 1865, rue Saint-Sernin, 58
Puydebat (J.-J.-D.), 1834, cours de l'Intendance, 27.
*Pyrol de Biermont (Léon-Martin), 1854, rue des Menuts, 5.
Redon, 1878, Allées Damour, 26.
Révolat (Georges), quai de Bourgogne, 15
Ribeyren (Pierre), 1837, rue Neuve, 12.
Riquard (J.), 1860, rue Sainte-Colombe, 57.
*Rivals (M.), 1882, cours du XXX Juillet, 2.
*Rivière, 1882, rue de la Devise, 12.
*Robineaud, 1878, rue du Couvent, 12.
*Rousseau Saint-Philippe, 1872, place Bey-Berland, 13, *secrét. gén. de la Soc. loc.*
*Rondot, 1878, rue Ducan, 3.
*Roux, 1880, rue de la Croix-Blanche, 18.
*Roy de Clotte, 1873, rue Boudet, 4.
Rozat (Guill.), 1821, cours du Jardin-Public, 76.
*Rozier (Ant.-Pierre-Paul), 1859, rue Vital-Carles, 18.
*Salviat (J.-B.-Théod.), 1844, cours du Jardin-Public, 57.
Salviat (Marie), 1883, cours du Jardin-Public, 57.
*Segay, 1853, cours d'Alsace-et-Lorraine, 53.
*Servantie, 1876, rue Margaux, 29.
Sicaud, 1880, route de Bayonne, 286.
*Sisteray, 1867, rue des Lombards, 57.
*Solles, 1863, rue Pradel, 11.
Soulacroix, 1872, rue Sainte-Catherine, 162.
*Sous (Vivien), 1859, rue de la Devise, 55, *trés.* de la Soc. loc.
*Taguet (Henri), 1872, cours Saint-Jean, 145.
Tanguy (J.), 1881, quai des Chartrons, 83.
Testut (L.), 1872, rue Bouffard, 33.
Tourron, 1882, rue d'Albret, 1.
*Troquart, 1876, rue Sainte-Catherine, 73.
*Venot (A.-V.-N.), 1858, c. Tourny, 6, *vice-prés.* de la Soc. loc.
*Verdalle, 1872, rue Guillaume-Brochon, 5, *secr.* de la Soc. loc.
*Vergely (Paul-Lucien), 1866, A, rue Guérin, 3.
Villeneuve (Célest.), 1836, place de la Concorde, 1.

Of. Arnaud, 1880, rue de Bègles, 167.
Barrère (Lucien), 1864, rue Sainte-Catherine, 7.
Delmas, 1853, rue Nauville, 19.
Gallé, 1863, rue Delurbe, 14.
*Laclaverie (Jean-Léonie), 1852, rue Sainte-Eulalie, 7.
Mourgue (Louis), 1856, rue Maucondinat, 4.
Nioucel, 1872, cours Portal, 54.
Phélan, rue Croix-de-Seguey, 152.
Sousset (Pierre), 1841, rue de Caudéran, 14.
Tissier, 6, rue Barada.

Ph. Arbez, 1882, place extérieure d'Aquitaine, 42 *bis*.

Arel (J.-F.), 1885, rue de Pessac, 187.
Arnozan (Pierre-Alfred), 1839, allées de Tourny, 40.
Babilée (Marie-Bern.), 1859, place int. des Capucins, 8.
Bachoué (de), 1871, cours Tourny, 34.
Bellouard, 1875, rue Saint-James, 16.
Bélugou, 1882, rue de Pessac, 63.
Bernard (Emile), 1869, rue Fondaudège, 167.
Bernard (Charles), 1881, cours de Cicé, 21.
Bernède, 1871, cours des Fossés, 158.
Blavignac, 1879, rue de Cursol, 36.
Boignier, 1881, quai de Bacalan, 86.
Boisset, 1861, rue Capdeville, 43.
Bonal, 1867, route de Toulouse, 68.
Bordenave, 1878, cours de l'Intendance, 28.
Boué, 1869, cours Portal, 22.
Bousquet, 1872, rue Saint-Rémy, 13.
Bouvier, 1869, place Gambetta, 11.
Brachat, 1883, rue Leyteire, 61.
Branda, 1873, quai de Bourgogne, 3.
Bribes, 1867, rue d'Ornano, 117.
Canuyt, 1880, rue du Mirail, 65.
Caparroy-Dulord, 1872, rue de la Course, 121.
Carles, 1871, quai des Chartrons, 30.
Casanova, 1877, rue Saint-Rémy, 45.
Catusier, 1877, rue Fondaudège, 39.
Chassain, boulevard de Talence.
Chatard, 1883, rue de la Monnaie, 25.
Chesnet, 1880, rue Sainte-Catherine, 125.
Chomienne, 1873, cours de l'Intendance, 47.
Clerc, 1871, cours du Trente-Juillet, 29.
Crevet, 1871, rue Ducau, 39.
Dambier (Jean-Eugène), 1865, quai des Chartrons, 101.
Dannecy-Guyot (Edm.), 1848, hôpital Saint-André.
Desoindre (A.), 1876, cours du Chapeau-Rouge, 20.
Desplat, 1883, rue Paulin, 8.
Dessoliès, 1879, rue Notre-Dame, 117.
Devilliers, 1876, rue d'Arès, 131.
Doubrères, 1865, rue Sainte-Catherine, 57 et 59.
Drilhole, 1859, allées Damour, 67.
Dubedat (J.-B.-Alex.), 1842, allées Damour, 46.
Dubransle (E.), 1866, rue Terres de Bordes, 76.
Dubreuilh (A.), Paris, 1885, 1re cl., r. Judaïque, 7.
Dupuy, 1879, chemin de Pessac, 2.
Durand (Jean), 1865, rue Benauge, 52.
Durand-Faurès, 1844, place du Pont, 11.
Erable, 1874, rue du Palais-Gallien, 80.
Fauriès (Ismaël), 1839, rue Fondaudège, 194.
Foliolan, 1881, avenue Thiers, 21.

Flourens (A.), 1878, rue Notre-Dame, 62.
Fortin, 1878, rue des Ayres, 83.
Garnaud, 1866, cours Saint-Jean, 217.
Gayout (A.), 1882, cours du Tondu, 75.
Gineste, 1873, cours Tourny, 82.
Gontier-Lalande (D.), 1875, 1re cl., place des Capucins, 30.
Goudail, 1871, cours du Jardin-Public, 134.
Gratadour, 1882, quai des Chartrons, 83.
Guilhot-Hugou (Martial-Hector), 1862, place extérieure d'Aqui-
    taine, 1.
Guillemé (Louis-Alex.), 1834, rue Croix-de-Seguey, 55.
Jaudet, 1874, rue de Bègles, 159.
Jaussein, 1855, rue Pelegrin, 7.
Labarre, 1875, rue Saint-Bruno, 97.
Labédau, 1877, place de Lerme, 5.
Labro, 1877, cours d'Albret, 63.
Lacoste (Léon), 1866, pl. Gambetta, 21.
Lagane (L.), 1877, quai Ste-Croix, 18.— Elixir Lagane, anti-
    goutteux.
Lamarque, 1876, route de Bayonne, 65.
Lamic, 1875, place ext. des Capucins, 8.
Larnaudie, 1868, cours Balguerie-Stuttemberg, 14.
Larroque, 1878, quai des Salinières, 22.
Lechaux (Mario), 1867, rue Sainte-Catherine, 164.
Luzun, 1879, cours des Fossés, 58.
Mailho (Jean-Louis), 1846, cours des Fossés, 9.
Malbec (de), 1862, rue Judaïque, 147.
Margouty, 1881, rue de Bégles, 64.
Martin (O.), 1882, rue Dauphine, 35.
Martin (Louis-Marie), 1857, cours de Tourny, 21.
Martzloff, 1880, place Saint-Martial, 2.
Marzelles, 1865, place de l'Hôtel-de-Ville, 3.
Matet, 1878, rue Sainte-Croix, 15.
Mélin (A.-E.), 1877, place du Chapelet, 1. -- Farine Mélin,
    Nourriture des enfants, vieillards, convalescents, *diabéti-
    ques, phtisiques*.
Mongardey, 1874, rue Saint-James, 54.
Montet, 1870, rue du Tondu, 12.
Noguiez (Ch.), Bordeaux 1885, route de Toulouse, 68.
Nougaret (Alex.), 1852, rue de la Chartreuse, 52.
Obissier (A.), 1881, cours Saint-Médard, 90.
Olivier, 1874, cours de l'Intendance, 21.
Pasturaud, 1883, rue Fondaudège, 82.
Pauliet (Jean-Louis), 1855, rue du Pas-Saint-Georges, 84.
Pefau, 1872, rue de Berry, 26.
Pinot (Ad.-Raym.), 1860, rue Jean-Burguet, 21.
Poumeau-Delille, 1875, allées Damour, 8.
Pujos, 1863, rue Lagrange, 146.

Raine (P.), 1872, route de Toulouse, 273.
Raymond (Michel), 1846, quai des Chartrons, 126.
Raymond fils aîné, 1873, quai des Chartrons, 126.
Raymond fils, 1873, rue Esprit-des-Lois, 18.
Roudel, 1879, cours Saint-Jean, 206.
Saint-Hilaire, 1879, rue Vital-Carles, 15.
Sarrau (Erlon), 1865, rue Porte-Dijeaux, 6.
Seconsse, 1880, rue des Faures, 45.
Sérafouin, 1883, cours de Tourny, 21.
Servantie (Jean-Félix), 1875, rue Margaux, 31.
Souque (Anselme), 1866, boulevard de Caudéran, 1.
Tanguy (J.), 1866, quai des Chartrons, 83.
Theulier, 1846, cours Saint-Jean, 234.
Tournès, 1863, rue de la Croix-Blanche, 100.

Ambarès.

D. *Dexant (Pierre), 1856.
   *Fage (M.), 1881.
Of.*Junca (Pierre), 1846.
Ph.Jacoupy.
   Lafon (Jean), 1862.

Arcachon.

D. *Bonnal (du Moulin F.), Paris,
   1867, de 1 à 3 h.
   *Bourdier, 1881.
   Da Crux-Texeira (J.), 1844.
   Fagge.
   *Hameau (Jean-M.), 1853, ✳,
   présid. de la Soc. loc.
   Lalesque, 1881.
   *Rougier (Emile), 1842.
Ph.Guinnefoleau.
   Masgnaux (Ph.), 1883, dir. de
   l'usine de Sève de Pin.
   Séniac.
   Soulan.
   Sudre (E.), 1865, Pâte pec-
   torale Bals, à la sève de
   pin maritime.

Arès.

D. *Larret-Lamalignie (de).
   *Peynaud.
Of.*Clément.
Ph.Cestac.
   Hazera (L.), 1872, 1re cl. —
   Ostréiculteur, gros et dé-
   tail.

Artigues (Les).

D. Vacher.

Audenge.

D. Béziau.
Of.*Mesple (Pierre), 1845.
Ph.Castelbiel.

Barsac.

D. *Bompar.
   *Ferré.
Of. Berthaut.
Ph.Vacher (Jean-Bapt.), 1867.

Bassens (*Carbon-Blanc*).

Of.*Mialaret (Amable), 1845.

Bègles

Of.*Dubertrand (Basile), 1846.
Ph.Guillet (J.), 1883.

Béguey (*Cadillac*).

D. Mozcyko (J.), 1843.

Beliet (*Belin*).

D. Roumegoux.

Belin.

D. *Cazauvieilh (Jean), 1854.

Blanquefort.

D. *Delille.
Ph.Duprat (Pierre), 1869.
   Paché (Franç.-Jules), 1847.

Bouscat.

D. *Delaye.
   *Desmaison-Dupallan, 1833.
   Desmaisons, 1838.
   *Régis.
Of. Plantin-Michel, 1845.

Ph.Drouin.
Martial.
Bruges (*Le Bouscat*).
Of. Ducamps.
Cadaujac (*Villenave-d'Ornon*).
Of. Benac (Jean), 1855.
Benac fils.
Ph.Cargue (Etienne), 1827.
Cadillac.
D. Bonnefon.
*Brethenoux.
*Busquet (Jean-Pierre), 1849.
Campan (L,-J.), 1858, méd.
en chef de l'asile d'aliénés.
*Guilbert.
*Sarrazin.
Ph.Perboyre (J.-G.-L.), 1868.
Prévost, 1878.
Cambes.
D. *Barincou.
*Soulès.
Ph.Lagrange, 1871.
Camblanes (*Latresne*).
Of. Demptos (J.), Paris, 1829.
*Soulès (Vital), 1826.
Carbon-Blanc.
Of. Eyrard (Lambert), 1848.
Ph.Bruel (Auguste), 1850.
Castelnau-de-Médoc.
D. Drillon (J.-B.), 1835.
*Girandier (P.-Rémy), 1869.
Ph.Drillon (Aimé), 1839.
Lerp.
Castres-Gironde.
Ph.Lassalle (Joseph-T.), 1843.
Caudéran.
D. *Buty (Pierre), 1872.
*Viault.
Ph.Plaziat.
Souque.
Cestas (*Pessac*).
D. *Basterot (Pierre-Ern.), 1852.
Créon.
Of. *Coupevie.
*Saligue (Emile).
Ph.Marjon.
Tricose.

Eysines.
Of. *Landeau (Pierre-Eug.), 1854.
*Moure.
Ph.Durand.
Floirac (*Bordeaux-la-Bastide*).
Of. *Creuzan.
Gradignan.
Of. *Lestage.
Gujan.
D. *Bézian.
*Duffourg.
Of. Bezian (Jean), 1857.
Dancy (Pierre), 1823.
Ph.Bataille.
Robert.
La Brède.
D. *Bordas.
Of. Cazauvieilh (Jean), 1831.
Ph.Dillaire.
Soulé (Jean), 1825.
Lamarque.
D. *Laylavoix.
*Pellereaup.
Ph.Got.
Landiras.
D. Dutrénit (Jean-Numa), 1856.
*Lamaison.
Ph.Porge.
Langoiran.
D. *Cazeaux (Franç.-Léon), 1859.
Of. *Abaut.
Ph.Charrier (Jean-Zéphir).
Desguilhem.
Latresne.
D. *Lafforgue.
*Vic (Pierre-Paul, 1855.
Léognan.
D. *Boob (F.-G.).
Ph.Cargue (Paul).
Listrac (*Castelnau-de-Médoc*).
D. Bourgade.
*Dupeux.
Leduy (Ch.-Aug.), 1869.
Ph.Franciel.
Lormont.
D. *Lassalle, 1871.
*Letessier.
Ph.Lescure.

19

Ludon.
Of.*Rigot (Luc), 1864.
Ph.Lapergue.

Macau.
D. *Amadieu.
Of.*Martin (Jean), 1847.
Ph.Bazin.
  Coudure.

Margaux.
D. *Bossuet.
  *Gachet (Jean-Bapt.), 1848.
Of.*Rafaillat, 1837.
  Sylvain.
Ph.Pérès.

Mérignac.
D. *Muselli, 1881.
  *Watering (André), 1868.
Ph.Sarrat.

Mios.
D. Peyneau (B.), Paris, 1878.

Paillet (*Rions*).
Of.*Cutoly (Ant.), 1837.
  *Cutoly (Alb.).

Pessac.
D. Camou.
  *Sayous, 1872.
Of.*Guiraud (Gab.), 1834.
Ph.Roucaud (Dominique), 1866.
  Sabouroux.

Podensac.
D. Pichausel (Jean-Ant.), 1837.
Ph.Izard (Eugène), 1871.
  Viala (Camille), 1866.

Pont-de-la-May (*Bègles*)
D. Chappelle (Paul de), père, Paris, 1853, de midi à 2 h.

Portets (*Castres-Gironde*).
D. *Castéra.
Of.*Briol (Jean), 1863.
Ph.Muratet, 1873.

Preignac.
D. Darbon (Franç.), 1850.
  *Fauvet.
  *Ricard.
Ph.Coquet (Timothée) fils, 1869.

Pujols (*Preignac*).
D. *Dartigues.

Riom.
D. Durand.

Saint-André-de-Cubzac.
D. *Charron.
  *Dantagnan (Mart.), 1866.
  *Dureau (Eusèbe), 1836.
  *Mialaret.
  *Moure.
Ph.Deffarge.
  Duranton.
  Millépied (François), 1865.

Sainte-Croix-du-Mont. (*Cadillac*).
Of.*Pau.

Sainte-Hélène (*Castelnau-de-Médoc*).
D. *Pelucheneau.
Of.*Lafon (Michel), 1845.

Saint-Jean-d'Illac (*Pessac*).
D. *Sabbathier.

Saint-Loubès.
D. *Ducamp.
  *Rouges (Louis), 1854.
  Pasterot.
Ph.Signal.

Saint-Médard-d'Eyrans. (*La Brède*).
D. *Nolibois (Jean), 1836.

Saint-Médard-en-Jalles.
D. *Eyquem.
  *Ferré.
  *Haza.
Of.*Saint-Arroman (Aug.), 1840.
Ph.Brunot (Martin), 1874.

Saint-Morillon.
Of.*Lestage (Pierre), 1842.

Salles.
D. *Lacaze (P.), 1870, anc. inf. des hôpitaux, de midi à 1 h.
Ph.Boireau.

Sauve (La).
D. Le Bris (Louis), 1878, de midi à 2 h.

Talence.
D. *Loignon (Pierre), 1866.
Ph.Chassin (Henri), 1874.
  Pinot, 1879.

Teste-de-Busch (La).

D. *Lalanne (P.-Ed.), 1847.
  *Lalanne fils, 1880.
  *Lalesque (P.-L.), 1847.
  *Lalesque J.).
Ph.Félix (Joseph), 1836.
  Sémiac (Jean-Bert.), 1838.

Tourne (Le) (*Langoiran*).

Of.*Abaut (Pierre), 1845.
  Cazaux (Blaize), 1830.

Tresse (*Bordeaux-la-Bastide*).

D. *Ducoux.

Villenave-d'Ornon.

D. Paris.
Ph.Roussel.

BAZAS.

D. *Courrégelongue (B.), 1857.
  *Depons (Jean), 1841.
  *Dubaquié (Aug.), 1853.
  *Peyri (Théophile), 1871.
  *Roumieu (Octave), 1875.
  Vigneau (Alb.), 1866.
Ph.Darberas (Borgia), 1847.
  Duverger (Jean), 1864.
  Pesquaire (Abel), 1879.

Aillas.

D. *Nercam.
Of.*Ferrand (Paul), 1842.

Bernos (*Bazas*).

Of. Barcus (Oscar), 1854.

Captieux.

D. Lagüe (Jean-Pierre), 1836.
  Lalanne (Pierre), 1831.

Castets-en-Dorthe.

D. Mongie (Jules), 1866.
Ph.Darbon (Auguste), 1845.

Grignols.

Of. Dèche.
  Reboul (Joseph), 1853.
  Roumat.
Ph.Dercq (Louis).
  Lafonta (Cyprien).

Hostens.

D. Marthiens (Jean), 1850.
Of.*Trouillé (Guill.), 1844.

Langon.

D.* Bonnefoy (Jean), 1858.
  *Ducros (Jean-Ch.), 1840.
  *Dulac, 1874.
  Fleury (Joseph), 1852.
  *Papon.
  Théry (Jean-Pierre), 1840.
Ph.Cazemajour.
  Fritchou.

Lerm-et-Musset (*Grignols*).

D. Tauzin (Bernard), 1841.

Noaillan (*Villandraut*).

D. *Flous (Anatole), 1867.
Of.*Dupont (Camille), 1854.

Préchac.

D. Alez, 1879.
  *Gille (Auguste), 1876.
  Laborde (Léo).

Puybarban

D. *Latrille.

Saint-Côme.

D.*Courrégelongue, 1874.

Saint-Symphorien-Gironde.

D. Groc (St-Ange).
Ph.Dupart (Ber.), 1847.

Sauternes.

Of.*Barrère.

Uzeste (*Villandraut*).

Of.*Dossat (Pierre), 1837.

Villandraut.

D. Claverie (Guill.), 1858.
  *Dartigolles.
Ph.Carle.

BLAYE.

D. *Corriveau (Adrien), 1873.
  *Lacourtiade (Alfred), 1858.
  *Régnier (J.-B.), ✳, 1851.
  *Sebileau (Camille), 1873.
Ph.Capmartin.
  Corriveau fils, 1871.
  Laborde fils, 1869.

Bayon (*Gauriac*).

D.* Dupeyrat (D.), Paris, 1881, de
  1 à 2 h.

Berson (*Blaye*).
D.* Pujo (Bernard-Donet), 1869.
Ph.Quinton (Léon), 1882.
    Bourg-sur-Gironde.
D.* Abadie (André), 1878.
  *Moulinet (Léonce), 1860.
  Senelle.
Ph.Bruel.
  Legault (A.), Paris, 1869.
  N... (veuve Cargue).
    Braud (*Estauliers*).
Of. Dupont (Alexis), 1846.
    Cartelègue (*Blaye*).
D. *Tauziac.
    Cavignac.
Of. Dupuy (Louis), 1867.
Ph.Berniard, 1875.
  Jayle.
    Cézac (*Cavignac*).
D. *Séguin (Pierre-Aug.), 1863.
Of.*Godrie (Pierre), 1857.
  Comps (*Bourg-sur-Gironde*).
Ph.Pauvif (Jean), 1843.
    Etauliers.
D.*Dunan.
Ph.Petit (Pierre), 1867.
    Eyrans (*Blaye*).
Of. Turial-Utin.
Ph. Serres, 1875.
    Gauriac.
D. *Bichon (Pierre), 1857.
    Plassac (*Blaye*).
D. *Bernard (Raoul), 1882.
Pugnac (*Bourg-sur-Gironde*).
D. *Guichard (J. O.), Paris, 1874,
  t. l. j., à midi.
Ph.Rambaud (F.-J.), 1882.
    Reignac-de-Blaye.
Of.*Chaban (Lucien), 1848.
Ph.Rochet.
    St-Cristoly (*De Blaye*).
D. *Tessonneau (Aubin), 1862.
Ph.Bruel.
    Saint-Ciers-la-Lande.
D. Froin (Bern.), 1850; *n'exerce
  pas.*

Rabaine (Eug.), 1870; *n'exer-
  ce pas.*
  *Vitray (de), 1874.
Of. Dubernet (Théod.), 1851.
Ph.Geneuil.
  Joly (Denis), 1868.
    St-Girons.
    (*St-Cristoly-de-Blaye*).
Of.Ducuing (J.-M.), 1859.
St-Martin-de-la-Caussade.
    (*Blaye*).
D. *Dangaron (Pierre), 1864.
  Sébileau (Guill.), 1830.
    Saint-Savin-de-Blaye.
Ph.Berniard, 1870.
  Degeorge.
    Saint-Seurin-de-Cursac.
    (*Blaye*).
Ph.Lafon (J.-Edouard), 1847.

LA RÉOLE.

D. *Barbier.
  *Ducros (Jean), 1840.
  *Duprada (Jean), 1856, ✳.
  *Tronche (Jean), 1870.
Ph.Castan (Emile), 1853.
  Dezos (Léonce), 1870.
  Estève (A.), 1876.
    Arbis (*Cadillac*).
D. *Domec.
    Bagas (*La Réole*).
D.*Ballias (Paul-Emile), 1865.
    Caudrot.
D. *Branlat, 1874.
  *Charlot (J.), 1862.
Ph.Bardonneau, 1869.
    Frontenac (*Rauzan*).
D. *Grangé (Jean), 1850.
Of. Vialard (Abel), 1863.
    Gironde.
Of.*Ballan, 1881.
    Gornac.
    (*Sauveterre-de-Guyenne*).
D. *Lasserre, 1869.
Ph.Tricoche (Marcel), 1868.

Hure (*La Réole*).
D. *Lantillac.
Mesterrieux (*Monségur*).
D. *Chollet, 1880.
Mothe-Landeron (La).
D [Bertrand (Bern.), 1844.
*Bertrand fils, 1869.
Monségur-Gironde.
D. *Bayssalance (Hector), 1832.
Dupin (Jacques), 1849.
*Issartier (Henri), 1846.
Issartier (Raoul), 1873.
*Pastureau-Fontaine (J.-L.), 1872, de midi à 2 h.
Of. Maurin (Jean), 1847.
Ph. Fourichon.
Jourdan, 1864.
Mourens (*Cadillac*).
Of. *Casteran (Jean), 1834.
Pellegrue.
D. Massé, 1868.
Of. *Dainaud (Pierre), 1844.
Ph. Lassabatie (Pierre), 1856.
Saint-Brice.
(*Sauveterre-de-Guyenne*).
D. Goursie, 1860.
St-Ferme (*Monségur-Gironde*).
Of. *Beausoleil.
Ferrier (Pierre-Jules), 1835.
Saint-Germain (*Saint-Macaire*)
D. Merle, 1858.
Saint-Macaire.
D. *Grézeau (François), 1866.
*Labenote, 1868.
Of. *Béchade (Numa), 1833.
Ph. Baqua, 1880.
Fortain, 1877.
Saint-Pierre-d'Aurillac
(*Saint-Macaire*).
D. *Lavaud, 1875.
Saint-Pierre-de-Bat
(*Cadillac.*)
Of. Ramade (Abraham), 1820.
Sauveterre-de-Guyenne.
D. *Charrier, 1874.
Durodié (Jean-Numa), 1831.
Ph. Icard (Théo.), 1840.
Soulier, 1870

Targon.
Of.* Ramade (Jean), 1844.
Ph. Baulac (Ch.), 1842.

LESPARRE.

D. *Lenourichel.
Monneins (Franç.), 1833.
*Tronche (Gustave), 1854.
Ph. Cazaux, 1872.
Coudures.
Séguineau.
Valette (Théodore), 1867.
Bégadan-de-Médoc.
D. *Lartigue (Ferdinand), 1859.
Ph. Eyméric (Alf.), 1882.
Cissac
(*Vertheuil-en-Médoc*).
D. *Legros.
Jau (*Dignac-et-Loirac*).
Of. Chiché (Léon).
Pauillac.
D. *Berchon (Ernest), 1859, ✻.
*Ferrier.
*Legendre fils
*Rabère.
Rabère, 1883.
*Rascol.
*Roucau.
Ph. Adoue (Jean), 1849.
Arnaud (H.), 1874, rue Richelieu, 13.
Périer (Jean-Pierre-Léon), 1860.
Queyrac.
Ph. Chéroux (G.).
Daniel fils.
St Christoly-et-Conquèques
D. Lafaye (Arnaud), 1868.
Saint-Estèphe.
D. *Brousse.
Ph. Gleize (Urbain).
Saint-Germain-d'Esteuil.
(*Lesparre*).
D. *Hosteing.

Saint-Laurent-Médoc.
D. *Gorry.
Of. Mauriens (Vivien), 1855.
Ph.Brettes, 1870.
Saint-Vivien.
D. *Fauchey (André), 1866.
Rambaud (Gaston), 1882.
Ph.Bertin (Jean), 1867.
Grenier.
Talais (*Saint-Vivien*).
D. Delhomme (Jean), 1864.
Verdon.
Of.*Durand-Lasserve, 1860.
Vertheuil en-Médoc.
Of. Chardavoine (Eug.), 1860.

LIBOURNE.

D. *Demptos (Georges), 1864.
*Duteuil, 1863, ✳.
*Eymery, 1876.
*Peyraud (H.-P.), 1869.
Ramos.
*Vitrac (Emile), 1861.
Of. Bonneval (Hon.), 1837.
Grimaud.
Ph.Besson (Albert), 1869.
Boisseau, 1867.
Dangla, 1876.
Falières (Pierre-Em.), 1re cl.,
Paris, 1857, rue Michel-
Montaigne, 5.
Florlis.
Loustonneau, 1872.
Parmentier, 1834.
Sudour.
Abzac (*Coutras*).
Of. Vacher (Pierre), 1852.
Arveyrès (*Libourne*).
Of. Sarthe (André), 1835.
Branne.
D. *Amanieu.
*Boyer.
*Célerier (J.-B.), 1845.
Dupuy (Octave), 1864.

Cadillac-sur-Dordogne
(*Lugon*).
Ph.Viaud (Emile), 1869.
Castillon-sur-Dordogne.
D.* Barbeyrou (Alcide), Paris,
1872, tous les jours.
Constantin (Pierre), 1855.
*Gagnard (Aut.-L.), 1860.
*Laguens (Jean-M.), 1859.
Pommier.
Ph.Barde.
Dufraisse.
Languepin (G.), Paris, 1880,
ancien interne. — Anti-
asthmatique.
Coutras.
D. *Deluze (Pierre), 1850.
*Lafitte (L.), Paris, 1872, de
11 à 1 h.
Soulé (Paul-Alexis), 1838.
Ph.Dupouy.
Julien (Constant), 1870.
Flaujagues
(*Castillon-sur-Dordogne*).
D. *Bonnamy-Lagrange.
Of.*Coussadière (Jean), 1839.
Fronsac.
D. *Goizet.
Of.*Bourdalé, 1880.
Galgon-et-Queynac.
D. Moulinet.
Ph.Pillot.
Génissac.
D. Boisset (Onésiphore), 1835.
Of. Boisset fils.
Gensac.
D. Boy (Junior), 1871.
*Coustou.
Ph. Lafargue, 1884.
Guitres.
D. *Guignard.
Of.*Granier de Cassagnac, 1855.
*Roger (Pierre-Eug.), 1834.
Ph.Bousquet (Pierre), 1873.
Guy, 1869.
Izon (*St-Sulpice-et-Camayrac*).
D.*Felletin (Jos.),1867, de 1 h.1/2
à 2 h. 1/2.

Lugon.
D. *Lachaud.
Of. *Teyssandier.
Lussac-de-Libourne.
D. Bucherie (Emile de), 1857.
Combret (Vincent), 1857.
*Philippeau, 1877.
Ph. Chambarrière.
Pessac (*Gensac*).
D. *Amanieu, 1883.
Puisseguin.
D. *Fatin, 1880.
Of. Poitou (Jean), 1865.
Ph. Bousquet.
Rauzan.
Of. *Fayolle (de), 1852.
Ph. Cazeaux.
Festal.
Saint-André-et-Appelles
(*Sainte-Foy-la-Grande*).
D. Marchand (J.-J.), 1841.
Saint-Antoine-sur-l'Isle.
D. *Barat-Dulaurier.
Ph. Bayssalance (André), 1878.
Saint-Denis-de-Pile.
D. *Martin (Guill.), 1854.
*Rabaine (Franç.), 1859.
Ph. Rouvet (Georges), 1872.
Saint-Emilion.
D. Dufau-Lagarosse, 1861.
*Faure.

Ph. Parouty.
Lannessans (P.), Bord. 1884.
Saint-Etienne-de-Lisse
D. *Burgade.
Sainte-Foy-la-Grande.
D. *Lagoanère (J. de), Paris 1876,
de midi à 2 h.
*Marche, 1875.
*Martinet, 1875.
Maruchaud, 1883.
Ph. Boucher.
Boutereau (Léopold).
Martel (Pierre).
Saint-Germain-la-Rivière.
Of. *Magen (Ernest), 1854.
Saint-Médard-de-Guizières.
D. *Caussade (Jean), 1859.
Ph. Carme (Léonce), 1865.
Sainte-Terre.
D. *Mussel (Guill.), 1852.
Salles (Les)
(*Castillon-sur-Dordogne*).
Of. *Roy de Clotte (Alfred).
Tizac-de-Galgon
(*Cavignac*).
D. *Boisson.
Of. *Demptos.

HÉRAULT.

Population : 455,053 hab. —279 Docteurs en médecine ; 39 Officiers de santé ; 113 Pharmaciens.

Quatre arrondissements : Montpellier, Béziers, Lodève, Saint-Pons.

MONTPELLIER.

D. Arles, 1868.
Baligne, 1860.
Battle, 1858.

Baumel, 1877.
Belugou (A.), 1874, ✪ O. ✳.
Mercredi, samedi de 2 à
5 h., r. Edouard Adam, 8.
Benoît, 1839, ✳, professeur
et doyen de la Faculté.
*Bertin (Emile), 1857.

D. Bimar, ✿ A.
Blaisé, 1880, agrégé.
Boissier, 1857.
Bourdel (L.-A.), Montpellier, 1849, profes. agrégé de la Faculté, de 2 à 4 h., dim. et fêt. excep., rue Aiguillerie, 33.
Bourrely, 1844, ✳.
Bourrely (P.), Montpellier, 1870, ✳, de 1 à 3 h., rue St-Guilhem, 33.
Bringuier (Anténor), 1856.
Brousse (A.), Montp., 1882, de 1 à 3 h., rue Saint-Guilhem, 62.
Caisso (J.-B.), 1864.
Caizergues, 1867, sous-préf.
Carrieu.
Castan, 1859.
Cavailhé, 1850, ✳.
Cellarier, 1856.
Chalot agrégé.
Combal, 1849, ✳.
Coste, 1854.
Coste (Ulysse), 1868.
Cot, 1866.
Dubreuil, ✳.
Ducel, 1837.
Dumas fils, 1837.
Dunal, 1855.
Dupré, 1834, ✳.
Dupré (Louis), 1881.
Engel, *n'exerce pas.*
Espagne, 1856.
Estor, 1856.
Frat, 1864.
Garimont, 1851.
Gayraud.
Girard (de), *n'ex. pas.*
Girou fils, 1882.
Gordon, 1850.
Granel, 1877, agrégé.
Grasset (Joseph), 1872, prof. à la Faculté, de 2 à 4 h., rue J.-Jacq.-Rousseau, 6.
Grynffelt, 1867.
Guibal.

D. Guinier, 1855.
Hamelin, 1867.
Jacquemet (P. M.), profess. agr., médecin des Écoles normales, des Chemins de fer de l'Hérault, de 2 à 4 h., Grand'Rue, 51.
Jaumes (Alph.), 1861.
Kleinschmidt (G.), 1871, de 2 à 4 h. — Oculiste, clinique gratuite pour les indigents, rue Edouard-Adam, 6.
Lannegrasse.
Martin, 1859.
Moitessier, 1856, ✳, *n'exerce plus.*
Mossé.
Nozeran, 1865, ✳.
Pecholier, 1856.
Planche (A.), 1875, à Balaruc du 1er mai au 30 octobre, et à Montpellier du 1er novembre au 1er mai.
Redier.
Sabatier, 1863, ✳.
Saussol, chef de clinique à la Faculté, de 1 à 3 h., boul. Henri IV, 22.
Serres.
Surdun, 1860.
Tédenat.
Thou, 1879.
Valette, 1862.
Vignal.
Vigouroux, 1876.
Vincent, 1868.
Ph. Battle, 1850.
Balmès.
Bastian.
Charpentier *n'exerce plus.*
Daube, 1865.
Ducel, 1832.
Fouques, 1840.
Gay, 1842.
Gély.
Guilhaumont, 1853.
Lablache, 1842.

Ph.Lutrand, 1837.
Milhau.
Pastre.
Pézet.
Slizewicz (G.), 1875, rue St-
Guilhem, 60.
Vidal, 1842.
Vincent. 1865.
Aniane.
D. Rouveyrolis.
Ph.Malafosse (Louis), 1834.
Balaruc-les-Bains
D. Planche, 1875, inspecteur.
Castries.
D. Delmas, 1843.
Véziau, 1840.
Véziau fils, 1876.
Ph.Jeanjean, 1884.
Cette.
D. Bouffier (G.).
Cathala (A.), 1837, ✳, ✳,
méd. en chef de l'hôp.
Duffours (L.), 1846, rue Jar-
din des Fleurs.
Dumas (Adolphe), 1857.
Falip, 1825.
Gingibre, 1837.
Petit, 1879.
Peyrussan, 1863.
Plagnol.
Poumayrac.
Of.Gouillet, 1848.
Ph.Cherpin, 1842.
Ducel, 1832.
Lenthéric.
Pailhès, 1851.
Roch, 1843.
Simonot, 1845.
Thau, 1839.
Claret.
D. N...
Cournonterral.
D. Sewiecicki, 1837.
Laussel, 1865.
Malabouche, 1867.
Ph.Gingibre, 1843.
Fabrègues.
D. Maraval, 1835.

Frontignan.
D. Bordône.
Of.Bertrand, 1833.
Ph.Argelès, 1833.
Ganges.
D. Angeau, 1836.
Galtier, 1856.
Ph.Valmale, 1843.
Gigean.
D. Mestres, 1862.
Ph.Gervais, 1861.
Grabels (*Montpellier*).
Of.David, 1824.
Lansargues.
D. Bonamaison, 1852.
Ph.Roux, 1829.
Loupian (*Mèze*).
D. Rouquette, 1825.
Lunel.
D. Pons (Fréd.), 1874.
Rouët (P.), 1842, de midi à
2 h. rue Alph.-Ménard.
Vedel.
Ph.Durand, 1832.
Gay, 1838.
Ménard (Ch.-Alph.), 1837.
Marsillargues.
D. Marignan.
Ph.Gachon, 1831.
Ricome, 1843.
Mauguio.
D. Nourrigat, 1865.
Of.Fages, 1830.
Mèze.
D. Magne, 1863.
Prunac, 1870.
Ph.Cabet, 1865.
Janin, 1879.
Mireval (*Vic-les-Etangs*).
D. Clément, 1863.
Montbazin (*Gigean*).
D. Vialettes, 1866.
Montferrier (*Montpellier*).
D. Cavanis, 1834.
Mudaison (*Lansargues*).
D. Bonnet, 1830.
Pignan.
D. Liron.

19.

D. Rouvier.

Poussan.

D. Fabre, 1849.
   Ginet, 1835.
Ph.Baudassé (C.), Montp., 1882.
   Sauvan, 1832.

Saint-Bauzille-de-Putois.

Of. Lavergne, 1843.

Saint-Christol (*Lunel*).

Of. Merle, 1853.

Saint-Guilhem-le-Désert
   (*Saint-Jean-de-Fos*).

Of. Barmy, 1850.

Saint-Martin-de-Londres.

Of. Balard, 1844.

Villeneuve-lès-Maguelonne.

Of. Garrique.
   Mas, 1874.

Villeveyrac.

D. Pargoire, 1859.
   Vivien, 1873.
Of. Jeanjean, 1848.
Ph.Prunac, 1850.

Viols-le-Fort
   (*Saint-Martin-de-Londres*).

D. Ricome, 1848.

BÉZIERS.

D. Audié (Jos.-Al.), chirurgien,
   Bord., 1882, de 1 à 3 h.,
   rue de la République, 2.
   Audouard, 1878.
  *Bouillet, 1880, *secret.* de la
   Soc. loc.
  *Bourguet, 1867.
  *Boyé, 1881.
  *Carles, 1882.
   Cauquil, 1881.
  *Cauvy, 1868.
  *Cavaillé, 1874, *trésor.* de la
   Soc. loc., méd. du bur. de
   bienfaisance.
  *Chavardès 1878.
   Duval, 1857.
  *Guy, 1829, *prés. hon.* de la
   Soc. loc.

*Lacroix, 1848.
*Levère (Fr.), 1872.
*Maffre, 1864.
 Martel, 1846.
*Mégé, 1856, *n'exerce plus.*
 Nougarède, 1882.
 Petitot, 1884.
 Pradal, 1885.
*Rome (A.-J.), Paris, 1882,
  de 1 h. à 3 h., rue de la
  Citadelle, 12.
*Sabatier fils, 1850.
*Sicard, 1880.
*Thomas (Casim.), 1841, chir.
  en chef de l'hôp., memb.
  du Cons. d'hyg., prés. de
  la Soc. loc.
 Vernhes, 1848, député, *n'ex.
  pas.*
*Viguier, 1855.
Of. Leverrier-Marron, dentiste.
   Marioge.
   Vidal, 1842, *nexerce plus.*
   Vivarel, 1829   *id.*
Ph.Abbal, 1885.
   Abric.
   Barnier.
   Barthès, 1880.
   Blanquier, 1866.
   Bonnet, 1851.
   Castan (Aimé).
   Coulouma.
   Gibert (Jules), 1875.
   Guillot, 1885.
   Hortala.
   Jourdan (Henri).
   Laurès.
   Ollivier, 1882.
   Paget, 1872.
 · Ricard, 1872.
   Vidal fils.

Abeilhan (*Servan*).

Of. Gaches, 1846.

Agde.

D. Foulquier, 1885.
*Gavaudan.
*Roger, 1874.
 Salva, 1871.

Ph.Alberguié, 1878.
Olivasse (Louis), 1855.
Philip, 1842.
Salva, 1837.

Alignan-du-Vent (*Pézenas*).
Of. Sicard, 1833.

Autignac (*Laurens*).
D. Pastre, 1849.
Of. Villebrun, 1847.

Bassan (*Béziers*).
D. *Rheul.
Of. Cèbe, 1847.

Bédarieux.
D. Estorg, 1883.
Gavaudan, 1867.
Ménard, 1851.
Privat, 1839.
Sabatier, 1848.
Tourenc, 1828.
Tourenc fils, 1864.
Ph.Bonafoux, 1835.
Martin, 1843.
Py.
Rouvière (Ch.-Léon), 1852.

Bessan.
D. Martin, 1876.
Rheul, 1854.
Ph.Aibran, 1843.

Bousquet-d'Orb.
. Galabru, 1881.

Capestang.
D. *Calas, 1854.
Plagnol.
*Taillefer, 1877.
*Théron, 1879.
• Villebrun, 1878.
Ph.Delassus, 1868.
Vidal, 1877.

Caux.
D. *Le Bouteiller (L.), Montpel.
1864.
Siveindre, 1832.

Cazouls-d'Hérault (*Pézenas*).
D. Nicolas, 1856.

Cazouls-lès-Béziers.
D. *Aoust (L.), Paris, 1868.
*Galabru.
Toyx, 1884.

Ph.Soulairol (C.), 1re cl., Montp.
1874.

Cenesson.
D. *Gauch.
Giral, 1871.
Lavit, 1868.

Creissan (*Puisserguier*).
D. *Chalvet.
*Ramalho, 1847, *vice-présid.
de la Soc. loc.*

Faugères (*Bédarieux*).
D. Moziman, 1864.

Florensac.
D. Mauzac, 1847.
Moulin, 1883.
Pascal, 1823.
Ph.Fornairon, 1831.
Chastan (J.-M.) 1874.
Santy, 1823.

Fontès (*Pézenas*).
D. Giral, 1843.
Of. Clergue, 1840.

Gabian.
Of. *Daisse, 1862.

Graissessac.
D. *Bourguet (E.), Montpellier,
1864, de 11 h. à midi.
Fabre, 1862.

Héréplan.
Ph.Avignou, 1874.

Lamalou-les-Bains.
D. Belugou (Alph.), 1874, ✪ I,
de 1 à 3 h. pend. la saison.
Boissier, 1856.
Cros (F.), Paris, 1861, médec.
insp. des eaux, de 1 à 5 h.
Milhau.
Privat, 1839.

Lespignan (*Béziers*).
Of. *Truel.

Magalas.
D. *Delhon, 1855.
*Trinché (J.), 1884.
Of. *Clergue, 1848.
Ph.Pagès, 1866.

Maraussan (*Béziers*).
D. Durand.
*Mas.

Marseillan.

D. De Bonnefoy, 1879.
 *Despetis, *n'exerce plus.*
 *Durand, 1856.
Ph.Lenthéric (Ant.).

Montagnac.

D. Arnaud, 1880.
 Boudet, 1858.
 Vallat, 1868.
 Zacharewicz, 1838.
Ph.Aubrespy, 1837.

Montblanc.

Of. Bonnafy, 1852.

Murviel.

D. *Laurès, 1833.
 *Laux, 1881.
Of.*Carratier, 1857.

Nissan.

D. *Aubès, 1856.
 Baquié, 1865.
 *Labadié, 1882.
Of. Hayn, 1844.
Ph.Sicard.

Paulhan.

Of. Nicolas.

Pézenas.

D. Aube, 1878.
 Bastard, 1884.
 Cassan, 1835.
 *Combescure.
 *Martin (Gustave), 1839.
 Ménard, 1865.
 Sabatier, 1865.
Ph.Froment, 1839.
 Rouquier.

Poujol (Le).

D. Milhau, 1853.
 Salles, 1836.
Of. Saisset, 1854.

Puisserguier.

D. *Cadilhac, 1850.
 *Fabrié, 1872.
 *Guy (Ed.), 1881.
Ph.Gibaudan.
 Laudes, 1859.

Quarante.

D. Py, 1885.
Ph.Cabanac, 1838.

Roujan.

D. *Castelbon.
 Daube, 1863.
 Vernet (H.), Montp., 1856, de
  1 à 2 h.
Ph.Lignière, 1847.
 Sèbe, 1839.

Saint-Gervais.

D. *Méric, 1827.
 Vidal, 1854.?

Saint-Nazaire-de-Landarez
(*Saint-Geniès-le-Bas*).

Of. Giral, 1837.

Saint-Thibéry.

D. Liquière, 1843.

Sérignan (*Béziers*).

D. *Balaman, 1876.
 Espinadel, 1854.
Ph.Camaré, 1880.

Servian.

D. *Aynard, 1858.
 *Marmonier, 1878.
 Vialles, 1864.
Ph.Feuille, 1859.
 Planès.

Thézan (*Béziers*).

D. *Caucanas, 1875.

Tourbes (*Pézenas*).

D. Castanier, 1824.

Vias.

D. Gavaudan (Louis), 1872.

Villeneuve-lès-Béziers.

D. Tondut, 1868.
Ph.Cathala.

LODÈVE.

D. Guichot (C.), 1857.
 Kawalerski, 1835.
 Kawalerski, 1863.
 Lapeyre, 1838.
 Ouradou (B.), 1851. Tous les
  jours.
 Phalippou, 1869.
 Réfrégé, 1867.

D. Rouquette, 1871.
Tédenat, 1838.
Ph. Bernadou, 1832.
Bonnel, 1875.
Gibaudan, 1877.
Hugounecq, 1847.
Privat, 1875.

Aspiran.
D. Bonnery, 1863.

Avesnes (*Lunas*).
D. Crouzet, ✳.

Canet.
D. Alquié.
Alquié fils.

Caylar (Le).
D. Agussol, 1876.
Roquefeuil, 1825.
Roquefeuil (Frédéric), 1864.

Clermont.
D. Caisso, 1853.
Dessales, 1877.
Reveil, 1851.
Ronzier-Joly, 1854.
Theil, 1872.
Vailhé, 1859.
Of. Alquié, 1839.
Ph. Levasseur, 1849.
Poujol, 1834.
Poujol (Charles), 1838.

Gignac.
D. Azéma, 1868.
Bedos, 1865.
Malabouche.
Of. Caffarel, 1846.
Delzeuzes, 1853.
Gombeau, 1845.
Ph. Azémar, 1854.
Bedos, 1865.
Delzeuzes, 1841.
Gazagues, 1843.
Laval, 1843.
Pressegol, 1830.

Lunas.
D. Boulouys, 1839.
Farel, 1845.

Montpeyroux.
D. Moustelon.

Octon (*Lodève*).
Of. Lugagne.

Pouget (Le).
D. Fournier père, 1834.

Saint-André-de-Sangonis.
D. Coste, 1860.
Rouquette.
Vincent, 1874.

SAINT-PONS.

D. Benoît (Hipp.), 1854.
Bertrand (Louis), 1840.
Fabre, 1876.
Granel (Héli), 1848.
Granel fils, 1877.
Ph. Bartès (Melchior), 1842.
Bartès (Fernand), 1870.
Rigal.

Cruzy (*Quarante*).
D. Gimié, 1884.
Ph. Hortala, 1864.

Livinière (La).
D. Lignières, 1848.

Olargues.
D. Jamme (Auguste), 1825.
Of. Nicolas, 1838.
Ph. Martin fils, 1870.

Olonzac.
D. Bauguil, 1840.
Donnadieu, 1877.
Francès, 1854.
Lombart.
Rasséguier, 1851.
Rivet, 1866.
Ph. Donnadieu, 1880.
Salvetat, 1840.

Oupia (*Olonzac*).
D. Segonne.

Riols.
Of. Gallo (Dominique), 1872.
Paris, 1829.

Roquebrun (*Olargues*).
Of. Nicolas.

Saint-Chinian.
D. Brun, 1883.
Cèbe, 1852.

Coural, 1864.
Villebrun (V.-E.), Lyon, 1883,
    rue Bagnesol.
Of. Billamboz, 1842.
Ph. Bonjol.
    Chama fils.

Salvetat-sur-Agout (La).

D. Houlès.
    Roques.
        Siran *(Olonzac)*.
D. Lanet, 1839.

ILLE-ET-VILAINE.

Population : 615,480 hab. — 110 Docteurs en médecine ; 83 Officiers de santé ; 67 Pharmaciens. — Association des Médecins du département.

Six arrondissements : Rennes, Fougères, Montfort-sur-Meu, Redon, Saint-Malo, Vitré.

RENNES.

D. *Aubrée (Edmond), 1857, ✦ I,
    prof. à l'Ecole de méd.,
    vice-présid. de la Soc. loc.
Bellamy (Félix), 1856.
*Bertheux, 1881.
Blin (Ad.-Louis), 1879.
Bruté (Auguste), 1840, ✱.
Bruté (Camille), 1868.
*Cuinier (V.-P.-M.), 1877.
Dayot (Ernest), 1852.
Dayot (Hipp.), 1886.
*Delacour (Charles), 1850,
    prés. de la Soc. loc., di-
    recteur de l'école.
*Girot (Marie), 1828, trés. de
    la Soc. loc.
*Hamon (Adolphe), 1875.
*Hervéon.
*Lefeuvre (Ch.), Paris, 1867,
    ✦ A., secrétaire de la Soc.
    loc., rue de la Monnaie, 9.
Le Monnier (Charles), 1842.
*Lhuissier (Paul), 1876.
Périn de la Touche, 1886.
*Perret (Félix), 1864.
Petit (Raymond), Paris 1867,
    de 1 h. 1/2 à 3 h., rue
    Baudrairie, 1.

D. Pitois fils.
    Pontaillié.
    Poret.
    Raulin (Olivier), 1865.
    *Raoul (J.-C.-L.), 1877.
    Regnault (Gustave), 1861.
    Robiou-du-Pont (L.-J.), 1839.
    *Templé (J.-M.), 1876, vice-
        sec. de la Soc. loc.
Of. *Richard.
    *Rouault.
Ph. Baudry (Victor), 1845.
    Blondel (Armand), 1852.
    Boucherot (F.-A.), 1874.
    Chasles (Hippolyte), 1867.
    Cholley (Paul), 1876.
    Crenset (H.), 1879, rue du
        Chapitre, 1.
    Delaunay (Julien), 1869.
    Forgeoux (Franç.-M.), 1873.
    Hamard (Auguste-M.), 1859.
    Houitte (Pierre-Marie), 1872.
    Larcher (Jean-Marie), 1874.
    Lebesconte (Paul), 1866.
    Leker (François), 1867.
    Louveau.
    Macé (Marie), 1856.
    Montier (Fr.-L.), 1866.
    Moncoq.
    Noël (Jean-Aug.), 1872.
    Roger (Hipp.), 1868.

Ph. Tigeot (Jean-M.), 1843.
Acigné (*Noyal-sur-Vilaine*).
Of. Buffé fils (François), 1853.
   Demontigny (Franç.), 1838.
      Bruz.
D. *Denis (Frédéric), 1857.
Of. Trochu (Pierre).
    Châteaugiron.
D. Marchand (P.-Franç.), 1860.
Of. Caillard (François), 1855.
   *Chatel.
Ph. Rouxel.
    Corps-Nuds.
Of. *Paris (Aug.-Désiré), 1858.
  Dingé (*Montreuil-sur-Ille*).
Of. Crallan (Ferdinand), 1864.
     Gévezé.
D. Philouze (Jules-Emile), 1867.
     Hédé.
D. *Roger (Alph.-Louis), 1863.
Of. Louazel (Pierre-Marie), 1858.
Ph. Neveu (Joseph), 1857.
   Thébaut (Jules), 1877.
    Hermitage (L').
Of. Rouault (Olivier), 1848.
     Janzé.
D. *Connen, 1884.
   Divet (Louis), 1867.
   Divet (Léon), 1879.
   Dufil (Joseph), 1849.
Ph. Prime (Jos.-Cél.), 1867.
     Liffré.
D. *Jamin.
Of. Depincé (François), 1837.
   Herveou (François), 1848.
Livré(*Saint-Aubin-du-Cormier*).
Of. *Dingé (Félix), 1861.
   Melesse (*Gévezé*).
Of. Charpentier (Joseph), 1879.
   Dandé (J.-Marie), 1879.
  Montreuil-sur-Ille.
Of. Aubrée (Victor), 1879.
    Mordelles.
Of. *Brénugat (H.-Cyprien), 1867.
     Piré.
Of. Aubry (Constant), 1835.
   *Turmel, 1885.
Saint-Aubin-d'Aubigné.

Of. Depincé (François), 1865.
Saint-Germain-sur-Ille
(*Saint-Aubin-d'Aubigné*).
Of. Leduc (Prosper), 1854.
  Servon (*Châteaubourg*).
Of. Gorieu (Alexandre), 1849.
    Vern (*Rennes*).
Of. Petit (Pierre), 1834.

FOUGÈRES.

D. *Delatouche (Joseph), 1833.
   Denis (Paul), 1873.
   Deroyer (Auguste), 1865.
   Montigny (Hipp.), 1873.
   Pirotais (Théoph.), 1863.
   Thomas (Louis).
Of. Denis (Jean-Baptiste), 1838.
Ph. Chevalier (Théoph.), 1869.
   Debray (Louis), 1833.
   Delanoé (Jacques), 1865.
   Desdouet (Eugène), 1851.
   Martin (Victor-Henri), 1878.
   Potel (Joseph), 1876.
     Antrain.
D. Champion (Léopold), 1849.
   Trémoureux (Victor), 1880.
Of. Nicolle (Henri), 1856.
Ph. Barbaste (Antoine), 1870.
   Charles (Jules), 1857.
   Licardy (Guill.-André), 1856.
  Bazouges-la-Pérouse.
D. *Gautier (Eugène), 1866.
Of. *Gratien (Romain), 1851.
Ph. Guinebault (Valentin), 1859.
   Billé (*Fougères*).
Of. *Jouault (Gilles), 1849.
  Louvigné-du-Désert.
D. De Montigny (Hipp.), 1873
   Riban (Jean-Marie), 1868.
Of. Lahaye (Toussaint), 1854.
Ph. Ridan (Edm.-Jean), 1858.
   Tesnière (Pierre-Vict.), 1866.
Saint-Aubin-du-Cormier.
D. *Duver (Alexandre), 1854.

Ph.Riban (Joseph), 1855.
Saint-Brice-en-Cogles.
Of.*Berthelot (Georges), 1847.
Germain (Maximin), 1856.
*Manceau (Victor), 1852.
Ph.Havard.
St-Georges-de-Reintembault
D. Pétel (Paul), 1855.
Of.*Bourgonnier (Aug.), 1828.
Saint-Ouen-de-la-Rouërie
(Antrain).
Of. Lebel (Prosper), 1856.

MONTFORT-SUR-MEU.

D. Cottin (Al.-Marie-L.), 1878.
*Landais (Emman.). 1866.
Simonneaux(L.),Paris,1883,
de 1 h. à 3 h.
Ph.Rastel (Henri), 1847.
Navatte (Paul), Rennes,1876,
rue de la Saunerie, 26.
Bécherel.
D. Buan (Pierre), 1834.
Neveu (Jos.-Ange), 1880.
Of.*Marquis (Eugène).
Ph.Loiseau (Léon), 1870.
Bedée.
Of.*Fleury (François), 1867.
Bréal-sur-Montfort
(Mordelles).
D. Goucry (Jean). 1883.
Of. Jehannin(Pierre-Marie),1872
Médréac
(Montauban-de-Bretagne).
D. Rioche (J.-B.), 1877.
Irodouer (Bécherel).
D. Simoneaux, 1883.
Montauban-de-Bretagne.
D. Codet (J.-B.), 1855.
Of.*Gillouaye (Emile), 1864.
Plélan.
Of.*Richard (Jean), 1856.
Romillé.
D. Orain (Franç.), Paris, 1872.
Of.Chenard (Victor-M.), Rennes,
1857.
Lebon (André), Rennes,1851.

Saint-Méen.
D. André (P.-M.-A.), 1878.
Chollet (F.), 1874.
Ph.Roger (Edouard), 1869.

REDON.

D. Bellouard (Victor), 1852.
Fortin (Léon-Louis-P.),1870.
Gascon (Cl.-Nic.-Et.), 1866.
Hamon, 1883.
Ph.Dauguet (Henri), 1871.
Herviaux (Amand), 1871.
Bains (Redon).
D. Boutin (L.-J.-M.), 1864.
Brian (Joseph), 1883.
*Davy.
Of. Régnault (Emmanuel), 1828.
Baulon (Guichen).
Of. Chesnais (A.-M.-A.), 1879,
Gauche (Aug.), 1877.
Grand-Fougeray (Le).
D. Heuzé.
Of. Gatiniol (Léon), 1844.
Ph.Le Gallic du Rumel, 1872.
Guichen
Of. Filly (Julien), 1839.
*Gandon (Jean F.), 1852, de
midi à 2 h.
Langon (Brain-sur-Vilaine).
Of. Philipowicz(Alphonse),1843.
Le Sel-de-Bretagne.
Of.*Prod'homme (Jules), 1864.
Lohéac.
Of. Chesnais (Louis-Ch.), 1864.
De Sevedavy (Jean-E.),1857.
Maure-de-Bretagne.
D. Le Breton, 1883.
Of. Simon (Prosper), 1838.
Messac.
Of. Lemarchand (Ern.), 1869.
Pipriac.
D. *Lelièvre (J.-B.), 1877.
Of. Aubrée.
Gaxard (Joseph), 1880.

Renac (*Brain-sur-Vilaine*).
D. Dennemont (Hyac.), 1841.

SAINT-MALO.

D. Botrel (Jacques), 1850.
   Ernoul (Victor), 1856.
   Ferrand (Alfred), 1873.
   *Martel (Edmond), 1863.
   Peynaud (Ed.), 1871.
   Sorre (Auguste), 1864.
Ph.Bertrand.
   Fontaine (P.), Paris, 1882, place du Marché.
   Gilbert (Ed.-P.), 1870.
   Loisel (Lucien), 1872.
   Maunay (Pierre), 1852.
   Stot (Léopold-Marie), 1858.
Boussac (La).
Of.*Dingé.
   Leroy (Jean-Mathieu), 1865.
Cancale.
Of. Divel, 1881.
Ph.Dujardin (Fr.-Léon), 1879.
Châteauneuf - en - Bretagne.
Of.Jamet (Louis-Laur.), 1856.
   *Sauvage (François), 1848.
Combourg.
Of. Dayot (Joseph), 1850.
   Guillorier (Louis), 1877.
Ph.Met (A.-G.), 1878.
Dinard.
D. Aumont (F.), de midi à 2 h. place de l'Eglise.
   Du Goulay.
   Le Covec (E.), 1878.
Dol.
D. Bastard (Pierre), 1837, *n'ex. plus*.
   Brichet (Jules), 1839.
   Le Jamptel (Alf.-Vict.), 1872.
   Pinoul (Ernest), 1860.
   Robert (Ernest), Paris, 1877.
Ph.Aubrée (Ange), 1878.
   Lejamptel (Albert), 1875.
Miniac-Morvan.
Of. Rolland (Henri-Marie), 1867.

Paramé.
D. Fournerie (J.-F.), 1875.
   Ronsin (A.-L.-A.), Paris, 1883, de 1 à 2 h.
Pleugueneuc.
Of. Gillet (Théoph.), 1869.
Pleurtuit.
Of. Aumont (Ferdinand), 1860.
   Brunon (Marie-Jos.), 1867.
   Lhotellier (Eugène), 1857.
   Nicolas (Camille), 1879.
Saint-Broladre
(La-Boussac-Broualan).
Of. Clolus (Valentin), 1873.
   Ernould (Victor), 1824.
Saint-Domineuc
(Tinténiac).
Of.*Joubert (Henri), 1846.
Saint-Enogat.
D. Dugourlay (Am.-J.-M.),1867.
Ph.Egalon (L.-J.-M.), 1872.
Saint-Lunaire (*Dinard*).
D. Quertier, 1870.
Saint-Méloir-des-Ondes.
D. Cotarmanach (Aut.-P.),1859.
   *Lorgeril (Paul de), 1856.
Saint-Pierre-de-Plesguen.
D. Gautrais, 1879.
Saint-Servan.
D. Bertrand (Ed.), 1875.
   *Caron (Gaston), 1843.
   Genée (Auguste), 1860.
   Labbé (Louis), 1877.
   Leroux (Joseph), 1845.
Ph.Barbot (Emile), Paris, 1873, rue Ville-Papin, 45. Chimiste exp. près des tribun., memb. corresp. de la Soc. de méd. lég. de France. Laur. des hôp. de Paris.
   Charlot (Edmond), 1876.
   David (Victor), 1881.
   Lesnet (J.-Joseph), 1834.
   Piet (Pierre-François), 1870.
Tinténiac.
D. Rolland.

Of. Prodhomme (J.-Eug.), 1864.
Vivier-sur-Mer.
Of. Cluny (Florian), 1847.

VITRÉ.

D. Bouchard (L.-P.-M.), 1876.
Garin.
*Havard-Duclos(Franc.),1832.
Hervieux, 1880.
Jarnouen-Villartay(L.),1844.
Rupin (Edouard), 1854.
Ph.Caillière (Nicolas), 1876.
Chereau (Ferdinand), 1880.
Dumesnil (Fr.), 1869.
Guérard (Ferdinand), 1877.
Lelay-Dupré (René), 1836.
Argentré.
Of. Pahier (Michel), 1851.
Châteaubourg.
Of. Boullay (Eugène), 1852.
Chauvigné (J.-M.), 1848.

Coësmes.
Of. *Guyot (François), 1855.
Guerche (La).
D. Dein (Charles), 1851.
Dousset (Félix), 1878.
Névot (L.), Paris, 1879, de 11 à 1 h., rue d'Anjou, 19.
Ph.Leroux (Cyp.), 1875.
Vincent (Henri-Ch.), 1860.
Louvigné-de-Bais (Châteaubourg).
Of. Pettier (Alexandre), 1846.
Marcillé-Robert (Rhétiers).
Of. Rozé (Auguste), 1865.
Martigné-Ferchaud.
D. Cordonnier (Ollivier), 1858.
Of. Jean Duperray (Amb.), 1840.
Pertre (Le).
D. Sallier (de) Dupin, 1883.
Of. Legge de Kerléan (Louis de), 1875.
Rhétiers.
Of. *Hanry (Aristide), 1862.
Moulin (J.-C.), 1834.

INDRE

Population : 287,705 hab. — 71 Docteurs en médecine; 11 Officiers de santé; 34 Pharmaciens. — Association locale des Médecins du département.

Quatre arrondissements : Châteauroux, Le Blanc, La Châtre, Issoudun.

CHATEAUROUX.

D. *Bénard, 1874; *n'exerce plus.*
*Bruneau, 1880, anc. int. des hôpit. de Paris, trés. de la Soc. loc.
*Doreau.
*Godinat, 1835.
*Godinat (Eug.), 1872.
Jaille, 1886.
*Jouslin, 1855, méd. de la prison, prés. de la Soc. loc.
*Ponroy (R.), Paris, 1872, de midi à 2 h., rue Saint-Jacques, 15; secr. de la Soc. loc.
Off.Troncay, 1885.
Ph.Anthoine, 1883.
Biarnois, 1884.
Debrade, 1880.
Duret, 1858.
Troncay, 1870, et Of. de s. 1885.

Ardentes.
D. *Cartier, 1860.
Argenton-sur-Creuse.
D. *Bouché, 1882.
  *Delord, 1878.
  *Muret (Charles), 1875.
Of.Beuchet, 1860; *n'exerce plus,*
Ph.Menec.
  Palaud
  Thomas.
Buzançais.
D. *Bénard, 1840, ✳, ⚜ I.
  *Guesdron (A.), Paris, 1882.
Ph.Demazière, 1882.
  Dubreuil, 1868.
Châtillon-sur-Indre.
D. *Brun, 1845.
  *Fourchault.
  *Lehec, 1831.
Ph.Cailleron, 1874.
Déols (*Châteauroux*).
D. Prungé, 1843.
Ecueillé.
D. *David, 1830.
  Goubeau, 1868.
  *Mornard.
Ph.Gillé, 1875.
Levroux.
D. *Guérineau, 1862.
Of.Dupouy.
Ph.Chomanet (Jean), 1879.
Lye (*Valençay*).
D. Bernardeau, 1840.
Palluau.
D. Hubert, 1875.
Of.Mornard, 1843.
Valençay.
D. Bretheau (Aristide).
  *Gogolewski, 1836.
  Michel (G.); *n'ex. plus*,
Ph.Gaudeffroy, 1874.
  Poinsu, 1869,
Vendœuvres
D. *Bimsenstein (Albert).
Vicq-sur-Nahon (*Valençay*).
D. Bretheau, 1865.

LE BLANC.

D. *Dion (Alph.), 1860.
  *Doucet (Léonidas-François),
    1857.
  Gaudon (Constantin), 1832.
  *Levavasseur (Jul.-L.), 1845,
    vice-prés. de la Soc. loc.,
    méd. de l'hôp., memb. du
    Cons. d'hyg., anc. int. des
    hôp. de Paris.
  *Loubaud, 1882.
  Penin de la Mondie (A.),
    1849.
Ph.Bonnarme, 1871.
  Desgachons, 1871.
Belabre.
D. *Michon (H.), Paris, 1882.
  Pommeret (Alex.), 1835.
  Robin (Léonce), 1858.
Ph.Vandran, 1868.
Chaillac.
D. Andoucet (Joseph), 1878.
Chitray (*Saint-Gaultier*).
D. *De Boismarmin(Ch.-R.),1864.
Lignac (*Belabre*).
Of.Rochier (Jean-Bapt.), 1854.
Martisay (*Azay-le-Ferron*).
D. Lancelot (Jules-Léon), 1861.
Mérigny (*Le Blanc*).
Of.Bonnenil (Alex.), 1878, de
    10 h. à midi.
  Mayeras, 1875.
Mézières-en-Brenne.
D. Sénot (Henri-Adolphe), 1834.
Ph.Labaye (Louis), 1878.
Saint-Benoist-du-Sault.
D. *Bernard (J.), 1865, de 10 h.
    à midi.
  *Royet (Louis-Eug.), 1861.
Ph.Ratier (Georges), 1873.
  Surun (Marie-Léonce), 1860.
Saint-Gaultier.
D. *Mestivier (Jos.-Léop.), 1863.
Of.*Chassagne, 1875.
Ph.Bernard (Henri), 1878.

Tournon-Saint-Martin.
D. *Brun (Vict.-Benjam,), 1866.
Of. Bonneuil (L.-Alfred), 1856.
Ph.Fermet (Jean), 1878.

LA CHATRE.

D. *Aussourd (Paul), 1884.
 *Chabenat (Marc), 1874.
 *Dumonteil.
 *Fauchier, 1866.
 *Pissavy (Ed.), 1866.
Ph.Rouet (Gustave), 1872.
 Trotignon (Hippolyte), 1849.
 Vincent, 1872.
Aigurande.
D. *Jourdain, 1880.
 *Rondeau (G.), 1869, de midi
 à 2 h.
Ph.Loutil (Ferd.), 1883.
Cluis.
D. *Dony, 1876.
Eguzon.
D. *André-Chateaufort, 1878.
Le Pin (*Eguzon*).
Of.Martin.
Lourouer-Saint-Lauret.
(*La Châtre*).
D. *Papet (Gustave), 1838.
Neuvy-Saint-Sépulcre.
D. *Girat (Ernest), 1850.
 *Girat (Emile), 1883.
Ph.Pasquet (F), Tours, 1869.

ISSOUDUN.

D. *Jugand (L.-J.), Paris, 1854,
 de midi à 2 h.
 Masson (Auguste), 1879.
 *Poujade.
 *Simon.
 *Trotignon (Jean-Isid.), 1857.
Ph.Berthon (Louis), 1882.
 Delaigne (Hen.), 1869.
 Laprade (Aud.-Ant,), 1871.
 Massicard, 1867.
 Masson (Armand), 1877, rue
 de la République, 52.
Chabris.
D. *Patrigeon(Gab.), Paris, 1877,
 de 11 h. à midi.
 Porcher, 1866.
 *Tourangin.
Parpeçay (*Chabris*).
Of. Delaroche.
Reuilly.
D. *Augé (Denis-Jules), Paris,
 1862, de 10 h. à midi.
 Clément, 1883.
 *Doit-Lambron.
Ph.Tessiau (François), 1868
Vatan.
D. *Gaudeffroy.
 *Lemarchand.

INDRE-ET-LOIRE

Population : 329,160 hab. — 117 Docteurs en médecine;
34 Officiers de santé; 54 Pharmaciens. — Association locale
des Médecins du département.

Trois arrondissements : Tours, Chinon, Loches.

TOURS.

D.Aguzol i, 1865.
 Bezard (L.), 1868.

D. *Bodin.
 *Bourgougnon, 1884.
 *Charcellay, 1836.
 *Charcellay fils.

D. Chauvet.
 *Courbon, ✳.
 Danner ✳, ❧ I.
 Delaitre.
 Delalande (L.-P.), de midi
   à 4 h., mercredi excepté,
   16, rue Clocheville.
 *De Lonjon, 1845, ✳.
 *Deniau, 1866.
 *Duclos, 1849, ✳.
 Fournier.
 *Gille, 1883.
 Girard.
 Giraudet.
 *Guérault-Crozat, 1857, ✳,
   trés. de la Soc. loc.
 Guingamp.
 *Héron.
 *Herpin, 1842, ✳.
 *Herpin (Octave), 1877.
 *Ledouble, 1876.
 Lefévre.
 Maugeret, 1857.
 *Menier, 1881.
 *Meunier (Ed.-M.-Jules), Pa-
   ris, 1883, de 1 h. à 3 h.,
   rue de la Préfecture, 42.
 *Sainton, 1881. Méd. en chef
   de l'hosp. gén. et des alié-
   nés. Méd. légiste, profes.
   suppléant à l'Ec. de méd.
   Médecin des épid., secr.
   général de la Soc. loc.
 *Schoofs.
 Thierry.
 *Thomas (Louis), 1866, ✳,
   chir. de l'hôpit., profes. à
   l'Ecole de médec., présid.
   de la Société locale.
 *Thomas (Hipp.), médecin
   de l'hôp., vice-prés. de la
   Soc. locale.
 Triaire.
 Wolf.
Of. Barré-Gallois.
 *Béghin.
 *Gérard.
 Verbeeck.

Ph. Baillet.
 Barnsby, ❧ A., ❧ I.
 Beaufrère.
 Bonnardet.
 Boutineau (F.-E.), 1872, pl.
   aux Fruits, 5.
 Brissonnet.
 Coursault.
 Defféna.
 Dupont.
 Fonteneau.
 Grandin.
 Héliot.
 Joulia.
 Legros.
 Lesourd.
 Lhopitalier.
 Malorey.
 Martin (Ch.), Paris, 1872,
   1re cl., 59, rue Nationale.
 Pasquier (L.) et Sergent (L.),
   droguerie spéciale pour
   MM. les médecins de cam-
   pagne, rue Descartes, 4.
 Sergent.
 Shifmaker, 1875.
 Schleiter.
 Tremeau.
 Viollet, 1847.

Amboise.

D. Durand.
 Helle.
 *Meunier.
 Ortiguier.
Ph. Lair.
 Mistouffet.

Azay-sur-Cher.

D. *Gauthier.

Ballan.

Of. *Lemarié.

Bléré.

D. Chaumier.
 *Dugouet.
 Gomez.
Ph. Husson.
 Naudin.

Channay.

Of. *Mahoudeau.

Château-la-Vallière.
D. *Commoy.
Ph.Voisine.

Château-Renault.
D. *Gendron, 1822.
   *Petiau (G.), Paris, 1875, à
   midi.
   Menou.
Ph.Chauveau, 1842.
   Lanson (Th.).
   Yvonneau.

Corméry.
D. *Soubie, 1872.
Ph.Bourgeau.

Fondettes.
Of.*Seré, 1836.

Genillé.
D. *Danion.
Of. Joulin.

Hermites (Les).
D. *Murraté-Larré (Ed.), Paris,
   1880.
Of.*Frélon (J.), 1843.

Limeray.
D. *Bodin (Louis), Paris, 1832,
   de midi à 2 h.

Luynes.
D. *Caillet.
Ph.Charles.

Luzillé.
D. *Suffisseau.

Membrolle (La) (*Mettray*).
Of.*Joire (A.).

Monnaie.
Of.*Rouquet.

Montbazon.
D. *Arrault.
Of. Béchu.

Mont-Louis.
Of.*Gripoulleau.

Mosnes.
D. *Barré-Gallois.

Nazelles (*Amboise*).
Of. Mabille, 1828.

Neuillé-Pont-Pierre.
Of. Paumiers.
   *Paumier.

Neuvy-le-Roy.
D. Moysant, 1858.

Reugny.
D. *Ducassé.

Saint-Avertin.
D. Pousset (N.)

Saint-Branchs
D. Collemann.

Saint-Christophe-sur-le-Nais
(*St-Paterne*).
D. *Guignard.

St-Martin-le-Beau (*Amboise*).
Of.*Joire fils.

Saint-Paterne.
D. Garrigue(G.-M.), Paris,1870.
Of.*Mureau.

St-Pierre-des-Corps (*Tours*).
Of. Verbeck.

Sainte-Radegonde (*Tours*).
Of. Joire (A.).

Savigné-sur-Latran.
Of.*Archambault.

Savonnières.
Of.*Fey (E.), Paris, 1848, de
   midi à 2 h.

Sonzay.
D. *Maguin.

Véretz.
D. *Huret (A.), Paris, 1872, de
   11 h. à 2 h.
Of.*Herpin.

Vernou-sur-Brenne.
D. Bachelot (P.), Paris, 1835.
   Bachelot (Th.), Paris, 1881,
   de midi à 2 h.

Vouvray.
D. *Lefebvre.
   *Toffier (H.), Paris, 1880, de
   midi à 2 h.
Ph.Boiseau.

CHINON.

D. Detrois, 1857.

D. *Joubert.
   *Mattrais, 1877.
   *Roux (A.), Paris, 1867, de
      midi à 2 h.
   *Sainton (Ant-Théod.).
Ph.Anselme, 1881.
   Besnard, 1870.
   Dislav, 1881.
   Tourlet, 1866.
Avoine.
D. Boucher, 1880.
Azay-le-Rideau.
D. *Patault.
   *Sautarel.
Ph.Proust, 1877.
Bréhémont.
D. Fargues.
Bourgueil.
D. Gérard, 1855.
   *Lemesle, 1844.
   Denis.
Ph.Bouchet, 1870.
   Guimier, 1881.
Candes.
(*Montsoreau — Maine-et-Loire*).
D. *Coulbault.
Champigny-sur-Vende
D. *Chevreau.
   *Rabec.
Chapelle-sur-Loire.
D. Bichemin.
Chouzé.
D. Audineau.
Cinq-Mars.
Of. Lanacastets.
   *Yvon.
Cléré.
D. *Bruneau.
Gizeux.
D. *De Maugell.
Huismes (*Chinon*).
D. Vrigonneau, 1836.
Ingrandes (*Restigné*).
D. Beaupoil.
Ile-Bouchard.
D. Deschand(Louis),Paris,1884,
      de midi   3 h.
   *Mercieul.

Ph.Bourgougnon.
Langeais.
D. *Berry, 1873, secr. adj. de la
      Soc. loc.
   Heriot.
   *Orfila.
Ph.Bobeau.
Restigné.
D. *Froulin, 1864.
Richelieu.
D. *Boulard,vice-prés. de la Soc.
      loc.
   *Moreur.
   *Orrillard, 1869.
Ph.Bridel, 1881.
   Courtin, 1861.
Rivarennes (*Azay-le-Rideau*).
Of.*Delavente-Dauid (H.-Ed.),
      1861, de midi à 4 h. 1/2.
Saint-Epain.
D. *Gasté.
Sainte-Maure.
D. *Brigault.
   Girard 1885.
   *Pâtry, 1837.
   *Wolf.
Ph.Arnaudeau.
   Raffart.
Thilouze (*Villeperdue*).
Of. Segard.

LOCHES.

D. *Bourreau.
   *Boutier.
   *Delacon.
   *Gallicher (Gustave).
   *Renault, 1834, vice-prés. de
      la Soc. loc.
Of. Maurice.
   Petilleau.
Ph.Derevoge.
   Lemesle.
   Lhopitalier.
Barrou (*Pressigny-le-Grand*

D. Gaillard.

Esvres.

D. *Charcellay.
Of. *Touchard.
   Robert.

Haye-Descartes.

D. Barreau, 1884.
   Gourdin (A.).
   *Gaudeau.
Ph. Baron (F.), 1882.

Ligueil.

D. *Bonnamy.
Ph. Bion.

Manthelan.

Of. *Charlot.

Montrésor.

D. Choveau.
Of. *Prérault.

Pressigny-le-Grand.

D. *Chaumier.

Preuilly.

D. *Durand (J.), Paris, 1877,
   de midi à 1 h.
   *Richard, 1849.
Ph. Bonnamy.

Reignac (*Cormery*).

Of. Bouttier.

ISÈRE.

POPULATION : 580,271 hab. — 149 Docteurs en médecine; 16 Officiers de santé; 96 Pharmaciens. — Association locale des Médecins du département.

Quatre arrondissements : Grenoble, La Tour-du-Pin, Saint-Marcelin, Vienne.

GRENOBLE.

D. *Allard (Félix), 1864.
   *Berger (Jules), ❀ I., 1855,
   direct. de l'Ec. de méd.
   et prof. de clin. interne,
   trés. de la Soc. loc.
   Berlioz, ❀ A.
   *Bernard (Henri), 1871.
   *Berthollet, 1864.
   Bisch, 1864, ❊.
   Chapuy (Alex.), 1847, O. ❊.
   Charvet (Baptiste), 1845, ❊.
   *Comte.
   *Dumolard (Aug.), 1868.
   *Gaché (Aug.), 1867.
   Gallois (Ernest), 1877.
   *Gayme (Jean), 1856, ❊.
   *Girard (Jules), 1873.
   *Guédel (Victor), 1875.
   *Hauquelin (Alfred), 1874.
   Hermil (Gaétan), 1879.

   Juvin (Joseph), 1837.
   La Bonnardière (J.), 1865,
   de 1 h. 1/2 à 4 h., place
   des Tilleuls, 3.
   Léon, 1882.
   Massot (Paul), 1836.
   *Montaz (Léon), 1880.
   *Nicolas (Adolphe), 1881.
   *Pegoud (Albert), 1881.
   *Pilot de Thorey.
   *Sâtre (Paul), 1874.
   *Turrel, 1854.
Ph. Balme.
   Boudeille et Rossignol.
   Bouvier (Maurice), 1869.
   Boyet (Alfred), 1871.
   Breton, 1839.
   Camous.
   Chatrousse, 1874.
   Colonel, 1878.
   Flandrin, 1865.
   Guillot (Henri), 1849.
   Guttin (Henri), 1876.

Ph.Jourdan (Ph.).
Marcel (Emile), 1872.
Marmonnier, 1874.
Maurel (Albert), 1874.
Meunier,
Périol (Etienne), 1869.
Richard, 1865.
Sirand, 1863.
Verne (Claude), Paris, 1874,
chef des trav. chim. à l'éc.
de méd. — Boldo-Verne
et Elixir du Boldo-Verne,
tonique et spécifique con-
tre les maladies du foie.
Vincent (Aug.), 1876.
Allevard.
D. *Baron.
*Chataing (Edmond), 1880.
Isoard.
Niepce père.
Niepce fils (A.), 1871. — A
*Saint-Raphaël (Var), en
hiver.*
Ph.Dalmais (Aug.), 1857.
Barraux.
D. *Bravet (Louis), 1878.
*Léon (Henri), 1853.
Ph.Mercier (André), 1862.
Bernin (*Saint-Ismier*).
N...
Bouqueron-les-Bains-Corenc
D. *Rey (Armand), Paris, 1852,
prof. d'accouch., présid.
de la Soc. loc.
Bourg-d'Oisans.
D. Passano (P.-A.), 1880.
*Roussillon (J.-H.), 1839.
Ph.Desportes (J.).
Claix (*Pont-de-Claix*).
N...
Corps.
D. Peytard (P.-A.-L.), 1867.
Ph.Barbe (Jean), 1876.
Domène.
D. *Marmonnier (M.-J.), 1840.
Ph.Bouvier (Paris).
Goncelin.
D. *Sarret (Victor-Jules), 1859.

Ph.Cuzin (E.), 1874.
Mens.
D. Avias (Amédée), 1845.
*Senebier (P.-J.-C.), 1873.
Ph.Rosset-Bressant, 1836.
Meylan (*Grenoble*).
N...
Montbonnot-Saint-Martin
(*Grenoble*).
D. *Du Terrail-Couval, 1876.
Motte-d'Aveillans (La)
(*La-Motte-Saint-Martin*).
D. *Bergeret (E.-J.-F.), 1863.
Ph.Bétoux, 1875.
Mure-d'Isère (La).
D. *Baron (Jean-Antoine), 1853,
Caral (Ant.-Hil.), 1855.
Germain-Bonne(Elisée),1858.
Tagnard (Romain), 1872.
Ph.Bellissime, 1851.
Munier, 1820.
Pellissier, 1875.
Pontcharra.
D. *Charvet (Séraphin), 1881.
*Sigaud (Albert), 1879.
Ph.Laval (R.), 1885.
Vacher, 1874.
Saint-Egrève (*Grenoble*).
D. Dufour (Eugène), 1866.
Saint-Ismier.
D. Bouchain (Léon), 1877.
Saint-Laurent-du-Pont.
D. Jamme (Henri), 1866.
Of. Bonal, 1858.
Ph.Nourrit, 1879.
Sassenage.
D. *Allard (Alex).
Tencin (*Goncelin*).
N...
Terrasse (La) (*Le Touvet*).
D. *Ricci (Joseph), 1845.
Touvet (Le).
D. *Plaussu (Emile), 1866.
Uriage.
D. Doyon (Adrien), 1854,.
Teulon-Valio, 1864.
Ph.Guillermon.

Vif.

D. Cocat (François), 1877.
 Julian (Henri-Louis), 1876.
Ph. Tellion, 1844.

Villard-Bonnot.

D. *Turc (Eugène), 1881.

Villard-de-Lans.

Of. Clet (Inn.-N.-Joseph), 1868.

Vizille.

D. *Dumolard (Joseph), 1865.
Ph. Cavard, 1865.
 Gallois, 1849.

Voiron.

D. *Boucher (Léon), 1867.
 *Brun-Buisson, 1842.
 *Desmarest(Denis-Aug.),1873.
 *Gaston.
 *Pochoy.
 *Ponte (Jules), 1868.
 *Rouvier.
Ph. Auran (Alb.), 1873.
 Darragon, 1874.
 Manissieux, 1876.
 Michallot, 1884.
 Vallier, 1866.

Voreppe.

N...

LA-TOUR-DU-PIN.

D. Clavel (Jean-Baptiste), 1864.
 *Fontanel (Scipion), 1877.
Ph. Bonnet (J.-B.), 1868.
 Vial, 1870.

Abrets (Les).

D. Comte (Joseph), 1843.
Ph. Deschaux (E.), 1873.

Aoste.

D. Comte (Prosper), 1826.

Avenières (Les).

D. Gautier, 1853, ✳.
 Guignet, 1843.
Ph. Paulin.

Biol.

Of. Bourdillon (Paul), 1880.

Bourgoin.

D. Burmillaux.
 Guillaud (Victor), 1856.
 *Pollosson, 1845.
 *Rabatel (Jean), 1841.
Ph. Bravaski, 1863.
 Couturier (Jh.), 1866, mem-
  bre du conseil d'hygiène
  de l'arrondissement.
 Douillet (Emile), 1864.
 Guérin, 1848.

Crémieu.

D. Burthin-Domerc.
 Manillier, 1840.
Ph. Brossat, 1838.
 Queyly, 1872.

Grand-Lemps.

D. *Isoard.
 *Mansord.
 *Pontet.
Ph. France, 1870.

Jallieu (*Bourgoin*).

D. Clavel (Bourgoin).
Ph. Guillaud, 1873.

Montalieu-Verciou.

Of. Colomb.
Ph. Mollard.

Moras (*Crémieu*).

D. Perrin (Melchior), 1880.

Morestel.

D. David, 1845.
 Hugonnard (Aug.), 1880.
Of. Chaley (Louis), 1872.
Ph. Auvergne, 1875.

Pont-de-Beauvoisin.

D. *Chevalier (Anthelme), 1839.
 *Chevalier (Henri), 1873.
Of. Ambroise, 1877.
Ph. Pravaz, 1860.

Saint-Chef.

D. Stocky (C.-A.), 1877.
 Wackenthaller.
Of. Juppet.

Saint-Geoire.

D. *Fouilloud-Buyat, 1875.
Of. Blachet, 1837.
Ph. Brissaud, 1874.

Virieu.

D. Clément-Lacroix, 1858.
*Gros (Auguste), 1859.
Ph. Issartel, 1876.

SAINT-MARCELLIN.

D. *Chalvet (Désiré), 1842.
   *Dutrait (Egène), 1876.
   *Lamache (Henri), 1874.
   *Olphan (Hector), 1880.
Ph. Brunier (Amédée), 1850.
   Didier, 1864.

Albene (L') (*Vinay*).

Of. Bellissime (J.-B.), 1865.

Moirans.

D. Fugier (Alph.), Paris, 1877.

Rives.

D. *Coche (Alph.), 1880, dimanche, mardi, jeudi, de 9 à
   11 h.
   Pontet (Alf.), Paris, 1878,
   dim., mardi, jeud., de
   9 à 11 h.
Ph. Bergeret.

Saint-Antoine.

Of. Roux (Fleury), 1861.

St-Etienne-de-St-Geoirs.

D. Bugnon, 1875.
Ph. Sougey (Adolphe), 1847.

Tullins.

D. *Barral (Etienne), 1838.
   Barral (Emile), 1868.
   *Masson (Noël), 1879.
Ph. Masson (Régis), 1838.
   Moyet, 1874.

Vinay.

D. *Dutrait (Louis), 1840.
Ph. Budillon (Jules), 1868.
   Roux.

VIENNE.

D. *Badin (J.-C.), 1875.

D. Bernard (Claude), 1847.
   *Brottet (Jean-Claude), 1880,
   ex-int. des hôp., *n'exerce
   pas.*
   *Charvet (Pierre), 1863.
   De Brye (Charles), 1830.
   Dorey (P.), de 11 à 4 h., les
   lun is exceptés. Arcades et
   pl. de l'Hôt. de Ville, 17.
   *Faure (Charles), 1873.
   Fier (Jean), 1863, ex-int. des
   hôp., *n'exerce pas.*
   *Grenouiller (François-Léon),
   1878.
   *Lafaye (Eugène), 1877.
   Michalon (Jean), 1869.
   *Moureton, 1863.
   *Perrichon (François), 1875.
   *Rodet (Elie), 1841.
   Wezyk (François de), 1876.
Ph. Bastide, 1856.
   Boyer (Joannès), 1880.
   Couston (Jean), 1870.
   Marc, 1882.
   Marchand, 1874.
   Molinier.
   Perrin.
   Sabatier (H.), 1844.

Beaurepaire.

D. *Figuet (Henri).
   Juventin (Albert), 1874.
Of. *Charcot, 1855.
Ph. Auban, 1850.
   Noël, 1847.
   Servonat (Jos.), 1869.

Bonneveau (*Chantonnay*).

D. Gubian (de Lyon), *n'exerce
   pas.*

Champier.

D. *Badin (Alex.), 1825.

Chassieu (*Meyzieux*).

Ph. Chaix (César), 1848.

Chatonnay.

D. Tourton (Joseph), 1879.

Côte-Saint-André.

D. Col (Pierre), 1864.
   Gigard (G.), Paris, 1872.
   *Vincendon (Michel), 1874.

Ph.Charbonnel, 1863.
Gros, 1837.
Sautraux (Charles), 1875.
Eysin-Pinet.
Of.*Rochat (L.), 1846.
Genas (*Meyzieux*)
D. Rousseaux.
Heyrieux.
D. Larrivé (Auguste), 1881.
Ph.Badère.
Meyzieux.
D. *Courjon (Ant.), Par., 1875, jeud. et dim., de 8 h. à midi.
Of. Génas (F.-G.), Paris, 1850, ex-int.des hôp.
Ph.Huvet.
Péage-de-Roussillon (Le)
D. *Deffacieux.
Morand (Paul), 1877.
Of. Maire (François), 1875.
Ph.Espitalier, 1843.
Pont-de-Chérui.
D. Bergeret.
Michel (Auguste), 1854.
Ph.Pinel.
Pont-Évêque (*Vienne*).
D.*Laugier (Claude), 1846.
Roussillon.
D.* Deflacieux (Pierre), 1840.
Ph.Doncieux, 1863.

Ph.Dumay.
St-Georges-d'Espéranche.
D. Rodet (Elie) 1881.
Ph.Béguy (Alph.) 1878.
Saint-Jean-de-Bournay.
D. Caillat (Auguste), 1873.
Dorey (J.), 1884.
Rousset (César), 1876.
Ph.Bresse, 1836.
Féraud, 1878.
Romanet, 1844.
Saint-Laurent-de-Mure.
D. Maréchal (François), 1846.
Saint-Priest.
Of.*Reymond, 1855.
Ph.Péron.
Saint-Symphorien-d'Ozon.
D. *Buis (Joseph), 1846.
Revouy(N.),Paris,1876,à 11h.
Ph.Dubuis, 1859.
Toussieu (*Heyrieux*).
D. Quantin (Jacques), 1881.
Verpillière (La).
D. *Giraud (Melchior), 1875.
Ph.Peyron, 1871.
Villeneuve-de-Mare
(*St-Jean-de-Bournay*).
Of. Clavel, *n'exerce plus.*
Villette-Serpaize (*Vienne*).
D. *Rochat (Jacques), 1855.

JURA.

Population : 285,263 hab. — 83 Docteurs en médecine ; 9 Officiers de santé ; 46 Pharmaciens. — Association locale des Médecins du département.

Quatre arrondissements : Lons-le-Saulnier, Dôle, Poligny, Saint-Claude.

LONS-LE-SAULNIER.

D. *Baille (J.-A.), 1862.
*Billet (Edouard), 1881.
*Briand, 1866.
*Chapuis (Edm.), 1883.

*Contesse (L.-A.), ✳, 1837.
*Contesse (Alphée), 1863.
*Grandclément (Zéph.), 1857.
*Guichard (H.), 1860, secr. du Cons. d'hyg., trés. de la Soc. loc.

D. *Trésoret (P.), Paris, 1880,
de 1 à 2 h., r. Lafayette, 2.
Ph.Barbier (Émile), 1871.
Bouiller (V.-A.), 1868.
Bourgeois (Ferd.), 1882.
Burdy (Gabriel), 1882.
Debeaux (P.-Joseph), 1875.
Kuss (Charles), 1880.
Videlier (Henri-Th.), 1879.
Vuillermoz (Const.), 1870.

Arinthod.
D. Genty (L.-F.), 1882.
Ph.Goumand (Augustin), 1865.
Prost (Adolphe), 1869.

Arlay.
D. *Clavier (J.), Paris, 1878.

Bletterans.
D. *Chevrot (Ch.-E.), 1881.
*Desbiez (F.-M.-Ed.), 1851.
Ph.Bellissime(Francisque),1881.
Bernard (J.-B.-A.), 1874.

Clairvaux-du-Jura.
D. Etevenon (Jos.-Hub.), 1884.
Ph.Grillet (Ch.-M.), 1845.

Cousance.
Ph.Lefèbvre (L.-M.-Philibert),
1883.

Etoile (L')
D. *Bouillod.

Gigny (*St-Julien-le-Suran*).
D. Grea (J.-A.), 1847, de 9 h.
à midi.

Montain (*Lons-le-Saulnier*).
D.* Coras (Emmanuel), 1872.

Orgelet.
D.* Thurel (Herm.-Sylv.), 1862.
Ph.Caroz (J.), Paris, 1865, 1re cl.
Grandclément (B.-Ed.), 1877.

Rotalier (*Vincelles-du-Jura*).
N...

Saint-Amour.
D. Chatelain (Eug.-Luc.), 1874.
Daujat (Eugène), 1856.
Perrot (J.-F.), 1855.
Ph.Robert-Barillon (Fr.), 1866.

Saint-Lothain (*Poligny*).
Of.*Sauria (Charles), 1853.

Sellières.
D. Escard (Victor), 1836.
Simeray (Paul), 1881.
Guillemin (Ern.-L.), 1872.
Levêque (G.-J.), 1850.

Thoirette.
D. Decœur (P.-H.), 1836.

Villevieux (*Bletterans*).
D. Gros (Narcisse), 1839.

Vincelles.
D.*Loison (Ch.-V.), 1881.

Voiteur.
D.*Daujat (Ern.-Nicolas), 1881.
Gindre (F.-H.), 1840.
Ph.Boillon (Lucien), 1882, *n'ex.
plus*.

DOLE.

D.*Bécoulet, ※, ✳.
*Belin (Henri-Franç.), 1878.
Bouchard (Et.-D.), 1862.
*Briand (Henri), 1878.
Debrand (Fr.-F.), 1839.
*Gagey(Ch.-Pier.-Jacq.),1860.
*Gremaud (Léon), 1872.
Guillemin, 1883.
Jezierski (Em.-Fer.), 1837.
*Lombard (P.-V.-A.), 1853.
*Rouby.
Of. Prost (J.-Joseph), 1854.
Ph.Fagot (Ch.-Pierre), 1872.
Fontaine(M.-J.-H.-A.),1881.
Fontaine (H.-P.-L.), 1881.
Jean-Renaud (P.-J.), 1876.
Nief (Emile), 1867.
Perret (J.-A.), 1875.
Prost (Aimé).
Richemer (V.-F.), 1835.

Annoire (*Chemin*).
D. *Robert.

Belvoye (*Damparis*).
D. *Ligier (A.), Par., 1877.

Champvans.
(*Rochefort-sur-Nenon*).
Of.Odille (J.-B.-Ferd.), 1837.

Chaussin.
D. *Briot (F.-Aug.), 1849.
Ph. Chapuis (Louis), 1864.
Damparis (*Dôle-du-Jura*).
D. N...
Fraisans.
D. *Bévalet (Louis), 1857.
Ph.Edmond (Louis-Luc.), 1854.
Gendrey.
N...
Gevry (*Dôle-du-Jura*).
Of.*Mitaine (Abel-Alexis), 1827.
Longwy (*Chemin*).
D. *Camuset (J.-P.), 1835.
Moissey.
D. Guillaume (J.-M.-A.), 1832.
Poinsot (Joseph), 1839.
Mont-sous-Vaudrey.
D. *Pactet (Ch.-F.-F.), 1857.
Neublans (*Chaussin*).
D. Prince (Claude-Félix), 1867.
Orchamps.
D. *Chavanant (Fl. L.), 1840.
*Molliet (Virgile), 1882.
Pagney (*Gendrey*).
D. Ledoux (Phil.-Marie), 1873.
Saint-Ylie (*Dôle-du-Jura*).
D. Garnier (Franç.-J.), 1854.
Tavaux.
D. Potu (Paul-M.-B.), 1883.

POLIGNY.

D. *Billot (Jean-Eléon.), 1873.
*Guillaumot (J.-V.), 1845, v.-
présid. de la Soc. loc.
Légerot (Armand), 1851.
*Ligier (Alph.), 1877.
Ph.Didier (Emile-Barth.), 1878.
Martin (Luc.-Phil.), 1879.
Arbois.
D. *Bolard (Gustave), 1880.
*Paget (Ambroise), 1868.
*Robert (L.-V.-Edm.), 1882.
*Rouget (J.-F.-A.), 1854, prés.
de la Soc. loc.

*Sibille (J.-M.), 1864.
Ph.Barthaud (J.-Joseph), 1881.
Vincent (J.-V.-A.), 1867.
Chamblay (*Villers-Farlay*).
Of.*Lamy, 1885.
Champagnole.
D. *Cattenoz (Jean-Léon), 1863.
*Courvoisier (Jules-A.), 1869.
*Demontrond, 1878.
Ph.Charpentier (A.-L.), 1874.
Prost (Camille), 1884.
Chapois (*Andelot-en-Montagne*).
D. Droux (Pierre-Jos.), 1862.
Montigny-les-Arsures
(*Arbois*).
D.* Bergeret (L.-L.-F.), 1838,
prés. hon. de la Soc. loc.
des médecins du Jura.
Nozeroy.
D. Bailly (Enns), 1882.
Boichin (Ch.-Aug.), 1850.
Of.*David (J.-J.-E.), 1831.
Planches (**Les**) (*Arbois*).
N...
Port-Lesnay (*Mouchard*).
Of. Dumont (Alphonse), 1851.
Salins.
D. *Bourny (Armand), Paris,
1882, de 11 h. à midi.
*Compagnon (J.-M.-A.), 1880.
Dumoulin (Fr.-Aug.), 1848,
✳, anc. int. des hôp. de
Paris, méd. insp. des eaux
de Salins.
*Germain (A.), 1860.
*Guyenot (F.), Paris, 1859,
méd. hon. des hôp. de
Lyon. A Salins-les-Bains
durant la saison thermale
depuis 1869.
*Toubin (F.-E.), 1853, secr.
de la Soc. loc.
Ph.Angély (H.-Al.-G.-C.), 1871.
Bailly (Jacques), 1877.
Jouffroy (J.-P.), 1856.
Villers-Farlay.
Of.Ruffieux, 1885.

SAINT-CLAUDE.

D. Bavoux (Nap.), 1843.
   Gros (Joseph-Adrien).
   *Perrin (Arsène), 1882.
   *Reybert (Henri), 1811.
Of.Ducret (J.-J.-Alexis), 1848,
Ph.Dausse (Amand), 1865.
   Dornier (Aug.-Alex.), 1862.
   Ninot (Auguste), 1880.
Lajoux (*Septmoncel*).
Of. Fieux (Cl.-M.-O.), 1863.

Moirans.
D. *Bierry (Louis), 1878.
Morez.
D. *Carrez (L.-Joseph), 1864.
   *Truffet.
Ph.Bernard (J.-B.), 1862.
   Guyétant (H.), 1885.
   Poncelet (Henri), 1873.
Saint-Laurent.
D. *Regard (Paul-Aug.), 1876.
Ph.Chevassus (Rég.-Al.), 1830.
   Devaux (M.-C.-A.), 1885.
Vaux-lès-St-Claude(*Molinges*).
N...

LANDES.

Population : 301,443 hab. — 121 Docteurs en médecine;
57 Officiers de santé ; 39 Pharmaciens.
Trois arrondissements : Mont-de-Marsan, Dax, Saint-Sever.

MONT-DE-MARSAN.

D.* Bourrus (Isid.-Ant.), 1857.
   *Darrasse, 1876.
   *Despaignet (Alph.), 1859.
   Dufau(Pierre-Romain), 1853.
   *Duprat (David-Victor), 1859,
   *Gobert (Antoine), 1832, vice-
   prés. de la Soc. loc., chir.
   hon. de l'hôpital.
   *Gobert (Isidore), 1864.
   *Malichecq (Jean), 1850, tré-
   sor. de la Soc. loc., méd.
   des épid. chir. de l'hôp.
   Pailhès, 1886.
   *Rolland (E.), Par., 1875, rue
   de l'Hôpital, 15. *Oculiste*.
Ph.Duvin (Alex.), 1876.
   Grandeur (Armand), 1882.
   Lostalot (Marcel de), 1874.
   Vandrille (Hippolyte), 1869.
Arengosse.
D. *Hérail (Firmin), 1873.
Arjuzaux.
Of. Dulau (Paul), 1884.

   Maurin (Paul), 1835.
Bascons (*Grenade-sur-l'Adour*).
Of.*Lataste (Gaston), 1873.
   Loubery (Paul-Guill.), 1853.
Bastide-d'Armagnac (La).
D. *Dibos (Alfred), 1868.
Ph.Soye (Adrien), 1844.
Benquet (*Mont-de-Marsan*).
D. *Rozier (Henri), 1875.
Bougue (*Mont-de-Marsan*).
D. *Lafitte, 1878.
Of.*Dupuy (Jean), 1839.
Brocas.
Of. Dallier (Emile), 1845.
Campagne (*Mont-de-Marsan*).
Of.*Darroze (Jean), 1836.
Créon(*La Bastide-d'Armagnac*).
D. *Lamarque (Amand), 1853.
Escource.
Of.*Bougue (Jules), 1870.
Frèche (*Villeneuve-de-Marsan*).
Of. Saboulard (Jean), 1842.
Gabarret.
D. Dabos (L.-H.), 1845.
   *Lacombe, 1879.
Ph.Bauduer.

Gaillère (*Mont-de-Marsan*).
Of.*Pujo (Hyacinthe), 1841.
Garrosse (*Morcenx*).
Of. Samanos (Antoine), 1833.
Grenade-sur-l'Adour.
D. Arrat-Balous (André), 1833.
    Balhade, 1879.
    *Bouneau (Pierre), 1851.
Of.*Pujo fils, 1862.
Ph.Balhade (Pierre-C.), 1885.
    Marsan (Oscar), 1841.
Hontanx(*Villeneuve-de-Marsan*)
D. *Moncade(Pierre-Christ), 1874
Ychoux.
D. *Lescarret (Louis), 1885.
Labouheyre.
D. *Dudon (Sylvain), 1880.
Of.*Lapaloque (Henri), 1853.
Labrit.
D. Lamaison (Raymond), 1877.
Lencouacq (*Roquefort*).
Of.*Chevalier(Emile-Jules), 1842
Lesperon (*Arjuzanx*).
Of.Guillaume (Ernest), 1873.
Lüe (*Labouheyre*).
D. *Cazaux (Jean), 1853.
Lugaut (*Roquefort*).
Of. Soubabère (Jules), 1872.
Luglon (*Sabres*).
Of. Dubosq (Antoine), 1838.
Luxey (*Sore*).
Of. Bezos (Jos.-Paul)., 1857.
    *Darroze (Léon), 1844.
Mauco (Haut-) (*Mont-d-Marsan*)
Of.*Desclaux (Bern.), 1849.
Mézos.
D. *Gourdon (Ant.-Hubert), 1875
Mimizan.
D. Froustey (Jean), 1873.
Morcenx.
D. Malet.
Ph.Cazalis (Louis). 1859.
Moustey (*Pissos*).
D. *Marès (Jean-Edmond), 1865.
Onesse.
Of.*Gaule (Antoine), 1841.
Parentis-en-Born.
D. *Menaut (Jacques), 1875.

Parlebosq (*Gabarret*).
Of. Gudolle (Pierre), 1863.
Pissos.
D. *Balhadère (Jean), 1859.
    *Gourgues (Pierre), 1839.
Pontenx.
D. *Darroze (Jean-Gust.), 1861.
Roquefort.
D. *Dupuy (Jean-Albert), 1876.
    *Gaube (Alcide-L.), 1854.
Ph.Labadie (Osmin), 1850.
    Mary (Caprais), 1863.
Sabres.
D. Laffargue (Ant.-Pascal), 1834
    *Sarran (Léopold), 1864.
Of.*Pallas (Léop.), Bord., 1868.
Ph.Nodon (Jos.-Edouard), 1842.
Sanguinet (*Biscarrosse*).
N...
Sore.
D. *Gallen, 1880.
    *Jourdan (Joseph), 1874.
Villeneuve-de-Marsan.
D. Lignac, 1879.
Of. *Roquebert (Ant.), 1838.
Ph.Canteloup (J.-B.), 1865.
    Destephen (J.-A.), Bord.,
    1881.
Ygos-et-Saint-Saturnin.
D. *Cadilhon (Franç.-Jos.), 1869.
    *Cazaubon (Victor), 1885.
Of.*Cazaubon (Marc-Ger.), 1842.

DAX.

D. *Barthe de Sandfort (Louis),
    1875.
    *Bourretère (E.-Ch.-B.), Pa-
    ris, 1875, médecin de l'hô-
    pital, de midi à 2 h., rue
    Large, 2.
    Dimulie (J.-B.), 1854.
    *Labatut (Jean), 1881.
    *Larauza(Pierre Lucien),1860.
    *Lavielle (Adolphe), Paris,
    1843, de 1 à 3 h., 24, rue
    Cazade.

D. *Lavielle (Charles), 1879, de 8 à 10 h. matin et de 3 à 5 h. soir, établ. th. des Baignots.
*Mora (Armand), 1874.
*Raillard (Laurent), 1855.
*Raillard d'Orourt (Camille), 1866; de 8 à 10 h. du matin et de 3 à 5 h. du soir, étab. therm. des Baignots.
Ph.Coudanne (Félix), 1862.
Laborde (Bernard), 1839.
Landry, 1872.
Paché.
Puyau (François), 1853.
Saintorens (Ern.), 1877.

Bénesse-Maremne (*Saint-Vincent-de-Tyrosse*).
D. *Ducournau (Jean-Fr.), 1869.

Capbreton.
D. Duplaà (Jean), 1844.

Castets-des-Landes.
D. *Gieure (Albini), 1867.
*Maisonnave (Alph.), 1877.

Cauneille (*Peyrehorade*).
D. *Delucq (Jacques), 1847.

Clermont (*Mimbaste*).
D. Dubédout (Gratien), 1836.

Habas.
D. *Massie (Camille-Math.), 1844 vice-prés. de la Soc. loc.
*Massie (Ferd.), Paris, 1875, de 7 à 8 h. matin et de 2 à 3 h. soir, cons. gratuites tous les vendredis.
Ph.Lacau (Maurice), 1874.

Hastingues (*Peyrehorade*).
N...

Heugas (*Dax*).
Of.*Brocas (Bertrand), 1844.

Labatut.
D. *Boutges (Lucien), 1878.

Léon.
Of. Subsol (Lucien), 1841.

Lévignacq.
D. *Théas (Alexis), 1865.

Linxe.
D. *Fourgs (Pierre), 1882.
Of.*Darricau, 1866.

Lit-et-Mixe.
Of.*Subsol (Mathieu), 1841.

Magescq.
D.*Dabourg (Léon), Paris, 1874.
*Laurens (François), 1867.

Mées.
D. *Capdupuy (Jean), 1879.

Mimbaste.
Of.*Saint-Martin (Franc.), 1838.

Montfort-en-Chalosse.
D. *Arnaude (J.-B.), 1878.
Ph.Dupaya, Paris, 1883, 1re cl.

Ondres (*Labenne*).
Of. Lavie (Jean-Paul), 1868.

Orthevielle (*Peyrehorade*).
D. Delucq (Jean), 1825.

Ozourt.
D. *Labat (Simon), 1876.

Pey.
D. *Vielle (Eug.), 1866.

Peyrehorade.
D. Garat (Edouard), 1873.
*Lafargue (Ernest), 1871.
Ph.Clavet (Blaize), 1843.
Léon (Isaac-Jules), 1852.

Pouillon.
D. *Lassègue (Prosper), 1856, ✳.
Lassègue, 1883.
*Lorreyte (René), 1875.

Poyanne.
D. *Lestage (J.-L.-Fréd.), 1870.

Saint-Geours-de-Maremne.
D. Sourrouille (Michel), 1875.

Saint-Jean-de-Marsacq (*Saint-Vincent-de-Tyrosse*).
D. *Dubosq (Jean-Pierre), 1848.

Saint-Julien-en-Born (*Mézos*).
Of. Salles (Pierre), 1857.

Saint-Lon (*Peyrehorade*).
D. *Demoulins de Riols, 1858.
Of.*Mauvoisin (Pierre), 1829.

Saint-Martin-de-Hinx.
D. *Depeton, 1860.

Saint-Martin-de-Seignaux.
D. Gomez (David-Raim.), 1871.
Of.*Lafont (Jean), 1829.
Saint-Vincent-de-Tyrosse.
D. Lestage (J.-Chéri), 1874.
Of. Deslous (Victor), 1854.
Ph.Brunet.
Saubrigues
(Saint-Vincent-de-Tyrosse).
Of. Couget (Jean-Prosper, 1863.
Saubusse.
D. *Samanos (Théod.), 1882.
Saugnac (*Dax*).
Of. Guichemerre (Pierre), 1838.
Sort (*Montfort-en-Chalosse*).
D. *Sarran (Godefroy), 1834.
Of. Guichemerre (Joseph), 1825.
Soustons.
D. *Branères (J.-Pierre), 1855.
Lestage (Prosper), 1872.
*Sempé (François), 1865.
Ph.Lhéritier.
Tilh.
Of.*Bustarret (Ch. Albert), Bord.
1873.
Tosse
(Saint-Vincent-de-Tyrosse).
D. Lapeyrin (Ant.), 1852.
Of.*Gentilhe, 1872.
Vicq (*Poyanne*).
N...

SAINT-SEVER.

D. *Dufour (Albert), 1853.
*Lemée (F.), 1839.
*Maderay (Léopold), 1876.
*Reissens, 1883.
*Sentex (Louis-J.),1865, méd.
de l'hôp. de Saint-Sever,
ex-chef interne de l'hôp.
de Bordeaux, lauréat de
la Fac. et de l'Ac. de médecine de Paris, sec. de
la Soc. locale.
Of.*Castera (Maurice), 1873.

Ph.Frousac (Albert), 1877.
Lagüe (Gérard), 1876.
Lasserre, 1878.
Aire-sur-l'Adour.
D. Darblade.
*Levrier (Jean), 1870.
*Lourties (Christ.-Vic.), 1867.
*Sorbets (Léon), 1852.
Ph.Ducung (Honoré), 1863.
Mounon (Bernard), 1840.
Amou.
D. *Sarremone (Jean), 1861.
Ph.Castaings (Paul), 1874.
Argelos (*Sault-de-Navailles*),
(*Basses-Pyrénées*).
Of.*Capdeville (Jean), 1864.
Audignon.
Of.*Saint-Orens (Vincent),1883.
Aurice
(Saint-Sever-sur-l'Adour).
N...
Baigts (*Montfort-en-Chalosse*).
D. *Lassalle (André), 1877.
Beylongue (*Rion-des-Landes*).
Of.*Naureils (Pierre), 1847.
Castelsarrasin (*Amou*).
Of. Sereys (Etienne), 1836.
Cauna (*Saint-Sever-sur-l'Adour*)
Of.*Lestelle (Henri), 1849.
Caupenne (*Mugron*).
D. *Dupérié (Mathieu), 1851.
Coudures
(Saint-Sever-sur-l'Adour).
D. *Dabat (Pierre), 1831.
Of.*Darribère (Raym.), 1843.
*Saint-Gachie (J.-B.), Bord.,
1851.
Doazit (*Mugron*).
D. *Ducamp (Pierre), 1853.
Donzacq (*Pomarez*).
Of. Castets (Guillaume), 1876.
Geaune.
D. *Dupoy (Marcelin), 1878.
Ph.Descuilhès (J.-B.), 1840.
Siard (Numa), 1873.
Hagetmau.
D. *Daraignez (Jules), 1853.

D. *Delest (Jules), 1879.
 *Dubourg (Bern.), 1859.
Ph.Dupoy (Aug.), 1843.
 Justé (Franç.-Félix), 1877.
Lahosse (*Mugron*).
D. Duvignau (Eugène), 1866.
Meilhan (*Tartas*).
 N...
Montaut.
(*Saint-Sever-sur-l'Adour*).
Of.*Castera (Bernard), 1833.
 *Moringlanne (Elie), 1885.
Mugron.
D. *Degos (Henri), 1868.
 *Laborde (Julien), 1874.
Of. Laborde (Isaac), 1848.
Ph. Bacarisse.
Peyre (*Samadet*)
Of.*Castera (Henri), 1843.
Pomarez.
D. *Darrigade (Paul), 1884.
 Dossarps (Pascal), 1862.
Pontoux.
D. *Branères (Louis), 1883.
 *Darroze (Jean-Alfred), 1871.
Of. Gavaret (Jean-Marie), 1869.

Renung (*Grenade-sur-l'Adour*).
Of.*Cassaigne (Prosper), 1834.
Rion.
D. Maisonnave (J.-Gab.), 1874.
 *Tartas (Guillaume), 1834.
 prés. de la Soc. loc.
Saint-Loubouer (*Geaune*).
Of.*Daugreilh (Paul), 1867.
Saint-Yaguen (*Tartas*).
Of.*Marsan (J.-B.), 1850.
Samadet.
D. *Gaye (Christophe), 1860.
Ph.Darricau (Ant.), 1869.
Serres-Gaston (*Samadet*).
D. *Gaye père, 1838.
Souprosse.
D. *Lataste (Gabriel), 1880.
Tartas.
D. *Chauton (Alex. de), 1832.
 *Clauzet (Charles), 1844.
 *Pouey (Isidore), 1877.
 Thomazo (Hector) 1872.
Of. Despouys (Armand) 1826.
Ph. Bodé (V.), 1882.
 Guyot (J.), 1875.

LOIRE.

POPULATION : 598,136 hab. — 112 Docteurs en médecine ; 11 Officiers de santé ; 100 Pharmaciens. — Association des médecins des départements de la Loire et de la Haute-Loire.

Trois arrondissements : Saint-Etienne, Montbrison, Roanne.

SAINT-ETIENNE.

D. *Alvin, 1866.
 *Bézaguet, 1873.
 *Boudarel, 1874.
 *Cenas, 1884.
 *Charles (J.), Lyon, 1884. De 1 à 3 h., r. de la Bourse, 10.
 *Chavanis, 1878, méd. de l'Hôtel-Dieu, vice-secr. de la Soc. locale.
*Convers (J.), 1882, de 1 à 3 h., rue de Roanne, 23.
*Cordier 1855.
*Courbon, 1872, méd. de l'hôpital de l'Enfant-Jésus, trésor. de la Soc. loc. Loire et Haute-Loire.
*Couturier, 1875.
*Deville, 1847.
*Duchamp, 1879.
*Dujol, 1876.
*Duplain, 1858.
*Fessy, 1875.

*Fleury, 1874, direct. du bur. d'hyg., secrét. de la Soc. locale.
'Garand, 1886.
Gaston, 1875.
*Gouilloux, 1875.
*Grand, 1874.
'Granjon-Rozet, 1880.
Guinand, 1871.
*Kahn, 1874.
*Magnien, 1866.
*Paliard, 1875.
'Reynaud, 1882.
*Riembault, 1854, ✠.
*Rimaud, 1839, vice-prés. de la Soc. loc., Loire et Haute-Loire.
*Roussel, 1881.
*Sautereau, 1870, ✠.
'Stagienski.
Viard, 1878.
Of. Hastings-Burroughs, 1882.
Revol.
Ph. Aulagne.
Brossard.
Bouchardy, 1875.
Chevret, 1876.
Corompt, 1879.
Darne, 1873.
Déchaux.
Delpy, 1856.
Depras, 1872.
Dupuy, 1853.
Exbrayat, 1872.
Filliat, 1880.
Garin.
Giry.
Guinard, 1849.
Jacob, 1862.
Jullien, 1872.
Kuentz.
Maurice (P.), 1872.
Mondon.
Nicole.
Paret, 1863.
Philippon, 1872.
Piette.
Richaland, 1880.

Richard (Hip.).
Rey, 1862.
Richard (H.), 1872, rue Michelet, 9.
Roussel, 1872.
Savolle, 1863.
Seigle.
Tardivy, 1880.
Treille, 1872.
Trévoux.
Véricel.

Bourg-Argental.

D. Croizat.
*Dagand (P.), Paris, 1879, méd. cantonal. Inspect, des enfants du 1er âge. méd. de la Cie P.-L.-M,
Danson (M.), Paris. 1886, méd. cantonal, inspecteur des enfants du 1er âge.
*Moulin, 1840.
Ph. Marcoux (L.), 1883.

Chambon-Feugerolles (Le).

D. *Nodet, 1880.
Ph. Sommier, 1869.

Doizieux.

D. *Humbert, 1856.

Firminy.

D. *Aulas, 1878.
*Deputowski.
*Faure-Favier, 1868.
*Gonon, 1839.
Marteau.
*Viallaron, 1874.
Ph. Gallois.
Perrier.
Planchon.
Samson, 1836.

Fouilleuse (La) (St-Héand).

D. Rousset.

Grand'Croix (La).

D. *Garcin, 1852.
Ph. Janin, 1845.

Lorette (Rive-de-Gier).

Ph. Boudard fils.

Pelussin.

Fayet.
D. *Viornery, 1854.

Ph. Rocca.

Ricamarie (La).

D. Johanneau.
Ph. Giroux.

Rive-de-Gier.

D. *Geoffray, 1875.
*Gromo, 1878.
*Hervier, 1850.
*Kosciakiewicz, 1836.
*Schloefflin, 1861.
Ph. Blein.
Boudard, 1857.
Chaussignand.
Forest.
Reynaud, 1844.
Rigaud, 1839.

Saint-Chamond.

D. Charrin, 1873.
*Fabreguettes jeune, 1863.
*Fredet, 1860.
*Hyvernat.
*Mermet, 1877.
*Portier, 1830.
Ph. Chaboud.
Chatagnon, 1873.
Deschamps, 1856.
Drevon.
Gardelle, 1879.
Haon (David).
Servel.
Simon (C.-A.), 1880, Grande
Rue, 40.

Saint-Héand.

Of. Ravel.

St-Paul-en-Jarret.

D. Jayet, 1859.
Ph. Pezet.

St-Julien-en-Jarret.
(Saint-Chamond).

D. N...
Ph. Savoye, 1872.

Terrenoire *(St-Etienne).*

D. Watton, 1859.
Ph. Brosse.

Talaudière (La).

Ph. Citaire.

MONTBRISON.

D. *Dulac (Louis-Hypp.), 1846.
Dulac (P.-P.), 1878.
*Girin (J.), Paris, 1878.
*Rey (Eugène), 1836, ✳, méd.
des hosp., des sémin., de
l'École norm., méd. cant.
mem. du Cons. d'hyg.,
vice-présid. de la Soc. loc.
Loire et Haute-Loire.
*Rigodon, 1874.
Ph. Begonnet.
Chauve, 1866.
Dupuy (Henri), 1864.

Boën.

D. *Lévêque, 1881.
*Souleyre (A.-Achille), 1857.
Ph. Marion (Pierre), 1859.

Cervières *(Noirétable).*

D. *Bonnières (Auguste), 1847.

Chazelles-s. Lyon.

D. *Grégoire (J.), 1875, de 10 h.
à midi.
Ph. Malot (L.).

Feurs.

D. *Ménard, 1865.
Monneret, 1871.
Ph. Raffit, 1867.
Beaux.

Noirétable.

D. *Bertrand, 1874.
Ph. Morel, 1872.

Panisière.

D. Dussud (Etienne), 1859.
Fournier, 1836.
Gronier, 1872.
Mézial, 1834.
Ph. Brandon, 1869.
Cherblanc.

Sail-sous-Couzan.

D. *Bertrand (J.-Gilbert), 1665.

St.-Bonnet-le-Château.

D. *Labretoigne de Lavalette
(L.-Charles), 1840,
*Maltrait, 1881.
Tartière.

21

Ph.Guéret,
Saint-Galmier.
D. Chabert.
*Dupré, 1859.
Ph.Bajat (Fer.) Clerm., 1879.
St-Jean-Soleymieux.
Of.Chantemerle (Jean), 1853.
Saint-Rambert.
D. *Coudour, 1872.
Ph.Berne,
Sury-le-Comtal.
D. Cassin, 1881.
Ph.Barret.
Savolle, 1838.

ROANNE.

D. *Auboyer, 1881.
Barnay (M.-A.), Paris, 1877, tous les jours de 11 h. à 1 h., rue du Collège, 6.
*Bertrand (Camille), 1873.
*Chevalier, 1882.
*Coutaret (Cl.-Louis), 1855.
*Fuchet (Jean-Ulysse), 1854.
*Laurent, 1885.
*Noélas (Amable-J.), 1857.
*Plassard (Jos.-Marie), 1840, vice-présid. de la Soc. loc., Loire et Haute-Loire.
*Reuillet (Féréol), 1869.
*Talichet, 1863.
*Thiodet, 1885.
Ph.Albertin.
Barlerin, 1869.
Bergiron, 1869.
Canis, 1870.
Christophe.
Descombes (Barth.), 1868.
Gerbay (Paul), 1859.
Lafay.
Rochard (Claude), 1866.
Sonnet, 1875.
Vergiat.
Ambierle.
(Saint-Haon-le-Châtel).
D. *Goure, 1867.

Charlieu.
D. *Barbat (A.), Paris, 1872, de 11 1/2 à 2 h.
*Béraud (Joseph), 1853.
Comte, 1868.
Foriat (Pierre), 1841.
Ph.Bergeron, 1872.
Migeat, 1875.
Morel.
Le Coteau.
Ph.Paire, 1877.
Néronde.
D. *Gidon, 1877.
Paucaudière (La).
D. Guyot (Rémy), 1843.
Of.Oblette.
Ph.Pelletier, 1876.
Regny.
D. Besse.
Renaison *(St-Haon-le-Châtel).*
Of. Ville, 1870.
Ph.Lafay.
St-Alban *(St-Haon-le-Châtel).*
D. *Servajan, 1872,
Saint-André-d'Apchon.
(St-Haon-le-Châtel).
Of.Mury (Méry-Joseph), 1856.
Saint-Germain-Laval.
D. Durantet, 1883.
Raynaud (Jean), 1839.
Ph.Briery (A.), 1882.
Mondelin (Philibert), 1848.
Saint-Just-en-Chevalet.
Of. Benoit, 1879.
Ph.Rivaud.
Saint-Just-la-Pendue.
Of. Durand (R.).
*Merlin.
Ph.Bourgeois (J.), 1849.
Bourrat.
Saint - Martin - d'Estréaux.
D. *Juillet (Gust.), 1872.
St-Symphorien-de-Lay.
D. Barathieu (Pierre-Fr.), 1837.
Roche, 1872.
Ph.Dupré.
Violay *(Néronde-Loire).*
Of. Lachaume, 1846.

LOIRE (HAUTE-).

POPULATION : 316,461 hab. — 48 Docteurs en médecine ; 5 Officiers de santé ; 24 Pharmaciens.

Trois arrondissements : Le Puy, Brioude, Yssingeaux.

LE PUY.

D. *Alirol (Arthur), 1872.
*Bonhomme (Théod.), 1872.
*Coiffier, 1879.
*Fabre (Emile), 1872.
*Morel (Camille), 1856, ✳.
*Récipon (Julien), 1857.
*Soulier (Louis), 1854, ✳.
*Vibert (Em.), 1859, ✳ méd. des épid., chir. en chef de l'Hôtel-Dieu et du ch. de fer, memb. du Conseil d'hyg., présid. de la Soc. loc. des dép. de la Loire et Haute-Loire.
*Vissaguet (Adrien), 1858, 1er méd. en chef de l'Asile des aliénés, memb. du Cons. d'hyg., inspect. des pharm., vice-prés. de la Soc. loc. des départ. de la Loire et Haute-Loire.
Ph.Arsac (Aug.), 1866.
Biget.
Blanc (Marie). 1838.
Bonnefoux (J.-B.), 1877.
Jouve (Hipp.-Lucien), 1875.
Martin.
Landry (Albert). 1877.
Moulade (Charles), 1839.
Allègre.
D. *Guelle (Alfred), 1863.
Tharin (Hector), 1852.
Craponne-sur-Arzon.
D. Fouilloux (J.-B.-Aug.), 1871.
*Thévenon (F.-A.), 1875, ✳.
Ph.Castelbic, 1841.
Comple (Pierre), 1867.

Loudes.
Of. Valetz (Valentin), 1848.
Monastier (Le).
D. Ceysson (J.-B.-Aug.), 1840.
Chaussende (Victor). 1859.
Ph.Biscornet (Adrien), 1867.
Saugues.
Of. Gervais (Privat-Aug.), 1877.

BRIOUDE.

D. *Badoz (Alexis Ad), 1854.
Chalvignac (Antoine), 1852.
*Devernoix, 1875.
*Devins (Louis-Ant.), 1876.
Noir (El.-Pierre).
Pissis (Pierre). 1825.
Porte (Antoine) 1883.
*Pouget (Louis-Ch.), 1863.
Ph.Bonnefont (Pierre-V.), 1864.
Dauzat (And.-J.-Ant.), 1880.
Guillomet (Ad.-Paul), 1857.
Monatte (Jean-Gab.), 1870.
Auzon.
Of. Domas, 1883.
Berbezyt (*Chaise-Dieu*).
D. *Talhandier (Cl.-Ant), 1869.
Blesle.
D. Barres (Aug.-Gab.), 1880.
Maigne (François), Paris, 1838.
Chaise-Dieu (La).
D. *Chantelauze (Laurent), 1877
Million (Pierre-Et.), 1835.
Ph.Bernical (J.-Ant.), 1882.
Langeac.
D. Civet (Jean-Georges), 1861.

Galice (Mathieu) 1864.
Gondart (Ant.-Henri), 1883.
Ph.Ravoux (Jacques), 1867.
Lavoûte-Chilhac
D. Marssel (A.), 1884, de 2 à 4 h.
Lempdes.
D. Girard (Jean), 1883.
Ph.Girardet (Antoine), 1874.
Paulhaguet.
D. Astier (Camille). 1839.
Vidal (J.-B.-Michel), 1871.
Ph.Bonhoure. 1872.
Sainte-Florine.
Ph.Faidides (Arthur), 1874.

YSSINGEAUX.

D. *Charreyre (Ant.), 1871.
Manisole. 1881.
Michel (Adr.), 1870.
Ph.Malègue (Aug.),Clerm.,1858,
place du Foiral.
Malègue (L.), Clerm., 1883.
Bas-en-Basset
D. Chemain (Gabriel), 1883.
Monistrol.
D. Gire.
*Pouzols, 1872.
Ph.Baudin. 1877.
Dunières.
D. *Giraud (Ern.-Franc.), 1882.
Montfaucon-du-Velay.
D. Chabanacy, 1848.
*De Glo de Besses. 1851, ✻.
Saint-Didier-la-Séauve.
Of.*Boulet (Fréd.), 1876.
Garnier.
Ph.Bachelier (Alb.-Jos.), 1880.
St.-Pal-en-Chalençon.
D. Foucherand (A.).Lyon, 1883, de midi à 2 h.
Saint-Voy.
D. Lhermier des Plantes, 1879.
Tence.
D. *Mounier (Emile), 1868.
*Ollivier (Ch.), 1869.

LOIRET.

Population : 368,648 hab. — 122 Docteurs en médecine; 13 Officiers de santé; 56 Pharmaciens. — Association locale des Médecins du département. Société et Syndicat des Pharmaciens du Loiret.

Quatre arrondissements : Orléans, Gien, Montargis, Pithiviers.

ORLÉANS.

D. Arqué, 1858, ✻.
Baille, 1864.
Baranger, 1884.
*Beaurieux, 1879.
Bouglé, 1863.
Bousquet, 1852.
Brechémier, 1852, ✻.
*Chaignot, 1879.
Charpignon, 1846.
*Chipault, 1863, ✻, chir. de
l'Hôtel-Dieu, memb. de la Soc. de chirurgie, méd. de la Comp. d'Orléans et du Lycée, vice-présid. de la Soc. loc.
Clinchamps (de), 1836.
Damond, 1842.
*Deshayes, 1871.
*D'Olier, 1849.
Fauchon, 1883.
Foucault, 1862, ✻.
*Geffrier, 1884.

D. *Halma-Grand, 1825.
*Halma-Grand fils, 1876.
Leblond, 1833.
Lorraine (L.-J.-P.), 1839, ✳.
Lubet-Barbou.
*Luizy, 1883.
*Martin, 1868.
Martin (Ed.), 1876.
Martin (Henri), 1885.
*Patay, 1865, méd. de l'Hô-
tel-Dieu, méd. du chem.
de fer d'Orléans et des
enfants assistés, trésorier
de la Soc. loc.
*Pilate, 1868.
Rion, 1884.
*Rocher, 1877.
Vacher.
*Verdureau, 1853.
Of. Doisneau, 1849.
Ph.Asselineau, 1864.
Barruel, 1881.
Bodard, 1882.
Constanty.
Cons (Emile), Paris, 1874,
rue Royale, 7.
Cribier (A.), 1885, pl. du
Martroi, 16.
Dufour, 1858.
Dupont, 1862.
Fouqueau, 1860.
Gaucheron, 1874.
Guenette, 1876.
Guérin, 1872.
Jullien, 1863.
Mancy, 1883.
Olivier (Ch.), Paris, 1869.
rue Bannier, 122.
Pâtre, 1869.
Piedallu, 1872.
Poinceau, 1865.
Rabourdin, 1872.
Renault, 1868.
Robert, 1883.
Taré, 1885.

Aides (Les).
D. Czajewski (C.), 1836, de 1 à
3 h., faub. Bannier.

O. Sadrain (L.), Paris, 1883,
de 1 à 2 h., faub. Ban-
nier, 443.

Artenay.
D. *Lavenière-Lahout, 1880..

Beaugency.
D. *Dubain, 1876.
*Fougeu, 1859.
*Venot, 1866.
Ph.Brouard, 1878.
Foucher (C.), 1872, de 1re cl.
pl. du Martroi.

Chaingy.
D. Venot, 1857.

Châteauneuf-sur-Loire.
D. *Blanluet, 1875.
*Viger, 1867.
Ph.Lelue, 1877.
Lesage (E.), Paris, 1876.

Chécy.
D. *Popis, 1871.

Chevilly.
D. *Gassot, 1842.
*Gassot fils, 1875.

Cléry.
D. Duchâteau, 1883.
Of.*Gébauër, 1858.

Fay-aux-Loges.
D. *Chibrac, 1879.

Ferté-Saint-Aubin (La).
D. *Mathé (Ad.), Paris, 1864.
Mousnier, 1878.
Ph.Danguy, 1868.

Fleury-aux-Choux
N...

Ingré.
D. *Vincent 1876.

Jargeau.
D. *Franquet, 1837.
Franquet fils (M.-Gaston),
1881.
Martin-Lambert, 1877.
Ph.Lambert fils, 1877.

Lailly.
Of. Bourdeaux, 1854.

Loury-Rebréchien.
D. *Tackvovan, 1878.

Meung-sur-Loire.

D. Hybord 1872.
  Veillard (Albert), 1882.
Ph.Landron, 1844.

Neuville-aux-Bois.

D. *Gircourt, 1872.
  *Pélissier, 1878.
Ph.Gurlie, 1885.

Olivet.

D. *Prosnowski, 1875.
Of. Chauffon, 1846.
Ph.Paton (Henri), 1875, 1re cl.,
  Grande-Rue d'Olivet, 17.

Patay.

D. *Verdureau (Ed.), 1861.
Ph.Sevin, 1885.

Tigy.

N...

GIEN.

D. *Bruey (Emmanuel), 1876.
  *Chaignot, 1876.
  *Delaucamberge, 1850.
  *Devade, 1843, ✵, vice-prés.
  de la Soc. loc.
  Patron, 1851.
Ph.Fleury, 1873.
  Merry, 1877.
  Sinéau, 1868.

Beaulieu-sur-Loire.

D. Coulisson (G.), Paris, 1878.

Bonny.

D. *Legendre, 1855.
Ph.Charpenet, 1876.

Briare.

D. *Boutet de Monvel, 1863.
Ph.Gaudelut, 1873.

Châtillon-sur-Loire.

D. *Chaboureau (Gabriel), 1878.
  *Goyon, 1867.
  Rousseau, 1866.
Ph.Vincent, 1882.

Coullons.

D. *Maydieu, 1881.

Ouzouer-sur-Trézée.

Of.*Rodon, 1867.

Saint-Benoist-sur-Loire.

Of.*Mahy, 1840.

Sully-sur-Loire.

D. *Boullet (Louis-Jacq.), 1867.
  *Boullet (Léon), 1878.
  *Meunier, 1872.
Ph.Cochard (Albert), 1863.

MONTARGIS.

D. Ballot.
  Gislain (de), 1878.
  *Henriot, 1868.
  Huette, 1878.
  Mercier, 1857.
  *Moutier, 1855, ✵, secrétaire
  de la Soc. loc., méd. de
  l'hôp.
  Rumen, 1875.
Ph.Bailly, 1863.
  Benoist, 1876.
  Chomette, 1879.
  Duriot, 1878.
  Mulot, 1865.

Bellegarde.

D. *Tartarin fils, 1862.
  Vazeilles, 1885.
Ph.Jissalin, 1882.

Bignon (Le) (*Ferrières*).

D. *Morot, 1865.

Cepoy (*Montargis*).

D. *Billoux (L.), 1867.

Château-Renard-Loiret.

D. *Bizet, 1856.
  *Poirier, 1870.
Ph.Ferrand, 1870.

Châtillon-sur-Loing

D. *Hardy, 1870.
  Montignac (C.), Paris, 1881.
Ph.Billet, 1836.

Chuelles.

D. Schœffer.

Corbeilles.

D. *Bazin, 1868.

Courtenay.

D. *Lambry, 1872.
  Piron, 1868.
  *Rousseau, 1835.
Ph.Berty, 1864.

Ferrières.

D. *Bosc, 1859.

D. Petitfour, 1878.
Ph.Vedrenne, 1853.
Ladon.
D. Brun, 1879.
*Sedillot, 1880.
Lorris.
D. *Boyer, 1830, ✳, prés. de la
    Soc. loc.
*Naudin, 1885.
*Veillard (Edm.), 1867.
Ph.Tarin, 1883.
Montcorbon (*Douchy*).
D. Jablonski, 1839.
Nogent-sur-Vernisson.
D. Marc (J.), 1866, O. ✳.
Of.*Rousseau, 1860.
Selle-sur-le-Bied.
Of. Abadie (J.-M.), 1866.
Varennes
D. *Denance, 1877.

PITHIVIERS.

D. Augé (A.), 1850.
    Augé fils, 1881, de midi à 1 h.
    Latour, 1833, ✳.
*Morand, 1858, vice-présid.
    de la Soc. loc.
*Prudhomme, 1860.
Ph.Chémier (C.), Paris, 1876,
    pl. du Martroi, 12.
    Küss, 1876.

Thomas, 1874.
Aschères.
D. *Cazaux, 1878.
Bazoches-les-Gallerandes.
D. Mora, 1881.
Beaune-la-Rolande.
D. Lænia de la Jarrige, 1874.
*Le Meaux, 1883.
*Toulze, 1883.
Ph.Allier, 1884.
Boiscommun.
D. Fournier, 1878.
Of.*Jarry, 1880.
Boynes.
Of. Boitard, 1845.
*Fouqueau, 1868.
Chilleurs-aux-Bois
Of. Guittard, 1873.
Malesherbes.
D. Blavette, 1860.
*Penot, 1862.
Ph.Caillet, 1874.
Ontarville.
D. Courtade, 1884.
Puiseaux.
D. *Meunier, 1867.
    Papillon, 1872.
Ph.Dumaud, 1877.
Sermaises.
D. Madre, 1883.
*Naïs, 1882.
Vrigny (*Pithiviers*).
Of. Collet, 1842.

LOIR-ET-CHER

Population : 275,713 hab. — 68 Docteurs en médecine; 11 Officiers de santé ; 33 Pharmaciens.

Trois arrondissements : Blois, Romorantin, Vendôme.

BLOIS.

D. *Blanchon (José), 1867.
*Chasseigne (André-Marie),
    1870; *n'exerce plus.*
    Derivière (D.-Marc), 1832.
*Doutrebande, 1870.

*Dufay (J.-C.), 1845, ✳, mem
    du Cons. d'hyg., présid
    de la Soc. loc., sénateur.
*Ferrand (J.-J.), 1881.
*Guérin (Alph.-Georges),
    1872, chir. de l'hôp., méd.
    de la Cie d'Orléans, secr.
    de la Soc. loc.

D.*Meusnier, 1872.
*Morice (Pierre-Gaston),1880, méd. adjoint de l'Hôt. Dieu, très. de la Soc. loc.
Proust (M.-L.-C.), 1884.
*Tardieu (Jules-Aug.), 1 69.
*Yvonneau (Ch.), 1847, ❀, médecin des épid., membre du Cons. d'hyg., secr. général de la Soc. loc., adm. des hôp.
Ph.Blanc.
Bridel (Georges), 1874.
Chapuy(Pierre-Alcide), 1873.
Gorvel (A.), 1886.
Marsault (Et.-Achille), 1877.
Martin(Georges-Félix), 1876.
Nadeau (Abel), 1886.
Pardessus (Ad.), 1883.

Bracieux.

D. *Ribbrol (Léon-Emile), 1877.
Couteau (Seb.), 1883.
Ph.Daulon, 1877.
Delasalle (J.-B.), 1843.

Champigny.

(*La Chapelle-Vendômoise*).
Of.Rosier (Pierre), 1861.

Contres.

D. Corset (Michel), 1837.
Gilloux (Raph.), 1886.
*Vaisson (Emile), Paris, 1882, vendredi de midi à 4 h.
Ph.Joulin, 1876.

Cour-Cheverny.

D. *Bimbenet (Gab.-Paul), 1877
*Bonamy (Fr.-Alph.), 1851.

Herbault.

D.*Chambert (Pierre), 1884.

Huisseau-sur-Cosson.

D. *Viéla (A.), Montp., 1884, de 7 à 9 h. mat.

Marchenoir.

D.*Legras (Ch.-Désiré), 1874.

Ménars.

Of. Babault (Louis), Paris, 1856.

Mer.

D. Ferrand (Aristide), 1838.

D.*Mercier (L.-Edmond), Paris, 1856, de midi à 2 h.
Ph.Barbault (Ferd.), 1886.
Ferrand (Auguste), 1877.

Montils.

D. *Delalande, 1868.

Montrichard.

D. Bois (Pierre-Théodule),1855.
Bourgougnon (Michel), 1839.
Bourgougnon (Georges), 1873.
Of.Maindrault (François), 1853.
Ph.Perdrier (Céleste), 1879.
Soré (Georges), 1877.

Onzain.

D. Girauld (Jean-Alex.), 1838.
*Lecocq (Louis), 1873.
Of.*Billaut (Jules), 1862.
Ph.Rouart (E.), Paris, 1868.

Oucques.

Ph.Martin (R.), 1878.

Ouzouer-le-Marché.

D. *Veiron (L.-M.-F.), 1880.
Of.*Baudron, 1863.

Pont-Levoy.

D. *Houssay (F.-P.), 1850.

Saint-Aignan.

D. Boncour (L.-C.), 1858.
Mandard (Louis), 1855.
Marie (Edmond), 1867.
Ph.Aubert(Pierre-Léonce),18
Lebon (G.), Tours, 1885.

Saint-Dyé-sur-Loire.

D. Torio (Ernest-Joseph), 1882.
Of.*Daudin (Hipp.), 1883.

St-Etienne-de-Guérêts.

D. Durand (Marie), 1876.

Saint-Georges-sur-Cher.

D. Naudeau (Athanase), 1858.

ROMORANTIN.

D.*Ansaloni (Aristide), Paris, 1872, mercredi de midi à 3 h.
*Longevial, Paris, 1884.

D. *Porcher.
 *Soulez (J.-B.),, Paris, 1860
Ph.Brasseur(Onés.),Tours,1852.
 Mignon (Alfred), Tours, 1867.
 Veignault, Tours, 1884.
Chaon.
Ph.Soyer (M.-O.-E.), 1885.
La Ferté-Imbault (*Salbris*).
D. Kwiatkowski (Vandelin), 1878.
Mennetou.
D. Bargilay (A.-R.), 1886.
Of.*Bourbon (René), 1841.
Motte-Beuvron (La).
D. *Chevalier (Alph.), 1848, méd. de la Compag. d'Orléans.
 *Pardessus (Charles), 1869.
Ph.Roncerey (Paul-Edmond).
Neung-sur-Beuvron.
D. Costes (P.-A.), 1877.
Of.*Alliot (Eugène), 1872.
Salbris.
D. *Jourdan (Pierre), 1868.
Selles-sur-Cher.
D. *Ansaloni (Achille), 1859.
 *Picard (Ch.-C.-E.), 1841.
Of.*Farcy (Pierre), 1871.
Ph.Blondeau (Albert-Louis), 1868.
 Farcy (Just), 1870.
Souesmes.
 N...
Verdes.
D. Berthelot (Henri), 1885.

VENDOME.

D. *Chautard (M.-A.), memb.du Cons. d'hyg., méd. de la prison, vice-prés. de la Soc. loc.

D. Chauveau, 1884.
 Faton (J.-F.), 1849.
 *Martellière (Daniel), 1879.
Ph.Dehargne (René), 1885.
 Deshayes (E.), 1861
 Masse, 1877.
 Rasquier (Louis), 1880.
Couture.
Of. Autreux (Jules), 1852.
Droué.
D. *Rocher (H.), Lyon, 1880, de 11 à 1 h.
Lunay.
Of. Cordier (Louis-Fréd.), 1849.
Mondoubleau.
D. Halgrin (Denis), 1846.
 *Komorowski (Vital de), 1876.
Ph.Reimbourg (U.), Paris, 1881.
Montoire.
D. Belle (Eugène), 1838.
 Bosc (Robert), 1872.
 *Yvon (Gustave), 1878.
Ph.Heuline (G.-M.), 1886.
 *Morin (Auguste), Paris, 1869.
Morée.
D. *Piédallu (Amour), 1870.
Saint-Amand.
D. *Ravailler (Albert-Jh.), 1879.
St-Firmin-des-Prés (*Pezou*).
 N...
Savigny-sur-Braye.
D. *Lapeyre (Ch.-Laur.), 1875.
Souge (*Poncé-Sarthe*).
D. Sirugues (J.-B.), 1870.
Villiers.
D. Siguré.
Thoré (*Vendôme*).
D. Hême (Ch.-Michel), 1847.
Ville-aux-Clers (La).
D. Roux (Louis-Olivier), 1858.

LOIRE-INFÉRIEURE.

POPULATION : 625,625 hab. — 186 Docteurs en médecine ; 54 Officiers de santé ; 94 Pharmaciens. — Association locale des médecins du département.

Cinq arrondissements : Nantes, Ancenis, Châteaubriant, Paimbœuf, Saint-Nazaire.

NANTES.

D. *Arizon (P.), 1837.
*Attimont (Aristide), 1868.
Aubinais, 1839, ✳.
*Aumaitre.
*Barthélemy, 1867.
*Bernaudeaux, 1857.
*Bertin (G.), 1864.
*Blanchet (Jos.), 1846.
*Bonamy (Eug.-P.-M.), 1869.
*Bossis, 1878.
Bourdais, ✳, 1850.
*Bureau (C.-E.), Paris, 1857, de 10 h. à midi, place Brancas, 7.
Bureau, 1877.
*Cailleteau (Théod.-J.), 1830.
Chachereau (M.-P.-E), 1884, à midi 1/2 et à 7 h.; dimanche toute la journée, 5, rue Dugommier.
*Chartier, 1861.
*Charyau (Félix-Aug.). 1838.
*Chenantais, 1844.
*Chenantais (J.) fils, 1879.
*Citerne, 1884.
*Cochard, 1840, ✳ I.
Conqueret, 1864.
*Couane, 1840.
Crimail, 1866.
*Delamarre, 1827.
De la Tribouile (Fr.-Charl.), 1840.
*De l'Etang, 1875.

D. *Destez, 1861.
*Dianoux (Ed.), Paris, 1876. de 10 h. à midi et de 3 h. à 5 h., rue Affre, 1.
*Dorain, 1879.
*Dupas.
*Fortineau, 1872.
Gafé (H.), Paris, 1873, de de midi à 1 h., sauf dim. et fêtes, rue J.-J. Rousseau, 13.
*Gauducheau, 1879.
Gautron, 1844.
*Genuit (Ch.), 1875.
*Gergaud, 1881.
Gouraud, 1873.
*Grimaud (Léon), 1862, ✳, secr. gén¹. de la Soc. loc.
*Gruget, 1872.
*Guénel (A.), Paris, 1874, de midi à 1 h., rue Royale, 2.
*Guillemet (Vict.), 1877.
*Hervouet, 1878.
*Heurteaux (Alfred), 1860.
*Josso, 1880.
*Joüon (Fr.), 1859.
*Joüon (Léon), 1871.
*Kirchberg, 1858.
*Kostrewski, 1844.
*Lacambre (Jean), Paris, 1877, de 1 h. à 3 h., r. de Rennes, 4.
*Laënnec (Th.), Par., 1858, profes. méd. suppléant à l'Hôtel-Dieu, direct. de l'Ecole de méd., memb. du Cons. d'hyg., prés. de la Soc. loc., de midi à 2 h.,

excepté le mercredi, boulevard Delanne, 13.
*Lapeyre (Jean-Numa), 1869.
Lecomte, 1871.
*Lefeuvre (J.-François), 1854, trés. de la Soc. loc.
*Le Grand de la Liraye (L.-M), Paris, 1873, de midi à 2 h., rue Maurice Duval, 3.
*Le Houx, 1848.
*Lequerré, 1834, vice-prés. de la Soc. loc.
*Lerat, 1878.
*Luneau (Gab.-M.), 1873.
*Mahot (Henri), 1878.
*Malherbe, 1833,
*Malherbe (Alb.), 1872.
*Mandet, 1860.
*Ménager (Ed.), 1877.
*Monfort (Léon-Const.), 1869.
*Moussier (Aug.-Thé.), 1868.
*O'Neil (Félix), 1875.
*Olive, 1884.
Papin de la Clergerie, 1843.
*Patoureau, 1872.
*Plihon (Gust.-Adolp.), 1859.
Poisson (Louis), 1840.
*Poisson fils.
*Porson (L.), 1873, de 1 h. à 2 h., dim. exc., rue Saint-Clément, 47.
*Raingeard (Henri-L.), 1868.
*Ravaze (A.), 1877.
Renaud (E.-H.), 1875, de 1 à 2 h., lundi de 3 à 5 h.
*Rouxeau (Charles), 1844.
Rouxeau (A.), 1882.
*Simonneau (Aristide), 1877, secrét. de la Soc. loc.
*Teillais (Alex.-Louis), 1870.
Thibault (Eug.), 1843.
Thibault (Théob.).
Thoinnet (Mar.-J.-Ch.), 1859.
Thomas, 1877.
*Trastour, 1853.
Valentin (Charles), 1854.
*Viaud-Grand-Marais, 1858, ✠ A.

Vince (C.-B.), 1883, de midi à 2 h., rue Crébillon, 24.
Of. Beillevaire, 1872.
Berruyer (Camille), 1859.
Besnier, 1875.
Bineau, 1874.
Colous, 1873.
Don Sanche de Silvera, 1877.
*Lebrun (Elie-Florent), 1837.
Paillard, 1883.
Ph. Adugart (Joseph), 1859.
Ballu, 1874.
Barbin (F.), 1872., avenue Allard (Saint-Clair).
Bardon.
Baret (Jean), 1853.
Bécheux, 1866.
Berthaud.
Besnier (Alph.), 1855.
Besnier (Ernest), 1862.
Blanchard (Réné), 1874.
Boissier (Pierre-Jul.), 1843.
Bossis.
Bouyer.
Brevet (Constant), 1849.
Brillonnet aîné.
Brillonnet jeune.
Brumeau (Constant), 1871.
Callendreau.
Cassard (Stéphan), 1876.
Couillaud (François), 1874.
Danais (Louis-Pierre), 1843.
Delhomeau (V.-Jos.), 1862.
Deluen.
Dugast.
Favreau.
Foucault, 1875.
Ingraud (Alph.-Em.), 1866.
Jourdanne (Em.), 1872.
Lebeaupin (Emile), 1863.
Leclaire (Louis-Bapt.), 1829.
Ledoux.
Martin (F).
Maussion.
Mérignan (Em.), 1874.
Menier (Ch.-Joseph), 1871.
Mercier (E.), 1852.
Oriol de Planes, 1876.

Ph.Robert.
Rochery.
Tailtrou (Paul), 1875.
Tassain.
Trolley des Longchamps.
Aigrefeuille.
D. *Dugast (Louis-Emile), 1869.
Basse-Indre.
D. Delatre, 1875.
Bignon (*Aigrefeuille*).
D. *Sorin (Léon-Firmin), 1870.
Of. Sorin (Désiré), 1839.
Boissière (La) (*Le Loroux*).
Of. *Pasquereau, 1873.
Bouaye.
Of. *O'Neill, 1874.
Carquefou.
D. Pasquier (Hippolyte), 1883.
Of. Pasquier, 1850.
Chantenay-sur-Loire.
D. Perier, 1879.
*Plantard (Jean), 1876.
Ph.Nicard.
Chapelle-Basse-Mer
(*Le Loroux-Bottereau*).
D. *Guihal (Ch.-J.-B.), 1869.
Chapelle-Heulin (*Le Pallet*).
Of. Lehelloco (François), 1860.
Chapelle-sur-Erdre.
Of. *Hervouet.
Châteautébeaud (*Vertou*).
Of. *Blin, 1876.
Clisson.
D. *Boutin (Henri), 1859.
Doussain (C.), Paris, 1880,
de midi à 1 h.
Ph.Branger.
Guillet (Joseph-Alex.), 1855.
Doullon-les-Nantes.
Of. Blaizot, 1824.
*Mesnard (A.), Paris, 1881,
de 1 à 2 h. Maladies des
enfants, en face l'us. des
Tramways.
Ph.Grosseren, 1875.
Indre (*La Basse-Indre*).
Of. *Huet (Marie), 1861.
Robert (Jean-Bapt.), 1830.

Ph.Bety (Pierre-M.-Jos.), 1865.
Indret (*La Basse-Indre*).
D. Ropert, 1884.
La Haye-Fouassière.
D. Laugée (A.), Paris, 1866, de
11 à 1 h.
Legé.
D. Chaillou, 1876.
Himène de Fonteveaux, 1851.
Raveleau (Arm.-Gab.), 1869.
Of. *Gouin (Paul-Marcelin), 1864.
Ph.Texier.
Le Pallot.
Of. *Debibès (Alfred), 1872.
Loroux (Le).
D. *Dixneuf.
Gastoff, 1878.
Ph.Chiron.
Fradet (J.-P.-Marie), 1873.
Machecoul.
D. Fortuneau, 1875.
*Franco (Hilaire), 1869.
Ph.Sorin (Charles), 1873.
Vimont (Jos.-Michel), 1838.
Mauves.
D. *Lahaye, 1884.
*Vandengeon, 1860.
Monnièras (*Clisson*).
Of. Gonichon (Ch.-Nestor), 1863.
Montbert (*Aigrefeuille*).
Of. *Buet (Pierre-Benj.), 1837.
Pont-Saint-Martin
(*Pont-Rousseau*).
Of. Deausse (Ern.-Em.), 1864.
Rezé (*Pont-Rousseau*).
D. *Pinel, 1878.
Of. Erteaud, 1883.
Lihoreau (Théop.), 1859.
Ph.Audrain 1re cl., Paris, 1840.
St-Colombin (*Saint-Philibert*).
Of. Guiberteau, 1876.
Saint-Herblain
(*Chantenay-sur-Loire*).
Of. *Devin (François), 1853.
Saint-Julien-de-Concelles
(*Le Loroux-Bottereau*).
D. *Lecerf (J.), Paris, 1859, de

midi à 1h., vice-prés. de la Soc. loc.

Saint-Philbert(*de Grand-Lieu*).
D. *Cailleteau (E.-M.-F.), Paris, 1869, de 8 à 10 h. matin.
*Drouet (Ernest), 1851.
Ph.Verger (P.-M.L.), Nantes, 1872.

Sautron (*Nantes*).
D. *Rappin, 1881.
Of. Oger (Mathurin), 1855.

Sucé.
Of.*Marre (Franc.-Désiré), 1847.

Vallet.
D. *Ledieu (Lud.), 1873.   22.
Of. Pellerin (Clément), 1849.
Ph.Henri (Amédée), 1857.

Vertou.
Of.*Cuyard (Louis), 1824.
*Hardy.
Ph.Royné (Edouard), 1847.

Vieille-Vigne.
D. Brodu (Samuel), 1854.
Ph.Luneau (Marie-Alexis), 1872.

ANCENIS.

D. *Beliard (Léon), 1872, ✳.
*Bindé (Jacq.-Ernest), 1869.
Ph.Rouillé.
Save (Léopold), 1862.
Venassier, 1864.

Belligné (*Varades*).
Of.*Rousseau (Pierre), 1838.

Cellier (Le) (*Oudon*).
Of. Gafé (Henri), 1837.

Joué-sur-Erdre.
D. Priou (Stanislas-F.), 1838.

Ligné.
D. Lequeux, 1881.

Mésanger (*Ancenis*).
Of.*Heuzel, 1876.

Montrelais (*Varades*).
D. Rabejeau.

Oudon.
Of.*Perrion (F.-A.), 1881, de 7 à 11 h. matin.

Riaillé.
Of. Richard(Jules-Const.), 1867.
Ph.Guillouzeau, 1884.

Saint-Mars-la-Jaille.
Of. Poirier, 1875.
Ph.Coué (J.-M.), 1874.
Fauchereau.

Varades.
D. Erault, 1831.
*Frangeul.
*Gabory (Emile), 1881.
*Le Biez (Charles), 1852.

CHATEAUBRIANT.

D. *Châtellier (J.-B.-F.), 1838.
*Gemin (Jean-Marie), 1866.
Lenepveu de Carfort (Geor.), 1876.
*Leussier (Ernest-Fr.-Marie), 1868.
Of.*Hervochon (Victorien), 1863, de 1 h. à 3 h.
Ph.Levesque (Jules), 1873.
Rouaud (Claude-Jul.), 1866.
Thoumelet (Mar.-Jul.), 1882.

Derval.
D. *Chauvin (J.-B.), 1869.

Héric.
Of. Logereau (Louis), 1851.

Moisdon-la-Rivière.
D. Leroy (L.-H.-J.), Bord., 1885.
Of. Daufly (Emm.-Jean-Marie), 1870.

Nort.
D. *Charrier.
*Sallier-Dupin (Ch. de), Paris, 1883.
Leduc (Stéphane), 1883.
*Trémoureux (Théop.), 1869.
Vaugirand (Pier.-Fr.), 1835.
Ph.Pipet, 1875.
Rambaud (Paul.-Aug.),1870.

Nozay.
D. Décorce (Théod.), 1835.
Grenon (Eug.-Simon), 1837.

D. Leray (Georges), 1878.
 Monnier (Paul), 1883.
Ph.Leray (Fr.-Marie), 1871.
Rougé.
Of. Leclerc, 1857.
Saint-Julien-de-Vouvantes.
D. Meslier (Adolphe-L.), 1857.
Saint-Vincent-des-Landes.
D. Chatellier (François), 1880.
Sion (*Derval*).
D. *Roulin.

PAIMBŒUF.

D. Rousseau (Jules), 1879.
 Raguet (Aristide), 1870.
Of. Ragaud (Simon), 1842.
Ph.Galard (Franc.-René), 1863.
 Leclaire (Félix), 1881.
Arthon-en-Retz.
Of. Touaille de la Rabrie (F.), 1845.
 Touaille de la Rabrie fils, 1883.
Bourgneuf-en-Retz.
D. *Barré (Armand-Léon), 1878.
Ph.Guelté (Camille), 1882.
Frossay.
Of. Audouy (Henri), 1871.
Pellerin (Le).
D. *Benoist (Etienne), 1852.
 *Chiché (Félix-Pierre), 1852.
 Mouza (du) (Ch.-Aug.), 1883.
Ph.Ledoux (Marie), 1876.
Pornic.
D. *Bocandé (Stanislas), 1845.
 *Jacquier (Paul), 1877.
Ph.Grimault (René), 1879.
 Monier (Aristide), 1845.
Port-Saint-Père.
Of. *O'Neil (Raoul), 1872.
 *Patry (Fr.-Eug.), 1880.
Rouans (*Vue*).
D. Cuissard (René), 1817.
Saint-Père-en Retz.
Ph.Monnier (Charles), 1877.

Sainte-Pazanne.
D. Bourdin (Alphonse), 1839.
Of. *Fleury (Julien), 1876.
Vue.
D. Gigault (Gas.-Honoré), 1852.
Of. *Potonnier (Fr.-Em.), 1883.

SAINT-NAZAIRE.

D. *Bachelot-Villeneuve, 1866.
 *Benoist (A.-Alcide-Henri), Paris, 1854.
 *Durand (Hipp.), 1860.
 *Griffon du Belloy, 1879.
 *Harel, 1881.
Ph.Cavalin (Jean-Noël), 1865.
 Corbineau, 1876.
 Humeau, 1863.
 Renaudin.
 Tessier (J.-G.-A.), Paris, 1855 rue Villez-Martin, 3.
Blain.
D. *Coüetoux, (R.), Lille, 1881, de 1 h. à 3 h.
 *Sortais (Michel-Louis), 1850.
 Thuillier, 1877.
Ph.Moyon (Am.), 1866.
Cambon.
D. Aubry de Maromont, 1881.
Couëron.
D. *Janvier (François), 1844.
 Trolley de Longchamps, 1878.
Croisic (Le).
D. *Macário, (M.), Paris, 1842, de midi à 2 h.
 Gafé.
Ph.Boisrobert, 1874.
Foy-de-Bretagne.
Of. *Agoisse.
Guéméné-Penfao.
D. Pinel (M.-E.), 1876.
Of. Heuzé (Jean-Baptiste), 1850.
Ph.Aoustin, 1875.
Guérande.
D. *Grazais (Em.-Fr.-M.), 1858.

D. *Jean Kerguistel (Y.-M.), 1872.
Pourieux (Louis-E.), 1875.
Richard de la Tour (J.-A.), 1847.
Ph. Douillard (A.), Rennes, 1872.
Pharmacie, droguerie. Toutes les spécialités et eaux minérales. — Bandages et accessoires.
Noblet.
Parmentier (Fr.-Marie), 1838.

Montoir (de Bretagne)

D. *Barbin (Fr.-Marie), 1870.
*Cado (Léon), 1872.
*Caillet (Ambr.-Marie), 1839.
Ph. Juvenot (E.), Nantes, 1878.

Plessé.

D. Mercier.
Of. *Lemaire.

Pont-Château.

D. *Duran, 1879.
Noblet (Pierre-Marie), 1838.
Ph. Fredouillard, 1875.
Juvenot.
Mestayer.

Pornichet.

D. Porson.

St-Etienne-de-Mont-Luc.

D. Chailloux (Prosper), 1838.
*Chantereau (N.), 1869, ✿ A.
Sourice.
Ph. Trémoureux (F.-J.-B.), 1870.

Savenay.

D. *Gérard (V.), Paris, 1850, ✿ A.
Jubineau, 1883.
*Masseron, 1883.
Peunauech.
Ph. Jeanneau, 1875.
Rib, 1873.

LOT.

Population : 280,269 hab. — 84 Docteurs en médecine; 9 Officiers de santé; 47 Pharmaciens.

Trois arrondissements : Cahors, Figeac, Gourdon.

CAHORS.

D. *Ausset (Fr.-Alex.), 1838, ✿, présid. hon. de la Soc. loc.
*Ausset (Daniel), 1883.
*Autefage, 1872.
*Caviole (Ch.), 1854, vice-présid. de la Soc. loc.
*Clary-Bousquet (Edm.), 1863, secrét. gén. de la Soc. loc.
Faurie (Théoph.), 1866.
*Gelis (Maurice), 1879.
Lebœuf (Hyppolyte), 1852.
Le Brigant (J.-E.), Paris, 1884, de 1 a 2 h
*Relhié (Barthélemy), 1861, présid. de la Soc. loc.
Of. Fontaine (Félix), 1818.
Ph. Alazard (Gaubert), 1876.
Bourguignon, 1884.
Dulac (François), 1865.
Escrouzaille (P.-Léop.), 1878.
Filhol (Jean), 1869.
Rouquette (Urbain), 1837.
Saint-Sevez (Paul), 1865.

Albas.

Of. Savoyt (J.-B.), 1833.
Ph. Vergnes (Hipp.), 1840.

Anglars (Castelfranc).

D. *Daymard (Georges), 1879.

Arques (Cazals).

D. *Mayzen (Henri), 1853.

Belaye (Castelfranc).

D. *David (Théoph.), 1878.

Cabrerets.

D. *Ganiayre (Urbain), Paris, 1864, jusqu'à 10 h. mat.

Castelfranc.

Ph. Boudy Lapeyrade.

Castelnau-Montratier.

D. Tailhade (Louis), 1860.
Ph. Pradines (Camille), 1878.
Sales (J.-Baptiste), 1883.
Tailhade (Henri), 1818; *n'ex. plus.*

Catus.

Of. Delsol, 1880.
Ph. Cambornac (Louis), 1843.
Crouzel (E.) Bord., 1884.
Pigot (Ant.-Pierre-Henri).

Cenevières (*Limogne*).

D. *Coudere (Edouard).
Crouzel (E.), Bord., 1884.

Cieurac (*Lalbenque*).

D. Traversié.

Concots.

D. *Bach (Gustave), 1872.

Cremps (*Lalbenque*).

D. *Combarieu (J.-L.), 1853.

Duravel.

D. *Cassaignes (Achille).

Espère (*Mercuès*).

D. *Valette, 1865, trésor. de la Soc. loc.

Francoulès (*Pélacoy*).

D. *Faurie (Jean-Firmin), 1837.

Gindou (*Cazals*).

Of. Matet (Justin), 1878.

Goujounac.

(*Frayssinet-le-Gélat*).

D. *Teyssèdre (Jos.-Gér.), 1879.

La Bastide-Marnhac.

(*Cahors*).

D. Dufay (Joseph).

Lalbenque.

Ph. Godeau, 1868.

Limogne.

Ph. Pradines (Albert), 1878.
Vinel (François), 1836.

Luzech.

D. *Pélissié (Jean-Abile), 1856.
Ph. Guilhou, 1872.

Montcuq.

D. Correch, 1881.
Foissac (J.-P.), 1852.
Ph. Vilas (Prudence).

Prayssac.

D. *Jeauffreau-Blazac (de), 1877.
Vaysset, 1871.
Ph. Labelle (Etienne).

Puy-l'Evêque.

D. Demeaux (J.-B.), 1843.
*Delbreil (Bonav.), 1815.

Saint-Cernin (*Lauzès*).

D. Alayrac (J.-B.), 1841.

Saint-Circq (*Saint-Géry*).

Of. Benech (L.-Aristide), 1863.

Saint-Denis (*Catus*).

D. *Rey (Louis-Emile), ✳.

Saint-Matré.

D. David (Théophile), 1869.

Sauzet (*Luzech*).

Ph. Magot (Louis-Eug.), 1880.

Vers (*Saint-Géry*).

D. Cambornac (Emile), 1854.
Dufour (François), 1827.

FIGEAC.

D. Alby (Alfred), 1854.
Alibert, 1883.
Brugel, 1882.
Fau (Faustin), 1880.
Houradou (P.-J.), 1866.
Of. Bazille (Frédéric), 1842.
Ph. Bessodes, 1881.
Gerède, 1880.
Clary (J.-A.), 1840.
Cougoule, 1876.

Assier.

D. Carbonnel (Joseph), 1852.

Autoire (*Saint-Céré*).

D. Martin (Jean), 1833.

Bagnac.

D. Bezairies (Jules), 1881.

Bretenoux.

D. Molinié.

Cajarc.

D. Marroncle (Joseph), 1853.

D. Ronnec (Edouard), 1881.
Vernet (L.), Bord., 1885, de midi à 2 h. 1/2.
Ph. Bor (Alph.), 1867.
Vernet (L.), 1re cl.

Capelle-Marival (La).

D. Fraysse (J.-Robert), 1851.
Fraysse (Gabriel), 1882.
Ph. Cadiergues (L.), fils, 1852.
Reygasse (E.), 1879. Vin du Marival Ferrugineux.

Cardaillac.
(La Capelle-Marival).

Of. Lafage (Alexis), 1847.

Cornac *(Bretenoux).*

D. Vernejouls, 1871.

Espédaillac *(Livernon).*

D. Cassagnes (J.-B.), 1858.

Fons *(Assier).*

D. Ferrand, 1873.

Glanes *(Bretenoux).*

D. Bénéchie (Arthur), 1878.

Gorses *(La Tranquière).*

D. Cassagne (J.-Marie), 1880.

Latrouquière.

D. Castanié (Gustave), 1872.
Leyme *(La Capelle-Marival).*
D. *Dubuisson (G.-J.-M.), 1881.

Puybrun *(Bretenoux).*

D. *Vital (Hippolyte), 1848.

Saint-Céré.

D. Brun, 1860.
Callé (Jean-Fr.), 1870.
Issoulier (P.), Paris, 1885, de midi à 2 h.
Ph. Lafont (Edouard), 1845.
Sudrès (Ferdinand), 1882.

Sousceyrac.

D. Piales d'Astrez (J.-B.), 1837.

Théminettes.
(Capelle Marival (La).

D. Fayt (Basile), 1859.

GOURDON.

D. *Calmeilles, 1868.

D. Laroque (Elie), 1870.
Varennes (de), 1881.
Ph. Cabanès (Théodore), 1859.
Noulhiane (Victor).
Truquet (J.), 1821.

Bastide-Murat (La).

D. Alayrac (Frédéric), 1874.
Ph. Doumerc (Victor).
Pezet (J.-P.), 1850.

Calès *(Payrac).*

N...

Cazillac *(Quatre-Routes).*

D. Billières, 1873.

Cressensac.

D. Durieux (J.), 1883, de midi à 1 h.

Dégagnac.

D. *Coudere (J.-P.), 1862.

Floirac *(Martel).*

D. Maury (J.-P.), 1851.

Gramat.

D. Fonservine, 1877.
Souilhé.
Of. Lauvinerie (F.), Toul., 1884.
Ph. Bassouls (Jules), 1877.
Callé (Bénezet), 1835.

Martel.

D. Claret (Ant.), 1873.
Lachièze (Fr.), 1837.
Ph. Aussel, 1852.
Darnis (J.), 1840.

Montfaucon.

D. *Chalvet (J.-Narcisse), 1873.

Payrac.

D. Miffre (Sylvain), Paris, 1873.

Quatre-Routes.

D. Batut.

Saint-Germain-du-Bel-Air.

D. *Bouyé fils, 1868.
Of. Bories (Antoine), 1854.
Ph. Bonnet (Jean), 1880.
Labelle.

Salviac.

D. *Daffas (J.), Paris, 1872, de 10 h. à 4 h.
Ph. Dupont, 1832.

Souillac.

D. Denucé (Paul), 1875.

Magne (Victor), 1874.
Of.Lascoux (Mat.), 1876.
Ph.Lambert (Louis-C.-G.), 1882.
Neuville (Ar.), Toul., 1882.

Vayrac.

D. Lacambre, 1870.
Ph.Vayssié (Aug.), 1872.

LOT-ET-GARONNE.

Population : 312,081 hab. — 144 Docteurs en médecine ; 25 Officiers de santé ; 90 Pharmaciens. — Association des Médecins du département.

Quatre arrondissements : Agen, Marmande, Nérac, Villeneuve-sur-Lot.

AGEN.

D. *Amblard (Louis), 1858.
Andrieu (Albert), 1865.
*Belloc (Léon), 1867, trés. de la Soc. loc.
Bernède (Louis-Marie), 1867.
Bibal (Nathalie de), 1843, *n'exerce plus.*
Bourrouse de Lafore, 1837.
*Chaulet (Paul), 1867.
Cordeiro da Sylva (Eug.), 1863.
*Cortès (Salvador), 1860.
*Dupérié (André), 1878.
*Fourestié (Jos.-Henri), 1876.
*Gaulejac (de), 1864, secr. de la Soc. loc.
*Goux (L), 1859, vice-présid. de la Soc. loc.
*Labesque (Adrien), 1881.
*Mouchet (Henri), 1842, prés. de la Soc. loc.
*Ricard (Etienne), 1880.
Ph.Barge (Alph.), 1874.
Dupuy (A.), 1883, 1re classe, pl. Castex.
Dheur (Jules), 1864.
Harcourt (d') (Georges), 1876.
Labat (Jacques), 1847.
Laucou (Alex.), 1828.
Mazet (Ernest), 1873.
Nouet (Joseph), 1882.
Raynon, 1881.

Rouillès (Bernard), 1880, 1re classe.
Rozès-Joly (Léopold), 1866.
Saintini (Emile), 1874.
Sauvan (E.) fils jeune.
Souleil (Antoine), 1881.

Aiguillon.

D. *Descomps (Auguste), 1871.
*Nebout (Jean-Jos.), 1877.
Ph.Lavergne, 1858.
Maistre (F.-F.-Jacq.), 1869, 1re cl.

Astaffort.

D. *Fabre (Jules), 1875.
Gauran (Hipp.), 1825.
*Routier J.-B.-Adrien), 1847.
Ph.Cargue (Franç.), 1856, 1re classe.

Beauville.

D. *Barrau (Prosper), 1866.
Ph.Labro (Joseph), 1842.

Blaymont (*Beauville*).

D. Gélade (Ephèse), 1878.

Castelculier (*Puymirol*).

D. *Estube (Victor), 1868.

Clermont-Dessus (*Puymirol*).

D. Delluc (Ad.), 1855.

Granges (*Prayssus*).

D. Neuville (Jean-Ed.-L.), 1866.

La Plume.

D. *Antin (E. d'), 1882.

Laroque.

D. *Ducourneau (Jean), 1875.
Ph.Fort (Eugène), 1850.

Layrac.
D. *Cassius (Léon), 1870.
 *Escande (Paul), 1882.
 Ladevèze (de), 1836.
ph.Perry (Jean), 1850.
Lusignan Petit (*Prayssas*).
D. *Rivière (Louis), 1859.
Moirax (*Layrac*).
Of.Lannelongue, 1843.
Montpézat (*Prayssas*).
D. *Manec (Pierre), 1834.
Passage (*Agen*).
D. Parisy (Bernard), 1853.
Plume (La).
D. *Antin (Ed.), 1882.
Of. Dubergé (Firmin), 1838.
Port-Sainte-Marie.
D. Landau (Gilles), 1872.
 *Loubière (Bertrand) 1875.
 Sainte-Marie (de), 1853.
Ph.Cazeneuve, 1885, 1re cl.
 Fillol (Albert), 1879.
Prayssas.
D. *Crouzel (Th.), 1874.
 *Delcros (Georges), 1879.
 Salse (Louis), 1845, à Madailhan.
Of.Mougès (Germain), 1851.
Ph.Fremont (M.), 1837.
 Vigneau, 1859.
Puymirol.
 N...
Saint-Hilaire (*Agen*).
Of. *Larrieu (Antoine), 1835.
 Sauvetat de Savères (La).
D.*Bonnel, 1875.
 Saint-Maurin (*Beauville*).
D. Gayral (Adrien), 1859.
Saint-Nicolas (*Saint-Romain*).
 N...
 Sérignac-de-la-Plume.
D. *Mouilié (M.-A.-G.), Montp., 1851.

MARMANDE.
D. Bonnard (Achille), 1850.
 *Conord (P.-Charles), 1872.
 *Courret (Claude), 1878.

 *Verdo (Benjamin), 1843.
Of.*Laujacq, 1846.
 *Sigalas, 1830.
Ph.Barbessau (Osc.), 1886.
 Cuvier, 1863.
 Dauzon, 1835, et Dupont (René), 1re cl., 1884.
 Duranthon, 1876.
 Viratelle (Robert), Bord., 1875, rue Puyguéraud, 22.
 Allemans (*Miramont*).
D. *Chambon (François), 1848.
 Baleysagues (*Duras*).
D. Montségur (J.-B.-M.-A.), 1844
 Birac (*Marmande*).
 N...
 Bouglon.
D. Denort de Creuzel, 1841.
 Kérangal (Y.), Montp., 1884, de midi à 2 h.
 Castelmoron.
D.Berguin (Jean), 1881.
Ph.Boudet (Louis), 1844.
 Caumont.
D.*Tréjaut (J.-B.), 1861.
 Clairac.
D.Descola (Ed.-Cyr-Arnaud), Montp., 1869, de midi à 2 h.
 *Larrat (Jean), 1861.
Ph.Arthaud (Henri), 1852.
 Boudet (Armand), 1880.
 Geneste, 1881, 1re cl.
 Cocumont.
D. *Aubert (P.-Antoine), 1876.
Ph.Massip, 1874.
 Couthures.
D. Gautier (J.-B.), 1840.
 Duras.
D. Chavassier (Léopold), 1861.
 Grenet (Jac.-Paul), 1873.
 Mazeau (Ernste), 1823.
Ph.Rocher (Franç.), 1874, 1re classe.
 Esclottes (*Duras*).
 N...
 Gontaud.
D. *Samondès (Louis), 1878.

Of. Vinsonneau, 1877.
Ph.Armand (Joseph), 1851.

Laffite.

N...

Lauzun.

D. Duranthon (Jean).
Of.*Serres, 1852.
Ph.Lapeyre, 1870.

Levignac-de-Seyches.

D. Boy, 1829.
Morin, 1840.
Olivié (P.), Paris, 1879.

Mas-d'Agenais (Le).

D. Deu (Alph.), 1866.
Dheur (Ludovic), 1866.
Ph.Farges (Pierre), 1838.
Gerbeau (Ant.), 1880.
Laurens, 1861.

Meilhan.

D.*Feaugeas, 1851.
Gabourin, 1851
Ph.Simon (Etienne), 1872.

Miramont.

D.*Chambon (Daniel), 1874.
Colombet (Jean), 1880.
Mercat (Guillaume), 1884.
Ph.Dalché (Séraphin), 1865.
Jouhanel, 1869.

Pardaillan (*Duras*).

Of. Bordes (Pierre), 1884.

Saint-Bazeille.

D. Bellot (Joseph), 1877.
Bertrin (Pierre), 1856.
Of. Chauvin, 1855.
Ph.Larcade (J.), 1881.
Sigalas (Jules), 1877.

Saint-Barthélemy.

D. Constantin (Victor), 1862.
Ph.D'Aguirre (Jules), 1882.

Saint-Colomb.

D. Moutard (Lespine).

Samazan (*Bouglon*).

D. Lamour de Dieu (Jean), 1868.
Renne (Jean), 1873.

Seyches.

D.*Vinsonneau (Jean), 1873.

Tonneins.

D. Desclaux (Théod.), 1835.

D.*Doche (J.), 1884.
*Galup, 1882.
*Jagou (Jean-Louis), 1870.
Ph.Dubarry, 1877.
Labat (Jacques), 1875.
Menon (Vital), 1829.

Verteuil.

D. Pradié (Julien), 1863.
Of. Ducuing (J.-L.), 1868.

NERAC

D.*Darlan (Michel), 1879.
*Despeyroux, 1872.
*Labat (J.-B.), 1872.
*Minières.
*Molones.
*Pons, 1855, vice-présid. de
la Soc. loc.
*Selsis (Albert), 1861.
Of.*Duprat (Maximilien), 1824.
Escot (Juan), 1839.
Ph.Fréchou (Emile, 1867.
Delille (Franç.), 1866.
Ricard, 1847.

Andiran (*Nérac*).

Of.*Fourquet (Vital), 1862.

Barbaste.

D.*Landarrabilco (Osmin), 1866.
Ph.Cabantoux, 1883.

Bruch (*Lavardac*).

D.*Manec (Jos.-Thim.), 1865.
Villate (Aristide), 1837.

Buzet.

D. Camus (P.-Ch.-Adr.), 1842.
Ph.Sauvan aîné, 1872.

Casteljaloux.

D Frauciel (Paul, 1874.
*La Barrière (Alexis de), 1881.
Salanave, 1826.
Ph.Dubarry (Julien), 1875.
Dulau, 1885.

Damazan.

D.*Bacqué (Sylvain), 1877.
*Larbès (Jean-Edm. de), 1852.
Perricot (de), 1885.
Palisse (Louis, 1877.

Fargues (*Damazan*).

Of.Bouché, 1840.

Francescas.

D. Dubosq (E.-L.), Paris, 1872.
Of. Brussaut (Jean), 1839.
Ph. Esquirol (Marcel), 1880.

Houeillès.

D. *Moudineux (Gaspard), 1867.

Lavardac.

D. *Thouret (Franc.-Paul), 1865.
Ph. Dubos (Camille), 1871.

Leyritz-Montcassin.
(Villefranche-du-Queyran).

D. *Montesquiou (Louis de) 1856.

Mezin.

D. Luzarey (Joseph), 1851.
*Rontin (J.-B.), 1873.
Sourbès (Jean-Paul), 1863.
Ph. Pujos (Ch.), 1883.

Moncaut *(La Plume)*.

Of. Bouché (Emile), 1835.

Moncrabeau *(Francescas)*.

D. *Ducasse.
*Fourquet, 1855.
Of. *Fourquet, 1825.

Puch *(Damazan)*.

D. Guérineau (Louis), 1879.

Sos.

D. Baches (J.), 1880.
Mendousse (J), Paris, 1872.
Ph. Durand (Raymond), 1865.
Garoste, 1838.

Vianne.

D. *Nasse (Gaston), 1880.

Villefranche.

D. Bentéjac (Jacq.-Léon), 1881.

VILLENEUVE-D'AGEN.

. D. *Bugier, 1870.
*Courréjol (Louis), 1881.
Deroux, 1837.
Deroux fils, 1872.
*Ducasse, 1879.
*Dufau, 1836.
Of. *Annat (Auguste), 1846.
Ph. Fourrestier, 1830.
Frénot, 1850.
Grabaud, 1874.
Pellegri, 1825.
Ragot (J.-B.), 1885.

P. Testut, 1876.
Vigoulette, 1851.

Boudy *(Cancon)*.

N...

Cancon.

D. *Biau, 1872.
*Lafaurie, 1847, vice-présid.
de la Soc. loc.
Ph. Massip (Lucien), 1878.

Capelle-Biron (La).

D. Lairy (Camille), 1863.

Casseneuil.

Of. *Malbec, 1826.

Castelnau-de-Grattecambe.
(Cancon).

Ph. Boudet (C.), Montp., 1843.
Boudet (Gabriel), Toulouse,
1884.

Castillonnès.

D. Boussat de Montigny, 1837.
Ph. Bouyssy, 1885.
Dulhom, 1873.

Fumel.

D. *Austruy (Th.), 1881.
Briançon (M. J.-Fr.), 1866.
Ph. Boudet (L.), Toul., 1884.
Boudet (J.), 1885.
Louit (Auguste), 1879.
Pelissié, 1832, 1re cl.

Masquières.
(Tournon-d'Agenais).

Of. Birabent, 1861.

Monbahus.

D. Lacaze (M.-V.), Bord., 1884.
Of. Ducuing, (Jean-Jos.), 1873.
Ph. Martinaud (A.), Toul., 1880.
Régnier (P.-J.-N.-L.), 1re cl.,
Bord., 1880.

Montclar.

D. Andrieu, 1828.
Ardilouze, 1877.
Ph. Dalché (L.), 1875.

Monflanquin.

D. *Brugère (Jean), 1882.
Doumergue, 1843.
*Girou-Lananze, 1855.
Ph. Marsolan, 1871.
Vigoulette (J.-Isaac), 1849.

Monsempron-Libos.
D. *Gipoulou, 1850.
Ph.Delmas.
Marsolet, 1881.

Paulhiac *(Monflanquin).*
N...

Penne.
D. Colliac, 1857.
Ph.Gerlié, 1875.

Sainte-Livrade.
D. *Bouchon.
*Briffault.
*Couyba, 1871.
*Gaumetou (Jean), 1882.
*Lacombe, 1844.
Ph.Boudet (J.-L.-M.), 1872.
Magueur (G.), 1873.

Saint - Maurice *(Monbahus).*
Of. Perry, 1850.
Saint-Pastour *(Cancon).*
D. Delerm, 1838.
Saint-Sylvestre *(Penne).*
D. Paganel, 1869.
Of. Maydieu, 1845.
Tombebœuf.
N...
Tournon.
Ph.Molinéry (Séverin), 1867.
Verteuil.
Of. Ducuing (J.-Louis), 1868, de midi à 2 h.
Villeréal.
D. *Besse (Albéric), 1863.
Cardenal, 1840.
Ph.Lagarrigue, 1885.

LOZÈRE.

Population : 143,565 hab. — 26 Docteurs en médecine, 8 Pharmaciens.

Trois arrondissements : Mende, Florac, Marvejols.

MENDE.

D. Barbot, 1857.
Barrandon, 1863.
Bourillon (M.), Paris, 1879, de 9 à 11 h., et de 2 à 5 h.
Boyer, Montp., 1879.
Delmas.
Magne, 1838.
Monteils (A.), 1849, ✳.
Ph.Espitalier.
Maurin.
Laporte.
Bagnols-les-Bains.
D. Bourrillon (M.), Paris, 1859; consult. pendant l'été.
Grandieu.
D. Pontier, 1832.
Langogne.
D. Coste fils, 1865.
Forestier, 1865.

D. Mathieu, 1850.
Ph.Gros.
Villefort.
D. Chabanon.
Combe, 1835.

FLORAC.

D. Coudere, 1856; *n'exerce plus.*
Meyrueis.
D. Buffière de Lair, 1857.

MARVEJOLS.

D. Daudé (J.), 1854, ✳, de 1 à 2 h.
Poussié, 1871
Prunières, 1858.

Ph.Ferrier, 1873.
  Podevigne, 1858.
       Canourgue (La).
D. Boudon, 1865.
Ph.Roqueplo.
       Fournels.
D. Zdzitowiecki, 1844.
       Nasbinals.
D. Dejean, 1880.

St-Alban-sur-Limaniole.
D. Fabre, dir. de l'asile public
  d'aliénés.
   Saint-Chély-d'Apche.
D. Bardol, 1857.
  Ramadier, 1852.
Ph.Ramadier, 1865.
       Serverette.
D. Bernard, 1883.

MAINE-ET-LOIRE.

POPULATION : 523,491 hab. — 167 Docteurs en médecine ; 44 Officiers de santé ; 73 Pharmaciens. — Association locale des médecins du département.

Cinq arrondissements : Angers, Baugé, Cholet, Saumur, Segré.

ANGERS.

D. *Allain (L.-A.-C.), Paris, 1852, de 1 à 3 h., rue Grandet, 16.
  *Bahuaud, 1873.
  Bassereau, 1833, O ❋.
  *Briand, 1871.
  *Bricard (E.), 1877, de midi à 2 h., rue du Canal, 25.
  *Cotelle (Th.), 1877.
  *Dezanneau, 1868, ❀ A.
  Douet, 1859, ❀ A.
  Duhoureau, 1872.
  *Dulavouer (Ad.), 1855.
  *Farge, 1849, ❋, prés. de la Soc. locale.
  *Feillé (Jules), 1856, ❀ A.
  *Gouin, 1832 ; *n'exerce plus.*
  Gourdon, 1839.
  Grille, 1832.
  *Gripat, 1872.
  *Guichard, 1840, ❀ A.
  *Guichard fils, 1870, ❋.
  *Guignard, 1855, ❀ A.
  *Hébert, 1873.
  Houdebine.
  *Jagot (L.), Paris, 1881, de midi 1/2 à 2 h. 1/2, rue d'Alsace, 1.

D. Jeanneau, 1845.
  *Laroche (Émile), 1863.
  *Laurent, 1865.
  *Larivière (Ch.), 1879, secrét. de la Soc. loc.
  *Lecacheur (A.), 1870, rue Delaâge, 50.
  *Legludic, 1863, trésor. de la Soc. locale, ❀ A.
  Lemonnier (Ch.), 1857.
  *Lieutaud, 1864, ❀ A.
  Mabile, 1835.
  Maisonneuve.
  Mareau, 1876.
  *Meleux, ❀, I.
  *Motais (E.), Paris, 1868, ❀ A., de midi 1/2 à 3 h., exc. mercr. et dim., rue Saint-Laud, 8. — *Oculiste.*
  *Mullois, 1881.
  Quintard, 1869.
  *Renier, 1839.
  *Servain, 1869.
  Suarès aîné.
  Suarès jeune.
  *Tesson, 1864.
  *Vaslin, 1870.
Of. *Bellot, 1875.
  Bichon, 1877.
  Dufil.
Ph.Baudry, 1872.

Bazin, 1853; *n'ex. plus.*
Besnard, 1879.
Bouchard, 1868.
Boussault.
Bouvet, 1876.
Brard, 1858.
Caillard, 1855.
Duranceau, 1856.
Giffard, 1868, et Poirier, 1879.
Gilbert (Edouard), 1859.
Girard, 1874.
Guillot.
Herbert, 1843.
Houdet, 1877.
Janneau, 1847.
Lallemand.
Louis, 1872.
Martin, 1876.
Naveau, 1874.
Paitre.
Pasquier.
Peyrlade, 1879.
Raimbault, 1855, ✪ A.
Rousseau.
Viaud, 1870.

Bécon.

D. Vasy (A.-F.P.), Paris, 1879, de 11 a 2 h.
Of. *Fouquet (P.), Nantes, 1883, de 7 à 8 h. matin.

Blaison.

D. Peysonnié, 1868.
Blaison (*Saint-Mathurin*).
D. Peyssonnié (H.), Paris, 1874.

Bouchemaine (*Angers*).

N...

Brain-sur-l'Authion.

Of. *Nepveu.

Brissac.

D. *Prion.
Reuillé (Eugène), 1855.
Ph. Bréan, 1872.

Chalonnes.

D. *Grenandier.
*Hulin, 1855.
Hulin fils.
Jouin, (Adrien), 1840.
Ph. Rousseau, 1857.

Champtocé (*Ingrandes*).

Of. Lethenle.

Chanzeaux (*Saint-Lambert-du-Lattay*).

N...

Denée (*Rochefort-sur-Loire*).

Of. *Guy (William), 1850.

Feneu.

Of. Ollivier.

Gonnord.

D. Fournier, 1846.
Michel, 1878.

Ingrandes.

D. *Rabgeau, 1882.
Ph. Lucas (J.), 1862.

Louroux-Béconnais (Le).

D. Bergeret.
Of. *Dupont.

Membrolle (La).

Of. *Lagarde, 1872.

Menitré (La).

N...

Pellouailles.

N...

Plessis-Grammaire (Le). (*Pellouailles*).

D. *Dupont-Benoist.

Ponts-de-Cé (Les).

D. *Cordon, 1879.
*Vétault, 1870.
Ph. Vieille, 1848.

Possonnière (La).

Of. Belot, 1875.
Bigot.

Rablay (*St-Lambert-du-Lattay*).

Of. Maindiau.

Rochefort-sur-Loire.

D. *Laulaigne (J.), Paris, 1883, 8 h. du matin, midi à 6 h. du soir.
Of. Jouin.

Saint-Barthélemy.

Of. *Combes.

Sainte-Gemmes-sur-Loire.
(Les-Ponts-de-Cé).
D. Petrucci
St-Georges-sur-Loire.
D. *Cesprès (Théodore), 1870.
Of.*De la Tourette (Char.), 1842, de 7 à 8 h.
Saint-Mathurin.
D. *Emery, 1860.
 *Lepage, 1877.
Savennières (*La Possonnière*).
Of.*Mennau, 1859.
Thouarcé.
D. *Le Marié (A.), Paris, 1879.
Tiercé.
D. *Sigaud, 1877.
Of. Gonillau, 1871.
Trelazé.
Of.*Crosnier, 1855.
 *Mennau (Camille), 1855.
Ph. Herrouet.
 Chauvin.
Villevêque (*Pellouailles*).
D. *Lochard (G.), Paris.

BAUGÉ.

D. *Boell, 1870.
 Chevallier, 1842.
 Ridreau, O ✳.
Ph. Gousselin (Léon), 1883.
 Riballet, 1877.
Beaufort-en-Vallée.
D. *Chevalier, 1870.
 *Geslin, 1873.
 Grimoux (Henri), 1851.
 Legrand (G.), Paris, 1879.
 Quelin (Ch.), 1830.
Ph. Guéret.
 Raveneau, 1884.
Corné.
D. *Coméra.
Durtal.
D. *Marchand.
Of. Choisnet (Alexandre), 1839.
 Pingeon, 1839.
Ph. Gemin.

Fougeré (*Clefs*).
Of. Bellanger.
Longué.
D. Assier (L.-Al.-N.), 1836.
 *Chaillou.
Of. Bontemps (Paul-Em.), 1863.
 *Chardonneau.
Ph. Drouet (J.-F.-R.), 1842.
 Georges, 1880.
Marcé (*Seiches*).
Of. Camus (Pierre), 1843.
Mazé.
D. *Combes fils.
 *Hacque (Auguste), 1854.
Morannes.
D. *Picard.
Ph. Brunet, 1870.
Mouliherne (*Vernantes*).
D. Zannellis (P.), Paris, 1883, de midi à 1 h.
Noyant.
D. Cosnard.
 *Varraillon, 1865.
Parcay.
D. Mialowicz.
Suette.
D. *Chabert.
Vernantes.
D. Perrigault (Victor), 1865.
Vernoil-le-Fourrier.
(Vernantes).
D. Laumonier (Arthur), 1865.
Of. Laumonier (J.-Fr.), 1860.
 *Menu, 1860.

CHOLET.

D. *Bousseau, 1868.
 *Coignard, 1873.
 *Coulbault.
 Gelluseau (Alex.).
 Houdet (Charles), 1842.
 *Maudet.
 *Pissot, 1869.
Ph. Caudron, 1877.
 Charpentier, 1867.

Ph.Chauveau, 1869.
Drouet, 1872.
Enon, 1844.
Leroy, 1869.
Beaupréau.
D. Conëtoux (L.), Paris, 1881.
'Simon, 1871.
Ph.Brouillet fils, 1860.
Champtoceau.
D. Defrance, 1874.
Roy, 1844.
Chemillé.
D. *Audiau (Louis), 1857.
Drouet, 1874.
'Matignon, 1879.
Ph.Bigot (Isidore), 1838.
Ribourg, 1856.
Fuilet (Le) (*Montrevault*).
D. 'Cesbron.

Jallais.
D. Guinebertière.
Of. 'Fiévé, 1880.
Jumellière (La).
D. Bory, 1833.
Of. Bigot (Jean-Marie), 1869.
Liré.
D. Rousseau, 1874.
Maulévrier.
Of.Coiguard, 1848.
May (Le).
Of. Denis, 1843.
Montfaucon-sur-Moine.
D. *Hamon (Auguste), 1857.
Montjean.
D. *Belliard.
'Goubault.
Montrevault.
D. 'Gruget, 1876.
Dulavouër (Th.-L.), 1847.
Pommeraye (La) *Montjean*.
D. 'Lusson.
Saint-Florent-le-Vieil.
D. *Blanchard, 1874.
'Ollivier (Théodore), 1865.
Ph.Huguet, 1856.
Saint-Macaire (*Cholet*).
D. *Briu, 1878.

Saint-Quentin-en-Mauges.
D. Kretlow.
Savennières (*La Possonnière*).
Of.Menuau.
Torfou.
D. Cady (M.-Th.), Paris,1854,✳.
Trémentines.
Of.Dénéchaux, 1841.
Vezins.
Of. Barbeau.
'Boisselier, 1884.

SAUMUR.

D. *Besnard (Victor), Paris,1859,
de midi à 1 h., vice-prés.
de la Soc. loc.
*Bontemps (Fréd.), 1882.
*Bouchard (G.-S.J.), Paris,
1868.
Bourot.
Bruneau (O.); *n'exerce plus*.
Coutand (E.), 1884, de midi
à 2 h.
Hyvert.
*Perreau (Maur.), 1880.
*Peton (J.-H.), 1879.
*Renou (Joseph), 1872.
'Rousseau (Albert), 1866.
Spire.
Of. Coutant, 1876.
Ph.Brillatz (Auguste), 1861.
Cartier, ph. de l'hôp.
Chedevergne, 1872.
Clozier (A), 1876.
d'Huy, 1883.
Ernoul, 1877.
Gablin, (A.), 1ʳᵉ cl, Paris,
1869, rue d'Orléans, 25.
Gauthier; *n'exerce plus*.
Laumondais, 1883.
Normandine (Alp.-H.), 1867,
rue St-Jean, 11. — Prépa-
rateur de la *Mixture vé-
gétale digestive*, médica-
ment puissant pour *toni-
fier les estomacs fatigués et*

donner de l'appétit. Echan-
tillons envoyés *gratuite-
ment* sur demandes.
 Rivaud.
Allonnes.
D. *Chapin (Gabriel-Ed.), 1857.
 Foucteau (Eust.), 1854.
Coron (*Vihiers*).
D. Mabile (Jules), 1836.
Doué-la-Fontaine.
D. Gaudrez (Aug.), 1851.
 Le Mardelay (Eugène), 1863.
 Lieutand (Ed.), 1836.
 *Lionnet (Camille), 1878.
 *Milsonneau.
 Poreau (Alfred), 1856.
Ph.Maillet (Henri), 1849.
 Leroy, 1870.
Fontrevault.
D. Capitrel (E.), Strasb., 1864,
 à midi.
Of. *Grosourdy (Léon), 1862.
Ph.Goul.
Fosse-de-Tigné (*Vihiers*).
D. Graury (Ad.), 1858.
Martiné-Briant.
D. *Ruais (Ad.), 1865.
Of. *Taugourdeau (Pierre), 1856.
Montreuil-Bellay.
D. *Gaudrez (Jules), 1880.
 *Guillot (Félix), 1835.
Ph.Lucas, 1869.
Nueil-sous-Passavant.
 N...
Pocé (*Saumur*).
D. *Bury (Eug.), 1840.
Puy-Notre-Dame.
D. *Mengus.
Rosiers (Les).
D. *Forst, 1881.
 Vidal (Paul), 1867.
Ph.Herbert.
Saint-Cyr-en-Bourg.
Of. Fonteneau.
Saint-Georges-Chatelaison
(*Doué-la-Fontaine*).
D. *Gendron (H.), 1846.

Tigné.
D. Godard, 1866.
Varennes-sous-Monsoreau.
D. *Courtois, 1873.
Vihiers.
D. Chailloux (Jacques), 1873.
 Hayault, Paris, 1850, de
 midi à 2 h.
 Mary (Victor), 1865.
Of. Mondain (J.), 1854.
Ph.Renault.
 Turdin.

SEGRÉ.

D. Chevallier, 1872.
 De Roincé (V.-Fr.-Boreau),
 1835.
 *Poitevin, 1853.
Ph.Charbonneau, 1874.
 Picau, 1839 ; *n'ex. plus.*
 Sausse, 1873.
Candé.
D. *Raimbault, 1882.
 *Thuau, 1876.
Ph.Drouet, 1845; *n'ex. plus.*
 Gallard, 1873.
Champigné.
Of. *Saulou, 1863.
Châteauneuf-sur-Sarthe.
D. *Leblois, 1862.
Ph.Boulard, 1875.
Chatelais (*Segré*).
Of. *Renou, 1875.
Combrée.
D. *Lambert, 1878.
Lion-d'Angers (Le).
D. *Bernard (Jules), 1854.
 *Guérétin (Jac.), 1837.
 *Guérétin (Paul), 1873.
Ph.Barbin (H.), 1re cl., Paris,
 1879, pl. du Marché.
 Carré, 1871.

Pouancé.

D. Bertheau (A.), Paris,   1859,
   8 h. du matin.
   Morel (Jules), 1873.
Ph.Caron, 1863.

St-Martin-du-Bois
(Le Lion-d'Angers).

Of. Fougeray (Théod.), 1837.

Vern.

D. Arthuis.

MANCHE

POPULATION : 527,577 hab. — 454 Docteurs en médecine; 16 Officiers de santé; 101 Pharmaciens. — Association des Médecins de l'arrondissement de Cherbourg.

Six arrondissements : Saint-Lô, Avranches, Cherbourg, Coutances, Mortain, Valognes.

SAINT-LO.

D. Alibert, 1871.
   Bernard (Noël), 1842, ✳.
   Descoqs (Arthur), 1877, de 1
     h. 1/2 à 3 h., rue Dago-
     bert.
   Follin (Edmond), 1840.
   Houssin-Dumanoir, 1833, ✳.
   Leclerc (René), 1883.
   Le Touzé (Pierre), 1823; *n'ex.*
    plus.
   Leturques, 1878.
   Lhomond (Jacques), 1862.
   Thomas (Louis), 1881.
Ph.Duval (Edouard), 1862.
   Letouzé, 1870.
   Lescot (Félix), 1856.
   Pommier (Alf.), 1880.
   Sebire, 1878.
   Simon (Victor), 1873.
   Airel *(Saint-Clair-sur-l'Elle).*
D. Biard.

Carentan.

D. Artu (Armand), 1877.
   Carbonnel.
   Deschamps, 1844.
   Gouville (Amédée), 1830.
   Scelles-Mondésert, 1830.
Ph.Costard (Paul), 1838.
   Dubos (René), 1879.
   Le Durdinier (Albert), 1861.

Ph.Poulliat, 1872.
   Richard, 1880.

Cerisy-la-Forêt.

D. James (Edouard), 1864.
Ph.Fouques (Ch.-Franç.), 1865.

Marigny.

D. Duval (Pierre), 1880.
Ph.Duvey (Charles), 1840.

Meauffe (La)
(Saint-Clair-sur-l'Elle).

D. Lefranc-Lavallée, 1863.

Percy.

D. Le Hallais (Amand), 1878.
   Sévaux (Félix), 1848.
Of. Houël (Ferdinand), 1851.
Ph.Turgis, 1876.

Rouxeville *(Torigny-sur-Vire).*

D. Godey (Aimé), 1833.

Saint-Amand.

D. Achard de Leluardière, 1873.

Saint-Fromont
(Saint-Jean-de-Daye).

D. Biard (Jacques), 1832.
Of. Chapelle (François), 1879.
Ph.Pezeril, 1873.

Tessy-sur-Vire.

D. Le Guédois (Joseph), 1851.
Ph.Néel (Maurice), 1872.

Torigny-sur-Vire.

D. Moncoq (Domin.), 1864, ✳.
   Pommier (J.-E.), 1864.
Of. Delangle, 1844.

Ph.Ballé, 1870.
   Peronne (Émile), 1864.

AVRANCHES.

D. *Aubrée (Fortuné), 1861.
   Trésorier de la Soc. loc.
   *Béchet (Victor), 1852.
   *Cochet(Paul), 1840, prés. de
   la Soc. loc
   Frémin (Gustave), 1852.
   Hantraye (Auguste), 1866.
   *Héon (Bernard), Paris, 1881,
   rue d'Office, 8.
   *Isabel, 1880.
   *Le Bocey (Eugène), 1855,
   *secret. de la Soc. loc.
   *Loyer (Émile), méd. princ.
   en retraite , prés. hon.
   de la Soc. loc.
Of. Jacques (Ernest), Paris,1874.
   rue de la Constitution,72:
Ph.Ameline(David-Henri),1873.
   Champion, (A.). 1885.
   Drieu-Larochelle, 1848.
   Hantraye, 1882.
   Pinel (Ch.-Louis), 1854.
   Pinel (Émile), 1876.
   Bloutière (La)
   (*Villedieu-les-Poêles*).
D. N...
   Brécey.
D. Debesne (Paul), 1832.
   Desbouletz (Louis), 1853.
   Pinard (Jules-Marie), 1878.
Ph.Chalier (Louis), 1871.
   Landrin (Édouard), 1847.
   Cuves (*Brécey*).
D. Lemardelay (Emm.), 1840.
   Ducey.
D. *Tizon (François), 1878.
Ph.Delaroche (Théoph.), 1869.
   Jehanne (Félix-Franç.),1871.
   Granville.
D. *Benoit (Alphonse), 1853.
   *Davalis (Hilarion),1836.
   *Dumoncel (François), 1830,
   Helleu, 1884.

D. *Lemoine (Victor), 1873.
   *Letourneur, 1874.
   *Touzey (Auguste), 1853.
Ph.Cahu (Eugène), 1871.
   Delamarre (Jules), 1880.
   Haguais (Léonore-H.), 1867.
   Requier-Desjardins, 1880.
   Riban (Edmond), 1860.
   Haye-Pesnel (La).
D. *Lanos (Edmond), 1855.
   Nolais, 1882.
Ph.Pigeon (Gustave), 1875.
   Pontorson.
D. *Bailleul (Louis), 1875.
   Barbé, 1883.
   *Bellet (Ch.-Jean), 1850.
   Binel (P.), Paris, 1843.
   *Desgranges, 1857.
   Lair, 1866.
Ph.Besnou (L.-Victor), 1835.
   Grallan (Joseph), 1879.
   Ponts-sous-Avranches.
Of. Jacob (Aug.), 1874.
Ph.Vallée (Louis), 1875.
   Saint-James.
D. Ameline (Michel), 1884.
   Gautier (Jules), 1844.
   Legros (Jules), 1873.
   Porcher, 1880.
Ph.Chauvois (Charles), 1872.
   Gilbert (R.), 1re cl. Paris
   1882. Pl. St-Martin.
   Saint-Nicolas-des-Bois
D. Besne (Paul de), Paris 1832.
   Saint-Planchers (*Grandville*).
D. *Lemonnyer (Félix-M.), 1842.
   Sartilly.
D. Bachelier, 1881.
   Lemesnager (Aug.), 1840.
Ph. Hubert, 1880.
   Villedieu.
D. Debroize (Armand), 1878.
   *Frémond (Jean), 1874.
   Ledo (Denis), 1857.
Ph.Boscher (L.-Émile), 1854.
   Girard (Charles), 1879.
   Vardon (Pierre), 1879.   22.

CHERBOURG.

D. De Romilly (Eug.), 1854.
De Saint-Jullien (Edouard), 1869, ✻.
*Gibon (Jean), 1839.
*Gibon fils, 1879.
*Girard-Labarcerie (Eugène), 1868, O. ✻.
*Guiffart (Fréd.), 1854, trés. de la Soc. loc. de l'arrond., méd. en chef de l'hôpital civil, directeur de la Santé, méd. du bur. de bienf.
*Le Bunnetel (Armand), 1871.
*Lefrançois (Jules), 1866.
*Legard-Lafosse (Aimé), 1845, ✻, prés. de la Soc. loc. de l'arrond., vice-présid. du Cons. d'hyg., chirurgien en chef de l'hôpital civil, prés. du Comité de secours aux blessés militaires.
*Lesdos (Gustave), 1882, secr. de la Soc. loc.
*Loysel (J.), Paris 1883, rue des Corderies, 35.
*Monnoye (Cyp.-Ch.), 1864.
Offret (Guill.), 1865.
Payerne (Prosper), 1833.
*Renault (Charles), 1868, ✻, vice-présid. de la Soc. de l'arrond., chirurgien adj. de l'hôp. civil, memb. du Cons. d'hyg., méd. du bur. de bienf.
*Vieil (Eugène), 1847,
Ph.Comte (Hippolyte), 1873.
Foubert (Edmond), 1872.
Hottot (Ernest), 1865.
Jobey (Eugène), 1878.
Jouninet (Félix), 1855.
Le Masson (Victor), 1869.
Lepoitevin (Alph.), 1882.
Levionnois (Jean), 1840.
Miette (Alphonse), 1874.

D. Pluquet (Charles), 1870.
Poitevin (Edmond), 1866.
Equerdreville (*Cherbourg*)
Ph.Bon (Paul), 1842.
Pieux (Les).
D. Bernard (Jules), 1868, ✻.
Bonamy (Jean), 1833.
Leduc (Edouard), 1846.
Ph.Boulard (Charles), 1882.
Crouin (Octave), 1867.
Saint-Pierre-Eglise.
D. *Legalcher-Baron (P.), 1843. ✻, 12 h. à 2 h. rue du Calvaire.
Legalcher-Baron (A.), 1886, de 8 h. à 9 h. et de 12 h. à 2 h. rue du Calvaire.
*Vauvray (A. C.-E.), 1866. O ✻, midi à 2 h. rue du Calvaire
Ph.Levallois (Bien-Aimé), 1865.
Siouville (*Flamanville*).
D. Lenoir (César), 1854.
Tourlaville (*Cherbourg*).
D. Malaussène (Aug.), 1877.
Vast (Le).
D. Gorju (Alfred), 1858.

COUTANCES.

D. Dudouyt (Pierre), 1876.
Hamel (L.), Paris, 1884, de midi à 2 h. près la cathédrale.
Hamel-Préfontaine, O. ✻.
Laisney (Ed.-Emile), 1865.
Lelandais.
Tanqueray (Franc.), 1837.
Of. Dudouyt (Jean-Bapt.), 1863.
Lemière (Léonor), 1843.
Ph.Baize (Achille), 1863.
Damecourt.
Daniel (A.-L.), 1865.
Marquez (Manuel), 1841.
Agon.
D. Pauger (Louis), 1848.
Vincent (Napoléon), 1877.

Ph.Villain-Marais, 1837.
Bréhal.
D. Bellière (Th. de la), Paris
   1874. ✹, A., de 1 à 2 h.
   mardi, de 10 à 3 h. Dim. à
   9 h.
Ph.Gasté, 1882.
Cérences.
D. Pignard.
Of. Briens (Paul-Antoine), 1837.
Cérisy-la-Salle.
D. Eudes (Théodore), 1839.
   Eudes fils, 1878.
Ph.Huard (D), 1881.
Gavray.
D. Jouault (Frédéric), 1868.
Of. Hecquard.
Ph.Lebigot (Victor), 1868.
   Leroux.
Hambye.
D. Niobey (P.-Al.), Par., 1848, ✠.
   Quesnel, 1877.
Of. Carpon (Charles), 1862.
Ph.Duval.
Haye-du-Puits (La).
D. Letarouilly (S.), 1884.
   Levesque (P.-Franç.), 1822.
   Saint-Lô, 1878.
Ph.Benoist (Maxime), 1839.
   Le Chauteux (Léon), 1861.
Hudimesnil (*Bréhal*).
D. Lebreton (Louis), 1848.
Lessay.
D. Lenoël (Auguste), 1861.
Of. Ridard.
Montmartin-sur-Mer.
D. Danlos, 1879.
   Guillemin (Almire-Adolphe),
      Paris, 1855, de 7 à 10 h.
      matin et midi à 2 h.
Ph.Fontaine.
Montsurvent
(*Saint-Malo-de-la-Lande*).
D. *Bonté (Eugène), 1859.
Périers.
D. Jacquet (Edouard).
   Lefèvre (Victor), 1863.
   Lemaître (Edouard), 1853.
   Leroux, 1879.

Ph.Guérard (Louis), 1867.
   Gilles, 1883.
   Thomas.
Régnéville.
D. *Lelandais, ✹ A.
Of. Leclerc (Julien).
Saint-Martin-de-Cénilly.
D. N...
Saint-Sauveur-Lendelin.
Of. Sadot.
Trelly (*Quettreville*).
D. Mesnage.
   Pignard.

MORTAIN.

D. *Dufour (Edmond), 1874.
   Lahoussaye (Améd. de), 1841
   Leriche (Pierre).
Ph.Buisson, 1872.
   Fleury (Louis), 1872.
   Piel (Augustin), 1853.
Barenton.
D. Petit (Jules), 1871.
Ger.
D. Mauger-Lavente (Ch.), 1863.
Isigny-le-Buat.
Ph. N...
Juvigny-le-Tertre.
Ph.Lemardeley (Roland), 1874.
Saint-Georges-de-Rouelley.
(*Barenton*).
D. Malon, 1880.
Saint-Hilaire-du-Harcouët.
D. *Hantraye (Désiré), 1865.
   *Roullin (Isidore), 1815, vice-
      prés. de la Soc. loc.
   *Vaugrente (Michel), 1855.
Ph.Guérir (Gustave), 1860.
   Hamel (Franç.), 1873.
   Ville (de Varillies), (F.) 1868.
Saint-Pois.
Ph.Haguais (Léonor), 1838.
   Legeard (Magloire), 1843.
Sourdeval.
D. Enguehard (Eugène), 1866

D. Heurtaud (Pierre), 1846.
Of. *Palix (Eugène), 1869.
Ph. Almin (Henri), 1857.
    Beaugeard (Félix), 1870.
    Bigot (Louis), 1837.
       Teilleul (Le).
D. Saucet.
Ph. Blairot (Victor), 1879.
    Guérin (Jean), 1868.
    Hamel, 1860.

VALOGNES.

D. Briquebec (Charles), 1868.
    Dansas (Benjamin), 1828.
    Lebouteiller (Raoul), 1872.
    Leneveu (Armand), 1848.
    Leneveu (Charles), 1878.
    Sébire (Louis-Aug.), ✳,
    1831.
Ph. Mauduit (Paul), 1865.
    Roland, 1875.
       Barfleur.
D. Dalidan, (L.), Paris, 1845.
    tous les jours.
    Fatome, 1878.
Ph. Delamer (Eug.), 1862.
       Barneville.
D. Lecannellier (Alph.), 1849.

       Bricquebec.
D. Langevin (C.-F.), Paris 1872.
    Le Durdinier (Joseph), 1836.
Ph. Delatelle, 1871.
    Garnier (François), 1837.
       Montebourg.
Of. Crocquevielle (Martial), 1857
    Faucon, 1883.
Ph. Aillet (Léon), 1837.
    Saillard, 1883.
       Picauville.
    (Pont-l'Abbé-Picauville).
D. Le Cruel (Frédéric), 1852, ✳.
    Viel (Jean-Bapt.), 1878.
Of. Sehier (Bernard), 1835.
Ph. Sadot (Jean-Franç.), 1834.
       Sainte-Marie-du-Mont.
D. Legoupil (Isidore), 1850.
    Le Sénécal (P.-Ad.), 1848.
       Sainte-Mère-Eglise.
D. Legoupil, 1882.
    Menté, 1882.
Ph. Grandin (Louis-Aug.), 1840.
       Saint-Sauveur-le-Vicomte
D. Belley (Louis), 1875.
Ph. Morin (Eugène-L.-M.), 1860.
       Saint-Vaast.
D. Hubert (Paul), 1880.
    Ménard, 1877.
Ph. Lucas, 1880.
    Marais, 1874.

MARNE.

Population : 421,800 hab. — 130 Docteurs en médecine; 63 Officiers de santé; 62 Pharmaciens. — Association locale des Médecins du département. — Association locale de l'arrondissement de Vitry-le-François.

Cinq arrondissements : Châlons-sur-Marne, Epernay, Reims, Sainte-Menehould, Vitry-le-François.

CHALONS - SUR - MARNE

D. *Bonnet.
. Castilhon.
  *Collin, 1866.
  *Delacroix (L.-Rémy), 1839,
      vice-présid. de la Soc. loc.
  *Flamain, 1871.
  *Giraux (H.-A.), Paris, 1875,
      lund., merc., sam., de
      1 h. à 3 h., rue de Chas-
      lilnol, 12.
  *Grizou (Paul), 1877.
  Mohen (Charles), 1843.
  *Richard (Léon), 1870.
Of. Aumignon.
Ph. Aumignon.
  Bottmer (G.), 1880, pl. de la
      République.
  Champaguat.
  Michel.
  Ollivier (Jules), 1846.
  Ploussard, 1876.
  Schmitt, 1876.
  Thuveny (Jean-Em.), 1867.
      Aigny (*Juvigny*).
  N...
  Bouy (*Mourmelon-le-Grand*).
Of. *Gobillard.
      Courtisols (*L'Epine*).
Of. *Gillot (Emile-Adolphe), 1842.
  Guérin (J.-B.), 1842.
      Jâalons.
Of. Soyeux, 1877.
      Juvigny.
  N...
      Mourmelon-le-Grand.
Ph. Rohrbacher (Ch.), 1884.
      Pogny.
D. Renaudin (V.), 1881.
  Saint-Hilaire-le-Grand.
      (*Suippes*).
Of. Coliard, 1846.
  Soudron (*Bussy-Lettrée*).
D. *Evrain (Gustave), 1861.

      Suippes.
D. *Coïon (L.-J.-B.), 1851.
  *Godard, 1880.
      Togny-aux-Bœufs.
      (*Vitry-la-Ville*).
Of. *Levêque (Hormisdas), 1838.
      Vertus.
D. *Bonnet (Cléophas), 1859.
  *Brisson, 1880.
Ph. Levasseur (Edmond), 1867.

ÉPERNAY.

D. *Couillaud (Jean), 1857.
  *Damideaux (J.-B.-Fl.), 1856,
      de 11 h. 1/2 à 1 h., rue
      des Jancelins, 24.
  *Evrard(E.-L.),Str.,1867,à1h.
  Harbulot.
  *Palle (Louis), 1864.
  *Pellot, 1880.
  Rousseau (Jean-Bap.), 1822.
  *Véron, 1874.
Of. Calvet.
Ph. Billard.
  Masson, 1870.
  Rémy, 1879.
  Strapart (Paul), 1865.
  Vermont, 1880.
Ablois (*St-Martin-d'Ablois*).
  N...
      Allemant (*Sézanne*).
D. Jamard (Amédée), 1863.
      Anglure.
D. *Foucart (Pierre), 1868.
Of. Czerwinski (Hyac.), 1876.
      Avize.
D. *Laydeker, 1878.
  *Jannequin.
Ph. Bouiller (Joseph), 1878.
  Ducognon (Ch.-T.), 1837.
Bannes (*Fère-Champenoise*).
Of. Collin (Rémy), 1855.

Barbonne-Fayel.
Of.*Oudiné (Ch.-Aug.), 1849.
Baye.
D.*Favre (Adrien), 1844.
Congy (*Etoges*).
D. Nau, 1877.
Damery.
D. Verdet (Jean-Jules), 1838.
Of.*Gaillard, 1879.
Dormans.
D.*Moret (Louis), 1876.
Of.*Limasset (Aug.-Th.), 1871.
Ph.Antain, 1878.
Bleirad, (A.) 1883.
Esternay.
D.*Dunand, 1878.
Of.*Senoble (Eug.-Ant.), 1846.
Etoges.
Of.Petitpas (Pierre-Ant.), 1838.
Faux-Fresnay (*Pleurs*).
D. Leveau (Jules-Louis), 1847.
Fère-Champenoise.
D.*Masson (Jules), 1878.
*Plicot (Charles-Alfr.), 1857.
Ph.Vannier (Ferdinand), 1843.
Gault (Le).
Of.*Davesne (Alexandre), 1832.
Marcilly-sur-Seine.
D. Gros, 1859.
Villiers-Herluison, 1866, *n'ex. plus.*
Mareuil-le-Port.
(*Port-à-Binson*).
D. *Remy (Esp.-Alex.), 1839.
Mesnil-sur-Oger.
N...
Montmirail.
D. Beckerich (A.), Paris, 1877, de 1 à 2 h.
Of. Grosjean. 1863.
Ph.Sarrazin (Henri), 1854.
Orbais-l'Abbaye.
D.*Bourelle (N.), 1850, *n'ex. plus.*
*Ollivier (G.), Paris, 1874.
Of.*Clément, 1875.

Pleurs.
D. *Choquart (E.-M.-L.), Paris, 1878, de midi à 2 h.
Plivot (*Epernay*).
D. Chollet (Jules-César), 1859.
Saint-Just.
D. Verlet (Casimir), 1842.
Sézanne.
D. *Barbaste, 1884.
*Hugé (Amable), 1856.
*Patenôtre, 1878.
Ph.Gérardin, 1869.
Jolly (L.), Paris, 1870, 1re cl.

REIMS.

D. Bettinger (Charles), 1881.
*Bienfait (J.-N.), président de la Soc. loc.
Boudant, 1884.
*Brébant (J.-L.), 1867.
Champeaux (Emile), 187
Décès (J.-B.), 1829.
*Décès (A.-M.), 1857.
*Delacroix, 1866.
Delaunay, 1879.
Desprez (Jean-Ant.), 1835.
*Doyen (Octave), 1858.
Doyen fils, 1885.
*Faille (Charles), 1873.
*Fiselbrand (E.-L.), Paris, 1876, de 1 à 3 h., rue de l'Arbalète, 4.
*Galliet (H.), 1853.
*Gentilhomme (A.-J.), 1863, prof. supp. de chirurgie à l'Éc. de méd., chir. suppl. de l'Hôtel-Dieu, trés. de la Soc. loc.
*Gueillot, 1883.
*Habran, 1869, sec. de la Soc. loc., chir. suppl. de l'Hôtel-Dieu.
Harmand (Léon-Jean).
Haueur, 1874.

D. Henriot (H.).
*Henrot, 1867.
*Henrot (Adolp.), 1865.
*Hoët (Henri), 1881.
*Joliœur (H.), Paris, 1868. Boul. de la République, 13.
*Langlet, 1872.
Lemoine (Armand), 1865.
*Lévêque (Paul-Louis), 1873.
*Luton (Etienne-Alfred), 1859.
*Meunier, 1879.
*Morel, 1875.
*Panis (Alph.), 1861, A.
*Percheron, 1865.
Pitoy.
Robin. 1882.
*Seuvre (E.), Paris, 1874, de 2 h. à 3 h., rue Chanzy, 9.
*Strapart (Charl.), 1850.
*Thomas (J.-A.). 1853.
Of.*Jacob (J.), 1847.
*Louis.
*Poirier (P.), Brux., 1869, de 12 h. à 2 h., rue Gambetta, 16.
*Thierrard (F.-L.), 1831.
Ph.Bonfait, 1877.
Bonhomme, 1877.
Bonnard (Narc.-Alex.), 1865.
Bouroge.
Champeaux, 1874.
Colin (François), 1876.
Creutzer (Édouard), 1867.
Dollé (Emile), 1879.
Fleurent (Alex.-Eug.), 1867.
Fontaine.
Gallet (Louis), 1878.
Goubaux (H.-Ern.), 1853.
Grenet (J.), pl. d'Erlon. 36
Laby.
Lamorlette (Jean), 1878.
Lartilleux, 1869.
Lebœuf, 1820.
Lecomte.
Lejeune (Gustave), 1881.
Maulouet.
Mille.
Rigault.

Ph.Saint-Aubin (Ern.-L.), 1859.
Schir (Léon), 1877.
Schneider.
Thomas (Victor), 1871.
Vercallier.

Ambonnay (*Tours-sur-Marne*).
Of. Bourguignon (Ed.), 1857.
Lambert (Elie-Ad.), 1863.

Avenay.
D. Vincent, 1851.

Ay-Champagne.
D. *Ferreau (Henri), 1875.
Caillet (Henri), 1858.
*Grangé, 1877.
*Griffon (Ch.-Ant.), 1840.
Of.*Plonquet(J.-Louis),Str.1847.

Bazancourt.
Of. Brodier (Isid.-Adolph.), 1863.

Beaumont-sur-Vesle.
Of.*Foulon (Jules-Ch.), 1850.

Betheniville.
Of. Bertignon (Louis), 1874.

Bourgogne.
D. *Pichancourt fils, 1883.
Of. Louis (Paul), 1859.
Pichancourt (Auguste). 1852.

Cormicy (*Hermonville*).
Of.*Herbillon (Sim.-P.), 1862.

Châtillon-sur-Marne.
D.*Licourt (Nicolas), 1843.
Rémy (Ange-Alex.), 1856.

Chaumuzy (*Ville-en-Tardenois*)
Of. Suply (J.-P.-Al.), 1857.

Fismes
D. *Godard (P.), 1865.
*Maillant, 1869.
Of. *Claudat, 1879.
Labbé (Rich.-Eug.), 1837.
Ph.Brampain, 1879.
Gauthier (Jules), 1860.

Gueux (*Reims*).
D. Dumont, 1868.
Of.Labbé (Henri-Ans.), 1834.
Ph.Van-Burnen, 1878.

Hautvillers.
Of.*Chéruy, 1871.

Hermonville.
D. Dufour, 1834.

of. Buirou, 1849.
Jonchery-sur-Vesle.
D. Colaneri, 1884.
'Herbillon.
of.'Cugnet, 1839.
Pont-Faverger.
D. Dresch (Ferd.), 1878.
*Mercier (J.-Etienne), 1843.
of. Drouet, 1827.
Ph.Cortin, 1881.
Rilly-la-Montagne.
D. *Gallois (F.-Aug.), 1856.
of. Flomant (Nicolas), 1843.
*Gibert (D.), Reims, 1873, de 1 à 2 h.
St-Thierry (*Reims*).
of.*Collet (P.-A.), Paris, 1839.
Verzenay.
of.*Chevalier (Henri), 1863.
Tours-sur-Marne.
D. *Herpé (Eugène), 1840.
Verzy.
of.*Baronnet.
Villedommange (*Reims*).
D. Laurent.
of.*Créveaux (Isidore), 1856.
Ville-en-Tardenois.
D. *Garnier.
*Vignon (Fréd.-Eug.), 1857.
of.Vignon fils, 1881.
Villers-Marmery (*Verzy*).
D. sSthal.
of. Flonson (Jules), 1850.
Vitry-lez-Reims.
D. *Bavaut.
*Collard.
*Lamothe.

SAINTE-MENEHOULD.

D. *Guillemin (P.-Maur.), 1857.
*Ludot (Joseph), 1881.
*Nidard (J.-Fréd.), 1845, ✳.
*Simon (C.-P.), Paris, 1870, jeudi et samedi. 1 h. à 3 h.

Ph.Frotté (L.-Em.), 1865.
Géraudel, 1871.
Auvé.
of.*Camuset (Jean-Louis), 1858.
Givry-en-Argonne.
of.*Pouillot (Jules), 1864.
Saint-Rémy-sur-Bussy (*Auvé*).
of. Baissière (Eug.), Paris, 1839.
Sommepy.
of. Collard, 1879.
*Roger.
Somme - Suippes (*Suippes*).
of. Macquart (J.-F.), 1852.
Valmy (*Auvé*).
of. Jesson (E.-C.) 1876, à 1 h.
Vienne-le-Château.
of.*Collard (Sylvain), 1853.
Ph.Frotté (Nicolas), 1826.

VITRY-LE FRANÇOIS.

D.*Bompard, 1873, trés. de la Soc. loc.
Charroy (Fr.-Eug.), 1841.
*Forfer, 1882.
Martin (Adolphe), 1837.
*Ménard (Ch.-Alf.), 1857, médecin du bur. de bienf., insp. des pharm., vice-prés. de la Soc. locale.
*Mougin, 1873.
*Vast (Louis-Mar.), 1864, ancien int. des hôp. de Paris, chir. en chef de l'hôp., prés. de la Soc. loc.
Ph.Bardel, 1875.
Galloud (F.), Paris, 1874. 1° cl.
Collet, 1869.
Ouriet (Romain), 1858, pl. d'armes, 5.
Bassuet (*Vanault-les-Dames*).
of. Barbat (Sébastien), 1858.
Bussy-le-Repos (*Charmont*).
of.*Laurent.

Chaussée (La).
Of.*Gaussard (Thomas), 1836.
Favresse (*Haussignémont*).
D.* Guénard, 1862.
Giffaumont(*Les-Grandes-Côtes*)
Of.*Vautrin (Jean), 1838.
Haussignémont.
Of.*Didelot (Claude), 1842.
Heiltz-le-Maurupt.
D.*Leroux (J.-Bapt.), 1847.
Larzicourt.
(*Saint-Rémy-en-Bouzemont*).
D.* Lavigne (Et.-Claude), 1856.
Loisy-sur-Marne (*Vitry*).
D.* Salleron (Ch.-Sost.), 1849.
Meix-Tiercelin (Le)
(*Sompuis*).
N...
Saint-Amand.
Of.*Richou (Ch.-Ed.), 1842.

St-Rémy-en-Bouzemont.
D.* Mathieu (Pol-Anat.), 1862.
Sermaize.
D.*Damourette (Franç.), 1854,
inspect. des eaux minér.,
secrét. de la Soc. loc.
*Guillemard (Léon), 1877.
Ph.Varnier, 1876.
Sommesous.
Of.*Hubert (L.-Ch.), 1836.
Somsois.
D.* Cappé (Em.-Léop.), 1869.
Soudé-Sainte-Croix
(*Bussy-Lettré*).
Of. Lemoine (Ulysse), 1849.
Vernancourt
(*Vanault-les-Dames*).
D. Jeanpierre, 1882.
Vitry-en-Perthois
(*Vitry-le-François*)
N...

MARNE (HAUTE-).

Population : 254,876 hab. — 97 Docteurs en médecine, 10 Officiers de santé ; 29 Pharmaciens. — Association locale des Médecins du département.

Trois arrondissements : Chaumont, Langres, Vassy.

CHAUMONT.

D.*Dauvé, 1884.
*Guillaume, 1874.
*Lamiral, 1864.
Michel, 1845.
*Mougeot, 1843, prés. de la
Soc. loc.
*Mougeot (Paul), trés. de la
Soc. loc.
*Renaud, 1882.
Ph.Birgi (Fr.), Nancy, 1885, pl.
de l'Hôtel-de-Ville, 7. Lau-
réat de l'Ecole de phar-
macie.
Crampon.
Ronot.
Sollier.

Andelot.

D. *Guyot.
Merger, 1835.
Arc-en-Barrois.
D. Desalle, 1865.
*Poullain, 1855.
Biesles.
Of.*Jeanniot.
Blaise.
D. Quénard, 1855.
*Régnier.
Bologne.
D. Blanchard, 1860.
Of. Soyers, 1823.
Bourmont.
D. *Michel (F.), Str., 1860, de
10 à midi, dimanche et
jeudi.

Ph.Voillemin.

Breuvannes.
D. *Cornevin, 1867.
*Planté, 1865.
Bricon (*Château-Villain*).
D.*Boyaud, 1854.
Château-Villain.
D. *Masse, 1865.
Ph.Ségournand, 1840.
Cirey-les-Mareilles (*Andelot*).
D. Bayard (A.), 1836.
Clefmont.
D. Monceau (Th.-A.-F.), 1850.
Colombey-les-Deux-Eglises
D. *Dauvé.
Ferté-sur-Aube (La).
(*Clairvaux-Aube*).
D.*Roussel, 1852.

Forcey (*Bourdons*).
D. Dauvé, 1852.
Graffigny (*Bourmont*).
D. Bailly, 1845.
Maranvile.
Of. Clément, 1860.

Nogent-le-Roi.
D. *Flamarion, 1869.
*Reverchon, 1848, secrét. de
la Soc. loc.
Of.*Bringeon-Vitry, 1884.
Ph.Grandsire.
Reynel (*Andelot*).
D. *Gérard.
Saint-Blin.
D. Savouret, 1854.
Saint-Thiébaut (*Bourmont*).
D. Bertel.
Vignory.
D. Forgeot, 1854.

LANGRES.

D. Bailly, 1880.
Cersoy (P.-M.-A), Paris,
1866, de 1 à 2 h.
*Demongeot de Confebvron,
1828, ✳.

Maladière-Montécot, 1818.
Michelot, 1883.
*Naudet, 1861.
*Pignerol, Paris, 1874, de 1
à 2 h.
Ph.Chapusot (P.-F.), Dij., 1872.
Paulin, 1881.
Renty, 1881.
Sommelet, 1873.
Thérion (Paul), 1863.
Anrosey.
(*La-Ferté-sur-Amance*).
D. Vautrin, fils.
Auberive.
D. Vincent, 1859.
Bourbonne-les-Bains.
D. Balley, 1838.
Balley fils, 1869.
Bézu.
Bougard (E.-N.), Par., 1857,
de midi à 2 h., médecin
consultant.
Bouvier, 1856.
Cabasse (Ch.-J.), Paris, 1848,
O. ✳, de midi à 1 h.
*Causard (A.), Paris, 1861, de
2 à 4 h.
*Duprey.
Magnin, 1831.
Mercier, 1876.
Renard, 1820.
Ph.Bompard, 1850.
Habert, 1843.
Vitrey, 1861.
Coiffy-le-Bas.
(*Varennes-sur-Amance*).
D. Humblot, 1876.

Cusey (*Prauthoy*).
D. Guyonnet, 1847.
Dammartin (*Montigny-le-Roi*).
D. *Guyot, vice-pres. de la Soc.
locale.
*Guyot fils, 1884.
Fayl-Billot (Le).
D. *Dropet (Ch.), 8 mai, 1863.
*Géry, 1872.
Ph.Robert, 1846.

Ferté-sur-Amance (La).
N...
Genevrières (*Fayl-Billot*).
Of. Cordier, 1823.
Longeau.
D. *Petit.
Montigny-le-Roi.
D. Lapre, 1828.
*Thoulouse, 1850.
Neuilly-l'Evêque.
D. *Colas, 1877.
Of. Thiebaut, 1875.
Parnot (*Bourbonne-les-Bains*).
D. Patezou.
Pisseloup.
(*La-Ferté-sur-Amance.*).
D. Degand, 1856.
Prangey (*Villegusien*).
D. Bernard, 1841.
Prauthoy.
D. Dormont, 1875.
Ph.Gourmet, 1875.
Pressigny (*Faly-Billot*).
D. Grossetête, 1847.
Rolampont.
D. *Martin, 1867.
Saint-Loup-sur-Aujon.
Of. Richardot, 1850.
* **Varennes-sur-Amance.**
D. Michel.
Robert (F.-P.), Paris, 1833.
Voisey.
D. Bernard, 1863.

VASSY.

D. *Chevance (Alf.), 1878.
*Jobard (Jules), 1878.
*Mathieu (N.-J.), 1868.
Ph.Laurent (Achille), 1874.
Martin, 1878.
Mercier (L.), Paris, 1880,
1re cl., rue des Juifs.
Ceffonds (*Montiérender*).

D. Thévenin (Ch.-Cyr), 1866.
Dommartin-le-Saint-Père
(*Doulevant*).
D. Mathelin (Jules), 1883.
Of. Mathelin (Jules), 1854.
Doulaincourt.
D. *Cottenot, 1879.
Doulevant.
D. Jaquelin (Abel), 1875.
Eclaron.
D. *Chaudron (M.-L.-A.), Paris,
1878, cons. tout le jour,
visites de nuit.
Chompré, 1863.
Eurville.
D. Aluizon, 1869.
Germay (*Poissons*).
Of. Collin, 1869.
Joinville.
D. Bertel.
*Collot (Emile), 1853.
Harmand, 1870.
Munière.
Paturet (J.-F.), 1839.
*Royer (Louis), 1881.
Ph.Billon.
Lamberton.
Louze (*Montierender*).
D. Geoffroy, 1880.
Montiérender.
D. Bodès 1860.
Ph.Poinsot.
Osne-le-Val (*Curel*).
D. *Royer, 1871.
Perthes.
D. Sellier.
Poissons.
D. Dulceux (J.-N.), 1851.
Ph.Janoly.
Saint-Dizier.
D. *Chardin, 1879.
*Guinoiseau, 1878.
Homery.
Lhomme.
*Pierrard (Hippolyte), 1800.
Ph.Charmeteau (V.), 1886, ex-
interne, r. du Marché, 48.

Ph.Lefèvre (Ch.), 1850.
   Gauthier, 1878.
   Rollet (Justin), 1857.
   Vigeannel (M.), 1876.

Sommevoire.

D. *Mongin (Jules), 1839, vice-prés. de la Soc. loc.
Of.*Rignier (Ernest), 1842.

MAYENNE.

Population : 344,884 hab. — 70 Docteurs en médecine ; 17 Officiers de santé ; 38 Pharmaciens. — Société locale des Médecins du département.

Trois arrondissements : Laval, Château-Gontier, Mayenne.

LAVAL.

D. *Angot, 1862, ✳, méd. de l'hôp. et du ch. de fer, trés. de la Soc. locale.
   *Bucquet, 1883.
   *Cellier, 1877, chirurg. de l'hôp., secr. de la Soc. loc.
   *Chevalier, 1875.
   Crié, 1833, ✳.
   Defontaine, 1864, *n'ex. pas.*
   *Doisneau, 1862, membre du Cons. d'hyg., vice-prés. de la Soc. loc., méd du lycée et du Tribunal.
   *Goujeon, 1878.
   Lambert, 1863, *n'ex. pas.*
   *Larue, 1872.
   Normand, 1865.
   *Souchu Servinière, 1857, mé. de l'hôp, memb. du Cons. d'hyg., pr. de la Soc. loc.
   *Véleau, 1877.
Ph.Brou, 1861.
   Galereau, 1875.
   Guibé, 1884.
   Joubert, 1873.
   Labbé (A.), 1863, rue des Serruriers, 1.
   Mottay, 1876.
   Quéhéry-Dugravier, 1861.
   Roger, 1873.
   Tramblay.

Ahuillé (*Laval*).
Of.*Georget, 1878.
Andouillé.
Of.*Besneux, 1867.
   *Chabrun, 1879.
Baconnière (La).
D. *Delaunay, 1878.
Croixille (La) (*Juvigné*).
D. Denouault-Girardière, 1869.
Evron.
D. *Gouléard-Desforges, 1878.
   *Sourdin, 1866.
Ph.Bellanger (A.), Paris, 1872.
   Vignes, 1872.
Gravelle (La).
Of.Creuzet, 1863.
Meslay-du-Maine.
D. Bigot (H.), Par., 1883, de 8 h. à 11 h., vend. et dim.
   *Fortin, 1869.
   Picou, 1836.
   Pieau, 1835.
Ph.Poussin.
Montsurs.
D. *Jacob, 1851.
Of.*Desvignes, 1850.
Ph.Maubert, 1851.
   Séhier (P.), Aug., 1874.
Nuillé-sur-Vicoin (*Laval*).
N...
Port-Brillet.
Of.*Pénélet, 1875.

Saint-Ouen-des-Toits
(Port-Brillet).
of.*Sauvé, 1873.
Sainte-Suzanne.
D. *Nory, 1877.
Vaiges.
D. *Bertron, 1868.
of.*Combes, 1878.

CHATEAU-GONTIER.

D. *Abafour, 1865.
Despiau, 1879.
Folliot, 1884.
Homo, 1857.
Jousselin, 1850.
Mignot, 1886.
Sauvé, 1847.
Tertrais, 1850.
ph.Blard, 1868.
Damicourt, 1878.
Habert, 1871.
Nail, 1861.
Pasquier, 1872.
Querruel, 1840.
Ballée.
of.*Anneau, 1876.
Ader, 1874.
Bierné.
D. Letort (A.), 1881.
Bouëre.
D. *Godivier, 1869.
Provenaz, 1880.
Cossé-le-Vivien.
D. *Steimer (H.), 1875.
*Trochon (G.), Paris, 1879.
ph.Amoureux, 1862.
Craon.
D. *Bodinier, 1883.
Morillon, 1865.
*Rigot, 1853.
ph.Duplan (P.), 1883.
Gasnier, 1884.
Cuillé.
D. *Guéret, 1865.
Daon.
D. Pradel, 1880.

Quélaines.
of.*Clavreuil, 1881.
Renazé.
of.*Clisson, 1883.
Guérif, 1835.
Saint-Aignan.
D. *Leray, 1876.
Saint-Denis-d'Anjou.
D. Riveau.
Villiers-Charlemagne.
D. *Brière, 1885.

MAYENNE.

D. Chabrun, 1879.
*Gandais père, 1837, ✳.
Lapointe.
*Morisset, 1879.
Ponthault (Emile), 1844; *n'ex.
plus.*
Sauvé, 1875.
ph.Dubail, 1868.
Jouannault, 1879.
Nory, 1874.
Pouteau, 1861.
Alexain.
N...
Ambrières.
D. Lebrun, 1883.
Renault, 1862.
ph.Veniard, 1839.
Bais.
D. Bosc, 1868.
Guilleux, 1880.
ph.Desnos, 1849.
Ernée.
D. *Lambert, 1863.
*Voisin, 1860.
of. Bouessel.
ph.Bazillon, 1876.
Chevallier, 1886.
Duval, 1867.
Fougerolles.
D. Destaix, 1877.
ph.De Soye (B.-T.), Ang., 188.

Gorron.

D. Garnier, 1841.
   Lecomte, 1879.
Of. Duhail, 1859.

Ph. Guesdon, 1864.
Javron.
Of. Normand, 1846.
Lassay.
D. Lebreton, 1869.
   Le Marchant, 1832.
   *Mauny, 1882.
   Piette, 1843.
Ph. Dumesnil, 1843.
   Maubert, 1838.
Montaudin.
Of. *Bricard, 1856.

Pooté (La).
D. Casteran, 1857.
Prez-en-Paille.
D. Forget (B.-P.-A.), Par., 1879,
   de 11 h. à 1 h., samedi,
   de 8 h. à 3 h.; rue de
   Caen.
Ph. Gesbert, 1881.
Saint-Denis-de-Gastines.
D. *Daniel (Ch.), Paris, 1883, de
   7 à 10 h. mat.
Villaines-la-Juhel.
D. *Bruneau, 1860.
   Corbin, 1852.
   Girard, 1882.
Ph. Boulard, 1876.

MEURTHE-ET-MOSELLE.

Population : 519,317 hab. — 175 Docteurs en médecine; 16 Officiers de santé; 73 Pharmaciens. — Faculté de médecine à Nancy. — Association locale des Médecins du département.

Quatre arrondissements : Nancy, Briey, Lunéville, Toul.

NANCY.

D. *Ancelon (L.-Ch.-J.), 1877.
   *André (Ch.-Albert), 1865.
   Aubry (G.), 1885.
   Bagnéris, 1879.
   *Baraban, 1875.
   *Beaunis, 1856, ✳.
   *Bechet (Dom.-Henri), 1833.
   *Bernheim (Hipp.), 1867, ❀ I.
   Champouillon, 1850, O. ✳.
   *Chardin (Eug.), 1858.
   *Charpentier, 1877.
   *Chatelain (Charles-Léopold),
   1849.
   *Chrétien, 1873.
   *Contal (J.-Bapt.-Alph.), 1845.
   Coze, 1842, ✳.
   *Demange (J.-B.-Ch.), 1840,
   ✳, ❀ I., prof. adj. à la
   Fac. de méd., méd. des
   hôp., vice-prés. du Cons.

d'hyg., président de la
   Soc. locale.
   *Demange (Emile), 1874, ❀ I,
   prof. agrégé, secrét. de la
   Soc. loc., méd. de l'hosp.
   des vieillards.
   Devaux.
   *Didion (Alexis), 1852, ✳.
   *Didion (P.-L.), 1883.
   Etienne, 1880.
   Feltz, 1860, ✳.
   *Friant.
   *Friot (V.-E.), 1878.
   *Ganzinotti (J.-L.), 1882.
   Garnier.
   *Grandeau (L.), Paris, 1886,
   faub. St-Jean, 24; *n'ex. pas.*
   Guillemin (A.-F. P.), 1883.
   *Gross, 1868, ❀, I.
   *Hecht, 1855.
   *Henrion (Henri), 1861.
   *Hergott, 1840. ✳.

D. *Hergott fils, 1875.
*Heydenreich, 1877.
Hypolitte, 1879.
Knœpfler, 1886.
*La Flize, 1862.
*Lallement (Jos.-Napoléon), 1864.
Langlois.
*Lévy (Ch.), 1867.
*Lévy (Emile), 1875.
Lhuillier (C.-E.), 1845.
Liébaut (Ambroise-Auguste), 1850.
Macé, 1882.
*Marchal (Eug.), 1857.
Nicolas, 1885.
*Parisot (Vict.), 1836, ✳.
*Parisot (P.-M.-Emile) Paris, 1858, de 1 h.1/2 à 2 h.1/2, rue Stanislas, 34.
Parisot (Pierre), 1884.
Pierre, 1882.
*Piroux, 1861.
*Poincaré (Emile-L.), 1852, ✳.
*Reboulleau (Théoph.), 1865.
*Reibel (Jules), 1873.
*Remi, 1880.
René (Albert), 1877, agrégé (malad. des yeux, de midi à 2 h.), rue St-Dizier, 72.
*Rohmer, 1879.
*Roussel (Pierre), 1831, ✳.
*Sadler (A.), Nancy, 1879, de 9 h. 1/2 à 11 h., pl. Stanislas, 5.
Schichle.
Schlagdenhauffen.
*Schmitt, 1879.
Schuhl (J.), 1883.
Simon, 1882.
*Sizaret.
*Sogniès (Armand), 1868, trés. de la Soc. loc.
*Spillmann (Paul), 1868.
*Stœber (A.), 1876, oculiste, de 1 à 3 h., rue Stanislas, 66.
*Tourdes, 1832, ✳, doyen de la Faculté, vice-président de la Soc. loc.
*Valentin (Camille), 1868.
Vallois, 1883.
Vautrin.
*Weiss (Th.), 1880.
Of. Brasseur.
Gony (Ern.), 1884.
Perchet.
Ph. Arquevaux, 1880.
Balme (Charles), 1879, rue Saint-Dizier, 61.
Balme-Fraisse, 1876.
Boulet, 1873.
Cabasse, 1877.
Dorez (J.), 1884, 1re cl., rue des Quatre-Eglises, 2.
François, 1873.
Gault-Hesse, 1re cl., 1863.
Gentil, 1re cl., 1874.
Hommel, 1re cl., 1875.
Jeandel, 1873.
Lécuyer, 1re cl.
Monal (Jean-Louis), 1883. 1re cl. — Droguerie.
Morel, 1re cl.
Poulet, 1re cl., 1874.
Reutinger, 1874.
Royer, 1re cl., 1879.
Simonin, 1re cl., 1884.
Slodki, 1881.
Thomassin, 1877.
Tranchant (Ant.-C.), 1re cl., 1859.
Varissot.
Vesque (J.-Benjamin), 1870.

Champenoux
(Bouxières-aux-Chênes).

Of. *Hally, 1876.

Custines

D. *Dard, 1877.

Diarville

Of. Colnot, 1848.

Dieulouard

D. *Mansuy (Alex.-Edm.), 1872.
Of. Bernard, 1853.

Dombasle.
D. *Rémy, 1873.
Ph.Pariselle, 1875.
Flavigny.
D. *Georges, 1856.
  *Bertrand (Georges).
Fraisnes (*Diarville*).
Of.*Clément (Hipp.), 1853.
Frolois (*Flavigny-sur-Moselle*).
Of.*Magnien(Jul.-Céleste), 1845.
Frouard.
Ph.Schemmel, 1878.
Haroué.
D. *Cunin, 1873.
  Rouyer (Nicolas-Aug.),1850.
  Thomassin (Nicolas), 1866.
Ph.Leconte, 1872.
Laxou (*Nancy*).
D. Langlois, 1873.
  *Sizaret, 1860.
Leyr.
D. *Quenette, 1873.
Malgrange.
D. *Picard, 1873.
Malzéville (*Nancy*).
Of.*Nollet, 1850.
Moncel-sur-Seille.
D. Lasauce.
Nomény.
D. *Brocard (Ch.-Adolphe,)1859.
Of.*Claude (Hubert-Aimé),1835.
Ph.Dalbin (H.), 1874.
  Knecht (Louis-Fr.), 1838.
Pagny-sur-Moselle.
Ph.Lienhard, 1882.
Pompey (*Frouard*).
D. *Claude (Séba.-Emile), 1862.
Pont-à-Mousson.
D. *Baurain (Louis-Félix), 1861.
  Mahl (Ern.), 1865.
  *Maillard (L.-C.-A.),   aris 1867, à 10 h.
  *Mangenot (Nicolas), 1872.
  Pierron, 1877.
  *Schacken (de).
  Zarkowski, 1838.
Ph.Cary, 1879.

Ph.Deflin, 1830.
  Habillon, 1866.
  Habis-Reutinger, 1878.
  Mangenot (C.-M.), 1871.
Pont-Saint-Vincent.
D. Andreux (M.), 1880, de 11 à
    2 h. et 6 à 8 h. soir.
  Müller (A.), 1881, de midi
    à 1 h. 1/2, r. Nationale, t.
Ph.Maxant (P.), 1re cl., 1876.
  Peter.
Rosières-aux-Salines.
D. *Chrétien (Joseph-François),
    1858.
  Sprancel, 1884.
Saint-Nicolas-du-Port.
D. *Duprey, 1876.
  *Marchal, 1879.
Of. Clément (Eugène), 1850.
Ph.Durollet, 1869.
  Mangenot, 1867.
Thésey-Saint-Martin.
    (*Nomény*).
D. François.
Vezelise.
D. *Borom (Louis-Joseph), 1831.
  *Cugnien (Jean), 1852.
  Génot, 1879.
  *Thouvenin (Ch.-Ant.), 1858.
Ph.Forcachon, 1871.
  Koechly (Charles), 1862.
Vroncourt (*Vezelise*).
D. Voinot, 1873.

BRIEY.

D. Cornet (Phil.), 1877.
  Crevoisier (de) (M.-J.-C.-H.),
    1847.
  *Laurent, 1879.
Ph.Fauché (P.-F.), 1846.
  Winsbach, 1856.
Audun-le-Roman.
D. Mangin (Richard), 1877.
  Boismont (*Pierrepont*).
Of. Marchant, 1878.

Conflans-en-Jarnisy.
D. *Granjean, 1870.
Ph.Miltgen (J.-Pierre), 1864.
Hussigny-Godbrange.
D. Burgun, 1885.
 Jarny (*Conflans-en-Jarnisy*).
D. Dorvaux, 1880.
  Jouaville (*Batilly*).
D. Jacquin (Hubert), 1881.
   Longuyon.
D. *Comon (Fr.-Ch.), 1850, ✳,
  vice-prés. de la Soc. loc.
 *Marie (Paul-Léon), 1873.
 *Romand, (Mart.-Ern.), 1869.
Ph.Billiard (G.-Hon.-Em.), 1880.
 Veynante, 1880.
 Peter.
   Longwy.
D. Camusel, ✳.
 Coliez (Désiré), Paris, 1836,
  n'ex. plus.
 *Coliez (E.), Paris, 1873, de
  8 à 10 h.
 *Freschard (Jos.-Em.), 1876.
 Olinger (Jean), 1873, de 8 à
  10 h.
 Roch (J.-B.), 1845.
Ph.Beckerick (N.-L.), 1882, 1re
  classe.
 Moulnier (Jules), 1857.
 Statu (Gust.), 1873.
   Mars-la-Tour.
D. *Vigel (Fer.), 1864.
Ph.Moraczweski (Emile), 1874.
   Mercy-le-Haut.
Of. Bontemps, 1843.

   Mont-Saint-Martin.
D. Bernard, 1856.
   Norroy-le-Sec.
D. Bermont (Cl.-J.-D.), 1858.
   Onville.
D. *Maurice, 1878.
   Pierrepont.
Ph.Rachon (Ch.-L.-Alb.), 1881.
Serrouville (*Audun-le-Roman*).
D. *Fourrier (J.-B.), 1852.
 Fourrier, 1883.

Tucquegnieux (*par Briey*).
Ph.Emmanuel (Ch.), (*n'ex. pas*).
 Villers-la-Montagne.
D. *Lelorrain (Henri), Str., 1868.
  de 6 à 8 h. du matin.
 Haut, 1885.

LUNÉVILLE.

D. *Aubry, 1872.
 Ducret.
 *Job (A.), 1871
 *Maire, 1877.
 *Mégrat, 1863
 *Monginot, 1851, ✳ A.
 Paulin, 1879.
 *Saucerotte 1852.
 *Simon, 1848.
Ph.Diot, 1878.
 Ducret, 1884.
 Lazare, 1865.
 Lootz, 1878.
 Parmentier, 1881.
 Perotel, 1872.
 Riklin, 1882.
 Saunier (Ch.), 1874. Tablet-
  tes Vasy.
 Schangel, 1880.
   Baccarat.
D. *Alizon, 1871.
 Mangin, 1839.
 Schmitt, 1884.
Of. Saucerotte, 1840.
Ph.Klein, 1833.
 Sauveur, 1885.
   Badonviller.
D. *Messier, 1855.
Ph.Goury, 1850.
   Bayon.
D. *Bouhon, 1873.
 Mergaut, 1844, ✳ I.
Ph.Harbulot (G.), 1884, 1re cl.
   Blamont.
D. *Hanriot, 1884.
 *Zimmermann, 1881.
Ph.Reinstadler, 1874.
   Cirey.
D. *Martin, 1859.   23.

Ph.Durupt, 1879.

Einville.

D. *François, 1876.
*Molard (Victor), 1870.

Gerbeviller.

D. Grasse, 1876.
Labrevoit, 1835.
Lotz, 1880.
Ph.Abelhauser, 1883.

Ogeviller (*Blamont*).

D. Sesselman, 1879.

Saint-Maurice.
(*Badonviller*).

D. Mirbeck (de), 1862.

Xure (*Parroy*).

D. Curin de la Garde, 1865.

TOUL.

D. Bancel (Camille), 1877.
Bouchon.
Chapuis, 1879.
*Leclère, 1867.
*Manson (Alfred), 1860.
*Nacquard (Paul), 1871.
Poignon.

Ph.Baraban (Gust.-Ch.).
Greiner (Ch.-Henri).
Husson (Camille).

Arnaville (*Pagny-sur-Moselle*).

D. Lepage (P.-P), 1857.

Avrainville (*Domèvre-en-Haye*)

Of. Harmand (L.-Fr.-Xav.), 1868.

Bernécourt(*Noviant-aux-Prés*).

D. Brundsaux, 1854.

Blénod-lès-Toul.

D. Contal.

Colombey-les-Belles.

D. Habert, 1859.
*Lebert (Gust.-Louis), 1869.
Ph.Bisch.

Favières

D. *Carel.

Foug.

D. *Serrière (H.-V.), Paris, 1866,
8 h. matin.

Lagney (*Toul*).

Of. Gilet.

Liverdun.

D. *Sognet (P.-Th.), 1874.

Thiaucourt.

D. *Lahaye, 1840.
Ph.Perrin.

Vandeléville.

D. *Cadiot.

MEUSE.

Population : 289,861 hab. — 98 Docteurs en médecine;
11 Officiers de santé ; 38 Pharmaciens. — Association des Médecins de Commercy, Bar-le-Duc Verdun et Montmédy.

Quatre arrondissements : Bar-le-Duc, Commercy, Montmédy, Verdun.

BAR-LE-DUC.

D. *Chardin (E.), 1874, ✳.
Drapier (Ch.), ✳.
Dubois (Louis), ✳; *n'exerce plus.*

D. *Ficatier (Jules), 1878.
*Gelly (Lucien), 1864.
*Legendre (Ferdinand), 1854.
Micault (Edmond), 1867.
*Michel (L.-François), 1854,
méd. en chef de l'hôpit.,
méd. du chemin de fer de
l'Est, memb. du Conseil

d'hyg., vice-prés. de la
    Soc. loc.
    *Pierson (Jules), 1835.
    Virlet, ✳.
Ph.Badin (Jean), 1843.
    Bala (Rémy-Emile), 1855.
    Dethorey, 1881.
    François (Max-Nicol.), 1877.
    Krick (Claude-Léon), 1864.
    Picquot (Ed.), 1856.
    Schœffler (Charles), 1877.
Ancerville.
D. *Gayot, 1874.
Beauzée.
D. Gillet (René), 1870.
Condé-en-Barrois.
D. Buvelot (Camille), 1876.
Cousances-aux-Forges.
D. *Weiss (G.-A-F.), Nancy, 1880,
    lauréat de la Faculté.
Of. Pascal (J.-A.), 1837.
Fains.
D. Chaussinand (H.), Lyon,
    1881, à l'asile d'aliénés.
    *Giraud (A.), Paris, 1871, à
    l'asile d'aliénés.
Génicourt-sous-Condé.
(*Condé-en-Barrois*).
D. *Berthelemy, 1880.
Laheycourt.
D. *Jacquinet (Achille), 1867.
Ligny-en-Barrois.
D. *Caussin (Edmond), 1855.
    *Géminel (Ch.-René), 1840.
    *Hutin, 1877.
    *Toussaint (Pierre), 1839.
Ph.Bazard (A.), 1re cl., N., 1881.
    Munier (A.), Paris, 1875.
    Loisey (*Bar-le-Duc*).
Of. *Cochet (Oscar), 1877.
Montiers-sur-Saulx.
D. Colin.
    *Drouot (Maxime), 1878.
    Gonsiewski (Hippol.), 1839.
Naives-devant-Bar.
(*Bar-le-Duc*).
D. *Boullet (Gaston), 1869.
Nettancourt (*Revigny*).

D. Lignot (Jean-Bapt.), 1835.
Revigny.
D. Celson (Louis).
    *Thomas (Gust.), 1858.
Of.*Broussier (Charles), 1836.
Ph.Petit, 1871.
Robert-Espagne.
D. Pissot (Em.), Paris, 1885,
    tous les jours de 8 à 10 h.
Rumont (*Varincourt*).
D. *Barbier (Joseph), 1851.
Stainville.
D. *Guidon (H.), Lille, 1882,
    mardi, jeudi, samedi, de
    11 h. à midi.
Triaucourt.
D. *Babin, 1867.

COMMERCY.

D. *Baux, 1872.
    *Boyer, 1867.
    *Burluraux.
    Nivelet (Fr.), 1834, ✳.
    Nivelet (Nicolas-René).
    Verjus (Ferdinand), 1868.
Ph.Laforêt fils, 1867.
    Marson (Em.), 1862.
    Schir.
Gondrecourt.
D. *Depantaine, 1854.
    *Hanin, 1843.
    *Magnan, 1862.
Ph.Boob (A.), 1re cl., Nancy,
    1884.
Lacroix-sur-Meuse
N...
Lérouville.
Of. Vautier.
Mauvages.
D. *Desjardins, 1862.
Maxey-sur-Vaise.
D. *Hagen, 1855.
Sampigny.
D. Mariotte (N.-H.), Paris, 1831,
    tous les jours.

D. *Vicq (Camille).
Saint-Mihiel.
D. *Canton (Albert), secr. de la
Soc. loc.
*Dupont (Ferd.), 1849.
*Hémelot (Alph.), 1858.
Lamoureux.
*Larzillière (L.-Christ.), 1844,
méd. en chef de l'hôp.,
memb. du Cons. d'hyg.,
prés. de la Soc. loc.
*Robert (Gust.), 1866, trés.
de la Soc. loc.
Ph.Humbert (Jacques), 1862.
Huot (Nic.-Nap.), 1879.
Malard, 1874.
Sauvigny.
D. *Melcion (Gustave), 1878.
Sorcy.
Of. Manson, 1826.
Treveray(*Demange-aux-Eaux*).
D. *Dordelu.
Of. Chenot, 1834.
Vaucouleurs.
D. Cabasse, 1876.
Grégoire (A.).
Ph.Maréchal, 1876.
Vigneulles.
D. *Brunet.
*Rémy, 1849.
Villotte.
Of.*Richard (Ferdinand), 1880.
Void.
D. *Grandjean (Eugène), 1846.
*Rouyer, 1875.
Ph.Grenier, 1854.

MONTMÉDY.

D. Hacherelle, 1854, ✻.
*Spiral, 1841, ✻.
*Spiral fils, 1873.
Ph.Celice (J.-B.), 1843, ✻; *n'ex.
plus*.
*Rigaud (Marie), 1879.

Consenvoye (*Sivry-sur-Meuse*).
Of.*Bertrand, 1872.
*Toussaint, 1847.
Ph.Nickel (Victor), 1861.
Damvillers.
D. *Maillard.
Ph.Dumont, 1878.
Dun-sur-Meuse.
D. *Celice (Léon), 1874.
*Rigaux, fils, 1884.
Ph.Christophe.
Jametz (*Louppy*).
Of.Corbe, 1848.
Mangiennes (*Spincourt*).
D. Jeanroy, 1844.
Marville.
D. Dubois, 1865.
Ph.Ville (J.), Nancy, 1881.
Montfaucon.
D. *Engel.
Muzeray (*Spincourt*).
D. *Didion (Alexandre), 1872.
Spincourt.
D. Blaising.
Stenay.
D. Ducluzeau, 1853.
Ducluzeau fils.
*Thiébaut.
Ph.Vauthrin(P.-L.-T.-M.),Nancy
1881, 1re cl.
Warin, 1873.

VERDUN.

D. *Cicille (Henri), 1877.
Geury, 1879.
*Lescuyer (Félix), 1863.
*Lespine (Alb.), 1877.
Madin (Jean), 1822, ✻.
*Neucourt (Lambert-Félix),
1844.
*Paris (Paul), 1866.
*Verdun (Ernest), 1872.
*Villard, Paris, 1878, de 11
à 2 h., rue Chaussée, 19.
Ph.Chamouin (Charles), Paris,
1859, 1re cl

Choffel, 1882.
Lapanne (E.), 1882.
Neucourt (L.), 1839.
Trailin (Georges), 1877.
Bonzée (*Manheulles*).
D. Ledrolle (D.), Paris, 1866.
Buzy.
Of. Trinquart.
Clermont-en-Argonne.
D. Collot (Charles), 1848.
*Godfrin (Alfred), 1869.
Ph.Bonneuil (de), 1872, ex-méd. mil., à 11 h. mat.
Gand (Léon), 1875.
Dieue.
D. *Delavaux, 1878.
Etain.
D. Crucis (Léon), 1874.
*Japin (Ernest), 1857.
*Parisot (J.-B.-E.), Paris, 1845, 8 h. mat.

Ph.Heisch, 1874.
Lalande.
Fresne-en-Voëvres.
D. Lecompte.
*Robinet (Jean-Simon), 1865.
Ph.Warin, 1877.
Le Thillot.
N...
Mont-sous-les-Côtes.
(*Manheulle*).
D. Didier (E.), Stras., 1837, le matin.
Souilly.
D. Colin.
Tilly (*Souilly*).
D. *François (Pierre-Ern.), 1863.
Varennes-en-Argonne.
D. *Mathieu (Albert), 1873.
Tranchard (Louis), 1849.
Ph.Daubrée (Franç.-Em.), 1849.

MORBIHAN.

Population : 521,614 hab. — 60 Docteurs en médecine; 13 Officiers de santé; 30 Pharmaciens. — Association locale pour le département.

Quatre arrondissements : Vannes, Lorient, Ploërmel, Pontivy.

VANNES.

D. *Blanche (Joseph), 1869.
*Closmadeuc (Th. de), 1855, prés. hon. de la Soc. loc.
*Eon, 1847, O. ✱, vice-président de la Soc. loc.
Fouquet fils, 1868.
Giquel, 1873.
*Mauricet (J.-Jos.), 1822, ✱.
*Mauricet (Alph.), 1863.
Morel.
Ph.Guillevin (J.), 1881.
Jouanguy (Hipp.), 1870, 1re classe.
Le Bot (Ern.-Th.-M.), 1878.
Marquis.

Mélan (François), 1876.
Perrin (René), 1851.
Carentoir.
Of.*Boucher (Paul-Marie), 1857.
Gacilly (La).
Of. Pidou (Franç.-Marie), 1865.
*Robert (Paul-Raphaël), 1864.
Muzillac.
D. Drouet (Ange), 1874.
*Ecorchard (André), 1853.
Questembert.
D. Passillé, 1845.
Of. Passillé (Aimé-Alf.), 1877.
Ph.Bayon (Charles), 1881.
Thibaut (J.-Baptiste), 1873.
Roche-Bernard (La).
D. *Cornudet (Fidèle-M.), 1844.
Duclos (Joseph), 1879.

Ph.Liber (Jean-Marie), 1870.
Rochefort-en-Terre.
D. *Duhel (François), 1850.
Hervéou (Gustave), 1884.
*Le Glouahec (Pierre-Marie),
1869.
Sarzeau.
D. Audic (E.), Paris, 1876, de
2 à 4 h.
*Bourdet (Ferd.-Em.), 1873.

LORIENT.

D. Bodélio (Louis), 1871.
*Cousyn (Louis-Ed.), 1870,
secrét. de la Soc. loc.
*Fatou (Eugène), 1855, prés.
de la Soc. loc.
*Jacolot (Alph.-Arist.), Paris,
1861, O. ※, de midi à
2 h., pl. Bisson, 2.
Laville (Jos.-Alph.), 1872.
Le Diberder (Victor), 1837.
Le Diberder (P.-M.), 1869.
Le Moyne (Julien-M.), 1878,
trésor. de la Soc. loc.
Marc (Jacques-Marie), 1866.
Mauge.
*Sauvage, 1883.
*Thomeuf (P.-Léon), 1859.
*Waquet (L.-M.-Ant.), 1877.
Ph.Bouglé (Hyacinthe), 1864.
Cochet (Franç.), 1860, n'ex.
plus.
Gosse (Ed.-M.-M.), 1874.
Joubaud (L.-Marie), 1856.
Lecorno (E.), Paris, 1873.
Le Glouahec (Eug.-L.), 1873.
Renoult (Eug.-Marie), 1863.
Auray.
D. *Eonnet (J.-M.-A.), 1868.
*Jardin (Alex.-Marie), 1871.
Ph.Gauthier (Mathurin), 1820.
Morcette (Alfred), 1840.
Belle-Isle-en-Mer (*Le Palais*).
D. Pitache (Eug.-Marie-Anne),
1877.

Ph.Lanco (Ch.-A.-E.), 1862.
Carnac.
D. *Lefranc (Jos.-Ange), 1881.
Of. Roperch (Jean), 1847.
Hennebont.
D. Evano (Jules-Marie), 1854.
*Guillevin (Fr.-M.-V.), 1873.
Ph.Dannet (Ch.-Julien), 1858.
Kerentrech-Lorient.
D. Le Garrec (P.), Paris, 1876,
de midi à 2 h.
Plouay.
D. Le Garrec (P.-Louis), 1876,
de midi à 2 h.
Laraussie (O.), 1865.
Ph.Brient, 1880.
Pontscorff.
D. Durand, 1837.
Port-Louis.
D. *Guillemart (J.-B.), 1868.

PLOERMEL.

D. *Goupil (François), 1853.
Of. Daversin (Auguste), 1857.
Ph.Coullorh (P.-M.), 1876.
Daversin (Léopold), 1863.
Guer.
Of. Brénugat (Auguste), 1859.
Ledieu (Pierre-Victor), 1837.
Josselin.
D. Delebecque (A.-H.-M.), 1874.
*Paulus (Paul), 1841.
Ph.Gernigon (Jean-Bapt.), 1835.
Thouault du Hauvillé (Théo-
phile), 1857.
Malestroit.
D. *Daversin (Alfred), 1866.
*Robert (J.-Marie), 1864.
Robert (J.-Marie fils, 1880.
Ph.Le Bot (E.-T.-M.), 1878.
Mauron.
Of. Guillotin (Joseph), 1850.
Jamyot (Emmanuel), 1845.
Plumelec.
D. *Moizan (Jean-M.), 1849.

Saint-Brieuc-de-Mauron
(*Mauron*).
Of. Gicquiaux (Pierre), 1856.

PONTIVY.

D. Daguillon (Léon-Jos.), 1856.
Glais (Joseph-Marie), 1875.
*Langlais (Pierre), 1875.
Le Fur (Frédéric), 1852.
Ph.Le Rouzic (Louis), 1875.
Mered (Louis), 1882.

Baud.
D. *Delord (Etienne), 1853.
Ph.Pascal (P.-L.-Marie), 1880.
Faouet (Le).
D. Kérédan (A.), Paris, 1854.
Roger (Victor), 1856.
Of. Nayel (Paul), 1821.
Gourin.
Of. Guilloux (Louis), 1859.
Guéméné-sur-Scorff.
D. *Champenois (Louis), 1859.
*Richard (J.-B.), 1847.
Locminé.
D. *Aubry (Paul-M.-J.), 1882.
*Nouet (Ange), 1874.
Ph.Lemarchand (Henri), 1847.

NIÈVRE.

Population : 347,576 hab. — 105 Docteurs en médecine; 7 Officiers de santé; 42 Pharmaciens. — Association locale des Médecins du département.

Quatre arrondissements : Nevers, Château-Chinon, Clamecy, Cosne.

NEVERS.

D. *David (Ch.), 1868, chir. en chef de l'hôp., vice-prés. de la Soc. loc.
Fichot (Séb.-Ch.), 1850.
*Gasztowt, trés. de la Soc. loc.
*Jourdan, 1873.
*Lefèvre (Albert), 1885.
*Martin (Henri), 1883.
*Ranque, 1859.
*Robert-Saint-Cyr, ✳, ❦ A, prés. hon. de la Soc. loc., méd. de l'hôp., méd. du lycée.
*Robert-Saint-Cyr fils, Paris, 1879, méd. adj. de l'hôp., ch. de fer, de midi à 1 h., rue de l'Oratoire, 47.
*Subert, 1863, médecin adj.

de l'hôp., secr. gén. de la Soc. loc.
Ph.Binet, 1874.
Dujon (Pierre), 1871.
Fichot (Charles), 1858.
Hurbain (Philippe), 1877.
Javillier (Jacques), 1872.
Maillard (Jean-Bapt.), 1874.
Mouton (Alexis), 1862.
Pigeon (Cam.-Jean), 1873.
Provost-Comoy, 1855.
Touret (Jean-Jules), 1878.
Anlezy.
D. Soudan (Pierre), 1852.
Cercy-la-Tour.
D. Walsdorff (Joseph), 1872.
Decize.
D. *Comoy (Pierre), 1876.
*Dezautières père, 1842.
*Gros (J.-B.), 1859.
*Roy (J.-B.), 1821.
Ph.Archambault, 1873.

Ph.Raymond, 1882.
Fourchambault.
D. *Combeau (Emile), 1866.
 *Gautier (L.), Paris, 1872,
 de midi à 2 h.
 Pigeon, 1837.
Ph.Boutron.
Fours.
D. *Decertaines, 1834, ✻.
 Diard (Gabriel), Paris, 1881,
 de 7 h. à 9 h. matin, de
 1 h. à 2 h. après-midi.
 Jonon (Théobald), 1859.
Guérigny.
D. Delille.
 Lecomte.
Imphy.
D. Dounie, 1838.
Ph.Comoy.
Lucenay-lès-Aix.
D. Denozier, 1855.
Dornes.
D. Brouillet.
Machine (La).
D. *Dezautières fils, 1870.
Pougues-les-Eaux.
D. *Bovet (Ch.), méd.-insp. des
 eaux de Pougues.
 *Janicot, médec. cons.
 *Mignot, 1859, président de
 la Soc. locale, présid. du
 Cons. d'hyg., insp. des
 ph., médec. cons.
 Rougon (J.-C), Paris, 1861,
 ✻, médec. consult.
Saint-Benin-d'Azy.
D. *Ravet.
Of.*Plissard, 1837.
Ph.Baudot (G.), 1880.
Saint-Pierre-le-Moutier.
D. *Lomet (Xavier), 1863.
 *Mouzat.
 *Ramage, 1879.
Ph.Béraud (M.), 1876.
 Giraud (J.-Ferd.), 1871.
Saint-Saulge.
D. *Auvert.
 *Philippon, 1882.

*Rondu.
Of.*Berdoux, 1829.
Ph.Ferrier (Ant.),

CHATEAU-CHINON.

D. Bogros (J.-M.), 1848.
 Boullenot (Phil.), 1830.
 *Lemoine (Paul), 1876.
Ph.Grancourt (Cl.), 1869.
 Mongin (Jean-Marie), 1872.
Arleuf-du-Morvan.
Of. Navault (Alph.), 1842.
Chatillon-en-Bazois.
D. *Zylinski, 1866.
Ph.Frébault, 1863.
La Noile.
Of. Guillien, 1831.
Luzy.
D. Bertrand, 1863.
 Bricard, 1832.
 Gros (Ant.-Phil.), 1840.
 Luquet, 1885.
Ph.Colin.
Montsauche.
D. Gandaubert, 1873.
 *Monot (Charles), Paris, 1857,
 ✻, vice-prés. de la Soc.
 loc.
Moulins-Engilbert.
D. *Jouannin, 1853.
 *Thirault, 1871.
Ph.Defosse (Aug.-Marie), 1859.
 Navault, 1840.
Saint-Honoré-les-Bains.
D. *Binet (M.), Paris, 1873, de
 8 à 9 h. matin et de 1 à
 3 h. soir.
 Breuillard, 1870.
 *Collin (E.), Paris, 1852, ✻,
 ✻ A, méd. inspecteur.
 *Collin (H.) fils, Paris, 1885.
 Comoy (A.), Paris, 1877,
 maladies des oreilles et
 du larynx, de 2 à 4 h.
 *Odin (Marius), Str., 1867, ✻,

de 1 1/2 à 3 h.; *l'hiver à Nice*.
Rasse, 1837.

CLAMECY.

D. *Beaufils, 1881.
Heulard d'Arcy, 1830.
*Maringe, 1867.
*Regnault (Alfred), 1868.
*Roëllinger (Léger), 1877.
Sellier, 1848.
Ph.Chapuis (Clém.), 1862.
Guerreau (Elie), 1860.
Renard, 1885.

Asnan (*Tannay*).
D. *Cointe (Ch.-Gab.), 1858.

Brassy (*Lormes*).
Of.*Pernin (Ch.-Léon), 1868.

Brinon (*Les Allemands*).
D. Bourdereau, 1854.
*Regnault (Albert), 1873.

Corbigny.
D. Billard.
*Fichot (Jules), 1868.
Lantier.
*Paillard (André), 1867.
Ph.Charrier.
Jardé (Victor), 1874.

Corvol-l'Orgueilleux.
D. Ferry (Jules), 1879.

Entrains.
D. Juventy, 1840.
Ragon, 1859.
*Suryot (Désiré-Prosp.), 1877.
Ph.Dechaux (Phil.), 1876.

Lormes.
D. Guyot.
*Lantier, 1880.
Of.*Borne de Gouvault, 1854.
Ph.Faucard (J.-Léopold), 1864.

Monceaux-le-Comte.
D. N...

Neuffontaines.
(*Bazoches-en-Morvan*).
D. *Girard.

Tannay.
D. *Charpentier, 1862.
Gourjon.
Ph.Bernos (Camille), 1884.

Varzy.
D. *Gaveau d'Angerville, 1841.
*Gaveau d'Angerville fils, 1876
*Paillard (Théod.), 1875.
Ph.Suisse, 1882.

COSNE.

D. *Laurent.
*Maydieu.
*Moineau (Emile), 1855.
*Moineau (Jules).
*Valois (Henri), Paris, 1876,
de 11 h. à 1 h., avenue
de la Gare.
Ph.Chabin (Arthur), 1875.
Noël (François), 1853.

Bouhy
(*Saint-Amand-en-Puisaye*).
N...

Champlemy.
D. *Palley (Jean-Pierre), 1858.

Saint-Malo.
D. Ducoudray (Félix).

Charité (La).
D. *Corté, 1875.
*Gallopain.
*Mathieu (Auguste), 1839.
*Perrier, 1851.
*Raillard, 1871.
Ph.Chauvin (Léonard), 1862.
Dircksen (Eug.), 1874.

Châteauneuf-Val-de-Bargis.
Of.Adam (Abel).

Donzy.
D. *Aurousseau (Guillaume).
*Billetout.
Dhubert, 1839.
Durand.
Ph.Guiéland (Léon), 1872.

Neuvy-sur-Loire.
D. Dehlenne, Paris, 1883.

Pouilly-sur-Loire.

D. *Basset (Franç.-Jos.), 1845.
 *Gaulon (Pierre-Edme), 1866.
 *Gautier (Eug.).
Ph.Clément, 1867.
 Faivre, 1841.
Prémery.
D. Caix (Eugène), 1883.

Charpentier fils, 1866.
Ph.Bouchicot, 1843.

Saint-Amand-en-Puisaye.

D. *Thomas (Michel), 1868, de
 midi à 1 h.
Ph.Cavy (François), 1867.

NORD.

POPULATION : 1,519,585 hab. — 335 Docteurs en médecine;
192 Officiers de santé; 254 Pharmaciens. — Association locale
des Médecins du département.

Sept arrondissements : Lille, Avesnes, Cambrai, Douai, Dunkerque, Hazebrouck, Valenciennes.

LILLE

D. *Arnould (Jules), 1857, rue
 Solférino.
 Augier (G.), rue Henri-
 Kolb, 48.
 Baelde, r. de l'Hôp.-Milit.,60
 Baltus (Ernest), 1874, rue
 Négrier, 10 *bis.*
 Baroux (Paul), 1884, rue
 Colbert. 68.
 Barrois (Théod.), rue Lan-
 noy, 37.
 *Baudry (S.). 1874, de 2 à
 4 h., rue Jacquemars-
 Giélée, 14.
 Béchamp (Pierre), père,
 1856, rue des Fossés, 36.
 Béchamp fils, (Marie-Jos.),
 1875.
 *Bécourt, rue de Bouvines, 3.
 Brissez (Joseph-Adolphe),
 1829, rue Sainte-Cathe-
 rine, 7.
 Caire (Claudius), 1852, rue
 Jacquemars-Giélée, 87.
 *Caron, r. St-Gabriel, 4.
 *Castelain (F.), 1869, place
 des Reignaux, 24.

D. *Castiaux (J.-Ch.), ⚜ A,
 1873, rue Solférino, 120.
 *Cazeneuve (Valentin), O ✳,
 1836, présid. de la Soc.
 loc., associé national de
 l'Acad. de médecine de
 Paris, rue des Ponts-de-
 Comines, 26.
 Chatain, quai Basse-Deule,
 19 *bis.*
 *Chotin (Louis-Désiré), 1881,
 rue d'Amiens, 30.
 Cochet (G.), r. de Paris, 147.
 *Colas, rue de Roubaix, 11.
 Cuignet (L.-J.), ⚜ A, 1851,
 rue de l'Hôpital Militaire,
 68.
 *Coppens, r. du Molinet, 10.
 Debierre, rue de la Barre,
 75.
 *Delage (Cyprien-F.), 1856,
 rue des Fleurs, 18.
 Delassus, boulevard Vauban,
 114.
 *Demon (F.-X.), 1867, rue
 de Douai, 53.
 Desplats (Henri), 1870, bou-
 levard Vauban, 52.
 Druon, rue d'Esquermes, 6.

D. *Dubar, prof. à la Fac. de médecine, chir. des hôp., secrét. de la Soc. loc., pl. aux Bleuets, 26.

Dubois (Louis-E.), 1881, rue Bourgenbois, 5.

*Dujardin fils, (Alfred-Aug.), 1875, boulevard Vauban, 32.

*Duret, rue Jacquemars-Giélée, 77.

Eustache (Gonzague), 1864, r. Jacquemars-Giélée, 124.

Faucon, rue Alexandre-Leleux, 11.

*Folet, vice-prés. de la Soc. loc., boul. de la Liberté, n° 76.

*Garreau, rue Brûle-Maison, 28.

Gaulard, r. Jean-Sans-Peur, 44.

*Gorez (Pierre-Adolp.), 1873, rue Jean-sans-Peur, 12, secrét.-adj. de la Soc. loc.

.Guermonprez (Franç.-J.-O.), Paris, 1875, de 1 à 2 h., rue du Faubourg-de-Tournai, 52. Corresp. : Soc. de Chirurgie de Paris.

*Hallez (L.-St.), 1869, rue des Jardins, 16.

*Henry (Jules), 1854, rue de l'Hôpital-Militaire, 38 bis.

Hochstetter (Paul), rue de Fives, 44.

*Honnart (Alex.-Jean), 1855, rue de Coquelets, 18.

*Joire (Abel-J.-B.), 1830, rue Saint-André, 40.

Joire (Paul), rue Nationale, 113.

Ladoire (E.), r. Colbert, 185.

Lambin (Charles), 1880, rue des Postes, 91.

Legay, rue St-Jacques, 23.

Leloir (H.), 1881, mere. et vendr. de 2 à 4 h., place aux Bleuets, 34.

D. *Leroy (Ch.), 1875, rue de Tournai.

Lescœur (Henri), A., prof. à la Faculté de médecine.

Lienhart, rue des Postes, 13.

*Lingrand (Victor), Paris, 1872, rue Saint-Pierre, 29, de 2 à 4 h.

*Lober (C.-E.-D.), Paris, 1874, médecin des hôpitaux, de 1 à 3 h., r. Solférino, 234.

*Looten (Jules-A.), 1875, de 2 à 4 h., rue des Molfonds, 1.

Malapert-du-Peux (Ulysse), 1853, rue Patou, 5.

Monniez, rue de Fleurus, 20.

Morelle (Emile), 1840, place Cormontaigne, 40.

*Noquet (Vital), 1872, rue de Puebla, 33.

*Olivier (Victor), 1849, trés. de la Soc. loc., rue Solférino, 314.

*Paquet (Al.-L.), 1867, rue Notre-Dame, 28.

*Patoir (L.-J.), 1865, rue de Thionville, 16.

*Pilat (Charlemagne), ✳, 1843, vice-prés. de la Soc. locale, rue Jacquemards-Giélée, 36.

*Pucelle (Edmond-C.), 1849.

Raynal (Etienne), 1880, rue Ovigneur, 2.

Redier, rue de Pas, 1.

Rey (P.-F.), 152, rue de l'Hôpital-Militaire, 87.

Richard (Ch.), Paris, 1879, rue des Fossés-Neufs, 38, de 1 à 3 h.

Richard, rue Royale, 65.

Richez, rue Basse, 18.

*Robillard (Louis-Hyacinthe), rue de Thionville, 37.

Sacreste, rue André, 22.

D. *Testelin (A.-A.), 1837, vice-prés. de la Soc. loc.
Tourneux, rue Brûle-Maison, 57.
*Traill, rue Manuel, 87.
*Turgard, rue Masurel, 9.
Van Oye (S.), Paris, 1880, r. Charles-de-Muyssart, 6.
*Van Peteghem (François), 1878, of. de 1856, rue Colbert, 66.
*Verhaeghe (Oscar), 1864, rue Charles-Quint, 9.
Vorenoe, rue Colbert, 168.
*Wannebroucq (Emile), ✳, 1859, rue Jacquemars-Giélée, 25.
*Wartel (Adolphe), 1881, fg de Tournai, 99.
Wertheimer, rue Thiers, 36.
Of. Boutry (Anatole), 1861, rue de Douai. 79.
*Choteau (Adolphe-Joseph), 1860, rue du Faubourg-de-Roubaix, 88.
Cocheteux (Valentin), 1854, rue de la Plaine, 31.
*Daubresse (Ch.-Louis), 1836, rue de Gand, 49.
Deblonde (Henri-Léonard), 1852, rue de Bouvines, 13.
Dhaine, rue Delezenne, 7.
*Duhamel rue du Faubourg-de-Tournai, 202 *bis*.
*Labanhie (Léon-Aimé), 1871, rue des Bouchers, 12.
*Lautiaux (J.-Dés.-Ph.), 1838, rue Sainte-Catherine, 9.
Le Fort (Hector), 1870, rue Colbert, 44.
Legrand (Julien), 1872, rue d'Amiens, 14.
Maeght (Adolphe-Charles), 1866, rue d'Arcole, 38.
Paux (Pierre-Désiré), 1856, place Nouvelle-Aventure, 34.
Ph.Ardaens (Charles), 1863, fau-

bourg de Tournai. 46-48
Ph.Barbez (Ed.-Ch.), 1847, rue Neuve, 38.
Batteur (G.-Albert), 1880, rue Royale, 45.
Bourriez, rue Jacquemars-Giélée, 105.
Boutillier (Auguste-Ant.), 1839, rue des Suaires, 24.
Brochet (Louis), 1870, place du Lion-d'Or.
Bruneau (Léopold-Joseph), Paris, 1880, 1re cl, rue Nationale, 71.
Cambier (Léon-Joseph), 1868 rue des Ponts-de-Comines, 30.
Coasne (Ch.-François), 1858, rue des Prêtres, 28.
Courorble, r. de Douai, 13 *bis*.
Courtin (Emile), 1869, rue Saint-André, 10-12.
Deblock, fg de Tournai, 77.
Delahaye (Eugène-D.-E.), 1877, rue Nationale, 269.
De Lille, rue N.-Dame, 283.
Deroo (Aug.-Emile), 1859, rue de Paris, 119.
De Roubaix, r. de Gand, 45.
Desmareseaux (Drison-L.), 1860, rue Notre-Dame, 109
Doye (Emile), 1871, rue Bau-de-Welde, 25.
Dubus, rue des Arts, 7.
Duflos, rue Saint-André, 123.
Dupont (Lucien), 1877, rue des Postes, 31.
Duquesne, rue Solférino, 159.
Evrard, rue N.-Dame, 250.
Fanyau (Oscar-Joseph), 1875, place de Strasbourg, 4.
Foulon (Charles), 1875, Gr.-Place, 16.
Gobert et Cie, 1872, r. Esquermoise, 26 ; réception pour les achats, de 8 à 10 h. du matin.

Ph.Hérin (Emile), 1872, rue des Sarrazins, 24.
Hocquet, rue Gambetta, 64.
Holbecq (Ernest), 1881, rue Saint-Gabriel, 73.
Jurot, rue de Douai, 13 *bis*.
Lebrun (Jules-Phil.), place Philippe-le-Bon, 5.
Lemaire (Elie), 1860, rue Sec-Arembault, 34.
Lemoyne (Ch.), 1876, rue de Tournay, 133.
Lenglen
Lobert (Emile), 1873, rue Priez, 30.
Machelart (Anatole), 1873, rue Notre-Dame, 142.
Marchand (Emile), 1876, rue des Suaires, 3.
Miot (Ch.-Henri), rue Notre-Dame, 222.
Ozille, rue Esquermoise, 60.
Papegeay (Zacharie), 1867. rue des Postes, 108.
Périn (Zéphir), 1877, faubourg de Roubaix, 74.
Piedanna (Paul), 1874, rue d'Arras, 50.
Seingier (Amédée), 1873, rue Nationale, 26.
Selle, rue des Arts, 42.
Schmitt, rue Nationale, 117-119.
Sioen (H.), Lille, 1885, rue de Roubaix.
Thiébaut, pl. Richebé, 2.
Thibaut (David), 1874, rue des Augustins, 4.
Thienlet (E.), rue Colbert, 10,
Van Grevelynghe (Ernest), 1872.
Vanverts (Julien), 1867, rue de Paris, 199.
Vermesch, r. de Juliers, 105.
Waché (Henri), 1854, rue Esquermoise, 91.
Wagon, r. d'Esquermes, 45.

Annœulin.

Of. Delcroix (Arthur), 1882.
Herbeaux (Odilon), 1873.
Ph.Buquet (Henri-Jos.), 1879.

Armentières.

D. Dubar (Jean-Baptiste), 1864.
Lemoine.
Milliez.
Traisnel (Dieud.-L.-Joseph), 1876.
Vincent (Jules-Xavier), 1870.
Of. Daubresse (Louis), 1834.
Dujardin (Henri), Lille, 1860, de 1 à 3 h.
Duriez (Jules-Emile), 1868.
Ph.Cardon (Léon-Louis), 1879.
Carpentier.
Dautricourt (Louis-J.), 1866.
Honoré (Vital), 1870.
Jeanson (Edm.-Louis), 1860.
Maeght (Félicien-M.), 1867.
Mercier (H.-Jules), 1879.

Ascq.

Of. Richez (J.-J.), 1863.

Aubers.

Of. Carpentier (J.-C.), 1867.

Baisieux.

Ph.Denis (Arth.-Ch.), 1873.

Bassée (La).

D. Courtois (L.-C.), 1863.
Legrand (Victor), 1879.
Ph.Cailliez (Ferd.-Jos.), 1875.
Dahem.

Bersée.

Of. Duburque (Louis-Jos.), 1879.

Bondues.

Of. Breda (Raymond-V.), 1839.

Bousbeque (*Halluin*).

Of. Laman (Valentin-Jos.), 1843.

Camphin-en-Pévèle.
(*Baisieux*).

D. Staes (Cam.-Léon-Auguste), 1875.
Of. Staes (Léonard-Jos.), 1846.

Chereng (*Baisieux*).

Of. Roche (J.-B.), 1864.

Comines.

D. Vouters (P.-Fr.-L.), 1872.

D. Logic (Louis), 1840.
Viseur.
Ph.Crombé (Victor), Lille, 1879.

Croix.

D. Descarpentries (Alb.-Fél.), 1866.
Morival (J.), Paris, 1884, de midi à 2 h., Grande-Rue.
Of. Staes (Ferdinand), 1876.
Ph.Fauverghe (L.-A.-R.), 1874.
Montaigne.

Cysoing.

D. Desmons (F.-A.-A.), 1857.
Of. Meurisse (Bernard-Clovis), Lille, 1872, de midi à 1 h.
Ph.Gaillet (H.-J.), 1868.

Deulemont.

(Quesnoy-sur-Deule).

D. Dubois.
Of. Toffard (A.-L.-D.), 1876.

Ennetières-en-Weppes.

(Haubourdin).

Of. Vandersnikt (Franç.), 1828.

Flers *(Croix).*

Of. Delannoy (Auguste-Désiré), 1876.
Détroy (Alex.), 1843.

Fournes-en-Weppes.

D. Wallaert.
Ph.Denis (Adolphe), 1839.

Fretin *(Pont-à-Marcq).*

Of. Bleuzé (Jules), 1866.

Gondrecourt *(Seclin).*

N...

Halluin.

Of. Pierchon (Auguste), 1875.
Staes (Louis), 1850.

Haubourdin.

D. Cottigny (F.-P.-J.), 1862.
Desfontaine fils
Jacquet.
Of. Desfontaine, 1844.
Ph.Gruyelle (Ludovic), 1876.
Guermonprez (François-J.), 1845.

Hem *(Lannoy-du-Nord).*

Of. Coubronne (Léon), 1874.

Houplines *(Armentières).*

Of. Descamps (P.-L.-J.), 1868.
Milliez.
Ph.Carpentier (Ch.-Henri),1879.

Lambersart *(Lille).*

D. Martin (Léon), 1880.

Lannoy.

D. Croin (Victor), 1879.
Parmentier.

Linselles.

Of. Bonenfant (Phil.),1850.
Delbecq (G.), 1881.

Lomme.

D. Foucault.
Of. Lemaire (Théophile), 1852.
Ph.Devailly (H.-Désiré), 1879.
Fournier (Gustave), 1875.

Loos.

D. *Billon (Ed.-Jos.), 1838.
Hervieux (Paul-Ferd.), 1879.
Of. *Pruvost (L.-A.), 1860.
Ph.Dewailly.
Legroux.

Lys *(Lannoy-du-Nord).*

Of. *Petitbois, 1848.

Madeleine.

D. Benoit (Edouard), 1880.
Patoir (Louis-Joseph), 1864.
Of. Champenois (J.-Bapt.),1877.
Ph.Cafflaux (Henri-Em.), 1875.
Lagneau (Georges), 1881.
Vauverts (Emile), 1877.

Marcq-en-Barœul.

D.r Delecourt (Emile-Dés.), 1864.
Ph.Baelde (Albéric).
Chattelayn-Perus.

Marquette.

Of.Debruille (Charles), 1878.

Mons-en-Pévèle.

(Pont-à-Marcq).

Of. *Hérent (J.-A.), 1856.

Mouchin.

Of. Escouffe (A.-César), 1878.

Mouvaux *(Tourcoing).*

D. Chalhonb.
Of. *Vincent (Vict.-Alf.), 1868.

Pérenchies *(Lille).*

Of. Descarpentries (E.-D.), 1875,

Phalempin.

D. Annebicque.
  Brunet (Louis), 1883.

Pont-à-Marcq.

Of. *Desprez (L.-J.), 1857.
Ph. Licardy (André), 1re cl.,
  Montp.. 1856.

Quesnoy-sur-Deule.

D. *Dubuisset (L.-Désiré), 1836.
Of. *Pruvost (Ed.-L.-Alb)., 1856.
Ph. Béhague (Edm.), 1881.

Ronchin (*Lille*).

D. *Desmons (Jules), 1881.
Of. Dubuisset (J.-B.), 1834.
  Dubuisset (Charles), 1881.

Roncq.

D. Galissot, 1881.
Of. Cuisinier (Em.-Is.), 1844.

Roubaix.

D. *Bayart.
  Billaux.
  *Butruille (H.-V.), Paris, 1878,
    de 1 h. 1/2 à 3 h., rue du
    Château, 13.
  *Carette (Isid.), 1839, méd.
    des hôp. et hosp. civils.
  Debacker (Félix), 1881.
  *Chabert (G. de), Nancy,
    1875, de 1 à 3 h., rue
    des Arts, 57.
  *Degrandt (Cam.-Frédéric),
    1866.
  Delgrange (Louis), 1879.
  *Derville (Henri-Jos.), 1874.
  Druesne.
  *Dubron (Auguste), 1874.
  *Godefroy (Constant), 1843.
  *Godefroy (A.), 1877.
  Landry (Paul), 1858.
  *Largillière (Louis), 1879.
  *Lefèvre (Aug.-Henri), 1847.
  *Lepoutre (Charles), 1880, de
    midi à 2 h., rue Pau-
    vrée, 6.
  Philippart (Gabriel), 1843,
    maladies des femmes, ova-
    riotomie, maladies des
    organes génito-urinaires,

de 1 à 3 h., rue du Col-
  lège, 96.
Of. *Bernard (Adolphe), 1866.
  *Denis (J.-H.-C.), 1859.
Ph. Blasin (Joseph), 1879.
  Boyaval (Emile), 1879.
  Coille (Charles), 1861.
  Constant (Arth.-H.), 1874.
  Corbeau (Louis-Léon), 1875.
  Couvreur (Victor), 1874.
  Delcroix.
  Delelis (Camille), 1877.
  Deschodt.
  Deux (Octave), 1873.
  Dienne (Victor), 1873.
  Dumoulin.
  Fontaine (Ferd.-H.), 1869.
  Heisé-Noyon, 1879.
  Lagneau (Camille), 1879.
  Lefebre (Eugène), 1868.
  Legrand (J.-B.), 1867.
  Montaigne (H.-A.), 1865.
  Pauwels (Emile), 1871.
  Stichelbaut (Edouard), 1880.
  Taillier.
  Wicart (Victor-Emile), 1875.

Sainghin.

Of. Hennocq (Emm.), 1879.

Saint-André (*Lille*).

D. Bouchaud (J.-B.), méd. en
  chef de l'asile des aliénés
  de Lommelet.
Of. Ellart (Gustave), 1878.
  Mathias.

Seclin.

D. Bathiat.
  *Couvreur (Ach.), 1861.
Ph. Delahaye (H.-Eug.), 1846.
  Mallet (Fortuné), 1873.

Templeuve.

Of. *Hermand (Louis), 1845.
  Tison (François), 1880.

Thumeries.

Of. Blondeau (Rodolphe), 1878.

Tourcoing.

D. Brunet.
  *Cadeau (Em.-Ch.), 1874.
  Carette.

D. *Catteau (Jean-Fr.), 1876.
*Caudrelier (Joseph-Antoine), 1881.
Debaecker (Félix-L.), 1881.
*Dewyn (Léon), 1868.
*Dron (Gustave), 1880.
*Fichaux (J.-G.), 1858.
*Mathieu (A.-A.), 1859.
*Rogeau (Aug.-Vict.), 1874.
Of. *Cadeau (Ch.-Louis), 1834.
Dupont (Louis), 1859.
Ph.Billet.
Bruneau (Ern.-Henri), 1872.
Clayes (Louis-Joseph), 1881.
Courtin.
Decouvelaere.
Dedeuxville (E.-L.-H.), 1864, rue Mairie, 9.
Despinoy (Gustave), 1866.
Doublemart (Zéphir.), 1876.
Dubeaux.
Dubois (Ch.-Auguste), 1873.
Gruson (Emile), 1880.
Vanneuville.

Verlinghem.
(Quesnoy-sur-Deule).
Of. *Dubois (Hippolyte), 1866.

Wambrechies (*Lille*).
Of. Delmotte (Aug.), 1872.
,Ledoux (L.-Edmond), 1830.

Wasquehal (*Croix*).
D. Jacquart (F.-L.-A.-J.), 1861.

Wattignies (*Seclin*).
Of. *Dautricourt (Hippol.), 1869.

Wattrelos.
Of. *Barbry (Théop.), 1857.
Jacquemont (Léon), 1879.
Ph.Fourment (Emm.), 1875.

Wawrin.
Of. *Pinteaux (Ach.-L.), 1861.

Willems (*Baisieux*).
Of. Lemaire (Clément), 1872.

AVESNES.

D. *Marquis (Victor), 1873.

*Massot (A.), 1881.
*Mourouval (Ed.), 1872.
Of. Herbecq (Isidore), 1833.
Ph.Hombert (Oscar), 1877.
Lemoyne, 1843.
Raux (Camille), 1877.

Anor.
D. *Bessac (Jean-Marie), 1865.
Of.*Dupuis (Auguste), 1870.
Ph.Daubercles (Jules), 1877.

Bavay.
D. Malard (Ch.), 1879.
Mandron (P.-Joseph), Paris, 1866, de 1 à 2 h.
Ph.Crémont (Fernand), 1874.
Rousseau (Fernand), 1874.
Wirth (Léon), 1853.

Beaufort (*Hautmont*).
D. Massot (Louis-Aug.), 1839.

Berlaimont.
D. Bentignies (Léon), 1863.
*Cathelotte (J.-Jos.), 1872.
Ph.Massot (Hector), 1878.

Bousies.
D. Bourdon, 1884.
Of.*Cauchy (Al.-Franc.), 1857.
Ph.Beaudeau-Montebello.

Cartignies.
D. *Marq (Jules-Victor), 1875.

Cousolre.
D. Martin.
Of. Deltour (François), 1865.
Ph.Riquet (A.-H.), 1866.

Dourlers.
D. Desmazures (Pierre), 1833.

Englefontaine.
D. Vaille (Olida), Paris, 1867, de 7 à 8 h. mat.
Of.*Lenglet (Nestor), 1865.

Etrœungt.
D. *Foudrignier (A.-J.), 1868.
*Leclerc (A.), 1866.
Ph.Obled (Léon-Adolphe), 1864.

Feignies.
Of.*Cartier (Albert), 1856.

Felleries.
Of.*Leblon (Franç.-Jos.), 1852.

Ferrière-la-Grande.
(Maubeuge).
Of. *Hainaut (Emile-Jos.), 1859.
Ph.Delahaye (Alexandre), 1826.
Forest (*Bousies*).
Of. Leroy (Arthur), 1872.
Fourmies.
D. *Colliard (Jules), 1876.
*Drapier (Eugène), 1876.
*Lebon.
*Morat (Eugène), 1870.
Ph.Blas (Téléphore), 1874.
Boucher (Léon-Aug.), 1871.
Christ (Adolphe), 1868.
Taine (Ch.-Albert), 1874.
Gommegnies (*Le Quesnoy*).
Of. Croix (Ernest), 1879.
Ph.Coulon (Ernest), 1862.

Hautmont.
D. *Carre (Jules-Aug.), 1871.
Follope (Ch.-Louis), 1877.
Of. *Delannoy (Jérôme), 1859.
Ph.Denay (Léon).
Grard (J.-B.), 1852.
Wasselin (Vict.-Eug.), 1876.
Jenlain.
D. Delannoy (F.-R.), 1852.
Jeumont.
D. Riche (Camille), 1874.
Of. *Coudoux (Ad.-Ant.), 1855.
Poulet (Ch.), 1876.
Ph.Dubois (Octave), 1881.
Mathon (Jules-Fr.), 1842.
Jolimetz (*Le Quesnoy*).
N...
La Flamengrie (*Bavay*).
D. Crasquin (L.-J.-B.), 1878.
Landrecies.
D. Delcambre.
Dumoulin (Jules-Ch.), 1866.
Le Bas (Ant.-Paul), 1848.
Ph.Boutteraux (Charles), 1838.
Fournez (Louis), 1846.
Gigon (Louis), 1838.
Marbaix (*Avesnes-sur-Helpe*).
Ph.Lambert (Adolphe), 1832.
Maroilles.
D. *Bevierre (J.-Fr.-Xav.), 1839.

*Bevierre (Alf.-Xav.), 1872.
Ph.Miesh (F.-O.-N.), 1879.
Maubeuge.
D. Autier (Ch.), 1881, de 9 à 10 h.
*Bocquet (Césaire), 1857.
*Culot (Ch.-Auguste), 1871.
Defontaine.
*Lalouy (A.-H.-J.), 1864.
Monier (Eug.-Louis), 1877.
Ph.Bailleul.
Delcroix (Arthur), 1872.
Jacquemart (Lorédan).
Huart (Jules), 1883, rue de
Mons, 38.
Loridant.
Michaux (E.-Narcisse), 1867.
Sajot (Victor-J.), Lille, 1880.
Obies (*Bavay*).
Of. Colmant (Jules-César), 1852.
Poix.
N...
Pont-sur-Sambre(*Berlaimont*).
D. Cathelotte (Adr.-Jos.), 1848.
Prisches (*Landrecies*).
D. *Lemaire (Hector.-E.), 1868.
Quesnoy (Le).
D. Delfosse (Arthur), 1874.
Pruvost (E.), 1868, de 1 à
3 h.
Of. *Flament (Eugène), 1854.
Monneret (Georges). 1853.
Ph.Dequesne (Benoît), 1847.
Sains.
D. *Marlier (L.-Ph.), 1876.
Of. Jacques (Auguste). 1850.
Ph.Leroy (Arthur), 1873.
Sars-Poteries.
D. *Arsiaux (Emile), 1877.
Goulard (Ad.-Félix), 1876.
Ph.Gyr (Albert), 1883.
Solre-le-Château.
Of. *Culot (Auguste), 1876.
*Dauchy (Honoré), 1873.
Ph.Lamelin (Edouard), 1844.
Trelon.
D. *Huart (Gervais), 1871.
*Ringuet (Martial), Paris,
1879, de 8 à 9 h. mat.

24

Ph.Noizet (Ernest), 1881.
   Rousseau (Alfred), 1833.
   Villerspol.
D. Wibaille.
   Wargnies-le-Petit
   (*Le Quesnoy*).
D. Fosse (Benoit-Jos.), 1873.
Of. Caffaux (J.-B.-Dorot.), 1847.
   Wignehies.
D. Debouzy (L.-A.), Paris, 1873,
   dimanche, mardi de 9 h.
   à midi, rue des Chevaux.
Ph.Laurent (Armand), 1873.

CAMBRAI.

D. *Bouely (Alph.-Ch.-H.), 1872.
   *Capelle (P.), Paris, 1883, de
   midi et demi à 2 h., rue
   Saint-Julien, 3.
   *Capon, 1884.
   Coulon, Bruxelles, 1873; Pa-
   ris, 1882.
   *Dazin (Casimir), 1842.
   *Delbarre (A.), 1841; *n'exerce
   plus.*
   *Delbarre (Albert), 1870, ex-
   interne de Paris.
   *Hannois (C.), 1847.
   Prévot (A.), 1874, rue Saint-
   Martin, 16.
   *Ronneaux (A.-Pierre), 1875.
   *Timal(Ed.-Joach.-Fr.), 1873.
Of. Delporte (Auguste), 1824.
   Prévost (Alfred-H.), 1880.
Ph.Ardhuin (Dieudonné), 1874.
   Broua (Georges-P.), 1881.
   Boisteau (Paul-Em.), 1877.
   Danjou (Ernest-J.), 1878.
   Dépoutre(Oscar-Aim.),1869.
   Genêt (Isidore), 1879.
   Gros-Jean (Charles-C.),1867.
   Pépy (Théophile), 1873, rue
   de la Caille.
   Abancourt (*Cambrai*).
Of. Moiret.

   Avesnes-les-Aubert.
Of. *Tison (Achille), 1876.
Ph.Lemère (Jean-Philip.), 1843.
   Beauvois (*Caudry*).
D. *Belière (Marie-Célest.), 1876.
   Bermerain.
Of. Tramblin (Eug.), 1878.
   Bertry.
Of. *Richez (Pierre-Jos.), 1879.
   Busigny.
D. Oudar (R.-A.), 1885, de 1 à
   2 h.
   Carnières.
Of. *Salez (Emile), 1865.
   Cateau (Le).
D. *Camus (Ed.), Paris, 1865,
   mardi, jeudi, samedi, de
   1 à 3 h. Maladie des fem-
   mes.
   *Cassine (Dominique), 1845.
   Cattet (Jean-Louis), 1879.
Ph.Maréchal (Louis), 1868.
   Poirson (Adolphe), 1881.
   Quéva (Aimé), 1837.
   Catillon.
Ph.Godfrain (Charles), 1849.
   Caudry.
D. *Cardon (Emile-Fénel.), 1876
Ph.Cattet (Cléophas), 1880.
   Trempe (Benjamin), 1873?
   Clary.
Of. Lenoir (François-G.), 1881.
   Crèvecœur.
D. Millot-Carpentier (G.),
   O. ✻, ✻, Paris, 1873,
   lundi, mercredi, vendredi
   dans la matinée; au chât.
   de Montêcouvez, par Crè-
   vecœur.
Of. *Talfer (L.-Aug.), 1864.
   Fontaine-Notre-Dame
   (*Cambrai*).
Of. Sergent (Henri), 1850.
   Gouzeaucourt.
D. Mignot (Ed.), 1872.
Ph.Barbey.
   Haussy (*Solesmes*).
Of. *Labbey (Louis), 1878.

Of. Leroy (Chrysostôme), 1862.
Honnecourt (*Gouzeaucourt*).
Of. Coursier (J.-B.), 1843.
Iwuy.
D. Charlet (Jacq.), 1848.
Ligny.
D. *Robert (Hippolyte), 1856.
Marcoing.
Of. Carpentier (J.-B.), 1864.
Maretz.
Of.*Lantoine (Alf.), 1870.
Masnières.
Of. Thobois (Nicolas), 1838.
Ph.Belval (Léopold), 1854.
Neuvilly (*Le Cateau*).
D. *Rossigneux (G.), Paris, 1873, de midi à 2 h.
Paillencourt (*Iwuy*).
Of. Leclercq (Auguste), 1856.
Queivy.
Of.*Bauduin (Aimable), 1840.
Cordier, 1882.
Ramilies (*Cambrai*).
Of. Herlin (André), 1833.
Rumilly (*Masnières*).
Of.*Wantiez (Auguste), 1850.
Saint-Aubert (*Iwuy*).
Of.Fontaine (Victor), 1879.
Saulzoir.
D. *Descamps (Ch.-Aug.), 1872.
Of.*Lodieu (Martin-René), 1854.
Ph.Descamps (Paul), 1844.
Saint-Souplet.
Of. Delay (Hector), 1862.
Solesmes.
D. Delhaye (Valère), 1879.
*Guyot (Ed.-H.), 1868.
Wagon, 1841.
Ph.Delcour (Désiré), 1879.
Huyon (Jules), 1874.
Lacomblez (François), 1847.
Vertain (*Solesmes*).
Of.*Bauduin (Jean-Henri) 1846.
Viesly.
Of.*Leroy (Ch.-Louis), 1842.
Villers-Guislain (*Gouzeaucourt*).
Of. Loubry (Henry-Jules), 1877.

Villers-Outréaux.
Of. Lenoir (Pierre-Jean), 1881.
Walincourt.
D. *Ramelle (Franç.-Isid.), 1861.

DOUAI.

D. *Bagneris (Raym.-Ch.), 1841.
Baude (Eugène), 1880.
Faucheux (René-Aug.), 1873.
Laigniez (Ch.-J.-B.), 1856.
Lambillotte (Georges), 1881.
*Léonardi (Victor-Ch.), 1855.
*Maugin (Auguste), 1859.
*Monnier (Achille), 1878.
Pollet (Alb.-Eug.), 1880.
*Sockeel (Emile), 1867.
*Watelle (Jules-Thom.), 1838.
*Watelle fils (Alf.-J.), 1870.
Of. Martin (Louis-Clovis), 1841.
Ph.Bertiaux (L.-Anatole), 1875.
Dautricourt (J.-Bap.), 1880.
Delaoutre (H.-Joseph), 1873.
Dieulot (J.-L.), 1882, rue Gambetta, 1.
Frey (Armand), 1854.
Legrain (Jules-Louis), 1876.
Legrand (Jean-Bapt.), 1867.
Rocquet (Ad.-Louis), 1853.
Spitaels (Isidore), 1879.
Van-Grevelinghe.
Aniche.
Of.*Caffeau (Alexandre), 1867.
Ph.Lefebvre (Edouard), 1874.
Arleux.
Of. Bouly (L.-F.), 1858.
Auberchichourt (*Aniche*).
D. *Buisson (Franç.), 1866.
Auby.
Of. Richet.
Dechy.
D. Plet.
Ph.Caille (Franç.), 1879.
Ecluse (L') (*Arleux*).
Of. Defouilloy.

Féchain
(*Aubigny-au-Bac*).
Of.*Hérin (F.-J.), 1849.
Flers.
D. *Dransart (Henri), 1873.
Of. Blanquart (Aug.), 1871.
Ph.Duhem (Ed.), 1875.
Flines-les-Raches.
Of. Constant (Gustave), 1854.
  *Deltombe (Ernest), 1867.
Fressain (*Aniche*).
Of. Dégremont (Aug.), 1836.
Lallaing (*Raches*).
Of.*Lorthioir (Franç.-J.), 1842.
Landas (*Orchies*).
Of.*Tribolet (Albéric), 1842.
Lewarde (*Douai*).
Of.Dhouailly (Louis), 1881.
Marchiennes.
Of.*Ceuly (Ch.-Arc.), 1837.
  *Laquement (Fél.-J.), 1881.
  *Oger (Franç.), 1881.
Ph.Laden (Edouard), 1866.
  Nomain (*Orchies*).
Of. Wartel (L.-Eugène), 1864.
Orchies.
D. Bathiat (Léon-H.), 1879.
  *Sturne (Napol.-Henri), 1869.
Of.*Lecœuvre (Pierre), 1850.
Ph.Bomblet (Emile-E.), 1852.
  Cochet (C.), 1re cl., Paris,
  1868.
Pecquencourt
(*Montigny-en-Ostrevent*).
Of.*Vallée (Victor), 1868.
Raches.
Of.*Selle (Victor), 1873.
Raimbeaucourt (*Raches*).
N...
Sin-le-Noble (*Douai*).
Of. Duflos (J.-B.), 1875.
  *Lenne (Pierre), 1877.
Ph.Gumez (Gust.), 1875.
Somain.
D. *Dransart (H.-Narc.), 1873.
  Martin (Franç.-P.), 1877.
Of. Brabant (Ildéf.-Aug.), 1874.

Ph.Puvion (Ch.-Louis), 1856.
  Tranoy (Edm.), 1872.

DUNKERQUE.

D. *Blanckaert (Em.), 1868.
  *Breynaert (L.-Gust.), 1880.
  *Dieu (Sosthène), O. ✳, 1833.
  *Duriau (François), ✳, 1856,
    méd. en chef de l'hosp.
  *Herbaert (Anat.-Paul), 1876.
  Lemaire (Louis-Quent.), ✳,
    1829.
  *Nendin (Aug.-Jos.), 1871.
  *Reumaux (Isaïe-Tob.), 1869.
  *Ruyssen, 1884.
  Vézien, O. ✳.
  *Villette (Louis), 1879.
Ph.Barras (Ch.-Elie), 1880.
  Debailleul (Charles), 1878.
  Debavelaere (Ch.), 1867.
  Grandjean (Nic.), 1877.
  Lefebvre (Ch.-Adolp.), 1878.
  Pyotte, 1882.
  Terlynck (L.-Franc.), 1881.
  Tillier (Benjam.), 1884.
  Vaneste (Pierre-L.), 1874.
  Vanhove (Arsène-A.), 1880.
Armsboust-Cappel (*Bergues*).
Of.*Lenancker (O.-Gust.), 1865.
Bergues.
D. *Bollaert (Jules), 1838.
  Hamers (Edouard), 1870.
  Vermullen (Paul), 1875.
  *Wenis (Jean), 1874.
Ph.Bailleul (J.-Louis), 1866.
  Deabecker (Pol.), 1861.
  Verclyte (E.-F.), 1866.
Bollezeelle.
Of. Beguerie, 1883.
Ph.David, 1877.
  Jacob (Paul), 1879.
Bourbourg.
D. *Dehenne (Stanislas), 1846.
  *Pruvost (Paul-Félix), 1881.

D. *Vandercolme (Edm.), Paris, 1870.
Ph.Dejean, 1828.
   Gommers (Jules-P.), 1844.
      Ghyvelde (*Dunkerque*).
Of. Baeckeroot (A.-Dés.), 1843.
      Gravelines.
D. *Hautefeuille (J.-L.), 1852.
   Huc (J.-Emman.), 1880.
Ph.Schmeltz (Paul-Louis), 1880.
   Decroix (A.-Ed.), 1868.
      Hondschoote.
D. Coppens, 1884.
Of.Coppens (Henri-L.), 1876.
   *Sansen (Adolphe-J.), 1867.
Ph.De Bil (Eug.), 1866, rue de la Cour, 19.
      Lederzeelle (*Watten*).
Of.*Debroucker (P.-Eug.), 1855.
      Looberghe (*Bourbourg*).
Of.*Becuwe (Henri-Clém.), 1875.
      Loon.
Of. Beyaert (A.), Lille, 1882, de 11 h. 1/2 à 1 h.
   Bury (J.-B.), 1859.
      Rexpoëde (*Hondschoote*).
D. *Leys (Arm.-Théop.), 1842.
      Rosendaël (*Dunkerque*).
Of.*Ryckelynck (Mart.), 1871.
Ph.Goube d'Anzin (F.), 1867.
      St-Pol-lès-Dunkerque.
D. *Bernard, 1883.
      Warrhem.
Of. Gras.
      Watten.
D. Decroix (Oct.-E.), 1880.
Of. Desmoudt (Ch.-L.), 1863.
      Wormhoudt.
D. Lernout (Em.-Ch.), 1860.
   .Wemaere (Ern.), Paris, 1876.

HAZEBROUCK.

D. Delbecq (Ch.-Alex.), 1854.
   *Decool (Alex.), 1850.
   *Decouvelaere (Jules), 1880.

*Smagghe (Jules-Aug.),1853.
   Thibaut (P.-J.), Paris, 1829.
Ph.Debacker (Gast.), 1834.
   Synders (Jos.), 1873.
   Vandamme (Henri), 1825.
      Bailleul.
D. Bels, 1882.
   Cortyl (René-Phil.), 1862.
   *Debuyschère (H.-C.), 1871.
Ph.Hacuw.
   Lagache, 1842.
   Lesage (Jules), 1872.
      Boeschepe (*Steenwoorde*).
Of.*Decanter (H.-Louis), 1853, de 7 à 8 h. du matin.
   Decanter (Désiré), 1868.
      Caestre (*Hazebrouck*).
Of.*Degroote (Louis), 1845.
      Cassel.
D. Freydier (Jean), 1854.
   Windrif (Ed.-Adolphe), Paris 1840, dimanche de 9 à 10 h., jeudi de 10 h. à midi.
Ph.Beesau (Romain), 1833.
   Lambert (Jules), 1876.
      Estaires.
D. Delbecq.
   Pascalin (Louis), 1878.
Of.*Duprez (Jules-F.), 1859.
Ph.Maeght (Désiré), 1839.
   Soinne (Aug.), 1822.
      Merville.
D. *Binault (Lucien-J.), 1838.
   *Rousseau (Victor), Paris, 1880.
Of. Blond (Cyr.), 1863. de midi à 2 h., rue Pont-de-Pierre, 5.
Ph.Fiévé (Ch.), 1873.
      Meteren (*Bailleul*).
D. Plouvier (Henri), 1852.
      Nieppe.
Of.*Theillier (Jules), 1863.
      Renescure.
D. Lartisien (Ed.-Jos.), 1876.
   Lemaitre(Victor),1879.   24.

Rubrouck (*Arnècke*).
D. *Dehaene (Ch.-Louis), 1842.
Staple (*Hazebrouck*).
Of. Reumaux (Isaïe), 1874.
Steenbecque (*Hazebrouck*).
Of.*Bart (Augustin), 1858.
Steenwoorde.
Of.*Degroote (Louis), 1878.
*Denis (Aug-Am.-Ed.), 1876.
Ph.Vanheeger (Benj.), 1852.
Steenwerk.
D. Vanuxeem (J.-B.), 1867.
Ph.Vanuxeem (J.-B.), 1880.
Saint-Sylvestre-Cappel
(*Steenwoorde*).
Of. Poupart (Ed.), 1844.
Vieux-Berquin.
Of.*Potié (Em.-Ch.-Dés.), 1851.

VALENCIENNES.

D. *Bara (Ch.-Alf.), 1879.
Cocheteux (Narc.), 1859.
Delcroix, 1882.
*Depoorter (Vict.-A.), 1880.
*Devemy (Paul-Em.), 1878.
*Lecerf (Irénée), 1872.
*Manouvriez (J.-Joseph), ✳,
1837.
Manouvriez (Anat.), 1873.
Margerin (J.), Paris, 1867, de
11 h. à midi, dimanche
excepté, rue d'Oultre-
man, 6 *bis*.
*Tauchon (Charles), 1867.
Of.*Nicaise (Antoine-Charles),
1835.
Ph.Abbadie (Louis), 1873.
Andt. (Jean-Jacques), 1870.
Barthélemy (Aug.-D.), 1863.
Beck (G.-Henri), 1880.
Boulet (Amand-L.), 1879.
Chesnel (A.), Paris, 1880,
rue de Paris, 24.
Descamps (Armand), 1837.
Dugardin (Fernand), 1878.

Hennequant, 1882.
Marguerit (Raphaël), 1880.
Marquis (Aug.), 1853.
Anzin.
D. *Canonne (Nicolas), 1867.
Of.*Ghisgand (Arthur), 1866.
Laurent (L.), de 9 h. matin
à 5 h. soir, rue Saint-
Amand, 162.
*Pottiez (J.-Hugues), 1870.
Ph.Baudet (Isid.), 1872.
Dangreau, 1868.
Ghys (Benoît), 1877.
Pecqueur (Jules-Jos.), 1863.
Bouchain.
D. Delattre (Léon), 1880.
Ph.Dupont, 1882.
Sauvage (Charles), 1858.
Bruay (*Anzin*).
D. Dorville (Cléophas), 1875.
Bruille
(*St-Amand-les-Eaux*).
Of. Bouchard (Jean-B.), 1844.
Condé-sur-l'Escaut.
D. *Cayrol (Louis), 1859.
Godin (Charles), 1862.
Wagnier (Louis), 1875.
Ph.Bont (Alfred), 1869.
Jossé (E.), 1879.
Crespin.
Of.*Hornez (Franç.), 1878.
Rigaud (Fortuné), 1871.
Denain.
D.*Delafaye (Paul-E.), Paris,
1870, de 1 à 2 h., rue de
Villars, 111.
*Lartisien (Ed.), Paris, 1873,
de 1 à 2 h.
Of.*Nutte (Victor), 1848.
Ph.Després (Etienne), 1866.
Courrier (Octave-Charles),
1881.
Fleurynck (Hector), 1877.
Montpert (Jean), 1839.
Douchy (*Bouchain*).
Of.*Marchand (J.-Bapt.), 1849.
Escaudain (*Denain*).
D. *Copin (Charles), 1860.

Fresnes.
D. Hustin (J.-B.), 1843.
Of. *Dubois (Edm.), 1879.
Ph. Devred (Henri), 1878.
Hasnon.
Of. Bricout (Jacques), 1865.
Haspres (*Bouchain*).
Of. *Lamand (Ant.-Jos.), 1855.
Helesmes.
Of. *Lambillotte.
Hergnies (*Vieux-Condé*).
Of. *Gosse (Louis-Adol.), 1861.
Lourches.
D. *Dertelles (Gust.), 1866.
Ph. Flament (Henri), 1865.
Maing.
D. *Macarez (Gust.), 1881.
Marquette (*Bouchain*).
Of. *Dubus (Em.-Aug.), 1876.
Mortagne-Nord.
D. *Hennelon (Aug.-L.), 1881.
Onnaing.
D. *Carpentier (Louis), 1869.
Ph. Dupont (Anatole), 1868.
Préseau.
D. Wibaille (Gérard), 1874.
Ph. Taquet (G.), Lille, 1882, 1re
  classe.
Quarouble (*Onnaing*).
Of. *Caffiaux (Ach.-Ch.), 1873.
Raismes.
D. *Blondel (Edouard), 1865.
  Descamps (Ch.-Henri), 1873.

Ph. Claie, 1883.
Rosult
(St-Amand-les-Eaux).
D. Dourlez (Nicolas), 1858.
  Platelle (F.-Isid.), 1879.
Rumégies
(Saint-Amand-les-Eaux).
Of. *Lejeune (Henri-Jos.), 1860.
Saint-Amand.
D. *Isnard (Félix-Antoine), 1856.
  *Lecœuvre (Hector), 1884.
Of. Corez (Nestor), 1877.
  *Deneux (Ferdin.), 1858.
  *Fourmeaux (J.-Jos.), 1862.
Ph. Béal (Paul-René), 1879.
  Crapez (Jules-D.), 1880.
  Despatures (Louis), 1872.
  Julien (Emm.), 1854.
Saint-Saulve (*Valenciennes*).
D. *Danvin (Donatien), 1884, de
  11 h. 1/2 à 4 h.
St-Vaast-le-Haut.
D. Tauchon (Ch.), 1867.
Sebourg (*Valenciennes*).
Of. *Lecœuvre (Emile), 1877.
Thiant (*Denain*).
N...
Trith-Saint-Léger.
Of. Biat (Emile), 1872.
Vieux-Condé.
D. *Castiau (Abel), 1870, médec.
  adj. des mines d'Anzin.
Wallers.
Of. *Dupas (Louis-Jos.), 1872.

OISE.

POPULATION : 404,555 hab. — 107 Docteurs en médecine ;
44 Officiers de santé ; 67 Pharmaciens. — Association des Médecins du département.

Quatre arrondissements : Beauvais, Clermont, Compiègne,
Senlis.

BEAUVAIS.

D. Audain (L.), Paris, 1861, de
  1 à 3 h., rue Ricard, 37.
  Bourgeois, 1841.

D. Clozier.
  Colson (Auguste).
  Devé, 1856.
  *Dupuis, 1856.
  *Evrard, 1837, ✹, méd. en

chef de l'hosp., vice-prés.
du Cons. d'hyg., méd. des
épid., corresp. de la Soc.
de méd. lég., méd. asserm.,
présid. de l'assoc.
*Gérard (Ernest), 1855.
*Lesage.
*Levaillant, sec. de la Soc. loc.
Warme, 1826.
Of. Godo, 1831.
Ph. Campion, 1869.
Dhuicque.
François (W.), 1873, pl. de
l'Hôtel-de-Ville, 52.
Letailleur.
Recourat-Chorot (N.).
Teissier (E.), 1883, 14, pl.
de l'Hôtel-de-Ville.

Achy (*Marseille-le-Petit*).
Of. *Barbier, 1841.

Andeville.
D. Daugreilh.
Of. Dancre.

Auneuil.
D. Castagnau.

Bresles.
D. *Barat.
Deleau.
Ph. Maître.

Chaumont-en-Vexin.
D. Capron (E.), Paris, 1877.
Of. Camel.
Ph. Streiff (J.), Paris, 1865.

Crillon (*Songeons*).
Of. *Levasseur, 1839.

Feuquières.
Of. Carle, 1853.
Lesur.

Formerie.
D. Lauga, 1849.
Of. Leroy, 1835.
Ph. Bellou.

Grandvilliers.
Of. Brossard.
Mille, 1832.
Zuède.
Ph. Brosser.

Hermès.
Ph. Dubuisson.

Ivry-le-Temple (*Méru*).
D. Castro.

Jouy-sous-Thelle (*Auneuil*).
D. *Bourgeois.

Marseille-le-Petit.
D. Fontaine, 1821.

Méru.
D. Bourdon (L.), Paris, 1865,
de 2 à 4 h.
Duclos.
Gey.
Ph. Boudeville.
Ferdinand.

Noailles.
D. *Herpin, 1849.
Of. *Vidal.
Ph. Hagué.

Romescamps (*Abancourt*).
Of. Roussel.

St-Auhin-en-Bray
(*Le Coudray-Saint-Germer*).
Of. *Blond.

Sainte-Geneviève.
D. Legrand.

Saint-Germer-de-Fly.
D. Denis.

Savignies (*Beauvais*).
Of. Quentin.

Sérifontaine.
Of. Lapuzenski.

Songeons.
D. *Cloquart.
Lemembre.
Ph. Leraître, 1832.

Valdampierre.
D. Markuszewski.

Villembray.
Of. *Duhamel.

Villers-Vermont (*Formerie*).
Of. Combaut fils.

CLERMONT.

D. Decuignères, 1839.
Decuignères (Paul), 1872.

D. *Deswatines, 1858.
  *Frièse, 1869.
  *Joly fils, 1866.
  *Labitte (Gust.), 1847, ✳.
  *Labitte (Georges), 1878.
  Oudaille, 1884.
Ph.Gras.
  Labitte.
  Leblanc (Gustave), 1868.

Abbeville-Saint-Lucien.
(Froissy).
Of. Leroux (H.-Zéphyr.), 1869.

Ansauvillers.
D. Sauve, 1883.
Of. Carpentier, 1839.
Ph.Lacombe, 1872.

Breteuil.
D. *Léméré.
Of. Lefèvre, 1821.
  Mallet, 1833.
  Pingeon, 1831.
Ph.Dodier.
  Durr, 1826.

Bulles.
D. Delaux (E.), 1883.
Chépoix *(Bacouel).*
Of. Rouillard, 1856.

Crèvecœur.
D. Proisin.
  *Roisin.
Ph.Launé, 1864.
Francastel *(Crèvecœur).*
D. Charlopin.

Liancourt.
D. Pargoire.
  Tixier, 1868.
Ph.Delaforge, 1869.
  Viart, 1876.

Lieuvillers
(Saint-Just-en-Chaussée).
Of. Lefèvre, 1850.
Luchy *(Crèvecœur).*
Of. Bauchy, 1875.

Maignelay.
Of. Fournier, 1840.
Ph.Desainpol, 1870.
  Thomas.

Montreuil-sur-Brèche
(Froissy).
Of. Tourillon, 1851.
Mouy-de-l'Oise.
D. Baudon, 1846.
  *Baudon fils, 1874.
  *Cantrel, 1842.
Ph.Boudin, 1874.
  Violle.

Neuville-Roi (La).
D. Budin, 1872.
Ph.Douvry (C.), 1874.

Noyers *(Froissy).*
D. *Noel (Léopold), 1857.
Rouvroy-les-Merles *(Bacouel).*
Of. Majot, 1847.

Saint-Just-en-Chaussée.
D. Queste.
Of. Bernard, 1843.
  *De Saint-Aubin (C.), 1861,
    de midi à 1 h.
  Pillon.
Ph.Fiquet (J.), 1885.
  Pillon, 1872.

COMPIÈGNE.

D. Canivet (Félix), 1843.
  *Chevallier (Paul-Em.), Pa-
    ris, 1867, de 1 à 2 h., rue
    des Grandes-Ecuries, 3.
  *Fourrier (Alf.), 1865.
  *Lemaire (Eug.), 1875.
  *Lesguillons (Jules), 1870.
  Maigrot, 1878.
  *Wurtz (Louis), Paris, 1878,
    mardi, jeudi, samedi, de
    1 à 3 h., rue Sainte-
    Marie, 3.
Ph.Blot (E.), 1880, pl. de l'Hô-
    tel-de-Ville, 18.
  Camus (Ernest), 1878.
  Demolon (Jean), 1828.
  Gambier (E.-H.), 1re cl. Pa-
    ris, 1879, pl. du Change,

2. Antiasthmatique Gambier.
Pichon.
Prioux.

Attichy.
D. Chocus (Louis-Éd.), 1857.
Of. *Cruart.
Ph.Roulier (Paul-Emile), 1846.
Carlepont.
Ph.Lange (Théodule), 1867.
Chiry-Ourscamps (*Ribécourt*).
D. Blondel, 1849.
Conchy-les-Pots (*Ressons*).
Of. Garet, 1871.
Cuise-la-Motte.
D. Verrier.
Cuts.
D. Fournier.
Estrées-Saint-Denis.
D. Roussel.
*Vernière.
Ph.Biard.
Grand-Fresnoy.
N...
Guiscard.
D. *Delguey.
Of. Soyez, 1839.
Ph.François, 1862.
Lassigny.
Of. *Rochefort, 1852.
Margny (*Compiègne*).
D. Leclercq (Ernest), 1859.
Meux (Le) (*Compiègne*).
D. Lalagut.
Noyon.
D. Devaud, 1843.
Leroy, 1872.
Lignières.
Meurisset (Louis-Ant.), 1837.
*Millet (Eug.), 1856.
*Moussette (G.), Pacis, 1855.
Ph.Cordier.
Demouy, 1856.
Gerard, 1872.
Hallot (A.), Paris, 1867.
Pierrefonds.
D. *Bourgarel (E.), 1857, ancien

interne des hôpitaux de Paris, inspecteur des Eaux de Pierrefonds. — *L'hiver à Hyères* (Var).
*Connétable, 1883.
*Sabatier.
Ph.Bleuet (Auguste), 1re cl., Paris, 1864.
Ressons.
D. *Virmontois.
Of. Leclerc, 1871.
Ph.Goret, 1872.
Ribécourt.
D. Bouret, 1852.
Of. Bouret fils.
Ph.Gossard-Bouret, 1871.
Thourotte.
Of. Normant, 1851.
Tracy-le-Mont.
D. *Clochepin, 1867.

SENLIS.

D. *Durot.
*Mascarème de Raissac.
Pauthier.
*Suillet.
Ph.*Chastaing (Eug.), 1re cl., 1842.
Vincent, 1825.
Acy-en-Mulcien.
N...
Baron (*Nanteuil-le-Haudoin.*)
D. Boillereau.
Of. Billon, vaccinat.
Bethisy-Saint-Pierre.
Of. Deloir.
Ph.Kaiser.

Betz.
D. Nételet.
Brégy (*Nanteuil-le-Haudoin*).
N...
Chambly.
N...
D. *Bailly.
Ph.Poulain.

Chantilly.

D. *Cezilly
*Chomel, 1877.
*Dupré, 1845.
Giraut.
*Maurat (A.), Paris, 1877, Grande-Rue.
Ph.Anglas.
Méré (P.), 1re cl., Paris, 1874.

Cires-lès-Mello.

D. *Delaporte.
Of. Labbé, 1839.
Ph.Cliché.

Creil.

D. *Crouzet, 1879.
Roustan père, 1843.
*Roustan fils, 1869, trés. de la Soc. loc. du départ., méd. des épid.
Ph.Flez.
Thonier.

Crépy-en-Valois.

D. *Chopinet.
*Millet.
Ph.Curot.
Meulé.

Ermenonville.
(*Plessis-Belleville*).

Of. Billon.

Gouvieux.

Ph.Baric.

Montataire.

D. Jacquot.

Ph.Roustan.

Nanteuil-le-Haudouin.

D. *Grenier (E.), Paris, 1881, de midi à 2 h. tous les jours.
Ph.Hardy.

Neuilly-en-Thelle.

D. Rambaud.
Ph.Barenne.

Orry-la-Ville.
(*La Qhapelle-en-Serval*).

D. *Laverneau.

Plessis-Belleville (Le).

Of. Lyonnet.

Plessis-Chamant (*Senlis*).

D. *Troncin, ✳, 1869.

Précy-sur-Oise.

Ph.Auvrelle.

Pont-Sainte-Maxence.

D. *Callias (Hippocrate).
Gauron.
Ph.Frigaux.
Lesenne, 1880.

Rully (*Barberie*).

D. Barry.

Saint-Leu-d'Essérent.

D. *Demler.

Saint-Léonard (*Senlis*),

Of. Wattier.

Verberie.

D. Cotty.
Maricourt.
Ph.Courtois (Bernard), Paris, 1865.

ORNE.

POPULATION : 376,126 hab.— 95 Docteurs en médecine ; 18 Officiers de santé ; 55 Pharmaciens.

Quatre arrondissements : Alençon, Argentan, Domfront, Mortagne.

ALENÇON.

D. Arragon (Henri-J.), Paris, 1883; de 11 h. à 4 h., rue de Cazault, 120.
*Beaudoin (Fréd.), 1881.

Becquembois (Aug.), 1878,
*Bodé (Fernand), 1877, trésor. de la Soc. loc., méd. adj. de l'hosp. civil, memb. du Cons. d'hyg.
*Chambay (Albert), 1887.

D. *Cortyl, 1869.
  *Hobon (Anat.), 1867, secrét.
  de la Soc. loc., memb. du
  Cons. d'hyg., méd du ch.
  de fer, chir.-adj. de l'hosp.
  civil.
  *Lenoir-Dufresne, 1844.
  *Letaillieur (Ch.-Jos.), 1857,
  chir. en chef de l'hosp.
  civil. vice-prés. de la Soc.
  loc., méd. du ch. de fer.
  *Libert (Marcel), 1858, ❋ ;
  n'exerce pas.
  *Triboul (Raoul), 1883.
Of.*Pau, dit Saint-Martin, 1842 ;
  n'exerce plus.
Ph.Boulard (Félix), 1re cl., 1879,
  pl. des Halles.
  Leboucher, 1885.
  Rabot (Paul-César), 1868.
  Vallée.

Carrouges.
D. Leroyer (Louis-Pierre), 1857.
Ph.Lamarre, 1881.

Courtomer.
D. Grand (A.-M.-J.), Paris, 1877,
  de midi à 1 h.
Ph.Romet, 1874.

Cuissai (*Alençon*).
D. Dymitrowicz, 1842.

Joué-du-Bois (*Carrouges*).
Of.*Retout (Jean-Julien), 1854.

Mesle-sur-Sarthe.
D. *Germain, 1874.
  *Ragot, 1877.
Ph.Lefort.

Saint-Denis-sur-Sarthon.
D. *Triboul (Céleste), 1844.

Sainte-Scolasse-sur-Sarthe.
Of. Duhazé, 1834 ; *n'ex. plus.*

Sées.
D. *Delamarre (Georges-Franç.),
  1827.
  Delamarre fils, 1875.
  *Lelièvre (Narcisse), 1870.
Of. Hommey (J.-Amand), 1857.
Ph.Guth, 1830.
  Manoury.

ARGENTAN.

D. *Foucher, 1878.
  *Gondouin, 1866.
  Legros, 1857.
  Perrin, 1865.
Ph.Couly.
  Peschard, 1875.
  Songeux (Z.-J.), 1re cl., 1880,
  rue Saint-Martin. Prend
  dépôts.

Almenêches.
N...

Briouze-Saint-Gervais.
D. *Berrué, 1876.
Ph.Boulard (Ch.).
  Touroul, 1877.

Chalange (Le) (*Courtomer*).
D. Vauclin, 1857 ; *n'exerce plus.*

Chambois.
D. *Gauchot, 1869.
  Jacquelin, 1835.

Coulonces (*Trun*).
D. Malfilatre, 1864.

Ecouché.
D. Leboucher.
Of. Morel (Alf.), 1860.
Ph.Mahaud (J.-Aug.), 1879.

Exmes.
D. *Buffet, 1837.

Ferté-Fresnel (La).
D. Bouteillier, 1866.
  *Lory, 1863.
  Niaux, 1847.
Ph.Duval (Th.), 1860.
  Lecomte, 1851.
  Letouzé, 1877.

Flers.
D. *Guérin (Hubert), 1876.
  *Lange (Emile), 1876.
  *Lemonnier, 1884
  *Onfroy Métairie, 1872.
  *Yver, 1870.
Ph.Duperron, 1867.
  Genasi, 1875.
  Peccatte (Adolp.), 1880. Co-
  ton à pansement.

Ph.Simon.]

Gacé.

D, Hennart (H.), Paris, 1874, de
midi à 2 h.
Lapierre-Duperron, 1854.
Morel, 1854.
Of. Labbé, 1827.
Ph.Daniel (Paul-Eug.), Paris,
1854.
Menez (Abel-Franc.), 1866.

Merlerault (Le).

D. Marciguey, 1854.
Ph.Prunier (Paul), 1863.

Mortrée.

D. Harronin, 1878.
Ph.Renault, 1836.

Nonant-le-Pin.

D. Triboul, 1878.
Ph.Rivière, 1875.

Putanges.

D. *Prodhomme, 1873.

Rabodanges (*Putanges*).

D. Devoisins, 1869.

Rânes.

D. Gallot, 1836.
Of.*Cattois, 1875.

Ste-Gauburge Ste-Colombe.

D. Daupley, 1825 ; *n'exerce plus*.
Guillouet, 1882.

Ste-Honorine-la-Guillaume
(*Briouze*).

D. Lange, 1837.

Sap (Le).

D. Gouas (Marie-Alb.), 1880.
Mouton.
Ph.Andelin (Prop.-Alb.), 1857.

Ticheville.

D. Boisduval, 1850.

Trun.

D. *Amourel, 1883.
Ph.Bazin, 1857.
Damoisel, 1876.

Vimoutiers.

D. *Lesueur, 1842.
*Sebeaux, 1876,
*Capitrel, 1883,
Ph.Lecœur (E.), 1re cl.

Ph.Ledurdinier, 1863.

DOMFRONT.

D. *Barrabé (A.), Paris, 1878,
de 8 à 9 h.
*Bidard (R.), Paris, 1868, de
8 à 10 h. mat., et de 6 à
7 h. soir.
*Cachet (L.-A.), Paris, 1874,
de 9 h. à 11 h.
*Lévesque, 1866.
Ph.Blairet.
Blaizot (V.-F.-L.), 1880.
Debière, 1847.
Hébert, 1876.
Schulze, 1884.

Athis.

D. Hamon, 1878.
Ph.Chauvin, 1875.

Bagnoles-de-l'Orne.

D. Joubert, O. ✳.

Carneille (La).

Ph.Delange.

Ceaucé.

Of. Germont, 1848.
Ph.Clauzel (J.-A.), 1881.

Chanu.

D. *Brionne, 1881.

Chapelle-Moche (La).

D. Lemonnier, 1851.
Of.*Delamarre, 1840.

Couterne.

D. *Angot (Auguste), 1883.
Ph.Soulard, 1872.

Epinai-le-Comte (L')
(*Passais*).

D. Châtellier, 1877.

Ferrière-aux-Etangs (La).

D. Toutain (J.), 1856, de 7 à
8 h.

Ferté-Macé (La).

D. Barré, 1828.
Bignon, 1854.
*Legallois (Arthur), Paris,
1873.

Mantilli (*Passais*).
D. Dary, 1853.
Menil-Hubert
(*Athis-de-l'Orne*):
Of.*Lecomte (François), 1866.
Messei.
D. *Gauquelin, 1882.
Ph.Christophe, 1840.
Passais.
D. Germont (Gustave), 1883.
St-George-des-Groseilliers
(*Flers-de-l'Orne*).
D. Aubine, 1840.
Saint-Pierre-d'Entremont.
(*Montsecret*).
D. Busnot-Lalande, 1856.
Ph.Delaunay, 1842.
Saint-Pierre-du-Regard.
(*Condé-sur-Noireau*).
Of.*Lecomte (Victor), 1839.
Tinchebray.
D. Calbris, 1862.
*Coulombe, 1872
Goulard, 1878.
Quillard, 1868.
Ph.Delalande (L..), 1re cl., Pa-
ris, 1861.
Trémoureux, 1874.

MORTAGNE.

D. Caillet, 1876.
Leroy, 1862; *n'exerce plus.*
Levassort, 1882.
Ph.Fosse, 1868.
Poirier (Emile), 1877.
Rathier, 1867.
Bazoche-sur-Hoêne.
Of. Broudin, 1836.
Bellème.
D. Chamousset(Aug.), 1873.

D. Jousset, 1829; *n'exerce plus.*
Liégeard, 1870.
Ph.Chevalier.
Folloppe (L.-P.-E.), 1882,
pl. Saint-Sauveur, 17.
Condé-sur-Huine.
D. France (F. de), 1859, de 1 à
3 h.
Crulai.
(*Notre-Dame-d'Apres*).
Of. Rossignol, 1830.
Laigle.
D. *Bellier, 1884.
Giffard, 1861.
*Rouyer (J.), Paris, 1858, à
1 h., prés. de la Soc. loc.,
méd. de l'hôp., méd. du
ch. de fer.
Ph.Loncle (L.), 1re cl., Paris,
1884. Médaille d'argent,
pl. Saint-Martin.
Pons.
Schaeffer, 1863.
Longni.
D. Boulay, 1876.
Of.*Ozanne, 1866.
Ph.Loude.
Moulins-la-Marche.
Of.*Gouin (C.-A.), 1885.
Rémalard.
D. Manchon, 1883.
Pichard (A), 1879, de 1 à
2 h.
Ph.Courant, 1871.
Saint-Martin-d'Apres
(*Notre-Dame-d'Apres*).
Of.*Aury, 1868.
Theil (Le).
D. Soyer, 1880.
Tourouvre.
Of. Loncle (Cl.), 1853; de 11 à
1 h.
Sortais, 1836; *n'exerce plus.*

PAS-DE-CALAIS

POPULATION : 819,022 hab. — 124 Docteurs en médecine, 157 Officiers de santé; 129 Pharmaciens. — Association locale des Médecins du département.

Six arrondissements : Arras, Béthune, Boulogne-sur-Mer, Montreuil, Saint-Omer, Saint-Pol.

ARRAS.

D. *Biencourt, 1873.
Carpentier.
Germe, 1864.
Goudemand, 1876.
Leclerc, 1865.
*Lescarde, 1867, secr. de la Société locale.
*Lestocquoy (A.), Paris, 1883, de 11 h. à midi et de 1 à 2 h., r. des Agaches, 26.
*Leviez, 1883.
*Trannoy (Em.), 1838, ✳, prés. de la Soc. loc.
Of. Van-Troyen (Hyac.), 1849.
Willerval (Louis), 1875.
Ph.Averlan, 1869.
Boulet, 1872.
Brégeaut, 1823.
Brégeaut fils.
Bureau père.
Bureau (Ch.) fils, 1875, rue Saint-Aubert, 7.—Poudre Phillipps.
Delcroix, 1874.
Dhé (Jules), 1875.
Gossart, 1843.
Hacard.
Saguet (F.-Aug.-V.), 1844.
Ségard, 1865,
Thuillier.
Achicourt (*Arras*).
Of.*Trannoy (Léonce), 1865.

Arleux-en-Gohelle (*Vimy*).
Of.*Dupuich.
Avion (*Lens*).
N...
Bapaume.
D. Cauchy (C.-A.), Paris, 1871, tous les jours jusqu'à 9 h. mat. Le vendredi jusqu'à midi.
Guibet, 1856.
Lefebvre (Jules), 1866.
Ph.Placher, 1879.
Of. Legrand (Antoine), 1849.
*Serré (Auguste), 1842.
Ph.Crinon (Henri), 1864.
Lefebvre (Jules), 1874.
Beaumetz-les-Loges.
Of.*Heute.
Bertincourt.
Of.*Dartus (Paul-Em.), 1873.
Ph.Dubois, 1835.
Biache-Saint-Waast (*Vitry-en-Artois*).
N...
Bienvillers-au-Bois (*Fonquevillers*).
D. Poiteau, 1872.
Boiry-Sainte-Rictrude (*Boyelles*).
Of.*François (Charles, 1862.
Richard, 1882.
Bourlon (*Marquion*).
Of. Devillers (Théop.), 1865
Boyelles.
Of. Dhamelincourt, 1847.
Bucquoy.
Of. Sauvage (Louis), 1880.

Ph.Leteneur (Abel), 1877.

Bruay.

D. Dourlens (Adolphe), 1881.

Cagnicourt (Vis-en-Artois).

Ph.Bevière (Vital), 1859.

Courcelles-le-Comte.
(Bucquoy).

Of. Pronier (Jules-Franç.), 1845.
Ph.Petit.

Croisilles.

D. *Ficheux, 1874.
Of. Veniel (Eugène), 1876.
Ph.Lesage (Edouard), 1875.

Ecourt-Saint-Quentin.

D. Sergent, 1874.

Ervillers (Achiet-le-Grand).

Of. Demailly (Clodomir, 1877.
Magniez (Louis), 1838.

Eterpigny.

Of. Leroy.

Fampoux (Arras).

Of. Carpentier (Joseph), 1878.

Foncquevillers.

Of. François.
Ph.Pannequin (Ch. Agat.), 1858.
Fosseux (Beaumets-les-Loges).
Of. Bossu, 1850.

Gravelle (Rœux).

Of. Lequette (Augustin), 1825.

Graincourt-lès-Havrincourt
(Cambrai — Nord).

Of. Cornet, 1837.

Habarcq (Arras).

Of. Grémont.

Havrincourt.

Of.*Sacleux (Carolus), 1858.

Hermies.

Of. Capelle (J.-B.), 1853.
Capelle, 1883.
Ph.Crinon (Fr.-César), 1837.

Inchy (Marquion).

Of. Havransart (P.-Guisl.), 1832.

Lagnicourt (Marquion).

Of. Bretez (Constant).

Mareuil.

Of. François (Ernest), 1872.

Mercatel (Arras).

Of. Brissez, 1834.

Méricourt.

D. Decourtieux, 1880.

Metz-en-Couture
(Bertincourt).

Of.*Vahé (Edouard), 1869.

Monchy-le-Preux (Rœux).

D. Boulingue.
Of.*Blaire (Ch.), Lille, 1884,
    de midi à 2 h., dim. exc.

Mont-Saint-Eloy (Arras).

Of. Gernez (Benoit), 1857.

Neuville-Vitasse.

Of. Pronier, 1883.

Neuville-St-Waast (Vimy).

Of. Delay, 1853.

Oisy-le-Verger.

D. *Billoir (Ch.-Henri), 1857.
Of. Wagon (Albéric), 1843.
Ph.Lesne (Jules), 1880.
    Normand (Aug.-C.), 1859.

Orville (Pas-en-Artois).

D. Hannard (Louis-Alp.), 1858.

Pas-en-Artois.

Of. Allart, 1862.
    *Mercier (Alexis), 1869.
Ransart (Beaumets-les-Loges).
Of. Dumont (Guislain), 1858.

Rivière (Beaumets-les-Loges).

Of. Basseux (Diog.-Emile), 1854.

Transloy (Bapaume).

Of. Capon (Achille). Paris, 1865.
    *Thorier (Alexandre), 1867.
Ph.Bédu (Ch.-Alex.), 1862.
Vaulx-Vraucourt (Croisilles).
Of. Bretez, 1881.

Vimy.

Of. Dhénin (Edm.), 1877.
    Selamme (Désiré), 1843.

Vitry-en-Artois.

D. Saudemont, 1856.
Of. *Lemoine (Emm.), 1868.
Ph.Garin (Ed.-Jules), 1872.

BÉTHUNE

D. Boulieux.

D. *Caron, 1867.
Haynaut, 1868.
*Henseval (Arthur), 1880.
Lotte, 1839.
Vouters, 1876.
Ph.Baudel (Émile), 1859.
Hanquelle (Henri), 1849.
Lemaire (Charles), 1868.
Wagon (J.), 1874, pl. Saint-
Eloi.

Allouagne (*Lillers*).
Of.*Coquison (Aim.-Jos.), 1866.

Amettes (*Lillers*).
D. Payelle (Louis), 1864.

Auchel.
Of. Hernu (Albin), 1872.

Barlin (*Houdain*).
Of. Legrand (Alex.), 1873.

Beuvry (*Béthune*).
Of.*Bridoux (Omer), 1877.

Billy-Montigny.
D. Lourties (Benjam.), 1875.

Bouvigny-Boyeffles
N...

Bully-Grenay.
Of.*Delattre (Louis-Ferd.), 1858.
Ph.Baillot (Amédée), 1875.

Busnes (*Saint-Venant*).
Of. Blondel, 1833.

Calonne-sur-la-Lys
(*Saint-Venant*).
Of. Lamant (Alfred), 1849.

Carvin.
D. Daubresse (Gustave), 1883.
*Robert, 1862.
Of. Liermain (J.-B.), 1840.
Ph.Derobespierre (Émile), 1870.
Flouquet (Arnould), 1874.
Merlier.

Cauchy-à-La-Tour (*Auchel*).
D. Lafaye.

Choques.
Of. Haviez (Edmond), 1878.

Courrières.
Of.*Théry, 1866.

Dourges (*Hénin-Liétard*).
Of.*Houssin.

Douvrin (*La Bassée. — Nord*).
Of. Lecomte, 1846.

Estrée-Gauchy (*Houdain*).
Of. Caron, 1880.

Festubert (*Béthune*).
Of.*Dupuich (Charles), 1871.

Fleurbaix (*Laventie*).
Of. Pollet, 1826.

Gonnehem (*Choeques*).
Of. Guillemant (Léon), 1878.

Haillicourt (*Bruay*).
Of. Bacquéville (Jules), 1825.

Harnes.
Of.*Bailliez (Anatole), 1868.

Hénin-Liétard.
D. Boulinguez.
*Thelliez, 1868.
Of.*Constant, 1839.
Ph.Bourse (Victor), 1879.
Luquet (Jean), 1871.

Hersin (*Nœux-les-Mines*).
Of. Lemaire (Ant.-Franç.), 1847.
Lemaire (Ed.-Franç.), 1859.

Hinges (*Béthune*).
Of. Dhuin (Charles), 1838.

Houdain.
D. Bonnefond (Louis), 1871.
Of. Carré (Alcide), 1876.
Ph.Carré (Franç.), 1840.

Buissière (La) (*Bruay*).
Of. Durand (Alph.), 1838.

Lacouture (*Richebourg-l'Avoué*)
Of. Sarrazin (Gérard), 1880.

Lambres (*Aire-sur-la-Lys*).
Of. Maurant, 1820.

Laventie.
D. Hameau (Albert), 1882.
Hernu.
Of.*Wallez (Hipp.), 1829.
Ph.Ruffin.

Lens.
D. *Lequette, 1861.
Neser (Charles), 1842.
Of. Bauduin (Louis), 1865.
Méphaux (Ernest), 1857.
Ph.Fabien (Jules), 1874,
Legay (Léon), 1881.
Wagon (Alfred), 1874.

Lestrem.
Of.*Bridoux (Jules), 1872.
Liévin.
Of.*Lequette (Louis), 1879.
Ph.Bridoux (Jean), 1877.
  Thillier (Herménégilde),1862
Lillers.
D. Laversin, 1855.
  Laversin (Pierre), 1883.
Of. Boulanger (Benoît), 1847.
  Carlier (Clément), 1874.
Ph.Legay, 1841.
  Payelle (Alix), 1876.
  Poynard, 1883.
Meurchin (*Bauvin* — Nord).
Of. Toulouse (Maximilien), 1835.
Molinghem (*Aire-sur-la-Lys*).
Of. Leroy (Félix), 1881.
Nœux-les-Mines.
Of. Brunelle (Louis-Roch), 1855.
Ph.Cléry (Alph.-Ben.), 1872.
Norrent-Fontès.
Of. Canda (Louis), 1873.
  *Leconte (Louis-Dés.), 1879.
Oignies (*Carvin*).
Of.*Baledans (Ch.-Louis), 1877.
Pugnoy (La).
Ph.Legrand (Émile), 1875.
Richebourg-l'Avoué.
Of. Laurent (L.), de midi à
  2 h.
Robecq (*St-Venant*).
Of. Debay (J.-Franç.), 1874.
Sailly-sur-la-Lys (*Laventie*).
Of.*Papegay (Louis), 1872.
Saint-Hilaire-Cottes
  (*Norrent-Fontès*).
Of. Canda (Isidore), 1873.
Saint-Venant.
D. Doursout.
Of. Miennée, 1833.
Ph.Fournier, 1842.
Vendin-le-Viel.
Of. Cayet (Maxim.), 1856.
Ph.Foucart, 1883
Vermelles.
Of.*Hévin (Louis-Ch.), 1870.
  Truffier (Zéph.-Franç.),1866.

Westrehem (*Fléchin*).
Of. Miennée (Victor), 1838.
Wingles (*Vendin-le-Viel*).
Of. Malbrancq (G.), 1878, de
  1 h. à 2 h.

BOULOGNE-SUR-MER.

D.*Aigre (D.), Paris, 1879, ex-
  interne des hôp. de Paris,
  méd.-adj. de l'hôpital
  Saint-Louis, de 1 h. à 3 h.,
  rue Wissocq, 28.
  *Bourgain, 1870, rue Neuve-
  Chaussée.
  *Delannoy, 1874, rue de la
  Coupe.
  *Deseille (J.), Paris, 1879, r.
  des Pipots, 25, de 1 1/2
  à 3 h.
  Dutertre, 1882.
  *Filliette, 1860, rue du Bras-
  d'Or, 1.
  Flour, 1852, rue du Bras-
  d'Or, 32.
  *Gros, 1831, rue de l'Ora-
  toire, 10.
  *Gros fils, 1872.
  Guerlain, 1860, rue de l'An-
  cienne-Comédie, 1.
  *Harvey (John), 1863.
  *Houzel, 1874, rue des Viel-
  lards, 8.
  Lejeune, 1879, r. Siblequin.
  *Ovion, 1841, ✻, Grande-
  Rue, 38,
  *Ovion fils, 1880.
  Patin (Léon), 1880.
  *Perrochaud, 1840, ✻, rue
  Siblequin, 35.
  Walker (Thomas), 1856.
Ph.Abraham, 1835.
  Banequart, 1862.
  Chaffard, 1882.
  Chamonin, 1882.
  Descamps, 1863.

Ph.Dewismes, 1875.
Dutertre, 1843.
Giffard.
Hamain, 1849.
Jomin, 1874.
Lefebvre, 1878.
Petit, 1842.
Rousseau, 1863.
Ruffin (A.), 1re cl., rue de la Tour-d'Odre, 80.
Sené Porion, 1870.
Tellier, 1866.
Thuillier, 1876.

Audinghen (*Marquise*).

D. Lefebvre (Aug.), 1850.

Baincthun
(*Boulogne-sur-Mer*).

Of. Widhent (J.-B.), 1852,

Calais.

D. *Brégeaud, 1852, ✳.
*Deladrière, 1879.
*Devot, 1855.
*Dodré (L.), Paris, 1879, de 1 à 3 h., r. Lafayette, 12.
Legroux (Louis), de 1 h. à 4 h., boul. Jacquart, 11. Affection des yeux.
Sotomayor (Louis) (de), 1872.
Warenghem (Jules), 1861.
Ph.Dupuy (Félix), 1867.
Lachèvre (H.-Fr.-Éd.), 1877.
Laurent (L.-J.-L.), 1875.
Serret (Émile), 1881.

Coquelles.
(*Saint-Pierre-lès-Calais*).

Of. Carin (Franç.), 1876.

Desvres.

D. *Stopin.
Of. Casier, 1867.
*Chevalier, 1850.
Ph.Bourgain, 1875.
Legris, 1847.

Fiennes (*Hardinghen*).

D. Bréchot (Arthur), 1876.

Guines.

D. Delsaux, 1851.
*Godefroy (L.-J.), L., 1883, de midi à 2 h.

D. Gody, 1837.
Of.Leroux.
Thoumin.
Ph.Leroux (Gustave), 1870.
Vaesken (Aimé), 1874.

Hardinghen.

D. *Garasse (Félix), 1866.
*Widhent.

Licques.

Ph.Carré (E.), Amiens, 1885.

Marquise.

D. *Gruson (H.-A.-J.), Paris, 1879, de midi à 2 h. jeudi, dim. toute la matinée.
Leroy, 1883.
*Loppe, 1862.
Tellier, 1844.
Ph.Boutroy, 1879.
Hennequin, 1878.

Portel (Le).

D. Caron (Paul), 1881.
Of. Dausque, 1856.
Ph.Demay, 1883.

Saint-Etienne.
(*Boulogne-sur-Mer*).

Of.Brousse (F.-Louis), 1875.

St-Pierre-lès-Calais.

D. *Cuisinier, 1855.
*Deroide, 1879.
*Guyot (Louis), 1881.
Lemaitre (H.), Paris, 1880, de midi à 3 h., rue Eustache-Saint-Pierre, 3.
*Vétu, 1878.
Ph.Beck (Jean-Jos.), 1866.
Bernard, 1882.
Biencourt, 1882.
Blomme (Aimé-Const.), 1873.
Delory (Ch.-Aug.), 1871.
Deny, 1882.
Guerlin (Ed.-Jos.), 1870.
Yardin, 1861.

Samer.

D. *Lemaitre (Alfred), 1879.
Of.*Dehédin (M.), 1864. Visible cert. les lundis jours de marché.
Ph.Campagne (Adolp.), 1862.

Sangatte.
(St-Pierre-lès-Calais).
D. Robbe, 1855.
Tingry *(Samer)*.
D. Dupont (J.-B.), 1847.
Waast (Le) *(Colembert)*.
Of. Michaux (Antoine), 1833.

MONTREUIL.

D. Delplanque (Louis), 1844.
*Hallette (Alfred), 1867.
Ph. Bardin (Eugène), 1872.
Beauvais (Alice), 1870.
Trédez (Charles), 1879.
Aubin-Saint-Waast.
(Hesdin).
Of.*Macqueron (Louis-Joseph), 1854.
Berck.
D. *Cazin, ✳, ✺ A., 1862, anc.
int. des hôp. de Paris, mé-
decin en chef de l'hôp. ma-
ritime (Assist. publique de
Paris et de l'hôpital Na-
thaniel de Rothschild). —
A l'hôpit. maritime, vice-
prés. de la Soc. loc.
Of.*Louart, 1865.
Ph. Fontaine, 1861, Berck-Plage.
Questier, 1880, Berck-Ville.
Campagne-lès-Hesdin.
D. Drancourt (Achille), 1874.
Of.*Morel, 1862.
Douriez *(Campagne-lès-Hesdin).*
N...
Etaples.
D. Laurent.
Of.*Deboffe (Désiré-Florimond), 1853.
Dunan (Alex.-Louis), 1837
Ph. Leblanc (Victor), Ar., 1857.
Leroux (G.), et médecin.
Fressin *(Hesdin).*
D. Desmons (Franç.), 1863.

Of. Michaux (Jules), 1837.
Fruges.
D. *Fauvelle, 1839.
*Planques (Charles), 1870.
Of. Caron (François), 1881.
Ph. Legrand (Louis), 1862.
Trunet (Eugène), 1881.
Hesdin.
D. *Ader (J.-A.), Paris, 1872, de
10 h. à midi.
Brulé (Emile), 1858.
Fauconnier (Louis), 1877.
Ph. Beauvais, 1878.
Delannoy, 1861.
Molin (Emile), 1880.
Hucqueliers.
Of. Lecq (Alfred), 1871.
Ph. Minet (Jean), 1874.
Lebiez *(Fruges).*
Of.*Beaurain (Just.), 1852.
Montcavrel.
(Montreuil-sur-Mer).
Of. Bailleux (Théodore), 1853.
Rollez-Vercbocq.
Of.*Ducrocq (J.-B.), 1868.
Verton *(Le-Rang-du-Fliers).*
Of.*Mahée (Jules-Joseph), 1861.

SAINT-OMER.

D. *Bachelez (Charles), 1871.
*Bernard (Gust.-Ch.), 1877.
*Castier (Ed.-Henri), 1866.
*Mantel, ✳, 1852.
*Poulain (Ed.-Emile), 1875.
*Tilly, 1882.
*Wintrebert (Léon-Jos.), 1864.
Ph. Audibert (Em.), 1876, rue de
Dunkerque, 147.
Damart (Augustin), 1857.
Descelers, 1866.
Deswarte (Laur.-C.), 1873.
Guerlain, 1862.
Guettard (Alfred), 1881.
Vandenhouck (Nap.), 1866.

Acquin (*Lumbres*).
Of.'Scoumaque, 1866.
Aire-sur-la-Lys.
D. Boulin (Charles), 1862.
  'Catrice (Ch.-Eug.), 1849.
  'Catrice (P.), Paris, 1878, de
    2 à 3 h.
  Cordonnier (Paul), Paris,
    1879, de 1 à 3 h. lundi. Le
    vendredi, de 10 à 2 h.,
    rue de Biennes.
Of. Delpierre (Henri), 1841, de
  10 à 2 h., vendredi.
Ph.Béhal (Henri), 1870.
  Catrice (J.), Ar., 1875, rue
    de Saint-Omer, 26.
  Robbe, 1834.
  Wambergues, 1834.
Ardres.
D. 'Canu (Léon-J.-B.), 1870.
Of. Miennée (Fr.-Jos.), 1839.
  Ritiez (Benj.), 1866.
Ph.Wasselin (Charles), 1866.
Arques.
D. 'Alexandre (A.), Lille, 1881,
  de midi à 1 h.
Ph.Cordonnier (Omer), 1874.
Audruicq.
D. Gavrelle.
  Zibelin-Trabant, 1881. Chaq.
    jour de 1 à 2 h. Les merc.
    jours de marché, toute la
    matinée,
Of.'Lecouffe, 1852.
  Lecouffe, 1883.
  Reniez (Paul-Aug.), 1867.
Ph.Royer (Jules-Victor), 1857.
  Blandecques (*Saint-Omer*).
  N...
  Enquin (*Estrée-Blanche*).
Of.'Clément (Victor), 1872.
  Esquerdes (*Wizernes*).
Of. Lurette.
Fauquembergues.
D. 'Joly (Joseph), 1872.
Ph.Legrand.
Lumbres.
Of. Broncquart, 1879.

Moulle (*Saint-Omer*).
Of. Schercousse (Emile), 1864.
Nordausques (*La Recousse*).
O'.Delabre (Onésime), 1864.
Ouve-Wirquin (*Lumbres*).
Of. Movton (F.), Arras, 1866.
Oye.
Of.'Dupuy, 1836.
Roquetoire (*Aire-sur-la-Lys*).
Of.'Gadelin (H.-A.-J.), 1863.
Thérouane.
Of.'Faucon (Charles-Fr.), 1866.
Vieille-Eglise (*Audruicq*).
Of. Carmier, 1829.
Wardrecques.
Of.'Trannoy, 1836.
Wimille.
Ph.Nolaind, 1883.
Wizerne.
D. 'Declety.

SAINT-POL.

D. 'Bornay, 1863.
  Planque, 1861.
Of. Lalo,
  Mercier, 1834.
Ph.Delahousse, 1834.
  Huré, 1861.
  Valentin, 1861.
Aubigny-en-Artois.
D. 'Blaire, 1857.
Ph.Brassard (Arthur), 1881.
Auchy-lès-Hesdin.
Of. Watilliaux, 1835.
Auxy-le-Château.
D. Beaussart (Jos.-Jér.), Paris,
  1844, de midi à 2 h.
  Goddée (Louis-Joac.), 1846.
Ph.Cuvellier, 1883.
Avesne-le-Comte.
D. Ledru (Ph.-Nic.-J.), Paris,
  1838, merc. et dim.
Of. Guilbert (J.-A.), 1864, mer-
  credi de 8 à 2 h.   25.

Ph. Blasart (Léon), 1871.
Tranoy (L.), 1865. Carol-
tine et Parfums-Liqueurs.
Bavincourt (*L'Arbret*).
Of. Dehée (Armand), 1880.
Blangy-sur-Ternoise.
Of. Gilliocq, 1872.
Bonnières (*Frévent*).
Of. Briois, 1868.
Ecoivres (*Frévent*).
Of. Richard (P.), Ar., 1882.
Fillièvres (*Hesdin*).
Of.*Oudin, 1870.
Fléchin.
Of. Candelier (Charles), 1877.
Flers (*Frévent*).
Of. Mercier (Fr.), 1835.
Frévent.
D. Herbout (Elisée), 1862.
Of.*Bornay, 1839.
Ph. Garin, 1882.
Guillon (A.), 1877, 1re cl.
Grand-Rullecourt.
(*Avesne-le-Comte*).
Of.*Sailly, 1863.
Heuchin.
Of. Delepouve, 1873.

Lisbourg (*Heuchin*)
Of. Cappe (Aug.), 1878.
Maizières (*Saint-Pol*).
Of. Vasseur, 1864.
Mingoval (*Aubigny-en-Artois*).
N...
Nedonchel (*Pernes-en-Artois*).
Of. Guffroy, 1824.
Œuf (*Saint-Pol*).
Of. Boucly, 1863.
Ostreville.
Of. Duhautoy, 1883.
Penin (*Tincques*).
Of. Nonjean. 1834.
Pernes-en-Artois.
Ph. Treuet (Louis), 1822.
Treuet (Alex.), 1864.
Rebreuviette (*Frévent*).
Of. Hibon, 1871.
Tincques.
Of.*Hachin (A.), 1874, dimanche
de 8 à 10 h. du matin,
mercredi de 1 à 3 h. du
soir.
Valhuon (*Pernes-en-Artois*).
Of. Dumont, 1838.

PUY-DE-DOME

POPULATION : 566,064 hab. — 498 Docteurs en médecine;
34 Officiers de santé; 75 Pharmaciens. — Association locale des
Médecins du département.

Cinq arrondissements : Clermont-Ferrand, Ambert, Issoire,
Riom, Thiers.

CLERMONT-FERRAND.

D. *Bertrand, 1828, O. ✳, dir.
honor. de l'Ecole de méd.
prés. hon. de la Soc. loc.
*Blatin, 1867, méd. de l'hôp.
*Bourgade de la Dardye (A. de)

Paris, 1846, ✳, ◉ A.,
prof. de clinique médicale,
médecin de l'Hôtel-Dieu,
de 2 à 4 h.
*Bourgade de la Dardye (E. de)
Paris, 1884, de 2 à 4 h.
Eaux de Royat l'été.
Bousquet.
*Chibret (P.), St., 1868, de
1 à 3 h., dim. et jeud

exc., rue d'Amboise, 5.

D. *Dourif-Grand-Champ, ✻, ⚜ I., 1849.

*Fleury (J.-B.) O. ✻, 1836.

*Fouriaux, 1855, secr. gén. de la Soc. loc., méd. suppléant de l'Hôtel-Dieu, prof. supp. à l'Ecole de méd.

*Fournier de Lempdes, 1845.

*Fredet, 1867, ⚜ I. — A Royat, pendant la saison.

*Gagnou (A.), Paris, 1853, de 1 à 4 h., r. Pascal, 19, prof. à l'Ec. préparatoire, méd. à l'Hôtel-Dieu.

Gautrez.

*Grand-Clément, 1855.

*Guitard, 1857.

*Hospital, ✻, 1865.

Imbert-Gourbeyre, 1844.

*Ledru, ✻, ⚜ I., 1856.

*Mioche, 1864.

*Mory (G.), 1863.

*Nivet, ✻, 1838, prof. à l'Ec. de méd., prés. de la Soc. loc.

*Petit, 1868.

*Peyronnel, 1841.

*Pironon.

*Pojolat (Le), 1870; de midi à 2 h., vice-secrét. de la Soc. loc., rue St-Genès, 46.

Pourcher, 1872.

*Pradier, 1854, trés. de la Soc. loc.

Scheik, 1839.

Stavecki.

*Tixier (Hipp.), 1856.

Of. Bergounnioux, 1874.

*Busson.

Frichet (Victor), Cincinnati, 1877, de 1 à 3 h.

Ph. Alanore.

Chabrolhe.

Cohendy.

Deschamps.

Gauthier.

Ph. Gessen, 1880.

Gonod, 1830, *n'exerce plus.*

Huguet.

Jars.

Kibourge.

Lafond.

Laroyenne.

Maigne.

Molle.

Montéléon.

Pacros, 1846.

Pélissière.

Prulière, 1879.

Rochefort.

Touvin, 1840.

Aubière (*Clermont-Ferrand*).

D. Teilhol, 1869.

Aurières (*Nébouzat*).

D. Tardieu, 1867.

Billom.

D. Advinent.

Brunel, 1864.

*Collin, 1836.

*Thomas, 1872.

Of. Dessalles.

Ph. Chabry.

Chambige.

Deval, 1838.

Bourboule (*Saint-Sauves*).

D. Cabasse (Ch.-J.), ✻, 11 août 1848, méd. cons., de midi à 1 h.

Clérault.

Danjoy.

Dauzat (A.), Paris, 1875, de 10 h. 11 h. du matin et de 2 à 6 h. soir.

Heulz, 1883; pend. la saison.

*Morin.

Nicolas (Ad.), O. ✻, ⚜ I., Paris, 1872; pendant la saison.

Noir (de Brioude).

Peironnel.

Pourcher.

Riberolles, Paris, 1884; résidant toute l'année.

D. Vérité (A.-R.), 1867; pendant la saison.
Veyrières.
Of. *Duliège, 1867.
Ph. Pipet.

Bord.
D. Pélissière.

Bourg-Lastic.
D. Monteix.

Cebazat (*Clermont-Ferrand*).
Of. *Maistre, 1861.

Chamalières.
N...

Chauriat (*Vertaizon*).
D. *Bartin.

Dallet.
(*Pont-du-Château*).
Of. Bessayre.

Fayet (*Saint-Dier-d'Auvergne*).
Of. Greliche.

Gerzat (*Aulnat*).
D. *Pommerol, 1851.

Herment.
D. Peyronnet, 1851.
Roux, 1882.

Laqueuille.
Of. Serres.

Martres-d'Artières (La)
(*Pont-du-Château*).
D. *Parrot, ❋, 1826.

Martres-de-Veyre.
D. Pouget.

Mont-Dore.
D. Vernière, insp. honor.
Richelot, insp. honor.
Alvin.
Brochin.
Cazalis, inspecteur-adjoint.
Chabory (Etienne).
Cohadon.
Emond.
Geay.
Glaesel, ❋.
*Joal, 1875.
Livon.
Mascarel.
Nicolas (J.), de Vichy ; Paris, 1884, de 1 à 5 h.

D. *Percepied (Elie), Par., 1876, de juin à octobre.
Schlemmer.
Tardieu (Amédée), ❋. méd. consultant du 1er juin au 15 sept.
Of. Chabory (Léon).
Ph. Bellon.
Tayeau.

Montferrand.
(*Clermont-Ferrand*).
D. *Leoty.
Ph. Gaubert.

Olby (*Nébouzat*).
D. *Mallet, 1847.

Pont-du-Château.
D. *Chambige.
*Dubest.
Martin.
Ph. Corni.
Jarringeon.

Pont-des-Eaux.
D. *Duché (J.), 1865.

Royat.
D. Nivet, inspect. honor.
Boucomont, inspect.
Barry.
Bourgade de la Dardye (E. de)
Brandt (G.-H.), Paris, 1855. L'été à Royat, l'hiver à Cannes.
Chauvet (C.), Paris, 1877. L'hiver à Hyères.
Fredet (G.-E.) Paris, 1867, de 1 à 3 h. Pendant la saison.
Imbert.
Laussedat (H.), 1881; pend. la saison.
Le Marchant.
Petit.
Puy Le Blanc.
Ph. Rocher.

Saint-Amand-Tallende.
D. Morin.
*Pyreire.
Of. *Chirol.
Ph. Gazet.

Saint-Dier.
of. Fayolle (Henri), 1866.
Saint-Saturnin.
(Saint-Amand-Tallende).
D. Chomette, 1836.
Vertaizon.
D. *Martin.
Vic-le-Comte.
D. Cormier, 1829.
  *Violle.
Ph.Fabre, 1878.

AMBERT.

D.*Béal, 1876.
  *Gourbeyre, 1867.
  *Imberdis, 1848,
Ph.Michaliat.
  Prulhière, 1876.
Arlanc.
D. *Bravard de Riols, 1837.
  Labarbatte (de).
  Sabaterie (Jean), 1883.
Ph.Bonzome.
  De Brun du Bois-Noir, 1842.
  Rollan, 1878.
Brousse *(Cunlhat).*
D. Fayolle, 1838.
Cunlhat.
D. Giddon, 1882.
  *Tournebize.
of. Bouley.
  Fayolle, 1838.
Ph.Amblard, 1868.
  Denoix, 1881.
Fournols.
D. *Tardif, 1847.
Job *(Ambert).*
D. *Coste.
  Marsac.
of. Mozac (Henri), 1883.
Olliergues.
of. Giraud, 1876.
  *Groisne, 1860.
Saint-Amand-Roche-Savine
D. *Pilleyre (E.), 1876.

Saint-Anthème.
D. *Blancheton, 1858.
  *Chapot.
Saint-Germain-l'Herm.
D. *Vialis.
Vertolaye *(Olliergues).*
D. Solélis.
Viverois.
D. Pitavy.
of. Langlois, 1843.

ISSOIRE.

D. *Couillard (T.-V.), Paris, 1867'
  de 11 à 2 h.
  *Coupat, 1871.
  Labessière.
  Rivière, 1841.
  *Sauvat (André), 1883.
  Vernière, 1823, ✳, *n'exerce
    plus.*
  Veyrières, 1875.
Ph.Delanef, 1880.
  Marmet, 1872.
  Talobre.
  Tournadre.
Antoingt.
(Saint-Germain-Lembron).
D. Des François de la Bastide,
    1859.
Ardes.
D. Roux, 1879.
of. Claude.
Ph.Ahon, 1879.
Besse-en-Chandesse.
D. *Pipet.
Ph.Dalmas, 1833.
Brassac-les-Mines.
D. Chouvet, 1865.
Ph.Cambier (Gaston), 1874.
Champeix.
D. Malsang.
  Margnat, 1877.
Ph.Dourif.
Coudes.
D. *Savoureux, 1843.

Eglise-Neuve.
D. *Martin, 1877.
Of. Collandre, 1874.

Lamontgie.
D. Coste, 1852.
Ph. Rouvet (V.), 1re cl., Lyon, 1882.

Larodde (*Tauves*).
Of. Ondet.

Latour-d'Auvergne.
D. *Bogros.

Saint-Germain-Lembron.
D. Fournier, 1846.
*Rouveix, 1879.
*Tournadre, 1865.
Ph. Cusson, 1835.

Saint-Nectaire.
D. Gourbeyre (d'Ambert).
Percepied, 1881.
*Thibaud, Paris, 1867, méd. cons.

Saint-Sauves.
D. *Fauverteix (Adrien), 1878.
Ribeyrolles, 1884.
Veysset, 1842.

Sauxillanges.
D. Force (B.-V.-E.), Paris, 1877, à toute heure.
Fougères, 1871.
Ph. Brandely.

Tauves.
D. Goyon (Jean), 1883.
Ph. Martin.

Vernet-la-Varenne.
D. Brun père, 1848.
*Quiquandon.

RIOM.

D. *Aguilhon père, ✳, vice-prés. de la Soc. loc.
*Artance.
Combaud, 1843.
Faure, 1867.
Girard, 1851.

Tixier, 1857.
Ph. Amblard, 1870.
Deschamps (Jules), 1857.
Fortoul, 1845.

Aigueperse.
D. *Degeorges, 1876.
*Lagout, 1846.
*Mancel, 1838.
Panchaud, *n'exerce plus*.
Ph. Fayolle, 1881.
Roche, 1869.

Artonne (*Aigueperse*).
D. Parades, 1841.

Bromont.
D. *Bouyon.

Châteauneuf (*Manzat*).
D. Boudet, inspect. des eaux.

Châtelguyon (*Riom*).
D. *Baraduc, 1876.
Of. Grolier, 1875.
Ph. Amblard père, 1842.

Combronde.
D. Bourlet, 1879.
*Fénolhac.
Ph. Chassaigne, 1875.

Ennezat.
Of. *Roux, 1858.

Enval (*Riom*).
Of. Bataille.

Giat.
D. Allochon (A.), Paris, 1868, de 9 à 11 h., mardi et vendredi.

La Peyrouse
(*Montaigut-en-Combraille*).
D. *Roudaire, 1670.

Manzat.
D. *Mazuel.

Menat.
D. *Grellet, 1871.

Miremont (*Pontaumur*).
Of. Beauregard.

Montaigut - en - Combraille.
D. *Baraduc (J.-L.), Paris, 1865, de 9 h. à midi.
Of. Garde, 1867.
Tourette, 1871.

Pionsat.
D. *Depoux, 1839.
Depoux fils, 187 .
Ph.André, 1866.
Pontaumur.
D. Deval.
Ph.Bouland, 1868.
Pontgiraud.
D. *Brunel, 1854.
Randan.
D. Grenet.
*Guillemin.
Thomas.
Ph.Lalanne et Barnicaud
Saint-Georges-de-Monts
(*Manzat*).
Of.*Falvard, 1868.
Saint-Gervais-d'Auvergne
D. *Bataille (V.-M.), Paris, 1878.
Of. Gouzonnat, 1885.
Ph.Maison.
Saint-Maurice.
D. Chassagnette, 1880.
Saint-Priest-des-Champs
(*Saint-Gervais-d'Auvergne*).
D. Bayle, 1859.
Villeneuve-les-Cerfs
(*Randan*).
Of. Raynaud, 1858.
Volvic.
D. Chappus, 1836.
Of.*Miomandre, 1851.

THIERS.

D. Dufraisse (Jules).
*Dumas (A.), ✪, A., Paris,
1866, de 7 à 8 h. du ma-
tin et de 11 h. à midi.
*Guillemot (Gabriel).
Malmenaide (J.), 1839.

*Suzeau, ✳, 1843.
Tabard.
*Verdier.
Ph.Bounhoure.
Grange.
Huguet fils.
Joubert.
Réjoni.
Augerolles.
Of. Rallière, 1876.
Celles.
D. *Charraigne fils.
Courpière.
D. Jarrier.
*Veyret (E.), Paris, 1874, de
1 à 2 h.
Ph.Chamerlat, 1842.
Jourde.
Joze (*Maringues*).
Of. Daguillon.
Lezoux.
D. Escot.
*Plicque (H.).
Of.*Méchin.
Ph.Beaujou.
Bernard.
Maringues.
D. Boudet.
Ducrohet (E.), 1883.
*Goutay.
Lacoussière.
Ph.Gros.
Raconat.
Néronde.
D. Andrieux.
Puy-Guillaume.
D. Vidal.
Ph.Cochet.
Saint-Rémy-sur-Durolle.
D. *Bouquerot.
Vollore-Ville.
D. *Tardif.
Ph.Buisson.

PYRÉNÉES (BASSES-)

POPULATION : 434,366 hab. — 166 Docteurs en médecine ; 44 Officiers de santé ; 79 Pharmaciens. — Association locale des Médecins du département.

Cinq arrondissements : Pau, Bayonne, Mauléon, Oloron, Orthez.

PAU

D. Bagnell, 1851, r. Bayard, 15.
Bordenave.
Bottey.
Boy, rue d'Espalungue, 3.
Bouyer (A.), 1862, rue Latapie, 7.
Bridon.
Cantonnet, 1866, rue des Cordeliers, 15.
Cogombles, r. du Château, 2
Cuq (A.), 1870, rue Mouret, 2, de 1 1/2 à 3 h., dim. excepté.
*Daran, O. ✳, 1839, rue Latapie.
*Dubouë, 1859, rue Serviez, 4.
Duhourcau (E.), de 1 à 3 h., rue Porte-Neuve. L'été à Cauterets
Ferré, rue du Lycée, 25.
Gaye, rue Bernadotte.
Girma.
Haranger, r. Saint-Louis, 9.
Herr (Georg.), Paris, 1855, de 1 à 2 h. Maladies des femmes et des voies urinaires, rue Nogué, 12.
*Lacoste (Joseph), 1862.
Laffitte.
*Lafont, rue Montpensier, 9.
Lagarde.
Lahillonne, ✳, 1863, r. Samonzet, 15 ; *l'été à Cauterets.*

D. Leroy, rue Henri IV, 24.
*Manes, ✳, 1848, rue Montpensier, 21.
Meunier (Valery) ✳, C. ✳, rue Adone, 6.
*Monod (F.), Paris, 1877, de 2 à 4 h., médecin de la Maternité, rue Serviez, 21.
*Musgrave Clay (R. de), de midi à 2 h., r. Latapie, 19.
*Pomier, ✳, 1870, rue Serviez, 26.
*Robert (C.), ✳, Paris, 1868, médecin en chef de la Maternité, de 1 à 3 h., rue Taylor, 7 ; *l'été à Cauterets.*
Sancery.
Sauvage.
Tarras, ✳, 1822, rue Saint-Louis-de-Gonzague, 3.
Védie, rue Marca, 12.
Woogt (de).
Of. Cornu, 1841.
Coueylas, 1842.
Cubes, 1844.
Ph. Barragat.
Bordenave (Pierre).
Calmel.
Casaux (Paul), 1881.
Cazaux (P.-Eugène), 1863.
Cazaux (J.-Ed.), 1864.
Gardères.
Grimard.
Ibos.
Jarvis (John), Londres, 1870, chemist anglais. r. Serviez, 20.

Lacoste (Joseph), 1868.
Laurence.
Meillon.
Menon (Ch.-Ed.), 1864.
Montoussi.
Sallefranque.
Smith.
Artiguelouve (*Lescar*).
Of. Pique-Lamotte, 1854.
Asson (*Nay*).
Of. Petrique (A.), 1826.
Aubous (*Conchez-de-Béarn*).
Ph. Louit (Hilaire), 1843.
Aydie.
D. Saint-Martin. — *L'été à Cau-
terets.*
Boeil-Bezing.
D. Fourguette.
Bosdarros (*Gan*).
Of. Lamothe, 1854.
Bruges (*Nay*).
Of. Juppé, 1846.
Coarraze.
D. Condou.
Espoey (*Soumoulou*).
D. Barrière, 1843.
Ph. Cazaux, 1845.
Gan.
Of. Miroulet (J.).
Garlin.
D. Dubos.
*Pressans, 1868.
Ph. Dubedat.
Lamothe, 1824.
Lamothe (Romain), 1865.
Ger.
D. Lacroix (Jean).
Jurançon.
D. Rougedemontant.
Lamarque
D. Cazaban.
Lembeye.
D. Lacaze.
Ph. Destouet, 1857.
Dubédat, 1842.
Lescar.
D. Bordenave (Léopold), 1873.
Of. Lamotte.

Ph. Castaing, 1842.
Lespielle.
D. Lafargue.
Livrou.
D. Bergeret.
Luc-Arnau (*Lembeye*).
Of. Toumieu, 1847.
Maspie (*Lembeye*).
Of. Poubet, 1848.
Montpézat (*Lembeye*).
D. Laurens, 1871.
Morlaas.
D. *Boulin (Franç.), 1860.
Marque, 1875.
Ph. Lamarque, 1846.
Paga, 1841.
Nay.
D. Gaye.
Saubatte.
Talamon, 1849.
Of. Laborde (Jean), 1843.
Ph. Veisse, 1847.
Lemonnier.
Pontacq.
D. Cazenave.
Maisongrosse (F.), Montp.,
1873, de 8 à 11 h. et de
2 à 5 h., rue Barba-
nègre, 11.
Portet (*Garlin*).
D. Quintaa, 1868.
Séméac-Blachan (*Lembeye*).
D. Delom-Sorbé, 1836.
Soumoulou.
D. Gobaut.
Ph. Turon.
Taron Sadirac-et-Viellenave (*Garlin*).
D. Comères, 1835.
Théze.
D. De Fauget.
Lagreula.

BAYONNE

D. Alem (Ch.), 1884, de 1 à 3 h.,
rue d'Espagne, 44.

D. *Amestoy, 1853.
*Bathedat (Paul), 1853, ✳, m. du Cons. d'hyg., insp. de la vaccine, président de la Soc. loc.
*Blazy, 1873, secrét. de la Société locale.
Breucq, Paris, 1881, de 1 à 2 h., rue Lormand, 9.
*Chevillion, 1869.
*Delvaille, 1862, secr. gén. de la Soc. loc., membre du cons. d'hyg.
Durruty, 1853, ✳.
*Ferran (Ch.), 1851.
*Lafont (Ernest), 1869, président honor. de la Soc. loc.
*Lasserre (Paul), 1863, méd. de l'hôp., memb. du Conseil d'hyg., vice-présid. de la Soc. loc.
*Le Beuf (Jules), 1870.
*Moynac, 1874.
*Ribeton, 1885.
*Rueff (Benjamin), ✳, 1851.
*Sudour (Ch.-Félix), 1862.
*Tucoulat, 1879
Of. Hoursolle (L.-Nicolas), 1841.
Ph. Bernet (J.-B.).
Bernet (Gabriel).
Castetbieilh (A.), 1882.
Darracq (Numa), 1856.
Grimard (Jean), 1862.
Larréguy, 1869.
Laudumiey.
Laugier.
Le Beuf (Lucien), 1868.
Moureu-Bourdenne, 1849.
Pomaret.
Soupre (P.-S.), 1re cl., Montp. 1879, rue Panneau, 5.

Ahetze (*Saint-Jean-de-Luz*).
Of. Diharce (Etienne), 1843.

Anglet (*Bayonne*).
Of. Dotezac, 1835.
Gavarret.

Bardos.
D. *Dajas, 1864.
Bastide-Clairence (La).
D. *Lafourcade, 1863.
Biarritz.
D. Adéma, 1851.
*Augey, 1872.
Guttierez, 1876.
*Jaulerry (Paul), 1856.
*Laborde, 1879.
*Méricamp.
*Toussaint, 1864.
Welby.
Of. Laulon, 1849.
Ph. Bignon.
Moureu (Michel), 1874.
Moussempès.
Bidache.
D. *Dassen (Alph.), 1834.
Cambo.
D. Delissalde.
*Dotezac (Albert), 1833.
*Juanchuto, 1879.
Espelette.
D. David (Joseph), 1853.
Guiche (*Bardos*).
Of. Lapébie (J.-B.), 1830.
Hasparren.
D. Durruty (J.-B.), 1872.
Harriague (Eug.), 1849.
Larredy.
Ph. David (Louis), 1859.
Hendaye.
D. *Camino.
Ph. Careyron.
Mendionde (*Hasparren*).
Of. Héguy (Raphaël), 1864.
Saint-Jean-de-Luz.
D. *Argeliès (Henri), 1861.
*Goyeneche, 1872.
Of. Guilbeau, 1868.
Ph. Camuyt.
Dargaignaratz, 1878.
Larrea, 1883.
Saint-Martin (*Hasparren*).
Of. Laugier (Jean), 1836.
Saint-Pée-sur-Nivelle.
D. Adéma (Jean-Bl.), 1848.

Sames (*Peyrehorade-Landes*).
D. Castellety (Pierre), 1846.
Sare.
D. Dithurbide (Jean), 1831.
Elicagaray, 1873.
Ph.Elissague (Martin), 1830.
Urt.
D. Castaing.
Ustaritz.
D. *Dihinx (Pierre), 1859.
*Duronea, 1873.
Ph.Dive le Landais.

MAULÉON

D. Béguérie (Charles), 1856.
Heugas, 1877.
Ph.Weis, 1880.
Aduldes.
Of.Pochelu (Raphaël), 1861.
Larceveau.
D. Aphalo (Léon), 1852.
Lecumberry.
(*Saint-Jean-Pied-de-Port*).
Of.Diriat *dit* Oxoby, 1848.
Orègue (*Saint-Palais*).
D. Sabarots (J.-B.), 1874.
St-Etienne-de-Baigorry.
D. *Dihursubéhère, 1847.
Of.Iriart (Jean), 1846.
Saint-Jean-le-Vieux.
(*Saint-Jean-Pied-de-Port*).
D. Larre (Jules-Luc.), 1829.
Saint-Jean-Pied-de-Port.
D. Casedevant (P.-F.), Bord.,
1882.
Darieux (J.-P.-Ed.), 1853.
Ph.Harismendy (Am.-A.), 1857.
Saint-Palais.
D. Barbaste, 1273.
Etchecoin (Jean-Phil.), 1868.
Féraud, 1833.
Morbieu (Alph.-F.-X.), 1857.
Ph.Barbaste (Ed.), 1880.
Durand, 1872.

Tardets.
D. Mendiondo, 1883.
Of.Etchandy (J.-B.), 1858.

OLORON

D. Casamayor-Dufaur, 1861.
Cascua, 1876.
Cazaux (Michel), 1872.
*Esperabé (Sim.-J.-Fr.), 1864.
*Foix (Laurent), 1867.
Goyhenèche.
Ph.Broca (Pierre-Henri), 1854.
Crouseilles (Edouard).
Farin.
Lasserre (Philippe).
Accous.
D. Lacoarret (Célestin), 1863.
Arrette (*Aramits*).
D. Tucha (Jean-Nicolas), 1838.
Of.Bergé (Jean), 1837.
Arudy.
D. Jupé, 1879.
Of.Miroulet (J.), 1847.
Ph.Hyguères (Jean), 1843.
Bedous.
D. *Larricq (J.-B.), 1838.
Ph.Tillet (Adolphe), 1840.
Cardesse
(*Luc-de-Béarn*).
Of.Capderoque (J.-Vinc.), 1821.
Eaux-Bonnes.
D. Andral.
Cazaux (Marc), Paris, 1867.
Cazenave de la Roche, ✪ A.,
C. ✳, ✳.
Devalz.
Leudet.
Manes.
Meunier (Valery) ✳, C. ✳.
Tarras.
Ph.Abbadie.
Cazeaux.
Lacoste.
Tourné.

Eaux-Chaudes.
D. Herr (Georges). Paris, 1855,
de 1 à 3 h.
Escout (*Oloron-Sainte-Marie*).
Of. Bordes (Jean), 1839.
Gurmençon.
D. Pruès-Latour.
Laruns.
D. Lacoste, 1883.
Laugier (Louis), 1865.
Ph. Lacoste (J.-B.), 1844.
Lasseube.
Of. Cazot, 1881.
Lescun (*Bedous*).
Of. Harreguy (Jacques).
Lucq-de-Béarn.
Of. Baudeant, 1826.
Baudeant fils, 1854.
Monein.
D. Forcade (Joseph), 1867.
Nicolau-Barraqué (A.), 1863.
Ph. Bascourret.
Coucy (Jules).
Osse (*Bedous*).
D. Liard (Ant.), 1863.
Urdos.
Of. Ferras (Jean-Marie), 1864.

ORTHEZ.

D. *Blanc (Fort.-Hipp.), 1854.
Cazassus (J.-B.), 1860.
*Darget (Xavier), 1877.
Lartigau (Joseph), 1877.
*Marsoo (Jules), 1866.
Of. Sallefranque, 1841.
Ph. Capdevielle, 1881.
Dupuy, 1879.
Labourdette (Justin), 1880.
Pinsun, 1881.
Arthez.
D. Lafitte (Prosper), 1877.
Ph. Labordenave (Pierre), 1847.

Arzacq.
D. Guichemans, 1875.
Lafont (Louis), Paris, 1864.
Ph. Lavie, 1858.
Cescau (*Artix*).
Of. Bourdalé-Lauga, 1838.
Laas.
D. Casamayor.
Lacq (*Artix*).
D. Vignancour (Alfred), 1870.
Lagor.
Of. Gorski (J.-J.-Félix), 1845
(selon circonst.
Lahontan (*Puyoo*).
D. Cazaubon, 1833.
Louvigny (*Arzacq*).
Of. Laforcade, 1875.
Montagut.
D. Laffitte.
Morlanne.
Of. Bedoura, 1865.
Navarrenx.
D. Clédou fils, 1868.
Lacordelle, 1884.
Lacrouts, 1840.
Of. Clédou (Pierre), 1831.
Ph. Dutilh, 1880.
Verger (Léon), 1841.
Puyoo.
D. Marcadé (Léon), Paris, 1872.
Rivehaute (*Navarrenx*).
Of. Sayé (Jean-Bernard), 1854.
Salies-de-Béarn.
D. Dufourcq (Irénée), 1877.
Dupourqué (Arist.), 1862.
*Foix, 1875.
*Marsoo (J.), 1866, de 1 à 3 h.
Molia (Jean), 1862.
Ph. Dufourcq (Henri), 1877.
Sallespisse.
(*Sault-de-Navailles*.).
Of. Bordaguibel, 1883.
Fargues (Eugène), 1874.
Sauveterre-de-Béarn.
D. *Carrive, 1865.
Frémond, 1832.
Ph. Bonnecaze (.-Prosp.), 1836.

PYRÉNÉES (HAUTES-).

POPULATION : 236,474 habit. — 125 Docteurs en médecine, 65 Officiers de santé ; 54 Pharmaciens. — Association locale des Médecins du département.

Trois arrondissements : Tarbes, Argelès, Bagnères-de-Bigorre.

TARBES.

D. Amadou (Hippolyte), 1838.
   Barreau.
   Castels, 1878.
   Claverie.
   *Corbin (A.-F.), 1859.
   Dasias (Rémy), 1837.
   *Deffis, 1875.
   *Duplan (Joseph), 1865, vice-présid. de la Soc. loc.
   Esquivar, 1885.
   *Ferran, 1875, trés. de la Soc. loc.
   *Fontan, 1858.
   Gauté, 1881.
   *Guérard (G.), Montp., 1883, de 1 à 3 h., rue Brau-hauban, 18.
   Rolland (E.), Paris, 1875, oculiste, rue Brauhau-ban, 40.
   *Sabail, *l'été à St-Sauveur.*
   *Sempé (Roche-J.), 1862, sec. de la Soc. loc.
   *Vignes (Jean), 1825.
   *Vignes (Albert), 1865.
Of. Caton ; *n'exerce plus.*
Ph. Dantin, 1876.
   Duffau (Jean), 1837.
   Dupont (M.-T.-J.-V.-R.) Paris 1877, 1re cl., rue des Gds-Fossés, 46 *bis.*
   Ferran.
   Lareade (J.), 1876, rue Brau-hauban, 29.

Ph. Lestelle, 1874.
   Lupau (Vincent), 1854.
   Richard (Adolphe), 1869.
   Arcizac-Adour (*Tarbes*).
D. Courrèges fils, 1877.
Of. Courrèges (J.-Romain), 1842.
   Aureilhan (*Tarbes*).
Of. Verger, 1872.
Ph. Guichot, (Anaclet), 1847.
   Pujo.
   Auriébat (*Montbourguet*).
Of. Bordenave (Pierre), 1844.
   Begole (*Tournay*).
D. Fourcade (Bernard), 1854.
   Bernac-Debat (*Tarbes*).
Of. Berrens (François), 1846.
   Bernac-Dessus (*Tarbes*).
D. *Jarrou (Henri-Victor), 1864.
   Bernadets-Debat (*Trie*).
D. Tujague (Louis), 1880.
   Bordes.
Of. Abadie.
   Burg (*Tournay*).
Of. Lahaille (Baptiste), 1847.
   Caixon (*Vic-en-Bigorre*).
D. Brougnes (Aug.), Paris, 1836.
   Castelbajac.
D. Duprat.
   Castelnau-Riv.-Basse.
D. Ducuron (Pierre), 1861.
   Mieussens (Gustave), 1881.
Of. *Lacome (Jean-Marie), 1838.
   Chelle-Debat (*Pouyastruc*).
D. *Laurens.
   Galan.
D. Delas (François), 1883.
   *Pique (François).
Ph. Lestelle (Jean-Marie), 1846.

Herès.
D. *Lasbats.
Horgues.
D. Fontau,
Hourc (*Pouyastruc*).
Of. Fourcade (Jean), 1848.
Ibos (*Tarbes*).
D. *Fourcade, 1878.
  *Lacoste (Jean-Marie), 1839.
Juillan (*Tarbes*).
D. *Jouanolou (Albert), 1878.
Of. Prat (Jacques), 1840.
Lafitole (*Maubourguet*).
Of. Ponsan (Étienne), 1880.
Larreule (*Maubourguet*).
Of. Gourgillon (Simon), 1830.
  · Vignes, 1878.
Laslades (*Pouyastruc*).
Of. Lacoste (Jean-Pierre), 1848.
Liac (*Rabastens-de-Bigorre*).
D. Cazeneuve, 1857; *l'Été à Cap-
  vern.*
Madiran.
Ph.Ducasse (Louis), 1842.
  Ducasse fils, 1883.
Marseillan (*Pouyastruc*).
Of. Daverède (Honoré), 1862.
Maubourguet.
D. Durand, 1882.
  *Faget (Pierre-Honoré), 1858.
Of. Dabat-Dufaur (Jean), 1867.
Ph.Abadie (Jean-Auguste), 1864.
  Adoue (Hippolyte), 1841.
  Lamarque, 1879.
  Lignol.
Mazerolle (*Trie-sur-Baize*).
D. *Montégut (F.-L.), 1867.
Monfaucon (*Rabastens*).
Of. Dubois fils, 1878.
Monières.
D. Fontan (Ch.), 1875.
Mun (*Cabanac*).
N...
Orincles (*Bénac*).
Of. Carmouze (Jean). 1843.
  Navères (Jean), 1853.
Orleix (*Tarbes*).
Of. Vergeron (Vital), 1843.

Ossun.
D. Fourcade.
Oursbelille.
D. *Fourcade, 1865.
Pouyastruc.
Of. Cabail (Jacques), 1832.
Pujo (*Andrest*).
Of. Gragnou (Jean), 1837.
Puydarrieux (*Trie-sur-Baize*).
Of. Navailh (Jean-Pierre), 1847.
Rabastens.
D. *Tujague, 1874.
Of. Nodenot (Edouard), 1870.
Ph.Lacassin, 1845.
  Lescourre.
Saint-Lézer (*Vic-en-Bigorre*)
Of. Lamarque (Arnaud), 1831.
Seméac (*Tarbes*).
Of. Vergez, 1872.
Tostat (*Rabastens*).
Of. *Destrade fils, 1875.
  Villon (Dominique), 1830.
Tournay.
D. Lacrampe-Loustau (J.-B.),
  1824.
  *Pedebidou (Jacq.), 1835, prés.
  de la Soc. loc.
  *Pedebidou (Adolphe), 1879;
  l'Été à Cauterets.
Ph.Abadie, 1876.
  Darroy.
Trie-sur-Baize.
D. Peyrusse.
  Lagleize, 1871.
  *Mossel (Émile), 1868.
Of. Maumus (Aman), 1838.
Ph.Brun (Jean-Germ.), 1840.
  Maumus, 1877.
Vic-en-Bigorre.
D. *Delfis, 1879.
  *Lasserre.
  Soulé, 1879.
Of. Lamarque, 1834.
Ph.Lacassin, 1873.
  Rivière.
Vidouze (*Maubourguet*).
Of. Lafon (Pierre), 1836.
Of. Abadie, 1820.

Villembits (*Trie-sur-Baïse*).
Of. *Latapie (Jean-Franç.), 1844.

ARGELÈS.

D. Blondin (Th.), 1845, de 2 à
6 h. pour la saison, chef
du service médical, à Ar-
gelès-Gazost.
Cénac (Michel), 1864.
*Lavit, 1880.
Trelaün, 1865.
Of. Pérus (Joseph), 1866.
Ph. Bualé.
Lamarque.
Adé (*Lourdes*).
Of. Larré (Claude), 1839.
Anclades (*Lourdes*).
D. Mouret, 1883.
Angles (*Lourdes*).
Of. Laffont (Adolphe), 1858.
Arbéost (*Aucun*).
Of. Lacau (Pierre), 1854.
Arras (*Argelès*).
Of. Arrepaux (Michel), 1853.
Barèges.
D. Artigalas.
Betous (J.), Paris, 1876, laur.
de la Fac. de Paris. de 9
à 10 h. et de 1 à 4 h.
Grimaud.
Madamet.
Ph. Claverie (Paul).
Cauterets.
D. Bordenave (Jean-Jules), 1867.
Bouyer (Jles), ✳, 🎗A. ✳. ✻.
Bouyer (Achille), 1862, ins-
pecteur.
*Daudirac.
*Duhourcau (E.), Paris, 1873,
de 1 à 5 h., rue St-Louis, 6,
pendant la saison.
Dupré fils.
Farges.

D. *Flurin (Pierre-Léon), 1864.
Guinier (H.), 1855, agrégé
libre à Montpellier, de 1
à 3 h.
Lahillonne, 1863, ✳.
Larbès (de).
Michel-Evariste, ✳.
Moinet.
Pedebidou.
Robert, Paris, 1868, ✳.
Rozier.
Sénac-Lagrange.
Of. Bezi, 1872.
Ph. Broca (Clément), 1851.
Dupouy.
Latapie (Justin), 1864.
Esterre (*Luz*).
D. Verger-Carrère, 1883.
Juncacas (*Lourdes*).
Of. Duffoure (E.-Maurice), 1864.
Lourdes.
D. *Balencié (J.-Baptiste), 1846.
*Latapie (Jean), 1860.
Peyret, 1870.
*Pomès, 1873
Of. Borde, 1878.
Ph. Bayle.
Dubalen, 1878.
Junqua-Lamarque, 1870.
Luz-Saint-Sauveur.
D. *Lafount, 1878.
Ph. Claverie (Alphonse), 1834.
Saint-Pé.
D. *Burc (Joseph), 1878.
Saint-Sauveur.
D. Blondin.
Caulet.
Doléris.
Sabail.

BAGNÈRES - DE - BIGORRE.

D. *Cazalas (Laur.), Montpellier, 1875, de 1 à 4 h.
*Collongues, 1878.

D. *Cougombles.
*Couzier, Paris, 1872, de 1 à 4 h.
*Daudirac.
*Dejeanc, insp.
*Gandy, 1880, de 1 à 4 h., rue des Carmes, 10 *bis*.
Grenier, 1852.
Lagarde (de), 1866, insp. adj.
Lagleize.
Larbès (Henri de). Paris 1866, de 1 à 4 h.
Ph. Duserm (Jules), 1885.
Ferrier, 1871.
Jouaneton, 1874.
Nogues (Paul-Adolphe), 1858.
Soye (E.), Toulouse, 1884, allée des Coustous, 26.

Arné (*Monléon-Magnoac*).
D. Dhers, 1875.

Arreau.
D. Ferras (Jean), 1882.
Of. Dutech (Bertrand), 1868.
Ph. Croau (J.-M.-Edmond), 1852. *n'exerce plus*.
Lescourre, 1878.

Astuque (*Bagnères-de-Bigorre*).
Of. Doléac (Jacques), 1839.

Asque (*Bagnères-de-Bigorre*).
Of. Bordenave, 1876.

Aventignan
(*Saint-Laurent-de-Neste*).
Of. Lagrange.

Avezac (*La Barthe-de-Neste*).
Of. Dupont (Jean-Pierre), 1847.

Bize (*Saint-Laurent-de-Neste*).
D. Nogues-Picole, 1883.

Bordères (*Arreau*).
D. *Aubiban, 1883.

Bourg-de-Bigorre.
Of. Dupont (Paul), 1855.

Campan.
Of. Bize.
Cantet (Jean), 1839.
Goroby (Jean), 1860.

Capvern.
D. Calès.
*Cazenave de (Sombrun).

D. Claverie.
Delfau (Gérard), 1874.
Saucery.
Of. Tajan, 1846.
Ph. Duplan, 1876.

Castelnau-Magnoac.
D. Bruzaux (Ern.), 1859.
Gailhard (Gabriel), 1869.
Vignaux (C.), Paris, 1877, ex-interne des hôpitaux.
Ph. Duclos (Bernard), 1864.
Duplessis (Ferdinand), 1844.

Cieutat (*Bagnères-de-Bigorre*).
D. Cieutat, 1884.
Of. Soulez (Frédéric), 1842.

Esbareich (*Mauléon-Barousse*).
Of. Peyregat, 1880.

Guchan (*Vielle-Aure*).
D. Fouga (Dominique), 1831.

Guchen (*Ancizan*).
D. Ribes (J.-Baptiste), 1877.

Hèches.
Ph. Sarrat-Batiran, 1837.

La Barthe-de-Neste.
D. Laporte.
Ph. Porterie, 1869.

Laborde.
D. Bordenave, 1876.

Lannemezan.
D. *Bouzigues (J.-B.-Nap.), 1866.
*Maille, 1873.
Of. Pouy (Louis), 1857.
Ph. Casteran, 1879.
Maleplatte, 1852.

Loudenvielle (*Bordères*).
Of. Ousteau (Dominique), 1858.

Mauléon-Barousse.
Of. Ousset (Cyrille), 1847.

Monléon-Magnoac.
D. Capdeville (Franc.), 1880.
Of. Lages (Jean-Alexis), 1828.
Ph. Gaillard (Armand), 1839; *n'exerce plus*.
Pujos (Eustache), 1876.

Montgaillard.
(*Bagnères-de-Bigorre*).
Of. Cuilhé (Antoine), 1861.
Ph. Toujan (Pierre-Bern.), 1844.

Nestier.
(Saint-Laurent-de-Neste).
D. Froment, 1873.
Orignac *(Bagnères-de-Bigorre).*
Of. Mailhes (Jean), 1822.
Puntous *(Castelnau-Magnoac).*
D. Capdeville (Louis), 1869.
Saint-Arroman.
(La Barthe-de-Neste).
D. Casteran, 1871.
Saint Lary *(Vielle-Aure).*
Of. Compassens (Paulin), 1844.
Saint-Laurent-de-Neste.
D. Cazaubon (J.-B.), 1856.
Ph. Boubée (Pierre), 1864.
   Bourdette, 1869.

Sarrancolin.
Of. Verdier.
Ph. Sarrat-Piqué (J.-B.),   1846,
Seich.
Of. Mauponné, 1878.
Siradan *(Mauléon-Barousse).*
D. Foutagnères (Simon),   1837.
Thermes *(Castelnau-Magnoac).*
Of. Gaye (Jules), 1860.
Trébons *(Bagnères-de-Bigorre).*
Of. Cardeilhac. (J-Marie), 1832.
Tuzaguet.
D. Ambialet (P.-Michel), 1835.
Vignec *(Vielle-Aure).*
Of. Bernis (Eugène), 1860.

PYRÉNÉES-ORIENTALES.

POPULATION : 208,855 hab. — 75   Docteurs en médecine; 45 Officiers de santé; 48 Pharmaciens.

Trois arrondissements : Perpignan, Céret, Prades.

PERPIGNAN.

D. *Bosch, 1883.
   *Donnezan (Charles), St. 1864,
      de 10 h. à midi, r. Four-
      Saint-Jean, 2.
   *Donnezan (Alb.), 1872, méd.
      de l'asile des vieillards,
      memb. du cons. d'hyg.,
      trés. de la Soc. loc.
   *Fabre (Fernand), 1883.
   Fines (Jacques), 1854.
   Florence (Jacques), 1869.
   *Foxonet (Émile), 1876.
   Gouel (Pierre), 1840.
   *Jaubert (Léon), 1879.
   *Lamer (Paul de), 1880.
   Lutrand (Louis), 1885.
   Montoya, 1884.

D. *Parès, 1884.
   *Puig (Bonaventure), 1860.
   Surjus, 1883.
   Tarrès (Gustave), 1840.
   *Testory, vice-présid. de la
      Soc. loc.
   *Vilcocègne.
Of. Larrieu, 1846.
   Pradel (Xavier).
   Vilaseca (Jacques de), 1848.
Ph. Blanc, 1863.
   *Boix (Émile), 1863.
   Bouis (Joseph, Mars., 1884,
      avenue de la Gare.
   Daudiès-Pams (Thomas).
   Donnezan (Louis), 1883.
   Ferrer (Léon), 1837.
   Giral (Alban), 1853.
   Malis (François), 1839.
   Montoya, 1871.
   Puig-Amettler (Jean), 1866.
   Pujol, 1874.

Ph.Testory (Paul), 1847.
   Verdot (Jean), 1854.
   Vigo, 1883.
   Xatard, 1875.

Bages.
Of. Fandos (Pierre), 1837.

Baixas.
D. *Puig (Jean), 1880.
   *Vals.

Banyuls dels Aspres.
D. Ey (Louis), 1855.

Caudiès.
Of. Benet (Charles), 1875.

Claira.
(*Saint-Laurent-de-la-Salanque*).
Of. Anglade (Jacques), 1850.

Corbère (*Millas*).
Of.*Pons (Pierre), fils, 1843.

Elne.
D. Ferrer (Césaire), 1870.
   Matignon, 1885.
   *Pratx, 1881.
Of. *Sistach (Antoine), 1824.
Ph.Estève.
   Ramonet, 1857.
   Roure (Jacques), 1856.

Espira-de-l'Agly (*Rivesaltes*).
Of. Grando (Joseph), 1853.

Estagel.
D. *Cartade, 1873.
   *Fiole, 1882.
   Julia (Théophile), 1879.
Ph.Colomier, 1882.
   Durand, 1870.

Latour.
   N...

Maury.
D. *Ruffiandis (M.-J.-J.), Montp.
   1882.

Millas.
D. Roig, 1879.
Of. Tronyo (Michel), 1860.
Ph.Abram, 1868.

Pezilla-la-Rivière.
   N...

Pia (*Perpignan*).
D. Cabrié, dir. de Institut or-

thop. et hydroth., m. de
santé pour l'enfance.
Of.*Benet (Ch.), 1874.

Rivesaltes.
D. Barthès (Em.), Montp., 1881,
   de 11 h. à midi.
   *Conte, 1880.
   *Fabre (Philippe), 1883.
Of. Barthez (Louis), 1842.
Ph.Durand (Jacques), 1838.
   Durand (Henri), 1877.
   Parès, 1870.

Saint-Cyprien (*Elne*).
Of. Bès (François), 1836.

St-Laurent-de-la-Salanque.
D. Dabadie, 1880.
   *Guichou, 1878.
Ph.Guinard (Etienne), 1882.
   Matillo, 1880.
   Durand (Léon).

Saint-Paul-de-Fenouillet.
D. *Borello (V.).
   *Echernier.
Ph.Bassal, 1874.

Salces.
D. *Traby (Joseph), 1877.

Soler (Le) (*Perpignan*).
Of.*Llopet, 1875.

Tautavel (*Estagel*).
Of. Morat (Lucien), 1865.

Thuir.
D. *Massine, 1878.
Ph.Nabona (Jacques-P.), 1842.

Torreilles.
(*Saint-Laurent-de-la-Salanque*).
Of. Soler, 1876.

Toulouges (*Perpignan*).
Of.*Bonafos (Jean), 1859.

Trouillas (*Thuir*).
D. *Parahy, 1880.
Of.*Pomayrol (Louis), 1848.

Villelongue-la-Salanque.
Of. Solanes (Antonin), 1876.

Vingrau.
Of.*Castany (Jean), 1867.

CÉRET.

D. *Calmon (Barthél.), Montp.,
  1877, à 11 h. mat.
  Camo, 1873.
Of. Thibault, 1854.
Ph. Delcros, 1874.
  Roux (Alex.), 1881.

Amélie-les-Bains.

D. Arnal.
  Genieys, ✳, 1855.
  Granier, 1874.
  Lemarchand, 1846.
  *Pujade (Jean), 1879.
Of. Thubert.
Ph. Pujade (Paul), 1877.

Arles-sur-Tech.

D. Galangau (Joseph), 1877.
  Paraire (Venance), 1880.
Of. Galangau, 1844.
Ph. Fourniol (Joseph), 1877.

Argelès-sur-Mer.

D. Laflou, 1883.
  Pujol (Etienne), 1862.

Banyuls-sur-Mer.

D. *Cassan (Vincent), 1878.
Of. Vaquer (Joseph), 1825.
Ph. Pascal, 1870.

Boulou

D. *Mirapeix, 1883.
Of. *Massina (François), 1854.
Ph. Torrent, 1872.

Collioure.

D. Coste, 1872.
  *Gontier, 1881.
Ph. Ay (Fréd.), 1872.
  Manya (Claude), 1876.

Corsavy (*Arles-sur-Tech*).

Of. Pons, 1825.

Labastide (*Arles - sur-Tech*).

Of. Carboneil, 1848.

Laroque-des-Albères.

D. Carboneil, 1864.

Oms (*Céret*).

Of. *Massina (Abdon) fils, 1881.

Palau-del-Vidre.
(*Argelès-sur-Mer*).

Of. Casteil, 1855.

Port-Vendres.

D. *Galangau (Henri), 1880.
Of. *Nègre, 1840.
Ph. Forgas (Pierre), 1880.

Prats-de-Mollo.

D. Berny (François), 1878.
  *Carrère (François), 1878.
  Sales, 1883.
Of. Berny, 1843.
Ph. Sucases, 1840.

Saint-Laurent-de-Cerdans.

Of. Col, 1824.

Sorède (*Argelès-sur-Mer*).

Of. *Marill, 1863.
Ph. Galangau, 1844.

PRADES.

D. *Baixo.
  Balanda, 1853.
  Guillo (Jean-Bapt.), 1850.
  Marie (Joseph), 1874.
  *Piglowski, 1844.
Ph. Carrère (Jules), 1882.
  Lavall (Henri), 1875.
  Rinbanys (Fortuné), 1866.

Cattlar (*Prades*).

D. Picon, 1833.
Of. Poirier (Nap.), 1881.

Eus (*Prades*).

Of. Calmon, 1839.

Fourmiguères.

Of. Maury.

Ille-sur-la-Têt.

D. *Excoffier.
  *Pons, 1884.
  Trainier (J.), 1852, de midi
    à 1 h.
  Traby, 1883.
Ph. Serradell, 1871.

Latour-de-Carol.
(*Saillagousse*).

D. Marty (J.-B.), 1878.

Molitz (*Prades*).
D. Massia (Edouard de), Montp. 1851.

Mont-Louis.
D. *Sevene, 1870.
Of. Py.

Mosset (*Prades*).
D. *Cantié (Benj.), 1866.

Olette.
Of. Bordo, 1840.

Puyvalador   (*Fourmiguères*).
Of. Noguès (Philippe), 1850.

Sahorre.
(*Villefranche-de-Conflent*).
Of. Traby, 1845.

Saillagousse.
Of. Colomer fils.

Ph. Colomer, 1833.

Sournia.
Of. Pradel, 1830.

Trévillach (*Sournia*).
Of. Boca, 1840.

Vernet-les-Bains.
D. Massina, 1856.
Ph. Paris, 1838.
Puig, 1856.

Villefranche - de - Conflent.
Of. Berjoan, 1872.

Vinça.
D. *Jocaveill, 1878.
Of. Fino, 1836.
*Pauco (Justin), 1871.
Ph. Garène.

HAUT-RHIN.

POPULATION : 72,000 hab. — 19 Docteurs en médecine; 1 Officier de santé; 13 Pharmaciens.

BELFORT.

D. *Bardy (V.-H.), 1876, de 10 h. 1/2 à midi et de 1 à 2 h., pl. de l'Arsenal, 1 ; vice-présid. de la Soc. loc.
*Bubendorf, 1881, trésor. de la Soc. loc.
*Duvernoy, 1878.
*Fréry, 1873.
Luc, O. ✳.
*Ménétrez, 1874.
*Nidergang (J.), Paris, 1881, de 8 à 9 h. et de 1 à 3 h., faub. de France, 48.
*Petit-Jean (Hipp.), ✳, 1830.
*Vautherin (Joseph), ✳, 1851.
Ph. Delsart, 1873
Krœll.
Nardin, 1re cl.

Ph. Routhier, 1re cl.
Schlatter.
Seydel.
Simon (Jean-Nicolas), 1855.
Thuriot, 1885, 1re cl., faub. des Ancetres, 17.

Beaucourt.
D. *Dépoutot.
*Lorber (Alf.), 1866.
Ph. Bernard.

Chapelle - sous - Rougemont (La)
D. *Grisez (F.-J.), St., 1866.

Delle.
D. *Gromier. 1874.
*Minarie (François), 1853.
Ph. Croutelle, 1879.
Metzger, 1877.

Foussemagne.
D. *Desprez, 1885.

Giromagny.
D Benoit, 1885.

D. *Grellot.
  *Taufflieb (L.), 1879.-
Ph.Beloux, 1875, 1ʳᵉ cl.
  Henri (Antoine), 1857, 1ʳᵉ cl.

Grandvillars (*Delle*).
D. *Courtet.
Montreux-Château.
Of. Clément.

RHONE.

Population : 741,470 hab. — 332 Docteurs en médecine;
5 Officiers de santé; 230 Pharmaciens. — Association locale des
Médecins du département.

Deux arrondissements : Lyon, Villefranche.

LYON.

D.* Albert, rue Montgolfier, 16.
  Archinard, 1836, grande rue de la Croix-Rousse, 25.
  *Aubert, rue Bourbon, 33.
  *Audibert (A.), Paris, 1877, cours Morand, 10, de 1 à 3 h.,
    jeudi, dim. exceptés.
  *Augagneur, rue Saint-Dominique, 15.
  Auguiot, rue de la Charité, 56.
  *Bachelet, 1845, place des Jacobins, 8.
  *Bard, rue de la République, 47.
  *Bardonnet (L.), place de la Misericorde, 4.
  Barudel, rue Vaubecour, 7.
  *Bergeon, place Bellecour, 3.
  Bernay, rue Saint-Dominique, 3.
  Bernay, rue de la République, 7.
  *Berne, ✳, 1854, rue Saint-Joseph, 14.
  Bertrand, place Saint-Clair, 2.
  *Bianchi, rue de l'Hôtel-de-Ville, 97.
  Binet (Jean), rue de Trion, 11.
  *Birot (J.), 1874, rue Bourbon, 5, de midi à 3 h., secr. adj.
    de la Soc. loc.
  *Bondet (A.), ✳ A. 1857, quai de Retz, 2.
  *Boucaud (Ch.), 1858, rue Bourbon, 46.
  *Bouchacourt, 1836, présid. de la Soc. loc., rue Sala, 26.
  *Bourland-Lusterbourg, 1853, rue de la République, 12.]
  Boussuge (Gr.), rue Cuire, 59 *bis*.
  *Bouveret, quai de Retz, 18.
  *Bouverot, rue de l'Hôtel-de-Ville, 100.
  Boyer (Jos.), Montp., 1879, de 1 à 3 h., place du Pont, 13.
  *Branche (Jos.), 1876, boulevard de la Croix-Rousse, 117.
  *Bravais, ✳, rue de Bourbon, 15   26.

Brébion (F.), 1882, de 2 à 5 h., rue des Archers, 10.
Brébion, rue Gasparin, 27.
*Brévard (Ch.), 1833, quai de l'Archevêché, 12.
*Brizard, rue Saint-Joseph, 37.
Broaillier, Grande-Rue-Monplaisir, 69.
*Bron, ✳, 1856, rue de la Monnaie, 20.
*Brossard (F.), rue Saint-Dominique, 1, de 2 à 4 h.
*Bruyère (P.-H.-S.), grande rue de Vaise, 36, de midi à 2 h.
Burg (Ant.), 1867, rue Tronchet, 8.
Carle, cours Liberté, 99.
*Carrier fils, 1853, rue de l'Hôtel-de-Ville, 101.
*Carrier (A.), Paris, 1867, rue Laurencin, 13, les mardis et
    vendredis, de 2 à 4 h. Médecin des hôpitaux (service des
    maladies nerveuses), directeur de l'asile d'aliénées de Saint-
    Vincent-de-Paul, à Lyon.
*Carry, rue d'Algérie, 8.
*Cartier, cours Gambetta, 18.
*Cassas (O.-E.-G.), Paris, 1876, cours Lafayette, 172, de midi
    à 2 h.
*Cauvet, Grande-Rue-Sainte-Clair, 164.
*Cazeneuve, place des Squares, 1.
*Chabalier (Ch.), Paris, 1860, rue des Machabées, 15, de midi
    à 2 h.
Chabaud, q. Guillotière, 18.
*Chambard. 1864, cours Morand, 56.
*Chandelux, rue Gasparin, 9.
*Chaffet, 1849, rue Malesherbes, 35.
*Chappet (V.-A.), cours Morand, 20.
Charpy, rue Laurencin, 14.
*Chassagny (M.), Par., 1837, de 3 à 4 h., place de l'Ancienne-
    Douane, 5.
*Chavanne, rue la Loge, 4.
*Cheurlin, rue Saint-Denis, 21.
Chaudot, rue Henri IV, 8.
*Clément, ✳ A, rue Saint-Joseph, 53.
*Cognard, 1858, rue Saint-Pierre, 39.
*Colrat, quai de l'Hôpital, 15.
Combet (L.), rue des Remparts-d'Ainay, 9, de 1 à 3 h. la
    semaine.
*Conche, rue Bourbon, 61.
*Contamin, rue des Marronniers, 2.
*Cordier (Jacques), 1876, rue Childebert, 3.
Cotton, avenue de Saxe, 82.
Courjon (A.), Paris, 1875, lundi, mercr., sam., de 3 à 5 h.,
    rue de la Barre, 14. Maison de santé à Mayzieu (Isère).
    Spécial pour maladies nerveuses, paralysies et affections
    chroniques.
*Coutagne (Emile), rue Victor-Hugo, 36, de 3 à 5 h.

*Coutagne (Henri), quai de l'Hôpital, 16.
 Crestin-Paillère, Grande-Rue-de-la-Guillotière, 113.
*Crolas, place Perrache, 10.
*Cuilleret, rue Sala, 52.
*Cusset, rue Terme, 16.
 Débauge (Jacques), 1858, rue Bourbon, 14.
 Defond, quai Vaise, 17.
*De la Roche (A), 1878. rue du Plat, 21, de 1 à 3 h.
*Delastre, quai Guillotière, 31.
*Delore, 1854, pl. Bellecour, 31.
*Demeaux, 1860, rue Bourbon, 28
 Derbez, cours Morand, 11.
*Desgranges, O. ✳, 1847, prof. de cl. ext., prés. hon. de
    la Soc. loc., place de la République, 55.
 Des Plantes (L'H.), rue de la République, 45.
*Diday (C.-P.), Paris, 1837, rue de la République, 71, de 1 à
    4 h., vice-présid. de la Soc. loc.
 Didier, rue de l'Hôtel-de-Ville, 57.
 Dor (Henri), 1856, quai de la Charité, 2.
*Doyon, rue de Jarente, 27.
 Dray, rue de la Pyramide, 35.
*Drivon (J.), quai de la Guillotière, 30.
*Drivon, 1862, cours Gambetta, 9.
*Dron, ✳, chir.-maj. de l'hôpital de l'Antiquaille, rue Pisay, 5.
 Dubief, cours du Midi, 21.
*Dufour, rue Sainte-Hélène, 13.
 Dupré, pl. des Terreaux, 14.
*Durand, bd Croix-Rousse, 104.
*Duviard (L.), 1846, rue des Gloriettes, 11, de 3 à 5 h.
 Etienne, rue Oran, 2.
*Faivre, quai de la Pêcherie, 3.
 Faure, O. ✳, insp. adj. des Eaux de Néris, place Perrache, 14.
*Favre (C.-A.-I.), ✳, Paris, 1854, pl. Perrache, 20, de 1 à 2 h.
 Ferran, rue François-Dauphin, 6.
*Fochier, place Bellecour, 5.
 Fonrobert, q. Saint-Vincent, 40.
 Franc (J.), 1881. montée Saint-Sébastien, 21.
 Frestier (F.-L.), 1856, quai Saint-Antoine, 34.
*Gailleton, ✳, 1854, rue de l'Hôtel-de-Ville, 76.
 Gallavardin, 1854, rue du Plat, 11.
 Gallois, quai de la Guillotière, 17.
*Gangolphe, cours Gambetta, 4.
*Garel, rue de la République, 28.
*Garnier, 1856, quai des Brotteaux, 11.
*Gay, 1851, place de la Miséricorde, 2.
*Gayet, rue de l'Hôtel-de-Ville, 106.
*Gignoux, 1835, rue des Augustins, 2.
*Gignoux fils, rue du Plat, 6.

*Gignoux, rue de la République, 8.
*Giraud, 1850, rue de l'Hôtel-de-Ville, 65.
*Girin, 1836, rue de la République, 24.
 Gironde, rue Childebert, 19.
 Giuganino, Imbert-Colomés, 17.
*Glénard, ✳, avenue de Noailles, 47.
*Glénard, rue Malesherbes, 33.
 Gonin, cours Lafayette, 97.
*Gouilloud, rue du Plat, 22.
*Grand-Clément, place-Bellecour, 19.
*Gros fils, rue de Vendôme, 97.
*Gubian, cours Gambetta, 11.
 Guénebaud, cours Gambetta, 1.
*Guichon, 1835, rue du Palais-de-Justice, 6.
*Guillaud, cours Gambetta, 17.
 Guinand (J.) Paris, 1871, à 2 h., rue du Bas-Port, 23.
*Horand père, place d'Ainay, 4.
*Horand, rue de la Barre, 6.
*Hyvert, quai Saint-Vincent, 53.
*Icard, 1858, rue de la République, 48.
 Imbert, cours Liberté, 63.
 Imbert de la Touche, 1878. *Homœopathe*, de 1 à 3 h., place
    Bellecour, 23.
 Jacquet, cours Lafayette, 3.
 Jantet (Alp.), 1852, rue d'Algérie, 20.
 Jantet (Charles), rue Hippolyte-Flandrin, 1.
 Jeunet, rue Saint-Georges, 88.
*Joly, 1872, rue de l'Hôtel-de-Ville, 5.
 Jomand-Delarouc, rue Vaubecour, 6.
*Jubin, rue Vaubecour, 9.
*Jutet (J.-E.), de 11 h. à midi et de 4 à 5 h., rue St-Etienne, 6.
 Kamienski, rue Duhamel 4.
*Keisser, 1838, rue Sala, 9.
 Lacassagne, ✿ I, rue Bourbon, 8.
*Lacour, ✳, 1844, rue Saint-Dominique, 11
*Lacour, 1844, rue Saint-Dominique, 11.
*Laprade (V.-H.-F. de), Paris, 1880, de 1 à 3 h., rue Vaube-
    cour, 42.
*Laroyenne, ✳, rue Boissac, 1.
 Laure, ✳, place des Jacobins, 1.
*Lavirotte (J.-C.), ✿ A., à 1 h., cours Morand, 27, trés. de la
    Soc. loc.
*Lépine (R), 1870, ✿ A, rue Vaubecour, 42, de midi 1/2 à
    1 h. 1/2.
*Levrat-Perroton, ✳, rue Saint-Dominique, 16.
*Levrat, place Morand, 12.
 Linossier, rue Sainte-Hélène, 16.
*Lortet, ✳, ✿ I., 1858, quai de la Guillotière, 1.

Luppi, rue des Augustins, 14.
Marduel (P.), Paris, 1867, de 1 h 1/2 à 3 n., rue Saint-
    Dominique, 10.
Martin, rue de la République, 30.
Martin, place des Hospices, 4.
Masson (A.), de midi à 4 h., rue de Marseille, 4.
*Mathieu, 1849, rue Confort, 14.
*Mayet (Ch.), pont d'Alaï, 85.
Médici, rue Centrale, 35.
Meunier, pl. Croix-Rousse, 1.
*Meyer (F), Paris, 1876, cours Gambetta, 11, de 1 à 3 h.
*Meynet (Lucien), 1859, rue Constantine, 22.
*Meynet (Paul-Claude), rue Saint-Dominique, 6.
Mielly, avenue de Saxe, 135.
*Mollière (Daniel), rue de la République, 48.
*Mollière (Humbert), rue de la République, 44.
*Monoyer (F.), St., 1862, cours de la Liberté, 1, mardi, jeudi,
    samedi, de midi à 2 h.
*Morel (V.), 1879, rue de la République, 4, de 2 à 4 h.
*Mouraud, rue Saint-Pierre-de-Vaise, 33.
*Muguet, rue Lanterne, 4.
Musy, 1876, cours Vitton, 53.
Noack père, ch. de Francheville, 116.
Noack, 1862, rue des Deux-Maisons, 4.
*Odin (J.), N., 1874, place de la Bourse, 3, de 2 à 3 h.
Olivier (F.), Lyon, 1881, route de Vienne, 208.
*Ollier, ✳, ⚜ I. quai de la Charité, 3.
Oriou, ✳, rue Vendôme, 274.
Pacotte, quai de Serin, 69.
*Paillasson (Alexandre), 1869, docteur-dentiste, rue de la
    Barre, 12, de 9 à 11 h. mat. et de 1 à 5 h. soir.
Panisset, place Croix-Rousse, 22.
*Patel, rue Sainte-Catherine, 2.
*Peillon (Albert), avenue Doyenné, 4.
Penet, cours Vitton, 37.
Pernot, cours du Midi, 32.
Perret, rue de l'Hôtel-de-Ville, 79.
Perrin (Théodore), 1830, rue des Pyramides, 6.
Perronnet (Cl.), Ly., 1882, rue Thomassin, 22, de midi à 2 h.
*Perroud, 1859, quai des Célestins, 6.
Petit, rue Vaubecour, 30.
Pierret, ⚜ A., place Perrache, 13.
*Pinet, rue Saint-Joseph, 60.
*Pioch, rue Saint-Denis, 2.
*Pollosson, rue des Archers, 16.
*Poncet, 1857, rue de l'Hôpital, 6.
*Poncet, cours Morand, 80.
*Poullet (Pierre), 1866, quai des Brotteaux, 12.

*Pravaz (J.-C.-Th.), Paris. 1857, directeur de l'Institut ortho-
pédique de Lyon. à La Mulatière, 38, quai des Etroits, de
8 à 11 h. matin, et les lundis, mercredis et vendredis, de
1 à 3 h., à son cabinet, 17, rue de Jarente, à Lyon.
*Pupier, quai Fulchiron, 24; *l'été à Vichy.*
*Quioc, rue Gasparin, 8.
*Rebatel, rue des Archers, 4.
*Rabot, cours de la Liberté, 86.
Radier, rue Franklin, 57.
*Rambaud, ✿ I., 1845, rue de l'Hôtel-de-Ville, 77.
*Reboul, rue Bombarde, 8.
*Reboul (H.), 1873, rue Octavio-Mey, 5, de 2 à 4 h.
*Renaut, rue Hôpital, 6.
*Rendu (J.), 1879, rue Sainte-Dominique, 5. lundi, mercredi,
vendredi de 1 à 4 h.
Reymond de Lagrange, rue de la Charité, 68.
Reynaud, cours d'Herbouville, 21.
Robert (J.), 1873, quai de la Guillottière, 28.
*Robin, rue de l'Hôtel-de-Ville, 88.
*Rochas (F.), rue Saint-Pierre, 4, sec. gén. de la Soc. loc.
*Roche (Pierre), 1876, rue de la République, 10.
*Rodet fils, cours Morand, 26.
*Rollet, ✿, 1844, rue Saint-Pierre, 41.
*Rougier, cours Liberté, 8.
Roux (Gabriel), rue Duhamel, 8.
*Sabatier (A.), rue Saint-Pierre.
*Saint-Lager, 1850, cours Gambetta, 8.
*Savy, place Sathonay, 4.
Sérullaz, rue Bourbon, 15.
Sibert, 1848, rue Childebert, 11.
Simoni, rue Bourbon, 13.
Sordet, rue Fargues, 2.
Sordet fils, rue Saint-Marcel, 30.
*Soulier, rue Sainte-Hélène, 11.
*Teissier (Bénédict), ✿, 1844, quai Tilsitt, 16.
*Teissier fils, rue Sala, 3.
Toussaint, rue Royale, 15.
Tripier ainé, place des Cordeliers, 5.
Tripier jeune, place des Cordeliers, 5.
Triviot, rue Tabareau, 6.
*Vachez, 1837, rue des Remparts-d'Ainay, 22.
Veith, côte Saint-Sébastien, 24.
*Vernier, rue Bourbon,
*Viennois, ✿, 1858, quai de la Charité, 30.
*Vinay, place Saint-Nizier, 5.
*Vincent, place de la Charité, 5.
*Viollet, rue Hôtel-de-Ville, 44.
*Vuaillat, 1858, rue du Palais-de-Justice, 2.

*Weil fils, rue de la Charité, 89.
Ygonin, 1834, rue de la République, 11.
Of. Cautru, rue de l'Hôtel-de-Ville, 74.
Combet (Louis), rue des Remparts d'Ainay, 9, de 1 à 3 h.
Gaillard, quai de la Charité, 1.
Girerd, rue Constantine, 1.
Martinet (L.), rue Pierre-Corneille, 5.
Ph. Abram, cours Charlemagne, 1.
Achard, cours de la Liberté, 88.
Aroud (Fr.), 1861, place des Capucins, 3.
Augé, rue Montesquieu, 74.
Auguet (J.-B.), rue Thomassin, 8.
Barioz (Cl.), Lyon, 1877, rue du Tunnel, 23.
Ballandrin, 1848, rue Saint-Joseph, 37.
Barnoud, rue Sainte-Marie-des-Terreaux, 3.
Baron, place de la Miséricorde, 3.
Barraja, 1875, cours Lafayette, 115.
Basset (P.), place Moncey, 4, Lyon-Brotteaux.
Baverel (G.), 1875, place du Pont, 10. Crème pectorale 2 f. 25 ;
    pastilles de goudron et aconit 1 f. 25 ; pilules britanni-
    ques 2 et 3 fr. Forte remise.
Benoît, rue Mercière, 58.
Bérard (Louis), 1874, place des Terreaux, 9.
Bernay (Jean), 1869, rue de l'Hôtel-de-Ville, 86.
Bertrand, 1862, rue de la Republique, 55.
Bietrix frères, rue Lanterne, 29.
Blanc, rue Pierre-Corneille, 39.
Blanc (Pierre), rue Tholozan, 7.
Bonnard, rue Mazenod, 72.
Bonptemps, place de la Victoire, 5.
Borivent, Grande-rue-Croix-Rousse, 64.
Bouchard et Bourne, rue Neuve, 12.
Bouchet, rue Puits-Gaillot, 25.
Bouquet, rue des Quatre-Chapeaux, 10.
Bourjalliat, rue Vendôme, 268.
Boussenot, place Léviste, 4.
Boutet et Palmier, rue Saint-Côme, 4.
Bruaire (Fréd.), Lyon, 1880, rue Saint-Georges, 60.
Buffard, rue du Sacré-Cœur, 100.
Bunoz (Eugène), 1869, place Saint-Pierre, 1.
Casimir fils, Avenue de Saxe et Cuvier, 25.
Catalon, rue Dubois, 5.
Cazeneuve, 1873, place du Perron, 1.
Chappelle (F.), cours Morand, 5.
Chatagnon, rue du Plat, 34.
Cherblanc, Grand et Compagnie, rue Tupn, 12.
Cheysson, 1837, rue de la Pouillerie, 20.
Chrétien, rue Saint-Joseph, 44.

Collet, 1866, rue Sully, 51.
Condamine, rue Stella, 5.
Cornet (M.), Lyon, 1878, rue Octavio-Mey, 2.
Cortey, cours d'Herbouville, 21.
Cotton (Joseph), 1868, rue Sainte-Hélène, 35.
Damiron, rue de la Bourse, 39.
Dayet, Grande-Rue-de-la-Guillotière, 100.
Deléant, rue Vendôme, 121.
Deleuvre (Claude-Ant.), 1872, rue Belfort, 9.
Demasles, rue de la Fromagerie, 7.
Denaux, 1866, rue Franklin, 49.
Desous (Léon-Gust.), Grande-Rue-de-la-Guillotière, 20.
Desplantes, rue de la République, 45.
Ducher, rue Henri-IV, 9.
Dufayard, rue Lanterne, 29.
Dupré, place des Terreaux.
Enjolras (Odilon), cours Gambetta, 16.
Eparvier (Marius), 1re cl., 26, Grande-Rue-Saint-Clair.
Ertzbischeff, rue Centrale, 38.
Espagnac (Albert), 1866, Grande-Rue-de-la-Guillotière, 18.
Estragnat, 1865, cours Morand, 45.
Faisant, cité Lafayette, 2.
Farley (Jean), 1857, quai Pierre-Seize, 114.
Faucillon (Louis), 1856, place du Change, 5.
Favre, rue Sébastien-Gryphe, 66.
Favrichon, rue Bellecour, 4.
Ferrand, 1842, rue de la République, 71.
Fessy, route de Vienne, 86.
Fessy, rue Hôtel-de-Ville, 66.
Fieux, 1865, rue de Chartres, 28.
Florence, cours d'Herbouville, 72.
Franc (J.), Lyon, 1881, rue Bodin, 17, et 21, montée Saint-
    Sébastien.
Frédière (Claude), 1835, rue du Garet, 13.
Frère, cours Morand, 12.
Gandolphe, 1862, rue Madame, 174.
Georget, rue Hôtel-de-Ville, 20.
Gérentes, rue Bourbon, 37.
Goddard (Jean), 1836, rue Terme, 15.
Goddard, rue de la Charité, 28.
Gonon, rue Bourbon, 14.
Gonon frères, rue Lanterne, 5.
Grabit, rue Bugeaud, 19.
Grange aîné, rue Terme, 16.
Grange jeune, 1861, avenue de Noailles, coin Sully.
Guérin, place de l'Antiquaille.
Guilleminet, 1840, rue Saint-Jean, 30.
Guilleminet (Paul), 1873, rue Saint-Jean, 30.

Guyot, rue du Chariot-d'Or, 17.
Hantzer, place Bellecour, 21.
Héritier, Grande-rue-de-la-Guillotière, 65.
Horand, 1872, rue de l'Hôtel-de-Ville, 97.
Hutet (M.), rue des Carmélites, 26.
Joubert, cours Lafayette, 90.
Jullien (Stephanus), 1872, place Morand, 13.
Lamante (Ch.Jos.), 1875, rue de la République, 30.
Lambert (Victor), 1847, rue Romarin, 31.
Langlade, rue Coste, 33.
Lardet, rue de l'Hôtel-de-Ville, 9.
Larochette, rue de la Barre, 14.
Laverrière, 1865, rue de la Pyramide, 34.
Lavocat, rue Ferrandière, 42.
Lemonon, rue Saint-Joseph, 55.
Léoras, rue Bourbon, 44.
Lepeytre, rue Bourbon, 21.
Lestra, rue Lanterne, 26.
Levigne, 1874, rue Lanterne, 32.
Lhopital, Grande-rue de la Croix-Rousse, 47.
Livernay (Ant.), 1855, rue Saint-Dominique, 13.
Macary, 1868, place Morand, 12.
Machet, place Morel, 9.
Magnin, rue du Bât-d'Argent, 5.
Malignon, 1863, rue Mercière, 33.
Maneuvriez, avenue des Ponts, 27.
Marque, Pont de la Gare, 3.
Marsot (Imbert), rue des Colonnes, 10.
Martel, rue de la Pyramide, 18.
Martin, rue Bourbon, 63.
Mauguin, place des Célestins, 5.
Mazade et Daloz, 1854-1856, rue d'Algérie, 21.
Merlaton, boulevard de la Croix-Rousse, 115.
Meunier, grande place de la Croix-Rousse, 1.
Molard (A.), 1re cl., Lyon, 1886, cours Lafayette, 42.
Monnet (Franc.), 1870, place des Capucins, 2.
Monvenoux, rue Grette, 25.
Nodet, Grande-Rue-de-Vaise, 36.
Noir (Jean), 1866, rue de Trion, 49.
Patel (Cl.), 1872, rue du Mail, 10.
Pegon, cours de la Liberté, 58.
Pellion, cours Vitton, 2.
Pélisson, rue Royale, 14.
Périchon, cours Lafayette, 25.
Perret (Paul), 1868, et off. de santé, 1879, rue du Griffon, 1.
Poncet, 1867, cours Morand, 19.
Praye, rue Vieille-Monnaie, 19.
Prince, 1856, cours Lafayette, 6.

Prothière (Léon), 1871, rue de Chartres, 18.
Prothière (Joseph), 1872, cours Vitton, 14.
Prudon, rue de la République, 3.
Quet, 1844, rue de la République, 5.
Raffin, place Saint-Vincent, 1.
Rambaud (Théophile), 1867, cours Vitton, 53..
Ramspacher, quai de la Guillotière, 12.
Ravet (Emile), 1866, rue Vaubecour, 1.
Reverchon 1841, Grande-Rue-de-Vaise, 15.
Reverchon (Louis), 1874, et P. Vial, place de la Croix-
    Rousse, 5.
Rey, place des Cordeliers, 5.
Reynaud (Pascal), 1869, rue du Doyenné, 8.
Ricaux, 1848, rue Saint-Jean, 8.
Rome, rue Franklin, 35.
Royer, cours Morand, 40.
Rue, rue Moncey, 81.
Sarré, 1862, rue du Doyenné, 7.
Tavernier (Bruno), Lyon, 1876, rue des Tourelles, 14.
Teillon (Louis-Pierre), quai de Serin, 18.
Thevenet, boulevard de la Croix-Rousse, 163.
Thévenet, rue Condé, 26.
Thévenon, place Tapis, 2.
Thomay, rue Lanterne, 16.
Tissot, quai Saint-Vincent, 37.
Uny, rue Lanterne, 6.
Valandru, 1865, Grande-Rue de la Croix-Rousse, 19.
Verrière, rue Saint-Côme, 8.
Vial (Joseph), 1876, Grande-Rue-de-Vaise, 41.
Viravelle et Barral, rue Sainte-Catherine, 5.
Voland, rue Duguesclin, 188.
Vuillermoz, rue Vaubecour, 26.

Arbresle (L').

D. *Sainclair (Pierre), 1880.
Ph.Cartelat.
    Ollagnier (Jean-François).

Bessenay.

Ph.Bonhomme.
    Péthaud.

Brignais.

D.*Rambaud (Cl.-Marie), 1871.
Ph.Lavillat.

Caluire-et-Cuire.

D.*Bineau (Jules), 1874.
Ph.Degoulet, à Saint-Clair.
    Masson.

Chaponost.

N...

Charbonnières.

D. Gérard.
Ph.Casimir.

Charly (*Vernaison*).

D. Monteilhet, 1839.

Chasselay.

N...

Condrieu.

D. *Aribaud, 1837.
    Charrin, 1838.
    Dumas.
Ph.Garin.

Magnin.
Demi-Lune (La).
D. Marangos (A.), 1883, de midi à 2 h.
Ph.Bertrand.
Durand.
Ecully.
D. Chatillon, 1880.
*Terver, 1854.
Ph.Victal.
Fontaine-sur-Saône.
D. Mollard (Jacques), 1867.
Ph.Chambolle.
Gallet (V.), 1re cl., Ly., 1884.
Givors.
D. *David.
*Gamet, 1864.
*Pomme.
Ph.Boin (J.-Jacq.), 1869.
Muzy.
Patruz, 1852.
Perroud.
Grigny.
D. Crouzat (Et.-Pierre-Ant.).
Mornant.
D. Piante.
Ph.Laurençon (B.-Pierre), 1873.
Mulatière (La).
D. *Pravaz (J.-C.-Th.), Par., 1857. Directeur de l'institut orthopédique de Lyon ; à la Mulatière, 38, quai des Etroits, de 8 à 11 h. du matin, et les lund., merc., vend., de 1 à 3 h., à son cabinet, 17, rue de Jarente, à Lyon.
Ph.Méjat.
Neuville-sur-Saône.
D. *Grabinski.
Ponnet, 1848.
*Rondet (Henri).
Ph.Vaglio.
Verdier.
Oullins.
D. *Dublassy (Jean).
*Dupuy, 1864.
Paillon (Etienne).

Ph.Berne (Alph.).
Lardellier (Joseph).
Pierre-Bénite (Oullins).
D. Duzéa.
Ph.Richard.
Saint-Bel.
D. Ayel (Denis-Constant), 1840.
Favette.
Ph.Guer.
St-Cyr-au-Mont-d'Or.
D. *Séa.
Ph.Abonnel.
St-Didier-au-Mont-d'Or.
D. Lefebvre.
Ph.Hutel.
Julliard.
Sainte-Foy-lès-Lyon (Lyon).
D. Kamenski.
Sainte-Foy.
D. Comte de Brue.
Saint-Genis-Laval.
D. Bonnet.
Ferran.
Ph.Royer.
Saint-Laget.
D. Berthet.
St-Laurent-de-Chamousset
D. Bois.
Sattin, 1854.
Ph.Javot.
Suchot.
Saint-Martin-en-Haut.
D. Franchet.
Saint-Rambert-l'Ile-Barbe.
D. Pacotte.
Saint-Symphorien.
D. Beaujolin (Lucien).
Carreaux, 1853.
Ph.Briand (André-Marie-Jos.).
Sathonay.
D. Chevelu.
Ph.Charvet.
Ruet.
Tassin.
D. Lachize.
Vaugneray.
D. *Boiron (Antoine).
Ph.Rochaix (F.-J.-B.), 1875.

Vénissieux.

D. Collignon.
Mayer (Georges-Paul).
Ph.Brutin.
Clocher (Joseph), 1855.

Villeurbanne.

D. Biféri, aux Maisons-Neuves.
Cassas.
Magnin, aux Mais.-Neuves.
*Royer.
Ph.Duchez.
Faisant.
Fays (Frédéric).
Thienon.

VILLEFRANCHE

D. Besançon.
Gauthier (François), 1860.
*Guyot, ✿, 1832.
*Lassalle.
*Missol (Léon), 1854.
Monier, 1880.
Ph.Chermette.
Jacquemaire.
Moncel (Maurice), 1859.
Mourier (Louis-Aug.), 1871.
Reverchon (V.). Ly., 1883.
Sollier.

Amplepuis.

D. Bournel.
*Thoviste.
Ph.Combes (Pierre).
Lamartine.

Anse.

D. *Brenans (Arthur), 1858.
Ph.Courtépée.

Beaujeu.

D. Descottes (Jules-Aug.), 1846.
Gelin.
*Jomard (P.), Par., 1871, à
11 h.
Ph. Cartellier (Louis), 1871.
Héron (Charles), 1860.

Belleville.

D. *Martel, 1863.
*Tissot.
Ph.Bourgeois (Pierre), 1867.

Lagnier.

Bois-d'Oingt.

D. Cohen.
*Gonnet (Paul).
Ph.Gonnet, 1849.

Chazay (*Lozanne*).

D. *Pierou, 1835.

Chessy-les-Mines.

Ph.Clerc.

Cours.

D. Sénac (Louis).
Ph.Batailly (Claude-Marie).
Gascon (Edg.).

Lantignié (*Beaujeu*).

D. *Gelin (Jules-Ant.), 1843.

Pontcharra

Ph.Guerpillon.

Poule.

D. Sapin.

Regnié.

D. *Bertier, 1876.

Saint-Georges-de-Reneins.

D. Baudrillonnet, 1833.
Dalbenne.
Guyot.
Mathelin.
Ph.Coste (Henri), 1873.

Tarare.

D. *Chanel (Lucien), Ly., 1880,
de 11 h. à midi, montée
de l'Hôtel-de-Ville, 34.
*Maffre (Rigobert), 1879.
*Matagrin (Philibert), vice-
prés. de la Soc. loc.
Sorde.
*Turin (Alp.-Henri), 1849, de
11 h. à midi, rue des Ca-
pucins.
Ph.Chalessin.
Prothière, 1858.
Vallas (F.), 1884.
Verrière.

Thizy.

D. Alamartine (Augustin).
Badolle (Pierre), 1880.
Fustier.
Ph.Boulot,
Duval.

SAONE-ET-LOIRE.

POPULATION : 625,589 hab. — 168 Docteurs en médecine ; 13 Offi-·
ciers de santé ; 80 Pharmaciens. —Association locale des Médecins
du département.

Cinq arrondissements : Mâcon, Autun, Chalon-sur-Saône, Cha-
rolles, Louhans.

MACON.

D. *Aubert (Jean-Bapt.), 1848.
  *Biot (F.-Camille), 1878.
  *Frarier (Abel), 1866.
  Greuzard (Louis), 1833.
  Jacquelot (L.), Par., 1884, de
    2 à 4 h., rue Joséphine, 26.
  *Jambon (Claudius-F.), 1853.
  Larguier (Alcide), 1859.
  *Leriche (E.), Par., 1871, lau-
    réat de la Faculté de Pa-
    ris, ex-prosecteur (Lyon).
  Mossel (André) fils, 1868.
  *Passaquay (Cl.-René), 1873.
  *Perrusset (Georges-Marie),
    1875.
  Thénot fils (Louis-J.), 1874.
Of.*Aumonier (Cl.-Fr.), 1839.
  Baude (Eug.-Flor.), 1878.
Ph.Brunot (J.-Baptiste), 1882.
  Combaud (Etienne), 1879.
  Dubost (J.-Pierre), 1879.
  Games (Fr.-A.), 1880.
  Guillaud (Noël-Cl.), 1877.
  Guillin (Louis-Ch.-B.), 1880.
  Jacquot (Gat.-Aug.), 1872.
  Lacroix fils (François), 1864.
  Voituret (Victor), 1845.

Azé.
D. *Danjou (Eugène), 1878.

Chanes (*Crèches*).
D. *Vaffier (Marie-Louis), 1873,
  méd. cant.

Chapelle-de-Guinchay (La)
(*Pontanevaux*).
Ph.Canard (E.-Camille), 1867.

Cluny.
D. *Arnaud, 1884.
  *Faussillon (Jean-Baptiste),
    méd. cant.
  *Simyan fils (Jul.-Ant.), 1877.
Ph.Huguenin (Achille), 1872.
  Monnier (J.-Baptiste), 1881.

Cormatin.
D. *Labry (Louis), 1857.
Ph.Fautrière (J.-J.), 1875.

Crèches.
D. Pageaut.

Davayé (*Mâcon*).
D. *Chalot (Armand), 1880.

Dompierre-les-Ormes.
Of. Michelin (Philib.), 1850.

Lugny.
D. *Ducrot (Gasp.), 1864.

Matour.
D. Hollard (R.), 1881.

Romanèche.
D. *Dubief (Fernand), 1877.
  *Rémond (Ch.-Louis), 1866.
Ph.Saluce, 1876.

Saint-Gengoux-la-Nation.
D. *Ducrot (Louis-J.-B.), 1879.
  Ducrot (G.), 1885.
Ph.Benoît (Antoine), 1837.
  Menet (Alexandre), 1878.

Saint-Sorlin.
D. Bouchard (Phil.), 1852.
  *Garnier (J.-B.), 1837.
  *Garnier fils (J.-Marie), 1872.

Salornay-sur-Guye.
D. Revillet (Lucien), 1880.
Of. Lagandré (Christophe), 1864.
Ph.Pierson (Emmanuel), 1867.
Savigny-sur-Grosne.
(Saint-Gengoux-la-Nation).
D. Degivry-Callard (Philibert), 1838.
Senozan.
Of. Puvinel (Eugène), 1864.
Tournus.
D. *Daviot (Joseph-Denis), 1870.
*Martinet (Claude), 1879.
*Teillard (Louis), 1840.
Ph.Hoffmann (Henri), 1880.
Reculon (Louis), 1880.
Robin (Jean-Baptiste), 1879.
Tramayes.
D. *Canard (Cl.-Marie), 1878.
Of. Burdel (Louis). 1850.
Ph.Sacquad (Maxime), 1878.
Viré (*Vérizet*).
D. *Padzinski (Louis), 1869.

AUTUN.

D. *Boquin.
*Gillot (Franc.-Xavier), 1869.
*Grillot (Nicolas-Jules), 1828.
*Grillot fils (Marie-L.), 1870.
*Lagoutte (Louis), 1825.
Laguille (Lazare-Jean).
Latouche.
*Pierre (Simon), 1851. vice-prés. de la Soc. loc.
*Valat (Paul-Ant.), 1879.
Ph.Bouvet (A.-Auguste), 1875.
Dubois (Léonard), 1874.
Fauconnet (Louis), 1862.
Lambert (Ch.), 1851.
Quaila (Hector), 1826.
Tupinier (Auguste), 1872.
Couches-les-Mines.
D. Lenoir (Louis-Jules), 1859.

Martin (L.-Pierre-L.), 1872.
Ph.Chifiot (Benoit-Ch.), 1869.
Savoye (J.-Eug.), 1880.
Creusot (Le).
D. *Defontaine(L.-C.), Par., 1883.
Desbrosses (Franc.), 1876.
Ducroix (Agis), 1865.
*Foussel (F.-Eug.), 1865.
Gabet (Alexis), 1842.
Gaillard (P.-François), 1862.
*Martin (J.-F.-Félix), 1881.
Poirré (Louis-Jean), 1857.
Revial (Sébastien), 1855.
Turbert.
Of. Pawlowski (Lucas), 1844.
Ph.Guitton (Gaspard), 1859.
Jocotton (L.-Vict.), 1872.
Thévenard (Antoine), 1844.
Villachon (Michel-H.), 1882.
Cussy-en-Morvan.
D. *Houzé (Charles), 1860.
Epinac.
D. *Collin (Fr.-H.), Par., 1856, à 10 h. du matin.
*Godin (Anne-Franc.), 1879.
Ph.Baudot (Louis), 1847.
Etang.
D. Miguet (L.-Antoine), 1865.
Issy-l'Evêque.
D. *Coqueugnot (Pierre-Claude).
Lucenay-l'Evêque.
D. Couhard fils (J.-M.), 1868.
Montcenis.
D. Perrachon (Jean), 1883.
Paris-l'Hôpital
(Nolay. — Côte-d'Or).
D. Duvault (Alexandre), 1876.
Saint-Léger-sous-Beuvray.
D. *Legendre (A.-Louis), Par., 1872, ✠ A.
Saint-Sernin-du-Plain.
(Couches-les-Mines).
D. Santiard (P.), 1862.
Ph.Rabian.
Sampigny (*Cheilly*).
D. *Bridot (Jean-Bapt.), 1856.

CHALON-SUR-SAONE.

D. *Baillet.
*Baptault (Ch.), 1865.
*Bauzon (Jules), 1877.
Bertault (Edouard-J.), 1854.
Bertrand (Augustin), 1865.
*Chavériat (Alexandre), 1850.
Coin (Jean-Marie), 1836.
Ferrey (Célestin), 1857.
*Jannin (Joachim), 1875, méd.
    cant., secrét. de la Soc.
    loc.
Labry.
*Lagrange fils (Ant.), 1874,
    méd. cant., trés. de la Soc.
    loc.
*Laurent (Jean), 1870.
*Lépine (Ch.-Gabriel), 1874.
Maeckler.
*Montessus (F.-B. de), Par.,
    1845, de 2 à 4 h., cabinet
    à Dijon, rue Piron, 20,
    merc. et sam., de 1 à 3 h.,
    malad. des femmes.
Munot (Victor), 1881.
*Sassier fils (Bernard-Louis),
    prés. de la Soc. loc.,
    memb. du Cons. d'hyg.
Trossat.
Of. Vaux (Joseph), 1874.
Ph. Besson (Maurice), 1871, rue
    de la Gare, 7.
Charton (Eug.), 1872.
Durand (Alfred), 1875.
Gaillard (Pierre-F.), 1877.
Garnier (Victor), 1852.
Jacquin (César-Aug.), 1879.
Jeannin (Alfred-Ant.), 1867.
Merle (Pierre), 1857.
Thomasset (Alph.), 1877.

Buxy.

D. *Guillermin (Ernest), 1857.
Siredey (Georges-L.), 1877.
Ph. Barrault (Jean-Bapt.), 1848.

Marion (Franç.-Eug.), 1880.

Chagny.

D. *Binet (M.), 1873, de 8 à 9 h.
    et de 1 à 3 h.
*Debize (Franç.), 1869.
*Gasser (Fr.-Jos.), 1874.
Ph. Moreau (Jacq.-Franç.), 1824.
Odin (Claude), 1865.

Demigny.

D. *Gérard (Bern.-Eug.), 1849.

Gergy.

D. *Lorenchet (Félix), ✳.

Givry.

D. *Adenot (Jean-Bapt.), 1839.
Rebillard.
Ph. Vachet (Franç.-Xav.), 1844.

Laives (Sennecy).

N...

Mercurey.
(Le Bourgneuf-de-Chalon).

D. *Blanchard (Nicolas), 1882.

Montchanin-les-Mines.

D. *Deblangey (Georges), 1879.
*Douin (Ernest), 1862.
Of. Ponsot (Joseph), 1873.
Ph. Duverne (Jean-Bapt.), 1881

Mont-Saint-Vincent.

D. *Vermont (Charles), 1863.

Montceau-les-Mines.

D. *Beauzon (Ern.-Fréd.), 1864.
*Ditandy (Edgard), 1865.
*Jeannin (Octave), 1860.
Malherbe (B.-Joseph), 1866.
Storckzinsky (Eug.), 1873.
Vernier (Louis) 1880.
Ph. Laroue (Claude), 1874.
Nuguet (Michel), 1868.

Ouroux-sur-Saône.

D. Rouly (Louis-Gustave), 1838.

Saint-Germain-du-Plain.

D. Sordet (Ch.-Const.), 1859.

Saint-Désert.

D. Vittant (Jean-Bapt.), 1848.

Saint-Léger-sur-Dheune.

D. Daviot (D.-Z.), 1834.
*François (Jean-Bapt.), 1874.
Ph. Bourgeon (Michel), 1877.

Saint-Loup-de-la-Salle.
D. *Trossat (Jos.), 1844, de midi
   à 2 h.
Saint-Martin-en-Bresse.
D. *Brenet (V.), 1842.
   Sennecey (*Le Grand*).
D. *Flochon (Jules), Par., 1834.
   *Lesavre (Félix), 1879.
   Rousselot (Antoine), 1840.
Ph.Guillemaut (Emilaud), 1858.
Varennes-le-Grand (*Chalon*).
D. Dupasquier (J.-C.), 1862, de
   1 à 2 h.
Verdun-sur-le-Doubs.
D. Lebœuf (Louis).
   Pellerin.
Of. Colette (Ant.), 1835.
Ph.Béjot (Nicolas), 1854.
   Jeandet (P.-Amédée), 1849.
Villeneuve-en-Montagne.
   (*Marcilly-les-Buxy*).
D. Boillereau (F.-Nicolas), 1874.

CHAROLLES.

D. Chavet (Victor-Marie-Arth.),
   1880.
   Compin (J.-Alphonse), 1844.
   Compin fils (Ch.-Antoine),
   1870.
   Gauthier (P.-Gabriel), 1876.
   Trichard (Claude-A.), 1833.
Ph.Blain (Camille), 1882.
   D'Héré (Catherin).
   Bois-Sainte-Marie.
   (*La Clayette*).
D. *Léouffre (Jos.), 1856.
   Bourbon-Lancy.
D. *Favre (Jean-Hercule), 1873.
   *Goède (Ferdin.), 1860.
   *Merle (E.), Par., 1839, jeudi
   de 9 h. à midi.
   Pain (Gab.), Par., 1879, de 10
   à 11 h.
Ph.Espitalier (J.-Jacq.), 1843.

Mollin (Louis), 1874.
Valentin (Jean-Marie), 1849.
Chauffailles.
D. Briandas (Adr.), 1860.
   *Laurent-Faucon), 1879.
Ph.Puillet (Claude), 1879.
   Rochefort (Eléonore), 1861.
Clayette (La).
D. *Chevalier (Gabriel), 1877.
   *Faisant (Léon-Joseph), 1876.
Ph.Coppéré (Jean-Claude), 1857.
Digoin.
D. Cosseret fils (Ant.-Théoph.),
   1866.
   *Tuloup (G.-Philippe), 1879.
Ph.Coquelu (J.), 1re cl., Par.,
   1880, rue du Centre, 5,
   ph. du Chemin de fer P.-
   L.-M. — Fab. spé. de la
   Mouche de Milan. PERF.
   — J-C.
   Fongarnaud (Gaspard), 1876.
Genelard.
D. Tussau (J.), de 8 à 9 h. ma-
   tin.
Ph.Chabredier (Alph.), 1876.
Gueugnon.
D. Daviot (Louis), 1854.
   Ducroux (H.), Par., 1882,
   mardi, jeudi, samedi, de
   8 à 10 h. du matin.
Ph.Alexis (Hippolyte), 1864.
Joncy.
D. De Rymon (J.-Bapt.), 1839.
   *De Rymon fils (Em.), 1880.
Marcigny.
D. *Béraud (Emile), 1881.
   *Legrand (Antoine), 1861.
Ph.Billon (François), 1870.
   Dury (Claude), 1871.
   Jal (Thomas), 1869.
Martigny-le-Comte.
D. Mainjollet (Claude), 1839.
Paray-le-Monial.
D. *Griveaux (L.-Pierre), 1876.
   Loreton-Dumontel, 1858.
Ph.Chambreuil (Jean), 1880.
   Gailleton (Raph.), Ly., 1870.

Saint-Bonnet-de-Joux.
D. *Ducloux (Jean-Bapt.-Louis), 1855.
St-Christophe-en-Brionnais.
D. *Morel (Marie-Joseph), 1878.
Semur-en-Brionnais.
D. Fricaud (Sim.-Henri), 1843.
Toulon-sur-Arroux.
D. *Frasey (Ch.-Louis), 1877.
Of. Guichard (Hippolyte), 1826.
Vendenesse-sur-Arroux.
N...

LOUHANS.

D. Guillemaut père (P.-Eug.), ✳, 1833.
Guillemaut (Lucien), 1866.
Guillemaut (Fernand), 1877.
Lefebvre (F.-Henri), 1871.
Petit (Pierre-Alph.), 1835.
Pochon (Franc.-Em.), 1858.
*Têtu (Pierre-Marcel), 1875.
Ph.Blanchon (Alphonse), 1875.
Derrepas (Auguste), 1875.
Bellevesvre.
Of.*Gavard (Alexis), 1832.
Cuiseaux.
D. *Albert (Charles), 1842.

*Pillard (Louis-Pierre), 1864.
Cuisery.
D. *Dupuis (Louis), 1877.
Ph.Cadot (Ch.-Etienne), 1882, et médecin.
Plissonnier (Ch.), 1877.
Flacey (*Beaufort-du-Jura*).
Ph.Reynaud (H.), 1re cl., Ly., 1885.
D. Petitjean (Joseph-Jean), 1861.
Montret.
D. Giraud (J.), 1856.
Pierre-de-Bresse.
D. Jannin.
Massin(Claude-Franç.),1867.
Ph.Beauchamps (Stan.), 1872.
Bernard (Maxime), 1878.
Saint-Bonnet-en-Bresse (*Mervans*).
D. *Muzeau (Ch.-Albert), 1866.
Saint-Germain-du-Bois.
D. Bouchard (Ch.-Nicol.), 1875.
Of. Savin (Pierre-Henri), 1850.
Ph.Poilevey (Jos.-Léop.), 1880.
Savigny-en-Revermont (*Beaurepaire-en-Bresse*).
D. *Roy (Faustin), 1868.
Simandre.
D. Piponnier (Antoine), 1876.
Thurey (*St-Germain-du-Bois*).
D. Mathey (Louis-J.), ✳, 1857.

SAONE (HAUTE-)

POPULATION : 295,905 hab. — 91 Docteurs en médecine ; 17 Officiers de santé ; 48 Pharmaciens. — Association locale des Médecins du département.

Trois arrondissements : Vesoul, Gray, Lure.

VESOUL

D. Biéchy (Eug.), 1842.
Corne (Hipp.), ✳ O, 1847.
*Doillon (Georges), 1883.

D. Gevrey (J.-Cl.), ✳ O, 1833.
*Guillaume (Paul), 1865, méd. de l'hôp., méd. adj. du lycée, prés. de la Soc. locale.
*Maussire (D.-A.), Str. 1869,

secr. de la Soc. loc., ch.
jour, de 11 h. à midi, le
jeudi de 9 h. à 2 h., méd.
de l'hosp. d'Heurey.
*Voisard (Eug.), 1864, trés.
de la Soc. loc.
Schüprer, 1885.
Ph.Bideau (René), 1874.
Blum (Marc), 1881.
Ferry (Ch.), 1884.
Gaudier (Léopold), 1879.
Jeannin (Armand), 1862.
Meynier (Jean-Jos.), 1874.
Nicard (J.-B.), 1870.

Amance.
D. Nogier (Pierre), 1857.

Bourguignon-lès-Morey
(*Morey*).
D. Aillot (Claude), 1858.

Boult.
D. Marchand.

Chambornay-lez-Belvaux.
D. Bodier.

Cintrey.
D. Champreux (Jules), 1830.

Combeaufontaine.
D. *Pitoy (Jean-Joseph), 1878.
Ph.Grosclaude (Cl.-C.-Alb.)1881.

Faverney.
D. Le Tellier (Em.), P., 1851, à
toute heure.
Ph.Chalmandrier (Gust.), 1877.

Grandvelle (*Fretigney*).
D. *Blauchot (Hipp.), Par., 1876,
dimanche, de 8 h. à midi.

Genevreuille.
N...

Jonvelle (*Corre*).
D. Barthélemy (A.-Alph.),1881.
Rebillon.

Jussey.
D. *Bontemps (Ch.), 1862.
Marvillet (Ad.-Aug.), 1882.
Ph.Chevrey (Adolphe), 1876.
Madiot (Victor-Franc.), 1880.
Petit (Alf.-Jos.-Jean), 1881.

Montbozon.
D. *Coillot (Achille), 1858.

Metzquer (Ant.), 1836.
Metzquer (P.-F.-J.-E.), 1871.
Ph.Legros (Ch.-J.), 1871.

Morey.
D. Hory (Claude), 1839.
Quevy Abdon, 1848.
Ph.Pernot (Léon), 1874.

Noroy-le-Bourg.
N...

Passavant-sur-Coney.
D. Loiselot (Jacques), 1858.

Pont-sur-Saône.
D. *Blandin (Jules), 1858.
Ph.Gallinet (Victor), 1879.

Rioz.
Of. Poirey (Edouard), 1858.
Ph.Ferry (J.-Alex.), 1881.

Rosey (*Noidans-le-Ferroux*).
Of. *Pourcelot (Pierre), 1845.

Scey-sur-Saône.
D. *Guilleminot (Jos.), Par.,1876.
*Racine (Claude-Ant.), Par.,
1841.
Ph.Toullot (Franc.-Xav.), Bes.,
1857.

Vitrey.
D. *Mouchotte (Cl.-Ign.), 1873.

Voray-sur-Loignon.
D. Ravacley (Louis), 1876.

GRAY

D. *Bertin.
Gourdan-Fromentel (E.), ✳,
1848.
Gourdan-Fromentel fils,1884
Ollivier (Léon-Albert), 1881.
Petitgand (Th.-J.-M.), 1871.
Prieur (Eug.), Par., 1838, ✳,
de 11 h. à midi, chir. de
l'hòp. méd. des épid.
Roland (Arm.-Hipp.), 1882.
Rosen (Edm.), 1855.
*Signard (M.), 1866.
Ph.Ehrart (Alph.), 1881.

Ph.Erhinger (Jules), 1880.
Landrot (L.), 1861.
Autrey.
D. *Richard (Ch.-Alex.), 1848.
Avrigney (*Marnay*).
N...
Beaujeu (*Gray*).
N...
Buccy-les-Gy
Of.Bouchard.
Champlitte.
D. *Fayseler (P.), 1883.
Fonsard (Pierre), 1843.
*Gourdan-Fromentel (Bern.-Armand) ✳, 1845, vice-prés. de la Soc. loc.
Gourmet (Pierre-Vict.), 1875.
Lompré, 1883.
Ph.Liger (Jean-Claude), 1835.
Mongin (Ed.), 1875.
Choye (*Gy*).
D. Pinguet (Alex.), 1873.
Dampierre-sur-Salon.
D. *Clément (J.-Fr.), 1865.
Of.*Vollette, 1858.
Ph.Maillot (Félix), 1845.
Fouvent-le-Haut.
D. Garnier (Féréol), 1859.
Fresne-Saint-Malnes.
D. *Goudot (Franc.), 1883.
Ph.Grosclaude.
Fretigney.
Of.Clerc (Hipp.), 1837.
Gy.
D. *Rénaud (J.-P.), 1856.
Tisserant (Ernest), 1879.
Ph.Chevillot.
Mantoche.
D. Serrigny (Armand), 1877, de 1 à 2 h. 1/2.
Of.Milleret.
Marnay.
D. Conscience (A.), Par., 1884, t. l. j., de 1 à 2 h.; dim., de 1 à 6 h.
Of.Caresche (Pierre), 1840.
Ph.Roy (Gabriel), Bès., 1873.
Vatageot, 1858.

Montagney (*Pesmes*).
Of.Glorget (J.-Cl.), 1851.
Oiselay (*Gy*).
Of. Demaiche (Jean-A.), 1847.
Pesmes.
D. Guilleminot (C.-C.-F.), Str., 1846, à toute heure du jour.
Of.Boucon (Léonard), 1857.
Ph.Lélut (Ch.), 1859.
Pin.
Of.Landoz (Gab.), 1883.
Tromarey (*Marnay*).
D. Guyot (Ch.-Tim.), Par., 1854, prés. du comité cantonal d'hyg., méd. adj. des épidémies (arrondissement de Gray), de 1 à 3 h.
Valay.
Of.Guyot (Nicolas), 1854.
Vannes (*Lavoncourt*).
D. *Huguet (Aug.), Par., 1873.
Vauconcourt (*Combeaufontaine*).
D. *Massin (Fély-Abel), 1858.

LURE

D. *Boisson (Ant.), 1849.
*Boisson (Francois) fils, 1878.
*Levrey.
*Simonin (J.), 1874.
Ph.Détric (Achille), 1873.
Ehringer (Ch.-Alph.), 1878.
Minot (Alfred-Léon), 1878.
Conflans-sur-Lanterne.
D. Godot (Jos.-Et.), Par., 1851, de midi à 2 h.
Godot (A.-M.-F.-J.), Par., 1883, de midi à 2 h.
Ph.Bonati (G.), 2e cl., Bès., 1884.
Faucogney.
D. Jacquey (Cl.-Jos.), 1870.
Petit-Jean (Joseph), 1880.
Ph.Tourdot (Théodore), 1881.

Fougerolles.

D. *Chané (L.), 1877, de 1 à 2 h. 1/2.
Ph. Ellès (Émile), 1862.

Genevreuille (*Lure*)

D. Deubell, 1878.

Granges-le-Bourg.
(*Courchaton*).

Of. Burlet (Flavien), 1871.

Héricourt.

D. Bouvier (Cl.), 1831.
Grenet (François), 1857.
Lubert (Paul-Aug.), 1827.
Ph. Clochey-Perrin, 1859.
Hückel (Henri), 1860.

Lement (*Moffans*).

Of. *Billotte (J.-B.), 1880.

Luxeuil.

D. Bertrand (Gabriel), 1844.
Bitschiné.
Chuquet (A.), m. cons. pend. la saison.
*Gauthier (Gust.), Par., 1862, ✳, de 11 à 1 h.
Martin-Lauzer, méd. cons.
*Paris (Gustave), Par., 1864, de 1 à 3 h., dimanche excepté.
Tillot (Émile-Aug.), 1860.
Of. *Gros (Désiré), 1852.
Ph. Barbier (Louis), 1879.
Béjean (Aug.), 1873.
Steinmann (Émile), 1878.

Melisey.

D. Grisey (Amédée), 1878.
*Juif (Paul), 1876.
Ph. Cardot (Charles), 1858.
Py (Gaspard), 1838.

Mollans (*Lure*).

D. Deubell.

Plancher-les-Mines.

D. Poulet (Victor), 1850.

Ronchamps.

D. *Bailly.
Spindler (Auguste), 1850, vice-prés. de la Soc. loc.
Of. Michel (J.-Cl.), 1874.
Ph. Frossard (Jean), 1866.
Michel (J.-Cl.), 1872.

Saint-Loup.

D. Dupont 1881.
Ph. Fleurot, 1877.
Jeannolle, 1878.

Saulx-du-Vesoul.

D. Jeanney (Claude), 1859.
D'Henri.
Ph. Lamy (Ch.), 1874.

Vauvillers.

D. Brunschwig, 1885.
Fournier (Auguste), 1870.
Ph. Bailly (Jules-Paul), 1865.

Villersexel.

D. Corne (Cl.), 1848.
Mirondot (Henri), 1862.
Of. Goux (François), 1839.
Ph. Renaudin.

SARTHE.

Population : 438,947 hab. — 101 Docteurs en médecine ; 21 Officiers de santé ; 62 Pharmaciens.

Quatre arrondissements : Le Mans, La Flèche, Mamers, Saint-Calais.

LE MANS.

D. Barbier, ✳, 1838.
Bodereau, 1859.
Bolognesi, 1882.

D. Bourdy, 1868.
*Drouin (Alp.). 1876, ocul., de 1 à 3 h., exc. le dimanche, secrét. de la Soc. loc.
Dugué (G.), 1856, de midi à 2 h., rue de la Grimace, 3.

D. Etoc-Demazy, ✳, 1833.
Fénéant, 1838.
Fisson, ✳, 1833.
Fouchard, 1885.
Garnier (J.-C.-A.), Par., 1860, rue de l'Etoile, 19.
Goutard, 1878.
Guertin, 1881.
Guiet, ✳, 1843.
Hamon-Dufongeray, 1884.
Hervé, 1884.
Le Bail, 1874.
Le Bèle (J.-L.), Par., 1845, ✳, à 1 h. 1/2, av. de Paris, 44.
Lejeune, 1843.
Leroy, 1870.
*Lizé, 1848, vice-prés. de la Soc. loc.
Mélisson (J.), Paris, 1873, de 1 h. à 3 h.
Mordret fils, ✳, 1847.
*Ripeault, 1848, trés. de la Soc. loc.
Rocher, 1875.
Rondeau-Dunoyer, 1865.
Teilleux, 1834.
Vincent, 1884.
Of. Péan, 1876.
Ph.Baillard.
Brindeau, 1885.
Brulé, 1866.
Charbonneau, 1884.
Cheminais, 1881, 1re cl., ex-inter. des hôpit. de Paris, Place des Halles, 10.
Gareau, 1880.
Gasselin.
Herrouet, 1880.
Houssin, 1873.
Lançon, 1879.
Leblanc, 1876.
Maigret, 1886.
Manceau, 1876.
Mary-Fortin, 1873.
Maussion, 1871.
Rezé-Duverger, 1872.
Rivière, 1883.

Roullard, 1882.
Ruby (P.), Par., 1872, place de l'Eperon, 3.
Salmon, 1884.

Ballon.

D. Bontemps, 1859.
Brémond, 1878.
Ph.Rabourdin, 1878.

Bazoge (La).

D. *Rigaud, 1873.

Bernay.

D. De Trolong du Rumain, 1877.

Conlie.

D. Codet, 1878.
*Répin, ✳, 1859.
Rigon, 1853.
Ph.Herviaux, 1870.

Connerré.

D. *Ménager, 1883.
Ph.Debled, 1885.
Mauté, 1872.

Coulans.

Of. *Troussard (A.), Aug., 1871, merc. et dim., de 8 à 11 h. 1/2.

Ecommoy.

D. Germain, 1833.
Rameau, 1859.
Rondeau (F.), Par., 1854.
Of. Rondeau, fils, 1884.
Ph.Beaugé, 1864.

Loué.

D. *Ledrain, 1874.
Pichon, 1833.
Ph.*Poirrier, (A.), C., 1871.

Montfort.

D. Bessirard, 1882.
Ph.Quelquejeu, 1839.

Parigné-l'Evêque.

D. Fournier, 1852.

Pont-de-Gennes (*Montfort*).

D. Chancerel, 1864.

Saint-Denis d'Orques.

D. Chaigneau, 1867.

Saint-Jean-d'Assé.

Of. *Bouteloup, 1878.

Saint-Remy-de-Sillé.

N...

Savigné-l'Evêque.
Of. Salomon, 1881.
Sillé-le-Guillaume.
D. Chevallier, 1884.
Lucas-Fontaine, 1877.
Touchard, ✳, 1860.
Ph. Bouvet.
Ph. Rousselière, 1839.
Suze (La).
D. 'Laporte, 1869.
Ph. Gasselin.
Vallon.
Of. Mauboussing, 1865.
Yvré-l'Evêque.
Of. Rousseau, 1862.

LA FLÈCHE.

D. Beauchef, 1865.
'Bernard, 1860.
*Bordas (A.), 1881.
Degaillé, 1851.
Mauvais (Ch.-Fél.), 1878, de
11 h. à midi, le merc. jus-
qu'à 2 h., rue et place
Fontevrault.
Ph. Bourdais, 1873.
Legendre, 1885.
Grobot, 1880.
Lesourd, 1862.
Auvers-le-Hamon.
(Sablé-sur-Sarthe).
Of. Coursin, 1848.
Bazouges.
Of. De Chalus, 1852.
Brulon.
D. Mascarel, 1872.
Ph. Dutay (Th.), Ang., 1878.
Cérans-et-Foulletourte.
(Foulletourte).
Of. Boiteau, 1871.
Pressoir, 1826.
Ph. Houssin, 1879.
Lude (Le).
D. Candé, 1882.
*Cousturier (A), Par., 1852, à
midi.
Ph. Mention, 1875.

Malicorne.
D. Bardet, 1883.
Mayet.
D. 'Guignard (Charles), Paris,
1881, de 11 h. à midi.
Lelièvre (Eug.-Louis), 1857.
Ph. Yvon, 1882.
Noyen.
D. Roger, 1885.
Ph. Grellier, 1885.
Parcé.
Of. 'Pasteau, 1857.
Pontvallain.
D. Bordas (J.), 1880.
Précigné.
D. Riobé, 1860.
Sablé.
D. 'Glenereau, 1865.
'Legludic (L.), 1867.
Mignot, 1845.
Moreau, 1886.
Rondelou, 1836.
Ph. Galereau, 1861.
Hodcent, 1880.
Perchaux, 1853.
Vaas.
Of. Chaplais, 1862.

MAMERS.

'Godard, 1877.
Paoli (F.-X. de), Montp., 1873.
'Raveleau, 1869.
Ph. Malherbe.
Louvrier, 1887.
Saugeron.
Beaumont.
D. Drouin, 1879.
Poulain, 1877.
Ph. Madeleine, 1883.
Bonnétable.
D. 'Gonin, 1874.
Thalinger, 1885.
Ph. Farce, 1872.
Guérin (Marie-Ern.), 1878.
Lamotte, 1877.
Boëssé-le-Sec.
(La Ferté-Bernard).
Of. Cornilleau, 1854.

Champaissant.
D. *Monnier, 1875.
Bourg-le-Roi.
Of.*Lemaître, 1865.
Ferté-Bernard (La).
D. Barbay, 1843.
Coupé, 1874.
Martin (A.), 1873, mardi.
jeudi, dimanche, de 7 a
9 h.
*Moreau (A.), Par., 1877, de
midi à 2 h.
Ph.Langlais (H.).
Rotrou (Alex.), 1879.
Fresnay.
D. Gougaud, 1882,
*Horeau, 1872.
Ph.Houdoux, 1872.
Morin, 1886.
Robine, 1847.
Marolles-le-Brault.
D. *Pasdeloup, 1878.
Ph.Jubault, 1879.
Montmirail.
D, Ballouhey, 1880.
Of. Lesage, 1832.
Saint-Cosme-de-Vair.
Of. Berger, 1864.
Saint-Georges-le-Gaultier
Of.Duval 1850.
Tuffé.
Of. Filleul, 1844.

SAINT-CALAIS.

D. *Charbonnier, 1856, prés. de
la Soc. loc.

Eltchaninoff.
*Massé, 1856.
Ph.Chabrol, 1877.
Salmon, 1878.
Bessé-sur-Braye.
D. *Drumez (L.-F.-D.), Par.,
1878.
*Hytier (E.), Par., 1861.
Bouloire.
D. Obet, 1880.
Chartre (La).
D. *Houette, 1852.
Ph.Philippeau, 1886.
Sornet, 1874.
Château-du-Loir.
D. Forest, 1863.
Houdoux, 1876.
Lemonnier, 1839.
Manceau, 1845.
*Sallé, 1884.
Ph.Guillon.
Lecourt (L.), 1868.
Courdemanche.
D. Michel, 1877.
Dollon.
Of. Gremillon, 1873.
Grand-Lucé (Le).
D. Charcellay (A.).
Plu, fils, 1861.
Of. Plu, 1834.
Ph.Ménard, 1869.
Montaillé (*Saint-Calais*).
N...
Vibraye.
D. Chouippe, 1885.
Luria, 1884.

SAVOIE.

POPULATION : 268,361 hab. — 74 Docteurs en médecine;
2 Officiers de santé; 38 Pharmaciens. — Association locale des
Médecins du département.

Quatre arrondissements : Chambéry, Albertville, Moutiers,
aint-Jean-de-Maurienne.

CHAMBÉRY.

D. *Bazin (Auguste), 1866.
  *Besson (Joseph), 1833.
  Carret (Fr.), 1867, de 11 à 3 h.
  Carret (Jules), 1865.
  *Cairon, 1878, secrét. de la
    Soc. locale.
  *Dénarié (Gaspard), 1835, vice-
    prés. de la Soc. loc.
  *Dénarié neveu, 1883.
  *Grand (François), 1846; n'ex.
    plus.
  Jarrin (François), 1830.
  *Massola (S.), 1848, de 11 h.
    à midi, place Saint-Lé-
    ger, 13.
  *Masson, 1878.
  *Perrotin, 1882.
  Prallet, 1850.
  *Veyrat, 1875.
Ph.Bebert (François), 1863.
  Berthet (Joseph), 1831.
  Boujean (Joseph), 1837.
  Carret (Antoine), 1830.
  Chenu (J.).
  Dorlyé (Claude), 1860.
  Révil (Joseph), 1876.
  Signoud, 1885.
  Vellat, 1882.

Aix-les-Bains.

D. *Bertier (L.), 1843, ✳, de
    1 à 4 h.
  *Blanc (L.), 1866.
  *Bolliet.
  *Brachet, 1864.
    d'Aix, secr. de la Soc. loc.
  *Cazalis.
  *Chaboud, 1856.
  *Davat (Gaspard), 1834.
  Demeaux, 1860.
  *Folliet, 1878.
  *Guilland, 1876, secrét. de la
    Soc. loc.
  Imbert.

D. Gaston ✳.
  Legrand.
  *Macé, 1854, de 1 à 3 h. pend.
    la saison.
  *Monnard.
  *Petit, 1868.
  Puistienne.
  *Roé, 1879.
  *Vidal (François), ✳, O. ✳.
Ph.Bocquin (Georges), 1860,
    trois diplômes d'honneur,
    place Centrale.
  Folliet, 1877.

Albens.

D. *Rosset (Léon).
Ph.Garnier (Franç.).

Bassens (*Chambéry*).

D. *Boudrie (G.), P., 1878, as.
    d'aliénés.

Challes-les-Eaux.
(*Chambéry*).

D. Le Royer.
  *Massola.
  Raugé (P.) *L'hiver à Nice.*

Chatelard (Le).

Of.*Turinaz,
Ph.Gavard, 1874.

Chindrieux.

D. *Bellile (Alfred, 1859.

Echelles (Les).

Ph.Baleydier (Alphonse), 1872.
  Signoud.

Grésy-sur-Aix.
(*Aix-les-Bains*).

D. *Revel (Edouard), 1852, trés.
    de la Soc. loc.

Lucey (*Yenne*).

D. Piollet (Pierre).

Montmélian.

D. *Dubouloz (J.-Baptiste), 1833,
    prés. de la Soc. loc.
  Paget, 1874.
Ph.Bernard (Franç.), 1865.

Motte-Servolex (La).

Of. Gasca (Gaétan), 1870.

Pont-de-Beauvoisin.

D. *Pichat (Bruno), 1838.
Ph.Petigny (Joseph), 1877.

Ph.Saluce, 1826.

Rochette (La).

D. Arnaud, 1882.
Ph.Liaudy (F.), 1875.
   Tracol, 1873.

Saint-Genix.

D. Chevallay (François), 1832.
   Debauge (Jean).
   Jarre (Léon), 1848.
Ph.Gallice.

Saint - Pierre - d'Albigny.

D. *Petit, 1878.
Ph.Estay (Paul).
   Perret, 1847.

Yenne.

D. Lathoud (François), 1880.
Ph.Berthet (Laurent), 1848.

ALBERTVILLE.

D. *Armand (Jules), 1878.
   *Arnal.
   *Blanc (Joseph), 1882.
   *Blanc (J.-B.), 1833.
Ph.Fontaine (François), 1868.
   Garnier (François), 1823.
   Michel (Louis), 1879.
   Montfort (François), 1855.

Beaufort.

D. Laurent, 1884.

Chapelles (Les).
(Bourg-Saint-Maurice).

D. *Empereur, 1878.

Grésy-sur-Isère.

D. *Armand (Joseph), 1832.
Ph.Veyrat (Henri), 1858.

Ugines.

Ph.Buffet (Claude), 1853.

MOUTIERS.

D. Dunaud, 1878.
   Jacquemond (Antoine).
   *Laissus (J.-A.), 1828.
   *Laissus fils, 1860.
Ph.Blanc (Joachim), 1856.
   Luppoz (Jean-Joseph), 1863.

Bourg-Saint-Maurice.

D. *Rullier (P.-F.), 1869.
Ph.Barral (Pierre-Antoine), 1835.
   Jazuel (Jean-Marie), 1854.

Brides-les-Bains.

D. *Delastre, 1882.
   Desprez, 1860.
   Fodéré, 1883.
   *Laissus (C.), de 7 à 9 h. mat.
   et soir.
   *Philbert (E.), Par., 1874, de
   9 à 11 h., méd. insp.

ST.-JEAN-DE-MAURIENNE.

D. *Grange (Victor), 1869.
   *Mottard (Antoine), 1833.
Ph.Truchet (Florimond), 1870.

Aiguebelle.

D. *Piot, 1873.
Ph.Brunier, 1855.
   Giraud (Charles), 1831.

Chambre (La).

D. *Feyge (Joseph), 1849.

Modane.

D. *Gravier (Emilien), 1857.
Ph.Richard (Alexandre), 1860.

Saint-Michel.

D. *Rostaing (Jean-Franç.), 1851.

Thermignon.
(Lanslebourg)

D. *Richard.

Valloires (Saint-Michel).

Ph.Ringuelet.

SAVOIE (HAUTE-)

POPULATION : 275,018 hab. — 59 Docteurs en médecine ; 6 Officiers de santé ; 30 Pharmaciens. — Association locale des Médecins du département.

Quatre arrondissemnts : Annecy, Bonneville, Saint-Julien, Thonon.

ANNECY

D. *Boymond, 1882.
  *Callies, 1848, secrétaire de la Soc. loc.
  *Duparc, 1856.
  *Francoz (Félix), 1873.
  *Gaillard, 1882.
  *Rey, 1869.
  *Thonion, 1858, trésorier de la Soc. loc.
Ph.Calloud (Louis), 1846.
  Lachenal, 1866.
  Picon, 1877.
  Sallaz.

Alby.
D. *Dagand, 1838, prés. de la Soc. loc.

Dingy-Saint-Clair (Annecy).
D. N...

Faverges.
D. *Favre (Hyac.), 1849.
  *Neyret.
  *Raymondon.
Ph.Perret (Gabriel), 1877.

Pringy (Annecy).
D. *De Lavenay, 1854.

Rumilly.
D. *Carlioz, 1847, vice-prés. de la Soc. loc.
  *Comoz, 1867.
  *Guers (Alexandre), 1880.
Of. Gallet (Jean), 1875.

Ph.Berlioz (J.-J.), 1874.
  Dunoyez (Camille), 1881.
  Franc (Adolphe), 1881.

Talloires
(*Menthon-Saint-Bernard*).
D. *Adam, 1854.

Thônes.
D. Dupont-Vieux (Mic.), 1872.
  Moyettaz, 1872.
Ph.Richard, 1871.

BONNEVILLE

D. Galais (Pierre-Léop.), 1868.
  Guy, 1884.
Ph.Benoît, 1859.
  Perrier (Pierre-Edg.), 1880.

Chamonix.
Of. Martin (Jules), 1872.

Cluses.
D. *Girod (Louis), 1881.
  Grisel, 1884.
Ph.Grosgurin (A.), Gr., 1881.

Roche (La).
D. *Dupont, 1874.
Of. Perret, 1866.
Ph.Clavel, 1866.
  Guichard (Joseph), 1881.
  Perrin (Ed.), 1882.

Saint-Jeoire.
D. *Besson (Jean), 1883.
  Guebey.
Of. *Boimond (Jean), 1878.

Ph.Bosson (F.), 1re cl., Par., 1884.
Sallanches.
D. *Bonnefoy, 1882.
　*Laffin (J.-Fréd.), 1876.
　*Magdelain, 1832.
　*Payot (Alexandre), 1881.
Ph.Bardel, 1860.
　Chamot, 1860.
Taninges.
D. *Anthonioz (F.), 1830, à toute heure.
　Berthet (François), 1878.
Ph.Perret, 1881.
Viuz-en-Sallas.
D. *Gavard, 1856.

SAINT-JULIEN

D. *Chantemps, 1856.
　Desprez, 1837.
　Favre, 1885.
　*Jacquet, 1876.
　Mehling, 1884.
Ph.Corbaz, 1885.
Annemasse.
D. *Dupuis, 1872.
Ph.Perillat, 1869.
Cruseilles.
Of.*Bouchet (Louis), 1868.
Ph.Bouchet (Jean-Pierre), 1860.
Fillinges (*Bonne-sur-Menoge*)
D. N...
Frangy.
D. *Chatenoud (Alexis), 1865.
Ph.Vial (Anthelme), 1878.
Reignier.
D. *Goy (Emile), 1880.
　*Montgellaz.

Ph.Moichon (Joseph), 1841.
Seyssel.
D. *Lacombe.
　*Lassalle.
Ph.Gandolphe, 1871.
Vulbans (*Valleiry*).
Of. Deluermoz (Eugène), 1868.

THONON

D. *Albert, 1846.
　*Blanchard, 1882.
　*Dénarié, 1869.
　*Dubouloz, 1839.
　*Genoud (F. de Thonon), Paris, 1863, de 10 h. à midi, rue Vallon, 3.
　*Tavernier, 1834.
　*Vauttier, 1868.
Ph.Deroux (Ernest), 1884.
　Maitre (Louis), 1880.
Douvaine.
D. *Germain (François), 1879.
Ph.Massola (Jos.), Gr., 1884.
Evian-les-Bains
D. *Bordet (Gaspard), 1884.
　Dumur.
　Flotard.
　*Folliet.
　*Million, 1848.
　Roque (H.). — *L'hiver à Menton*.
　Taberlet, méd. insp.
Ph.Cachat, 1848.
　Charvoz, 1885.
Montriond
(*Saint-Jean-d'Aulph*).
D. *Garnier, 1857.

SEINE

(*Voir pages 7 et suivantes*).

SEINE-ET-MARNE

POPULATION : 347,323 hab. — 128 Docteurs en médecine ; 16 Officiers de santé : 61 Pharmaciens. — Association locale des Médecins des arrondissements de Melun, Fontainebleau et Provins. — Association locale des Médecins de l'arrondissement de Coulommiers. — Association locale des Médecins de l'arrondissement de Meaux.

Cinq arrondissements : Melun, Coulommiers, Fontainebleau, Meaux, Provins.

MELUN

D. *Bancel-Dupuy, ✻, ❀ A., 1854, méd. en chef de la mais. centr., méd. en chef de l'hôp., méd. du chem. de fer P.-L.-M., secr. du Cons. cent. d'hyg., prés. de la Soc. loc. des arrond. de Melun, Fontainebleau et Provins.
*Beugnon.
*Guyot, ✻, 1859.
*Marchesi, 1868.
*Mas Brenier (L.), Par., 1872, de midi à 2 h., rue de la Juiverie, 86.
*Roy (Arthur), ❀ A., 1877.
Ward, 1877.
Of. Lenormand, 1877.
Ph. Blereau, 1866.
Dol, 1839.
Dupré, 1862.
Heulot, 1874.
Journeil, 1844.
Pigeon, 1852.
Ragot, 1876.
Rogier, 1849.
Roy, 1864.
Samson, 1879.

Blandy (*Le Châtelet-en-Brie*).
D. *Michaut, 1878.
Brie-Comte-Robert.
D. *Auzelly, 1842, méd. en chef de l'hôp., vice-président de la Soc. locale.
*Bertrin, 1885.
*Pascal (F.), Par., 1857, de 1 à 2 h.
Of. Roblin, ✻, 1877.
Ph. Bernard.
Sicot, 1876.
Barbizon.
D. Boyrou, 1876.
Champeaux (*Guignes*).
D. Chauvel.
Chartrettes.
Of. *Luiggi (J.), Brux., 1857, ✻, de midi à 2 h.
Châtelet (Le).
D. *Nicoleau-Barraqué, 1846.
Nicoleau-Barraqué fils.
Chaumes.
D. *Labache, 1878.
Combs-la-Ville.
D. Chollet, 1884.
Coubert.
D. *Alleaume, 1876.
Dammarie-les-Lys.
D. Denombré, 1881.
Héricy.
D. *Lafaye (J.), 1875.
Mormant.
D. Body, 1842.

D. *Lamothe, 1861.
Ozouer-la-Ferrière.
Of. Arluison, 1877.
Ozouer-le-Voulgis (*Guignes*).
D. *Macey, 1874.
Saint-Fargeau (*Ponthierry*).
D. Biez, 1860.
Seine-Port.
D. *Bauby, 1871.
Tournan.
D. *Sarie (T.), Par., 1885.
  *Steibel (F.), Par., 1875, de midi à 1 h., à l'hôpital de 7 à 8.
Ph. Brunel, 1878.

COULOMMIERS

D. Courtois (A.), 1868.
  *Henry, 1873.
  *Lorimy, 1876, secr.-trés. de la Soc. loc. de l'arrond.
  *Mie (A.). ✳, ✳ A., 1848, méd. de l'hôp. et de la prison, vice-prés. du Cons. d'hyg., méd. des épid., prés. de la Soc. loc. de l'arrond., méd. du chemin de fer.
Ph. Bance, 1874.
  Bucaille, 1872.
  Pepin, 1875.
Boissy-le-Châtel (*Coulommiers*).
Of. Tillet (Ferdinand), 1827.
Choisy-en-Brie.
D. *Herbelin (A.), Par., 1849, vice-prés. de la Soc. loc.
  *Mullot (A.), Par., 1885.
Faremoutiers.
D. *Onujécinski, 1872.
Ferté-Gaucher (La).
D. *Delbet (Ernest), 1851.
  Gauthier, 1875.
Ph. Villette, 1879.

Fontenay-Trésigny.
D. Prévost (Lucien), 1861.
Jouy-sur-Morin.
D. Sourdet (Jules), 1877.
Meilleray (*La Ferté-Gaucher*).
Of. *Lagardère, 1841.
Mortcerf.
D. *Delarue (Pierre), 1861.
  Liné (Ch.), Par., 1865.
Rebais.
D. Allard, 1837.
  *Farny, 1875.
Ph. Leblond, 1858.
Rozoy-en-Brie.
D. *Charassin, 1878.
  Moser, 1876.
Ph. Robin (Louis-Ernest), 1869.
Saint-Cyr-sur-Morin.
D. Donon, 1852.
Saints (*Coulommiers*).
D. *Dupré (Ferdinand), 1866.
Touquin.
D. Aslanian (A.), Par., 1880, de midi à 1 h.
Villeneuve-sur-Bellot.
D. *Browkillo, 1881.
Of. Calvet, 1876.

FONTAINEBLEAU

D. *Foucault, 1872, méd. du ch. de fer P.-L.-M., chir. de l'hôp., méd. de la prison, anc. int. des hôpit., secr. du Cons. d'hyg., secr. de la Soc. locale.
  *Forgeot (H.), 1885.
  Fontaine-Atgier, 1875.
  Fournié (H.), Par., 1872.
  Girard, 1869.
  *Lefèvre, 1875.
  *Nicas, 1855, médecin de l'hôp., trés. de la Soc. loc., vice-prés. du Cons. d'hyg.
  *Tabouret, ✳, 1840.

Ph.Bougarel, 1877 : 1re cl.
Chaumezières, 1868.
Driard, 1879.
Dedet.
Sourdel, 1879 ; 1re cl.
Tailleur, 1877, 1re cl.
Beaumont-du-Gâtinais.
D. Cosson, 1879, méd. de l'hôp.
Of. Lombard, 1875.
Bois-le-Roi.
Of. Bureau-Rioffrey, 1873.
Bourron.
D. *Durand, 1865.
Chapelle-la-Reine.
D. *Sutils, 1873.
Château-Landon.
D. Ardilouze (U.-J.), Par., 1873,
de midi à 2 h.
Denizet, 1866.
Ph.Lecordonnier, 1875.
Egreville.
D. *Bonnemaison.
Leroy, 1882.
Ph.Michéa, 1881 ; 1re cl.
Montereau.
D. *Fleur, 1879.
*Petit, 1870.
Quintard, 1849.
Varry, 1837.
Of.Goupil (Jules), 1866.
Ph.Cœurderoy, 1872.
Montbrun, 1860.
Mouillard, 1856.
Moret.
D. *Driard, ✳, 1852.
*Retif, 1882.
Ph.Chaumer et Procot.
Nemours.
D. *Chopy, 1875.
*Dumée, 1870, méd. de l'hôp.
*Durand, 1850.
*Pellarin (C.-J.), ✳, Paris. —
Toute la journée, r. de l'Hos-
pice, 35.
Ph.Boireau, 1841.
Lambert, 1881.
Simon (Ch.), 2e cl., Bes.,
1874.

Souppes.
D. Thoison, 1863.
Thomery.
D. *Hubin, 1835, vice-président
de la Soc. locale.
*Queudot, 1881.
Voulx.
D. *Queudot, 1878.

MEAUX.

D. Beauvoisin (S.-G.), 1837.
*Charpentier, 1837.
*Charpentier fils, 1871.
*Dufraigne, 1851, prés. de la
Soc. loc. de l'arrond.
Henne, 1872.
Ferret.
Levadour (L.).
Muller, 1857.
*Vilpelle, 1856.
Ph.Aubin, 1875.
Bournier, 1874.
Dumée, 1875.
Marchand, 1877.
Roussel, 1873.
Chelles.
D. Johannet, 1853.
*Letard (F.-A.), Par., 1876,
de midi à 2 h.
Ph.Ebener, 1878.
Claye-Souilly.
D. Duclos.
Of.Gueit-Dessus, 1860.
Ph.Pouyer, 1863.
Couilly.
D. *Glindzky, 1880.
Seguin, 1881.
Ph.Fraison (H.), 1883.
Crécy-en-Brie.
D. *Daprey, 1879.
Ph.Gorvel, 1875.
Crouy-sur-Ourcq.
D. *Despeaux, 1838, membre du

Cons. d'hyg., vice-prés. de la Soc. loc.

Ph.Krick, 1880.

Dammartin-en-Goële.

D. Moulard, 1880.

Ph.Sazazanas, 1877.

Esbly.

Of.*Arnous-des-Saulsayes, 1874.

Ferrières-en-Brie.

D. *Guerder, 1864.

Ferté-sous-Jouarre (La).

D. Gaillardel, ✳, 1837.

Gratiot, père, 1832.

*Gratiot fils, 1862.

*Lagardère, 1873.

Levadour (L.), chir.-dent.

Ph.Delavault, 1877.

Favet J., Paris, 1858. — *Droguerie médicinale. Produits pharmaceutiq. Poudre anti-gastralgique. Elixir digestif de pepsine. Granules dosimétriques.*

Humair, 1849.

Juilly.

D. *Mourey (S.), 1882.

Lagny.

D. *Garnier, 1862.

Grillot, 1833.

Lemanski (Stéphane), 1883.

*Naudier, 1872, secrét. de la Soc. loc.

*Picard, 1873, trés. de la Soc. loc.

Ph.Arbelin, 1855.

Dinan, 1877.

Moret, 1864.

Lisy-sur-Ourcq.

D.*Guillot, 1876.

Ph.Gondard (O.), 1874, 1re cl.

Mitry-Mory.

D. *Guyochin, 1872.

Ph.Guyochin, 1870.

Noisiel (*Champs-sur-Marne*).

D. *Rousseaux, 1868.

Saacy.

D. *Rigabert (F.), Par., 1874.

Of.Bégué. (J.-P.), 1842.

Saint-Soupplets.

D. *Petit, 1874.

Vareddes.

D. Codron, 1840.

PROVINS.

D. *Chevalier, 1848, m. du Cons. d'hyg., méd. du ch. de fer de l'Est, de la prison, vice-prés. de la Soc. loc.

Darolles, 1877.

*Gelle, 1885.

*Montillot, 1862, chirurg. de l'hôp., méd. du dis., mem. du Cons. d'hyg.

Raphaël, 1842.

Ph.Anthéaume, 1866.

Berquier (F.-A.), Par., 1857, 1re cl., ✳, rue de la Cordonnerie, 43.

Soufflet, 1880.

Beton-Bazoches.

Of. Delporte, 1875.

Bray-sur-Seine.

D. *Cornu, 1854.

*Mauvezin, 1862.

Ph.Dubois, 1843.

Vangeon (A.), Par., 1re cl. — Tonique Excelsior. Quina-Coca Vangeon, 4 fr. le flacon.

Chenoise.

D Bonifas, 1858.

Donnemarie-en-Montois.

D. *Moulenq, 1849.

Rinckenbach, 1865.

Of.*Cammartin, 1866.

Ph.Farabœuf, 1881.

Dontilly.

(*Donnemarie-en-Montois*).

D. Cartereau, 1829.

Gouaix.

D. *Lasserre.

*Thorel, 1848.

Jouy-le-Châtel.
D. Marcille, 1863.
Nangis.
D. Deny, 1844.
*Dumas, 1876.
Ph.Colmant, 1841.

Ph.Lefort, 1873.
Savins
(Donnemarie-en-Montois).
Of.Marchant
Villiers-Saint-Georges.
D. Lallement, 1880.

SEINE-ET-OISE.

POPULATION : 564,990 hab. — 246 Docteurs en médecine; 28 Officiers de santé ; 160 Pharmaciens. — Association locale des Médecins du département.

Six arrondissements : Versailles, Corbeil, Étampes, Mantes, Pontoise, Rambouillet.

VERSAILLES.

D. *Bernier (Emile), O. ✳.1840.
*Bonnefoux (de) (Cas.), 1866.
*Bourotte (Louis), 1877, sec. de la Soc. loc.
*Bréchot, 1877.
*Broussin, 1882.
*Chaix (Edouard), 1858.
Conqueret (J.-J.-T.), Par., 1858, de 1 à 3 h., rue de la Paroisse, 56.
Deghaye (D.), Par., 1878, de 11 h. à midi.
*Delaunay (Eugène), 1865.
Galy-Briulat, 1882.
*Gallicier (Théop.), 1868.
*Godefroy (Alph.), Par., 1853, de 1 à 2 h., rue de la Paroisse, 10.
*Godefroy (P.), Par., 1882, de midi à 1 h., rue de la Paroisse, 66.
Jacquemot, 1864.
*Jacquot, 1859.
*Lauréal (de), 1874.
*Laurent (Auguste), 1880.

D. *Leroux, ✳, 1855.
*Liébaut, ✳, 1851.
*Liébaut fils, 1882.
*Messager (Charles), 1847.
*Ozanne, ✳, ✳ I, 1840.
*Paris (Adolphe), 1860.
*Pénard (Louis), ✳, 1848, anc. int. des hôpitaux. prés. de la Soc. loc., rue Colbert, 4.
*Rémilly, ✳, 1855.
*Rogues-Pons (J.-L.-V.), Montp., 1852, de midi à 2 h., rue Royale, 80.
*Royer (Paul), 1862.
*Sellier.
Vedrine (L.), 1873.
*Vellen, 1862.
*Yot (Emile-Arm.), 1873, trés. de la Soc. loc.
Ph. Autin, 1870.
Bischoff, 1878.
Bresson, 1878.
Chesnel, 1876.
Cizos (Emile), 1860.
Debains, 1862.
Delaistre, 1878.
Destrez (A.), 1re cl., Par., 1863, rue de l'Orangerie, 32.

Ph.Dubrac (Charles), 1864.
Hébert, 1883.
Garnier, 1869.
Grandin (Paul), 1877.
Leclerc (Auguste), 1863.
Louis, 1859.
Louvard, 1867.
Martineau.
Oppermann, 1860.
Orbinot (Louis), 1875.
Oudinet.
Rabot (Eugène), 1853.
Senelet, 1881.
Stintzy, 1882.
Vacher, 1873.

Andrésy.

D. Ferrey, 1872.

Argenteuil.

D. Biron (G.), 1877; de 1 à 2 h.,
rue de la Liberté, 18.
Jeudi de Grissac, 1876.
Testelin, 1884.
Toussaint (Emile), 1880.
Ph.Barracan, 1877.
Fillon (Edouard), 1866.
Juvigny (Jos.), 1885.
Lefebvre, 1877.

Bellevue (*Meudon*).

D. Chanu, 1877.
'Groussin, 1864.
Ribard, 1877.
'Tartivel, 1852.

Bezons.

D. Galliot (Jacques), 1837.
Ph.Frémont (E).

Bièvres.

D. Mey, 1877.
Ph.Corset, 1875.

Bougival.

D. Duborgia, 1851.
Maguin (Jules), 1869.

Celle-Saint-Cloud (La)
(*Bougival*).

D. Boyer, 1876.

Chatou.

D. Gaillard (Th.), 1881.
'Le Grip (Charles), 1854.
Lelièvre (Auguste), 1863.

D. Rochefort, 1872.
Ph.Bazot (Cl.), 1877.
Chatras, 1877.

Chaville.

D. 'Darin (Pierre), 1871
Ph.Bideaux, 1880.
Mauger, 1875.

Conflans-Sainte-Honorine.

D. Boireau (Louis), 1842.
Katz (A.), N., 1884, de 1 à
2 h., q. du Cahart, 11.
Ph.Férard, 1866.
Perrier (B.), Par., 1878.

Cormeilles-en-Parisis.

D. Verdié (Gilles), 1884.
Ph.Camuset, 1876.

Garches.

D. Gille (Ch.), Par., 1880, de 1
à 2 h. à l'hosp. Brézin.
Ph.Malmary, Grande-Rue.

Herblay.

D. Castang, 1883.
Of. Lemaire (J.-F.), 1840.

Houilles.

D. 'Fourrière (Auguste).
'Legoy (A.), 1884.

Jouy-en-Josas.

D. 'Giberton-Dubreuil, 1876.

Maisons-sur-Seine.

D. 'Augros, 1866.
Larger (Aimé), 1870.
'Licke (Joseph), 1853.
Ph.Augendre, 1875.
Lavoinne.
Margot, 1874.

Marly-le-Roi.

D. 'Broussin (Jean-Bapt.), 1851.
Garès, 1882.
Michaux, 1886.
Ph.Anglas, 1875.

Maule.

D. Landry, 1884.
Of.'Loncle (Ger.), 1865.
Ph.Debray, 1872.

Meudon.

D. 'Chanu (G..), 1867, ✳, de 1
à 3 h., rue des Princes, 4.
Groussin (Lucien), 1876.

Ph.Durand, 1876.
Foullon, 1868.

Meulan.

D. Héliot (Adrien), 1875.
*Jeanne (H.-A.), Par., 1883, de midi à 2 h., rue du Fort, 21.
*Rabel, 1865.
Ph.Delicavin (A.), Par., 1863, place Gency.
Lamaury, 1876.
Lefeuvre, 1871.

Montesson.

D. *Lecuyer (Ferd.), 1881.

Orgeval.

D. Martin (Alph.), Par., 1873, de 11 h. à midi, dim. exc.

Orsay.

D. *Peyromore - Debord (G.-J.-M.), 1871.
Ph.Carette (H.), 1re cl., Par., 1886.

Palaiseau.

D. *Delsol (Augustin), 1863.
*Morère, 1834.
Ph.Rabant, 1861.

Poissy.

D. Doumic (A.-P.), Par., 1855, ✳ O. ✳, de midi à 2 h., rue de Paris, 100.
Labarrière (Émile), 1878.
*Pineau (Henri), 1875.
Ph.Demouzon.
Marmand, 1843.
Plénot, 1877.

Port-Marly (Le).

D. Pistrowsky, 1863.

Rueil.

D. Bacquias (J.-B.-Em.), 1852.
Bouillet (J.-P.).
Deschamps, 1880.
*Launay (Jean-Pierre), 1863.
Ph.Conor, 1855.
Fialon, 1822.
Soulard, 1871.

Saint-Cloud.

D. *Desfossez, ✳, 1856, de 1 à

2 h., place de l'Eglise, 12.
D. *Ercole (Dom.), 1875, de 1 à 2 h., route Nationale.
Roziès, 1867, de 1 à 2 h., place de l'Eglise, 5.
*Surre (Al.), Par., 1879, de 1 à 2 h., route Nationale, 54.
Ph.Dutilho, 1880, route Nationale, 7.
Rozan (Jules), 1860, rue de l'Eglise, 17.

Saint-Germain-en-Laye.

D. *Binse, 1876.
*Gauthey, 1855.
Lalou (J.), Par., 1884, de 1 h. à 3 h., rue de Paris, nº 12.
*Lamarre fils, 1865.
*Le Piez (A.), 1873, de 1 1/2 à 2 h. 1/2, rue de Lorraine, 11.
Levêque.
*Salet, 1864.
*Seure (Jules), 1863.
Ph.Caruelle, 1867.
Boubel.
Gaumé.
Lecerf (G.), Par., 1874, rue de Paris, 56.
Marchand (Paul), 1859.
Mouchy.
Speneux (Eugène), 1878.
Terral, 1859.

Sannois.

D. *Margery, 1882.
Ph.Constant, 1875.

Sèvres.

D. Hutin (Léon), 1866.
*Ledermann, 1884.
Lisseré (Pierre), 1836.
Midrin (Pierre), 1877.
Ph.Boiret (Edm.), 1880.
Hérissé (Charles), 1862.
Renard, 1864.
Veyriras, 1857.

Trappes.

D. *Fourmestreaux (de), 1874.

Triel.

D. Bagot (Jacques).
  *Dupont, 1878.
  Fauny, 1874.
Ph.Brugerole, 1872.
  Cartier (Léon).

Verrières-le-Buisson.

D. *Pélet, 1857.

Vésinet (Le).

D. Champomier, 1882.
  Maison (E.), Par., 1882, de
  1 à 3 h., rue de l'Église, 9.
  Insp. des Enfants-Ass.
Ph.Cormerais, 1855.
  Serée (Albert), 1878.

Ville-d'Avray.

D. *Le Menant des Chesnais (E.),
  Par., 1875, lundi, mere.,
  vend., de midi à 2 h., rue
  de Saint-Cloud, 54.
Of. Guerdat, 1853.
Ph.Caillaud, 1869.

CORBEIL.

D. *Boucher (Paul), 1868.
  *Ladmiral (Ern.), 1876.
  Surbled, 1879.
  Vignes.
Ph.Coignard (Alex.), 1868.
  Jarry fils.
  Rossignol.

Ablon.

Ph.Robin (F.), 1re cl., 1850.

Arpajon.

D. *Pépin (Eug.-Ch.), 1861.
Of. *Bernard, 1859.
  Fournier.
Ph.Bellentani (Adrien), 1847.
  Pournin, 1875.

Ballancourt (*Mennecy*).

Of. *Morin (Louis-Léonce), 1852.

Boissy-Saint-Léger.

D. Lajoux, 1869.

Brétigny-sur-Orge.

D. Mestivier (M), 1856, de 11 à
  1 h.

Brunoy.

D. Ladroitte (J.), Par., 1885.
  *Loison (A.-L.-Alb.), 1876.
Ph.Bardin (Em.), 1re classe,
  Par., 1884.

Draveil.

D. Daucourt.

Essonne.

D. *Cherière, 1880.
Ph.Lemoine (Marie-Fr.), 1866.

Longjumeau.

D. *Combel (Louis), 1881.
  Sarrola, 1874.
Ph.Desault, 1869.
  Perrot (Gust.-Em.), 1861.

Mandres.

Of. Affichard (Arsène), 1865.

Mennecy.

Ph.Gauras.

Mongeron.

Ph.Hudelette, 1875.

Montlhéry.

D. *Cros (Jean), 1865.
  Guillou (Camille), 1876.
Ph.Baudouin (Alfred), 1865.

Ris-Orangis.

D. *Saint-Martin (de), 1870.

Savigny-sur-Orge.

D. *Mazier, 1880.
Of. *Lotz (Paul), 1867.
Ph.Clauss, 1875.

Saint-Michel-sur-Orge.

Ph.Rapp (Jean), 1872.

Saint-Vrain (*Bouray*).

D. Constans, O. ✳.
  *Daussure (Alphonse), 1858.

Soisy-sous-Etiolles.

D. *Lhoste, 1887.

Sucy.

D. *Jaoul (Paul), 1871.
Ph.Lemaire, 1845.

Villecresmes.

N...

Villeneuve-Saint-Georges

D. Geffroy (Paul-Louis), 1864.

'Du Souich (A.), Par., 1877,
de 1 à 2 h.
Ph.Grenet.

Villiers-sur-Marne.

D. Fillioux (L.-A.-L.-D.), Par.,
1865, jeudi, dimanche, de
2 à 4 h., rue des Belles-
Vues, 3.

Yerres.

Of. Maugenest (Em.), 1875.

ÉTAMPES.

D. 'Bourgeois, ✳, 1834.
Muret, 1853.
'Pastureau, 1875.
'Razin (Louis), 1869.
Ph.Delisle, 1861.
Denize (Cam.), 1re cl., Par.,
1884, pl. Notre-Dame, 20.
Leproust, 1863.

Angerville.

D. Babault, 1864.
'Maillefer, 1857.
Ph.Grousteau, 1861.

Chalo-Saint-Mars (*Étampes*).

D. Vivier (P.-M.-J.), Par., 1885,
de midi à 2 h.

Etrechy.

D. Woljanski, 1875.
Of.'Duhamel (Victor), 1868.
Ph.Chantereau, 1850.

Ferté-Alais (La).

D.'Merle (Damien - Martial),
1869. — *L'été à Vichy.*
Pauvert (Gustave), 1877.
Ph.Dejou, 1864.

Lardy.

D. Dezotteux, 1850.

Méréville.

D. Garcia, Par., 1879.
Of.Vivet, 1853.
Ph.Foulon (Jean), 1869.

Milly.

D.'Carassus, 1851.

Grognot (M.-J.), Par., 1880,
de 1 à 4 h. les jeudis et de
11 à 1 h. les autres jours.
Ph.Baudin (Et.), 1875.

Pussay.

Of. Valckens (Jules), 1860.

Saclas.

Of.'Mermillod, 1853.

MANTES.

D. Baronnet (J.-Albert), Par.,
1877, de 1 à 2 h., rue de
Metz, 1.
Bihorel, 1856.
'Bonneau, 1853.
Drouet, 1861.
Dupont, 1879.
Ph.Baucher, 1863.
Croutelle, 1872, ◉ A, secrét.
du Cons. d'hyg.
Grave, 1867.
Lecureur (Amand), 1876.

Arthies (*Magny-en-Vexin*).

D. Caron (Jos.), 1860.

Bonnières.

Of. Guérin, 1856.
'Lefèvre (L.-L.), Par., 1861,
◉ A, de 11 h. à midi).
Ph.Verneuil, 1867.

Bray-Lü.

D. Dampeyroux, Par., 1876.

Breval.

D. Bihorel (Aug.), 1870.

Chaussy.

Of. Riblé.

Epône.

Of. Brossard, 1861.

Houdan.

D. Genret, 1870.
'Planchais, 1881.
Ph.Guevel (G.), Rouen, 1879.
Louvard, 1879.

Magny-en-Vexin.

D. 'Gauthier, 1865.

D. Choppard, Par., 1870.
Ph.Langlois, 1873.
Moreaux, 1879.

Roche-Guyon (La).
D. *Bénard (J.-Th.), Par., 1879, de 6 à 8 h. matin et de midi à 1 h.; les mardis, de midi à 4 h.
Ph.Gras (A.), Par., 1884.

Rosny-sur-Seine.
Of. Gorlier, 1844.

Saint-Clair-sur-Epte
(*Magny-en-Vexin*).
Of.Périer, 1862.

Septeuil.
Of.*Gaullier, 1876.
Ph.Castera, 1879.

Vetheuil.
D. Galisson, Paris, 1881.

PONTOISE.

D. *Bibard, 1852.
Castaneda de Campos (J.-M.), Par., 1878, lauréat de la Faculté de Paris, de midi à 3 h., rédacteur de la *Gazette de Gynécologie*, de Paris.
Crimail, 1877.
*Meunier, 1879.
*Paret, 1875.
Ph.Bournisien, 1879.
Brochat, 1882.
Darbins (Mathieu), 1870.
Labaume, 1882.
Papin (Eug.), Par., 1876.
Cyboulle (F.), dentiste.

Aulnay-lès-Bondy
(*Le Bourget*).
D. Lavigne, Montp., 1874.
Lefèvre (Henri), 1878.

Auvers-sur-Oise.
Ol Villain-Legrand, 1858.

Beaumont-sur-Oise.
D. *Grusson (M.-A.), 1863.
Mey, 1877.
Paszkowski (V. de), Par., 1880.
Ph.Mignot (Eug.), 1861.
Rossignol, 1872.
Troupeau (P.), 1re cl., St., 1870.

Belloy.
D. Darène, 1882.

Bessancourt (*Taverny*).
Of. Riblet, 1845.

Boisemont.
D. Barry (A.), Par., 1872.

Chars (*Marines*).
D. Dubois, 1861.

Deuil.
D. Clérault (G.), Paris, 1877, de 1 à 2 h.
Guy, 1867.
Ph.Bonnefoy, 1874.

Domont.
D. *Pomme de Mirimonde (L.), Montp., 1874.

Ecouen.
D. *Gros (J.), 1859, lundi, mercredi, vendredi, de midi à 1 h.
Ph.Cheneau, 1867.

Enghien-les-Bains.
D. Clérault (G.) (de Deuil), Paris, 1877, de 9 à 10 h., à l'établiss¹ thermal.
Eloire, 1877.
Feugier, 1864.
Japhet (L.-E.), 1856, ✳, méd. inspect., av. de Ceinture, 5.
Ph.Bovet, 1877.
Hallé, 1871.

Franconville.
D. Witkowski, 1872.

Gagny.
D. Creutzer (Jean), ✳, 1853.
Ph.Arnauld (Paul), 1872.

Gonesse.
D. *Broquet (E.), 1879, ❀ A, à midi.   28.

*Michaud (Paul), 1876.
Ph.Parel, 1880.
 Simon, 1877.

Isle-Adam (L').
D. *Abadie, 1859.
 *Vannier, 1859.
Ph.Braille, 1863.
 Capron, 1835.

Jouy-le-Comte (L'Isle-Adam).
D. Fritz, 1870.
 *Saint-Avid (Mougin de),1873.

Livry.
D. Gaube, 1859.
 Herpin, 1863.
 Lefèvre (H.), Par., 1878, de midi à 2 h.
 Watremez (L.), Par., 1879.
Ph.Berneuil, 1879.

Louvres.
D. Bruel (Ant.), 1876.

Luzarches.
D. Barbier, 1849.
 *Okinczyc (Félix), 1873.
 Zychon, Par., 1885.
Ph.Araste, 1879.

Maffliers (Montsoult).
D. Duringe, 1844.

Mareil-en-France.
Of. Bedlinger, 1852.

Marines.
D. *Cesbron, 1878.
 Meynard (D.), Par., 1884.
Ph.Lebrun, 1879.
 Levannier, 1844.

Marly-la-Ville (Louvres).
D. *Voury, 1834.

Méry-sur-Oise.
Ph.Sézille, 1878.

Montfermeil.
D. Maimon, 1875.

Montlignon.
D.*Hourlier (O.), Par., 1880, de midi à 1 h.

Montmorency.
D. *Legendre, 1865.
 Louveau, Par., 1884.
 Millet, 1855.
Ph.Piécourd, 1836.

Ph.Thérain, 1878.

Montsoult.
D. *Rousseau (Th.), Par., 1882, de 8 à 9 h. matin.

Neuilly-sur-Marne.
D. Lecoq, Par., 1877.
 *Vermeil, 1872.
Of. Fichot, 1877.
Ph.Ficher, 1874.

Noisy-le-Grand.
D. Descamps, 1876.
 Panier, Paris, 1884.
Ph.Coudurier, 1870.

Presles.
D. Blanchard (A.), 1864, ❋.

Raincy (Le).
D. Piédallu, 1878.
 Thomas (Abel), 1876.
 Verdier (A.), 1868, ❋ A, méd. de la Cie de l'Est, de 1 1/2 à 2 1/2.
Ph.Basque, 1873.
 Bonnamy et Cie, av. du Chemin de fer, 37.
 Thévenot, 1872.

Roissy.
Of. Eittère, 1877.

Saint-Brice.
D. Bazin, 1839.

Saint-Leu.
D. Recullez, 1858.
Ph.Gadot (J.).
 Jubert (Eug.), 1872.

Sarcelles.
D. *Galvani, 1875.
Ph.Lorentz, 1880.

Taverny.
D. Debrigode, Par., 1886.
 Prieure, Par., 1885.
Of.*Desfossez, 1864.
Ph.Monge, 1872.

Viarmes.
D. Darène, Par., 1882.
Of.*Croix, 1864.
Ph.Naud, 1872.

Vigny.
D. Grange, Par., 1884.

Villiers-le-Bel.
D. *Leroy (Victor), 1859.

RAMBOUILLET.

D. *Bergonier, 1874.
  *Diard (O.), 1864.
  *Fournier, 1842.
Ph.Louvard, 1850.
  Prégent (Ch.), Par., 1873,
    jour et nuit.
Ablis.
D. *Larrieu, 1882.
Beynes (*Neauphle-le-Château*).
Of. Durand, 1862.
Bonnelles
(*Limours-en-Hurepoix*).
D. *Laurent, 1881.
Chevreuse.
D. *Duprilot (H.-L.), Montp.,
    1867, de midi à 3 h.
  *Istria, 1879.
Ph.Girard (Ant.), 1881.
Dampierre (*Chevreuse*).
D. Dubarry, 1859.
Dourdan.
D. *Bals, 1857.
  *Barbelet (Louis), Par., 1874,
    de 11 à 4 h.
Ph.Belton (Eugène), 1864.
  Legoy (Alph.), 1862.
Forges-les-Bains
  (*Limours-en-Hurepoix*).
D. *Doumenges, 1875.

Ph.Plos (Gaston), 1869.
Limours-en-Hurepoix.
D. Sève (Louis), 1866.
Ph.Leloup (J.-A.), 1re cl., Par.,
    1841.
Marcoussis.
Ph.Boucaud (François), 1875.
  Jozon, 1846.
Montfort-l'Amaury.
D. Lhoste (G.), Par., 1851, de 1
    à 2 h.
  Mazet, 1872.
Ph.Lesport (L.), 1882.
Neauphle-le-Château.
D. *Bertrand, 1856.
  *Grellière (Jean), 1875.
  *Sergeant, ✳, 1850.
Ph.Baron (Em.), 1877.
  Reynaud, 1881.
Orgerus.
D. *Baratzin, 1880.
  *Boutet (A.-J.-P.), 1855.
Saint-Arnoult.
D. Camescasse (J.), Par., 1886,
    ancien interne des hôpi-
    taux de Paris.
Ph.Bureu, 1838.
Saint-Chéron.
D. *Bouillon-Lagrange (J.-B.-J.),
    Par., 1839, de 8 à 10 h.
    mat., vice-prés. de la Soc.
    loc.
  *Bouillon-Lagrange (P.),Par.,
    1867, de 8 à 10 h. matin.
Ph.Gagnière (Ch.), 1862.
Thoiry.
D. Baratgin, Par., 1880.

SEINE-INFÉRIEURE.

POPULATION : 844,068 hab. — 215 Docteurs en médecine;
72 Officiers de santé; 235 Pharmaciens. — Association locale
des Médecins du département. — Syndicats médicaux dans l'arrondissement du Havre, de Rouen, d'Elbœuf.

Cinq arrondissements : Rouen. Dieppe, le Havre, Neufchâtel,
Yvetot.

ROUEN.

D. *Aubé, 1851; *n'exerce pas.*
*Aupinel.
*Ballay, 1869.
*Barré (Em.-Ch.-A.), 1833; *n'exerce plus.*
Bellencontre, 1876.
Blanche (Louis-Emm.), 1849.
*Boucher père.
*Boucher (L.), Par., 1883, mard., jeud., sam., de 2 à 4 h., Saint-Aignan, rue Saint-Maur, 154.
*Caron, 1884.
*Cauchois, 1873.
*Cerné (A.), 1881.
*Chaboux, 1875.
Couronné (Em.-Alf.), 1866.
*Debout, 1885.
*Delabost, 1864, de 1 à 2 h., rue Ganterie, 76.
Delarocque, 1826.
*Descamps.
*Deshayes, 1870.
*Duboc, 1882.
*Douvre, 1859, méd. hon. des hôp., trés. de la Soc. loc.
*Dubreuil (G.), 1869.
*Duménil (L.), ✳, 1854, prof. à l'Ec. de méd., prés. de l'assoc. départ.
*Duputel, 1873.
Filleul, 1882; *n'exerce plus.*
*Gargam, 1881.
*Gauran, 1865.
Gervais.
*Gressent, 1843.
*Gressent fils, 1874.
*Grout (Parfait), 1824.
*Hélot (Paul), 1870.
*Huc (Jude), 1867.
*Huc (A.-F.), 1883.
*Lainey (H.), Par., 1885, de
3 à 5 h., rue Saint-Nicolas, 27. — Oculiste.
D. *Laurent (Arm.-V.-A.), 1859.
*Lecoupeur, 1820.
Le Plé (A.), Par., 1855, ✳, lund., merc., vend., de 1 à 3 h., place de la Pucelle d'Orléans.
*Lerefait (A.), Par., 1885, de 1 à 2 h., rue des Capucins, 13.
*Leroy (Aug.), 1857.
*Lesouef; *n'exerce pas.*
Leudet ✳, 1854.
*Levasseur (P.-Léon), 1855.
Lévesque, 1848.
Lévesque fils, 1879.
*Olivier (P.), 1869.
Pennetier (Georges), 1865.
Percepied (Elie), Par., 1876, rue Bihorel, 10. *n'exerce pas à Rouen. Au Mont-Dore, de juin à octobre.*
*Pétel, 1879; prof. adj. à l'Ec. de médec., chirur. en chef à l'Hôtel-Dieu, secr. gén. de la Soc. loc.
*Petitclerc, 1880.
Potier (Louis-Théod.), 1842; *n'exerce plus.*
*Pris, 1883.
*Quentin (Alex.), Par., 1867, à 1 h. 1/2, rue d'Elbeuf, 8.
*Thierry, ✳ A., 1868.
*Tinel, 1858, prof. à l'Ec. de méd., vice-prés. de l'ass. départ., chir. à l'Hôtel-Dieu.
*Tourneux, 1878.
*Trinité (Ernest), 1859.
*Welling (L. de), 1872, de 2 à 5 h., r. Jeanne-d'Arc, 8.
Of. Aupinel, 1884.
Bonjour. 1833.
Carliez, 1876.
Fortin, 1860; *n'exerce plus.*
Friard, 1838.
Gaillard, 1823.

Of. Prevost.

Ph. Auber, 1832.
Bertrand, 1855.
Blanchard, 1862.
Boulard.
Brossard (de), 1848.
Buisson, 1871.
Cauchois, 1872.
Cocatrix, 1865.
Crié, 1876.
Delamare (V.), 1879, rue de la Vicomté, 91, et place de la Pucelle. — Eau véritable des Jacobins de Rouen.
Demorteux, 1877.
Dillard, 1857.
Duboc, 1858.
Duboc (E.), 1878, r. Orbe, 94
Dubuc, 1856.
Duchemin, 1876.
Duclos, 1867.
Flour, 1880.
Fonquet, 1842.
Gascard, 1860, et Halley, 1859
Geffroy, 1867.
Goudier.
Guignon.
Infray, 1865.
Lapotre.
Lasnier, 1869.
Leclerc (A.), R., 1880, rue Saint-Hilaire, 14.
Lefebvre (Franç.), 1852.
Legendre, 1866.
Legrand, 1874.
Lelièvre, 1863.
Lesage, 1873.
Lucet, 1883.
Maheut, 1865.
Malbranche, 1843.
Mulot, 1874.
Paisant, 1844.
Perier, 1848.
Philidor, 1873.
Pomerais, 1867.
Pouchin, 1884.
Poussier.
Rose, 1863.

Ph. Rousseau (A.), 1880.
Savary, 1876.
Soudan.
Soyer, 1868.
Thieulin, 1873.
Vallet, 1869.
Van Assche, 1878.
Vattement, 1859.
Viel, 1845.
Weil, 1870.

Barentin.
Ph. Boulard.
Leseigneur, 1856.

Blainville-Crevon.
Of. *Asselin (S.), Rouen, 1883.
Ph. Lebas, 1870.

Bois-Guillaume (*Rouen*).
D. Caron, 1844.
Ph. Gascard, 1860.

Boos.
Of. Hubert, 1840.

Bouille (La).
D. *Magalon, 1872.
Ph. Lechevalier, 1840.

Buchy.
D. *Descamps, 1864.
*Persac, 1859.
Ph. Thomas (P.), 1852.

Cailly.
D. *Pierre, 1860.
Of. Couturier, 1830.
Ph. Andrieu, 1871.

Canteleu (*Rouen*).
D. *Fortin.
Lecourt, 1881.
Ph. Gosselin, 1858.

Caudebec (*Elbeuf*).
D. *Sassot.
Of. *Zouin, 1837.
Ph. Arfeuille, 1880.
Valois.

Clères.
Ph. Guérie, 1857.

Croix Mare (*Motteville*).
Of. Bailleul (Aug.), 1851.

Darnetal.
D. Blockberger, 1865.
Of. *Delabrousse, 1880.

Ph.Gofestre, 1861.
    Lévesque, 1879.

Déville (*Rouen*).

D. 'Bataille, 1853.
Ph.Bourcier, 1850.
    Lelièvre, 1861.

Duclair.

Of. Alençon (Ch. d'), R., 1879, de midi à 2 h., rue Grand-champ.
    'Cavorel (Amédée), ✳, 1825.
    Maillard, 1875.
Ph.Deschamps(Augustin),1855.
    Ménielle, 1878.

Elbeuf.

D. 'Bertrand (L.), 1861.
    Beuzelin (G.), 1859.
   |'Boutroux (A.-G.), 1881, de 1 à 2 h., rue St-Étienne, 34.
    'Boyer.
    'Buffet.
    Cherbonnier, 1866.
    'Closclaude, 1869.
    'Justin (H.), 1829.
    'Kuhn (Camille), 1861.
    'Rident, 1871.
Ph.Courage, 1872.
    Gremont, 1872.
    Herbille, 1858.
    Horcholle, 1846.
    Leborgne, 1861.
    Lefresne (Ed.), 1869.
    Lenient, 1863.
    Lucas, 1835.
    Pinchon, 1859.
    Rouland, 1870.
    Thoumlin, 1867.
    Vergne, 1878.

Feuillie (La).

Ph.Jouvin (C.-J.), Rouen, 1884.
    Lefebvre, 1880.

Grand-Couronne.

Of. Auger, 1865.

Grand-Quevilly (*Petit-Quevilly*).

D. Tribout (Alex.), O. ✳, 1845.

Houlme (*Malaunay*).

Ph.Auzon, 1853.j

Jumièges.

Ph.Lefort (Gustave), 1863.

Limésy.

Of. Suin.

Malaunay.

Ph.Sauvage, 1880.

Maromme.

D. 'Chaplain, 1874.
Ph.Lepersonnier, 1865.

Mesnil-Esnard (*Rouen*).

D. Taupin (L.), 1843.

Monville.

D. Ancelin, 1881.
Of. 'Lesauvage (Ulysse), 1867.
Ph.Perrot, 1877.

Neuville-Champ-d'Oissel(La) (*Boos*).

Of. Flahaut (F.), Caen, 1880, à 1 h.

Notre-Dame-de-Bondeville (*Maromme*).

Of. 'Lefèvre (Florimond), 1852.

Oissel.

D. Cotoni (Joseph), 1880.
    'Vauthier.
Ph.Rondel, 1869.

Pavilly.

Of. Delépine, 1877.
    Fauvel, 1838.
Ph.Pelhuche, 1870.
    Vasseur, 1852.

Petit-Couronne (*Grand-Couronne*).

D. Thibout, 1845.

Petit-Quevilly.

D. Pierre (G.-Alb.), Par., 1880, de 8 à 9 h. matin, rue du Manoir Quéval, 12. — Maladies des enfants.
Of. Lesueur.
Ph Kuntzmann, 1877.

Roumare (*Barentin*).

Of. Lorgueilleux, 1860.

Ry.

D. 'Thibault, 1859.
Ph.Lafosse, 1879.

Saint-Etienne-du-Rouvray
*Asile d'aliénés de St-Yon
(femmes).*
D. Cortyl, 1858.
  Martineneq, 1880.
  Chambard, 1879.
Of. *Broquin.
St-Martin-de-Boscherville
(Maromme).
D. Allain.
  *Holley (Pierre-Aug.), 1848.
Saint-Pierre-les-Elbeuf
(Elbeuf).
D. *Taupin (L.), 1843.
Ph.Boutard, 1843.
Sierville *(Clères).*
D. Lacombe (H.-M.-F.), Montp.,
  1831.
Sotteville-lès-Rouen
*Asile d'aliénés de Quatre-Mares
(Hommes).*
D. *Coulom, 1881.
  Delaporte, 1866.
  Guyot, 1880.
Of. Guyot, 1837.
  Loisel, 1877.
Ph.Lailler, 1853.
  Leconte, 1848.
  Ozanne, 1857.
  Walés (Victor), 1879.

DIEPPE

D. *Caron, 1868.
  *Coursière, 1865.
  Cressent, 1834.
  Delarue, 1839.
  *Delarue fils, 1874.
  *Hurpy (Albert), 1871.
  *Lallemant. 1857.
  Parell (de), 1879.
Ph.Brau, 1872.
  Clavier (J.-B.), 1869.
  Decrette (Emm.), 1869.
  Frisson, 1878; *n'ex. plus.*
  Genet, 1863.

Guillard (Pierre-X.), 1868.
Lemaître (Anatole), 1872.
Suret.
Vievard, 1873.
Arques.
N...
Auffray.
N...
Bacqueville.
D. *Barrère, 1883.
  *Menard fils.
Ph.Dovergne.
  Lebaron, 1853.
Bailly-en-Rivière.
Of. Lemercier.
Bosc-le-Hard.
Of. Langlois, 1854.
Ph.Lafosse, 1847.
Bourg-Dun *(Fontaine-le-Dun).*
Of. *Fourlet (Charles), 1846.
Criel.
D. Mouillard (H.-A.), Par., 1876.
Envermeu.
D. Borely, 1884.
Of. *Hébert, 1874.
Ph.Leriche, 1861.
Eu.
D. *Leconte (O.), Par., 1836, ✳,
  de midi à 1 h.
  Leconte fils, 1882.
  Longchamp, 1833.
  *Michellet (Et.-Al.-J.), 1886.
  Rabion (Mart.). 1885.
Of. Bourgeois (L.-H.), R., 1872.
Ph.Briand (A.), Rouen, 1886.
  Langlois.
  Thibault, 1837.
Grandes-Ventes (Les).
Of. *Lasnon, 1861.
Ph.Perchepied.
Longueville.
Of. Lefebvre, 1857.
Ph.Boulengé (Pierre-V.), 1870.
Luneray.
D. Ouvry, 1858.
Ph.Plichon, 1844.
Offranville.
D. Husson.

Of. *Choiseau (Emile), 1862.
Ouville-la-Rivière.
Of. *Remoussin, 1854.
Ph. Letailleur, 1876.
Quincampoix.
Of. Jacquelin, 1835.
St-Martin-en-Campagne
(Envermeu).
D. *Verdon (J.-B.-Jos.), 1871.
St-Nicolas-d'Aliermont
D. *Vitet, 1879.
Of. Théry, 1847 ; *n'ex. plus.*
Torcy-le-Grand.
Of. Prévost, 1845.
Tôtes.
D. Caussade (Clément), 1866.
Ph. Levesque, 1852.
Tréport (Le).
D. *Coutan (F.). Par., 1881. le matin, de 8 à 9 h., l'été, de 1 à 2 h., Grande-Rue, n° 3, inspecteur des bains.
*Lemaire (A.), Par., 1867, de midi à 3 h., ancien inspecteur des bains, médecin-chirurgien de l'hospice.
Lemarchand (Constant), ✳, 1834.
Ph. Lefebvre (Gust.), R., 1880.
Varvannes
(Anglesqueville-sur-Saône).
Of. Marchand (Myrtil), 1854.
Ph. Harel.

HAVRE (LE).

D. *Bélot (L.-A.), 1835.
Bertel.
Bossy (Fr.-P. de), 1843.
*Boutan, 1878.
*Brunschvig, 1884, rue de la Paix.
*Chauvel (Fr.), 1864.
*Denouette (Louis-Anth.).

D. *Dero (Louis-Jul.), 1864.
*Drouet (Louis-A.), 1875.
Dugardin, 1883, rue Bernardin-de-Saint-Pierre, 46.
*Fauvel (Jos.), 1862.
Fauvel fils.
*Ferrand, 1882.
*Forget, 1884, rue de Normandie, 20.
Gavinzel, 1876.
*Gibert (Jos.-Henri), ✳, 1860.
Grivot-Grandcourt.
*Gouy (Edm.), Par., 1884, de 2 à 5 h. soir, dim. et fêtes excep., rue Fontenelle, 13.
*Guilmin, 1882.
*Lafaurie (Jean), 1857.
Launay (A.-A.), Par., 1854, ✳, de 3 à 4 h., lundi, mercredi, vendredi, samedi, rue Royale, 5.
*Lausiès.
*Lecadre (Arth.-Jacq.), 1856.
*Lecam, 1878.
*Lecène, 1878.
Leclerc.
*Legad.
*Lemercier (Pierre-A.), 1856.
*Leprévost, 1884.
*Lignerolles (de).
*Lorentz, 1881.
*Margueritte (P.-L.), Par., 1862, lund., merc., vend., de 2 à 3 h., m. hon. de l'hôp., vice-pr. de l'ass. départ.
*Maze (G.-H.), Par., 1874, de 1 1/2 à 3 h., jeudi et dim. exc., rue de l'Hôtel-de-Ville, 11.
*Perrichot, 1869.
*Piasecki (J.-Alb.), 1864.
*Powilewicz, rue de Sainte-Adresse, 63.
*Prez-Crassier (Ed.-L.) (de), 1869.
*Renan.
*Roger (J.-Ad.-Pierre), 1868.

D. Sombret (Paul), Paris, 1883, rue Thiers, 20.
Ph.Baut (L.-J.-Benj.), 1869.
Bellet (Pierre), 1836.
Berlaux (Nic.), 1859.
Berthelin (Am.-Vict.), 1871.
Bossy (de).
Brenac (A.-Z.), 1re cl. et doct , rue de Paris, 66.
Clerc (Eug.-Franç.), 1870.
Dan, 1867.
Darlay.
Decamps.
Delamare.
Deronde, 1863.
Doray.
Drapied.
Dubuisson.
Dufour (Louis-F.), 1852.
Dupuis.
Enault, 1867.
Feuilloley (Nic.), 1840.
Frechon (Jean-Bapt.), 1840.
Gilhouet (G.).
Goubeau.
Grenier (Louis-Em.), 1856.
Hamel.
Hervieu.
Lecoq.
Lemaître (A.-Aug.), 1851.
Marais (Eug.-Méd.), 1872.
Marical (E.), ✳, 1857.
Metteil (Honoré), 1858.
Montreuil.
Néel (L.), 1880.
Percot.
Peyriot (A.), rue de Sainte-Adresse, 47.
Reculard.
Richer fils.
Rougier.
Weber (J.-B.), 1872.

Bolbec.

D. *Auger.
*Crouzel (Paul), 1871.
Hélot (Charles-Marie), 1858.
*Houel, 1884.
Ph.Baudeau.

Legrand (Achille), 1855.
Plinchon.
Richer (Dominique), 1842.

Bréauté (*Goderville*).

D. Hoarau.
Of. Hébert (L.-G.-), 1841.
Ph.Vasse (Aug.-A.), 1856.

Criquetot-Lesneval.

D. *Aubry, 1881.
Ph.Laurant.

Etretat.

D. *Fidelin, 1873.
Miramont.
Ph.Leroy (Albert), 1869.

Fécamp.

D. *Dufour, 1881.
Gervais.
*Gosset (Ch.-Alb.), 1865.
Pequeur (Ach.-Thod.), 1861.
Valin (Jules), 1836.
Of. Valois (Victor), 1862.
Ph.Buisson (Placide), 1856.
Dunamelet (Gust.), 1852.
Lemarchand (Fréd.-Onés.), 1869.
Marchand (Charles).
Pasquier, 1831.
Rondel (E.), 1re cl., Par., 1869, rue de Rouen, 1.
Vaudin (P.-L.), 1re cl., rue A. Legros, 16.

Goderville.

D. *Gardeillan.
Of. Houel (Charles-A.). 1868.
Ph.Monnier (Louis-Em.), 1867.
Neveu.

Gonneville.

(*Criquetot-Lesneval*).
Ph.Montier (Louis-Fl.), 1855.

Harfleur.

D. *Devaucelles.
Ph.Bossy (A. de), Rouen, 1874.
Georges (P.-M.).

Lillebonne.

D. Bourdin (P.-H.), 1853.
*Toutain, 1877.
Of. Florion (Louis-Gust.), 1871.
*Hauguet.

29

Ph.Bataille (L.-Victor), 1850.
  Neveu (Léopold), 1867.
  Radenne (Paul).
Loges (Les).
Of. Bellet (Ch.-Eug.), Par.,1839.
  Coquatrix (Hyacinthe),1855.
Ph.Jacquart (Alex.), 1872.
Montvilliers.
D. Baillard (E.), 1873.
  Ducastel (G.-Ant.), 1837.
  Ducastel fils (E.-W.), 1867.
  Gressin, 1884.
Ph.Boulard.
  Coisy.
  Thiessé (Aug.), 1863.
Octeville.
Ph.Ameline (J.-J.), 1870.
Saint-Romain.
D. *Boujn, 1879.
  *Fidel (Paul-Claude), 1866.
Ph.Gillet (Charles), 1863.
  Lasnel (Ferdinand), 1845.
Sanvic.
D. *Laurent, 1876.
Ph.Denizet.
  Mackiewicz (Josaphat).
Trouville.
Of. Lasnon (Etienne), 1856.

NEUFCHATEL - EN - BRAYE

D. Correa de Sarra, 1820.
  *Marquézy (P.-T.), Par.,1856,
    de midi à 1 h.
  *Petit.
Of.*Cavle.
  Joly (Edmond), 1858.
Ph.Rouguon-Mestadier, 1875.
  Simon, 1870.
Argueil.
Of. Sacquépée (V.-P.), 1872.
Ph.Labsolu.
Aumale.
D. *Raullet (G.), Par., 1880, de
  1 à 2 h., le samedi de 3 à
  6 h.

D. *Simon, 1832.
Ph.Delassault (Paul).
  Dubois (Jules), 1863.
Blangy-sur-Bresle.
Of. Bellancourt, 1844.
  *Cossard (S.-D.), Rouen, 1885.
  *Dajon (Philippe), 1865.
Ph.Gauraz (Vit.-P.-Jos.), 1872.
  Lasnel, 1845.
Caulé-Sainte-Seuve (La).
(Foucarmont).
Of.*Hurpin, 1862.
Croisy-La-Haye.
D. Beaudère (Henri), 1883.
Ph.Lecointre, 1849.
Feuillie (La).
Of. Govin (Charles), 1855.
Ph.Guédon, 1855.
Forges-les-Eaux.
D. *Gavé, 1877.
  *Mathon (A.), 1877.
Ph.Alexandre.
  Fiquet, 1857.
Foucarmont.
D. Broutelles (Achille de),1851
Of.*Ternisien, 1869.
Ph.Lasnier (Eugène), 1869.
Gaillefontaine.
D. *Charayron (B.-B.), Par.,1877,
    de midi à 2 h., lundi de
    3 à 6 h.
Ph.Ouf (Alph.-Jules), 1872.
Gournay.
D. Duval, A., 1856.
  *Nayville (de), 1855.
  Pasquet.
Ph.Duboc (Evodé), 1870.
  Etienne (Georges), 1856.
  Gibourdel (G.), 1re cl., L.,
    1885, rue de Richelieu.
  Hervieu (Gustave), 1871.
  Lepetit, 1863.
Grandcourt (*Londinières*).
Of.*Millet (Pierre-Ant.), 1839.
Londinières.
D. *Choiseau, 1881.
Ph.Gueroult (Jacques-Désiré).

Saint-Saëns.
D. *Raullet, 1883.
Of. Anneveu, 1864.
  *Veule, 1837, *n'exerce plus.*
Ph.Lemercier.
  Neveu.

YVETOT.

D. *Bosquet, 1878.
  *Fenestre, 1861.
  Masson, 1857.
  Omouton, 1835.
Ph.Aubry, 1874.
  Jacob, 1873.
  Laurant (S.), Par., 1876, rue
    des Victoires, 30.
  Martin, 1859.
  Peltier, 1869.
  Touzé, 1880.
    Autretot (*Yvetot*).
D. Alméras, 1862, *l'été.*
    Cany.
D. Lecoq (Edouard), ✶, 1859.
  *Ménard, 1869.
Ph.Carnoy (A.), 1869.
  Hue (A.), 1869.
    Caudebec
D. Bréchot, 1876.
Of.*Chivé, 1875.
Ph.Caron, 1872.
  Lallouette, 1859.
    Criquetot - sur - Ouville
      (*Yerville*).
D. Lesouef, 1862.
    Doudeville.
D. Cocatrix, 1862.
Ph.Neveu, 1867.
    Fauville.
Of.*Fondimare, 1858.

  Lepape, 1851.
Ph.Hébert, 1867.
  Thoumlin, 1845.
    Fontaine-le-Dun.
Of. Trogneux, 1858.
  Guerbaville (*La Mailleraye*).
Of. Pasquier, 1855.
    Ourville.
Of. Dalanson, 1879.
Ph.Souplis, 1862.
    Saint-Denis-d'Héricourt.
Ph.Boutard, 1846.
    Saint-Laurent-en-Caux.
Of.*Berthelot (L.-J.), Rouen,
    1864, ✿ A.
Ph.Beaudoin, 1856.
    Saint-Valéry-en-Caux.
D. Leloutre, 1866.
  *Mosqueron, 1880.
Ph.Doutrelot, 1882.
  Lhuintre, 1876.
    Sassetot-le-Mauconduit.
Of. Renault, 1876.
Ph.Gallien, 1855.
    Valmont.
D. *Dupont, 1871.
Of. Verdière, 1837.
Ph.Hattinguais, 1867.
    Veules.
D. *Potel, 1872.
Ph.Bellemère, 1839.
    Vittefleur (*Cany*).
Of. Saint-Denis, 1860.
    Yébleron (*Fauville*).
Ph.Roussel, 1840.
    Yerville.
D. *Lagnoux, 1871.
Of.*Richard, 1863.
D. *Lagnoux (P.-P.-Henri), Par.,
    1877 et ph. 1re cl., 1872,
    de 1 à 2 h. tous les jours.
Ph.Grège (A.), Rouen, 1873.

SÈVRES (DEUX-)

Population : 336,655 ,hab. — 110 Docteurs en médecine; 11 Officiers de santé ; 36 Pharmaciens. — Association locale des Médecins du département.

Quatre arrondissements : Niort, Bressuire, Melle, Parthenay.

NIORT

D. *Béranger (G.), 1878.
 *Bocquel (A.), 1870, trés. de la Soc. loc.
 *Bodeau (Ch.-Fr.), 1845.
 *Eymer (P.-Vict.), 1850.
 *Fayard (E.), 1882.
 *Fontant (F.), ✳, 1829.
 *Gauné (P.), ✳, 1826.
 *Largeau, 1885.
 Martin, 1856.
 *Martineau (H.), 1869.
 Martin du Magny (L.-A.-G.), Par., 1855, de midi à 4 h., rue Mellaise, auteur du Redresseur utérin mo-derne, brev. s. g. d. g.
 Mayet (R.), Paris, 1882, de midi à 2 h.
 *Pillet (Ch.), 1872, ch. adj. de l'hôp.. méd. cant. du bur. de bienf., chem. de fer, des épid., memb. du cons. d'hyg., secr. de la Soc. locale.
 *Puyleblanc, 1875.
 *Quinemant (Isaac), 1853.
 *Roulland (Ch.-St-Al.), 1860.
 Solon (Théod.), 1866.
 *Tonnet (Émile-Aug.), 1846, méd. adj. de l'hôp., prés. de la Soc. loc.
Of. Dépierris (Jules), 1843.
 Christoflau.

Ph.Chatelain, 1873.
 Hublin (E.), 1862.
 Limouzain (P.-V.), 1re cl., Par., 1858.
 Logé (Melchior), 1869.
 Puy (A.), 1880.
 Queuille, 1885.
 Sauzé (Fr.), 1852.
 Tiffaud (J.-B.), 1862.
 Vuilly (A.), 1883.
 Auge (*Saint-Maixent*).
N...
 Beauvoir-sur-Niort.
D. *Pellevoisin (M.), 1862.
 *Tillé (Henri), 1865.
 Breloux (*La Crèche*).
D. *Brangier (Armand), 1856.
 Giraud (André), 1867..
 Champdeniers.
D. *Ricochon (Jean), 1872, de midi à 1 h.
 Senoble (Eug.-Ant.), 1877.
Of.*Maynier (Léopold), 1859.
Ph.Giraud (E.), 1883.
 Cherveux (*Niort*).
D. *Varaillon, 1882.
 Coulon.
D. *Roy (Aug.), 1860.
 *Langot, 1883.
 Coulonges-sur-l'Autize.
D. *Morillon (A.-F.), 1865.
Of.*Martineau (Ed.), 1873.
Ph.Boutineau, 1883.
 Echiré (*Niort*).
Of. *Brangier (Alexis), 1862.
 Épannes.
 (*Frontenay-Rohan-Rohan*).
D. Proust, 1870.

Foye-Montjault (La).
D. Martin, 1881.
Frontenay-Rohan.
D. *Gandouet, 1878.
*Giraud de Lamontagne (P.), 1853.
Malherbe (Achille), 1869.
Mauzé.
D. *Boutiron (Maurice), 1881.
Jousselin (L.-G.), 1868.
Morisset, 1838.
Ph.Clochar (A.-O.), 1864.
Saint-Hilaire-la-Palud.
D. *Dupont (J.-B.), 1877.
Saint-Maixent.
D. *Beaudet (Cam.-Aug.), 1882.
Bertet, 1881.
*Carré (L.-A.-L.), Par., 1863.
*Chabot (E.-H.), 1852.
*Granet (Alfred), 1877.
*Proust (E.-Aug.), 1845.
Ph.Motheau, 1872.
Papin, 1885.
Souché (*Niort*).
Of. Hipeaux, 1876.
Sainte-Pérenne
D. Dabeaux (Ch.), 1881.

BRESSUIRE

D. Brillaud (A.-F.), 1866.
*Drochon, 1882.
Dupuis (Camille), 1861.
Lecointre, 1882.
Ph.Barrion (Alf.), 1868.
Lavie (A.), 1re cl., Par, 1872.
Argenton-Château.
D. Charrier (Adrien), 1871.
Charrier (Eugène), 1881.
Michel (L.-Ern.), 1867.
Ph.Guérineau, 1885.
Aubiers (Les).
D. Maudet (Ch.-F.), 1845.
*Petiteau (I.), Par., 1869.
Ph.Sochaczewski, 1885.

Cerisay.
D. Guinebertière, 1863.
Ph.Escalier-Maigre, 1874.
Chatillon-sur-Sèvres.
D. Barrion (Ch.), 1857.
Béraud (Raoul), 1884.
Ph.Brin (J.-C.), 1867.
Laforêt-sur-Sèvres (*Cerizay*).
D. *Bouthet-Durivaud, 1857.
Of. Baudry, 1882.
Oiron.
D. Foucard (E.-Ch.-A.), 1831.
Saint-Clémentin (*Argenton-Château*).
D. Gendron (Eug.-Fr.), 1841.
Gendron fils, 1881.
Saint-Jouin-sous-Châtillon (*Châtillon-sur-Sèvres*).
Of. *Fruchard (P.-Désiré), 1833.
Sainte-Verge (*Thouars*).
D. Bergeon (E.-F.), 1852.
Saint-Varent.
D. Biais de Laterrière (Ch.-M.), 1837.
Saye-l'Abbesse.
Of. Cautereau (Z.).
Thouars.
D. Barré (Henri), 1852.
Charier (J.), Par., 1883.
Cotilleau, 1882.
Gallot (Eng.), 1866.
Petiteau, 1871.
*Reverdit (Paul), 1837.
Ph.Laurent, 1875.
Moinier, 1883.

MELLE

D. *Drouhet (J.-Isaac), 1839.
*Gautier (Léop.-Al.), 1865.
Ph.Pineau (Marie-Fort.), 1875.
Saché (Ern.), 1869.
Brioux-sur-Boutonne.
D. *Gille (Just-Al.), 1873.
Rillaud (J.-Ph.), 1860.

Ph.Gille, 1885.
Celles-sur-Belle.
D. *Gerbier (L.-An.), 1878.
Ph.Durand (Adrien-J.), 1856.
Chef-Boutonne.
D. Gaillardon (Al.-J.-E.), Par.,
  1863.
  *Héliot (H.), Par., 1870, sa-
  medi, de 11 à 3 h.
Ph.Guillot (J.), 1re cl., Bord.,
  1885.
Chizé.
D. Rabec (G.-Ferd.), Par., 1882.
Clussais (*Sauzé-Vaussais*).
D. Masseloux (P.-A.), 1871.
Lezay.
D. Nicoullaud (Eug.-V.), 1859.
Ph.Marchand (Gust.), 1882.
Mothe-Saint-Héraye (La).
D. *Prouhet (J.-C.-P.-A.), 1866.
  *Sauzé (Ch.), 1840.
Ph.Dupain. 1885.
Pamproux.
D. Blanchet (Étienne), 1874.
Prahec.
Of. Ginestet, 1875.
Saint-Martin-lès-Melle
(*Melle*).
D. Pallardy (Ch.-Hyac.), 1854,
  château de Gagemont.
Saint-Roman-lès-Melle
(*Melle*).
D. *Chabot (P.-Er.), 1822.
  Clais (Ern.-Aug.), 1881.
Sauzé-Vaussais.
D. *Boudart (Paulin), 1863.
  *Dupont (Fréd.), 1854.
Ph.Bourdon (Gust.), 1876.

PARTHENAY

D. Bouchet (Ch.), 1839.
  Chevallereau (P.-Al.-F.),
  1865.
  *Gaillard (H.-J.), 1861.
  Marion (J.-D.), Par., 1881, de
  11 à 4 h., le mercredi, de

11 à 4 h., boulev. de la
  Meilleraye.
  *Rousseau (A.), 1882.
Ph.Chiron (Victor), 1877.
  Savin, 1882.
  Sechet, 1879.
Absie (L').
D. *Pouzet (J.), 1839.
  Pouzet (René), 1869.
  Pouzet (Marcel), 1878.
Ph.Bazille, 1877.
Airvault.
D. Bonnet (P.-Em.), 1863.
  Jaurand (Is.), 1881.
  Martin (J.-L.), 1842.
Ph.Frey (C.), Par., 1866.
Breuil-Bernard (*Moncoutant*).
D. Hay-Margirandière (Tancr.),
  1883.
Chapelle-Saint-Laurent (La).
D. Rouault (J.-A.-V.), 1866.
Mazières.
D. Verriet-Litardière, 1874.
Ménigoute.
D. *Prévost (P.), Par., 1877, de
  midi à 1 h.
Moncoutant.
D. *Bonnain (G.-O.), 1836, méd.
  cant., vice-prés. de la soc.
  locale.
  *Texier, 1880.
Ph.De Lagenest (Sim.), 1876.
Moutiers-sous-Chantemerle
(*Moncoutant*).
D. Reverdy (M.-Fr.-A.), 1844.
Saint-Jouin-de-Marnes
D. Guillon, 1883.
Saint-Loup-sur-Thouet
D. Bouchet, 1883, midi à 2 h.
  Guillon (Alibé-Henri), Paris,
  1883.
Secondigny-en-Gâtine.
D. Bonnin, 1877.
  Lebeau (Noël-Gust.), 1875.
Thenezay.
D. *Comte, 1879.
Vautebis.
Of. *Brangier (V.-On.), 1866.

SOMME.

Population : 556,644 hab. — 78 Docteurs en médecine ; 144 Officiers de santé ; 90 Pharmaciens.— Association locale des Médecins du département.

Cinq arrondissements : Amiens, Abbeville, Doullens, Montdidier, Péronne.

AMIENS.

D. *Bax (P.-E.), 1869.
 *Bernard (Edouard), 1861.
 Brandicourt (Ch.-Om.), 1851.
 *Cailleux (Am.), 1866.
 *Delaire (Narcisse-A.), 1857.
 *Dheilly (Firmin-H.), 1861.
 *Dhourdin, 1884, trés. de la Soc. loc.
 Duroselle, 1885.
 *Froment (C.L.-A.), 1870.
 Genty, 1866.
 Guillaumet (*n'exerce pas*).
 Haultcœur, 1873.
 *Herbet (Ern.-Em.), 1854, ✳.
 *Huber (Georges), 1879, secrét. adj. de la Soc. loc.
 *Léger.
 *Lenoël (J.-J.-B.), 1854, ✳, prés. de la Soc. loc.
 *Lenoël fils.
 Leroy (Pierre-J.-B.), 1872.
 *Mollien (Julien-Aug.), 1867.
 *Padieu (A.-Alf.), 1865, ✳ A.
 *Peaucellier, 1876.
 *Peulevé (Vict.-Désiré), 1866, secrét. gén. de la Soc. loc.
 Ravin (Ch.-Prosp.), 1857.
 Richer (Marie-P.), 1860.
 Scribe (*n'exerce pas*).
Of. De Créquy (Arthur), 1877.
 *Devillepoix (Edm.), 1880, de 1 à 3 h., rue Saint-Leu, nº 40.

 Pauchet (Jean), 1836.
 Paul, 1884.
 Pointin, 1862.
Ph. Bibet (Louis), 1857.
 Bor (Albert), 1873.
 Dacheux (Lucien), 1878.
 Debionne (Jul.-Louis), 1879.
 Fouilleul, 1885.
 Dorchy (Ch.-H.), 1876.
 Gernez (Aimable), 1868.
 Godin (Eugène), 1876.
 Gonse (Eug.-Paul), 1858.
 Hallé 1884.
 Herbet (Virgile), 1876.
 Legoux (Gust.-Jean), 1868.
 Moreuil, 1884.
 Morviller, 1886.
 Pasquier, 1886.
 Quarré (Jean-Bapt.), 1858.
 Rattel (Théodore), 1876.
 Savary (J.-Norbert), 1881.
 Soyer (Emile-L.), 1878.
 Trémolet, 1882.
 Wallet (Cl.-F.), 1re cl., Paris, 1869, place Saint-Martin, 6, professeur de pharm.

Ailly-sur-Somme.
Of. *Hue (Alfred), 1859.

Airaines.
D. Machy (Aug.-Jos.), 1841.
Of. *Lheureux (Alb.-J.-B.), 1874.
 Ranson (Paul-Nic.), 1827.
Ph. Lemaître, 1862.
 Miannay (Adolphe), 1873.

Beaucamps-le-Vieux.
Of. Douchet (A.-E.-A.-J.), 1878.

Béhencourt
(*Villers-Bocage-Somme*).
Of. Gambier (Jules-Th.), 1846.
Belloy-sur-Somme
(*Picquigny*).
Of.*Caron (Onésime), 1853.
Boves.
D. *Bennezon, 1884.
Of.*Delabruyère, 1859.
Ph.Claude, 1872.
Camon (*Amiens*).
D. *Rovillain (Ferd.), Par., 1882,
   de midi à 2 h.
Coisy.
Of.*Rambure, 1883.
Conty.
Of. Fournier (L.-F.), 1853.
   Lemeré (Jules-Arm.), 1867.
Ph.Patenotte (Ed.-Ern.), 1860.
   Payen (Louis-Joseph), 1833.
Corbie.
D. Curé, 1883.
   *Gouilleux (E.), Par., 1880.
Of.*Desmarquet (Omer), 1872.
Ph.Carnoy, 1880.
   Fleurant (Emile), 1860.
Etoile (L') (*Flixecourt*).
Of. Devaucelle (J.-Félix), 1878.
Flesselles
(*Villers-Bocage-Somme*).
Of. Chevalier (A.-C.), 1863.
Flixecourt.
Of.*Carette (Ern.-Marie), 1864.
Ph.Robert, 1876.
Fluy (*Molliens-Vidame*).
Of. Vacossin (Séverin), 1850.
Franvillers
Of. Dupré, 1842.
Hornoy.
Of. Cauchy (Louis-Ch.), 1825.
   Durot (Anatole), 1852.
Ph.Périn (Armand), 1872.
Lignières-Châtelain
(*Poix-de-la-Somme*).
Of.*Niquet (L.-A.), 1851.
Liomer.
Of. Macrez (L.-Ferd.-Oct.), 1868.

Ph.Lancel (A.-M.-Joseph), 1879.
Marcelcave.
Of. Bulot, 1877.
Molliens-Vidame.
Of. Verrier (Marie-A.), 1880.
Ph.Verrier (A.-A.), 1848.
Oisemont.
Of.*Léquibin (R.), Lil., 1884, de
   2 à 4 h.
   Nortier, 1879.
Ph.Nampon (Joseph), 1880.
Picquigny.
D. Lefurme (Franc.-A.), 1838.
Of.*Delorme (J.), 1878, à 2 h.
Ph.Wachy (Pierre-Isid.), 1835.
Poix.
D.*Dumège (Henri-Jos.), 1880.
Of. Doffoy (Marie), 1875.
Ph.Bardet (Ernest-J.), 1859.
Pont-de-Metz (*Amiens*).
Of. Ducrocq (Louis-Paul), 1856.
Quevauvilliers.
Of.*Berneuil, 1875.
Ph.Le Cocq, 1883.
Querrieu.
Of.*Pauchet (Thomas).
Ribemont.
   N...
Rubempré
(*Villers-Bocage-Somme*).
Of.*Goret (Jules-Arsène), 1854.
Sains.
Of.*Monard (Thim.-Aimé), 1863.
Saint-Maulvis (*Oisemont*).
Of. Damonneville (F.-G.), 1842.
Saint-Sauflieu.
Of.*Quignon (Dés.-Th.), 1850.
Saleux.
   N...
Senarpont.
Of. Asselin (Alfred), 1853.
   *Savreux (Léon), 1845.
Vignacourt.
Of.*Boury (Franc.-P.), 1871.
Ph.Osset (E.), Par., 1875.
Villers-Bretonneux.
D. *Dubois (Henri-Stan.), 1858.
   *Sorel (E.), Par., 1861, matin.

Ph.Vivot (L.-O.), 1874.
Villers-Bocage.
Of. Péchin (Henri), 1839.
Warloy-Baillon.
D. Lefèvre, 1885.
Of.*Testard (Léon), 1869.

ABBEVILLE.

D. *Bellettre (Ch.-Hipp.), Par., 1839, de 1 à 2 h., rue de Locques, 18. vice-prés. de la soc. loc.
*Farcy (I.-Z.), 1856.
*François (Ach.-D.), 1842, ✻.
*Hecquet (A.), Par., 1849, rue des Capucins, 3.
*Legée (M.-F.-Emile), 1869.
*Simonot (Denis), 1867.
*Tripier (P.-Eug.-Ant.), 1854.
*Tripier (Henri-Eug.), 1880.
Ph.Carrayrou (J.-B.), 1868.
Lang (Martin-A.), 1868.
Leuillier (Alex.), 1867.
Moynier (Paul-Louis), 1878.
Obert (Em.-Ed.), 1844.
Pajot (P.-Vict.-Al.), 1847.
Robert, 1879.
Ailly-le-Haut-Clocher.
Of. Behen (Louis), 1843.
Ault.
D. Castri, 1883.
Acheux.
D.*Pombourcq (F.-R.), Par., 1874, de 2 à 4 h.
Of.*Bellancourt, 1868.
Béthencourt-sur-Mer (*Woincourt*).
Of. Joer (Ch.-Thierry), 1861.
Boisle (*Crécy-en-Ponthieu*).
Of.*Lecointe (L.-A.), 1873.
Cahon.
Of. Lecul (Valéry), 1838.
Cayeux-sur-Mer.
Of.*Roux, 1876.
Ph.Hénot (Camille), 1882.

Crécy-en-Ponthieu.
Of. Devisme (Pierre-F.), 1853.
*Tourneur (Gustave-A.), 1853.
Ph.Champagne (A.-Ch.), 1857.
Domvast (*Abbeville*).
Of. Dufestel (Aug.-Ars.), 1855.
Feuquières (*Valines*).
Of. Thorel (L.-F.-T.), 1858.
Ph.Personne (Germain), 1869.
Fressenneville (*Valines*).
Of.*Poyet (Ch.-O.-Heb.), 1868.
Friville-Escarbotin.
Of. Sacépée (Louis-Th.), 1856.
Ph.Belettre (Charlem.), 1871.
Gamaches.
Of. Gransire (Ach.-Léon), 1875.
*Mercier (Jules-Denis), 1860.
Ph.Leblond (Arthur), 1875.
Longy (L.-D.-M.), 1857.
Hallencourt.
Of.*Groux (L.-A.-C.), 1849.
Huppy.
Of. Croizet.
Gourguechon, 1852.
Long.
Of. Moignet (Alphonse), 1846.
Longpré-les-Corps-Saints.
Of.Menssion (Edm.),Douai,1880, midi à 2 h.
Michaud (Gallien), 1842.
Ph.Robert (Louis-Henri), 1879.
Nouvion-en-Ponthieu.
Of.*Dewailly (Paul-Alph.), 1854.
Pont-Rémy.
Of. Tavernier (Alexandre), 1862.
*Tirmont (Ernest), 1882.
Quend.
Of. Cagny (Jules-Ant.), 1853.
Quesnoy-le-Montant.
Of. Potel (Eug.-Alph.), 1875.
Rambures (*Oisemont*).
(Teine-Inférieure).
Of.*Tagaux (J.-B.-H.), 1857.
Rue.
D. Franqueville (E.-A.-A.),1874.
Maincourt (J.-B.-H.), 1873.
Ph.Peuvion (Ch.-Alcide), 1879.

Lhuillier (V.), Am., 1867.
Saint-Riquier.
Of.*Lesenne (Clodomir), 1871.
Ph.Lithlé (Albert), 1878.
Saint-Valéry-sur-Somme.
D.*Lornier (A.-E.), Par., 1879,
  de 2 à 3 h., Grande-Rue
  de la Ferté.
Of. Gellé (Paul-Alph.), 1855.
Ph.Breton (Henri), 1881.
  Derudder (Luc.-L.), 1880.
Titre (Le).
Of. Hecquet (Marie), 1882.
Vismes (*Gamaches*).
Of. Briois (Jacques), 1845.
Vron.
Of. Béthencourt, 1858.
Woincourt.
Of.*Crognier (Z.), Par., 1876, à
  2 h.
Yvrencheux (*Saint-Riquier*).
Of.*Macron (Hippolyte), 1851.

DOULLENS.

D. Faux (Pierre-Franç.-L.), ✳,
  1842, méd. de l'hôp., des
  épid., de la maison d'ar-
  rêt, memb. du Cons. d'hy-
  giène, insp. des pharm.
Of. Mallet (Jules-Prudent),1829,
  méd. du bureau de bienf.,
  memb. du Cons. d'hyg.
Ph.Hordequin (Amédée), 1868,
  ex-int. des hôp. de Paris.
  Rabute (Félix), 1856, memb.
  du Cons. d'hyg., inspec-
  teur des pharmacies.
Beauquesne.
Of. Duchassoy (Jules), 1855.
  Wargnier (J.-B.-Ch.), 1829.
Ph.Bouquillon (Ch.), 1879.
Beauval.
Of. Tempez (Alph.), 1845.
Berneuil (*Domart*).
Of.*Lefebvre (P.-Dés.-A.), 1879.

Berteaucourt.
Of. Billet, 1879.
Bouquemain.
Of. Mapélin, 1858.
Candas (*Bernaville*).
Of.*Dheilly (E.), 1862.
Domart.
D. Tripier (Adolphe), 1840.
Of.*Bellet (Joseph-Firm.), 1879.
Ph.Pacques (Jean-Bapt.), 1844.
Fiêffes.
Of.*Ducrocq (Odylle), 1882.
Halloy-les-Pernois (*Domart*).
Of. Vincent (P.-L.-N.), 1840.
Louvencourt (*Acheux*).
Of. Bourra (J.-Baptiste), 1851.
Lucheux (*Doullens*).
Of.*Boudois (A.), 1852.
Mailly-de-la-Somme.
Of. Carette (Ach.-Philog.),1870.
Naours (*Villers-Bocage*).
Of.*Ducrocq (E.-E.-L.), 1875.
Toutencourt.
Of. Quillard (Ch.-Al.), 1862.

MONTDIDIER.

D.*Levêque (Ch.-Alex.), 1880.
  Morel (Louis-Ans.), 1847.
  Thomas, 1875.
Ph.Besse fils (Vict.), 1855.
  Aamot (Paul-Clém.), 1869.
  Mercier, 1883.
Ailly-sur-Noye.
D.*Mazand (E.), Par., 1877, de
  1 à 2 h.
Of. Fleury (Philibert), 1838.
Ph.Ficquet (Louis-Fr.), 1866.
Bouchoir.
Of.*Cuvillier (Gustave), 1880.
Boissière (La) (*Montdidier*)
Of.*Leroy (Alph.-Aug.), 1861.
Bus.
Of. Desjardins, 1857.

Caix.
Of.*Quentin (Fr.-Gust.), 1858.
Contoire
(Pierrepont-sur-Cavre).
Of. Maurisse (A.-Const.), 1854.
Davenescourt *(Montdidier).*
Of. Durand (J.-B.-F.), 1849.
Démuin *(Moreuil).*
Of. Delorme (Napoléon), 1833.
Flers-s.-Noye.
Of.*Fleury (Marie), 1872.
Fransart *(Roye).*
Of.*Leroy (Ern.-M.-C.), 1878.
Guerbigny *(Montdidier).*
Of.*Pluquet (Franç.-D.), 1856.
Hangest-en-Santerre.
D. Girbal (David), 1876.
Ph.Théry (Gustave), 1880.
Harbonnières.
Of.*Prévost (Marie-Félix), 1859.
Ph.Fournier (Th.), 1885.
Hombleux.
D. Daudré (Emile), 1875.
Mézières *(Moreuil).*
Of. Lejeune (Jul.-Arsène), 1853.
Moreuil.
D. *Plantier (L.-P.), 1860.
Of.*Gaillard (Victor-Al.), 1862.
*Lemaître (Annibal), 1855.
Ph.Brainne (M.-L.), 1873.
Plessier-Rozanvillers
(Moreuil).
Of.*Ganet (Anthime), 1858.
Quiry-le-Sec
Of.*Paradis (Josué-Ern.), 1864.
Rollot *(Montdidier).*
Of.*Debourge (J.-B.Al.), 1863.
Rosières-en-Santerre.
D. Froidure. 1882.
Of. Bouffet (Narc.-Alex.), 1852.
Ph.Forêt (Stan.-Emile), 1860.
Leulliez (A.), 1884.
Roye.
D. Duquesnel (Em.-L.), 1857.
*Tresfort (Jean-Marie), 1875.
Of. Derchen, 1863.
Ph.Colombier, 1876.
Fauconnet (Paul), 1881.

Lhomme (E.-Fl.-Is.), 1870.
Sourdon *(Ailly-sur-Noye).*
Of. Dufourmantelle (F.), 1854.
Tilloloy *(Roye).*
Of. Salmon (Louis), 1851.

PÉRONNE.

D. *André (Emm.-Aug.), 1857.
*Bouffet (Côme-Hon.), 1853.
Boulenger (Bénoni-M.), 1876.
Loiseaux (J.), l'ar., 1875, de
10 h. à midi. rue Saint-
Fursy, 84.
Ph.Blouet (Hipp.), 1872.
Bourgeois (L.-Aug.), 1867.
Quentin, 1884.
Albert.
D. *Legoux (Edouard), 1866.
Poiteau (Alph.-Jos.), 1869.
Of. Ducatel (Eug.-Fr.), 1862.
Ph.Dufourmantelle (P.-A.),1867
Duplan (Emile), 1862.
Michel, 1884.
Athies.
Of. Topart (Ovide), 1859.
Ph.Mascré, 1881.
Anthuille.
Of. Tilloy (Eug.-Joseph), 1844.
Bray-sur-Somme.
D. Flour (Ch.-F.-M.), 1873.
Lecoq (Hipp.-Alp.), 1852.
Of. Hette, 1886.
Roussel 1862.
Ph.Warmel, 1875.
Cappy *(Bray-sur-Somme).*
Of. Estienne (Alfred), 1862.
Cartigny *(Péronne).*
Of. Dives (Pierre-Elie). 1828.
Cérisy-Gailly
(Bray-sur-Somme).
Of.*Gruet (Evar.-Thim.), 1851.
Chaulnes.
D. *Morienval (Aug.-Des.), 1879.
Of. Quentin (J.-B.-Julien), 1852.

Ph.Thuilliez, 1875.
   Thuilliez, 1884.
Combles.
D. Théry (Jules-E.-V.), 1881.
Ph.Darnelincourt, 1877.
Epehy.
Of.*Gossard, 1873,
   Raverdy (Ch.-Emile), 1875.
Ph.Vallard (Ed.), 1877.
Esmery-Hallon (*Ham*).
D. De Buire (P.-L.-Ch.), 1869,
   de 1 à 2 h.
Estrées-Deniécourt.
Of. Gaujot (Constantin), 1823.
Flers (*Longueval*).
N...
Foucaucourt
   (*Estrées-Deniécourt*).
Of. Bellier (Prosper-Jos.), 1840.
Ham.
D. *Dodeuil (Timol.), 1866.
   *Surmay (Ch.-Benoit), 1853,
   vice-prés. de la la Soc. loc.
   de l'arr. de Saint-Quentin,
   de 8 à 9 h. du mat. et de
   1 à 2 h. du soir.
Of.*Nozo (Pierre-Cyrille), 1857.
Ph.Arnould, 1878.
   Jourdain (H.), 1re cl., Paris,
   1859.
Herbecourt.
Of.*Mascré (F.-Amédée), 1882.
Heudicourt (*Fins*).
Of.*Cattiaux (Antoine), 1857.
   Raverdy (E.),
Hombleux.
D. Daudré, 1875.
Lieramont (*Fins*).
Of. Duprez (François), 1877.
Laviéville.
Of. Boura, 1875.

Longueval.
Of. Lallier (Jean-Pierre), 1843.
Manancourt (*Ytres*).
Of. Lecadieu (J.-B.), 1863.
Matigny.
Of. Hénon (Jos.-Aimé), 1880.
Méaulte (*Albert*),
N...
Méricourt-l'Abbé
   (*Ribemont-sur-l'Ancre*).
N...
Miraumont.
Of.*Mouronval (A.-F.),   Arr.,
   1833, de 9 à midi.
Moislains (*Péronne*).
Of. Pouret, 1878.
Monchy-Lagache (*Athies*).
Of. Gru (Charles-Félix), 1851.
Montauban (*Longueval*).
Of. Sergeant (Henri-Jos.), 1854.
Nesle.
D. Obry (Fr.-Adrien), 1848.
   *Trépant (L.-A.), Par., 1872,
   ✠ A, à 1 h.
Of.*Braillon (Pascal-Alf.), 1872.
Ph.Lefeu (Charles), 1875.
   Lemaire (Jules-Gust.), 1874.
Proyard (*Harbonnières*).
Of. Avronsart (Eugène), 1852.
Roisel.
D. Renau, 1882.
Ph.Boutrouille (J.-Edm.), 1873.
Ronsoy (*Epehy*).
Of. Legrand (Pierre), 1857.
Templeux-la-Fosse (*Roisel*).
Of. Regnard (L.-Ferd.), 1825.
Ville-sous-Corbie
   (*Bray-sur-Somme*)
D.* Dusevel (*n'exerce pas*).
Vraignes.
Of. Muet (Pierre), 1855.

TARN.

POPULATION : 359,232 hab. — 137 Docteurs en médecine; 12 Officiers de santé; 68 Pharmaciens. — Association locale des Médecins de l'arrondissement d'Albi. — Association locale des Médecins de l'arrondissemert de Castres.

Quatre arrondissements : Albi, Castres, Gaillac, Lavaur.

ALBI.

D. *Bascoul (Fr.-J.), 1879, ✿ A, de midi à 2 h., rue Croix-Verte, 58.
Bories (Hipp.), 1839.
*Boussac (Éd.), 1867.
Boussac (Cam.), 1882.
*Campmas (G.), 1829, vice-présid. de la Soc. loc. de l'arrond.
*Cassan (G.), ✿ A., 1842.
*Compayré (V.), 1867, mem. du Cons. d'hyg., trés. de Soc. loc. de l'arr., inspect. des pharm.
*Delbosc (Hipp.), 1857, vice-prés. de la Soc. loc.
*Guy (Cas.), 1869.
*Lalagade (P.-D.), ❄, 1839, chir. en chef de l'hospice, secr. du Cons. d'hyg., dir. de la vacc., inspect. de la pharm., secr. gén. de la Soc. loc. de l'arrond.
*Lalagade (Georges), 1880.
Massol (Léon), 1866.
Raynaud (J. F.-H.), ❄, 1834.
Ph.Alibert (Just.), 1867.
Augé (Césaire), 1879.
Camboulive (P.-Fr.), 1875.
Ferret (Ch.), 1874.
Gourc (Louis), 1878.
Privat (H.-D.), 1864.
Verlac (Henri), 1859.

Alban.

D. *Boularan (Louis), 1875.
Boularan, 1884.
Pujol (P.-Em.-Emm.), 1876.
Ph.Poisson (Ad.), 1863.

Rességuier (Émile), 1852.

Castelnau-de-Lévis (*Albi*).

of. Joucaviel (J.-A.), 1847.
Joucaviel (Léon), 1868.

Carmaux.

D. *Cabot (P.-H.), 1866.
Calmels (Louis), 1878.
*Revellat.
*Vergnier.
Ph.Gaffic (Louis), 1862.
Issanchou (Simon), 1880.
Salesses (Gustave), 1865.

Lombers (*Réalmont*).

D. Calmels (P.-J.), 1835.

Monesties-sur-Cérou.

D. *Maffre (Jules), 1874.

Moularès (*Pampelonne*).

D. Campmas (Oct.), 1886.
Jordain (J.-B.), 1823.
Jordain (J.-B.), 1835.
Ph.Bourdoncle (Louis), 1861.

Pampelonne.

D. Connac.
Ph.Pradines, 1874.

Réalmont.

D. *Armengaud (Émile), 1858.
Barreau (F.-Ch.), 1839.
Bourges (Martin), 1876.
*Calmels (Xavier), 1866.
Régy.
Ph.Calvet (Antoine), 1865.
Raouuf.

Saint-Juéry.

D. *Gisclard (Maurice), 1863.
*Groc, 1857.

Teillet (*Alban*).

D. Jean (Hyacinthe), 1863.
Ph.Régy (Jean-Fr.-R.), 1855.

Trébas (*Valence-d'Albigeois*).

D. Roques (Paul), 1840.
Roques (Émile), 1872.

Valence-d'Albigeois.

D. Châtard (J.-P.), 1843.

D. *Chatard (M.), fils, 1885.
  *Gaffié (Pierre), 1861.
Ph.Bosc (Victor), 1862.
  Tarroux (P.-E.),
     Villefranche.
D. *Gisclard (Em.).
  *Puel (Firmin), 1873.
  Puel (Jacques).
Ph.Mons, 1842.
Villeneuve-sur-Vère (*Albi*),
D. Alary (Henri), 1847.

CASTRES.

D. *Aribat (J.-J.), 1861.
  *Bourquet, 1884.
  *Cabanes, 1883.
  *Calvet (Paul), 1852.
  *Castel, trés. de la Soc. loc.
  *Curvalle (Aimé), 1880.
  *Lavabre (Paul), 1830.
  Mahuzié (Gabriel), 1877.
  *Paillé (Louis), ✳, secrét. de
    la Soc. loc.
  *Roumégous (P.), 1833.
  *Sicard père (P.-Em.), ✳ A.,
    1837.
  Sicard fils (Aug.), 1865.
Of. Piéglowski (Vincent), 1845,
    méd. du chemin de fer,
    memb. du Cons. d'hyg.,
    vice-prés. de la Soc. lpc.
Ph.Estruc, 1850.
  Fosse.
  Jesse, 1871.
  Labatut (D.), 1865; *n'ex. pl.*
  Puech, 1874.
  Régy, 1873.
  Rouanet, 1872.
  Thomas, 1878.
    Anglès-du-Tarn.
D. Dissilon (Henri-Félix), 1870.
  *Gazel (de) de la Remberge.
  *Rouanet (Louis), 1840.
    Arfons (*Dourgne*).
D. *Gorry (Léon), 1866.

Bastide-Rouairoux (**La**).
D. Aussilous (L.-Xavier), 1854.
Ph.Laffon (Léon), 1865.
    Boissezon
  N...
    Brassac.
D. *Durand, 1873.
  Estève, 1880.
  Ouradou (Benjamin), 1851.
Ph.Bouisset, 1872.
  Calvet, 1880.
Cabannes-et-Barre (*Lacaune*).
  N...
    Dourgne.
D. *Jaurès, 1872.
Ph.Carayol (Barth.-Aug.), 1846.
    Labruguière.
D. *Dallac (Léop.-Louis), 1852.
  Prades (Pierre), 1857.
Ph.Mialhe (Marc), 1866.
    Lacaune.
D. Strehaiano, 1873.
  *Vergnes, 1876.
Ph.Barthe (Marc), 1876.
    Lautrec.
Ph.Bertrac (S.), 1883.
  Paulin (Jean), 1849.
  Raboux (Louis), 1875.
    Mazamet.
D. *Bonneville (G.), 1853.
  *Lautard (Hector), 1851.
  *Montsarrat (J.-B.), 1855.
  *Trille, 1875.
Ph.Cabibel (Jacques), 1842.
  Fraspech, 1873.
  Poitevin (Laurent), 1823.
  Saussol (Louis), 1868, rue du
    Fossin.
  Mondragon (*Lautrec*).
  N...
    Montredon.
D. *Baïsse, 1878.
  Espinasse (Justin), 1833.
  *Lavergne (Bernard), 1830,
    prés. de la Soc. loc.
  *Lavergne fils, 1884.
Ph.Dauzat (Louis), 1844.

Murat-sur-Viau.
D. *Rascol (Vict.-Ulysse), 1850.
Nages (*Lacaune*).
N...
Roquecourbe.
D. *Carayon (Camille), 1859.
Ph.Alibert (Jean-Louis), 1837.
Saint-Amans-Soult.
D. *Almaric (Xavier), 1864.
*Molinié, 1885.
Saint-Pierre-de-Trivis.
(*Vabre*).
D. *Cavailhès (J.-Raym.), 1835.
Sorèze.
D. *Deydé, 1876.
*Rossignol, 1878.
Ph.Gasc, 1832.
Soual.
D. *Dollac, 1872.
Lavalette (Emile de), 1836.
Ph.Dumas (Maurice), 1872.
Vabre.
D. *Fusies (Jules), 1859.
*Martin (Léon), 1851.
Viane.
D. Calvet, 1880.
Ph.Coulon (J.-J.), 1838.
Vicimur.
D. Decazis (Victor-Jules), 1858.
Of. Herrera Deo gratias, 1876.
Ph.Gairaux (Louis-Alex.), 1857.

GAILLAC.

D. Cestan (Eugène), 1854.
Coutaud (Hippolyte), 1879.
Facieu (Eugène), 1851.
Rey (Léopold), 1875.
*Rigal (Hippolyte), ✳, 1857.
Saint-Plancat, 1852.
Thomas (Philadelphe), 1850.
Of. Coste (Elie), 1878.
Ph.Azémas (Gabriel), 1850.
Breil (Ernest), 1880.

Cros (Louis-Léon), 1867.
Larroque (Clément), 1878.
Bastide-de-Lévis (La).
D. Fournès.
Cadalen.
D. Turrel (Vict.-Fr.), 1876.
Cahuzac-sur-Vère.
D. Duclos (Léon), 1878.
Of. Rossignol (Isidore), 1838.
Cordes.
D. Deltel (Marcelin-Em.), 1856.
Facieu (Adolphe), 1859.
Lauzeral (Jules), 1865.
Orliac (Jules), 1877.
Ph.Deltel (Numa-Ed.), 1864.
Fabre (Jules-Henri), 1858.
Lagrave (*Gaillac-sur-Tarn*).
D. *Gisclard (Honoré), 1862.
Lisle.
D. Bertrand (Germain), 1842.
Combes (Louis), 1871.
Crouzet (Edouard), 1830.
Ségur (J.-B.), 1877.
Ph.Bournet (Auguste), 1873.
Montmiral.
D. Cassan (Amédée), ✳, 1872.
Ph.Privat (Henri-Dieud.), 1844.
Noailles (*Cordes*).
Of. Crouzet (Jean-Joseph), 1843.
Puicelci.
D. Delpech (Ferdinand), 1869
Of. Boyer (Alphonse), 1845.
Rabastens.
D. Baille (Jean-Jules), 1855.
Bérenguier (Jean), 1874.
Chamayou (V.-Guill.), 1846.
Gaubert (Jean-Marie), 1855.
Ph.Chambon (J.-P. de), 1845.
Peyronnet (Ch.), 1874.
Roquemaure
(*La Pointe-Saint-Sulpice*).
D. Sales (Casimir), 1871.
Salvagnac.
Of. Saint-Sardos (F. de), 1866.
Ph.Garrigues (Jean-Sim.), 1849.
Senouillac (*Gaillac-sur-Tarn*).
D. *Ichard (Jean-Flavien), 1855.

LAVAUR.

D. Bernet (Pierre-Henri), 1859.
Rossignol (Louis), 1839.
Salgues (Pierre-Aug.), 1847.
Ségur (Auguste), 1840.
Trilhe (P.), 1883.
Ph. Lachurie (Albert), 1865.
Sasserre (Gustave), 1857.
Tournier (Ernest), 1870.
Briatexte.
D. Bonsirven (Symph.), 1863.
Montet (Adr.-Hil.), 1866.
Ph. Bruguière (Aug.-Mar.), 1842.
Camben (*Cuq-Toulza*).
Of. Jesse (Pierre-Fort.), 1846.
Cuq-Toulza.
D. *Salinier (Joseph), 1875.
Damiate
(*Saint-Cap-de-Joux*).
D. Jausion, 1834.
Giroussens (*Lavaur*).
D. *Gouzi (Georges-Ch.), 1868.

Graulhet.
D. Almaric (Léon-Vict.), 1866.
Bastie (Jean-Ch.), 1840.
Bosquet (Emile), 1836.
Camboulives (Fr.-M.), 1876.
Ph. Balzame (Eug.), Toul., 1870.
Martin (E.-B. de), 1836.
Labastide-Saint-Georges
(*Lavaur*).
D. Georges (Alphonse), 1872.
Of. Georges (Benoit), 1854.
Pointe-Saint-Sulpice (La).
D. Bastide (Emile), 1867.
Laurens (Guillaume), 1875.
Of. Dièche (Marie-Narc.), 1843.
Ph. Bossuge (Abel), 1867.
Puylaurens.
D. Saissac (Jacq.-Phil.), 1835.
Terson (Sam.-Emm.), 1858.
Ph. Albouy (Maurice), 1850.
Régy (Louis), 1867.
Saint-Paul-Cap-de-Joux.
D. Jausion (Urbain), 1876.
Jesse (Pierre-Ed.), 1855.
Ph. Fontes (J.-B.), 1835.

TARN-ET-GARONNE.

Population : 221,364 hab. — 86 Docteurs en médecine ; 10 Officiers de santé ; 56 Pharmaciens. — Association locale des Médecins du département.

Trois arrondissements : Montauban, Castel-Sarrazin, Moissac.

MONTAUBAN.

D. Alibert, 1869.
*Audibert (Alfred), 1877, trés. de la Soc. loc.
*Benais (Gustave), 1870.
Bergis (Em.), Montp., 1877, de midi à 2 h., rue Villebourbon, 24.

D. *Bories, 1874.
Châteauvieux (de), Marie-Maurice), 1832.
Cougourenx (J.-Guill.), 1865.
*Darnis (J.-Ferdin.-Gust.), 1850, prés. de le Soc. loc.
Foissac (Maurice), 1869.
Guerchoux, 1874.
*Lacaze (John Raym.), 1852. secr. de la Soc. loc.
*Lacaze (Q.), 1883.
Lagarde (Charles), 1865.

D. Levêque (Alphonse), 1881.
  Manhavialle, 1884.
  *Rattier (J.-I.-L.), 1840.
  *Rolland (G.-I.-L.), 1855.
  *Rossignol (Félix), 1847.
  Viguier (Edmond), 1861.
Ph.Anglade, 1870.
  Dumaine, 1876.
  Fermat, 1878.
  Guerchoux (J.-Léonce), 1882.
  Lacoste, 1860.
  Lhomme, 1883.
  Maître, 1876.
  Martin (Marie-Aug.), 1877.
  Négrier (Auguste), 1881.
  Pradines, 1870.
  Prax (J.-E.-L.), 1847.
  Valmary, 1882.
  Verdier (Emilien), 1871.
          Caussade.
D. *Dambies (Emm.), Bord.,1882,
    de 1 à 2 h.
  *Jourdan (J.-J.-G.), 1835.
  *Roudouly, 1877.
Ph.Charles (Joseph), 1878.
  Delpech (Léon-Vict.), 1872.
          Caylus.
D. *Constantin (B.-Th.), 1836.
  Pagès (L.-G.-H.), 1871.
  Peujade (Ulysse), 1858.
Ph.Maiget (Germ.-Léop.), 1875.
  Roques, 1883.
          Française (La).
D. Constans (P.-H.), 1842.
Of.*Lordat (Louis), 1850.
Ph.Anglade, 1874.
          Laguépie.
D. Larroque (Médard), 1840.
Ph.Granier (Léon-Fr.), 1855.
          Lojac (*Montauban*).
D. Guiraud (L.), Par., 1864, de
    2 à 3 h.
          Mirabel (*Réalville*).
D. Dumas (Eug.-César), 1839.
          Molières.
D. *Bozouls (Florent), 1875.
  Delbosc (Ant.-Hipp.), 1867.
Ph.Bédué (Louis), 1871.

Ph.Pradines (Camille), 1870.
          Monclar.
D. Augé, 1872.
  *Roques (Fr.-Aug.), 1852.
Ph.Gaurel (Augustin), 1856.
          Montpézat.
D. Gishert (Ant.-Léon), 1844.
  Rolland (Marc-Ant.), 1844.
Ph.Buzenac (Joseph), 1846.
          Montricoux.
D. *Dore (Pascal), 1860.
          Négrepelisse.
D. *Raffy (E.-F.), 1854, de midi
    à 2 h
Ph.Ferrie, 1883.
  Mallet, 1872.
          Parizot.
Ph.Roux père et fils, 1840.
          Puylagarde (*Caylus*).
D. Galtié (Paul), 1869.
          Puylaroque.
D. Gaudezaigues (Léop.), 1872.
Ph.Caudezaigues, 1865.
          Réalville.
D. Régambert (Amable), 1839.
          Saint-Antonin.
D. *Davet (L.-L.-A.-G.), 1880.
  Pouzergue (J.-L.-A.), 1873.
  Viguié (Jean), 1834.
Ph.Dutemps (M.), 1re cl., Montp.,
    1839.
  Mathet (B.), Bord., 1876.
          Varen.
D. Villeneuve, 1860.
          Vazerac (*Molières*).
Of.*Bozouls (Pierre), 1838.

CASTEL-SARRASIN.

D. *Boë (Louis-Antoine), 1829.
  Boë (A.-M.-J.), 1867.
  Bole (François), 1855.
  Kobryner (Joseph), 1872.
Ph.Grousset, 1870.
  Issanjou (Jules), 1875.

Ph.Jougla, 1870.
   Lierre (Jean-Bertr.), 1835.

Aucamville
(*Verdun-sur-Garonne*).

Of. Garres, 1863.

Beaumont-de-Lomagne.
D. *Ségrestan (Jos.-Stan.), 1835.
   *Vivent (Prosper), 1865.
Ph.Anglade (E.-Adrien), 1847.
   Galopin (Denis), 1842.

Caumont
(*Saint-Nicolas-de-la-Grave*).
Of. Rossel (Jacq.-Adr.), 1828.

Cauze (Le)
(*Beaumont-de-Lomagne*).
Of. Cassaigneau (Math.), 1844.

Finhan.
D. Salut (Célestin), 1872.

Garganvillar (*Castel-Sarrazin*).
D. Moncouët (Omer), 1869.

Gimat
(*Beaumont-de-Lomagne*).
Of. Cornet (Benj.-J.-M.),1877.

Grisolles.
D. Authénac (Jean-Bapt.), 1852.
   *Dom (Clément), 1856.
Ph.Anglade (Adolphe), 1835.

Lachapelle (*Lavit*).
Of. Dupau (J.-P.-M.).

Lavit-de-Lomagne.
D. Maupas (Ant.-Eug.), 1832.
   Poisson.
   Roy (Elie-Jean), 1875.

Montech.
D. *Boudou (Jean), 1851, vice-
      prés. de la Soc. loc.
   *Verdier, 1884.
Ph.Malet (Aug.), 1re cl., Par.,
      1856.

Mothe-Cumont (La)
(*Beaumont-de-Lomagne*).
D. Sérilhac (J.-H.-F.), 1840.

Saint-Nicolas.
D. Carrère (L.-P.-E.), ✻, 1852.
   *Reilhac (Henri-Eug.), 1847.
Ph.Gimbal (Félix), 1878.

St-Porquier (*Castel-Sarrazin*).
Of. *Grézel (Antoine), 1860.

Saint-Sardos
(*Verdun-sur-Garonne*).
Of. Laborderie (Auguste), **1855**.

Verdun-sur-Garonne.
D. Laflitte (Paul), 1872.
   Massonié (Oct.-Ach.), 1876.
Ph.Gauthier (Hector), 1859.
   Jougla (Maurice), 1876.

MOISSAC.

D. *Belle (Eug.Franc.), 1863.
   *Brousse (Paulin), 1835.
   Brousse (Armand-A.), 1862.
   Chaubard (Jean-René),1850.
   Dupuy (Paulin), 1879.
   Gillet (Ch.-Ant.), 1853.
Ph.Dargein (Jean-Jacq.), 1871.
   Disse (Et.-Théod.), 1849.
   Lafargue (Hippolyte), 1854.
   Marsollan, 1874.
   Montané (J.-R.), 1842.

Auvillars.
D. Frejevu (Achille), 1876.
   *Guiounet (Amédée), 1870.
Ph.Ménigault (Eugène), 1861.

Bourg-de-Visa.
D. Capmas (Antoine), 1867.
Ph.Dartes (Pierre), 1878.
   Vigneau (Antoine), 1858.

Castelsagrat.
D. *Duhard (Louis-Ant.), 1846.
   Duhard (Fr.-Adolp.), 1879.

Denzac (*La Magistère*).
D. Garros (Pierre), 1858.

Dunes.
D. Sassot (Alfred), 1874.

Lauzerte.
D. Gibert (Léopold), 1879.
   *Montagnac (Barth.), Montp.,
      1874, de midi à 2 h.
Of. Laniés (E.-F.), 1837.
Ph.Monziès (Urbain), 1860.
   Roques (Arsène), Toul, 1878.

Magistère (La).
D. Larroche (de) (Isid.-F.-Léo), 1868.
Marcadet (Jean-Pierre), 1848.
Ph. Capot (Pierre), 1839.

Montaigut.
D. Bouch (B.-F.), 1850.
Ph. Bru (Louis), 1860.
Mazelié (Louis-Victor), 1850.

Valence.
D. Cabadé (E.), Par., 1867, t. l. j., de midi à 1 h.
Dufaur (Henri-Joseph), 1877.
*Rodié-Talbère (G.), 1853.
Rodié-Talbère (P.-H.), 1882.
Ph. Couronnat (J.-Henri), 1876.
Labordère (P.-O.), 1830.
Béros (Ant.-Chéri), 1844.

VAR

POPULATION : 293,763 hab. — 125 Docteurs en médecine; 31 Officiers de santé ; 91 Pharmaciens. — Association locale des arrondissements de Draguignan et de Brignoles. — Association locale de l'arrondissement de Toulon.
Trois arrondissements : Draguignan, Brignoles, Toulon-sur-Mer.

DRAGUIGNAN.

D. *Balp, 1869, secrét. de la Soc. loc.
Blanc, 1859.
*Coulomb, 1858, médec. de l'Hôtel-Dieu, présid. de la Soc. loc. de l'arrond.
*Doze (Jean-Charles), 1874.
*Girard, 1862.
*Théus, 1882, prés. hon. de la Soc. loc.
Ph. Imbert, 1845.
Michel (Louis-Fabien), 1861.
Ourdan, 1860.
Raybaud, 1886.

Ampus.
Of. *Raybaud, 1836.

Arcs-sur-Argens (Les).
D. * Granier (Laurent), 1875.
*Lavagne, 1866, vice-présid. de la Soc loc.
Ph. Clapier, 1844.
Rebuffel (J.-B.), 1871.

Aups.
D. Blacas (Jean-Louis), 1853.
Jean (Louis-André), 1851.
Ph. Bouisson (F.).

Bargemon.
Of. Gibaud (Adolphe), 1875.
Ph. Blanc, 1881.

Bauduen.
Of. Aubert (César), 1872.

Callas.
D. *Marié (Isidore), 1835.
Pierrugues (L.-T.), 1839.
Ph. Laugier, 1835.

Callian.
D. Espitalier, 1872.

Cogolin.
D. Chauvin (Aug.), Montp., 1872.
Of. Cauvet, 1865.
Ph. Blanc.

Comps.
D. Bonnetty (Antoine), 1866.

Fayence.
D. *Talent (Noël-Fréd.), 1833.
Talent (François), 1881.
Ph. Talent (Gustave), 1877.

Figanières.
D. Boyer (Adrien), 1876.

Flayosc.
D. *Beuf (Hipp.), 1871.
Fréjus.
D. *Mireur (Henri), 1867.
*Roquemaure (Joseph), 1865.
Ph.Amic, 1874.
Roux, 1864.
Grimaud.
Garde-Freinet (La).
D. *Courchet, 1866.
Ph.Ollivier (Anatole), 1872.
Lorgues.
D. *Béraud, 1881.
Courdouan (Franc.), 1853.
*Siméon (J.-B.), 1839.
Ph.Gérard 1883.
Guierard, 1883.
Luc-en-Provence.
D. *Maurin (Franc.), 1853.
*Simon, 1882.
Ph.Giraud, 1867.
Jaubert, 1854.
Montauroux.
D. Aune, 1880.
*Perrimond (Fél.-L.-J.), 1865.
Ph.Ricard, 1881.
Muy (Le).
D. Laugier, 1885.
Of.*Henry (François), 1848.
Ph.Gueirard, 1855.
Plan-de-la-Tour (Le)
D. *Sigallas (Sylvain), 1848.
*Sigallas (Louis-Fran.), 1876.
Roquebrune.
D. *Pellet, 1877.
Ph.Abbe (Clém.-F.), 1874.
Sainte-Maxime
Of.*Porre (Romain-Hipp.), 1873.
Ph.Blanchet (L.-G.), 1re cl.,
Montp., 1884.
Saint-Raphaël
D. *Bontemps, 1880.
Niepce (A.) fils, 1871, en hi-
ver, à Allevard (Isère), en
été.
Ph.Hébréard, 1873.
Laugier, 1884.

Saint-Tropez.
D. *Aillaud, 1870.
Allaman, 1853.
Of.*Giraud, 1854.
Ph.Blanchet.
Ollivier, 1852.
Salernes.
*Augier (Jean-Ant.), 1847.
*Bernard, 1879.
Ph.Foubert (M.-J.-B.), 1871.
Seillans.
D. Albanel (Prosp.-Ant.), 1859.
Trans.
Of.*Jauffret, 1871.
Vidauban.
D. *Bernard, 1832, vice-prés.
hon. de la Soc. loc.
*Boyer (J.-L.), 1853.
Of.*Ruat, 1858.
Ph.Votrain, 1861.

BRIGNOLES.

D. Aubert, 1864.
Gradelet, 1857.
*Patriti, 1872.
Ph.Bonnet, 1878.
Cauvet (Emile-Ed.), 1874.
Fabre, 1882.
Barjols.
D. *Basset, 1867.
Of. Paul, 1859.
Ph.Hérand.
Vautrin.
Besse-sur-Issole.
D. Decugis (V.), Montp., 1866,
de 2 à 4 h.
Ph.Bouis (A.-M.-J.), 1867.
Bras.
D. Rebuffat, 1838.
Carcès.
D. Anthelmy, 1884.
Ph.Dauphin, 1878.
Cotignac.
D. Fabre, 1853..

Ph.Silvi (P.-Ant.), 1861.

Garéoult.
D. Trotobas, 1872.

Ginnasservis.
Of.Menut, Mars 1869, tous les jours de 1 à 3 h.

Gonfaron.
Of. Ardoin (P.-J.-J.-E.), 1867.
Ph.Monoyer.

Méounes.
Of. Décugis, 1863.

Nans.
D. Pradel, 1868.

Pignans.
D. *Davin (G.), 1850, dimanche et jeudi la matinée.
Vernet, 1844.
Ph.Davin (G.), Montp., 1850, 1re cl.

Pourrière.
D. Blanc (Jean-Marie), 1872.

Rians.
D. Fabre (J.-A.), Montp., 1857.
Ph.Dauphin (L.-J.-H.), 1859.

Roquebrussane (La).
D. Béguin, 1857.
Of. Hugues (C.-A.-R.), 1857.

Rougiers.
Of. Castinel (L.-Séverin), 1857.

Saint-Maximin.
D. Fabre, 1880.
Guigues, 1868.
Of. Madon, 1848.
Ph.Garnier, 1867.
Sayou, 1870.

Saint-Zacharie.
D. Aubert, 1840.

Tourves.
Of. Rollandy, 1858.
Ph.Marteaux, 1835.

Val (Le) (*Brignolles*).
Of. Emerat (Ch.), 1825.

Verdière (La).
Of. Feriaud (Emile), 1860.

Vinon.
D. Villemus (Alfred), 1875

TOULON-SUR-MER.

D. Arlaud (C.), Montp., 1848, C ✳, rue de l'Intendance, n° 2.
Aube.
*Aubin (Charles), secrét. de la Soc. loc., place aux Œufs, 8.
*Aurran, 1872.
*Barrallier (Aug.).
*Beau, 1850.
*Bertrand (P.-A.), 1852.
*Bonnesenelle de Lespinois, rue Lafayette, 20.
*Bouffler, 1857.
*Bourgarel (F.).
*Carence (J.-J.), ✳, 1861.
Casal (J.-J.), de 1 à 3 h., av. Vauban, 8.
*Chapuis, 1865, prés. de la Soc. loc.
*Cougit (Victor-Alex.), 1866.
*Gibert, 1850.
*Guillabert (V.), 1857. des hosp. civils.
*Guiol, 1867.
*Hiriart (J.-B.), 1823.
*Jouany (Jules-Jos.), 1869.
*Juvenal (Maximin), 1863.
*Latière.
*Long, 1874, vice-secr. de la Soc. loc.
*Mège (P.-A.), 1863, trés. de la Soc. loc.
*Millet.
*Ollivier, vice-prés. de la Soc. loc.
Pascal.
Pellegrin (L.-M.-D.), Montp., 1872, ✳, de 1 à 2 h., rue Chaulieu, 5.
Perreymond, 1867.
*Prat, 1859.
*Rey-Escudier (Edm.), 1869.

*Reynaud.
Romain.
*Thomas (Félix), 1870.
Of.*Cresp (Antoine), 1836.
Flamenq.
*Thourette (M.), 1874.
*Villars (Alph.), 1852.
Ph.Artigues.
Baumier (D.), 1859, rue du Canon, 22.
*Bertrand.
Blanc.
Bouisson.
Castel.
Coulombeaud (L.-Fr.), 1877.
Curet.
*Dolieule.
Ferrat (Jos.-Louis), 1827.
Gros (Jos.-Etienne), 1875.
Guillot.
Jordany, 1847.
Marnata.
Pélissier, 1873.
Pelloux, 1876.
Pencenat dit Pinchinatti, 1855.
Ramel.
Rayolle, 1838.
Ricoux, 1847.
Roustan, 1873.
Senès (Denys).
Sens, 1874.
Servolle (Jos.), 1875.
Taxil, 1861.

Bandol.
Of. Thomas.
Ph.Remusat (Etienne), 1876.

Beausset (Le).
D. *Piche (Gabriel), 1876.
Ph.Caron, 1877.

Bormes.
Ph.Vigourel.

Cadière (La).
D. Boulet (Casimir), 1854.
Ph.Garcin (P.-Aug.), 1863.
Joubert.

Carnoules.
D. *Laugier, 1878.
Ricavy (V.), 1882, de midi à 1 h. 1/2.
Ph.Senès.

Collobrières.
D. Antoine.
Of.*Hugues (Eugène), 1848.
Ph.Fillol, 1873.

Crau-d'Hyères (La).
D. Servant (J. R.-G.), 1872.
Ph.Verignon (Ant.-Fr.), 1862.

Cuers.
D. Bernard (François), 1875.
*Décugis, 1864.
*Dolonne (J.-Alex.), 1832.
Ph.Fournier.
Long (Hippolyte-Aug.), 1847.

Garde-près-Toulon.
D. Franc.
Of.*Blanc (Eugène), 1858.

Hyères.
D. *Arène (Louis), 1881.
Bourgarel (E.), 1857, ancien interne des hôpitaux de Paris, inspecteur des Eaux de Pierrefonds.
*Chassinat (Raoul,) 1835.
Chauvet (C.), l'été à Royat.
*Décugis (Bernardin), 1866.
*Dubrandy (Fél.), Par., 1878, ✲, de 1 à 3 h., dim. exc., boulev. des Iles-d'Or. 66.
*Marquez (Omer), Montp., 1847, ✲ A, de 1 à 2 h., maison Sauzanne.
*Roux, 1878.
*Roux-Seignoret, 1881.
*Vidal (L.-Emp.), 1863, de midi à 2 h.
Of. Décugis (Ant.), 1840.
Ph.Anastasy.
Auguet.
Casteuil (Alexandre), 1868.
Massel (Jules-Alex.), 1868.
Sivan, 1883

Ollioules.
D. Garcin.

Ph.Décugis (Charles), 1847.
Pierrefeu.
D. Eyssautier.
Ph.Sarrus.
Puget-Ville.
D. Grégoire, 1873.
Of. Blanc (Jean-Honor.), 1853.
Ph.Chautard (F.-C.-A.), Montp., 1841.
Saint-Cyr.
Of. *Gaudemar.
Ph.Charras.
Saint-Nazaire.
Of. Boyer.
Ph.Pignol.
Seynes (La).
D. *Daniel (Clément), 1843.
Daniel (Prosper), 1865.

D. Joseph, dit Orme.
*Loro (Germain), 1871.
*Mireur.
Sauze.
Ph.Audibert.
Beaussier (Antoine), 1827.
Hugues (Cyrus), 1851.
Signes.
N...
Six-Fours.
N...
Solliès-Pont.
D. Gensollen (Ch.-M.), 1868.
*Géry (Ernest-Félix), 1862.
Ph.Blin.
Pecout, 1874.
Valette-du-Var (La).
Of. Danillon (J.-A.), 1859.
Ph.Courbassier (Aug.), 1832.

VAUCLUSE.

Population : 255,703 hab. — 78 Docteurs en médecine; 34 Officiers de santé; 55 Pharmaciens. — Association locale des médecins du département.

Quatre arrondissements : Avignon, Apt, Carpentras, Orange.

AVIGNON.

D.* Arnaud de Fabre (J.), 1865.
*Barral (Félix), 1885.
*Blanc (Louis), 1875, vice-secr. de la Soc. loc.
*Briolle, 1866.
*Cade (Edme), 1846.
*Carre (Marius), 1862.
*Cassin (P.-Ch.-Ant.), 1843.
*Cassin (Paul), 1880.
*Clément, 1880.
*Denis (Edouard), Par., 1868, de 1 à 2 h. 1/2, rue de la Croix, 12.

D. *Isnard (Ach.-Jos.), Par., 1870, de 1 à 3 h., rue Joseph-Vernet, 11.
*Larcher (Alfred), 1866.
*Michel (Louis), 1884.
*Monier (Louis-Ernest, ✳, 1847, méd. en chef de l'Hôtel-Dieu, prés. de la Soc. loc.
*Pamard (Al.-Paul), 1861, O✳, ✿ A, chir. en chef de l'Hôtel-Dieu, secr. de la Soc. loc.
*Taulier (Georges), 1873.
*Villars (Achille), 1855, trés. de la Soc. loc.
Of. Casimir (Jean-Joseph), 1839.
Chauvet (Vincent), 1871.

Ph. Allard (Philippe), 1868.
Audouard (Ludovic), 1875.
Barrière (Casimir), 1859.
Boussier (Léon-Félix), 1876.
Bouyac (Auguste), 1877.
Carbonel (Evariste), 1867.
Casimir (Jean-Jos.), 1848.
Chandron (Flav.), 1870.
Chauvet (Vincent), 1867.
Decour (Ferd.), 1872.
Duzas (Jules-Louis), 1864.
Gineston (Pierre-Alex.), 1844.
Nicolet (Jules), 1872.
Rouvière (Léopold), 1873.

Bédarrides.
D. *Daillan (Vict.-Etienne), 1863.

Caumont.
Of. Ode (J.-Bap.-Marie), 1844.

Cavaillon.
D. Bérard, 1867.
*Boussot (Aimé-Jean), 1835.
*Capeau (Jos.-Eugène), 1865.
Jourdan (Léon), 1851.
*Michel (Léon), Montp., 1859,
de midi à 2 h.
Ph. Andrieux (Paul-Em.), 1867.
Millaud (Fréd.), 1878.
Crespin (Fréd.), 1871.
Séguin (Ant.-Zachar.), 1854.

Courthézon.
Of. *Légier (Joseph-Marie), 1824.
Légier (Jean-Michel), 1846.

Isle (L').
D. Bioules, 1880.
*Bonnet (Jean-Franç.), 1848.
*Félix (Ch.-Ant.), ✻, 1834,
vice-prés de la Soc. loc.
Saurel (Charles), 1837.
Of. Barnoin (Henri-Hon.), 1841.
*Lamarche (Paul), 1884.
Ph. Autheman (Edouard), 1875.
Calac (Jean-Marie), 1881.
Savournin (Fortuné), 1872.

Montdevergues (Avignon).
D. *Campagne (Pierre), 1854,
Febvré, 1879.

Morières.
Of. Chantron, 1885.

Robions.
Of. Balmoussières (Paul), 1884.

Saint - Saturnin - d'Avignon
(Châteauneuf-de-Gadagne).
Of. *Deville (Joseph-Jer.), 1843.
Ph. Deville (Camille), 1874.

Sorgues
D. *Godlewski (Jean), 1870.
Ph. Chabanon (Ulysse), 1879.

Thor (Le).
Of. *Michel (Louis-Pierre), 1844.
Ph. Beauchamp (Alf.-Am.), 1869
Innocent (François), 1857.

Védènes (Sorgues).
Of. Sabatier (Ant.), Montp., 1848,
de 1 à 3 h.

APT.

D. *De Ferry de la Bellonne, 1864.
*Gros (Albert), 1883.
*Lombard (Marius), 1867.
Of. Seymard (Eugène), 1854.
Ph. Gibert (Em.), rue des Ma-
ries, 6. — Dépôt de toutes
spécialités, Eaux minéra-
les, Teintures, Herboriste-
rie, Droguerie, Bandages.
Colignon (Eug.-Dés.), 1847.
Serres, 1883.

Beaumont.
Of. Sicard (Henri), 1881.

Bonnieux.
Of. *Bonnet (Edmond), 1876.
Ph. Lévêque (Am.), 1873.

Cadenet.
D. *Eyriès (Hippolyte), 1864.
Verne (Jean-Baptiste), 1863.
Ph. Trotabas Maxime), 1878.
Braye (J.-B.), 1871.

Cucuron (Cadenet).
Of. *Eymieu (Louis-Gabr.), 1871.
Ph. Gassin (Victor), 1858.

Gordes.
D. Appy (Daniel), 1851.

Ph.Arbora, 1850.
Grambois.
D. Rey (Adrien-Marie), 1850.
Lauris-sur-Durance.
D. Aubert (Joseph-Denis), 1824.
Aubert, 1883.
Of. Boussot (Adrien), 1837.
Oppede (*Bonnieux*).
Of. *Bonnet (Jos.-Victor), 1869.
Pertuis.
D. Bassier (Franç.-Mich.), 1831.
Maurizot (Jos.-Ant.), 1861.
*Tournatoire, 1876.
Of. Fabre (Joseph-Marius), 1839.
Ph.Fabre (Jean-Etienne), 1844.
Turcan (Jean-Léon), 1868.
*Pierre-Ollivier (Louis), 1882.
St-Martin-de-Castillon.
Of. Cane (J.-B.-H.), 1850.
Saint-Saturnin-les-Apt.
D. *Bagnol, O ✳, 1847.
*Clémens (Jean-Fort.), 1848.
*Reynaud-Lacroze (H.), 1870.
Tour-d'Aigues (La) (*Pertuis*).
Of. Moutonnet (Henri), 1882.
Vidalon (Faustin), 1865.
Ph.Garcin (J.), 1876.
Barbat (Fél.), 1883.
Viens.
Of. *Peyron.
Villelaure (*Cadenet*).
N...

CARPENTRAS.

D. Augier (Ernest), 1846.
*Cavaillon (Adolphe), 1865.
*Largaud (François), 1882.
Poujade (Louis-Cyp.), 1855.
*Santon (Théod.), 1861.
*Tondut (Victor-Ant.), 1865.
Of. Petit (Aug.-Ant.), 1842.
Ph.Chevaly (Henri), 1883.
Ranchier (Raphaël), 1883.
Jouvent (Paul), 1875.

Laval (Gust.-Henri), 1861.
Aubignan (*Carpentras*).
Of. *Petit (Aug.-Ant.), 1850.
Bedoin (*Mormoiron*).
D. Raspail (Marie-Et.), 1861.
Romanowski (Jean), 1836.
Caromb.
D. Barre (Eug.), 1863.
Entraigues - sur - la - Sorgue
Of. Achard (Aug.), 1854.
Mazan.
D. *Charasse, 1860.
Ph.Peyron (Martial-Ant.), 1872.
Monteux.
D. Béraud (Bruno), 1885.
Of. *Eyriès (François), 1856.
Trabuc (E.), 1884.
Mormoiron.
D. *Roche (Jules-Alph.), 1873.
Pernes.
D. Alphant (Ch.-Hipp.), 1871.
* Eysseric (Aug.), 1849.
Of. *Istria (Jonas), 1881.
Ph.Chauvin (Jos.), 1873.
Saint-Didier.
D. *Bonamaison (L.), 1884, di-
rect. de l'Etabl. hydrothé-
rapique.
Sarrians.
D. Plantin (François), 1862.
Sault-de-Vaucluse.
Of. *Maurizot (E.), 1862.
Ph.Bonnet (G.-B.), 1838, 1re cl.
Magnan (F.), 1842, 2e cl.

ORANGE.

D. Dugat (Alfred), 1858.
*Féraud, 1880.
Marson (Louis), 1881.
*Millet (A.-P.-Gonz.), Par.,
1861, de 1 à 3 h., rue des
Langes, 9.
Ph.Limasset (Louis), 1843.
Marson (Jean-Louis), 1878.

Bollène.

D. *Reyne (Louis), 1881.
Robert (François), 1880.
*Santon (André-Jos.), 1829.
Of.Ressaire (Ant.-H.), 1848.
Ph.Barthélemy (Alexis), 1867.
Ripert (Louis-Franc.), 1867.

Caderousse (*Orange*)

D. *Millet (Charles), 1875.

Camaret.

D. Latour (Louis-Alph.), 1867.

Gigondas (*Sablet*).

X...

Grillon (*Valréas*).

Of. Clément (J.-T.), 1855.

Joncquières.

Of. Nicolet (Ant.-Am.), 1851.

Malaucène.

D. Isnard (Jos.-Achille), 1849.
Ph.Brusset (Michel), 1883.

Mondragon.

D. *Biscarrat (Philippe), 1879.

Sablet.

D. *Desplans (Charles), 1857.

Sainte-Cécile (*Bollène*).

D. Goudareau (Pierre), 1853.
Of. Mounier (Frédéric), 1836.

Vaison.

D. Béraud (Léon), 1866.
*Mazen (Jules-Alex.), 1870.
Ph.Fourmon (V.-E.-J.), 1875.
Payre (Léon-Hipp.), 1868.

Valréas.

D.*Lemoyne (F.), 1874.
Urdy (Raoul), 1879.
Of. Urdy (Pierre-Jean), 1840.
Ph.Gerbaud (Ant.-Franç.), 1843.
Suffize (Louis), 1875.
Privat (Pierre-Paul), 1874

VENDÉE.

POPULATION : 411,781 habitants. — 115 Docteurs en médecine; 25 Officiers de santé; 52 Pharmaciens. — Association locale des Médecins du département.

Trois arrondissements : La Roche-sur-Yon, Fontenay-le-Comte, les Sables-d'Olonne.

LA ROCHE-SUR-YON.

D. Blé, 1881.
*Bouriau (Paul-Emile), 1877.
Cullère (A.), Par. 1873, méd. dir. de l'Asile des aliénés.
*Filaudeau (P. E), 1858, méd. de l'hôp., méd. des épid., memb. du Cons. d'hyg., trésor. de la Soc. loc., de 11 h. à 1 h.
*Fillon (V.), 1854, chirur. de l'hôp., méd. de la prison, membre du Cons. d'hyg., secrét. de la Soc. loc., de midi à 1 h., r.Victor Hugo.
*Gouraud (C.-A.). 1858.
Ph.Bertault (Aymar), 1865.
Bineau, 1873.
Delavaud, 1882.
Guillemé (C.), 1862, r. Paul-Baudry. Poudre anti-migraine 2 f. poste.

Aizenay.

D. *Meunier (A.), Par. 1855, de midi à 1 h.
Ph.Vrignaud.

Beaurepaire (*La Gaubretière*).

D. Damour (Emile), 1865.

Belleville-sur-Vie.
D. *Payraudeau (Jules).
Of. Logeais, 1859.
Boissière (La) (*Montaigu*).
Of. *Coudrin, 1845.
Brouzils (Les) (*Herbergement*).
D.* Laisné (J.-V.), 1858, vice-
  prés. de la Soc. loc.
Chaillé-les-Ormeaux
Of. *Cossais.
Chaize-le-Vicomte.
D. Loiseau (Aristide), 1860.
Of. *Dorie (Emile), 1859.
Ph. Cieutat, 1873.
Chantonnay.
D. Baudin (Toussaint), 1845.
  *Ouvrard (Célestin), 1858.
  *Paris, 1880.
  Robin, 1880.
Ph. Robin (Oscar), 1875.
Chauché (*Saint-Fulgent*).
Of. *Séguin (Marie-Ed.), 1861.
Chavagnes-en-Paillers.
D. *Jacqueneau, 1877.
Cugand.
D. *Clenet, 1874.
Epesses (Les) (*Les Herbiers*).
D. Billaud (Jean).
  Bureau (Benjamin), 1846.
Essarts (Les).
D. *Eon (Augustin), 1849.
  Rayaud, 1867.
Ph. Bouancheau (E.).
  Trastour, 1873.
Gaubretière (La).
D. Deshergues, 1878.
Herbergement (L')
Of. Hillaireau (Eugène), 1858.
Herbiers (Les).
D.* Chappot de la Chanonie (L.),
  Par. 1855.
  Moreau (Henri), 1853.
  *Sallé (Louis), 1826.
Ph. Briand (René), 1847.
  Guilbaud (L.-Cyprien), 1842.
Landevieille
Of. Baudry (L.-F.), 1874, de
  11 h. à 1 h.

Lucs (Les).
D. Aubry (Henri), 1881.
Mareuil.
D.* Angeard (Maurice), 1854,
  prés. de la Soc. loc.
  *Buet, 1881.
  *Bonnard (Philippe), 1851.
Ph. Rigaud (Edouard), 1866.
Montaigu.
D.* Gouin (Alfred), 1866.
  *Mignen (Gustave), 1874.
Ph. Beaudril, 1877.
  Guichet (Alphonse), 1861.
  Lemaître.
Mortagne-sur-Sèvre.
D. Barré 1885.
  Basque (Pierre), 1865.
Ph. Loisel, 1885.
Mouchamps.
D.* Bouin (Marie-Jean), 1850.
  Detroye (Ch.-Onés.), 1847.
  Sarazin, 1883.
Ph. Guilbaud, 1883.
Poiré-sur-Vie (Le).
D. *Gouin (Camille), 1861.
  *Porteau (Edouard), 1852.
Rocheservière.
D. Bouancheau, 1882.
  Clochard, 1859.
Ph. Beneteau, 1876.
  Bossis, 1852.
Sainte-Cécile.
Of. Gourand (Charles), 1877.
Saint-Denis-la-Chevasse
  (*Belleville-sur-Vie*).
D. *Cormier, 1873.
Of. *Chauvin, 1876.
Saint-Florent-des-Bois.
D. Bruneau (Ch.), 1884.
Sainte-Florence.
D. Piveteau, 1874.
Saint-Fulgent.
Of. *Micheneau (Auguste), 1870.
Ph. Murat, 1876.
Saint-Laurent-sur-Sèvre.
D. Gaucher, 1875.
Of. Roulleau, 1862.
Ph. Rousselot, 1869.

Saint-Prouant (*Chantonnay*).
D.ˑ Bonnenfant (Louis).
Tiffauges.
D.ˑ Hébert. 1878.
Ph.Mesnard (François), 1863.
Verrerie (La)
(*Mortagne-sur-Sèvre*).
D. Bourgeois (Paul), 1853.

FONTENAY-LE-COMTE.

D.ˑAndé (Alex.), ✳, 1859.
ˑChristin, 1880.
ˑClémenceau de la Loque-
rie, 1878.
ˑMangon (Alexandre), 1857.
ˑMercier (Anatole), 1870.
ˑRousse (Auguste), 1865.
Ph.Léonard.
Rémérand (Jules), 1871.
Treilhard (Théophile), 1847.
Bouppère.
D, Noirault, 1845.
Breuil-Barret
(*La Châtaigneraie*).
D. ˑPerrotin (Charles), 1862.
Caillère (La).
Ph.Guillemé (Auguste), 1874.
Lainé (Pierre), 1828.
Chaillé-les-Marais.
D. ˑCharrier (E.-M.), 1862.
ˑFleury, 1874.
Ph.Giraudeau, 1877.
Chaix (*Fontenay-le-Comte*).
D. ˑRobin (Arm.-Ch.), 1847.
Champagné-les-Marais.
D. Périer, 1881.
Châtaigneraie (La).
D. Ducrocq, 1875.
Epron, 1869.
ˑLenepveu.
Ph.Dubouays (Fr.-Marie), 1863.
Faymoreau
D. Sabatié, 1878.
Flocellière (La) (*Pouzauges*).
Of. Charonneau (Alfred), 1867.

Foussais (*St-Hilaire-des-Loges*).
D. Pineau (Arthur), 1866.
Gué-de-Velluire.
D. Paquier, 1866.
Of.Joubert (Paul), 1868.
Hermenault (L').
D. Gaucher (P.-J.), Paris 1875,
de 2 à 4 h.
Luçon.
D.ˑBousseau 1876.
ˑChauveau (Ch.-G.), 1848.
ˑChoyau. ✳, 1869.
ˑHurtaud (Jean), 1865.
ˑMerland de Chaillé (M.), 1853.
ˑRaud, 1875.
Ph.Abadie (J.-P.-F.), 1847.
Baron (Camille), 1870.
Nouhaut-Thounain(M.),1868.
Rigaud, 1874.
Maillezais.
D. Phélipeau (V.-G.), Par. 1857.
Simonneau(L.), Par. 1881, de
midi à 1 h.
Ph.Doucin (Jacques), 1869.
Mouilleron-en-Pareds.
D.ˑOrdonneau.
Poireau.
Of.ˑBuchoux, 1863.
Nalliers
D. Auger.
Of.Bodin, 1876.
Ph.Gaudineau, 1875.
Nieul-sur-l'Autise.
Of.ˑAbadie (H.), Montp. 1851.
Pouzauges
D.ˑBarbonneau, 1876.
Moris (Paul), Paris 1868, de
11 h. à midi.
Ph.Bardoux (Charles), 1875.
Sainte-Hermine.
D.ˑCourtin, 1876.
ˑGauly.
ˑPillaud (Aimé).
Ph.Guinaudeau (Jean). 1837.
Saint-Hilaire-des-Loges.
D. Bon (Théophile), 1868.
Saint-Michel-en-l'Herm.
D.ˑChauveau, 1883.

D. Davillé, 1880.
Saint-Pierre-du-Chemin.
(La Châtaigneraie).
D. Meunier, 1878.
Tessier, 1876.
Vix.
D.*Mion, 1873.
Vouvant.
(Faymoreau-Puy-le-Serre).
D. Dehargues (Em. Aug.), 1861.

LES SABLES-D'OLONNE.

D.*Billiotte, 1874.
Canteteau, 1880.
*Gaudin (Georges), 1874.
*Godet.
*Petiteau (Marcel), 1840.
Ph.Barreau, 1879.
Brelandeau, 1884.
Foucaud (Edmond), 1863.
Létard (Jean-Marie), 1838.
Odin, 1874.
Apremont *(Palluau).*
D.*Renaud (Hon.-Pierre), 1834.
Beaulieu-sous-la-Roche.
(La Mothe-Achard).
D.*Dessoliès (Félix). 1870.
Beauvoir-sur-Mer.
D. Simon.
Ph.Gallet (Léopold), 1866.
Bois-de-Céné *(La Garnache).*
Of.*Serph (Eugène), 1857.
Bouin.
D.*Pelletier (Paul-Eug.), 1861.
Chaise-Giraud (La).
(Landevieille).
Of.Beaudrit, 1872.
Challans.
D.*Neveu-Dérotrie, 1856.
*Dodin, 1881.
Palvade, 1885.
*Riou (Ed.-Louis), 1847.
Ph.Laprée, 1879.
Maisonneuve, 1873.
Champ-Saint-Père.
D. Viaud (André), 1870.

Coex *(Saint-Gilles-sur-Vie)*
Of.*Porteau (Arm.-Ch.), 1831.
Garnache.
D. Faucheron, 1880.
Ile-d'Yeu.
D.*Robuchon(Léonid.-Al.-Eug.),
Paris,19, av. 1872, de midi
à 2 h.
Isle-d'Olonne *(Olonne).*
Of. Meunier (Marc), 1847.
Jard *(Talmont).*
D. Potier (Léon-Stan.), 1858.
Longeville *(Avrillé).*
Of.*Joussemet, 1873.
Mothe-Achard (La).
D. Esnault (L. S.), Par. 1857, à
11 h.
Of.*Lausier, 1880.
*Nicoleau (Hyac.), 1824.
Ph.Brémont (Auguste), 1870.
Moutiers-les-Maufaits (Les).
D. Loiseau (Léon), 1875.
Ph.Viaud (Noël), 1867.
Nieul-le-Dolent *(Nesmy).*
D. Thibault, 1884.
Of. Nicoleau, 1865.
Noirmoutier.
D. Gustin (P.), Par. 1883, de
midi à 2 h.
Ph.Trastour, 1881.
Palluau.
D. Logeais, 1874.
Ph.Dugart.
Saint-Cyr-en-Talmondais
D. Frappier (L.), Par. 1859.
Saint-Gilles-sur-Vie.
D.*Chevrier, 1868.
Ph.Létard (Léon), 1855.
Saint-Hilaire-de-Talmont
(Talmont).
Of. Brianceau, 1873.
Saint-Jean-de-Mont.
D. Viaud (Auguste), 1837.
Ph.Berthereau, 1879.
Talmont.
D. Benoist (Charles), 1831.
Ph.Létard (Emile), 1865.   30.

VIENNE.

Population : 340,293 hab. — 111 Docteurs en médecine ; 28 Officiers de santé ; 48 Pharmaciens. — Association locale des Médecins du département.

Cinq arrondissements : Poitiers, Châtellerault, Civray, Loudun, Montmorillon.

POITIERS.

D. *Auché (Arm.-G.), 1873, vice-prés. de la Soc. loc.
Autellet.
*Bate (de la).
*Berland (René), Par., 1880, de midi à 2 h., rue des Flageolles, 3.
*Brossard, 1840.
Buffet-Delmas.
Chasseloup ; *n'exerce pas*.
*Chedevergne, ✿, 1863, prof. à l'Ecole de méd., méd. des hôp., prés. de la Soc. loc.
*Constantin (Pierre-Sabin), 1853 ; *n'exerce pas*.
*Delagarde.
Faure (Ph.-G.), Paris, 1866, de midi à 2 h.
Jablons i.
*Jallet (A.-Ad.). Par. 1854, mard., jeud., sam., de 1 à 4 h., rue Cloche-Perse, 9.
*Lachaise.
*Lagrange. Par., 1868, de 11 h. à midi ; mard., jeud., sam. de 1 à 4 h.
*Lusseau, 1879, trés. de la Soc. loc.
Mercenier (Stan.), 1852
*Pion (P.), Par., 1880, mardi, jeudi, samedi, de midi à

D.   3 h., rue des Grandes-Ecoles, 16 *bis*.
*Poisson, prof. supp., 1875, secrét. de la Soc. loc.
*Pouliot (Gust.). 1868.
Poupelard ; *n'exerce pas*.
Reibel.
Ricordeau.
*Robert (M.-Ch.), 1827.
*Roland. 1881.
*Solaville.
Vetelay (Guy-Théod.), 1869 ; *n'exerce pas*.
Vieillechèze (Ed. de), 1845.
Ph.Arfeuille, 1880.
Berland, 1860.
Blais, 1856.
Chevrier, 1868.
Ducoux, 1849.
Grimaud ; *n'exerce plus*.
Grimaud fils, 1852 ; *n'exerce plus*.
Hubert.
Joutaut, 1872.
Lacouture.
Lagenest (G. de), 1883.
Malapert père.
Mondenart (de).
Poirault, 1855.
Rambaud, ✿ A. 1877.
Sauvage, 1864.

Ayron.

D. Guillon, 1863.
Benassay (*Ayron*).
D.*Desminières, 1858.
Cellé-l'Evecault (*Lusignan*).
N...

Champigny-le-Sec.
(Mirebeau-en-Poitou).
of.*Dallay, 1853.
Dissay *(Jaulnay).*
of.*Ardillaut, 1863.
Jaulnay.
D.*Gambier, 1878.
of. Dulin.
Latillé *(Ayron).*
D. Blehée, 1871.
Ligugé.
D. Lestrade ; *n'exerce pas.*
Ribaud ; *n'exerce pas.*
Lusignan.
D.*Cibiel, 1874.
*Dupuis, 1880.
of. Rémondet ; *n'exerce plus.*
Ph. Lamy, 1842.
Migné.
of. Murie père, 1848.
Mirebeau.
D.*Chauvineau, 1860.
Lecointre, 1883.
*Orlowski, 1871.
of. Bégusseau.
Ph. Lecointre (J.-V), 1854.
Maurin, 1878.
Neuville-de-Poitou.
D.*Benoist, 1850.
Bourbier (*dit* Rosé), 1869.
Ph. Bourdin, 1859.
Roches-près-Marie (Les).
N...
Saint-Georges.
of. Piorry, 1877.
Saint-Julien-Lars.
D. Delaporte (J.-P.-A.), ✻, 1856.
of.*Yvonnet, 1875.
Saint-Sauvent.
of.*Doazan, 1842.
Sanxay.
Ph. Ballu, 1868.
La Villedieu-du-Clain.
of. Viollet.
Vivonne.
D. Lenoir, 1871.
*Verriet de Litardière, 1878.
Ph. Valade, 1876.

Vouillé.
of. Guitton.

CHATELLERAULT.

D. Beaupoil (A.), Par., 1846, à midi, rue de l'Association, 4.
*Bergeon, 1862.
Contreau, 1839.
*Crouzé (Georges), 1872.
Labroue, 1870.
Lesguillon.; *n'exerce plus.*
Maillard, ✻.
*Mascarel (J.), ✻, 1841.
*Meynard, 1847.
*Moreau, 1859.
*Pasquet-Labroue (J.), Par., 1870. de midi a 2 h., place Louis XVIII, 12.
*Raguil, 1880.
Touchois, 1845.
*Varaillou.
Ph. Caillard, 1863.
Dehogues, 1874.
Mesnier.
Orillard, 1862.
Serph, 1876.
Bonneuil-Matours.
of.*Murie jeune, 1876.
Lencloître.
D.*Grimaud, 1837.
of. Bergier, 1832.
Ph. Vincent, 1876.
Lésigny.
D. Bouchet, 1875.
of. Gaillard ; *n'exerce plus.*
Ormes-sur-Vienne (Les).
D. Ligault, 1852.
Pleumartin.
D. David, 1873.
Massé, 1837.
Port-de-Piles
(Les Ormes-sur-Vienne).
D. Serreau, 1845.
Roche-Posay (La).
D. Bergerault, 1839.

*Castaing, 1864.
Of. Charbonnier.
Ph.Roche (D.), 1873.
**Saint-Gervais-les-Trois-
Clochers.**
D. Ménard, 1863.
Ph.De Lacouture (A.)
Saint-Genest (*Lencloitre*).
Of. Huguet, 1861.

CIVRAY.

D. *Descubes, 1866.
*Guilhaud, 1867.
Périvier.
Verger, 1839.
Ph.Lapeyre, 1849.
Peyramore, 1864.
Availles-Limouzine.
D. Chabrier, 1880.
*Tafforin 1864.
Charroux.
D. Cranger, ✳.
Ph.Prévignault, 1870.
Chaunay.
Of. Métrivier.
Couhé.
D. Boutineau.
*Chargelaigue, 1860.
Garreau.
Ph.Chantreau, 1872.
Gençais.
D. *Barot fils, 1850.
*Bruneau.
Pinaud.
Ph.Bellin (Narcisse), 1857.
Romagne.
Of.*Janier, 1856.
Sommières.
Of.*Clémot, 1865.
Usson.
D. Houpert, 1877.

LOUDUN.

D.*Amirault (Louis), 1882.

D. *Balleyguier (H.), Par., 1881,
de 1 à 4 h.
*Doucet, 1833.
Jamet, 1863.
Pinchaud, 1880.
Of. Bathereau, 1883.
Ph.Bernier, 1853.
Poirier (A.), Par., 1857, 1re
cl.
Roy, 1874.
Moncontour.
D. *Pinchaud, 1852.
Monts-sur-Guesnes.
D. Chameron.
Gouillault, 1884.
Roiffé (*Les Trois-Moutiers*).
Of.*Bonneau, 1835; *n'ex. pas.*
Saint-Jean-de-Sauves.
D. Dumontié (J.-J.-B.), Par.,
1840.
St-Léger (*Les Trois-Moutiers*).
D. Marillet, 1872.

MONTMORILLON.

D. Ducellier, 1847.
*Guillé, 1866.
Lhuilier.
Of. Delacoux-Desrozeaux, 1845.
Ph.Collinet, 1860; *n'ex. plus.*
Renaud, 1870.
Tonneric, 1875.
Adriers (*L'Isle-Jourdain*).
Of.*Thiaudière, 1866.
Angles-sur-Langlin.
D. Sabourin, 1873.
Of.Murie, 1873.
Brigueuil-le-Chantre
(*La Trimouille*).
D. *Renier, 1874.
Bouresse.
D. Laprade, 1839.
Chauvigny.
D. Contanein.
Gaudin, 1853.

D. Jouet, 1883.
   *Michiels, 1868.
Of. Pinganaud, 1874.
Ph.Rullaud, 1855.
       Isle-Jourdain (L').
D. *Ponteil, 1872.
Of.*Amillet, 1845.
   *Augry-Laudonnière, 1854.
Ph.Maurat, 1836.
   Pradeau, 1855.
       Lussac-les-Châteaux.
D. *Delabiche; *n'exerce pas.*
   *Verriet de Litardière (A.),
   1873.
   *Thiaudière (Lucien), 1866.
Ph.Billaudeau, 1839.

Mortemer (*Lhommaizé*).
Of.*Bellot, 1853.
       Persac.
D. Bernard, 1878.
Saint-Savin-sur-Gartempe.
D. Pacaud, 1866.
   Robin.
Of.Guillemot, 1851.
Ph.Gastineau, 1870.
       Trimouille (La).
D. *Jourdanne, 1868.
   *Maurat, 1849.
Ph.Bertrand, 1864.
       Verrières.
D. Piorry, 1876.
Ph.Tillé.

VIENNE (HAUTE-)

Population : 336,061 hab. — 116 Docteurs en médecine ; 17 Officiers de santé ; 61 Pharmaciens. — Association locale des Médecins du département.

Quatre arrondissements : Limoges, Bellac, Rochechouart, Saint-Yrieix.

LIMOGES.

D. *Bleynie (P.-Adolphe), 1833.
   *Bleynie (P.-Louis), A,
   1865, prof. d'accouch. à
   l'Ecole de méd., chir. adj.,
   vice-sec. de la Soc. loc.
   *Bleynie (Fr.-Pierre), 1865.
   *Bosset (C.-M.), 1884.
   *Boudet (M.-C.-G.), 1856, A,
   profess. supp. à l'Ecole de
   méd., méd. de l'hôp., se-
   crét. de la Soc. loc.
   *Bourdeau d'Antony, 1883.
   *Chénieux.
   Comeau (Jos.-Al. de), 1837.
   *Delotte, 1884.

D.*Dépéret-Muret (J.-B.), I,
   1838, prof. de path. int.,
   méd. du parquet, prés.
   hon. de la Soc. loc.
   Derignat, 1883.
   *Dubois (Élie), I, 1855, trés.
   de la Soc. loc., vaccin.,
   méd.de l'hôp.,du disp., des
   crèches, du bur. de bienf.,
   de l'état civil et du chem.
   de fer, memb. du Cons.
   d'hyg.
   *Dupont (Fr.-Pierre), 1844.
   *Duverger (Jean-Léop.), 1850,
   n'exerce pas.
   Faucher.
   Guillaumet (A.), Bord.,1881,
   de midi à 2 h. 1/2, rue
   Manigne, 1.
   *Lagrange (Fernand), 1870.

D.*Lemaistre (Mart.-Prosp.⚜A, 1850. prof. de clin. méd. de l'hôp., des épid., du chemin de fer et des pris., vice-prés. de la Soc. loc.
*Lemaistre (Justin). ⚜ A.
Mallebay, 1878.
Maudon (Jos.-Amb.), ⚜ A, 1853.
*Mazard (Elie-Paul),⚜I.1843, prof. en retraite, méd. hon. de l'hôp., méd. du ch. de fer, prés. de la Soc. loc.
*Périgord.
*Prouff.
*Raymond, ⚜ A.
*Raymondaud (Joseph), ⚜ I, 1853, vice-prés. de la Soc loc., prof. de clin. ext., ch. de l'hôp., memb. du Cons. d'hyg., insp. des pharm.
*Raymondaud (Gilbert).
*Thouvenet (André),⚜A,1851.
Of.Beaubrun.
Blondet (Paul-Emile), 1836 ; *n'exerce plus.*
Dumont.
*Tharaud.
Ph.Astaix (Jean-Bap.), ✳, 1841.
Barny (J.-Bap.-Léon), 1842.
Besnard du Temple (Ch.), 1re cl., Par., 1873, pl. d'Aine 5.
Cabirol.
Couraud (Léon-Marie), 1869.
Courtaud (Ph.)
Delmas.
Denis, pl. des Bancs.
Dumas (Jules).
Dumont (Pierre), 1872.
Guillaumet.
Henry.
Lambert (Oct.), Par., 1856, 1re cl., pl. des Bancs, 22.
Lanxade (Emile), 1859.
Larue-Dubarry (Jul.), 1859.
Lavilhauray.

Ph.Legros.
Magnol-Dumas (J.), 1857.
Maurice.
Parod (A), 1re cl., Par., 1868, rue Darnet, 2.
Peyrusson (Gabriel), 1865.
Peyrusson (Ant.-Ed.), 1869.
Pillaut.
Régat (Germain), 1870.
Soumy (Fr.-Eug.), 1856.
Tarrade (François), 1869.
Tharaud (J.-B.-E.), 1861, nouv. route d'Aixe, 46.

Aix-sur-Vienne.
D. Duverger (J.-B), 1834.
Duverger (Ern.-Jos.), 1873.
Of. Forgemol (J.-B.-E.), 1834.
Ph.Desvergues.
Lafont-Delaye.

Ambazac.
D.*Pouquet (Ant.-Alf.), 1863.

Bersac (*Laurière*).
D. Laborderie (F.-J.), 1854.

Châteauneuf-la-Forêt.
D. Duteillet (Camille), 1853.
Of.*Tarrade (Pierre-Cél.), 1834.
Tarrade fils.

Croisille (La).
D. Blanc (A.), Par., 1879, tous les jours à midi.

Eymoutiers.
D. Cramouzaud (J.-B.-F.), 1837.
*Queyriaux (Jos.-Mar.), 1861.
*Raymond (Alex.), 1842.
Thomas-Duris (René).
Ph.Tavernier (Joseph), 1836.

Jonchère (La).
D. Pontis (Alex.Jos.), 1860.

Laurière.
D.*Pontis (J.-B.), 1854.

Peyrat-le-Château.
D. Prevot (Martial-Fred.), 1873.

Pierre-Buffière.
D. Dépéret (Mich.-Pierre), 1831.
*Filhoulaud (Emile).
Lagrange (Chéri-P.), 1832.

Rempnat (*Nedde*).
D. Forest (Philippe), 1843.

Sauviat.

D. Périer.

St-Bonnet-la-Rivière.
(St-Paul-d'Eyjeaux).

Of. Lavergnolle (Et.-Gr), 1826.

St-Julien-le-Petit.
(Peyrat-le-Château).

D. *Gaillard (Ant.), Par., 1848, les dimanches surtout.

Saint-Léonard.

D. *Basty (du).
Bosset.
*Fargeaud (F.-B.-A.), 1837.
Fraissex (Georg.-Ars.), 1830.
*Valliére, 1883.
Voisin (Léon-Marie), 1864.
Ph. Gloumeau (Louis), 1865.
Jagot-Lacoussière.

Saint-Paul-d'Eyjeaux.

Of. Guérin (J.-Bap.), 1838.

Solignac.

Of. *Lucchini.
Verdeau (Jacq.-Marie), 1860.

Veyrac *(St-Victurnien)*.

D. *Peyrusson (P.-Ren.), 1850.

BELLAC.

D. *Labuze (Justin), ✳, 1871.
Méreau (Fr.-Adolph.), 1860.
Perrier.
*Vételay (Jos.-Théod.), 1863.
Ph. Audrin (Louis), 1874.
Blondet, 1875.
Wols.

Arnac-la-Poste.

D. Regnaud.

Bessines.

D. *Duchâteau (J.-F.), 1836.
*Laporte, 1889.
Ph. Blondet.

Bussières-Poitevine.

D. *Marchadier (Gust.), 1856.
Of. Léger (Ferd.), 1839.
Ph. Petit.

Châteauponsac.

D. *Borianne (Joseph), 1874.
*Brissaud (Pier-Am.), 1867.
*Debelut (J.), Par., 1880, à 1 h.
Ph. Duchâteau (Hipp.-P.), 1841.

Dompierre *(Magnac-Laval)*.

D. Genty (J.-G.), Par., 1883.

Dorat (Le).

D. *Dunoyer.
*Dupin-Vidard (Adr.), 1841.
Massoulard-Madfrans (Fr.), 1838.
*Thoumas (L.-P.), 1849.
Ph. Chassat, 1875.
Dru (Aloïs-Alph.), 1863 : *n'exerce plus.*
Mondelet (Géd.-Jul.), 1856.
Rebeyrol (G.), 1869.
Robert-Lapayrière; *n'ex. pas.*

Les Chézeaux.
(Saint-Sulpice-les-Feuilles).

D. *Bomby (Ed.-Alf.), 1868.

Lussac-les-Eglises.

D. Mayaud (Alex.), 1873.
*Rougier (Fr.-Alex.), 1840.
Ph. Breton.

Magnac-Laval.

D. *Aubrun (E.), 1851.
*Dubrac (Jos.-Alex.), 1872.
Ph. Landré (V.-J.-E.), 1883, rue Fénelon, 26.
Sabourdy.

Mézières.

Of. *Rougier (Fr.-Aug.), 1870.

Morteroïles.

N...

Nantiat.

D. *Audoynaud (Hyac.), 1869.
*Jary (Clém.-Louis), 1869.

Rançon.

D. *Vacherie (H.), 1872.

Razès.

D. Decrossas.

Saint-Bonnet.

D. Charreyron, 1875.

St-Sulpice-les-Feuilles.

D. Mondelet (Frédéric), 1857.

Compreignac.

Of.*Lagente (Pierre), 1843).
Ph.Marsault, 1874.

ROCHECHOUART.

D.*Marquet, 1876.
   Palier-Lapeyrière (J.-B.-A.), 1847.
   Poquillon (L.-J.-B.).
Ph.Masfrand.
   Saumande (François), 1856.
     Champagnac.
D. Massaloux-Lamonnerie.
    Chéronnac (*Rochechouart*).
D. Chambounaud (Jos.), 1867.
    Oradour-sur-Glane.
    (*Saint-Victurnien*).
D.*Desourteaux (F.-E.), 1866.
    Oradour-sur-Vayrès.
D.*Descubes, 1881.
   Roche.
    Saint-Junien.
D.*Font-Réaulx (J. de), Par., 1866, de 8 à 10 h. mat., pl. du Champ-de-Foire.
   *Gauthier (P.), Par.
   Tardif (Léon-Jos.), Par.,1840.
Ph.Font-Réaulx (Ad. de), 1re cl., Par., 1872.
   Gauthier (M.), 2e cl., Lim., 1872.
   Tarrade (P.), 2e cl., Lim., 1874.
    St-Laurent-sur-Gorre.
D. Braux, 1880.
   Nicolas (Mart.-Th.), 1868.
    Saint-Mathieu.
D.*Hugonneau, 1875.
    Saint-Victurnien.
D.*Merlin-Lemas (A.-M.), 1845.
   *Merlin-Lemas, 1876.
   Salles-Lavauguyon (Les).
    (*Rochechouart*).
D. Prévost de Lavaud.

SAINT-YRIEIX.

D. Bellat.
   Bonhomme-Lacour (L.),1839
   *Bosvieux (Mart.-Alb.), 1835.
   Burguet (Léonard), 1833.
   *Escorne (Ant.), 1866.
   Moreau, O. ✳.
Ph.Magrangeas.
   Pertat (Hyacinthe), 1844.
   Thévenin.
   Toussaint (Philippe), 1853.
    Châlus.
D. Betolaud (Jacq.-Cl.), 1837.
   Chéroux.
Ph.Papon (Théod.-Fél.), 1871.
   Coussac-Bonneval.
D.*Maleyx.
Of. Roux (Pierre), 1850.
   Ligoure (*Solignac*).
D. Le Play.
   Magnac-Bourg.
Of.Filhoulaud (J.-B.-N.), 1834.
    Meyze (La).
D. Laporte fils.
Of. Laporte (J.-B.), 1838.
    Nexon.
D. Frugier.
   *Limousin (J.-B.-H.), 1836.
   Massy (Paul), 1866.
Ph.Bonnel.
   Nouhaud.
   Porcherie (La)
   (*Saint-Germain-les-Belles*).
D. Darsonval (P.-C.), 1827.
St-Germain-les-Belles-Filles
D. Bethout.
   *Cheize (Eugène), 1863.
   Fressinet (P.-G.), 1840.
   *Mosnier (Ferd.), 1883.
   *Sensaud (Justin), 1840.
Ph.Cheize (Bernard), 1872.
   Vaysses (Germain).

VOSGES.

Population : 407,082 hab. — 113 Docteurs en médecine; 8 Officiers de santé; 53 Pharmaciens. — Association des Médecins du département.

Cinq arrondissements : Epinal, Mirecourt, Neufchâteau, Remiremont, Saint-Dié.

EPINAL.

D. *Ancel (L.-Joseph), ❀ A., 1868, méd. adj. des hosp., secr. de la Soc. loc.
  *Berher.
  *Haemmerlin, 1878.
  *Lahalle, 1877, trés. de la Soc. loc.
  Lafite (Charles), 1870.
  *Martinel, ✳, 1850.
  *Martinet, 1880.
  *Pierre (Stanislas), 1841.
  *Villemin (Léon), 1877.
Ph.Ballon, 1875.
  Gebhart, 1870.
  Isambart, 1855.
  Lallemand (J.), 1848.
  Paquet (Camille-Eug.), 1859.
Bains-les-Bains
D. *Bailly (Nicolas), 1844, insp. des Eaux de Bains, présid. de la Soc. loc.
  *Pommageot (F.), 1875, de 7 à midi pendant la saison thermale et de 10 h. à midi en hiver.
Ph. Faron (Nestor), 1853.
Bruyères-en-Vosges.
D. Didiergeorge (A.-Paul), 1862.
  *Mougeot (Joseph), ✳, 1837.
  Sauton (J.), 1883.
  Wackenheim (Eug.), 1880.
Ph.Gaudel (Emile), 1866.

Rh.Pargon (Sully), 1876.
Châtel.
D. Thomas (Ch.), 1853.
Ph.Gaud (Henri), 1860.
Padoux (*Rambervillers*).
D. *Cosserat, 1869.
Rambervillers.
D. *Fournier (Marie), 1867.
  *Lardier (Pierre), 1874.
  Mangenot (Stanislas), 1836.
  *Pernet (Victor), 1878.
Ph.Geoffroy (Marie), 1864.
  Haton, 1869.
  Jointin, 1870.
Thaon.
D. Fiessinger (Ch.), 1879.
Ph.Ehrwem (Henri), 1881.
Uzemain (*Epinal*)
D. *Champy (J.), St-1870, de 7 à 9 h. et de midi à 1 h.
Xertigny.
D. *Thomassin (Nicolas), 1866.
Ph.Blaudez, 1870.

MIRECOURT.

D. *Bougel (Eugène), 1849.
  *Chavane (Ernest), 1854.
  *Frébillot (Louis), 1879.
  *Joyeux (Jules), 1855.
  *Masson (Marie), 1868.
Ph.Blaudez (J.), 1877, 1re cl.
  Jeandel (Amédée), 1880.
  Guérin (Fern.).

Ph.Rudolf (Joseph), 1877.

Charmes.

D. Chevreuse (Charles), 1833.
  *Eury (Charles), 1873.
  *Masson (Jules), 1868.
  *Valentin (M.-Ch.-Edm.),
  *Weil, 1881.
Ph.Focachon (Théod.), 1872.
  Rougeot (L.-Julien), 1863.

Bainville-aux-Saules
(Dompaire-Laviéville).

D.*Liégeois (Ch.), 1877.

Begnecourt
(Dompaire-Laviéville).

D. Mathis (Franc.), 1839.

Contrexéville.

D. Aymé (Ch.), Par. 1860, de
  7 à 10 h. mat. et de midi à
  6 h. Exerce depuis 1862.
  Boichox (Jules), 1875.
  *Brongniart (J.), 1855.
  Debout (Emile), ✳, 1855.
  *Graux, 1878.
  Huguet (Aug.), Par. 1873. Du
  15 mai au 15 septembre.
  Pierre (Gaston.)
  Thierry, 1872,
Ph.Charbonnier, 1870.

Darney.

D. Ganiez (Ch.), 1859.
  Sieber (Ch.), 1858.
Ph.Irroy (Nicolas), 1844.

Dompaire.

D. *Colin (Paul), 1881.
  *Legras (Marie), 1857.
  *Resal (Joseph), 1861.
Ph.Cuny (Jean), 1871.

Escles *(Lerrain).*

D. *Poirot (Fr.-Mansuy), 1869.

Mattaincourt *(Mirecourt).*

D. Kwiathowski (Paul), 1834.

Monthureux-sur-Saône.

D. *Boyer, 1880.
  Harmand (L,) 1876, de 8 à
  midi.
Ph.Petigny (Amand), 1874.

Poussay *(Mirecourt).*

D. Sonrier (J.-J.), 1845.

Senonges *(Darney).*

Of. Oublette (Paul), 1848.

Vittel.

D. Bouloumié (Pierre). ✳, 1866.
  Lafosse, 1855.
  *Marc (Marie), 1866.
Ph.Thouvenot (Emile), 1868.

NEUFCHATEAU.

D. Charée (Hipp.), 1852.
  Claudot (Charles), 1863.
  Crussard (Armand), 1857.
  Popu (Jean-Marie), 1881.
Ph.Lefebvre (Marie-Léop.)1864.
  Perrin (Aug.), 1863.
  Richert (Ch.), 1878.

Attignéville *(Neufchâteau).*

D. Alba (Casimir), 1864.

Autreville
(Martigny-les-Gerbonvaux).

D. Contal (Gustave), 1868.

Bulgnéville.

D. Aymé (Charles), Par. 1860,
  l'été à Contrexéville, m. c.
Ph-Ferry (Joseph), 1884.

Châtenois.

D. Rolin (J.-B.), 1860.
Ph.Picard, 1874.

Coussey.

D. Lapanne (J.-Désiré), 1851.

Gironcourt.

Of. Houbaut (Léon), 1838.

Greux *(Koussey).*

Ph.Forgeot.

Lamarche.

D. *Gillet (A.), 1869.
  Thouvenel (L.), 1835.
Ph.Laurent, 1881.

Liffol-le-Grand.

D. Chailly (Jules-César), 1874.

Saint-Ouen-lès-Parey.

D. Antoine (Jean-Fr.), 1863.

Vicherey *(Removille).*

D. Soyer (Ch.), 1878.

Vrécourt.
D. Deschamps (Th.), Par. 1878.

REMIREMONT.

D. *Guyon (Ch.), 1864.
*Kinsbourg (Alph.), 1851.
*Tissier (Félix), 1874.
*Zeller (Jules), 1849, inspect.
des Eaux de Bussang, vi-
ce-présid. de la Soc. loc.
Of. Jardel.
Grillot (Alfred), 1867.
Maucotel (Etienne), 1858.
Ph.Tocquaine (J.-Bapt.). 1829.
Bussang (*Le Thillot*).
D. *Bornèque.
Cornimont.
D. *Larché, Paris 1873. Tous les
jours.
Charles.
Ph.Bontemps, 1870.
La Bresse.
D. Klée (Emile), 1879.
Plombières.
D. Bottentuit, ✳.
*Daviller (Achille), 1873.
Leclère.
*Liétard (A. G.), ✳, Strasb.
1859, inspec. des eaux de
Plombières.
*Turck (Léopold), 1823.
Verjon, ✳.
Ph.Gentilhomme (P.), 1865.
Rupt.
D. *Kuhn (V.-Em.), 1878.
Saint-Maurice-sur-Moselle.
D. Piscart (Rémy), 1840.
Saulxures-sur-Moselotte.
D. *Géhin (Jean), 1856.
Thillot (Le).
D. *Brallet (M.-J.-C.), Nancy
1883. De 8 à 10 h. matin.
*Parisot (Louis), 1856.
Ph.Bretzner. (E.-N.), 1874.

Ph.Frichement, 1881.
Vagney.
D. *Guillemain, 1858.
Ph.Bertrand.
Simon (Henri), 1880.
Val-D'Ajol.
D. *Wittmann, 1869.
*Fleurot (Emile), 1864.
Fleurot (Ernest).
Ph.Kelsch, 1879.

SAINT-DIÉ.

D. Grollemund, 1872.
Hugueny, 1883.
Mirbeck (Louis de), 1863.
Noël (Edouard), 1851.
*Rousselot, 1879.
*Stutel (Marie-Pierre), 1872.
*Vaulot (Valentin), 1854.
Of. Deiss, 1874.
Ph.Bardy (Henri), 1856.
Deiss (Ch.-Louis), 1871.
Feltz, 1877.
Gaudier (Paul), 1842.
Humbert (Emile), 1868.
Schmitt (Edouard), 1866.
Bertrimoutier (*St-Dié*).
D. Georgeon (J.-P.), ✳ 1863.
Corcieux.
D. Ecker (Charles), 1865.
Fraize.
D. Masson (J.-Bapt.), 1831.
*Mathieu (Ant.), 1856.
Ph.Deiss (Charles), 1842.
Deiss, 1879.
Gérardmer.
D. *Greuell (Armand), 1872. —
Etablis. hydrothérapique.
Of. Kelsch (Louis), 1841.
Ph.Kelsch, 1855.
Laveline.
Of. Ziénowicz (Apolonios), 1879.
Moyen-Moutier.
Ph.Engelhart.

Raon-l'Etape.

D. *Masson (Henri), 1865.
Pierre (Étienne), 1879.
Raoult (Ch.), Par. 1874, 10 à 11h.
Vidil (Henri), 1868.
Ph.Cabasse (Paul), 1868.

Ph.Fortwengler (Séb.), 1876.

Senones.

D. André, 1831.
Larue, 1876.
Marchal, 1869.
Ph.Quenault, 1873.

YONNE.

Population : 372,589 hab.— 144 Docteurs en médecine) 18 Officiers de santé; 28 Pharmaciens. — Association locale des Médecins du département.

Cinq arrondissements : Auxerre, Avallon, Joigny, Sens, Tonnerre.

AUXERRE.

D. *Chadzinsky.
Dejust, 1866.
*Dionis des Carrières, ✳, 1850
Droin, 1866.
*Ficatier.
Martin, rue Chante-Pinot, 7.
*Masson, trés. de la Soc. loc.
*Pillot.
*Puissant, 1865, vice-prés. de la Soc. loc.
Rousseau.
Tonnelier, 1856.
Vannereau.
Of. *Souplet.
Ph.Bruant.
Daille (L.-G.), Par., 1860, lund., jeud., vend et dim., rue Joubert, 39 ex-pharmacien interne des hôpitaux de Paris, chimiste de la Monnai
Dousset.
Ghyoot.
Lavieille.
Monreaux.

Ph.Pelletier.
Pottier.
Rouxel.

Appoigny.

D. *Chavance. 1852, de 11 h. à midi, prés. de la Soc. loc.
*Mocquot (G.), 1876.

Chablis.

D. *Gautherin, 1863.
Rampont (Philippe).
*Rathier, 1847.
Ph.Scagliola (F.), Par., 1882.

Cnamps.

Of. Droin.

Charbuy (*Auxerre*).

D. *Desvignes (Jules), 1872.

Chevannes (*Auxerre*).

D. Chollet (E.), Paris.

Coulange-la-Vineuse.

D. *Houdé (E.), Par., 1861, de midi à 2 h.
Populus, 1857, de midi à 2 h.

Coulange-sur-Yonne.

D. Bard, 1829.
*Collinot, 1873, secr. de la Soc. loc.
Ph.Guis.

Courson-les-Carrières.

D. Ferrand, 1883.

Cravant.
D. Billout, 1851.
Quillot.
Druyes (*Coulange-sur-Yonne*).
D. Tournier, 1832.
Etais.
D Tournier, 1860.
Lainsecq (*Saint-Sauveur*).
D. Guillier 1860.
Leugny.
D. *Tassin (Ed.), 1863.
Ligny-le-Châtel.
D. *Léroux, 1853.
Mailly-la-Ville
(*Arcy-sur-Cure*).
Of. Vespérini, 1857.
Mailly-le-Château.
D. *Mouly.
Maligny (*Ligny-le-Châtel*).
D. Rabé, 1862.
*Tremblay.
Migé.
D. *Filet (H.-P.).
Mont-St-Sulpice.
D. Motheré, 1855.
Ouanne
D. Duché, 1840.
Duché (Ch.), Par., 1878.
Pourrain.
D. Pied (Louis), 1868.
Saint-Bris.
D. Drouin.
*Durand (Charles), 1883.
Saint-Florentin.
D. *Forgeron.
*Lordereau (A.), Par., 1864,
à 9 h. mat., et à 4 h. soir.
Maison de santé, établ.
d'hydrothérapie ouvert
toute l'année.
Regnard (L.), 1884.
Ph.Bertrand (Auguste).
Bertrand (Antonin).
Saint-Sauveur.
D. Merlou (Pierre), Par., 1878,
de midi à 2 h.
Pomié (Ern.), Montp., 1858.
Roché (Ch.), Lille, 1883.

Chollet (Eug.), Par., 1877..
Seignelay.
D. Forestier.
Rativeau.
Ph.Peytavin.
Touey.
D. Duguyot.
Paqueau (Fr.-Philib.), 1844
Roché (L.-Ed.), 1861.
Ph.Defrance.
Vermenton.
D. *Boudard, 1848.
*Bureau.
Duchêne, 1817.
Ph.Guiard.

AVALLON.

D. *Bert, 1858.
*Breuillard (Xavier), 1879.
*Gagniard, 1859.
Gulat, 1881.
Jarry, 1880.
Poulin, 1827.
Ph.Dardaillon (A.), 1re cl., 1884,
pl. du Marché, 5.
Rameau, 1855.
Richard, 1876.
Chatel-Censoir.
D. *Roché.
Cussy-les-Forges.
D. Leriche, A. 1837.
Isle-sur-Serein.
D.*Pruneau, 1870.
*Vignes, 1881.
Joux-la-Ville
(*Lucy-le-Bois*).
D. Ducrot, 1865.
Rétif, 1843.
Pizy (*Guillon*).
Of. Guinot, 1825.
Quarré-les-Tombes.
D. *Simon (E.), Par., 1874, de
midi à 2 h.

of. Voisenet, 1838.
Sermizelles (*Avallon*).
of. Collin, 1854.
Vézelay.
D. Breuillard (Charles), 1880.
Haran, 1856.
Ph.Jaunau, 1842.
Legrip (L.).
Pottier.

JOIGNY.

D. Bazot.
Grenet (Ch.), 1849.
Grenet fils, 1883.
Langlois.
Leriche (Ch.-A.), Par., merc.,
sam., de midi à 2 h.
Picard (Jules), 1842.
Tarnawski (Gustave), Par.,
1867, de midi à 2 h.
Ph.Benoît (Elzéar), 1829.
Boucley.
Putois (H.-E.), 1re cl., 1856.
Aillant-sur-Tholon.
D. *Huchard.
*Mercier (F.), Par., 1882, mar-
di, de midi à 4 h.
Peltier, 1871.
Ph.Vallet.
Bassou.
D. Baudelocque.
Bléneau.
D. *Legendre (Ernest), 1850.
Legendre (P.), 1883.
Ph.Barberousse.
Colle.
Brienon-sur-Armançon.
D. *Leclerc (E.-D), Par., 1863.
*Pouillot (H.), Par., 1861, de
midi à 4 h.
*Truchy.
Ph.Cormier.
Bussy-en-Othe.
D. *Momon.

of. Darnay (P.-H.), 1821.
Mossot.
Celle-Saint-Cyr (La).
(*Cézy*).
of. Descamps.
Cerisiers.
D. Fort.
Chailley.
D. Thevenon.
Champignelles
D. Desleau.
Cheny.
D. *Bricard.
*Michalski.
*Rocher, 1851.
Ph.Métier.
Dixmont.
of. Toulpense.
Ferté-Loupière (La).
D. Franchis.
of. Roy (François), 1839.
Fleury-Vallée-d'Aillant.
D. *Lepelletier, 1857.
Guerchy.
D. Jacob.
Guillon.
D. Vignes (L.), Par., 1880.
Laroche-Saint-Cydroine.
D. Musset (H.), Par., 1830.
Rogny.
D. Combes, 1857.
Saint-Fargeau.
D. Boyer (M.-C.-G.), Par., 1884,
de midi à 2 h.
Masson, 1852.
*Toulée.
Ph.Evezard.
Saint-Julien-du-Sault.
D. Bazol, 1837.
Coste (Gustave), 1863.
Renard.
Ph.Ablon (H.). Par., 1866.
Villefranche-Saint-Phal.
of. Beullard (Philippe), 1839.
Villeneuve-sur-Yonne.
D. *Boulland, 1866.
*Esmenard, 1862.
Roy, 1875.

Ph.Devillebichot (E.), Dij., 1881,
   Grande-Rue, 30.
   Mayaud (P.), 1876, pl. du
   Marché, memb. du Cons.
   d'hyg., insp. des pharm.
   Villiers-Saint-Benoît.
D. *Michalski, 1868.

SENS.

D. *Compérat (Alfred), 1836,
   n'exerce plus.
   Lambert (Louis-Mat.), 1847.
   *Lorne (Rémond), ✳, 1870.
   Moreau (René), 1875.
   *Mouchet (A.), Par., 1867, de
   midi 1|2 à 2 h.
   Péronne (E.-J.-B.), 1864.
   *Quenouille (Jean-Adolphe),
   1864.
Ph.Bailly, 1875.
   Barlier, 1883.
   Blandin, 1884.
   Loriferne (Jean-Bapt.), 1856.
   Pernot, 1866.
   Virally (Georges), 1880, ex-
   int. des hôp. de Paris,
   lauréat de l'Ecole supér.
   de pharm.
   Chéroy.
   N...
   Courlon.
D. *Bourbon (A. A.), Par., 1859,
   ✸ A, de midi à 2 h.
   Egriselles-le-Bocage.
D. Boyer.
   Pont-sur-Yonne.
D. Petit.
   Sellier.
Ph.Paton, 1875.
   Saint-Valérien.
Of. Boulé.
   Claisse, 1827.
   Sergines.
D. Goupil.

Thorigny.
D. Brissot, 1875.
   *Colomb, 1840.
   Courtois, 1882.
   Villeneuve-la-Guyard.
D. Guillé.
   Regnoult, ✳, 1850.
Ph.Dubois, 1836.
   Villeneuve-l'Archevêque.
D. Mathieu, 1877.
   *Thévenon (A.), Par., 1865,
   de 11 à 6 h.
Ph.Guiollot, 1876.

TONNERRE.

D. *Droin, 1869.
   Marquis (Auguste), 1846.
   Maurice, 1869.
Ph.Gratier (G.), 1re cl., Par.,
   1883, rue de l'Hôpital, 7.
   Prunier, 1869.
   Ancy-le-Franc.
D. *Bertail, 1873.
   Goureau.
   Renard (L.), 1883.
   Thierry, 1850.
Ph.Marion, 1878.
   Arthonnay (*Kruzy-le-Khâtel*).
Of. Prunier (Auguste), 1854.
   Cruzy-le-Châtel.
Of. Robert.
   Etivey (*Noyers*).
   N...
   Flogny.
D. *Beugnon, 1877.
   Frangey.
D. Quillot, *n'exerce pas.*
   Lézinnes.
Of. Guinot, 1859.
   Neuvy-Sautour.
D. *Audigé, 1850.
   *Bernot, 1854.
   Nitry (*Noyers*).
D. Labosse (J.-B.), Par., 1853,

à midi; dim., toute la journée.

Noyers.

D. Langin, 1859.
  Chottier, 1884.
Ph. Bernard, 1844.

Ravières-sur-Armançon.

D. Thierry, 1826.
  • Viardot, 1872.

Tanlay.

D. Mouton, 1854.
  Tronchoy (*Tonnerre*).
Of. Chadrin, 1840.

COLONIES

AFRIQUE

ALGÉRIE

Population . 290,000 Européens. — 2,860,000 indigènes.

ALGER.

Population : 1,072,607 hab. — 90 Docteurs en médecine; 19 Officiers de santé; 66 Pharmaciens.

Quatre arrondissements : Alger, Tizi-Ouzou, Milianah, Orléansville.

ALGER.

D. *Andréini (Rinaldo), 1844, r. de la Lyre, 5.
*Auroux, 1859, rue Clauzel.
Barbier, 1843, rue Bab-el-Oued, 32.
Bertherand (E.-L.), 1845, ✳, ❂ A, de 1 à 2 h., rue Bruce, 7.
*Bourlier (Ch.-Nic.), 1864, boulev. de la République, n° 1.
*Bruch (C.), ✳), A , 1860, r. Arago, 1.

D. Cadenet (Aug.), 1844, rue de Tanger, 15.
*Caussanel, 1869, prof. à l'Ec. d'Alger, rue de la Lyre, 9. vice-prés. de la Soc. loc.
*Cochez, de 1 à 3 h., rue Isly, 15.
*Caussidou, r. Bab-a-Zoun, 6, vice-prés. de la Soc. loc.
*Collardot (V.), 1858, r. Cléopâtre, 3.
*Deshayes, 1878, rue Clauzel, 5.
*Durand (F.), Par., 1873, de 1 à 3 h., dim. et jeud. exc., rue Henri-Martin, n° 19, trés. de la Soc. loc.
*Faure (J.-A.), 1840, méd. du

Disp., rue Bruce, 9, trés. hon. de la Soc. loc.

D. Feuillet (J.-J.), 1847, passage Malakoff, 19.

Frison (F.-A.), 1856, rue de la Lyre, 5.

*Gémy (L.-A.), 1861, imp. Berbrugge. 1.

*Gérente (Paul), 1883, méd. direct. de l'asile des aliénés, rue de la Flèche, 3.

*Goinard (E.), 1853, O ✳, rampe Valée, 16, de 10 h. à midi.

*Gros (C.), Par., 1860, professeur à l'Ecole de médecine d'Alger, de 3 à 4 h., rue Dumont-d'Urville, 5.

*Honsz, 1883, rue du Divan, n° 12.

Jacquemard, 1872, rue Littré, 4.

*Jobert, 1840, rue de la Révolution, 2.

*Martin (Emile), 1875, rue Henri-Martin, 27.

*Martin (A.), 1867, rue Bruce, 7.

*Martinez, 1883, rue de la Marine, 1.

Maurin, rue de la Lyre. 48.

*Mohamed ben Larbi, 1884, r. d'Oran, 14.

*Mertz, méd.-adjoint à l'hôp. civil, sec.-adjoint de la Soc. loc., r. Rovigo, 46.

*Rey, 1874, rue du Divan, 2.

Saliège, 1883, rue Gambetta, 3.

*Sézary, 1870, pl. Bresson.

*Stéphann (E.), 1868, rue Henri-Martin, 2.

*Texier (L.), ✳, V. A., 1845, profess. à l'Ecole, présid. hon., de la Soc. loc., rue de la Flèche, 1.

Thiébaut (H.), Nancy, 1882, de 1 h. à 3 h., boulev. de la

République, 6, chirurgie, maladie des yeux.

D. *Trolard, prés. de la Soc. loc.

*Trollier (H.), ✳, 1845, rue Lamoricière, 1.

*Vincent, 1878, r. d'Isly, 11.

Of. Ferrand, ✳, 1878, passage des Consuls.

Miguerès (Messod), 1825, r. Bab-el-Oued, 5.

Ph. Brenta, 1868, rue Bab-a-Zoun.

Cassel (Jean-Philippe), 1866.

Chavot, 1872.

Delara, 1874.

Dumain, 1873.

Knœrtzer (F.), 1879, rue de Constantine, 4.

Lauras, 1866.

Legout, 1875.

Machetou.

Martin, 1882.

Massot, 1873.

Mattéi, 1881.

Mercier, 1864.

Monnet, 1874.

Mullot, 1877.

Obrecht, 1881.

Pétrus, 1865.

Renoult, 1879.

Ribard (A.), 1878, rue et pl. d'Isly.

Romana, 1872.

Seror, 1884.

Simon, 1872.

Simounet, 1877.

Vallois, 1845.

Agha (L').

D. *Gouchet, 1879, ✳, sec. général de la Soc. loc., agha supérieur.

Of. Rossel (L.), 1877, établissement médico-chirurgical, traitements spéciaux de toutes sortes. Séjour d'hiver, convalescence, de 2 à 3 h., rue Clauzel, 14.

Ph. Fayli, 1861.

P ..Rames, 1868.
   Vincent (A.), 1re cl., rue
    Michelet, 62.
   Ain-Bessem (*Aumale*).
D. *Lafon, 1867.
    Alma.
D. *Coudray, 1872.
    Arba.
Of.*Jalabert, 1878.
Ph.Lallemant, 1864.
    Aumale.
D. Guichard.
  Picot.
Ph.Colle, 1877.
  Gentili, 1878.
   Azeffoun (*Tizi-Ouzou*).
D. *Roy, 1875.
    Azzazga.
  N...
    Beni-Mansour.
D. Babilée.
    Berrouaghia.
D. Perrolaz, 1878.
    Birkadem.
Of.*Elias, 1882.|
  Ginestou.
    Blad-Guitoun.
D. *Agussol.
    Blidah.
D. *Bresse, 1879.
  *Garny (Aug.), ✻, 1854.
  *Marcailhou d'Aymeric, 1867,
   de 10 h. à midi.
Ph.Fournier, 1875.
  Mouline (F.), pl. du Marché.
  Pertus, 1880.
  Piotrowski (Thomas), 1860.
  Pourailly, 1875.
  Silbereisen, 1875.
    Boghari.
  N...
    Bordj-Bouira.
D. Barbé, 1883.
Ph.Gémy, 1866.
    Bordj-Ménaïel.
D. Reisser, 1865.
Of. Cancel, 1874.
Ph.Caire, 1868.

    Bouffarik.
D. *Chapuis, 1873.
  *Séguy, 1855.
Ph.Malaplate (J.-F.), 1835.
  Ripert (Joseph), 1853.
    Bourkika.
Of.*Fargier-Lagrange, 1866, de 9
  à 10 h. ; maire de Bour-
  kika.
    Castiglione.
D. *Destival, ✻, 1867.
    Cheragas.
Of.*Bordo, 1872.
    Cherchell.
D. Durand, 1843.
Ph.Bruno (F.), Alg., 1884.
  Fagini (Scipion), 1837.
    Dellys.
D. *Raynaud.
Ph.Duchamp, 1850.
  Hiard (Jean), 1843.
   Djendel (*Affreville*).
D. Chalvet (J.-V.). Par., 1871,
  8 h. matin, à 2 h. soir.
    Djurjura.
D. *Guichamaus.
    Douéra.
D. *Barbarin (Louis-Léon), 1844.
  Du Souchay.
Of. Bécourt, 1880.
Ph.Aiguier, 1840.
    Dra-el-Mizan.
D. *Santelli (R.) 1878, jeud., à
  2 h.
Ph.Espagnac, 1865.
    Duperré.
Of. Jaubert 1880.
   El-Biar (*Alger*).
D. Etienne, 1877.
    Fondouck.
Of.*Ali-ben-Mohammed-ben-
  Boulouch-bachi 1867.
    Gouraxa.
D. Collard, 1858.
    Hammam-R'ira.
D. Brandt, 1854.
   Haut-Sebaou (*Azazga*).
D. *Festy, 1876.

Koléah.
D. Desarbres, 1850.
   *Roussel, 1861.
Ph.Guizoni, 1865.
   Laurens, 1880.

Kouba.
D. *Bureau (Jacques), 1837.

Hussein-Dey.
Of.*Lamotte.
   *Wendling, 1878.
Ph.Martal, 1883.

Maison-Carrée.
D. *Lestage, 1872.
Ph.Dévé, 1852.

Malakoff.
D. Fessard, 1877.
Of. Guichamaud, 1884.

Marengo.
D. *Moret, 1878.
Ph.Girod, 1871.

Médéah.
D. Crouzat (Pierre-Paul), 1837.
Ph.Bergeron (Louis), 1859.
   Tambareau (J.-B.-G.), 1863.

Mekla.
D. Rivière, 1861.

Ménerville.
Ph.Bloch, 1878.

Montenotte.
N...

Mouzaïa-Ville.
D. Guers, 1874.

Mustapha.
D. *Battarel, 1872.
   Bayol, 1869.
   Brondel, 1881.
   Légerot, 1873.
   Mourlet, 1846.
   *Moutet, 1879.
Of. Thomson, 1877.
Ph.Chavot (A.-V.). 1873.
   Reverard, 1882.
   Surleau, 1873.
   Vincent, 1865.

Oued-el-Aleug.
N...

Oued-Fodda.
D. Richard.

Palestro.
Of.*Prengrueber, 1876.

Rebeval.
N...

Rouiba.
Of.*Charbonnier, 1866.

Rovigo.
D. *Fournier, 1876.

Saint-Eugène.
D. Moreau, 1867.
   Trolard, 1868.
Ph.Mercier, 1843.
   Splette (L.), Lille, 1883.

Souk-el-Hâd.
N...

Tablat.
D. Lacomme, 1872.

Tenez.
Ph.Goumand, 1881.

TIZI-OUZOU.

D. Grellet.
Ph.Phelebon, 1873.

MILIANAH.

Of. Delachaise, 1835.
Ph.Jourdan, 1879.

Affreville.
D. Méot (Alfred), 1859.
Ph.Jurot, 1878.

Bou-Medfa.
D. *Esquive, 1873.

ORLÉANSVILLE.

D. *Bouteloup, 1874.
Ph.Dupail, 1832.
   Wojtasiewicz (Stan.), 18.

CONSTANTINE

POPULATION : 1,141,940 hab. — 57 Docteurs en médecine ; 14 Officiers de santé ; 36 Pharmaciens.

Six arrondissements : Constantine, Bone, Guelma, Philippeville, Sétif, Bougie.

CONSTANTINE.

D. *Barraud (Félix), 1860.
*Béraud (Victor), 1852, O ✳.
*Casanova (Pierre), 1877.
Chevalier (Ernest), 1880.
*Hinglais (Louis), 1861, prés. de la Soc. loc.
*Leroy (Osmond), 1870, ✳, trés. de la Soc. loc.
Morsly-Taïeb-Ouled, 1881.
*Treille, 1869, prés. hon. de la Soc. loc.
Weber (Edgard), ✳, 1861.
Of.*Kaddour-ben-Larbi, 1870.
Ph.Abadie, 1872.
Aude, 1885.
Bennissol, 1880.
Daube, 1881.
Lacombe (Léonard), 1853.
Pastor, 1877.
Pellet, 1857.
Roze, 1876.
Salle, 1854.
Tourlière.
Aïn-Mlila.
D. *Franque, 1879.
Batna.
D. Flotard (Denis).
*Sanrey (A.-N.), Par., 1872, ✳. de midi à 1 h.
Ph.Mondelin, 1877.
Châteaudun.
D. Vidal, 1854.
Condé-Smendou.
D. *Ricau, 1874.

Duzerville.
Of. Guglielmi (Martin).
El-Miliah.
D. *Talagrant, 1877.
Khenchela.
D. Douvreleur (Gaston).
Kroubs.
N...
Milah.
D. Bonnafé (Jean), 1885.
Oued-Athéménia.
D. Boularan (Cél.), 1879.
Oued-Zenati.
D. Fauchet de l'érignon.
Sidi-Merouan.
Of. Petrolucci, 1847.

BONE.

D. Boude (Th.).
Ceccaldi, 1871.
Fournier-Bergeron.
*Hagenmüller, 1877.
Mestre (Guillaume), 1831.
*Nicolas, 1872.
*Quintard (Guillaume), 1862.
Rouquette (Jules).
Of. Amar-ben-Mohamed.
*Menotti (Jean).
Teddé (Jean), 1840.
Ph.Barreau (Marie), 1860.
Guérin-Toudouze (A.), 1881, rue Bugeaud.
Housset (Fulgence), 1869.
Huc (Joseph-Louis), 1840.
Leblanc, 1868.
Nègre, 1867.

Ph.Ponsot, 1881.
Rançon, 1881.
Richaud, 1857.
Aïn-Mokhra.
Of.*Charras (Vincent).
Bugeaud.
D.*Milliot (B.), Par., 1871, ferme Milliot.
Calle (La).
D.*Montagnié (P.-Aug.), 1856.
Ph.Gruyer (Pierre-Ant.), 1844.
Duvivier.
D. Reboul, 1881.
Of.*Guglielmi. (N. M. N.), 1873, de 2 à 4 h.
Mondovi.
D. Agostini, 1870.
Penthièvre.
D.*Reboul.
Randon (*Bône*).
Of. Loviconi.
Martin.

GUELMA.

D. Chevalier (Michel).
*Delabrousse, 1864.
Nouffert (Jean-Pierre), 1846.
Ph Renier, 1863.
Tambareau (Raym.), 1863.
Laverdure.
D. Monferran (N.-P.-A.), 1882, de 8 à 9 h. mat. et de 4 à 5 h. soir.
Oued-Cham.
D. Lecollier, 1866.
Soukaras.
D.*Clada (Elie), 1880.
*Willigens (Ch.), 1872.
Ph.Curel, 1878.
Scaparone.

PHILIPPEVILLE.

D. Clément, 1867.
Kayser (Alf.), Str., 1851, de

---

1 à 2 h., rue Nemours, 6, médecin traitant à l'hôpital civil.
D. Marathon (Paul).
Ricoux (René), 1867, vice-prés. de la Soc. loc.
Of. Massoni, 1840.
Ph.Blanchet, 1re cl., 1881.
Monnier, 1876.
Nielly (Jules), 1866.
Waton, 1881.
Collo.
D. Blessing, 1880.
El-Arrouch.
D. Bergot, 1858.
Bermond (Alex.)
Gastu.
Of. Camino, 1859.
Jemmapes.
Ph.Basso (Joseph), 1859.
Robertville.
Of. Petain.

SÉTIF.

D. Aubry (Ch.).
Roger (Antonio).
Rose (Jean).
Ph.Delcamp, 1872.
Morfaux, 1873.
Aïn-Abessa.
Of.*Nave (Antoine).
Bordj-bou-Arreridj.
D.*Vialettes (Eug.), 1876.
Ph.Briand (E.), Par., 1875.
Saint-Arnaud.
N...

BOUGIE.

D.*Chevalier, 1869.
Perrusset (Pierre).
Ph.Goujon (F.). Bord., 1879.
Marguet, 1873.

Akbou.
D. *Gustaud (Alex.), 1877.
Bou-Saâda.
N.....
Djidjelli.
D. Castelbon (Jean).
Bouis (Ollivier).
Ph.Batigne, 1877.

El-Kseur.
N....
Oued-Amizour.
D. Braud (Prosper).
Saint-Arnaud.
N....
Strasbourg.
D. Laffage (Joseph).

ORAN.

POPULATION : 155,915 hab. — 57 Docteurs en médecine ; 9 Officiers de santé ; 25 Pharmaciens.

Cinq arrondissements : Oran, Mascara, Mostaganem, Tlemcen, Sidi-bel-Abbès.

ORAN.

D. Autun, 1871.
*Bernauer, 1842.
Cabaud, 1851.
*Cauquil (Alex.), 1843, vice-prés. de la Soc. loc.
*Fonteneau (Aug.-L.), 1857, méd. de l'hosp., prés. de la Soc. loc,
*Guglielmi, 1863, trés. de la Soc. loc.
Heynemann (Marie), 1841.
*Lescure (F.), Par., 1879, médecin de l'hôpital, secr. de la Soc. loc., lundi, mercredi, vendredi, de 3 à 4 h., place de la République.
Lesonneur, 1874.
*Lévy (Ch.), Par., 1883, de 1 à 2 h.
*Mondot, 1864.
Paul.
*Peret, 1850.
*Sandras, 1872, secr. gén. de la Soc. loc.

D. *Vinciguerra, 1877.
Of. *Thorès, 1881.
*Trémoulé (Léon), 1839.
Ph.Barthélemy (Joseph), 1866.
Bartibas (G.), Par., 1880, 1re cl., rue de la Préfecture, 3.
Bernard, 1875.
Duranton, 1879.
Giraud, 1882.
Gobert, 1867.
Krieger, 1877.
Loisant, 1837.
Mathieu, 1866.
Menouillard, 1875.
Aïn-Temouchent.
D. *Gaucher (Louis), 1849.
*Labouré, 1879.
Ph.Pérelle, 1880.
Arzeu.
D. *Suzzarini, 1875.
Ph P. de Maximy, 1877.
Bou-Sfer.
D. Loustalot, 1874.
Bou-Tlelis.
Of. *Beynet, 1873.
Fleurus (*Oran*).
D. *Charon, 1879.
Hammam-bou-Hadjar.
D. Marlet, 1877.

Mers-el-Kebir.
D. Haufmann, 1877.

Miserghin.
D. Demons, 1859.

Saint-Cloud.
D. *Barrière, 1879.

Saint-Denis-du-Sig.
D. *Noël, 1877.
*Turot (Henri), 1862.
Ph.David (Jules-Isaac), 1857.
Lamoureux, 1881.

Saint-Leu.
D. *Duzan.

Sainte-Barbe-du-Tlélat.
D. *Ravel, 1870.

Tiaret.
D. Cabaud, 1854.
Ph.Bachelet, 1877.

SIDI-BEL-ABBÈS.

D. Bernard, 1878.
*Bonnet, 1880.
*Fabriès, 1862.
Magnier, 1852.
Of. Gouvain, 1879.
Rico y Paya, 1878.
Ph.Garrouste, 1862.
Saget, 1879.
Tabarly, 1871.

Bou-Kanifis.
Of.*Peloni, 1862.

Mercier-Lacombe.
N....

Sidi-Chami (*Oran*).
D. *Le Lièvre (F.-M.), Par., 1882,
de 2 à 4 h.

MASCARA.

D. Constant, 1874.
*Tomassini, 1869.
*Uhlmann, 1873.

Ph.Perrotte (Ed.), 1865.
Simian, 1879.

Oued-Taria.
Of.*Colozzi, 1867.

Palikao.
D. Baudières, 1878.

Perrégaux.
D. *Game (Michel), 1853.

MOSTAGANEM.

D. Brugnier, 1826.
Cellier, ✳, 1853.
*Feldmuller, 1853.
Ph.Mégy, 1873.

Aboukir.
Of. Toppin, 1876.

Aïn-Tedelès.
D. *Fabre, 1873.

Cassaigne.
D. *Finelli, 1878.

Inkermann.
Of.*Corcellet, 1876.

Relizane.
D. Froidefond, 1872.
Leprovost, 1876.
Ph.Bonhomme, 1853.
Rigaud (H.-M.-M.), Alg.,
1875.

Renault.
D.*Guidicelli, 1882.

Zemmorah.
D. Petit.

TLEMCEN.

D. *Lenepveu (Prosper), 1852.
Rullier (Edm.), 1858.
Tedeschi, 1882.
Vidal, 1854.
Ph.Briand, 1875.

Ph.Soipteur (Joseph), 1857.
Béni-Saf.
D. *Mailhet (F.-E.), Montp., 1867.
Malhe, 1867.
Lamoricière.
D. Voullemier, 1870.

Pont-de-l'Isser.
D. Alès, 1879.

Remchi.
D. Mohammed-b.-Nekach, 1880.

ILE DE LA RÉUNION.

Population : 185,000 hab. — 35 Docteurs en médecine; 1 Officier de santé ; 17 Pharmaciens.

Deux arrondissements : Partie du Vent, Partie sous le Vent.

PARTIE DU VENT.

SAINT-DENIS

(MÉDECINS CIVILS).

D. *Azéma, ✳, prés. de la Soc. loc.
*Leclère, secr. de la Soc. loc.
*Le Coutour, tr. de la S. loc.
Legras.
*Le Siner, ✳, vice-présid. de la Soc. loc.
Mac-Auliffe.
Mahé (P.).
*Ormières, ✳.
Richard.
*Saint-Perne.
Vinson (A.), ✳.
*Vinson (E.),
Of. Etrolle.
Ph.Athenasses (H.).
Bailly.
Boinvilliers.

Ph.Chatel.
Morel.
Selec et Maureau.
Vergès.
Saint-André.
D. Fontbel-Martin, ✳.
Ph.Deler.
Saint-Benoît.
D. Jacod de Cordemoy.
Michel, ✳.
Ph.Auber.
Sainte-Marie.
D. Le Coutour.
Saint-Paul.
D. Chauvet.
Desjardins.
Sainte-Rose.
D. Hoarau-Benony.
Sainte-Suzanne.
N...
Salazie.
D. Médecin de 1re cl. de la marine, détaché de l'hôpital militaire.

PARTIE SOUS LE VENT.

SAINT-PIERRE.

D. Bardon.
Barquisseau.

D. Bourayne.
Du Tertre Le Coq.
Isautier.
Trollé.

Ph.Delthel.
Fréjaville et Merlo.
Potier.
    Saint-Joseph.
D. Robert.
Ph.Vinchant.
    Saint-Leu.
D. Dussac.
Ph.Cellières.
De Gaarèse.
    Saint-Louis.
D. *Aubry.
Brun.
Larrée (A.).
Larrée (L.).
Paulet.
Ph.Aubry.
De Morel.
    Saint-Philippe.
N...

MAYOTTE.

(SERVICE DE SANTÉ DE LA MARINE).

D. Santelli, médec. de 1re cl. chef du service.

Nossi-Bé ou Helleville.

(SERVICE DE SANTÉ DE LA MARINE).

D. Corre, méd. de 1re cl., chef du service.

Sainte - Marie - Madagascar.

(SERVICE DE SANTÉ DE LA MARINE).

D. N...
D. Féraud, méd. de 2e cl., chef du service.

SÉNÉGAL ET DÉPENDANCES.

POPULATION : 200,000 habitants.

Trois arrondissements : Saint-Louis, Bakel, Gorée.

SAINT-LOUIS.

D. Le Noury, méd. en chef de la marine.
    Dakar.
N...

GORÉE.

N...
    Rufisque.
N...

TUNISIE.

TUNIS,

D. Casanova.
Deloulme.
Ph.Costagliola, rue Zerraria, 26.
Chabert.
Desremeaux.
Larrouyat.

    La Goulette
D. Castelnuovo.
Ph.Sinigaglia.
Natta.
    Bizerte.
N...
    Djerba.
N...

Gabès.

N...

Le Kef.

N...

Mehdia.

N...

Sfax.

Ph.Jacquemart.
Vigliano.

Sousse.

D. Marconi.
Ph.Guedj (Moïse).

AMÉRIQUE

ILE DE LA MARTINIQUE.

POPULATION : 150,695 hab. — 35 Docteurs en médecine ; 3 Officiers de santé ; 37 Pharmaciens.
Deux arrondissements : le Fort-de-France, Saint-Pierre.

FORT-DE-FRANCE (LE).

(SERVICE DE SANTÉ).

D. Langellier-Bellevue, O. ✳,
médecin en chef.
Dauvin, ✳.
Bouvier, ✳.
Bellamy.
Desgraves.
Le Coat de St-Haoun.
Gilbert (Pierre).
Ph.Rouhaut.
Pairault.

(MÉDECINS CIVILS).

D. Bouvier, ✳.
Didier (P.).
Encognère, ✳.
Guérin, ✳.
Taly, ✳.

Ph.Badin.
Guitaud-Dufouqueray.
Lagarde.
Laporterie.
Latty.
Montaigue.
Sasias.

Anses-d'Arlets.

D. Hayot, ✳.

François.

Ph.Lafosse.
Sasias.

Lamentin.

D. Garcin (E.).
Ph.Costet.
Dumoret.

Marin (Le).

O. Gaston, ✳.
Ph.Pignol.

Rivière-Pilote.

Ph.Roussille.
Sarlin.

Lorrain.

D. Salvy.

Saitne-Marie.

Of. Thaly.

Trinité (La).

D. Dardiguenave.
Delorge.
Ph. Alvarès.
Ballet.
Delorge.
Simoneau.

Saint-Esprit.

D. Duvallon.
Peu.
Ph. Allouis.
Devin.

Vauclain.

D. Désormeaux.
Lavau-Bouquet.

SAINT-PIERRE.

(SERVICE DE SANTÉ).

D. Thaly, méd. princ.
Lacroix, méd. de 2e cl.
Ph. Décoreis.

(MÉDECINS CIVILS).

D. Artières.
Baudin.
Chéneaux.
Cornilliac, ❋.
Duquesnay.
Fazeuille, ❋.
Gaston, ❋.
Lotz.
Marry, 1884.
Massias (de).
Morettin.
Néris.
Of. Arnaud.
Ph. Artaud.
Belleroche.
Berthé Saint-Ange.
Cabanel et Cie.
Charrier.
Debans.
Devin.
Egidius.
Hardy.
Latty.
Magdelon.
Rouf (J.).
Salles (P.).
Sarlin.

ILE DE LA GUADELOUPE

POPULATION : 170,064 habitants. — 31 Docteurs en médecine; 3 Officier de santé ; 24 Pharmaciens.

Trois arrondissements : la Basse-Terre, la Pointe-à-Pitre, Marie-Galante.

BASSE TERRE (LA).

(MÉDECINS CIVILS).

D. Cabre.
St-Félix-Colandeau.

D. Brassac ⎱
Brémond ⎰ Médecins milit.
Henry
Ph. Beaujan.
Souque.
Belourygey.
Mourice.
Gagneron.

Capesterre (La).
D. Massias de Bonne.
   Mattéi.
Of. Lassalle.
Ph.Bernissant.
   Houillier.
     Petit-Bourg
Of. Biot.
     Pointe-Noire.
Of. Ravel.

POINTE-A-PITRE (LA).

D. Carreau.
   Corce, (méd. mil.)
   Granger, ✳.
   Guesde.
   Hanne.
   Isaac.
   Jouannet.
   Loiseau, ✳.
   Léger.
   Lherminier.
   Raimond.
Ph.Ballet.
   Boulogne-Boulognet.
   Bory.
   Chambertrand.
   Capitaine.
   Duportail.
   Desgranges.
   Gaube.
   Guilliod.
   Gedon.
   Houllier.

Ph.Léger, Durant et Cᵉ.
   Sauvaire.
   Wint (de).
     Désirade (La).
D. Gauden de Hulin.
     Moule (Le).
D. Nesty.
   Poyen (de) (Gustave).
Ph.Michaux.
   Rouge (J.).
     Port-Louis.
D. Beaufond.
   Duvignan.
   Papin-Ruillier.
Ph.Donjoy.
   Piron.
     Petit-Canal.
D. Crane.
     Saint-François.
D. Douënil (Alcide).
     Sainte-Anne.
D. Bourgeois.
     Morne-à-l'Eau
D. Raiffet.
     Sainte-Rose
D. Antoine.
Ph.Cavaillier.

MARIE-GALANTE.

D. Gautier.
Ph.Raiffer (Th.).
   Capesterre et St-Louis
D. Pélissié de Montémont.

GUYANE FRANÇAISE

Population : 26,960 habitants.

CAYENNE.

(Médecins civils).

D. François.
   Pain.

D. Vouijet.
Ph.Lannes (E.).
   Relbèze.
   Routern (J.).

SAINT-PIERRE ET MIQUELON (ILES).

POPULATION : 5,000 habitants, et 12,000 dans la saison de la pêche.

SERVICE DE SANTÉ DE LA MARINE.

D. Turquet de Beauregard, méd. de 1re cl.

Ph. Minier, 2e cl.

ASIE

ÉTABLISSEMENTS FRANÇAIS DANS L'INDE

POPULATION : 125,992 habitants.

CHANDERNAGOR.

N...

KARIKAL.

(SERVICE DE SANTÉ DE LA MARINE).
D. Auboeuf, méd. de 2e cl.

MAHÉ.

(SERVICE DE SANTÉ DE LA MARINE).
Of. Appoupellé.

PONDICHÉRY.

(SERVICE DE SANTÉ DE LA MARINE).

D. Follet, O ✻, méd. princip., chef du service.
Tassien, méd. de 1re cl
Ph. Cazalis, 1re cl.

YANAON.

D. Médecin natif.

COCHINCHINE.

POPULATION : 1,500,000 habitants, dont 1,000 Européens.

HUÉ.

Ph. Dewost (Alphonse).

SAIGON.

D. Fabre, méd. en chef.

Geoffroy, méd. princip.

(MÉDECINS CIVILS).

D. Huc.
Menceaux.
Mougeot.

Ph.Léonard, pharm. en chef.

(PHARMACIENS CIVILS).

Ph.Berenguier.
Lévie.

ROYAUME DU CAMBODGE.

(PROTECTORAT FRANÇAIS, DEPUIS 1863).

PNOM-PENH.

D. Morain.

OCEANIE

TAITI.

TAITI.

SERVICE DE SANTÉ DE LA MARINE.

D. Chassaniol, méd. de 1re cl.
Charriu, méd. de 2e cl.

PAPEETE.

(MÉDECINS CIVILS).

D Bonnet (Max).
Guillasse.

Ph.Cardella.
Graffe.
Pignet, 2e cl., ✳.
Robertson.
Trusseau.

ILES MARQUISES.

N...

NOUVELLE CALÉDONIE.

POPULATION : 21,250 habitants.

SERVICE DE SANTÉ DE LA MARINE.

NOUMÉA.	Iles LIFOU, MARÉ & OUVÉA.
Ph. Fruitet.	D. Deplanche.

MAISON FONDÉE EN 1851

IMPRIMERIE ALCAN-LÉVY

24, rue Chauchat, Hôtel du SIÈCLE

Impressions en tous genres

Catalogues et Prix-Courants

Livres et Brochures

IMPRESSIONS EN CARACTÈRES ELZÉVIRIENS
Illustrées avec les fleurons du temps

Tirages en couleurs
Mémoires-Rapports

IMPRIMÉS POUR LA LIBRAIRIE, LE COMMERCE ET LES ADMINISTRATIONS

Journaux et Revues

Outillage (système breveté)

Clicherie — Stéréotypie

Médailles à l'Exposition Universelle de 1878

DEUXIÈME PARTIE

RENSEIGNEMENTS

MINISTÈRE DE L'INSTRUCTION PUBLIQUE

RUE DE GRENELLE-SAINT-GERMAIN, 110

MÉDECIN DU MINISTÈRE: M. **Augouard.**

ÉCOLE NORMALE SUPÉRIEURE. — Médecins, MM. **Bourdon, Fernet.**

BIBLIOTHÈQUE NATIONALE. — Médecins, MM. **N...** et **Vidal** (de Poitiers).

LYCÉE LOUIS-LE-GRAND. — Médecins, MM. **Dumontpallier et Lancereaux.** — Chirurgien, M. **Désormeaux.** — Dentiste, M. **Magitot.**

LYCÉE HENRI IV. — Médecin, M. **Cornil.** — Médecin adjoint, M. **Letulle,** — Chirurgien, M. **Bremont.** — Dentiste, M. **N...**

LYCÉE SAINT-LOUIS. — Médecins, MM. **Troisier** et **Ollivier.** — Chirurgien, M. **Marc Sée.** — Dentiste, M. **Magitot.**

LYCÉE CONDORCET. — M. **Brémond** fils.

PETIT LYCÉE CONDORCET. — Médecin, M. **Berthelot.**

LYCÉE DE VANVES. — Médecin, M. **Degrusse.**

COLLÈGE ROLLIN. — Médecin, M. **Besnier** (Jules). — Chirurgien, M. **N...** — Dentiste, M. **Nonat.**

COLLÈGE STANISLAS. — Médecin, M. **Gouraud.** — Dentiste, M. **N...**

COLLÈGE CHAPTAL. — Médecin, M. **Sevestre.** — Chirurgien, M. **N...**

ÉCOLE NORMALE PRIMAIRE. — Médecin, M. **A. Riant.**

FACULTÉS ET ÉCOLES

Inspecteur général. — M. le Dr **Gavarret.**

ENSEIGNEMENT DE LA MÉDECINE

L'enseignement médical se fait, en France, dans les Facultés de médecine, qui sont au nombre de six, et dans les écoles préparatoires de médecine et de pharmacie, qui sont au nombre de seize en comptant celle d'Alger.

FACULTÉ DE MÉDECINE DE PARIS

Doyen. — M. **Béclard.**

Assesseur du doyen. — M. **Brouardel.**

Secrétaire. — M. **A. Pupin.**

Doyen honoraire. — M. **Vulpian.**

Professeurs honoraires. — MM. **Gosselin, Gavarret, Hardy, Sappey.**

CHAIRES	PROFESSEURS
	MM.
Anatomie	**N...**
Anatomie pathologique	**Cornil.**
Histologie	**Mathias Duval.**
Physiologie	**Béclard.**
Pharmacologie	**Regnauld.**
Chimie médicale	**A. Gautier.**
Physique médicale	**N...**
Hygiène	**Proust.**
Histoire naturelle médicale	**Baillon.**
Histoire de la médecine	**Laboulbène.**
Opérations et appareils	**Duplay.**
Pathologie chirurgicale	**Lannelongue. Guyon.**
Pathologie médicale	**Damaschino. N...**
Pathologie comparée et expérimentale	**Vulpian.**
Pathologie et thérapeutique générales	**Bouchard.**
Thérapeutique et matière médicale	**Hayem.**
Médecine légale	**Brouardel.**
Accouchements, maladies des femmes en couche et des enfants nouveau-nés	**Tarnier.**
Clinique médicale	**Sée (G.), Jaccoud, Potain, Peter.**
Clinique chirurgicale	**Le Fort, Richet, Verneuil, Trélat.**
Clinique d'accouchements	**Pajot.**
Clinique des maladies mentales	**Ball.**
Clinique ophthalmologique	**Panas.**
Clinique des maladies des enfants	**Grancher.**
Clinique des maladies de la peau et de syphilis	**Fournier** (Alfred).
Clinique des malad. du systéme nerveux	**Charcot.**

AGRÉGÉS EN EXERCICE

Les agrégés en exercice près la Faculté de médecine de Paris sont répartis ainsi qu'il suit dans les quatre sections :

1re Section. — *Sciences anatomiques et naturelles.*

Anatomie et physiologie. — MM. **Reynier, Rémy, Richet (Ch.), Quenu.**

IIe Section. — *Sciences physiques, chimiques et naturelles.*

Physique. — M. **Guébhard.**
Chimie. — M. **Hanriot.**
Pharmacologie. — MM. **Pouchet, Villejean.**
Histoire naturelle. — **Blanchard.**

IIIe Section. — *Médecine proprement dite et médecine légale.*

Pathologie interne, clinique interne, pathologie générale, matière médicale et thérapeutique, hygiène, médecine légale et anatomie pathologique. — MM. **Debove, Hallopeau, Hanot, Hutinel, Joffroy, Landouzy, Quinquaud, Raymond, Rendu, Robin, Straus, Troisier.**

IVe Section. — *Chirurgie et accouchements*

Chirurgie. — MM. **Bouilly, Campenon, Humbert, Kirmisson, Peyrot, Reclus, Richelot, Segond, Terrillon.**
Accouchements. — MM. **Budin, Pinard, Ribemont-Dessaignes.**

CLINIQUE DE LA FACULTÉ

HÔTEL-DIEU.

Clinique médicale. — Professeur, M. **G. Sée**; Chef de clinique, M. **Capitan.**
Clinique chirurgicale. — Professeur, M. **Richet**; Chef de clinique, M. **Castex.**
Clinique ophthalmologique — Professeur, M. **Panas**; Chef de clinique, M. **Valude.**

HÔPITAL DE LA CHARITÉ.

Clinique médicale. — Professeur, M. **Potain**; Chef de clinique, M. **Sapelier.**
Clinique chirurgicale. — Professeur, M. **Trélat**; chef de clinique, M. **Barette.**

HÔPITAL DES CLINIQUES.

Clinique d'accouchements. — Professeur, M. **Pajot**; Chef de clinique, M. **Lov t.**

HÔPITAL DE LA PITIÉ.

CLINIQUE MÉDICALE. — Professeur, **M. Jaccoud** ; Chef de clinique, **M. Bourcy.**

CLINIQUE CHIRURGICALE. — Professeur, **M. Verneuil**; Chef de clinique, **M. Guinard.**

HÔPITAL NECKER.

CLINIQUE MÉDICALE. — Professeur, **M. Peter**; Chef de clinique, **M. Siredey.**

CLINIQUE CHIRURGICALE. — Professeur, **M. Le Fort**; Chef de clinique, **M. Ménard.**

HÔPITAL DES ENFANTS ASSISTÉS.

CLINIQUE DES MALADIES DES ENFANTS.—Professeur, **M. Grancher**; Chef de clinique, **M. Queyrat.**

HÔPITAL SAINT-LOUIS.

CLINIQUE DES MALADIES CUTANÉES ET SYPHILITIQUES. — Professeur, **M. Fournier** (Alf.); Chef de clinique, **M. Morel-Lavallée.**

ASILE SAINTE-ANNE.

CLINIQUE DES MALADIES MENTALES ET NERVEUSES. — Professeur, **M. Ball;** Chef de clinique, **M. Pichon.**

SALPÊTRIÈRE.

CLINIQUE DES MALADIES DU SYSTÈME NERVEUX. — Professeur, **M. Charcot;** Chef de clinique, **M. Babinski.**

NOTA I. — Les places de chef de clinique sont données au concours; tout docteur en médecine, âgé de moins de 35 ans, peut concourir.

NOTA II. — Tous les élèves peuvent se livrer à l'étude pratique des accouchements, mais successivement et lorsqu'ils ont achevé leur quatrième année d'études.

ÉCOLE PRATIQUE DE DISSECTION ET D'OPERATIONS CHIRURGICALES

Chef des travaux anatomiques. — **M. Farabeuf.**

Chef du matériel. — **M. Delahousse.**

On n'admet à l'École de dissection que les élèves qui ont pris inscription dans le trimestre, ou dont les motifs pour ne pas prendre inscription ont été jugés valables par le doyen. Le secrétaire de la Faculté délivre les cartes d'entrée pour les pavillons de dissection.

Des prosecteurs et des aides d'anatomie, nommés au concours pour trois ans, dirigent les travaux, veillent au bon ordre, usent des moyens de prévenir l'insalubrité, et répètent la description des organes ou les opérations qui ont été le sujet des dernières leçons des professeurs.

Le chef des travaux anatomiques, nommé pour dix ans, préside au classement des élèves et à la distribution des sujets, et surveille les études anatomiques. Il peut, en outre, faire partie du Jury des examens d'anatomie lorsqu'il a été agrégé de la Faculté.

Indépendamment des exercices anatomiques, un cours pratique d'opérations chirurgicales se fait chaque année dans les pavillons de la Faculté, du 1er avril au 30 juin. Les étudiants en cours d'études, qui désirent s'exercer aux opérations pendant ce temps, sont tenus d'acquitter un droit supplémentaire. La taxe des personnes étrangères à la Faculté est de 30 fr.

Tout docteur en médecine, autorisé par le Ministre de l'instruction publique à faire un cours public dans l'un des amphithéâtres de l'École pratique, peut diriger les élèves dans leurs travaux anatomiques. Un pavillon spécial est affecté aux professeurs particuliers.

Chef des travaux anatomiques. — M. **Farabeuf**, chargé de faire un cours d'anatomie à l'École pratique.

Prosecteurs. — MM. **Broca, Chaput, Michaux, Poirier, Tuffier, Boiffin, Harthmann** et (**Lejars** provisoire).

Aides d'anatomie. — MM. **Métaxas. Festal, Hallé, Lejars, Merigot de Treigny, Villar, Montprofit, Demoulin, Villemin, Sebilleau, Delbet, Potherat, Récamier, Lyot, Thiery** (**Dumoret** provisoire).

LABORATOIRES.

LABORATOIRE DE PHARMACOLOGIE.

Directeur. — M. **Régnauld.**
Chef du laboratoire. — M. **Villejean.**
Préparateur. — M. **Heret.**

LABORATOIRE DE THÉRAPEUTIQUE.

Directeur. — M. **Hayem.**
Chef du laboratoire. — M. **Roussy.**
Préparateur. — M. **Winter.**

LABORATOIRE DE PATHOLOGIE EXPÉRIMENTALE.

Directeur. — M. **Vulpian.**
Chef du laboratoire. — M. **C. Pinet.**
Préparateur. — M. **Bonnot.**

32.

LABORATOIRE DE CHIMIE MÉDICALE

Directeur. — M. **Gautier** (Armand).
Chef des travaux de chimie biologique. — M. **Bemont**.
Préparateurs. — MM. **Fauconnier. Chabrié**.

LABORATOIRE D'HISTOLOGIE.

Directeur. — N...
Chef du laboratoire. — M. **Remy**.
Préparateurs. — M. **Variot**.
Aides-préparateurs.—MM. **Launois, Pillier, Girode, Leroy.**

LABORATOIRE D'ANATOMIE PATHOLOGIQUE ET DES TRAVAUX PRATIQUES.

Directeur. — M. **Cornil**.
Directeur-adjoint. — M. **Gombault**.
Préparateurs.— MM. **Brault, Chantemesse**.
Moniteurs. — MM. **Toupet, Durand-Fardel, Widal**.

LABORATOIRE DE PHYSIOLOGIE.

Directeur. — M. **Béclard**.
Chef du laboratoire. — M. **Laborde**.
Prosecteurs. — MM. **Rondeau, Gley**.
Aides préparateurs. — **Pignol, Martin**.

LABORATOIRE DES MALADIES MENTALES.

Chef. — M. **Bellangé**.
Aide. — **Boyé**.

LABORATOIRE DE MÉDECINE LÉGALE DE LA MORGUE.

Directeur. — M. **Brouardel**.
Chef des travaux. — M. **Descoust**.
M. **Ogier**, chef du laboratoire de chimie, à la Morgue. —
M. **Loye**, préparateur du cours de médecine légale. — M. **Vibert**,
chef du laboratoire d'anatomie pathologique, à la Morgue.

BIBLIOTHÈQUE.

La Bibliothèque de l'Ecole de médecine de Paris se compose
de plus de cinquante mille volumes. Elle offre en première ligne
les livres grecs, latins, arabes, français, allemands, anglais,
italiens, espagnols, russes, relatifs : 1° à la médecine proprement dite ; 2° à la chirurgie ; 3° aux accouchements ; 4° à la
physique ; 5° à la chimie ; 6° aux diverses branches de l'histoire
naturelle. Indépendamment de cette source d'instruction spéciale, on y trouve des ouvrages de littérature grecque, latine et
française, des ouvrages et beaucoup d'écrits dont les rapports

avec les sciences médicales ne sont qu'indirects. On y conserve encore, pour être consultés occasionnellement, les manuscrits très précieux d'anciens médecins célèbres; les commentaires écrits de la main des doyens de l'ancienne Faculté de médecine, qui commencent en 1324 et finissent en 1786.

Le public n'est pas admis dans la bibliothèque, qui est ouverte tous les jours, excepté le dimanche, de 11 heures à 5 heures, et le soir de 7 à 10 heures, pour les élèves et les médecins.

Bibliothécaire. — **Hahn.**

Bibliothécaires-adjoints. — MM. **Corlieu, Petit**

Sous-bibliothécaires. — MM. **Gouault, Thomas.**

MUSÉE ORFILA.

Conservateur. — M. **Cadiat.**

Ce musée consiste en une collection très précieuse et très riche des pièces d'anatomie soigneusement préparées, d'instruments de chirurgie, de physique, d'objets d'histoire naturelle et de matière médicale.

Ce musée contient un nombre considérable de préparations anatomiques propres à montrer, sous toutes ses faces, la composition et la structure de l'homme.

On y remarque également :

1º Un arsenal chirurgical complet, qui réunit tous les instruments usités dans les opérations et les accouchements, ainsi que ceux qui ne sont plus employés. Ces derniers sont là pour l'histoire de l'art.

2º Une très belle collection de pièces en cire, destinées à faire connaître les altérations pathologiques qu'il est possible de représenter, ainsi qu'un certain nombre de préparations anatomiques.

3º Les têtes en plâtre des principaux criminels qui ont été exécutés dans le ressort des Cours d'appel de Paris et de Versailles; les crânes de plusieurs de ces suppliciés se trouvent dans la première salle.

4º Une collection d'anatomie comparée.

Les élèves seuls et les docteurs munis d'une carte y sont admis tous les jours, de 11 heures à 4 heures, le dimanche excepté.

Modeleur d'anatomie en cire. — M. **Talrich** (Jules), rue de l'École-de-Médecine, 41.

MUSÉE DUPUYTREN.

Conservateur. — M. **Gombault.**

Ce musée est destiné à *l'anatomie pathologique* ou *morbide*. L'ordre dans lequel les pièces anatomiques sont rangées dans cette collection est celui qui a été assigné par M. le professeur

Cruveilhier, et que déjà il avait indiqué dans ses ouvrages sur l'anatomie pathologique.

Modeleur d'anatomie en cire. — **M. Talrich** (Jules), rue de l'Ecole-de-Médecine, 44.

PRIX

PRIX CORVISART.
Arrêté ministériel du 25 février 1870.

Article premier. — Tous les élèves de la Faculté sont appelés à concourir aux prix d'encouragement fondés par M. le professeur Corvisart.

Art. 2. — Les élèves qui désireront concourir pour ces prix devront, au commencement de chaque année, se faire inscrire à cet effet dans l'une des cliniques internes. Le professeur leur désignera un ou plusieurs numéros de lits, et l'élève devra recueillir les observations de tous les malades qui y sont successivement admis.

Art. 3. — Une question de médecine pratique sera, au commencement de chaque année, proposée par les professeurs aux élèves des cliniques internes; les élèves devront en chercher la solution exclusivement dans les faits qui se passeront sous leurs yeux dans les salles de la clinique.

Art. 4. — Avant le 1er juillet de chaque année, chacun des concurrents remettra au bureau de la Faculté: 1° les observations recueillies au numéro du lit qui lui aura été désigné; 2° la réponse à la question proposée.

Art. 5. — Un jury, dont les professeurs de clinique feront nécessairement partie, sera chargé de présenter un rapport sur ces travaux et de soumettre à la sanction de la Faculté les noms des concurrents qu'il jugera dignes d'obtenir des médailles.

Art. 6. — Le résultat du concours sera immédiatement transmis au Ministre de l'Instruction publique.

Art. 7. — Les prix consisteront en médailles de vermeil accompagnées d'une somme réglée comme il suit :

Lorsqu'il y aura un seul lauréat, l'étudiant recevra une médaille de vermeil et une somme de 400 francs;

Lorsqu'il y aura deux lauréats, chacun des étudiants recevra une médaille de vermeil et une somme de 200 fr.

PRIX MONTYON.

Le prix Montyon, qui consiste en une médaille de vermeil et une somme de 300 francs en espèces, est accordé à l'auteur du meilleur ouvrage sur les maladies prédominantes dans l'année précédente, sur les caractères et les symptômes de ces maladies, et sur les moyens de les guérir.

Les mémoires de candidats doivent être déposés au bureau

de la Faculté avant le 1er juillet, sans désignation du nom de l'auteur, mais avec une épigraphe pour le faire connaître.

PRIX BARBIER

D'après les dispositions de M. le baron Barbier, la Faculté de Médecine décerne tous les ans un prix de 2,000 francs à la personne qui a inventé une opération, des instruments, des bandages, des appareils et autres moyens mécaniques reconnus d'une utilité générale et supérieurs à tout ce qui a été employé et imaginé précédemment.

Les travaux et les objets présentés doivent être déposés au Secrétariat de la Faculté, avant le 1er juillet.

PRIX CHATEAUVILLARD

Ce prix, dû aux libéralités de Mme la comtesse de Chateauvillard, née Sabatier, et de la valeur de 2,000 francs, est décerné, chaque année, par la Faculté de Médecine de Paris, au meilleur travail sur les sciences médicales, imprimé du 1er janvier au 31 décembre de l'année précédente. Les ouvrages destinés à ce concours doivent être écrits en français (les thèses et dissertations inaugurales sont admises au concours). Ils sont reçus au secrétariat de la Faculté du 1er au 31 janvier de l'année qui suit leur publication.

LEGS DU BARON DE TRÉMONT.

M. Joseph Girod de Vienney, baron de Trémont, ancien préfet, a légué à la Faculté de Médecine de Paris, par un testament en date du 5 mai 1847, une somme annuelle de 1,000 francs, en faveur d'un étudiant distingué et sans fortune.

Par décret du 8 septembre 1858, M. le Doyen a été autorisé à accepter ce legs au nom de la Faculté.

Les candidats qui voudront s'inscrire recevront, au Sécrétariat de la Faculté, les renseignements sur la nature des pièces à fournir, qui seront reçues jusqu'au 1er juillet.

PRIX LACAZE.

Aux termes du testament de M. le docteur Lacaze, un prix d'une valeur de 10,000 fr. est accordé *tous les deux ans* au meilleur ouvrage sur la *phtisie* et sur *la fièvre typhoïde*, et ainsi de suite alternativement et à perpétuité.

Les mémoires des concurrents doivent être soumis au Secrétariat de la Faculté avant le 1er juillet.

En 1886, il y aura lieu de décerner le prix pour la période biennale (*Fièvre typhoïde*).

LEGS BARKOW.

Mme de Barkow, née Guibert, par un testament en date du 2 juillet 1828, a fait à l'Université un legs universel pour être employé à aider des jeunes gens pauvres à faire de bonnes études et à s'ouvrir par ce moyen une carrière honorable.

Le revenu actuel est de 3,000 fr. ; il est affecté à l'entretien de bourses dans les établissements d'enseignement supérieur de Paris.

Pour participer à ce legs, les candidats devront en faire la demande avant le 1er juillet. Cette demande doit être accompagnée de toutes les pièces de nature à éclairer la Faculté sur leur situation de fortune et celle de leur famille.

Prix Jeunesse. — Legs Jeunesse

M. Jeunesse (Antony-Jean-Charles), par un testament en date du 27 février 1877, a légué à la Faculté de médecine de Paris :

1° Une somme de 1,500 fr. pour la fondation d'un prix annuel destiné au meilleur ouvrage relatif à l'hygiène ;

2° Une somme de 750 fr. pour la fondation d'un prix biennal destiné au meilleur ouvrage relatif à l'histologie.

En 1886, il y aura lieu de décerner le prix de 1,500 fr.

Les mémoires des candidats doivent être déposés au secrétariat de la Faculté avant le 1er juillet.

Thèses récompensées.

La Faculté, après avoir examiné les thèses soutenues devant elle dans le cours de l'année scolaire, désigne à M. le Ministre celles qui paraissent dignes d'une récompense (médaille d'argent, médaille de bronze, mention honorable).

Sont admises au concours les thèses ayant obtenu les notes extrêmement satisfait et très satisfait.

Bourses de Doctorat en Médecine

Arrêté du Ministre de l'Instruction publique concernant le mode de concession des bourses de doctorat en médecine (15 novembre 1879).

Le Ministre de l'Instruction publique et des Beaux-Arts ;

Vu le Règlement du 5 novembre 1877 ;

Vu l'Arrêté du 29 juin 1878 ;

Le Comité consultatif de l'Enseignement public entendu,

ARRÊTE :

ART. 1er. — Les bourses de doctorat en médecine sont données au concours pour une année.

Les concours ont lieu au siège des Facultés.

ART. 2. — Le concours comprend deux épreuves :

Une épreuve écrite ; — une épreuve orale.

Trois heures au plus sont accordées pour l'épreuve écrite ;

L'épreuve orale ne peut durer plus d'un quart d'heure pour chaque candidat.

Le mérite de chacune des épreuves, écrite et orale, sera exprimé en chiffre de 0 à 20.

Art. 3. — Les candidats s'inscrivent au Secrétariat de l'Académie dans laquelle ils résident. Ils doivent être Français et âgés de dix-huit ans au moins et de vingt-huit ans au plus.

Ils désignent en s'inscrivant la Faculté à laquelle ils désirent être attachés, et joignent à cette déclaration les pièces énumérées dans l'article 2 du Règlement du 5 novembre 1877.

(Ces pièces sont : 1° leur acte de naissance ; 2° leurs diplômes dans les sciences et dans les lettres ; 3° une note revêtue de leur signature et indiquant la profession de leur père, la demeure de leur famille, l'établissement ou les établissements dans lesquels ils ont fait leurs études, le lieu ou les lieux qu'ils ont habités depuis leur sortie desdits établissements ; 4° un certificat du chef ou des chefs desdits établissements constatant, avec une appréciation du caractère et de l'aptitude du candidat, l'indication des succès qu'il a obtenus dans le cours de ses classes, et des renseignements sur la situation de fortune de sa famille.)

Art. 4. — Les candidats pourvus des grades de bachelier ès lettres, et de bachelier ès sciences restreint, qui ont subi chacun de ces examens avec la note *Bien*, pourront obtenir une bourse de première année.

Art. 5. — Sont admis à concourir :

1° Les candidats qui ont subi avec la note *Bien* le premier examen probatoire prévu par l'article 3 du décret du 20 juin 1878.

Les épreuves porteront sur la physique, la chimie et l'histoire naturelle médicales.

2° Les candidats pourvus de huit inscriptions, qui ont subi avec la note *Bien* le premier examen probatoire, et qui justifieront de leur assiduité aux exercices pratiques.

Les épreuves porteront sur l'ostéologie, l'arthrologie et myologie.

3° Les candidats pourvus de douze inscriptions, qui ont subi avec la note *Bien* la première partie du second examen probatoire.

Les épreuves porteront sur l'anatomie, la physiologie et l'histologie.

4° Les candidats pourvus de seize incriptions, qui ont subi avec la note *Bien* la deuxième partie du second examen probatoire.

L'épreuve écrite portera sur la pathologie interne et la pathologie externe.

Art. 6. — Les Etudiants justifiant de grades de bachelier ès sciences restreint, et qui continuent leurs études d'après l'ancien régime, seront admis à concourir, s'ils ont obtenu la note *Bien* à l'examen correspondant à leur temps de scolarité ; les épreuves seront les mêmes pour les Etudiants de l'un et de l'autre régime d'études .

Art. 7. — Le concours a lieu annuellement dans la dernière semaine du mois d'octobre.

Art. 8. — Les Membres du Jury sont désignés, sur la proposition des Facultés, par le Ministre, qui détermine également les sujets des compositions écrites.

Art. 9. — Immédiatement après la clôture du concours, le Recteur transmet au Ministre les propositions de la Faculté, en y joignant les compositions des candidats, les procès-verbaux où sont indiquées les notes données à l'examen oral et le classement des compositions de l'épreuve écrite. Cet envoi sera complété par les pièces justificatives mentionnées à l'article 3.

Ces documents sont soumis à l'examen du Comité consultatif de l'Enseignement public, qui dresse une liste générale des candidats par ordre de mérite.

Art. 10. — Conformément aux dispositions de l'article 1er du présent arrêté, tout boursier qui voudra obtenir une nouvelle bourse devra subir les épreuves du concours correspondant à l'année d'études dans laquelle il doit entrer.

Chaque boursier sera l'objet d'un rapport spécial sur son assiduité aux cours et aux exercices pratiques.

Art. 11. — Les Arrêtés des 5 novembre 1877 et 28 juin 1878 sont et demeurent abrogés en ce qui concerne les bourses de doctorat en médecine.

N. B. Le montant de la bourse est de 1,200 francs, payable par douzièmes à la caisse de la Faculté.

Vu :

Le Secrétaire de la Faculté
PUPIN

Le Doyen,
J. BÉCLARD.

FACULTÉ DE MÉDECINE DE MONTPELLIER

Doyen. — M. **Castan.**
1er assesseur. — M. **Grasset.**
2e assesseur. — M. **Lannegrâce.**
Secrétaire. — M. **F. J. Blaise.**
Doyen honoraire. — M. **J. Benoît.**

CHAIRES	PROFESSEURS
	MM.
Anatomie	**Bimar.**
Anatomie pathologique et Histologie	**Carrieu.**
Accouchements	**Gerbaud.**
Histoire naturelle médicale et botanique	**Granel, Mosse.**
Chimie médicale	**Engel, Ville.**
Physique médicale	**Malosse, Moitessier.**
Clinique interne	**Combal, Grasset.**
Clinique externe	**Tédenat, Dubrueil.**

Clinique obstétricale et gynécologie..... . **Dumas.**
Clinique des maladies mentales et ner-
    veuses......... ... . **Cavalier.**
Hygiène.......................... **Bertin-Sans.**
Médecine légale et toxicologie........... **Jaumes.**
Opérations et appareils .... **Grynfeltt.**
Pathologie interne................... **Castan.**
Pathologie externe.............. .... **Chalot**, ch. du c.
Physiologie .... **Lannegrâce.**
Thérapeutique et matière médicale....... **Planchon.**

PROFESSEURS HONORAIRES : MM. **Martins** et **Dupré.**

COURS AUXILIAIRES

Anatomie : M. le Dr **Gilis,** prosecteur, chargé des fonctions de chef des travaux anatomiques. — M. **N...**, aide d'anatomie, chargé des fonctions de prosecteur.

COURS COMPLÉMENTAIRES.

Maladies des vieillards .... **Hamelin.**
Maladies des enfants.................. **Battle.**
Maladies syphilitiques et cutanées........ **Gayraud.**

AGRÉGÉS EN EXERCICE.

1re Section. — *Sciences anatomiques et naturelles.*

Anatomie et physiologie. — MM. **Bimar.**
Histoire naturelle. — M. **Granel.**

IIe Section. — *Sciences physiques, chimiques, et toxicologie.*
M. **Ville.**

IIIe Section. — *Sciences médicales*

Pathologie interne, clinique interne, pathologie générale, thérapeutique et matière médicale, hygiène et médecine légale.

MM. **Carrieu, Mairet, Mossé, Regimbeau, Blaise, Baumel** et **Forgues.**

IVe Section. — *Chirurgie et accouchements.*

Chirurgie et accouchements.—MM. **Serre, Chalot, Tedenet** et **Dumas** (Léon).

FONCTIONNAIRES ATTACHÉS A LA FACULTÉ.

                             MM.

Chef des travaux anatomiques .... **Gilis.**
Chef des travaux physiques.............. **Lauret,** délégué.
Chef des travaux chimiques .... **Ville.**
Chef des travaux d'anatomie, pathologique
    et d'histologie.................. .... **Carrieu.**

	MM.
Chef des travaux pratiques de physiologie.	François.
Chef de clinique médicale...............	Brousse.
Chef de clinique chirurgicale........	Saussol..
Chef de clinique obstétricale	Guinier.
Chef de clinique des maladies des vieillards	Sarda.
Chef de clinique des maladies des enfants.	N...
Chef de clinique des maladies syphilitiques et cutanées	Diffre.
Prosecteur	Gilis.
Jardinier en chef	Roux.
Préparateur de chimie...................	Hugouneng.
Préparateur d'anatomie pathologique.....	Courrent.
Préparateur de physique.................	Lauret.
Préparateur de clinique médicale.........	Mossé.
Préparateur de médecine légale..	Planas.
Préparateur d'hygiène et thérapeutique...	Pradal.
Préparateur d'histoire naturelle...........	Planchon (L.).
Aide de botanique.....................	Planchon (L.).
Aides d'anatomie.....................	Puech et Castan.
Aide des travaux pratiques de physique..	Cannac.
— — — de chimie....	Nègre.
— — — de physiologie	Abelout.
— — — de médecine opératoire..	Cros.
— — — d'anatomie pathologique et d'histologie.	Guibert
— — — d'hist. natur..	Gaziglia.
Conservateur des collections.............	N...
Conservateur de botanique.............	Barrandon.
Bibliothécaire.....................	Gordon.
Bibliothécaire-adjoint.................	Coste.
1er Commis au secrétariat	Debarry (Jacques).
2e Commis au secrétariat	Debarry (Laurent).

FACULTÉ DE MÉDECINE DE NANCY.

Doyen. — M. **Tourdes.**

Doyen honoraire. — M. **Stoltz.**

Professeurs honoraires. — MM. **Bach, Cailliot, Stoltzt.**

CHAIRES.	PROFESSEURS.
	MM.
Anatomie générale descriptive...........	Lallement.
Histologie...............................	Baraban, agrégé.
Physiologie............................	Beaunis.
Anatomie et physiologie pathologiques....	Feltz
Pathologie générale et interne	Hecht ; adjoint De-mange.
Pathologie externe......................	Weiss.
Médecine opératoire.....................	Chrétien.
Matière médicale et thérapeutique........	Coze.
Botanique et histoire naturelle...........	Macé, agrégé.
Chimie médicale et toxicologie...........	Garnier, agrégé.
Physique médicale......................	Charpentier.
Hygiène	Poincaré.
Médecine légale........................	Tourdes.
Cliniques externes......................	Gross. Heydenreich.
Cliniques internes......................	Parisot. Bernheim.
Clinique obstétricale et d'accouchements..	N...
Clinique ophthalmologique...............	Rohmer, agrégé.
Clinique des maladies syphilitiques.......	Spillmann, agrégé.
Clinique des maladies scrofuleuses et cu-tanées........................	Hergott fils, agrégé
Clinique des vieillards...................	Demange (C.), agr.
Clinique des maladies mentales..........	Langlois, ch. du c.
Chef des travaux anatomiques..	N...
Chef des travaux de physiologie..........	René.
Chef des travaux d'histologie	Sadler.
Chef des travaux d'anatomie pathologique.	Baraban.
Chef des travaux de chimie	Lemblin.
Chef des travaux de physique...........	Dumont.
Chef des travaux d'histoire naturelle......	Vuillemin.
Chef de clinique médicale...............	Simon.
Chefs de clinique chirurgicale...........	Guillemin. Étienne.
Chef de clinique obstétricale.............	Remy.
Chef de clinique ophthalmologique	Aubry.
Préparateur d'hygiène	Vallois.
Préparateur de thérapeutique............	Devaux.

AGRÉGÉS EN EXERCICE.

Secrétaire agent comptable de la Faculté. — M. Bonnet.
MM. Demange (E.), Garnier, Hergott, Spillmann, Schmitt, Rohmer, Baraban, Bagnéris, Macé.

FACULTÉ MIXTE DE MÉDECINE ET DE PHARMACIE DE BORDEAUX

Doyen. — M. Denucé.
Secrétaire. — M. F. Lambert des Tilleuls.

MM.

Anatomie	Bouchard.
Anatomie pathologique	Coyne.
Anatomie et histologie	Viault.
Physiologie	Oré.
Hygiène	Layet.
Médecine légale	Morache,
Médecine expérimentale	Jolyet.
Physique	Merget.
Chimie	Blarez.
Histoire naturelle	Guillaud.
Pharmacie	Figuier.
Matière médicale	Perrens.
Pathologie interne	Dupuy (Paul).
Pathologie externe	Azam.
Pathologie générale	Vergely.
Thérapeutique	Fleury (de).
Médecine opératoire	Masse.
Clinique interne	Picot, Pitres.
Clinique externe	Demons, Lannelongne.
Clinique d'accouchements	Moussous.
Clinique ophthalmologique	Badal.

AGRÉGÉS

COURS COMPLÉMENTAIRES

MM.

Physique	Bergonié.
Chimie organique	Carles.
Histoire naturelle	Nabias.
Accouchements	Lefour.
Microbes pathogènes	Artigalas.
Ophthalmologie	Lagrange.
Dermatologie	Arnozan.
Auscultation	Rondot.
Pathologie externe	Boursier.
Médecine légale	Laude.

CHEFS DES TRAVAUX

TRAVAUX PRATIQUES

MM. Denigès, Nabias, Planteau, Ferré, Coyne, Sigalas

ANATOMIE ET PHYSIOLOGIE
MM. **N...**, **Planteau.**

CHARGÉS DE COURS ANNEXES.

Clinique chirurgicale des enfants......... **Bitot.**
Clinique médicale des enfants .... **Negrié.**
Clinique vénérienne................. .... **Venot.**
Clinique des maladies mentales.......... **N...**

FACULTÉ MIXTE DE MÉDECINE ET DE PHARMACIE
DE LILLE

Doyen. — M. **Wannebroucq.**
Doyen honoraire. — M. **Cazeneuve.**
Professeur honoraire. — **Parise.**

PROFESSEURS TITULAIRES.

	MM.
Anatomie...............................	**Assaky.**
Physiologie.............................	**Wertheimer,** char. du cours.
Anatomie pathologique et pathologie générale.	**Herrmann,** chargé du cours.
Pathologie médicale....................	**Legay,** ch. du c.
Pathologie externe.....................	**Baudry,** ch. du c.
Clinique externe.......................	**Paquet** et **Folet.**
Clinique interne.......................	**Wannebroucq** et **Hallez.**
Accouchements, clinique obstétricale....	**Demon.**
Thérapeutique et matière médicale.... .	**N...**
Hygiène................................	**Arnoult.**
Chimie médicale et toxicologie..........	**N...**
Pharmacie et matière médicale	**Lotar.**
Médecine légale.......................	**Castiaux.**
Histoire naturelle	**Moniez.**
Clinique des maladies cutanées et syphilitiques	**Leloir,** ch. du c.
Physique	**Terquem,** ch .du c.
Chimie organique......................	**Lescœur, Lambling**
Histologie.............................	**Tourneux.**
Médecine opératoire...................	**Dubar,** ch. du c.

Professeurs agrégés : MM. **Gaulard, Doumer.**
Chargés des fonctions d'agrégés : MM. **Castelain, Thibaut.**

COURS COMPLÉMENTAIRES

Ophthalmologie. — M. **De Lapersonne**, chargé du cours.
Maladies cutanées et vénériennes. — M. **Leloir**, chargé du cours.
Maladies des enfants. — M. **Castelain**, chargé du cours.
Maladies mentales et nerveuses. — M. **Dubiau**, chargé du cours.
MAITRES DE CONFÉRENCES. — MM. **Gaulard, Barrois**.
Bibliothécaire. — M. **Maguin**.
Conservateur du Musée : M. **Delplanque**.
Chef des travaux d'anatomie. — M. **Legay**.
Agrégés. — **Gaulard, Leroy, Doumer, Baudry, Demon, Wertheimer, Lemoine, Chuffard**.
Chefs de clinique. — **Colas, Coppens, Richez, Cochet**.

FACULTÉ MIXTE DE MÉDECINE ET DE PHARMACIE
DE LYON

Doyen. — M. **Lortet**.
Assesseurs du doyen. — MM. **Bondet, Crolas, Monoyer**.

MM.

Anatomie	**Testut**.
Physiologie	**Morat**.
Anatomie générale et histologie	**Renaut**.
Anatomie pathologique	**Tripier** (R.).
Médecine expérimentale et comparée	**Chauveau**.
Chimie minérale	**Glénard**.
Chimie organique et toxicologie	**Cazeneuve**.
Physique médicale	**Monoyer**.
Zoologie et anatomie comparée	**Lortet**.
Pharmacie	**Crolas**
Pathologie interne	**Tessier**.
Pathologie externe	**Berne**.
Pathologie et thérapeutique générales	**Mayet**.
Hygiène	**Rollet**.
Thérapeutique	**Soulier**.
Matière médicale et botanique	**Cauvet**.
Médecine légale	**Lacassagne**.
Médecine opératoire	**Poncet**.
Clinique médicale	**Bondet, Lépine**, pr.
— —	**Rambaud**, adjoint.
— chirurgicale	**Ollier**.
— —	**Tripier** (Léon).

MM.

Clinique obstétricale .... Fochier.
   — ophthalmologique .... Gayet.
   — Maladies syphilitiques.......... Gailleton.
   — Maladies mentales............... Pierret.

Cours cliniques complémentaires.

Maladies des femmes,................. Laroyenne.
Maladies des enfants................. Perroud.

Enseignement auxiliaire

Physique............................ Didelot, agrégé.
Hydrologie.......................... Florence, agrégé.
Anatomie............................ Jaboulay, agrégé.

ÉCOLES PRÉPARATOIRES DE MÉDECINE
ET DE PHARMACIE

ALGER (Académie d'Alger).
Directeur. — **M. Texier**, ✳, 🏵 A.

PROFESSEURS TITULAIRES

MM.

Anatomie.............................. Trolard.
Physiologie .... Rey.
Pathologie interne.................... Texier, ✳, 🏵 A.
Pathologie externe.................... Vincent, ch. du c.
Clinique médicale..................... Gros, ✳.
Clinique chirurgicale................. Bruch, ✳, 🏵 A.
Accouch., mal. des femmes et des enfants. Trollier, ✳, 🏵 A.
Chimie et toxicologie................. N...
Histoire naturelle.................... Trabut.
Pharmacie et matière médicale......... Battandier, 🏵 A.
Hygiène et médecine légale............ Sézary.
Thérapeutique .... Bourlier.

COURS COMPLÉMENTAIRES ET CLINIQUES

Maladies syphilitiques et cutanées....... Gémy.
Maladies des enfants..................... Caussanel.

PROFESSEURS SUPPLÉANTS

Pour les chaires d'anatomie et de physiol. Ramakers.
Pour les chaires de médecine propr. dite. Moreau.
Pour les chaires de chirur. et d'accouch. Merz.
Pour les chaires de pharm. et de mat. méd. Ducruzel.
Pour les chaires de chimie org. et de phys. Guillemin, 🏵 A.
Pour l'histoire naturelle................. Soulié.
Chef des travaux anatomiques............. Deshayes.

Chef des travaux chimiques............. **Ducruzel.**
Chef de clinique médicale.............. **Salière.**
Chef de clinique chirurgicale............ **N...**
Chef de clinique obstétricale.......... **Cochez.**

PRÉPARATEURS

Prosecteur d'anatomie................. **Labbé.**
Aide d'anatomie...................... **Fumat.**
Préparateur de physiologie............ **Chalançon.**
   —   de chimie.................. **Hanoune.**
   —   d'histoire naturelle........ **Benoit.**
   —   de pharm. et de mat. méd. **Hugues.**

AMIENS (Académie de Douai)

Directeur. — M. **Lenoël**, ✳, ⚜ A.

Directeur honoraire. — M. **Herbet**, ✳, ⚜, I. ✳.

PROFESSEURS TITULAIRES

MM.

Anatomie........................... **Mollien**, ⚜ A.
Physiologie........................ **Scribe.**
Pathologie interne................. **D'Heilly.**
Pathologie externe et médecine opératoire. **Peulevé**, ⚜ A.
Clinique interne.................... **Padieu**, ⚜ A.
Clinique externe................... **Herbet**, ✳, ⚜ A.
Accouch., mal. des femmes et des enfants. **Lenoël** père, ✳, ⚜ A.
Chimie et toxicologie............... **Bor**, ⚜ A.
Histoire naturelle................. **Bernard.**
Pharmacie et matière médicale........ **Debionne.**
Hygiène et thérapeutique............. **Richer**, ⚜ A.
Physique........................... **Delage.**

Professeurs suppléants. — MM. **Léger**, pour la chaire de patholohie externe, clinique externe et accouchements; **Bax**, pour les chefs de clinique interne et de pathologie interne; **Lenoël** (Louis), pour les chaires d'anatomie et de physiologie; **Wallet**, pour les chaires de chimie et toxicologie, pharmacie et matière médicale, hygiène et thérapeutique.

Chef de clinique interne. — M. **Paucellier.**
Chef de clinique externe. — M. **Huber.**
Chef des travaux anatomiques. — M. **Léger.**
Chef des travaux chimiques. — M. **Wallet.**
Prosecteur. — M. **Leuté.**
Préparateur de chimie. — M. **Farcy.**
Secrétaire. — M. **Boalfroy.**
Bibliothécaire. — M. **Chivot.**

ANGERS (Académie de Rennes)

Directeur. — **M. Meleux**, I.
Secrétaire. — **M. Jagot.**

PROFESSEURS TITULAIRES

Anatomie	**Meleux**, I.
Physiologie	**Legludic**, A.
Pathologie externe et médec. opératoire	**Douet.**
Clinique externe	**Dezanneau**, A.
Pathologie interne	**Feillé**, A.
Clinique interne	**Farge**, I.
Accouch., mal. des femmes et des enfants	**Guignard**, A.
Histoire naturelle	**Lieutaud**, A.
Hygiène et thérapeutique	**Bahuaud.**
Chimie et toxicologie	**Tesson.**
Pharmacie	**Raimbault**, A.

Professeurs suppléants. — MM. **N**...., anatomie ; **Jagot**, médecine ; **Mâreau**, chirurgie ; **Gaudin**, physique.
Chef des travaux anatomiques. — M. **N**...
Chef des travaux chimiques. — M. **N**...

ARRAS (Académie de Douai)

Directeur. — **M. Trannoy.**
Secrétaire. — **M. Lestocquoy.**

PROFESSEURS TITULAIRES

Anatomie	**Baudouin.**
Physiologie	**Couchemard.**
Thérapeutique et hygiène	**Leclercq.**
Pathologie externe et médecine opératoir.	**Lescardé.**
Clinique externe	**Lestocquoy.**
Pathologie interne	**Dusard.**
Clinique interne	**Trannoy.**
Accouch., malad. des femmes et des enf.	**Germe,**
Pharmacie et matière médicale	**Segard.**
Chimie et toxicologie	**Gossard.**
Histoire naturelle	**Lobert.**
Chirurgie des armées	**Taffin.**

PROFESSEURS SUPPLÉANTS

Pathologie interne	**Goudemant.**
Pathologie externe et accouchements	**Taffin.**
Chef des travaux anatomiques	**Baudouin.**
Chef des travaux chimiques	**N**..
Préparateur du cours de chimie	**Duhaupas.**
Prosecteur	**Duhautey.**

33.

BESANÇON (Académie de Besançon)

Directeur : M. **Chenevrier**, ❋.

PROFESSEURS TITULAIRES

Anatomie	**Bruchon**, ⚜ I.
Physiologie	**Bornier**, ⚜ I.
Pathologie externe et médec. opératoire	**Druhen** jeune, ⚜ I.
Pathologie interne	**Druhen** aîné, ❋.
Clinique obstétricale et gynécologie	**Druhen** (J.).
Pharmacie et matière médicale	**Faivre**, ⚜ A.
Clinique externe	**Saillard**, ⚜ I.
Clinique interne	**Coutenot**, ❋.
Thérapeutique et Hygiène	**Chenevier**, ❋.
Histoire naturelle	**Magnin**.
Chimie et Toxicologie	**Boisson**, ⚜ A.
Physique médicale	**Henry**, ⚜ I.
Chimie organique	**Faivre-Dupaigre**.

PROFESSEURS SUPPLÉANTS CHARGÉS DU COURS

Histologie normale	**Gounand**.
Anatomie pathologique	**Gauderon**.
Chirurgie des Armées	**Chapoy** (A.).

Chef des travaux anatomiques. — M. **N...**
Chef des travaux chimiques. — M. **Serres**.
Secrétaire agent comptable. — M. **Boutet**, ⚜, I.
Conférencier de botanique. — M. **Paillot**.

CAEN (Académie de Caen)

Directeur. — M. **Bourienne**.
Directeur honoraire. — M. **Leroy de Langevinière**.

PROFESSEURS TITULAIRES

Anatomie	**Fayel-Deslongrais, Gidon**.
Physiologie	**Wiard**.
Pathologie externe et médec. opératoire	**Deloney**.
Clinique externe	**Denis-Dumnont**.
Pathologie interne	**Auvray**.
Clinique externe	**Maheut**.
Accouch., malad. des femmes et des enf.	**Bourienne**.

MM.

Hygiène et Thérapeutique.............. Chancerel.
Chimie et Toxicologie................ Lepetit.
Pharmacie et Matière médicale........ Charbonnier.
Histoire naturelle................... Pihier.
Physique............................. Pauchon.

PROFESSEURS SUPPLÉANTS

MM.

Pour les chaires d'anatom. et de physiol. Moutier.
Pour les chaires de médecine.......... Gidon.
Pour les chaires de chirurg. et d'accouc. Simon.
Pour les chaires des sciences naturelles. Catois.
Pour les chaires de physique et chimie.. De Fonezand.
Pour les chaires d'histologie pathologiq. Gosselin.

Chef des travaux anatomiques. — M. Gidon.
Secrétaire agent comptable. — M. Carrelet.

CLERMONT-FERRAND (Académie de Clermont-Ferrand)

Directeur honoraire. — M. Fleury, O. ✻.
Directeur. — M. Ledru.
Secrétaire. — M. Dourif.

PROFESSEURS TITULAIRES

MM.

Anatomie............................. Tixier.
Clinique externe..................... N...
Clinique interne..................... Bourgade (A. de), ✻.
Accouch., malad. des femmes et des enf. N...
Chimie et toxicologie .... Huguet.
Hygiène et thérapeutique............. Imbert-Gourbeyre.
Physiologie.......................... Gagnon.
Pathologie externe et médecine opérat. Ledru, ✻.
Pathologie interne................... Dourif, ✻.
Pharmacie et matière médicale........ Rocher.
Histoire naturelle................... Girod, ch. du cours.

PROFESSEURS SUPPLÉANTS CHARGÉS DU COURS

MM. Bousquet, Fouriaux, Truchot fils.

MM.

Chef des travaux anatomiques......... Pojolat.
Chef des travaux chimiques........... Bergouhnioux.

DIJON (Académie de Dijon)

Directeur. — M. Gautrelet.

PROFESSEURS TITULAIRES

Anatomie...................................... Maillard.
Physiologie................................... Tarnier.
Pathologie externe et médecine opérat.. Fleurot.
Pathologie interne..... .... Misset.
Clinique externe.......................... Parizot.
Clinique interne........................ Deroye.
Accouch., mal. des femmes et des enf.. Gautrelet.
Hygiène et thérapeutique................ Collette.
Pharmacie et matière médicale........ Viallanes.
Chimie et toxicologie.................. Margottet.
Histoire naturelle..................... Laguesse.

PROFESSEURS SUPPLÉANTS

Pour les chaires de médecine propr. dite. Quioc.
Pour les chaires de chirurg. et d'accouc. N...
Pour les chaires d'anat. et de physiol.. Pauffard.
Pour les chaires de matière médicale,
   pharmacie et physique................ Hébert.

PROFESSEURS HONORAIRES : MM. **Chanut** et **Morlot**

Chef des travaux anatomiques. — M. **N...**
Prosecteur. — **N...**
Chef des travaux chimiques. — M. Bellier.
Chef des travaux pratiques. — M. **Hébert.**
Secrétaire agent comptable. — M. **François.**

GRENOBLE (Académie de Grenoble)

Circonscription de l'école : Isère, Drôme. Hautes-Alpes, Ardèche,
Savoie, Haute-Savoie, Ain.

Directeur. — M. **Berger.**
Directeur honoraire. — M. **Aribert-Dufresne.**

PROFESSEURS TITULAIRES

Anatomie............................... Allard.
Physiologie .... Montaz.
Pathologie interne..................... Bisch.
Physique............................... Hurion.
Pathologie externe et médecine opérat... Turel.
Clinique externe....................... Girard.
Clinique interne....................... Berger.
Accouch., mal. des femmes et des enf... Rey.
Thérapeutique et hygiène............... Berlioz.
Pharmacie et toxicologie............... Breton.
Chimie et toxicologie.................. Raoult.
Histoire naturelle médicale............ Carlet.

PROFESSEUR HONORAIRE : M. **Michaud**

PROFESSEURS SUPPLÉANTS

Anatomie et physiologie................ Nicolas.
Pathologie externe .... Gallois.

Pathologie interne...................... **Pegoud.**
Chimie et pharmacie.................... **Giroud.**
Histoire naturelle...................... **Gagneu.**
   Chef des travaux anatomiques. — M. **Pegoud.**
   Chef des travaux chimiques. — M. **Verne.**
   Secrétaire. — M. **Imbert.**

LIMOGES (Académie de Poitiers)

Circonscription de l'école : Haute-Vienne, Corrèze, Dordogne
Directeur. — M. **G. Raymondaud.**
Directeur honoraire. — M. **Astaix**, ✳.
Secrétaire. — M. **Pillault.**

PROFESSEURS TITULAIRES

Pathologie interne.... .... **Depéret-Muret.**
Clinique externe...................... **Raymondaud** père.
Clinique interne...................... **Lemaistre** (Prosper)
Accouc., mal des femmes et des enfants. **Bleynie** (Douis).
Histoire naturelle...................... **Barny**, ✳.
Chimie et toxicologie................. **Astaix**, ✳.
Hygiène et thérapeutique.............. **Mandon.**
Anatomie............................... **Lemaistre** (Justin).
Physiologie............................ **Thouvenet.**
Pathologie externe et médecine opérat.. **Chenieux.**
Pharmacie et matière médicale........ **Pillault.**
   Professeurs honoraires : **Bleynie** père, **Mazard.**

PROFESSEURS SUPPLÉANTS

Pathologie interne..................... **Boudet.**
Anatomie et physiologie............... **G. Raymondaud** fils
Pathologie externe et accouchements.... **Raymond.**
Chimie et pharmacie................... **Guillaumet.**
   Chef des travaux anatomiques. — M. **Vautrin.**
   Chef des travaux chimiques. — M. **Besnard.**
   Prosecteur.— **N...**
   Préparateur de chimie. — M. **Guéraud.**

MARSEILLE

ÉCOLE DE PLEIN EXERCICE

Directeur. — M. **Chapplain.**
Secrétaire. — M. **Vigneau.**

PROFESSEURS TITULAIRES

Clinique chirurgicale (1re chaire)........ **Chapplain.**
   —   — (2e —).......... **Combalat.**
Clinique médicale (1re chaire)........... **Fallot.**
   —   — (2e —).......... **Villard.**

Physiologie	**Livon.**
Thérapeutique	**Laget.**
Anatomie	**Rampal, Gamel, sup.**
Chimie médicale	**Rousset.**
Pathologie interne	**Nicolas-Duranty.**
Pathologie externe	**Pirondi.**
Anatomie pathologique	**Nicolas-Duranty.**
Clinique obstétricale	**Magail.**
Hygiène et médecine légale	**Pauchon.**
Histoire naturelle	**Bouisson.**
Pharmacie	**Roustan.**
Physique médicale	**Caillol de Poncy.**
Matière médicale	**Heckel.**
Histologie	**Jourdan.**

PROFESSEURS SUPPLÉANTS

Médecine	**N..., Fallot.**
Chirurgie	**Villeneuve, Marco-relles.**
Anatomie et accouchements	**Alezaïs.**
Accouchements et gynécologie	**Queirel.**
Sciences naturelles	**Rietsch.**

Chef des travaux chimiques. — M. **Robert.**
Chef des travaux anatomiques. — M. **Gamel.**
Chef des travaux d'histoire naturelle et micrograpnie. — M. **Roule.**

NANTES (Académie de Rennes)

ÉCOLE DE PLEIN EXERCICE

Directeur. — M. **Laennec,** I.
Professeur honoraire. — M. **Delamare,** I.

PROFESSEURS TITULAIRES

MM.

Anatomie	**Jouon, Rouxeau,** s.
Physiologie	**Laënnec.**

PROFESSEURS TITULAIRES

MM.

Physique	**Leduc, Lefèvre,** s.
Chimie	**Andouard,** A.
Pharmacie	**Herbelin,** A.
Botanique et zoologie élémentaire	**Bureau,** A.
Matière médicale	**Ménier,** A.

Histologie élémentaire et anatomie patho-

logique.................................... A. **Malherbe**, ❀ A.
Pathologie médicale.................... **Viaud-Grand-Marais**, ❀ A.

Pathologie chirurgicale et médecine opératoire........................... **Montfort.**
Thérapeutique...................... **Chartier**, ❀ A.
Médecine légale et hygiène............. **Lapeyre**, ❀ I.
Accouch. et clinique d'accouchements... **Guillemet.**
Clinique médicale..................... **Trastour**, ❀ A., **Malherbe** père, ❀ I.

Clinique chirurgicale.................. **Heurtaux**, ❀, A.
Chenantais, ❀ A.

PROFESSEURS SUPPLÉANTS

Anatomie et physiologie................ **Rouveau.**
Chaires de médecine.................... **Kirchberg**, **Hervouet.**

Chaires de chirurgie................... **Dianoux**, **Poisson.**
Sciences physiques et naturelles....... **Bertin.**

Chef des travaux anatomiques et physiologiques.—M. **Lerat.**
Chef des travaux chimiques et physiques. — M. **Audraiu.**
Secrétaire et bibliothécaire. — M. **Aubineau.**

PRÉPARATEURS DES COURS

Chef de clinique médicale. — M. **Ollive.**
Chef d clinique chirurgicale. — M. **Touaille de Laraboie.**
Prosecteur. — M. **Colonna.**
Aide d'anatomie. — M. **Monnier.**
Aide de clinique ophtalmologique. — M. **Touchaleaume.**
Préparateurs des sciences physiques et naturelles.— MM. **Allaire** et **Perrouin.**

POITIERS (Académie de Poitiers)
Directeur. — M. **Chédevergne.**

PROFESSEURS TITULAIRES
MM.
Anatomie............................. **Lachaise**, ch. du c.
Pathologie externe et médecine opérat... **Poisson.**
Clinique externe..................... **Chédevergne.**
Pathologie interne................... **Brossard.**
Clinique interne..................... **Robert.**
Accouch., mal. des femmes et des enfants. **Jallet.**
Hygiène et thérapeutique............. **Poirault.**
Histoire naturelle médicale.......... **Delagarde.**
Chimie et toxicologie................ **Guitteau.**
Pharmacie et matière médicale........ **Mauduyt.**
Physiologie.......................... **Delaunay.**

PROFESSEURS SUPPLÉANTS

Pour les chaires de médecine propr. dite. **Roland.**
Pour les chaires de chir. et d'accouch... **Pion.**
Pour les chaires d'anat. et de physiologie. **Lachaise.**
Pour la chaire de pharmacie et de toxic. **Jouteau.**

Chef des travaux anatomiques. — M. N...
Secrétaire agent comptable, — M. **Boistard.**

REIMS (Académie de Paris)

Circoncsription de l'école: Marne, Ardennes, Meuse,
Seine-et-Marne, Aube

Directeur. — M. **Luton.**
Secrétaire. — M. **Gentilhomme.**

PROFESSEURS TITULAIRES

Anatomie............................... **Harman.**
Physiologie............................ **Moret.**
Pathologie externe et médecine opérat.. **Gentilhomme.**
Clinique externe....................... **Décès.**
Pathologie interne..................... **Strapart.**
Clinique interne....................... **Luton.**
Accouchements.......................... **Panis** (Alph.).
Histoire naturelle..................... **Lemoine.**
Hygiène et thérapeutique............... **Henrot** (H.).
Chimie et toxicologie.................. **Grandval** fils.
Pharmacie et matière médicale .... **Lajoux.**
Physique .... **Bertinet.**

Professeurs honoraires. — MM. **Decès** père, **Thomas, Doyen.**

PROFESSEURS SUPPLÉANTS

Pour les chaires de médecine........... **Langlet.**
Pour les chaires de chirurgie...... .... **Levêque.**
Pour les chaires d'anat. et de physiolog. **Colleville, Doyen.**
Pour la chaire d'accouchements........ **Levêque.**
Pour la chaire de pharmacie........... **Valser.**
Pour les chaires de physique et chimie.. **Chévy, Moustier.**

Chef des travaux anatomiques. — M. **Jolicœur.**
Préparateur de chimie. — M. **Karger.**
Préparateur d'histoire naturelle. — M. **N...**

RENNES (Académie de Rennes)

Directeur. — M. **Delacour.**

PROFESSEURS TITULAIRES

Anatomie............................... **Lhuissier.**
Physiologie............................ **Lefeuvre.**
Pathologie interne..................... **Bruté.**
Pathologie externe et médecine opérat... **Petit.**

Clinique externe...................... Aubrée, Dayot.
Clinique interne...................... Delacour.
Clinique des accouch. et gynécologie.... Perret.
Hygiène et thérapeutique..... .... Regnault.
Pharmacie et matière médicale.......... Macé, ✿.
Chimie et toxicologie................. Bellamy.
Histoire naturelle.................... Louveau.

Professeur honoraire. — M. **Pontallié.**
Professeur de physique. — M. N...

PROFESSEURS SUPPLÉANTS

Pour les chaires de physique........... **Deschamps.**
Pour les chaires de médecine prop. dite. **N...**
Pour les chaires de chirurg. et d'accouch. **Blin.**
Pour les chaires d'anatomie et de physiol. **Accolas.**
Pour les chaires d'histoire naturelle, chi-
   mie et pharmacie...................... **Porcher.**

Chef des travaux chimiques. — M. **Bellamy.**
Chef des travaux histologiques. — M. **Crié.**
Chef des travaux anatomiques. — M. **Bertheux.**
Secrétaire agent comptable. — M. **Treich.**

ROUEN (Académie de Caen)

Directeur. — M. **Leudet.**

PROFESSEURS TITULAIRES

Anatomie............................... **Tinel.**
Physiologie............................ **Pennetier.**
Pathologie externe et médecine opérat... **Merry-Delabost.**
Clinique externe....................... **Duménil.**
Pathologie interne..................... **Lévesque.**
Clinique interne....................... **Leudet.**
Acc., mal. des femmes et des enfants.... **Thierry.**
Pharmacie et matière médicale.......... **Duprey.**
Chimie et toxicologie.................. **J. Clouet.**
Histoire naturelle .... **Blanche.**
Hygiène et thérapeutique.... .... **Olivier.**
Physique............................... **Lecaplain.**

PROFESSEUR ADJOINT

Clinique interne....................... **Gressent.**

PROFESSEURS SUPPLÉANTS

Pour les chaires de chirurgie.......... **Hue (F.-A.).**
Pour les chaires de médecine........... **Pétel.**
Pour les chaires d'anat. et de physiol.... **Cerné.**
Pour les chaires des sciences accessoires. **Dumont.**

Chef des travaux anatomiques. — M. **Cauchois.**
Secrétaire.— M. **Rossignon.**

ÉCOLE DE MÉDECINE DE TOULOUSE

Directeur. — M. **Caubet.**

PROFESSEURS TITULAIRES

MM.

Anatomie.	**Bonamy.**
Physiologie	**Toussaint.**
Pathologie externe et médecine opérat...	**Labéda.**
Pathologie interne...................	**Caubet.**
Clinique externe.....................	**Ripoll, Jeannel.**
Clinique interne.....................	**Noguès.**
Accouchements	**Bonnemaison.**
	Labat.
Pharmacie et matière médicale........·	**Brœmer.**
Hygiène et thérapeutique..............·	**Basset.**
Histoire naturelle médicale............·	**Lamic.**
Chimie...............................·	**Frébault.**
Physique.............................	**Halsey.**

PROFESSEURS SUPPLÉANTS

Pour les chaires de pathologie interne et de clinique médicale.................	**Saint-Ange.**
Pour les chaires de chirurgie et d'accouc..	**Maynard.**
Pour les chaires d'anat. et de physiolog.	**Laulanié.**
Pour les chaires de matière médicale et pharmacie.............................	**Lespiau.**

PROFESSEURS HONORAIRES

MM. **Joly** et **Noulet.**

Chef de clinique médicale. — M. **André.**
Chef des travaux anatomiques. — M. **Cadène** (Michel).
Chef des travaux de chimie. — M. **Frébault.**
Chef des travaux de physique. — M. **Brœmer.**
Chef des travaux d'histoire naturelle. — M. **Lamic.**
Bibliothécaire. — M. **Graciette.**
Secrétaire. — M. **Maizerac.**

TOURS (Académie de Poitiers).

Directeur. — **M. Danner,** ✳.

PROFESSEURS TITULAIRES

Anatomie...........................	**Giraudet,**
Physiologie	**Danner** ✳.

Chimie et toxicologie...................... Grandin.
Histoire naturelle........................ Barnsby.
Clinique interne.......................... Duclos, O. ✳.
Clinique externe.......................... Thomas ✳.
Pathologie interne........................ Sainton.
Pathologie externe et médecine opératoire Courbon, ✳.
Accouchements............................. Herpin.
Hygiène et thérapeutique.................. Bodin.
Pharmacie et matière médicale............ Dupont.

PROFESSEURS SUPPLÉANTS

Chaires de chirurgie...................... N...
Anatomie et physiologie.................. Ledouble.
Chaires de médecine...................... N...
Chimie et histoire naturelle............. N...

Chef des travaux anatomiques. — M. **Meunier.**
Chef des travaux chimiques. — **M. Wolff.**
Secrétaire. — M. **Lecoy.**

ENSEIGNEMENT DE LA PHARMACIE

La France est le seul pays de l'Europe qui possède des établissements spéciaux pour l'enseignement de la pharmacie. Cet enseignement se fait dans les Ecoles supérieures de pharmacie, qui sont au nombre de trois, et dans les Ecoles préparatoires de médecine et de pharmacie.

Les Ecoles supérieures de pharmacie confèrent le titre de pharmacien de première classe et le certificat d'aptitude à la profession d'herboriste de première classe; elles délivrent, en outre, mais seulement pour les départements compris dans leur ressort, les certificats d'aptitude pour les professions de pharmacien et d'herboriste de deuxième classe.

ÉCOLE SUPERIEURE DE PHARMACIE DE PARIS

ADMINISTRATION

Directeur honor. — M. **Chatin.**
Directeur. — M. **Planchon.**
Administrateurs. — MM. **Chatin, Milne-Edwards, Jungfleisch.**
Secrétaire agent comptable. — M. **N...**
Bibliothécaire. — M. **Dorveaux.**
Tous les élèves placés chez les pharmaciens de la circonscrip-

tion de l'Ecole doivent être inscrits au secrétariat, et ne peuvent changer sans en faire la déclaration.

La bibliothèque de l'Ecole est ouverte aux élèves le lundi, le mercredi et le vendredi, de 11 heures à 4 heures.

PROFESSEURS.

Botanique et herborisations............ **Chatin.**
Zoologie............................ **Milne-Edwards (A.)**
Histoire naturelle des drogues simples.. **Planchon.**
Toxicologie .... **Bouis.**
Pharmacie chimique................... **N...**
Chimie .... **Riche.**
Physique............................ **Le Roux.**
Chimie organique..................... **Villiers.**
Pharmacie galénique.................. **Bourgoin.**
Minéralogie et hydrologie............. **Bouchardat.**
Botanique cryptogamique............... **Marchand.**

Travaux pratiques, 1re année, M. **Riche**; 2e année, M. **Jungfleisch**;
Travaux chimiques, 1re année, M. **Leidié**; 2e année, M. **Lextrait.**
Travaux micrographiques, M. **Hérail.**

AGRÉGÉS EN EXERCICE

MM. **Beauregard, Chastaing, Prunier, Quesneville, Moissan, Villiers, Gérard.**

COURS DU 1er SEMESTRE

Zoologie. — M. **Milne-Edwards**, mardi et samedi, midi 1/2.
Histoire naturelle des médicaments. — M. **Planchon**, lundi, mercredi et vendredi, à 4 heures.
Chimie générale. —M. **Riche**, mardi, jeudi, sam., à 4 h. 1/4.
Chimie organique. — M. **Villiers**, lundi, merc., vend. à 10 h.
Physique. — M. **Le Roux**, mardi, jeudi et samedi, à 2 h. 3/4.
Pharmacie galénique. — M. **Bourgoin**, lundi, mercredi et vendredi, à 8 h. 1/2.
Chimie analytique. — M. **Prunier**, lundi, mercredi et vendredi, à 9 h. 1/2.

COURS DE 2e SEMESTRE

Botanique phanérogamique —M. **N...**, mardi, jeudi, à 12 h. 1/2.
Toxicologie. — M. **N...**, mardi, jeudi, samedi, à 3 h. 1/2.
Pharmacie chimique.— M. **Prunier**, mardi, jeudi, samedi, à 8 h. 1/2.
Chimie organique. — M. **Jungfleisch**, lundi, mercredi et vendredi à 4 h. 1/2.
Botanique cryptogamique. — M. **Marchand**, mardi, jeudi et samedi, à 9 h. 1/2.
Hydrologie et histoire des minéraux. — M. **Bouchardat**, lundi, mercredi et vendredi, à 9 heures.

Les cours commencent en novembre et finissent en août; ils sont annoncés par voie d'affiches.

TRAVAUX PRATIQUES
Ouvrant le 16 avril

Professeurs : MM. **Lextret, Leidié, Marie.**
Agrégés : Manipulations de Chimie. — 1re année, M. **Moissan.** — 2e année, M. **Villiers.**

Manipulations de physique et de micrographie. — 3e année, M. **Gérard.**

Les bureaux du secrétariat sont ouverts de midi à 4 heures, tous les jours, excepté dimanches et fêtes.

Le registre des inscriptions est ouvert, pendant les périodes réglementaires, les mardis, jeudis et samedis, de midi à 2 h.

Les bulletins de versement pour consignations afférentes aux examens de fin d'études sont délivrés les mardis, jeudis et vendredis, de 2 à 4 heures.

PRIX

Le règlement du 14 août 1858 a institué à l'Ecole supérieure de pharmacie de Paris un concours à la suite de chacune des trois années d'études exigées des aspirants au titre de pharmacien de première classe.

Le prix de troisième année ou grand prix consiste en une médaille d'or de 250 fr., plus 500 fr. de remise sur les droits d'examen et 50 fr. de livres.

Le prix de deuxième année consiste en une médaille d'argent, plus 150 fr. de remise sur les droits d'examen.

Si le même élève remportait les trois prix dans trois cours consécutifs, il lui serait fait remise entière des frais de réception.

ÉCOLE SUPÉRIEURE DE PHARMACIE DE MONTPELLIER

Directeur. — M. **Diacon.**
Secrétaire. — M. **Blaise** (F.-J.).

Chimie analytique et toxicologie......... **Jeanjean, Imbert.**

AGRÉGÉS

Physique............................... **Malosse.**
Chimie................................. **Massol.**
Histoire naturelle..................... **Courchet.**
Pharmacie.............................. **Gay.**

Préparateur de physique. — M. **Bourdel.**
—   chimie. — M. **Beluzon.**
—   histoire naturelle. — **N.,.**
—   toxicologie. — M. **Guilhaumon.**

ÉCOLE SUPÉRIEURE DE PHARMACIE DE NANCY

Directeur. — M. **Jacquemin,** ✳.
Directeur honoraire. — M. **Oberlin,** ✳.
Secrétaire agent comptable. — M. **Bonnet.**

MM.

Chimie inorganique....................	**Jacquemin,** ✳, professeur.
Chimie organique.....................	
Chimie des corps organisés...........	
Toxicologie	**Schlagdenhauffen,** professeur.
Physique	
Histoire naturelle médicale botanique...	**Bleicher,** ✳, professeur.
Botanique et zoologie	
Matière médicale.....................	**Godfrin,** chargé du cours.
Pharmacie chimique	**Held,** agrégé, chargé du cours.
Pharmacie galénique (cours complément.)	**Delcominète,** ch. du cours.
Minéralogie et hydrologie (cours compl.).	**Klobb,** agrég. chargé du cours.
Zoologie, cryptogamie (cours complém.).	**Thouvenin,** chargé du cours.

AGRÉGÉS

Chimie...........................	**Klobb.**
Analyse chimique et toxicologie.........	**Held.**

CHEFS DES TRAVAUX PRATIQUES

Chimie, toxicologie et pharmacie.......	**Klobb.**
Histoire naturelle et micrographie.......	**Thouvenin.**

INTERNAT EN PHARMACIE DES HOPITAUX DE PARIS

Conditions du concours, *voy.* à l'Assistance publique (préfecture du département de la Seine).

MUSÉUM D'HISTOIRE NATURELLE

Au Jardin des Plantes

Professeur directeur. — M. **Frémy.**
Professeur directeur suppléant. — M. **Decaisne.**
Chef des bureaux d'administration. — M. **Chezal.**

Les galeries sont ouvertes au public tous les jours de une à quatre heures, ainsi que le dimanche de une à cinq heures.

Les étudiants, munis d'une carte spéciale, sont admis à travailler tous les matins.

COURS	PROFESSEURS
	MM.
Anatomie comparée	Pouchet.
Anthropologie	De Quatrefages.
Chimie appliquée aux corps organisés	Chevreul.
Chimie appliquée aux corps inorganisés	Frémy.
Culture	Cornu.
Géologie	Daubrée.
Minéralogie	Des Cloiseaux.
Physiologie générale	Rouget.
Physique appliquée aux sciences naturelles	Becquerel (E.).
Botanique (organographie et physiologie végétale)	Van Tieghem.
Botanique (classification et familles naturelles)	Bureau.
Physique végétale	Ville (Georges).
Zoologie (mammifères, oiseaux)	Milne-Edwards (A.)
Zoologie (reptiles et poissons	Vaillant (Léon).
Zoologie (animaux invertébrés)	Blanchard.
Zoologie (mollusques et zoophytes)	Perrier (E.).
Paléontologie	Gaudry.
Pathologie comparée	N...
Physiologie végétale	Dehérain.

AIDES NATURALISTES

Anatomie comparée	Gervais (Henri).
Paléontologie	Fischer.
Anthropologie	Hamy.
Physiologie comparée	Philipeaux, Gréhant.
Zoologie (mammifères et oiseaux)	Oustalet, Huet.
Zoologie (reptiles, batraciens et poissons)	Sauvage.
Zoologie (insectes, crustacées, arachid.).	Lucas et Künckel d'Herculais.
Zoologie (mollusques et zoophytes)	Rochebrune (De), Poirier.
Géologie	Meunier (Stanislas).

Minéralogie	Jannettaz.
Chimie organique	Arnaud.
Chimie inorganique	Terreil.
Physique	Becquerel (H.).
Botanique (organogr. et physiol. végét.)	Renault, Costantin.
Botanique (classification et familles)	Poisson.
Pathologie comparée	Gibier.

CONSERVATEURS DES GALERIES

Anatomie comparée et anthropologie	Desmarest.
Zoologie et minéralogie	Bocourt.
Botanique	Hérincq.

COLLÈGE DE FRANCE

Rue des Écoles, 5

Administrateur. — **M. Renan.**
Secrétaire. — **M. Bouchon-Brandely.**

COURS DE SCIENCES	PROFESSEURS
Mécanique céleste	Lévy (Maur.), N..., s.
Mathématiques	Jordan.
Physique mathématique	Bertrand, N..., sup.
Physique expérimentale	D'Arsouval.
Chimie minérale	Schützenberger.
Chimie organique	Berthelot, C ✳.
Médecine	Brown-Séquard.
Anatomie générale	Ranvier.
Histoire naturelle des corps organisés	Marey, Franck, sup.
Histoire naturelle des corps inorganiques	Fouqué.
Embryogénie comparée	Balbiani.

LABORATOIRE D'HISTOLOGIE

MM. **Ranvier,** directeur ; — **Malanez,** directeur-adjoint ; — **Darier** et **Vignal,** répétiteurs.

FACULTÉ DES SCIENCES

Doyen. — **M. Jamin.**
Les cours de la Faculté s'ouvriront le jeudi 5 novembre 1885, à la Sorbonne.

1er SEMESTRE

PROFESSEURS	MM.
Géométrie supérieure	Darboux.
Calcul différentiel et calcul intégral	Picard.
Mécanique rationnelle	Appell.

Astronom. mathémat. et mécaniq. céleste	**Tisserand.**
Calcul des probabil. et physiq. mathémat.	**Lippmann.**
Mécanique physique et expérimentale....	**Boussinesq.**
Physique........................	**Poincaré, Bouty.**
Chimie (Ce cours aura lieu rue Michelet, 3)	**Troost.**
Chimie (rue Michelet, 3)..............	**Debray.**
Zoologie, anatomie, physiologie comparée	**De Lacaze-Duthiers**
Physiologie. (Ce cours aura lieu rue de l'Estrapade, 18).....................	**Dastre,** profes. adj..

COURS ANNEXES

Chimie biologique....................	**Duclaux.**

CONFÉRENCES

Sciences mathématiques..............	**Raffy, Puiseux.**
Sciences physiques...................	**Joly, Mouton, Salet, Pellat, Riban et Jannetaz.**
Sciences naturelles..................	**Chatin, Pruvot, De Lacaze-Duthiers, Vesque, Velain.**

PROFESSEURS HONORAIRES

MM. Pasteur et Duchartre.

2e SEMESTRE

Algèbre supérieur....................	**Hermite.**
Calcul intégral......................	**Picard.**
Astronomie physique..................	**Bonnet.**
Mécanique..........................	**Appell,**
Physique mathématique...............	**Lippmann.**
Mécanique physique et expérimentale...	**Poincaré.**
Physique (2e partie).................	**Boussinesq.**
Chimie organique....................	**Friedel.**
Minéralogie.........................	**Hautefeuille.**
Zoologie, anatomie, physiologie comparée	**N...**
Botanique..........................	**Duchartre.**
Géologie...........................	**Hébert.**
Physique céleste (cours annexe)........	**Wolf.**

JOURS ET HEURES DES COURS

Lundi. — MM. Picard, 8 h. 1/2; Mouton, 9 h.; Riban, 9 h.; Velain, 9 h.; Chatin, 10 h.; Poincaré, 10 h. 1/2; Vesque, midi; Joly, 1 h.; Troost, 1 h.; Puiseux, 3 h.; Dastre, 3 h. 1/2; Pellat, 4 h.

Mardi. — MM. Boussinesq, 8 h. 1/2 ; Jannetaz, 8 h. 1/2 ; Tisserand, 10 h. 1/2 ; Velain, 1 h. ; Bouty, 1 h. 1/2 ; Duclaux, 2 h. 1/2 ; Raffy, 3 h. ; De Lacaze-Duthiers, 3 h. 1/2 ; Salet, 3 h. 1/2.

Mercredi. — Appell, 8 h. 1/2 ; Mouton, 9 h. ; Riban, 9 h. ; Darboux, 10 h. 1/2 ; Debray, 2 h. 1/2.

Jeudi. — MM. Picard, 8 h 1/2 ; Mouton, 9 h. ; Riban, 9 h. ; Velain, 9 h. ; Chatin, 10 h. ; Poincaré, 10 h. 1/2 : Vesque, midi : Troost, 1 h. ; Duclaux, 2 h. 1/2 ; Pruvot, 3 h. ; Pellat, 4 h. ; Raffy, 4 h. 1/2.

Vendredi. — MM. Appel, 8 h. 1/2 ; Mouton, 9 h. ; Riban, 9 h. ; Darboux, 10 h. 1/2 ; Debray, 2 h. 1/2 ; Puiseux, 3 h. ; Dastre, 3 h. 1/2.

Samedi. — Boussinesq, 8 h. 1/2 ; Jannetaz, 8 h. 1/2 ; Pruvot, 10 h. ; Tisserand, 10 h. 1/2 ; Joly, 10 1/2 ; Velain, 1 1/2 ; Raffy, 3 h. ; De Lacaze-Duthiers, 3 h. 1/2 ; Salet, 3 h. 1/2.

INSTITUT D'ANTHROPOLOGIE
15, RUE DE L'ÉCOLE DE MÉDECINE, 15

Anthropologie générale................	**Topinard** (P.), prof.
Ethnologie...........................	**Dally**, profess., **Manouvrier**, prof. adj.
Anthropologie préhistorique...........	**De Mortillet**, profes.
Géographie médicale...................	**Bordier**, professeur.
Histoire des civilisations............	**Letourneau**, profess.
Anthropologie anatomique..............	**N...**, professeur.
	Hervé, profess. adj.
Anthropologie zoologique..............	**Mathias Duval**, pr.

ACADEMIES ET SOCIÉTÉS SAVANTES

ACADÉMIE DES SCIENCES

Secrétaire perpétuel pour les sciences mathématiques. — **M. Bertrand**.

Secrétaire perpétuel pour les sciences physiques. — **M. Jamin**.

SCIENCES MATHÉMATIQUES

1re SECTION *Géométrie*	2e SECTION *Mécanique*
1856. — Hermitte (Charles).	1868. — Saint-Venant (Adhém. Jean-Claude, Barr de).
1862. — Bonnet (Pierre-Ossian).	
1881. — Jordan (Marie-Ennemond-Camille).	1868. — Philips (Edouard).
1884. — Darboux (Jean-Gast.).	1873. — Resal.
1885. — Laguerre (Edm.-Nic.).	1883. — Lévy (Maurice).

3e SECTION

Astronomie

1847. — Faye.
1873. — Janssen.
1873. — Lœwy.
1875. — Mouchez.
1878. — Tisserand.
1883. — Wolf.

4e SECTION

Géographie et Navigation

1863. — Pâris.
1866 — Jurien de la Gravière.

1867. — Abbadie (D').
1880. — Perrier.
1884. — Bouquet de la Grye.
1885. — Grandidier.

5e SECTION

Physique générale

1860. — Fizeau.
1865. — Becquerel.
1873. — Berthelot.
1878 — Cornu.
1884. — Mascart.

SCIENCES PHYSIQUES

6e SECTION

Chimie

1826. — Chevreul.
1857. — Fremy.
1868. — Cahours.
1877. — Debray.
1878. — Friedel.
1884. — Troost.

7e SECTION

Minéralogie

1861. — Daubrée.
1862. — Pasteur.
1869. — Des Cloizeaux.
1877. — Hébert.
1881. — Fouqué.
1882. — Gaudry.

8e SECTION

Botanique

1854. — Talasne.
1861. — Duchartre.
1863. — Naudin.
1866. — Trécul.
1874. — Chatin.
1877. — Van Tieghem.

9e SECTION

Économie rurale

1839. — Boussingault.
1852. — Peligot.
1868. — Bouley.
1872. — Mangon.
1882. — Schlœsing.
1881. — Reiset.

10e SECTION

Anatomie et Zoologie

1852. — Quatrefages.
1862. — Blanchard.
1871. — Lacaze-Duthiers.
1879. — Edwards (Alph.).

11e SECTION

Médecine et Chirurgie

1874. — Gosselin.
1876. — Vulpian.
1878. — Marey.
1882. — Bert (Paul).
1883. — Richet.
1883 — Charcot.

ACADÉMICIENS LIBRES

1867. — Larrey.
1873. — Cosson.
Lesseps.
Favé.
Damour.
Lalanne.

Freycinet.
Haton de la Goupillière.
De Fauque de Jon-
quières.
Cailletet.

ASSOCIÉS ÉTRANGERS

Owen, à Londres.
Krunnier, à Berlin.
Airy, à Greenwich.
Tcherichef, à St-Pétersbourg.
Candolle, à Genève.

Don Pedro d'Alcantara, empe-
reur du Brésil.
Thomson, Glascow.
Bunsen, Heidelberg.

MEMBRES CORRESPONDANTS

1re SECTION. — *Géométrie*

1863. — Neumann (Franz-Ernst), à Kœnisgberg.
1863. — Sylvester (James-Joseph), à Baltimore.
1868. — Weierstrass (Charles), ✳, à Berlin.
1868. — Kronecker (Léopold), ✳, à Berlin.
1880. — Brioschi (François), à Milan.
1884. — Salmon (Georges), à Dublin.

2e SECTION. — *Mécanique*

1865. — Clausius (Julien-Emmanuel-Rudolph), O ✳, à Bonn.
1869. — Caligny (Anatole-François Huc, marquis de), ✳, rue
de l'Orangerie, 18, à Versailles.
1875. — Broch (Ole-Jacob), O ✳, à Christiania.
1875. — Boileau (Pierre-Prosper). O ✳, rue de la Bibliothèque,
7, à Versailles.
1876. — Colladon (Jean-Daniel), ✳, à Genève.
1879. — Dausse (Marie-François-Benjamin), ✳, à Grenoble.

3e SECTION. — *Astronomie*

1851. — Hind (John-Russel), à Londres.
1859. — Adams (John-Couch), à Cambridge.
1863. — Cailey (Arthur), à Cambridge.
1865. — Struve (Otto-Wilhelm), C ✳, à Pulkova.
1873. — Lockyer (Joseph-Norman), à Londres.
1874. — Huggins (William), à Londres.
1874. — Newcomb (Simon), à Washington.
1879. — Stephan (Jean-Marie-Edouard), ✳, à Marseille.
1879. — Oppolzer (Théodore d'), O ✳, à Vienne.
1879. — Hall (Asaph), à Washington.
1879. — Gylden (Jean-Auguste-Hugo), O ✳, à Stockolm.
1879. — Schiaparelli (Jean-Virginius), à Milan.

1880. — De La Rue (Warren), C ✳, à Londres.
1881. — Fould (Benjamin-Apthorp), à Cordoba.
1885. — Wolf (Rudolf), à Zurich.

4ᵉ SECTION. — *Géographie et Navigation*

1861.   Tchihatchef (Pierre-Alexandre de), C ✳, à Florence.
1866. — Richards (le vice-amiral sir George Henry), à Londres.
1872. — David (abbé Armand), missionnaire en Chine.
1872. — Ledieu (Alfred-Constant-Hector), O ✳, à Brest, et à
          Paris, rue du Cherche-Midi, 36.
1876. — Nordenskiold (Nils.-Adolf-Erik, baron), C ✳, à
          Stockholm.
1885. — Hanez de Ibero (Charles), à Madrid.

5ᵉ SECTION. — *Physique générale*

1865. — Weber (Wilhem-Eduard), à Gœttingue.
1867. — Hoin (Gustave-Adolphe), au Logelbach, près Colmar.
1870. — Helmholtz (Hermann-Louis-Ferdinand), C ✳, à Berlin.
1870. — Kirchhoff (Gustave-Robert), C ✳, à Heidelberg.
1870. — Joule (James-Prescott), à Manchester.
1879. — Stokes (George-Gabriel), à Cambridge.
1880. — Abria (Jérémie-Joseph-Benoit), O ✳, à Bordeaux.
1882. — Lallemand (Etienne-Alexandre), ✳, à Poitiers.

6ᵉ SECTION. — *Chimie*

1859. — Hofmann (August-Wilhelm), à Berlin.
1866. — Marignac (Jean-Charles-Galinard de), à Genève.
1866. — Frankland (Edward), à Londres.
1869. — Dessaignes (Victor), à Vendôme.
1873. — Williamson-Alexander-Williams), à Londres.
1878. — Lecoq de Boisbaudran (Paul-Emile dit François), ✳, à
          Cognac, et à Paris, rue de Prony, 36.
1888. — Chancel (Gustave-Charles-Bonaventure), ✳, à Mont-
          pellier.
1880. — Stas (Jean-Servais), ✳, à Bruxelles.

7ᵉ SECTION. — *Minéralogie*

1874. — Kokscharow (le général Nicolas de), à St-Pétersbourg.
1874. — Studer (Bernard), ✳, à Berne.
1877. — Lory (Charles), à Grenoble.
1879. — Abich (Guillaume-Germain), à Venise.
1879. — Favre (Jean-Alphonse), ✳, r. des Granges, 6, à Genève.
1884. — Hall (James), à Albany.
1885. — Prestwich (Joseph), à Oxford.
1885. — Gosselet (Jules-Auguste-Alexandre), ✳, à Lille.   34.

8e section. — *Botanique*

1866. — Hookers (sir Jos. Dalton), à Kew, près Londres.
1869. — Pringsheim (Nathanael), à Cerlin.
1872. — Planchon (Jules-Emile), ✳, à Montpellier
1876. — Saporta (le comte Louis-Charles-Joseph-Gaston de), ✳, à Aix.
1878. — Gray (Asa), à Cambridge (Massachusets, Etats-Unis).
1881. — Clos (Dominique), à Toulouse.
1885. — Sirodot (Simon), ✳, à Rennes.
1885. — Grand'Enry (François-Cyrille), ✳, à Saint-Etienne.
1885. — Agardh (Jacob-Georges), à Lund.

9e section. — *Economie rurale*

1863. — Martins (Charles-Frédéric), O ✳, au Jardin des Plantes, à Montpellier.
1865. — Vergnette-Lamotte (le vicomte Gérard-Elisabeth-Alfred-de), ✳, à Beaune.
1866. — Marès (Henri-Pierre-Louis), à Montpellier.
1879. — Lawes (John-Bennett), à Rothamsted Saint-Albans station Hertforshire.
1881. — Gasparin (Paul-Joseph de), ✳, à Orange.
1882. — Demontzey (Gabriel-Louis-Prosper), à Aix.
1883. — Gilbert (Joseph-Henri), à Rothamster Saint-Albans, etc.
1884. — Corvo (Joao de Andrade), G. C. ✳, à Lisbonne.
1885. — Lechartier (Georges-Vital), à Rennes.

10e section. — *Anatomie et Zoologie*

1866. — Beneden (Pierre-Joseph Van), à Louvain.
1867. — Siébold (Charles-Théodore-Ernest de), à Munich.
1872. — Loven (Svenon-Louis), à Stockolm.
1873. — Steenstrup (Johannes-Japetus-Smith), à Copenhague.
1883. — Dana (James-Droight), à New-Haven (Connecticut).
1873. — Carpentier (Guillaume-Benjamin), à Londres.
1879. — Huxley (Thomas-Henry), à Londres.

11e section. — *Médecine et Chirurgie*

1859. — Virchow (Rudolph), à Berlin.
1874. — Ollier (Louis-Xavier-Edouard-Léopold), O ✳, à Lyon.
1874. — Tholozan (Joseph-Désiré), O ✳, à Téhéran.
1878. — Chauveau (Jean-Baptiste-Auguste), O ✳, à Lyon.
1879. — Donders (François-Corneille), à Utrecht.
1879. — Palasciano (Ferdinand-Antoine-Léopold), à Naples.
1885. — Hannover (Adolphe), à Copenhague.
1885. — Paget (sir James), à Londres.

ACADÉMIE DE MÉDECINE

CRÉÉE PAR ORDONNANCE DU 20 DÉCEMBRE 1820

Séance tous les mardis à trois heures
Rue des Saints-Pères, 49

Président. — **M. Bergeron.**
Vice-président. — **Trélat.**
Secrétaire perpétuel. — **M. Béclard**, au siège de l'Académie.
Secrétaire annuel. — **M. Proust.**
Trésorier. — **M. E. Caventou.**

1re SECTION

Anatomie et Physiologie. — 10.

1847. — Baillarger.
1862. — Béclard.
1862. — Sappey.
1869. — Vulpian.
1872. — Marey.
1877. — Luys.
1878. — Sée (Marc).
1879. — Tillaux.
1880. — Polaillon.
1882. — Duval.

2e SECTION

Pathologie médicale. — 13.

1842. — Guérin (Jules).
1862. — Roger.
1867. — Hérard.
1869. — Sée (Germain).
1872. — Bernutz.
1874. — Villemin.
1877. — Jaccoud.
1878. — Peter.
1879. — Fournier.
1882. — Bucquoy.
1882. — Potain.
1883. — Ball.
1884. — Siredey.

3e SECTION

Pathologie chirurgicale. — 10.

1850. — Ricord.
1850. — Larrey.
1860. — Gosselin.

1869. — Verneuil.
1874. — Trélat.
1875. — Perrin.
1876. — Le Fort (Léon).
1877. — Panas.
1880. — Labbé.
1883. — Lannelongue.

4e SECTION

Thérapeutique et histoire naturelle médicale. — 10.

1853. — Chatin.
1857. — Hardy.
1868. — Marrotte.
1873. — Moutard-Martin.
1880. — Dujardin-Beaumetz.
1880. — Paul (Constantin).
1883. — Ferréol.
1883. — Vidal.

5e SECTION

Médecine opératoire. — 7.

1866. — Richet.
1867. — Legouest.
1868. — Guérin (Alph.).
1877. — Rochard.
1878. — Guyon.
1879. — Duplay.
1881. — Cusco.

6e SECTION

Anatomie pathologique. — 7.

1858. — Robin.
1872. — Bourdon.

1873. — Charcot.
1873. — Laboulbène.
1875. — Empis.
1877. — Lancereaux.
1884 — Cornil.

7e SECTION
Accouchements. — 7.

1862. — De Villiers.
1863. — Blot.
1866. — Barthez.
1882. — Tarnier.
1873. — Hervieux.
1880. — Guéniot.
1884. — Charpentier.

8e SECTION
Hygiène publique, médecine légale et police médicale. — 9.

1855. — Bergeron.
1872. — Roussel.
1878.   Guéneau de Mussy (H.).
1879. — Lagneau.
1869. — Proust.
1880. — Colin (Léon).
1880. — Brouardel.
1881. — Besnier.

9e SECTION
Médecine vétérinaire. — 5.

1855. — Bouley.
1861. — Reynal.
1863. — Colin (Gabriel).
1875. — Goubaux.
 879. — Leblanc.

10e SECTION
Physique et Chimie médicales. —
10.

1858. — Gavarret.
1861. — Regnauld.
1863. — Berthelot.
1874. — Giraud-Teulon.
1878. — Bouis.
1879. — Gautier.
1882. — Gariel.
1882. — Bouchardat (Gustave).
1884. — Schutzenberger.

11e SECTION
Pharmacie. — 10.

1858. — Bouchardat (Apollin.).
1870. — Caventou.
1872. — Lefort (Jules).
1877. — Planchon.
1877. — Riche.
1879. — Bourgoin.
1880. — Jungfleisch.
1880. — Méhu.

Académiciens libres. — 6.

1823. — Chevreul.
1854. — Milne-Edwards.
1873. — Pasteur.
1874. — Le Roy de Méricourt.
1883. — De Quatrefages.

FONCTIONNAIRES DE L'ACADÉMIE

Directeur du service de la vaccine. — M. **Blot.**
Bibliothécaire. — M. **René Briau.**
Bibliothécaire-adjoint. — M. **Dureau.**
Chef des travaux chimiques. — M. **Hardy.**

ASSOCIÉS NATIONAUX

Girardin, à Rouen, 1864.
Stoltz, à Nancy, 1864.
Martins, à Montpellier, 1871.
Chauveau, à Lyon, 1876.

Leudet, à Rouen, 1883.
Ollier, à Lyon, 1883
Cazeneuve, à Lille, 188

ASSOCIÉS ÉTRANGERS

Balenchana, à Madrid, 1845. | Owen (R.), à Londres, 1874.
Virchow, à Berlin, 1847. | Hooker, à Londres.
Bunsen, à Heidelberg, 1867. |

VACCINATIONS

On vaccine gratuitement le mardi et le samedi de chaque semaine, à midi, à l'Académie de médecine; l'Académie envoie du vaccin à toutes les personnes qui lui en demandent, franc de port, sous le couvert du ministre du commerce.

SOCIÉTÉ DE CHIRURGIE DE PARIS

RUE DE L'ABBAYE, 3

Cette Société a pour but l'étude et les progrès de la chirurgie.

PRIX DUVAL. — La Société de chirurgie, après une donation de M. Duval, a fondé, à titre d'encouragement, un prix annuel de la valeur de 100 fr. en livres, pour l'auteur de la meilleure thèse de chirurgie publiée en France dans le courant de l'année.

Autant que possible, les recherches doivent porter sur un seul objet et s'appuyer sur des observations recueillies par l'auteur lui-même dans un service d'hôpital.

Tous les auteurs anciens et modernes qui ont traité le même sujet devront être indiqués, ainsi que la source précise des citations.

Seront admis seuls à concourir les docteurs ayant rempli les fonctions d'interne définitifs dans les hôpitaux civils ou ayant un grade analogue dans les hôpitaux militaires ou de la marine.

Les thèses soutenues depuis le 1er janvier d'une année jusqu'au 31 décembre de la même année sont seules admises au concours pour le prix de l'année suivante.

Les candidats devront adresser *franco* deux exemplaires de leur thèse au secrétariat de la Société, rue de l'Abbaye, 3, avant le 15 janvier, et indiquer dans la lettre d'envoi les hôpitaux où ils ont fait leurs études.

PRIX GERDY. — Ce prix est biennal et de la valeur de 2,000 fr.

PRIX DEMARQUAY. — Ce prix est biennal et est de 800 fr.

PRIX LABORIE. — Ce prix de la valeur de 1,200 francs, est donné tous les ans à l'auteur du meilleur mémoire sur un sujet de chirurgie déterminé par la Société. Les candidats à ce prix ne doivent pas se faire connaître.

La Société de chirurgie de Paris tient ses séances au palais abbatial, place de l'Abbaye, le mercredi, à trois heures et demie.

Secrétaire. — **M. Horteloup.**

MEMBRES TITULAIRES

MM. Anger (Théop.), Berger, Bouilly, Cruveilher (Ed.), Delens, Désormeaux, Desprès, Duplay, Farabeuf, Giraud-Teulon, Guéniot, Gillette, Horteloup, Labbé (Léon), Lannelongue, Ledentu, Lucas-Championnière, Magitot, Monod, Mepveu, Nicaise, Périer, Polaillon, Pozzi, Reclus, Richelot, de Saint-Germain, Sée (Marc), Tarnier, Terrier, Terrillon, Tillaux, Trélat, Verneuil.

MEMBRES HONORAIRES

MM. Blot, Boinet, Bouley (H.), Deguise fils, Forget, Gosselin, Guérin (Alph.), Guyon (Félix), Larrey, Lefort, Legouest, Marjolin, Monod, Panas, Paulet, Perrin (Maurice), Richet, Ricord.

SOCIÉTÉ MÉDICALE DES HOPITAUX DE PARIS

RUE DE L'ABBAYE, 3

Cette Société, fondée en 1849, a pour but l'étude et les progrès de la médecine pratique ; l'examen de toutes les questions relatives aux établissements hospitaliers ; la défense des intérêts du corps médical des hôpitaux. Elle se compose de membres *titulaires*, de membres *honoraires* et de *correspondants*.

Sont admis comme membres *titulaires* les médecins des hôpitaux civils de Paris et du bureau central, les médecins chefs de service des hôpitaux militaires de Paris. Les membres *titulaires* peuvent devenir *honoraires* après cinq années.

Les conditions d'admission sont une demande écrite adressée au Président de la Société, et l'acquit d'un droit de diplôme.

Peuvent être admis aux mêmes conditions et en présentant un mémoire original inédit, comme membres *correspondants*, les chefs de service d'un hôpital civil ou militaire, en province ou à l'étranger.

Les séances de la Société sont publiques. Elles ont lieu le deuxième et le quatrième vendredi de chaque mois, à trois heures et demie, au palais abbatial, rue de l'Abbaye, 3.

Secrétaire général. — M. **Desnos.**

MEMBRES TITULAIRES

MM. Audhoui, Baillarger, Ball, Balzer, Bergeron, Bernutz, Besnier (E.), Blachez, Bouchard, Bourneville, Brouardel, Bucquoy, Cadet de Gassicourt, Cazalis, Charcot, Colin, Cornil, Cuffer, Damaschino, Danlos, Debove, Delassiauve, Descroizilles, Desnos, Dieulafoy, d'Heilly, Dreyfus-Brisac, du Castel, du Cazal, Duguet, Dujardin-Beaumetz, Dumontpallier, Empis, Féréol, Fernet, Ferrand, Fournier (A.), Frémy, Gallard, Jardin-Roze,

Gille, Gingeot, Gombault, Gouguenheim, Fouraud (Xavier), Grancher, Gueneau de Mussy (Henri), Guibout, Guyot (Jules), Hallopeau, Hanot, Hardy, Hayem, Hérard, Hervieux, Huchard, Hutinel, Jaccoud, Joffroy, Labadie-Lagrave, Labbé (Ed.), Laboulbène, Labric, Laccassagne, Lacombe, Lallier, Lancereaux, Landouzy, Landrieux, Lasègue, Laveran, Lecorché, Legroux, Lépine, Lereboullet, Libermann, Liouville, Luys, Maingault, Martineau, Matice, Mauriac, Mesnet, Millard, Moissenet, Moutard-Martin, Moutard-Martin (Robert), Ollivier, Parrot, Paul, Peter, Potain, Proust, Quinquand, Rathery, Raymond, Rendu, Rigal, Robin, Roger (H.), Roques, Sevestre, Simon (Jules), Simonbet, Siredey, Straus, Tenneson, Triboulet, Troisier, Vallin, Vidal, Villemin, Voisin, Zuber.

MEMBRES HONORAIRES

MM. Barthez, Bourdon, Champouillon, Dechambre, Gendrin, Gnéneau de Mussy, Marrotte, Nonat, Huche, Vulpian, Woillez.

CORRESPONDANTS

MM. Bonnemaison, à Toulouse ; Bourgeois, à Étampes ; Caradec, à Brest ; Cazin, à Beck-sur-Mer ; Girard, à Marseille ; Lagout, à Aigueperse ; Leuget, à Rouen ; Monteils, à Mende ; Rames, à Aurillac ; Revilliot, à Genève ; Leux, à Marseille ; Sorel, aux hôpitaux militaires d'Afrique ; Vergely, à Bordeaux.

SOCIÉTÉ DE MÉDECINE DE PARIS

Dans les premières années qui suivirent la Révolution française, Corvisart, Hallé, Desgenettes, Delens, Fourcroy, Boyer, Leclerc, formèrent le premier noyau de la *Société de santé*, instituée le 22 mars 1796. Plus tard, cette réunion prit le nom de *Société de médecine de Paris*, et fonda le *Journal général de médecine, chirurgie et pharmacie*, qui remplaça le *Journal de médecine* de Vandermonde, Boyer et Leroux des Tillets. La Société de médecine a été reconnue d'utilité publique le 5 février 1878. Ses bulletins paraissent dans l'*Union médicale*.

La Société de médecine de Paris tient ses séances à trois heures et demie les deuxième et quatrième samedis de chaque mois, rue de l'Abbaye, 3.

Président. — M. **de Beauvais**.
Vice-président. — M. **Gillebert d'Harcourt** père.
Secrétaire général. — M. **Thorens**.
Trésorier. — M. **Perrin**.

SOCIÉTÉ DES MÉDECINS DES BUREAUX
DE BIENFAISANCE DE PARIS

Cette Société, fondée en 1852, a pour but l'amélioration de toutes les parties du service des secours médicaux accordés à domicile aux indigents par la Ville de Paris. Elle s'occupe de toutes les questions réglementaires et scientifiques qui s'y rattachent. Elle se propose, en outre, de resserrer l'union qui doit régner entre les Médecins des Bureaux de bienfaisance et de maintenir l'honneur de la profession.

La Société se compose de membres titulaires et de membres honoraires, qui tous doivent être docteurs en médecine. Elle se réunit à l'Assistance publique le deuxième mercredi de chaque mois, celui de septembre excepté, à huit heures du soir.

Président. — M. **Le Coin,**
Secrétaire général. — M. **Passant.**

SOCIÉTÉ DES MÉDECINS DE L'ÉTAT CIVIL

Président. — M. **Granet.**
Secrétaire général. — M. **Jaubert.**

CHAMBRE SYNDICALE DES INSTRUMENTS
ET APPAREILS DE L'ART MÉDICAL

Siège : rue de Lancry, 10. — Séances le 1er mardi de chaque mois. — Arbitrage. — Examen de questions d'intérêt professionnel.

Président honoraire. — M. **Falgas.**
Président. — M. **Wickham** (G.).
Vice-présidents. — MM. **Boissonneau, Lardit.**
Secrétaire. — M. **Quatrebard.**
Trésorier. — M. **Graillot.**

SOCIÉTÉ ANATOMIQUE

La Société anatomique a été fondée le 3 décembre 1803, dans le sein de l'Ecole pratique, par Dupuytren, alors chef des travaux anatomiques, puis réorganisée par M. le professeur Cruveilhier, le 22 janvier 1826.

Elle tient ses séances tous les vendredis, à trois heures, à l'Ecole pratique, rue de l'Ecole de médecine. On y lit des mémoires originaux, on y présente des pièces pathologiques; les plus importantes sont déposées dans le cabinet de la Faculté. La Société accueille aussi les communications verbales.

Les *bulletins* mensuels des travaux de la Société forment 30 volumes in-8°, avec une table générale. A dater de l'année 1856 commence une *nouvelle série* de bulletins, publiés par les soins de M. Masson, libraire. La *Gazette hebdomadaire de médecine et de chirurgie*, organe de la Société, publie en outre le compte rendu de ses séances.

Président. — M. **Desprès**.

Secrétaire. — M. **N...**

SOCIÉTÉ DE MÉDECINE PRATIQUE

La Société de médecine pratique, créée en 1808, se compose de soixante membres titulaires, d'un nombre illimité de membres honoraires, d'associés libres et de correspondants. Tous les membres s'imposent l'obligation de donner, chaque année, plusieurs observations écrites.

Pour être admis titulaire, le candidat justifie d'un titre légal ; il adresse à la Société une demande signée de lui et de deux de ses membres, et lit ou doit faire lire un mémoire manuscrit sur l'une des branches de l'art de guérir.

Sont exclus de la Société : ceux qui vendent des remèdes secrets, qui mettent un tableau à l'extérieur de leur habitation, qui font placarder ou distribuer leur adresse dans les rues, ou qui affichent des consultations.

La Société de médecine pratique tient ses séances à la mairie du VI° arrondissement, les 1er et 3e jeudis de chaque mois, à 4 heures précises.

Secrétaire général. — M. **Gillet de Grandmont**.

SOCIÉTÉ MÉDICO-PRATIQUE

Fondée le 2 septembre 1805 (15 fructidor an XIII), par Fr.-Th. Duchâteau, la *Société médico-pratique* eut dans le principe un but à la fois scientifique et philanthropique. Aussi porta-t-ell le nom de *Société médico-philanthropique*.

C'est dans le groupe de médecins « rapprochés, selon l'expres-
« sion de Duchâteau, par les liens de la cordialité et de la con-
« fraternité en une association intime, » que germa l'idée d'un
appui mutuel contre les vicissitudes du sort.

Tout sociétaire malade était libre d'en informer la Société,
et de désigner deux de ses confrères pour le remplacer dans sa
clientèle.

Les secours en argent, lorsqu'il y avait lieu d'en allouer,
l'étaient sur l'avis des référendaires qu'un collègue malade, —
on réservait son nom, — *réclamait* l'application des articles
philanthropiques.

Depuis l'organisation de l'Association des médecins de la Seine
et des médecins de France, la Société médico-pratique, sans
cesser de tenir étroitement serrés les liens de la confraternité,
a suivi une voie exclusivement scientifique.

Elle se compose de membres titulaires, honoraires et correspondants. Le nombre des membres titulaires est limité à
soixante : celui des honoraires à douze. Pour en faire partie, il
faut être reçu docteur en médecine et en chirurgie. Peuvent en
outre y être admis les savants connus par leurs travaux dans
l'une des branches accessoires de l'art de guérir.

La Société médico-pratique tient ses séances le *quatrième*
lundi de chaque mois à la mairie du IVe arrondissement.

Les procès-verbaux officiels sont publiés dans l'*Union médicale*.

Président. — **M. Huchard** (Henri).

Secrétaire général. — **M. Cyr.**

SOCIÉTÉ DE BIOLOGIE

La Société de biologie, fondée en 1848, a pour sujet d'études
spéciales : l'*anatomie comparée*, la *physiologie expérimentale*, *pathologique et comparée*, la *physique* et la *chimie appliquée à l'étude
des êtres vivants*.

Cette Société se compose de quarante membres titulaires, de
vingt associés nationaux ou étrangers, et membres correspondants.

Elle tient ses séances tous les samedis, de trois à cinq heures,
à l'Ecole pratique de la Faculté, rue de l'Ecole de médecine.

Secrétaire général. — **M. Dumontpallier.**

SOCIÉTÉ DE MÉDECINE LÉGALE

La *Société de médecine légale* a été fondée le 10 février 1868.

Elle a pour but de faire progresser la science et de prêter un
concours désintéressé dans toutes les circonstances où elle
pourrait être consultée, dans l'intérêt de la justice.

Elle se compose de membres titulaires, de membres honoraires et de membres correspondants, nationaux ou étrangers.

Les membres titulaires sont choisis parmi les personnes qui cultivent une branche quelconque des sciences médicales et parmi celles qui s'occupent de droit et de jurisprudence.

Le nombre des membres titulaires est fixé à soixante.

Dans le nombre total, les magistrats ou les avocats figurent pour un quart.

Une commission permanente, composée du président, du secrétaire général et de neuf membres titulaires, est chargée de recevoir, dans l'intervalle des séances, toutes les demandes d'avis motivés qui peuvent être adressées à la Société, et d'y répondre immédiatement, s'il y a lieu.

Les travaux de la Société sont publiés dans les *Annales d'hygiène publique et de médecine légale*, puis réunies en fascicules et en volumes.

Leur collection comprend maintenant six volumes in-8° publiés par la maison J.-B. Baillière et fils; plus un volume édité par l'Imprimerie nationale, qui contient les *Actes* du **Congrès international de médecine légale**, tenu en 1878, sous le patronage du Gouvernement, pendant l'Exposition universelle.

La Société tient ses séances le second lundi de chaque mois, à 3 heures *précises*, Palais de Justice, dans la salle d'audience de la 5ᵉ chambre du Tribunal civil (entrée par le boulevard du Palais). Ses séances sont publiques pour les médecins et les étudiants en médecine.

Secrétaire général. — M. **Gallard.**

SOCIÉTÉ DE THÉRAPEUTIQUE

La Société, fondée le 25 novembre 1866, se réunit le *deuxième* et le *quatrième* mercredi de chaque mois, à la mairie du 1ᵉʳ arrondissement.

Secrétaire général. — M. **Paul** (Constantin).

SOCIÉTÉ CLINIQUE DE PARIS

La Société, fondée en 1877, se réunit le deuxième et le quatrième jeudi de chaque mois à la mairie du VIIIᵉ arrondissement, rue d'Anjou-Saint-Honoré, 8, à huit heures du soir.

Secrétaire général, — M. **Bottentuit.**

SOCIÉTÉ D'HYDROLOGIE MÉDICALE DE PARIS

RUE DE L'ABBAYE, 3

Secrétaire général. — M. **Leudet.**

SOCIÉTÉ MÉDICALE DU LOUVRE

Président. — **Douvillé.**
Vice-Président. — **Bretonneau.**
Secrétaires. — **E. Richard** et **Lenoir.**
Trésorier. — **Vautier.**
Archiviste. — **P. Richard.**

SOCIÉTÉ D'ANTHROPOLOGIE

Cette Société, fondée en 1859, tient ses séances les premier et troisième vendredis de chaque mois, rue de l'Abbaye, 3, à trois heures.
Secrétaire général. — M. **Topinard.**

SOCIÉTÉ BOTANIQUE DE FRANCE

Secrétaire général. — M. **N...**

SOCIÉTÉ CHIMIQUE

SOCIÉTÉS D'ARRONDISSEMENTS

Dans un grand nombre d'arrondissements de Paris, des Sociétés, composées de médecins de l'arrondissement, ont été fondées et se réunissent régulièrement tous les mois.

SOCIÉTÉ DE PHARMACIE

Cette Société tient ses séances le premier mercredi de chaque mois, à deux heures, à l'École de pharmacie, rue de l'Arbalète.
Président. — **A. Petit.**
Vice-Président. — M. **Vigier** (Pierre).
Secrétaire général. — M. **Planchon.**
Secrétaire. — M. **Yvon.**
Trésorier. — M. **Desnoix.**
Archiviste. — M. **Wurtz.**

SOCIÉTÉ D'ÉMULATION

POUR LES SCIENCES PHARMACEUTIQUES.

Cette Société se réunit le premier et le troisième mardi de chaque mois à l'Ecole de pharmacie, rue de l'Arbalète.

SOCIÉTÉ MÉDICO-PSYCHOLOGIQUE

La Société médico-psychologique a été fondée en 1855. Secrétaire général. — **Loiseau.**

SOCIÉTÉ DE MÉDECINE

PUBLIQUE & D'HYGIÈNE PROFESSIONNELLE

RUE DE L'ABBAYE, 3

La Société de médecine publique et d'hygiène professionnelle est instituée pour l'étude approfondie et la solution de toutes les questions d'hygiène et de salubrité, de médecine et de police sanitaires, nationales et internationales, d'épidémiologie et de climatologie, d'hydrologie, de statistique médicale et particulièrement d'hygiène des professions; en un mot, de toutes les questions afférentes à la médecine sociale.

Essentiellement scientifique, la Société dont le siège central est à Paris, est ouverte à tout savant qui, par ses titres, ses études et sa compétence spéciales, est capable d'apporter un concours efficace aux travaux de la Société : ainsi, médecins, vétérinaires, chimistes, physiciens, météorologistes, ingénieurs, architectes, sont appelés à en faire partie.

Secrétaire général. — **M. Napias.**

SOCIÉTÉ MÉDICALE DU PANTHÉON

Fondée en 1831, sous le nom de *Société médicale du douzième arrondissement*, cette Société a pris le nom qu'elle porte aujourd'hui en 1856. Ses statuts et son règlement ont été approuvés par le ministre de l'Instruction publique le 19 novembre 1861. Ses séances ont lieu le premier mercredi du mois à huit heures du soir, à la mairie du IVe arrondissement.

Secrétaire général. — **M. Benoît de la Grandière.**

SOCIÉTÉ MÉDICALE DE L'OPÉRA

Fondée en 1835. — IXe arrondissement. — Ses séances ont lieu le deuxième jeudi de chaque mois, à la mairie, rue Drouot, à 8 heures du soir.

Secrétaire général. — **Delefosse.**

SOCIÉTÉ MÉDICALE DE L'ÉLYSÉE

Secrétaire général. — **Lepileur.**

Fondée en 1837 par les internes en pharmacie des hôpitaux de Paris, elle a pour but d'exciter, d'entretenir l'émulation parmi ses membres, et de leur fournir les moyens de s'instruire en les tenant au courant de la science, elle concourt, autant qu'il est en elle, à son perfectionnement et à ses progrès. Le cercle des études dont elle s'occupe comprend : la physique, la chimie, les sciences naturelles, la matière médicale, la toxicologie et la pharmacie. — Elle publie la suite de ses travaux dans un recueil spécial. A des époques déterminées chaque fois par une délibération expresse, elle propose et distribue des prix dont elle fixe les sujets et la valeur.

La Société se compose de membres résidents, *titulaires, honoraires, associés libres,* et de membres *correspondants.* — Sont admis comme candidats au titre de membre titulaire : 1° les internes ou ex-internes en pharmacie des hôpitaux de Paris ; 2° les lauréats des Écoles de pharmacie ; 3° les personnes dont la demande est appuyée d'antécédents scientifiques suffisants ou tout au moins d'un travail spécial inédit. Nul n'est admis comme candidat au titre de membre titulaire s'il n'est présenté par deux membres titulaires ou honoraires, et s'il n'a adressé au Président une demande écrite contenant l'exposé des titres qu'il croit pouvoir apporter à l'appui de sa candidature. Le titre de correspondant est conféré aux membres titulaires qui, un an après leur entrée dans la Société, cessent de résider à Paris et qui en adressent la demande écrite au Président.

Président perpétuel. — **Bussy.**
Secrétaire général. — **Bougarel.**

SOCIÉTÉ FRANÇAISE D'HYGIÈNE

Fondée le 7 mai 1877

Séances le deuxième vendredi de chaque mois, à la Société d'encouragement pour l'Industrie nationale, rue du Dragon, 30.

Président d'honneur. — **S. M. l'Empereur du Brésil.**
Président. — M. **Marié-Davy.**

Vice-Présidents. — M. **Moutard-Martin, Muller** (Em.), **Bonnafont, Durand-Fardel**.

Secrétaires. — MM. **Saffray** (Ch.), de **Pietra Santa**, **Joltrain** (A.), **Ménière** (d'Angers).

SOCIÉTÉ MÉDICALE DU XVIIᵉ ARRONDISSEMENT

La Société se réunit le dernier vendredi de chaque mois à 8 h. 1/2 du soir, à la Mairie du XVIIᵉ arrondissement.

SOCIÉTÉ MÉDICALE DU XVIIIᵉ ARRONDISSEMENT

Cette Société fondée depuis un an, tient ses séances le premier samedi de chaque mois et s'occupe surtout de toutes les questions concernant la dignité et les intérêts professionnels et scientifiques de ses membres.

Président. — M. le Dr **Arnault**.

Secrétaire général. — M. le Dr **Savoye**.

SOCIÉTÉS MÉDICALES DES DÉPARTEMENTS.

Les principales villes de départements où existent des Sociétés médicales sont : Amiens, Auxerre, Besançon, Bordeaux, Colmar, Dijon, Douai, La Rochelle, le Havre (la Société de médecine du Havre se réunit à l'hôtel de ville le troisième vendredi de chaque mois), Lille, Limoges, Lyon, Marseille, Metz, Mont-de-Marsan, Montpellier, Moulins, Nantes, Nancy, Nîmes, Périgueux, Poitiers, Rouen. Saint-Etienne, Strasbourg, Toulouse, Tours.

MINISTÈRE DE L'INTERIEUR

Place Beauvau

DIRECTION DU SECRÉTARIAT ET DE LA COMPTABILITÉ

Rue Cambacérès, 7

Médecins du Ministère. — MM. **Fiquet, Gillebert d'Hercourt, Laburthe, Yves**.

ASSOCIATION GÉNÉRALE DE PRÉVOYANCE ET DE SECOURS MUTUELS

DES MÉDECINS DE FRANCE

L'Association générale de Prévoyance et de Secours mutuels des Médecins de France a été approuvée par arrêté du ministre de l'Intérieur, le 31 août 1858.

Le but de l'Association générale, comme celui des Sociétés locales qui la composent, est :

De venir au secours des sociétaires que l'âge, les infirmités, la maladie, des malheurs immérités réduisent à un état de détresse ;

De secourir les veuves, les enfants et les ascendants laissés sans ressources par des sociétaires décédés ;

De donner aide et protection à ses membres ;

De maintenir par son influence moralisatrice l'exercice de l'art dans les voies utiles au bien public et conformes à la dignité de la profession ;

De préparer et fonder les institutions propres à compléter et perfectionner son œuvre d'assistance.

L'Association générale précède à son œuvre par deux opérations.

Premièrement :

Elle prépare l'organisation des *Sociétés locales* ;

Elle forme une *Société centrale* destinée à réunir les docteurs en médecine établis dans le département de la Seine ; — les docteurs en médecine établis dans les arrondissements et les départements où il n'existe pas de société locale agrégée à l'association générale ; — les médecins de l'armée et de la flotte ; les médecins qui, par la nature de leurs services, n'ont pas de résidence fixe ou résident hors de France.

Deuxièmement :

Elle relie entre elles les Sociétés ainsi formées ;

Elle agrège les Sociétés déjà existantes ;

Elle prépare, fonde et administre les établissements d'assistance de toute nature qui rentrent dans le but de l'institution, et plus particulièrement la Caisse des pensions viagères qu'elle a fondée en 1863.

L'Association générale est représentée par des Assemblées générales.

Elle est dirigée et administrée par un Conseil général.

CONSEIL GÉNÉRAL

PRÉSIDENT

M. H. Roger (1), Président réélu de l'Association (20 mars 1881), boulevard de la Madeleine, 15.

VICE-PRÉSIDENTS

MM. **Cazeneuve**, Lille (Nord).
Larrey, rue de Lille, 91.
Ricord, rue de Tournon, 6.
Bouchacourt, Lyon (Rhône).

SECRÉTAIRE GÉNÉRAL

M. Foville, boulevard Saint-Germain, 177.

VICE-SECRÉTAIRES

MM. **L. Martineau**, 24, rue Cambon.
Blache (R.), 5, rue de Suresnes.

TRÉSORIER GÉNÉRAL DE L'ASSOCIATION

M. Brun, 23, rue d'Aumale.

MEMBRES DU CONSEIL

MM. **Bancel**, Melun (Seine-et-Marne).
Bergeron, rue Saint-Lazare, 75.
Bourienne, Caen (Calvados).
Boutin, rue de Hambourg, 18.
Burdel, Vierzon (Cher).
Brouardel, boulevard St-Germain, 195.
Bucquoy, rue de l'Université, 81.
Cornil, rue Saint-Guillaume, 19.
Denucé, Bordeaux (Gironde).
Dufay, Blois (Loir-et-Cher).
Durand-Fardel, à Vichy (Allier); r. Guénégaud, 17, Paris.
Gallard, rue Monsigny, 7.
Gavarret, rue de Grenelle-Saint-Germain, 73.
Gosselin, rue Saint-Lazare, 81.
Hérard, rue de Rome, 11.
Horteloup, rue de la Victoire, 76.
Hugot, Laon (Aisne).

35.

Jaccoud, boulevard Haussmann, 62.
Laennec, Nantes (Loire-Inférieure).
Lannelongue, rue François Ier, 3.
Le Roy de Méricourt, rue Cambacérès, 5.
Lunier, rue de l'Université, 6.
Marjolin, rue Chaptal, 16.
Marquez, à Hyères (Var).
Passant, 39, rue de Grenelle-Saint-Germain.
Penard, Versailles (Seine-et-Oise).
Peter, rue de Hambourg, 20.
Ranse (de), avenue Montaigne, 85.
Richelot, 25, rue Clapeyron.
Thomas (Louis), Tours (Indre-et-Loire).

MEMBRES HONORAIRES DU CONSEIL GÉNÉRAL

MM. Jeannel, Villefranche-sur-Mer (Alpes-Maritimes).
Desgranges, Lyon (Rhône).
Barthez, avenue de Messine, 30.

CONSEIL JUDICIAIRE ET ADMINISTRATIF

MM. Andral (Paul), Cours-la-Reine, 38.
Morillot, rue de Richelieu, 60.
Bétolaud, avenue Marceau, 31.
Guerrier, cité Trévise, 3.
Vannesson, quai Voltaire, 33.

MEMBRE HONORAIRE DU CONSEIL JUDICIAIRE

Me Bosviel, rue de Richelieu, 60.

NOTAIRE DE L'ASSOCIATION.

Me Huillier, boulevard Haussmann, 83.

SOCIÉTÉ CENTRALE

BUREAU DE LA COMMISSION ADMINISTRATIVE

Président...............	M. **Gosselin**, C. ✶.
Vice-Président...........	M. **Leroy de Méricourt**, O. ✶.
Secrétaire...............	M. **Piogey**, ✶.
Vice-Secrétaire...........	M. **R. Blache**, ✶.
Trésorier...............	M. **Brun**, O. ✶, trésorier de l'association générale.

MEMBRES DE LA COMMISSION ADMINISTRATIVE

MM.	MM.
Amodru.	Lelongt.
Baldy.	Ley.
Basset.	Minière (Emile).
Bonne.	Moutard-Martin.
Bonvallet.	Neumann.
Bottentuit.	Passant.
Bourdin.	Piogey (Emile,.
Campardon.	Radou.
Cartaz.	Ranse (de).
Chevalet.	Richard d'Aulnay.
Dreyfous.	Richelot (Gustave).
Duguet.	Roques.
Eloy.	Sanné.
Landouzy.	Troisier.
Laugier.	Wickham (Rob.).

Le droit d'admission est de 12 fr.; la cotisation annuelle est de 12 fr.

ASSOCIATION DES MÉDECINS DE LA SEINE

Cette Association se compose uniquement des *docteurs* en médecine ou en chirurgie reçus dans une des Facultés de France et habitant le département de la Seine.

Elle a pour but principal de venir au secours des médecins que l'âge, l'infirmité, la maladie, un malheur imprévu, sont venus frapper et arrêter dans leur carrière.

Fondée le 19 juillet 1833, sous les auspices d'Orfila, définitivement constituée au mois d'octobre de la même année, et entrée en fonctions au mois de janvier suivant, elle a été reconnue comme *Etablissement d'utilité publique* par décret du 16 mars 1851.

ARTICLE DES STATUTS RELATIFS AUX ADMISSIONS

1° Tout *docteur* en médecine ou en chirurgie, reçu en France et habitant le département de la Seine, qui veut être admis dans la société, doit en faire la demande par écrit à la commission générale. Il déclare, dans cette demande, connaître les statuts de la Société et les adopter.

Cette demande est présentée par les deux membres de la Société et la commission générale vote sur la validité de cette demande dans la séance qui suit celle où la présentation a été faite (art. 2, 3 et 9 des Statuts).

2° Chaque membre de l'Association est tenu de payer, au

moment de son admisson, à titre de rétribution d'admission, une somme de *douze* francs. La rétribution annuelle est de *vingt* francs (art. 16 et 17).

Cette Association dispose d'un capital de plus de 360,000 fr.

BUREAU

Président. — M. **Béclard.**
Vice-Président. — M. **Richet.**
Secrétaire général. — E.-L. **Orfila.**
Secrétaire général-adjoint. — M. **Barth.**
Trésorier. —M. **Genouville** fils.
Trésorier adjoint. M. **Nélaton.**

CONSEIL JUDICAIRE

M. **Vautrain**, avocat à la cour d'appel de Paris, — M. **Denon**, notaire.

ASSOCIATION MUTUELLE DES MÉDECINS

ALIENISTES DE FRANCE

Président, — M. **Baillarger.**
Secrétaire. — M. **Métivié** (Albert).
Trésorier. — M. **Lunier.**

ASSOCIATION GÉNÉRALE

DES PHARMACIENS DE FRANCE

CONSEIL D'ADMINISTRATION

Président. — M. **A. Petit**, à Paris, 8, rue Favart.
Vice-présidents. — MM. **Rabot**, à Versailles. — **Desnoix**, à Paris, 17, rue Vieille-du-Temple.
Secrétaire général. — M. **Crinon**, à Paris, 45, rue de Turenne.
Secrétaire-adjoint. — M. **Dupuy**, à Paris, 34, boulevard des Invalides.
Trésorier. — M. **A. Fumouze**, à Paris, 78, faub. St-Denis.
Archiviste. — M. **Julliard**, à Paris, 72, rue Montmartre.

CONSEILLERS DE PARIS.

MM **André-Pontier**, 48, boulevard St-Germain.
Blottière, 56, rue de Sèvres.
Boymond, 21, faubourg St-Honoré.
Dethan, 25, rue Baudin.
Ferrand, 18, quai de Béthune.
Genevoix (Em.), 7, rue de Jouy.
Gigon, 25, rue Coquillière.
Labélonye, 99, rue d'Aboukir.
Vigier aîné, 60, rue du Bac.
Vigier (Ferd.), 12, boulevard Bonne-Nouvelle.

CONSEILLERS DES DÉPARTEMENTS.

MM. **Antheaume**, à Provins (Seine-et-Marne).
Bléreau, à Melun (Seine-et-Marne).
Boulé, à Bourges (Cher).
Brochet, à Lisieux (Calvados).
Debains, à Versailles.
Deleuvre, à Lyon.
Duval, député de la Haute-Savoie.
Eberlin, à Marseille.
Henrot, à Reims (Marne).
Martin-Barbet, à Bordeaux.

SOCIÉTÉ DE PRÉVOYANCE DES PHARMACIENS

DU DÉPARTEMENT DE LA SEINE

La *Société de prévoyance entre les pharmaciens du département de la Seine* a pour but de secourir des confrères tombés dans le malheur ; de venir en aide à leurs veuves ou à leurs enfants ; de procurer des places aux élèves en pharmacie, de leur offrir des prix, et d'assister ceux qui seraient malades ou qui auraient été blessés dans l'exercice de leur profession ; de protéger l'exercice légal de la pharmacie contre les empiètements des professions étrangères.

Il y a trois catégories de prix, suivant que les concurrents ont atteint six, quatre ou deux années de stage. Dans le premier cas, le premier prix est constitué par des livres et 200 francs ; le second prix, par des livres. Dans la seconde catégorie, premier prix, des livres et 150 francs ; second prix, des livres. Dans la troisième, premier prix, des livres et 100 francs ; second prix, des livres. La Société décerne, en outre, des mentions honorables.

La Société compte actuellement plus de quatre cents membres ; l'encaisse est de plus de 150,000 francs.

CONSEIL D'ADMINISTRATION POUR L'ANNÉE 1884-1885.

MM. **N...**, Président.
   Vigier (Ferd.), Vice-Président ;
   Chassevant, Secrétaire général.
   Gigon, Secrétaire-adjoint.
   Labélonye, Trésorier.
   Crinon, Archiviste.
   Baetz, Blaise, Blottière, Brunswick, Collin, Dethian, Galbrun, Giraudet, Jaunet, Naline, Conseillers.

CONSEIL JUDICIAIRE.

Mᵉ **Moret** (successeur de Mᵉ Coulombel), avocat au Conseil d'Etat et à la Cour de cassation, 13, rue de Tournon.
Mᵉ **Bogelot**, avocat à la Cour d'appel, 4, rue Perrault.
Mᵉ **Guillain** (Léon), avoué d'appel, successeur de E. Levaux, 186, rue de Rivoli.
Mᵉ **Baudouin**, avoué de première instance, 14, aven. Victoria.
Mᵉ **Picart**, huissier, faubourg St-Martin, 34.

BUREAU DE PLACEMENT DES ÉLÈVES.

M. **Blottière**, pharmacien, 56, rue de Sèvres.

AGENTS DE LA SOCIÉTÉ.

M. **Joigneau**, 66, rue de Bondy.
M. **Doux**, vérificateur des mémoires des sociétés de secours mutuels, à la pharmacie centrale des hôpitaux, quai de la Tournelle, 47.

INSPECTION GÉNÉRALE

DES ETABLISSEMENTS DE BIENFAISANCE

ET DU SERVICE DES ALIÉNÉS

INSPECTEURS GÉNÉRAUX.

MM. **Claveau, Comte de Flers**, Dʳ **Foville, Pellat, Dauzon, Lacharrière** (Ch. de), **Granier, Maréchal Lebrun**, Dʳ **A. Regnard**.

ASILES D'ALIÉNÉS

Tableau des départements renfermant, soit des Asiles publics, soit des Quartiers d'aliénés annexés à un hôpital, soit des

Établissements privés recevant des Aliénés des départements.
Nota. La lettre H indique que l'asile est annexé à un hôpital ;
la lettre P indique un Établissement privé faisant fonc-
tion d'asile public. Tous les autres sont des asiles dé-
partementaux.

Nom du département	Nom de la commune	Désignation de l'établissement	Noms des directeurs et médecins
			MM.
Ain	Bourg P.	Ste-Madeleine (f^e) St-Georges (hom.)	Louis, médecin en chef. Bourgarel, — Adam (A.), m. d. adjoint
Aisne.............	Prémontré.............		Viret, méd. directeur. Bellat, méd. adjoint.
Allier	Ste-Catherine, com. d'Yzeure...........		Reverchon, méd. direct.
Alpes-Marit...	Nice............ P..		Planat, méd. en chef.
Ardèche......	Privas........... P..		Nier, —
Ariège........	Saint-Lizier..........		Fabre, méd. directeur.
Aude.........	Limoux.......... P..		Rougé, méd. en chef.
Aveyron......	Rhodez............		Longeaud, méd. direct.
Bouches-d-Rh	Marseille...........		Cartoux, directeur Boubila, médecin en ch. (femmes). Pons, méd. en ch. (hom.). Abram, adjoint.
	Aix..............		Dauby, méd. directeur. Maunier, med. adjoint.
Calvados......	Caen......... P...		Lallier, directeur. Maheut, méd. en chef. Wiard, — Caron, méd. adjoint.
Cantal........	Aurillac........ H..		Pradenhes, méd, en ch. Girou, méd. adjoint.
Charente.....	Breuty pr. Angoulème		Péon, méd. directeur.
Charente-Infé-rieure......	Lafond, commune de La Rochelle.......		Mabille, méd. directeur.
Cher..........	Bourges............		Peybernès, méd. direct. Jollet, adjoint.
Corrèze.......	La Cellette...... P..		Decoux (P.), méd. en ch.
Côte-d'Or...	La Chartreuse, à Di-jon.............		Marandon de Moutyel, méd. directeur. Garnier, adj.
Côtes-du-Nord	Bégard.......... P..		Lemat, méd. en chef.
	Lehon, pr. Dinan P..		Barbé-Guillard, m. en ch.
	Saint-Brieuc.... H.		Grosvallet, —
Eure	Evreux		Brunet, méd. directeur. Bessière, méd. adj.

Nom du département	Nom de la commune	Désignation de l'établissement	Noms des directeurs et médecins
Eure-et-Loir..	Bonneval		Hilenbaud, méd. direct.
Finistère.....	Morlaix (femmes) H. Saint-Athanas, près Quimper (hommes)		Sanquier, méd. en chef. Homery, méd. direct.
Garonne (Hte-	Toulouse, Braqueville		Bouteille, méd. direct. Caillau, méd. adjoint.
Gers	Auch		Maret, méd. direct.
Gironde	Bordeaux		Fleuret, méd. direct. Taguet, méd. en chef. Guilbert, directeur.
	Cadillac (hom.)		Campan, méd. en chef.
Hérault.......	Montpellier ..... H..		Cavalier, méd. en chef. Mairet, méd. adjoint.
Ille-et-Vilaine.	St-Méen (Rennes)...		Poret, méd. direct.
Indre-et-Loire	Tours .... H..		Broquere, méc. adj.
Isère	Saint-Robert, comm. de Saint-Égréve..		Sainton. Pinot, directeur.
Jura	Dôle		Dufour, méd. en chef. Bécoulet, méd. direct. Guillemin, méd. adj.
Loire (Haute-)	Le Puy .... P...		Vissaguet (Hom.), méd. en chef. Bonhomme (Fem.), id.
Loire-Infér....	Nantes .... H..		Biante.
Loiret........	Orléans .... H..		Bru.
Loir-et-Cher..	Blois.		Doutrebente, méd. direct. Millet.
Lot	Leyme...........		Miret, directeur. Dubuisson, méd. en chef.
Lozère	Saint-Alban........		Allemandou, méd. direct.
Maine-et-Loire	Sainte-Gemmes, près Angers		Petrucci, méd. direct. Larrieu, adjoint.
Manche......	Pont-Labbé..... P..		Legruel.
	Pontorson ...... H..		Bellet.
	Saint-Lô........ P..		Lhomond.
Marne........	Châlons...........		Bonnet, méd. direct. Paris, adjoint.
Marne (Haute-)	Saint-Dizier........		Danis, méd. direct.
Mayenne.....	Laroche-Gandon, co° de Mayenne		Lapointe, méd. direct. Pagès, méd. adjoint.
Meurthe. ...	Maréville près Nancy		Mirepoix, directeur. Langlois, méd. en ch.(h°°) Sizaret, méd. en ch. (f°°).
Meuse........	Fains pr. Bar-le-Duc		Giraud fils, méd. direct. Chaussinand, adjoint.
Morbihan.....	Vannes .... H..		Trémant.

Nom du département	Nom de la commune	Désignation de l'établissement	Noms des directeurs et médecins
Nièvre	La Charité		Gallopin, méd. direct.
Nord	Armentières (hom.) Lommelet		Dubiau, m.d.; Adam, adj. Bouchaud, méd. en chef. Leblond, directeur.
	Bailleul (femmes)..		Belle, méd. en chef. Nollé, adjoint.
Oise	Clermont.		Bransoulié, directeur. Labitte (Gust.), méd. en chef (hommes). Frièse. médecin en chef (hommes). Labitte (Georges), adj.
Orne	Alençon		Germain Cortyl, m. dir.
Pas-de-Calais	Saint-Venant		Dursoult, dir.-méd.
Puy-de-Dôme	Clermont		Hospital.
Pyrénées (B.-)	Pau		Lafitte, m.d.; Girma, adj.
Rhône	Bron		Lebègue, directeur. Pierret, méd. en ch. (fes) Max Simon, m. en c. (hes) Brun, méd. adjoint.
Sarthe	Le Mans		Aubry, directeur. Mordret, méd. en chef.
Savoie	Bassens		Fusier, méd. directeur. Pichinot, méd. adjoint.
Seine	Asile Ste-Anne (asile clinique).		X..., directeur. Benjamin Ball, pr. de cl. Gilson, m. adj., ch. de cl. Bouchereau, m. en c. (fes) Dagonet, — (hes) Magnan, méd. en ch. du bureau d'admission.
	Bicêtre (hom.). H..		J. Voisin, Bourneville. Charpentier-Denis, ad.
	Salpêtrière (fem)F.		Voisin (Aug.), Legrand-du-Saulle, J. Falret. Ferré, adjoint.
Seine-et-Oise.	Asile de Ville-Evrard		Espiau de Lamaestre, dir. médec. en chef. Rey, Schils, adjoints.
	Asile de Vaucluse..		Bigot, méd. dir.; Boudry; Camuset; Keraval, adj.
Seine-Infér...	Rouen, Quatres-Mares (hommes)...		Delaporte, méd. direct. Guyot, adjoint.
	Rouen, Saint-Yvon (femmes)		Cortyl, méd. dir.; Martineneq; Chambard, adj.

Nom du département	Nom de la commune	Désignation de l'établissement	Nom des directeurs et médecins
Sèvres (Deux-)	Niort	H.	Pellevoisin.
Tarn	Alby	P.	Cassan.
Tarn-et-Gar..	Montauban	H.	Rolland.
Vaucluse	Avignon		Llanta, directeur. Campagne, méd. en chef. Febvre, adjoint.
Vendée	La Roche-sur-Yon		Cullerre, méd. adjoint.
Vienne	Poitiers		Solaville.
Vienne (Hte-)..	Limoges		Faucher, méd. directeur.
Yonne	Auxerre		Rousseau, méd. direct. Chadzinsky, adjoint.

COMITÉ SUPÉRIEUR DE PROTECTION DES ENFANTS DU PREMIER AGE

Président. — M. le **sous-secrétaire d'État au Ministère de l'Intérieur.**

Vice-président. — MM. **Schœlcher**, sénateur; **T. Roussel**, sénateur.

MEMBRES

MM.

Le docteur **Liouville**, député.

Le conseiller d'État, directeur de l'administration départementale et communale.

Buquet, inspecteur général honoraire des services administratifs du Ministère de l'intérieur.

Le docteur **Béclard**, délégué de l'Académie de Médecine.

Le docteur **Bergeron**, secrétaire de l'Académie de médecine.

Gille, délégué de la Société de charité maternelle.

Marbeau, président de la Société des crèches.

Le docteur **Marjolin**, président de la Société protectrice de l'Enfance de Paris.

Le docteur **Pellat**, inspecteur général des services administratifs du Ministère de l'intérieur.

SECRÉTAIRES

Payelle, chef de bureau, secrétaire

Rouito, secrétaire-adjoint.

ÉTABLISSEMENTS DE BIENFAISANCE

QUI RELÈVENT DIRECTEMENT DU MINISTÈRE DE L'INTÉRIEUR

HOSPICE DES QUINZE-VINGTS

28, RUE DE CHARENTON

Consultation gratuites tous les jours de midi à 4 heures, dimanches et fêtes exceptés.

Médecin en chef. — **M. Fieuzal.**
Chef de clinique. — **M. Ferret.**

Cet établissement fut fondé par Saint-Louis, en 1062, pour trois cents ou quinze-vingts pauvres aveugles. Sept cents pensions ont été créées en faveur d'aveugles externes, savoir : cent pensions de 200 fr.; deux cent cinquante pensions de 150 fr.; et trois cent cinquante pensions de 100 fr. Pour être admis, soit aux places de membres aveugles, soit aux pensions, il faut être dans un état de cécité absolue et d'indigence constatées; les choix se font parmi les aveugles de tous les départements.

La clinique ophthalmologique se divise en deux services principaux :

1° Cliniques interne pour tous les malades venant de Paris ou des départements et dont l'état nécessite le traitement en chambre.

2° La clinique externe pour les malades qui viennent consulter journellement de midi à 4 heures.

Le nombre des malades traités à la clinique pendant les années 1881-82-83 a été ainsi réparti :

CLINIQUE INTERNE

Nombre des malades entrés : 1384.
Nmbre de consultations ou journées de traitement : 18613.
Nombre de malades guéris : 1162.
Proportion des malades guéris 84 0/0.

CLINIQUE EXTERNE

Nombre de malades soignés : 22355.
Nombre de consultations ou journées de traitement : 88963.

RÉCAPITULATION

Consultations internes et externes : 107.576.
Nombre de malades traités : 23.739.
Malades externes traités dans le cours de l'année 1884.
Nombre de malades anciens 32.809.

1° Nombre de malades nouveaux inscrits : 8757; ensemble : 41.466.

Moyenne des malades nouveaux par jour : 28.

Nombre de consultations données par jour : 107.

2° Nombre des admissions à la clinique : 762.

Durée moyenne du séjour : 12.

Ces 8.757 malades ont donné lieu à un chiffre de 9.240 maladies et à 1089 opérations, sans y comprendre les autres petites opérations chirurgicales.

Mouvement de la clinique pendant le 1er trimestre 1885.

Malades nouveaux	2.109
— anciens	9.713
Ensemble	11.822

La clinique ophthalmologique fait publier tous les trimestres un bulletin rendant compte de toutes les opérations ou traitement faits dans cet établissement ainsi que le mouvement de la population et les observations de chaque chef de service.

En dehors de cette clinique ophthalmologique il existe, à l'hospice national des Quinze-Vingts, une clinique dentaire ouverte au public deux fois par semaine, les mardi et vendredi de 9 h. a 11 heures du matin, sous la direction du D**r** **Pietkiewicz** assisté de ses élèves.

MAISON DE CHARENTON
A SAINT-MAURICE, PRÈS CHARENTON

Les admissions d'aliénés, à titre gratuit, ne peuvent être autorisées que par le ministre de l'intérieur. Il y a trois classes de pensions : 1re classe, 1,425 fr. et au-dessus ; 2e, 1.175 fr. ; 3e, 828.

Médecins. — M. **Christian** (quartier des hommes); M. **Ritti** (quartier des femmes).

Chirurgien. — M. **Decorse**.

Pharmacien. — M. **Rémond**.

INSTITUTION DES BÈGUES DE PARIS
82, AVENUE VICTOR HUGO

Directeur. — Docteur **Chervin**, de 10 heures à midi.

L'Institution des Bègues de Paris a été fondée en 1867, avec le concours du ministère de l'Instruction publique pour le traitement du bégaiement et de tous les autres défauts de prononciation, par la méthode Chervin.

Le traitement dure 20 jours et ne comprend ni remède, ni opération, ni l'emploi d'aucun appareil dans la bouche ; il est basé sur des exercices gymnastiques de la phonation.

Cette institution est subventionnée par le ministère de l'intérieur et la ville de Paris. Les personnes qui désirent être admises à suivre gratuitement les cours de l'Institution doivent en faire la demande à M. le préfet de la Seine en justifiant de leurs titres à la gratuité.

INSTITUTION DES SOURDS-MUETS

RUE SAINT-JACQUES, 254

Clinique otologique, consultations gratuites pour les maladies des oreilles. Mardi, jeudi, samedi, de 9 à 10 heures.

Pour être admis dans l'institution comme boursier, il faut avoir dix ans et pas plus de quinze; produire l'acte de naissance, l'extrait baptistaire, un certificat de vaccine, d'indigence, et celui de l'infirmité. Le ministre de l'intérieur nomme aux places vacantes.

Médecin en chef. — M. **Ladreit de la Charrière**.
Médecin adjoint. — M. **Fournié** (Edouard).
Dentiste. — M. **Hardy**.
Pharmacien. — M. **Ansart**.

INSTITUTION DES SOURDES-MUETTES DE BORDEAUX

Un décret impérial du 11 septembre 1859 affecte exclusivement l'institution de Bordeaux aux jeunes filles atteintes de surdi-mutité. La durée des études y est de six ans. L'État y entretient à ses frais 75 bourses divisibles par fractions.

Médecin. — M. **Coyne**.
Médecin adjoint. — M.

INSTITUTION DES SOURDS-MUETS DE CHAMBÉRY

Cet établissement, destiné à l'éducation des jeunes sourds-muets des deux sexes, était une institution royale des États sardes.

INSTITUTION DES JEUNES AVEUGLES

BOULEVARD DES INVALIDES, 56

Cette institution est consacrée à l'instruction des jeunes garçons et des jeunes filles aveugles. Elle fut fondée en 1791 par Louis XVI. Valentin Hauy, qui avait formé en France un établissement pour l'éducation des aveugles, en fut le premier instituteur.

Le gouvernement, au moyen d'une subvention accordée à cet établissement, y entretient un certain nombre d'élèves. Le chiffre des bourses a été fixé à cent vingt, qui doivent être divisées, autant que possible en demi-bourses et trois quarts de bourses, dans la proportion de deux tiers pour les jeunes garçons et d'un tiers pour les jeunes filles. Les demandes en admissions gratuites sont adressées au ministre de l'intérieur et doivent être accompagnées : 1° de l'extrait de naissance de l'élève proposé, qui ne doit avoir ni moins de neuf ans ni plus de treize; 2° de l'extrait de baptême; 3° d'un certificat médical certifiant que l'enfant est frappé de *cécité totale*; qu'il n'a point de maladie contagieuse; qu'il n'est point en idiotisme; 4° d'un certificat de vaccine ou de petite vérole; 5° enfin, d'un certificat de bonne conduite et d'indigence, délivré par le maire de la commune qu'habitent les parents.

Médecin. — M. **Claisse.**
Médecin adjoint. — M. **Brongniart.**
Chirurgien. — M. **Desormeaux.**
Oculiste. — M. **Landolt.**
Dentiste. — **Hartwieg.**

ASILE DE VINCENNES
COMMUNE DE SAINT-MAURICE

Cet établissement, situé dans la commune de Saint-Maurice-Charenton, près Paris, reçoit temporairement pendant leur convalescence :

1° Les ouvriers atteints de blessures ou de maladie en travaillant sur les chantiers de travaux publics, dans le département de la Seine ; 2° les ouvriers faisant partie d'une Société de secours mutuels qui a passé un abonnement avec l'Asile; 3° ceux travaillant chez des facricants, industriels ou patrons qui ont également passé des abonnements avec l'Asile ; 4° les convalescents envoyés par les hôpitaux de Paris et de la banlieue; 5° les convalescents envoyés par les bureaux de bienfaisance de Paris; 6° enfin, moyennant un prix de journée, les convalescents qui ne rentrent dans aucune de ces catégories.

Médecins. — MM. **du Mesnil, Bloch.**

ASILE DU VÉSINET

L'Asile du Vésinet, situé dans la commune de Croissy (Seine-et-Oise), est affecté aux femmes convalescentes. Il reçoit temporairement pendant leur convalescence :

1º Les ouvrières faisant partie d'une Société de secours mutuels qui a passé un abonnement avec l'Asile; 2º celles travaillant chez des fabricants, industriels ou patrons qui ont également passé des abonnements avec l'Asile; 3º les convalescentes envoyées par les hôpitaux de Paris et de la banlieue; 4º les convalescentes envoyées par les bureaux de bienfaisance de Paris; 5º enfin, moyennant un prix de journée, les convalescentes qui ne rentrent dans aucune de ces catégories.

Médecins. — MM. **Capmas**, résidant; **Lelièvre**, suppléant.

ASILE DE LA PROVIDENCE

CHAUSSÉE DES MARTYRS, 13

Cet établissement a été fondé en 1804. Il sert de retraite à soixante vieillards des deux sexes, qui y sont logés, nourris, blanchis et soignes en cas de maladie. Il y a six places gratuites. Pour les autres, il doit être payé une pension annuelle de 700 francs.

Médecin. — M. **Piogey**.

INFIRMERIE DE MARIE-THÉRÈSE

RUE DENFERT-ROCHEREAU, 9

Médecin. — M. **Bossu**.
Médecin adjoint. — M. **N...**
Chirurgien. — M. N...
Dentiste. — M. **Boulu**.

HOPITAL DE ROTHSCHILD

RUE PICPUS, 76

Fondé par M. le baron James de Rothschild en faveur des Israélites malades.

Consultations gratuites tous les jours de 9 h. à midi, samedi et dimanche exceptés. Ces consultations se donnent au nº 74. Admission des malades de suite.

Médecin. — M. **Leven**.
Médecin adjoint. — M. **Rueff**.
Chirurgien consultant. — M. **Marc Sée**.

MAISON DE SANTÉ DES RELIGIEUX HOSPITALIERS DE SAINT-JEAN-DE-DIEU

RUE OUDINOT, 19

Chambres particulières. Le prix varie de 8 à 20 fr. par jour. — Les malades peuvent être soignés par un médecin de leur choix, mais à leurs frais.

Médecin. — M. **Mène**.

HOPITAL DES DAMES DIACONESSES

(HOPITAL PROTESTANT)

RUE DE REUILLY, 95

Médecins. — MM. **Boutin** et **Morin**.
Chirurgiens. — MM. **Ch. Monod**, appelé pour les opérations, et M. **Moricand**.

HOSPICE DU MONT-GENÈVRE

Cet établissement, situé sur la montagne de ce nom, dans l'arrondissement de Briançon, sert de refuge momentané, pendant les temps de tourmente ou de neige, aux voyageurs qui vont de France en Sardaigne par la route d'Espagne en Italie. Cette maison hospitalière, dont l'origine remonte au XIVe siècle, possède quelques propriétés rurales dont les revenus, joints à une subvention de l'État, lui permettent de venir annuellement en aide a 4,500 voyageurs, la plupart indigents.

Jacquot, inspecteur général des mines.
Pasteur, de l'Académie française, etc.
Grimaux, professeur à l'École polytechnique et à l'Institut agronomique.
Giraud, Directeur honoraire du Ministère du commerce.
Regnault, professeur à la Faculté de médecine.

MÉDECINS DES THÉATRES

Théâtre de l'Opéra. — MM. Dubrisay, Magnin, Leroy de Méricourt, Paul (Constantin), Mauriac, Hervé de Lavaur, Ladreit de la Charrière, Firmin, Bergeron, Chéron, Bouchut, Charpentier-Méricourt.

Médecins-Suppléants. — MM. Hayem, Onimus, Guyot, Leudet, Abadie, Menière, Benoit du Martouret, Peter, Anger (Benjamin), Redard, de Pezzer, Dehenne.

Chirurgien-consultant. — M. Trélat.

Méd.-Pédicures. — MM. Moreau-Marmont, Welsch (Xavier).

Pharmacien. M. Chevrier.

Théâtre-Français. — MM. Coqueret, Carpentier-Méricourt, Faivre, Ferréol, Gaye, Paul (Constantin), Philippar, Portefaix, Pietra Santa, Blondeau. Hervé de Lavaur.

Chirurgiens. — MM. Bergeron, Gosselin, Larrey, Richet, Oulmont.

Théâtre de l'Odéon. — MM. Brochin, Porak, Monceaux, Mène, Pinel, Barré, Blachez, Decori, Lemaréchal, Le Sourd.

Théâtre des Nations. — MM. Cazalis, Delineau, Demonts-Porcelet, Froissy, Lecoconnier, Lhuillier, Mouly, Douville, Coqueret, Fraigniaud, Gaye, Richard (Paul), Servaux, Tissier, Vigouroux, Rue, Collin, Doré.

Théâtre du Châtelet. — MM. Coqueret, Coursserant, Deleschamps Cazalis, Girard, Nuzillat, Bar, Douvillé, Foissy, Gaye, Philippar, Tissier, Vivien, Delineau, Carpentier, Duchesne, Loiseau, Floquet.

Chirurgiens.— MM. Fano, Lacronique.

Théâtre de la Porte-Saint-Martin. — MM. Decaudin, Delineau, Ducor, Chabert, Dubourg, Roussin, Maugin, Baudin, Lagoguey, Coursserant, Obissier, Allix, Perrussel, Labarthe, Rochette, Cazalis, Lhuillier, Van Gelder, Prat.

Théâtre de la Renaissance. — MM. Cazalis, Gérard, Delage, Hirtz (L.) Decori, Carpentier, Legras, Reinvillier, Jaubert, Hervé de Lavaur, Labarthe, Brochin, Regnier, Vivien, Lermoyez, Balzer.

Théâtre des Variétés. — MM. Bourgeois, Collineau, Hulot, Poignet, Serrand, Paris, Michel, Malterre, Blum, Collin, Bureau, Prat, Bernard, Lapra, Duchesne.

Théâtre du Palais-Royal. — Médecins, MM. Barnier, Carpentier-Méricourt, Corlieu, Lapra, Mayer, Menière, Poignet, Saint-Germain.

Théâtre des Bouffes. — MM. Dupierris, médecin en chef, Serrand, Duvivier, Bourgeois, Corlieu, Gérard, Berthet, Servaux, Collin, Doré, Picard, Benoit du Martouret, Garrigou Désarènes, Douvillé, Delineau.

Suppléants. — MM. de Pezzer, Ruaux, Fauquez.

Théâtre Beaumarchais. — Médecin en chef : M. Puel; médecins : MM. Dupouy, Franquet, Miquel, Gibert, Delineau.

Théâtre du Chateau-d'Eau. — MM. Puel, médecin en chef, Delineau, Leménager, Denouh, Richet, Maygrier, Marnata, Socquet, Roussin, Dupouy, Grange, Guillot, Lhuillier, Liébaut.

Théâtre des Menus-Plaisirs. — MM. Duval, Labarthe, Sailly, Vivien.

Cirque d'hiver. — M. Géry, médecin en chef, Delineau, Landois, Fayard, Tourangeon, Peltier, Miot, Ehrard, Bureau, de Montfinnat.

Cirque des Champs-Elysées. — Pietré, médecin en chef, Raymond, Faure Miller, Siry, Dal-Piaz, Delnieau, Wecker, Pilloud, Laburthe, Lepetit, Ley.

MINISTÈRE DU COMMERCE

HOTEL DU MINISTRE, QUAI D'ORSAY, 25.

Bureaux. — Boulevard Saint-Germain, 244.

MÉDECINS DU MINISTÈRE. — MM. **Camus, Lavieille.**

COMITÉ CONSULTATIF D'HYGIÈNE PUBLIQUE DE FRANCE

PRÉSIDENT

M. **Brouardel,** médecin des hôpitaux, professeur à la Faculté de médecine.

VICE-PRÉSIDENT

M. **J. Bergeron,** membre de l'Académie de médecine.

MEMBRES DE DROIT

MM.

Le Directeur des affaires commerciales et consulaires au ministère des affaires étrangères.

Le Président du conseil de santé militaire.

L'Inspecteur général, président du Conseil supérieur de santé de la marine.

Le Conseiller d'Etat, Directeur général des douanes.

Le Directeur de l'Administration générale de l'Assistance publique.

Le Conseiller d'Etat, Directeur du commerce intérieur au Ministère du commerce.

L'Inspecteur général des services sanitaires.

L'Inspecteur général des Ecoles vétérinaires.

L'Architecte, inspecteur des services extérieurs du Ministère du commerce.

MEMBRES NOMMÉS

MM. J. Gavarret, membre de l'Académie de médecine professeur à la Faculté de médecine de Paris.

Peter, membre de l'Académie de médecine, médecin des hôpitaux, professeur à la Faculté de médecine de Paris.

Gallard, médecin des hôpitaux de Paris.

Liouville, membre de la Chambre des députés, docteur en médecine.

Dubrisay, docteur en médecine, ancien interne des hôpitaux.

Paul Dupré, Conseiller d'État

Chatin, membre de l'Institut, membre de l'Académie de médecine, directeur de l'École supérieure de pharmacie de Paris.

Jacquot, inspecteur général des mines.

Pasteur, de l'Académie française, etc.

Grimaux, professeur à l'École polytechnique et à l'Institut agronomique.

Giraud, directeur honoraire du ministère du commerce.

Regnauld, professeur à la Faculté de médecine.

SECRÉTAIRE

M. le docteur **Vallin,** médecin principal de 1re classe de l'Académie de médecine.

AUDITEURS

MM. De Mesnil, médecin en chef de l'asile National de Vincennes.

Granet, professeur à la faculté de médecine.

Martin (A-J), secrétaire général adjoint de la Société de médecine publique et d'hygiène.

Napias, inspecteur général du service administratif au Ministère de l'intérieur, secrétaire adjoint.

Pouchet (Gabriel), agrégé à la Faculté de médecine.

Richard, médecin major de 1re classe à l'École de médecine militaire du Val-de-Grâce.

SERVICES EXTÉRIEURS DU MINISTÈRE

ÉCOLES VÉTÉRINAIRES

Ces établissements, destinés à former des vétérinaires, sont au nombre de trois, et situés à Alfort près Paris, à Lyon et à Toulouse.

Tous les sujets de l'âge de 17 à 25 ans peuvent être admis au nombre des élèves : les uns aux frais des parents, et les autres titulaires de bourses et demi-bourses.

La pension est de 450 fr. par an, payable par trimestre et d'avance; tous les élèves sont soumis au même régime, sont habillés de la même manière et reçoivent la même instruction.

L'époque d'entrée est fixée au 1er octobre de chaque année; nul ne peut être reçu que d'après une autorisation du ministre de l'agriculture et du commerce. Les sujets autorisés à se présenter ne prennent définitivement rang parmi les élèves qu'après avoir prouvé, devant le jury d'examen, qu'ils réunissent les conditions requises, qui sont : de savoir forger, en deux chaudes, un fer de cheval ou de bœuf, et de faire preuve de connaissances sur la langue française, l'arithmétique, la géométrie et la géographie.

Toute demande à l'effet d'obtenir l'autorisation d'entrer dans l'une des écoles vétérinaires doit être adressée, avant le 1er septembre de chaque année au plus tard, au ministre de l'agriculture et du commerce, avec l'acte de naissance du pétitionnaire, un certificat de bonne conduite, une attestation constatant qu'il a été vacciné ou qu'il a eu la petite vérole, et une obligation souscrite sur papier timbré, par les parents, de payer, par trimestre et d'avance, la pension, à raison de 450 francs par an.

Le gouvernement fait les frais de deux cent quarante demi-bourses, dont deux par département à la nomination du ministre, sur la présentation du préfet, et soixante-huit à la nomination directe du même ministre. Pour qu'un élève obtienne un de ces dégrèvements, il faut qu'il ait étudié, pendant six mois au moins, comme élève payant pension, et qu'il se soit fait remarquer par la régularité de sa conduite et par des succès dans ses études. L'élève titulaire d'une demi-bourse peut en obtenir une seconde, mais toujours après six nouveaux mois d'études et comme récompense de sa conduite et de ses succès.

Le ministre de la guerre entretient à l'École d'Alfort quarante élèves militaires pour le service de corps de troupes à cheval.

Les élèves qui, après leur dernière année d'études, sont reconnus en état d'exercer la médecine vétérinaire, reçoivent, s'ils le demandent, un diplôme dont le prix est fixé à cent francs.

Les Écoles vétérinaires ont des hôpitaux où sont reçus et traités tous les animaux malades. Les propriétaires de ces animaux n'ont à payer que la pension alimentaire donc le prix est fixé chaque année.

INSPECTION GÉNÉRALE DES ÉCOLES VÉTÉRINAIRES

Inspecteur. — M. **Bouley**, etc.

ÉCOLE VÉTÉRINAIRE D'ALFORT

Directeur. — M. Goubaux.
Professeurs. — MM. Colin, Saunier, Baron, Trasbot, Nocard, Bailliet, Barrier.
Chefs de service. — MM. Cadiot, Moussu, Vignardot.
Médecin. — M. Du Mesnil.
Méd. adjoint. — M. Desportes.

ÉCOLE VÉTÉRINAIRE DE LYON

Directeur-professeur. — M. Chauveau.
Professeurs. — MM. Chauveau, Rey, Saint-Cyr, Arloing, Péteaux, Cornevin.
Chefs de service. — M. Galtier.
Médecin de l'Ecole. — M. Bianchi.

ÉCOLE VÉTÉRINAIRE DE TOULOUSE

Directeur-professeur. — M. Baillet.
Professeurs. — MM. Baillet, Toussaint, Bidaud, Peuch, Neumann.
Chefs de service. — Mauri, Labat, Laulanié.
Médecin de l'Ecole. — Caubet.

SOCIÉTÉ CENTRALE DE MÉDECINE VÉTÉRINAIRE

Les séances sont publiques.
Elle se tiennent à Paris, à la mairie du IVe arrondissement, le deuxième jeudi du mois, à trois heures. Outre ces séances ordinaires, il en est d'extraordinaires qui ont lieu sur la convocation du président.

MÉDECINS SANITAIRES EN ORIENT

MM.
Le Dr Chaumery, à Alexandrie.
Le Dr Mahé, à Constantinople.
Le Dr Suquet, à Beyrouth.

MM.
Le Dr Pougny, à Smyrne.
Le Dr Blanc, à Suez.
Le Dr De Kostalot de Bachoué, à Djeddah. 36.

SERVICE SANITAIRE DU LITTORAL

DIRECTEURS DE LA SANTÉ

MM. Michel, à Nice.
Gustiniani, à Ajaccio.
Chapuis, à Toulon.
Marroin, à Marseille.
Touchard, à Cette.
Berchon, à Pauliac.

MM. Griffon du Bellay, à Saint-Nazaire.
Anner, à Brest.
Guiffart, à Cherbourg.
Launay, au Havre.
Dieu, à Dunkerque.

MÉDECINS DE LA SANTÉ.

MM.
Ferrier, au lazaret de Trompeloup.
Lefrançois, à Cherbourg.
Durand, au lazaret de Mindin.

MM.
Melquiond, à Marseille.
Chancel, au lazaret de Marseille.

MÉDECINS-INSPECTEURS DES EAUX MINÉRALES
ET CONSULTANTS.

ABSAC (Charente). — *Chlorurées sodiques.* — Atonie; fièvres intermittentes. — Dr **Lagarde.**

AIX (Bouches-du-Rhône). — *Bicarbonatées calciques.* — Névroses; rhumatismes; affections utérines. — Dr **Bourguet**, insp.

AIX-LES-BAINS (Savoie). — *Sulfureuses.* — Rhumatismes; maladies de la peau; syphilides. — Dr **Blanc**, insp.; Dr **Puistienne**, adjoint. — Docteurs **Brachet, Cazalis, Legrand, Monard, Roe**, cons.

ALET (Aude). — *Bicarbonatées.* — Dyspepsie; migraine; chlorose. — Dr **Gorguos.**

ALLEVARD (Isère). — *Sulfureuses.* — Maladies des organes respiratoires et de la peau. — Dr **Isoard**, insp. Drs **Niepce** père, **Niepce** fils, **Mansord, Chatin, Baron** cons.

AMÉLIE-LES-BAINS (Pyrénées-Orientales). Les bains y sont ouverts toute l'année. — *Sulfureuses.* — Dermatoses; maladies des organes respiratoires; rhumatismes; blessures anciennes. — Dr **Genieys**, Dr **Granier**, consultants.

AMPHION (Haute-Savoie). — *Ferrugineuses bicarbonatées.* — Chlorose; stérilité par défaut de vitalité de l'organe générateur; troubles nerveux; atonie. — Dr **Alriq.**

ANDABRE et **LE CAYLA** (Aveyron). — *Alcalines, gazeuses et ferrugineuses.* — Dyspepsies; chlorose; anémie; gravelle. — D^r **El. Martin.**

AUDINAC (Ariège). — *Salines ferrugineuses, laxatives et diuré-*

tiques. — Catarrhe vésical; affections des viscères abdominaux. — Dr **Dubuc**, insp.

AULUS (Ariège). — *Sulfatées calciques*. — Syphilis ancienne; asthénie de l'estomac. — Dr **Bordes-Pagès.**

AURILLAC (Cantal). — Dr **Séguiniol.**

AUTEUIL (Seine).—*Ferrugineuses*.—Gastralgie; chlorose; anémie.

AVÈNE (Hérault). — *Alcalines et arsenicales*. — Maladies de la peau; syphilis; scrofule. — Dr **Ferret**, insp.

AX (Ariège). — *Sulfureuses*. — Maladies de la peau; rhumatismes; catarrhes. — Dt **Auphan.**

BAGNÈRES-DE-BIGORRE (Hautes-Pyrénées).—*Arsenicales et ferrugineuses*.—Anémie; chlorose; névralgies; rhumatismes; malad. de la peau.— Dr **Dejeaune**, insp.; Dr **Alban Delagarde**, adj.

BAGNÈRES-DE-LUCHON (Haute-Garonne). — Sources *sulfureuses*; sources *ferrugineuses*. — Scrofules; engorgements glanduleux herpétisme; catarrhes; atonie.— Dr **N...**, insp.; Drs **Aymard** et **Lavergne F.** — Dr **Valdès**, Dr **Garrigou** (F.), méd. cons.

BAGNOLES (Orne). — *Sulfureuses et ferrugineuses*. — Scrofule; maladies de la peau; chlorose. — Dr **Joubert.**

BAGNOLS (Lozère). — *Sulfureuses*. — Maladies de la peau; catarrhes; scrofule. — Dr **E. Monteils**, insp., Dr **Delarbre,** Dr **Bourrillon**, cons.

BAINS (Vosges). —*Sulfatées sodiques, arsenicales*.— Rhumatismes; affections nerveuses. — Dr **Bailly** fils.

BALARUC (Hérault). — *Chlorurées sodiques*. — Scrofules; maladies de la moelle épinière.—Dr**Planche**, insp.; Dr **Chrestien**, adj.

BARBAZAN (Haute-Garonne). — *Sulfatées calciques ferrugineuses*. — Gastralgie; chlorose; anémie. — Dr **Estradère.**

BARBOTAN (Gers).—*Ferrugineuses*.- Rhumat.; paral., Dr**Lafaille.**

BARÉGES (Hautes-Pyrénées). — *Sulfureuses*. — Scrofule ; lymphatisme; syphilis; rétractions musculaires; blessures anciennes. —Dr **Grimaud**, insp. honoraire.—**Armieux, Artigalas, Betous, Grimaud, Madamet**, consultants.

BILAZAS (Deux-Sèvres). — *Sulfureuses*. — Maladies de la peau ; chlorose. — Dr **Foucart.**

BONDONNEAU (Drôme).— *Alcalines sulfureuses iodurées*. — Scrofule ; syphilis ; affections cutanées ; goîtres. — Dr **Grasset.**

BOUDOUYRE (Drôme).— Dr **Breyton.**

BOULON LE (Pyrénées-Orientales). — *Bicarbonatées sodiques ferrugineuses et arsenicales.*

BOURBON LANCY (Saône-et-Loire). — *Chlorurées sodiques*. — Paralysie; rhumatismes; scrofule. — Dr **Merle.**

BOURBON-L'ARCHAMBAULT (Allier). — *Chlorurées sodiques.* — Paralysie; rhumatismes; scrofule. — D. **Regnault** (Paul), insp.

BOURBONNE-LES-BAINS (Haute-Marne). — *Salines*. — Rhumat.; scrofule; paralysie.—Dr **Magnien**, adj.; Dr **Mercier** (Pierre-J.) Dr **Cousard**, Dr **Bougard**, cons.

BOURBOULE (LA) (Puy-de-Dôme).— *Chlorurées sodiques arsenicales*.

— Maladies de la peau; dartres; scrofules. — D⁢ **Peyronnel;**
D **Eymery, Danjoy, Vérité, Fauverteix, Veyrières,
Riberolles, Heulz, Nicolas** (Ad.), O. ✳, ⬧, I.

BOURRASOL (Haute-Garonne). — *Ferrugineuses bi-carbonatées.*

BRIDES-LES-BAINS (Savoie). — *Sulfatées calciques.* — Anémie ;
chlorose; obésité. — D **Philbert,** inspect. — D **Delastre,
Desprez, Fodéré,** consult.

BUSSANG (Vosges). — *Ferrugineuses arsenicales.* — Dyspepsie;
anémie; chlorose. — D **Zeller.**

CADÉAC (Hautes-Pyrénées). — *Sulfureuses.*— Anémie ; chlorose;
rhumatismes. — D **N...**

CALDANICCIA (Corse). — *Sulfureuses.*— Anémie ; chlorose ; rhumatisme. - - D **Versini.**

CAMBO (Basses-Pyrénées). — *Sulfureuses ferrugineuses.* — Anémie;
chlorose; rhumatismes. — D **Dotézac.**

CAMBRETTE (LA) et CAMOINS (Bouches-du-Rhône).-- *Sulfureuses*
— Anémie ; chlorose. -- D **Eahuppe.**

CAMOINS (Bouches-du-Rhône).— *Sulfurées calciques froides.*

CAMPAGNE (Aude). — *Ferrugineuses salines.* — Chlorose ; dyspepsie ; gastralgies ; catarrhe vésical. — D **Dufour.**

CANAVEILLES (Pyrénées-Orientales). — *Sulfurées sodiques, sulfurées alcalines.*

CAPVERN (Hautes-Pyrénées).— *Ferrugineuses salines.* — Catarrhe
vésical ; gastralgies ; goutte, etc. — D **Calès,** insp. ; D **Ricaud,** adj., D **Delfau,** cons.

CARCANIÈRES et ESCOULOUBRES (Ariège). — *Sulfureuses.* — Maladies de la peau: rhumatismes ; anémie. — D **Campoussy.**

CASSUÉJOULS (Aveyron). — *Ferrugineuses.* — Anémie; rhumatismes. D **Bongrand.**

CASTEL-JALOUX (Lot-et-Garonne).— *Ferrugineuses.* — Anémie,
chlorose, etc. — D **Eaujac.**

CASTERA-VERDUZAN (Gers). — *Sulfureuses ferrugineuses* — Maladies de la peau ; catarrhes ; rhumatismes ; chlorose ; gravelle.
— D **Eabatte** insp.

CAUTERETS (Hautes-Pyrénées). — *Sulfureuses.*— Scrofules; dartres; rhumatismes; maladies des voies respiratoires et de la
gorge. — D **Bouyer** (Achille), insp. ; D **Michel Évariste,**
adj. — **Bordenave, Bouvyer** (Jules), **Daudirac, Duhoureau. Dupré** fils, **Farges, Flusin, Guinier, Lahillonne,
de Larbès, Moinet, Pedebidon, Raveau, Robert, Rozier,
Saint-Martin, Sénac-Lagrange, Serrand,** cons.

CAUVALAT (Gard). — *Sulfurées calciques.*— Rhumatismes ; syphilis, scrofules. — D **Cambacedès,** insp.

CELLES (Ardèche).—*Carbonatées calciques.* — Scrofules; phtisie.
— D **Frachon.**

CHALDETTE (LA) (Lozère). — *Carbonatées sodiques.* — Anémie ;
chlorose. — D **Gras.**

CHALLES (Savoie). — *Sulfureuses iodurées et bromurées.* — Syphilis-scrofules; goutte. — Dr **Royer**, Dr **Massola**, cons.

CHARBONNIÈRES (Rhône). — *Ferrugineuses.* — Chlorose: dyspepsie. — Dr **Girard**.

CHATEAU-GONTHIER (Mayenne). — *Bicarbonatées ferrugineuses.* — Dyspepsie; chlorose: dysménorrhée; gravelle. — Dr **Mahier**.

CHATEAUNEUF (Puy-de-Dôme). — *Salines.* — Gastralgies; rhumatismes. — Dr **Boë**.

CHATELDON (Puy-de-Dôme). — *Bicarbonatées ferrugineuses.* — Gastralgies; dyspepsie. — Dr **N...**

CHATELGUYON (Puy-de-Dôme). — *Sulfatées sodiques.* — Engorg. des viscères abdomin.; constipat. — Dr **Baraduc**, Dr **Voury**.

CHAUDESAIGUES et **FONTAINES** (Cantal). — *Carbonatées sodiques.* — Rhumatismes; paralysie; névroses. — Dr **Biron**.

CHERBOURG (Manche). — *Ferrugineuses bicarbonatées froides*

CLERMONT-FERRAND (Puy-de-Dôme). — Plusieurs sources *bicarbonatées et chlorurées sodiques ferrugineuses.*

CONDILLAC (Drôme). — *Calciques iodées.* — Embarras gastriques. — Dr **Pize**.

CONTREXÉVILLE (Vosges). — *Sulfatées calciques.* — Goutte; catarrhes; gravelle; chlorose. — Dr **Debout**, insp. — Drs **Brongniart**, **Graux**, **Aymé**, **Boichox**, **Pierre**, **Thierry**, cons., Dr **Huguet**, cons.

COURS (Gironde). — *Ferrugineuses.* — Chlorose; anémie. — Dr **Roumat**.

CRANSAC (Aveyron). — *Magnésiennes sulfatées.* — Engorgements des viscères abdominaux, foie, rate; rhumatismes. Dr **Miquel**.

CUSSET (Allier). — *Bicarbonatées sodiques.* — Anémie; dispepsie; gravelle. — Drs **Saintorin**, **Coignard**, cons.

DAX (Landes). — *Sulfatées calciques.* — Rhumatismes; paralysie. — Dr **Massie**. **Barth de Sandfort**, **Labattut**, **Fourg**, **Mora**.

DESSAIGNES (Ardèche). — *Bicarbonatées sodiques froides.*

DIGNE (Basses-Alpes). — *Sulfureuses.* — Maladies de la peau. — — Dr **Romieu**, insp.

DINAN (Côtes-du-Nord). — *Ferrugineuses.* — Anémie; chlorose. — Dr **Barbé-Guillard**, insp.

DOLAINCOURT (Vosges). — *Sulfurées sodiques arsénicales froides.*

EAUX-BONNES (Basses-Pyrénées). — *Sulfureuses.* — Maladies des voies respiratoires. — Dr **Meunier**, insp.; Dr **Andral**, adj.; Drs **Cazaux**, **Cazenave de la Roche**, cons.

EAUX-CHAUDES (Basses-Pyrénées). *Sulfureuses.* — Gastralgies; névroses; chlorose. — Dr **Jolien**, insp.; **Herr** (G.), cons.

ENCAUSSE (Haute-Garonne) — *Sulfatées calciques.* — Engorgement des viscères abdominaux; hystérie. — Dr **Tapie**.

ENGHIEN (Seine-et-Oise). — *Sulfurées calciques.* — Maladie de la peau et du larynx; catharres; rhumatismes. — Dr **Japhet**, inspecteur. — Dr **Gillebert d'Hercourt**, médecin consultant.

ERQUY-LES-BAINS (Côtes-du-Nord). — *Sulfureuses ferrugi-*

neuses.— Drs **Bourienne, Dayot, Dobet des Forges, Fichou, Grenier, Legludic**, cons.

ESCALDAS (Pyrénées-Orientales). — *Sulfurées sodiques*. — Maladies de la peau, **D. Sevenne**, insp.

ESCOULOUBRES (Ariège). — *Sulfureuses*. — Maladies de la peau, catarrhes. — D^r **De Campoussy**.

EUZET (Gard). — *Bitumo-sulfurées calciques magnésiennes*. — Catarrhes ; affections des voies respiratoires. — Dr **Rouch**.

ÉVAUX (Creuse). — *Sulfatées sodiques*. — Affections de l'estomac ; rhumatismes ; gravelle ; tumeurs blanches ; dartres. — Dr **Bona**, insp.

ÉVIAN-LES-BAINS (Haute-Savoie). — *Bicarbonatées mixtes*. — Affections chroniques du tube digestif; gastralgie; dyspepsie ; pyrosis; catarrhes vésicaux ; éréthisme nerveux. — Dr **Taberlet**, insp.; Dr **Rocque**, cons.

FONCAUDE (Hérault). — *Bicarbonatées calciques*. — Gastralgies; rhumatismes. Dr **Bertin**.

FONSANCHES (Gard). — *Sulfurées sodiques*. — Gastralgies ; chlorose ; catarrhes ; mal. de la peau.—Dr **Demorey-Dellettre**.

FORGES-LES-BAINS (Seine-et-Oise). — *Carbonatées sodiques*.— Scrofules ; chlorose.

FORGES-LES-EAUX (Seine-Inférieure).— *Ferrugineuses crenatées*. — Chlorose; dyspepsie; faiblesse de l'intestin. — D^r **De Welling**, insp. — Dr **Thomas Caraman**, cons.

FOURCHAMBAULT (Nièvre). — *Bicarbonatées calciques*.

FUMADES ou AUZON (Gard). — *Sulfurées calciques bitumineuses*. — Phthisie; catarrhes; angines; mal. de la peau.— Dr **Larguier**.

GANTIES (Haute-Garonne). — *Bicarbonatées calciques et ferrugineuses*. — Gastralgies; rhumatismes; anémie.

GAZOST (Hautes-Pyrénées). — *Sulfureuses iodobromurées*. — Maladies de la peau; ulcères.

GRAMAT (Lot). — *Ferrugineuses bicarbonatées*. — Anémie; gastralgies; rhumatismes.

GRÉOULX (Basses-Alpes). — *Sulfureuses*. — Rhumatismes; névralgies; maladies de la peau; affections scrofuleuses externes ; vieux ulcères; Dr **Allemand** (Ader), insp.

GUAGNO (Corse). — *Sulfureuses*. — Maladies de la peau; rhumatismes; blessures. — Dr **Perelli**.

GUILLON (Doubs). — *Sulfureuses*. — Chlorose; anémie; scrofules; maladies nerveuses. — Dr **Marfaing**, insp.

GUITTERA (Corse). — *Sulfureuses*. — Maladies de la peau; rhumatismes. — Dr **Piazza**.

HAUTERIVE (Allier). — *Bicarbonatées sodiques*. — Chlorose; affections de l'estomac. — Dr **Durand-Fardel**, insp.

LABARTHE-RIVIÈRE (Haute-Garonne). — *Sulfatées calciques*. — Névralgies; maladies des femmes.

LABASSÈRE (Hautes-Pyrénées). — *Sulfureuses*.— Catarrhes; affections des voies respiratoires.

LA BAUCHE (Savoie). — *Ferrugineuses bicarbonatées.* — Chlorose; dyspepsie; anémie.

LA CAILLE (Haute-Savoie). — *Sulfureuses alcalines.* — Maladies des bronches, du larynx, des voies urinaires.

LACAUNE (Tarn). — *Alcalines arsénicales thermales.*

LAC-VILLERS (Doubs). — *Ferrugineuses bicarbonatées.* — Chlorose; anémie. — D' **Ravier.**

LA MALOU (Hérault). — *Bicarbonatées sodiques ferrugineuses.* — Chlorose; anémie; rhumatismes; dyspepsie; paralysies nerveuses. — Dr **Cros,** insp., Drs **Boissier, Belugou,** cons.

LA MALOU-LE-BAS et VERNIÈRE (Hérault). — *Bicarbonatées sodiques.* — D' **Cros.**

LA MOTTE-LES-BAINS (Isère). — *Salines chloro-bromurées.* — Rhumatismes; sciatiques; scrofules. — D' **Gubian,** insp.

LARIVIÈRE-SOUS-AIGREMONT (Haute-Marne). — *Ferrugineuses bicarbonatées.*

LA ROCHE-POSAY (Vienne). — *Nitro-sulfureuses ferrugineuses.* — Anémie; chlorose; maladies de la peau. — D' **Bergerault.**

LAVARDENS (Gers). — *Bicarbonatées calciques.* — Dyspepsie; gastralgie. — D' **N...**

LUXEUIL (Haute-Saône). — *Chlorurées sodiques et ferro-manganiques.* — Chlorose; anémie; rhumatismes. — D' **Tillot;** D' **Champouillon,** D' **Chuquet,** cons.

LUZ (Hautes-Pyrénées). — *Source Barzun-Barèges, sulfureuse.* — Névroses, dermatoses, affections des voies respiratoires et des organes génito-urinaires. — D' **Armieux.**

LYON (Rhône). — *Ferrugineuses.* — Chlorose; anémie.

MARCOLS (Ardèche) — *Bicarbonatées sodiques ferrugineuses.* — Anémie; chlorose; appauvrissement du sang; dyspepsie. — D' **N...**

MARLIOZ (Savoie). — *Sulfureuses bromurées et iodurées.* — Affections des voies respiratoires; engorgements glandulaires; maladies de la peau; anciens ulcères.

MARTIGNÉ-BRIANT (Maine-et-Loire). — *Ferrugineuses bicarbonatées.* — Chlorose; anémie.

MARTIGNY-LES-BAINS (Vosges). — *Sulfatées calciques avec chlorure de lithium.* — Rhumatismes; gravelle urique; diathèse goutteuse. — D' **Gillet,** insp.

MAYRES (Ardèche). — *Sulfatées calciques.*

MÉDAGUE (Puy-de-Dôme). — *Bicarbonatées sodiques.* — Dyspepsie; rhumatisme; anémie; chlorose.

MIERS (Lot). — *Sulfatées sodiques purgatives.* — Gastralgie; dyspepsie; engorgements viscéraux. — D' **Fraysse.**

MOLITG (Pyrénées-Orientales). — *Sulfureuses.* — Maladies de la peau; catarrhes. — D' **Cantié.**

MONESTIER (Hautes-Alpes). — *Sulfatées sodiques.* — Gastralgie; dyspepsie. — D' **N...**

MONTBRUN (Drôme). — *Sulfurées calciques froides.*

646   EAUX MINÉRALES

MONT-DORE (Puy-de-Dôme). — *Bicarbonatées arsénicales.* — Catarrhes; asthme; phtisie pulmonaire; affections rhumatismales; névroses; maladies de la peau. — Dr **Cazalis**, insp., Dr **Nicolas** (J.), Dr **Glaesel**, cons., Dr **Tardieu** (A.), ✽, cons.

MONTÉGUT-SÉCLA (Haute-Garonne). — *Bicarbonatées calciques.* — Gastralgie; dyspepsie. — Dr **N...**

MONTMIRAIL (Vaucluse). — *Sulfatées sodo-magnésiques.* — Affections de la peau; catarrhes pulmonaires.— Dr **Cavuillier fils,**

NABIAS (Hautes-Pyrénées).— *Sulfureuses.* — Maladies de la peau; catarrhes.

NÉRIS (Allier). — *Bicarbonatées sodiques.* — Dyspepsie; névralgies.— Drs **De Ranse, Faure, De Grandmaison,** cons.

NEYRAC (Ardèche). — *Ferrugineuses.* — Anémie; scrofule. — Dr **N...**

NOSSA (Pyrénées-Orientales). — Dr **Pacull.**

OLETTE (Pyrénées-Orientales). — *Sulfureuses.* — Maladies de la peau et des voies urinaires. — Dr **Gingibre.**

OREZZA (Corse). — *Ferro-gazeuses.* — Chlorose; gastralgie. — Dr **Perelli.**

ORIGNY (Loire). — *Ferrugineuses bicarbonatées.* — Dyspepsie; chlorose. — Dr **Faure.**

ORIOL (Isère). — *Bicarbonatées ferrugineuses et alcalines gazeuses,*

PASSY (Seine.) — *Ferrugineuses sulfatées.* — Anémie; chlorose

LE PESTRIN (Ardèche). — *Bicarbonatées mixtes ferrugineuses.*

PIERREFONDS (Oise). — *Sulfureuses.* — Maladies des voies respiratoires et de la peau; catarrhes. — Dr **Bourgarel,** insp.

PIETRAPOLA (Corse). — *Sulfureuses.* — Scrofules; paralysies; accidents syphilitiques. — Dr **Perelli.**

PLOMBIÈRES (Vosges). — *Sulfatées sodiques ferrugineuses bicarbonatées.* — Maladies chroniques ou nerveuses de l'estomac et de l'intestin; fièvres intermittentes; paralysies; dermatoses dartreuses. — Dr **Liétard,** insp.; — Dr **Maurel,** adjoint insp. hon. — Drs **Bottentuit, Leclerc,** cons.

PONT-DE-BARET (Drôme). — *Bicarbonatées calciques.* — Dyspepsies; gastralgies. — Dr **Crozat.**

POUGUES (Nièvre). — *Alcalines calciques ferrugineuses gazeuses,* — Dyspepsie; gravelle; catarrhe vésical. — Drs **Bovet** (Ch.), insp., **Janicot, Millot, Rougon,** cons.

PRÉCHACQ (Landes). — *Chlorurées sodiques.* — Scrofules; lymphatisme. — Dr **Batbedat.**

LA PRESTE (Pyrénées-Orientales). — *Sulfureuses.* — Maladies de la peau et des voies urinaires.

PROPIAC (Drôme). — *Sulfatées calciques.* — Névroses.

PROVINS (Seine-et-Marne). — *Ferrugineuses.* — Anémie; dyspepsie.

PUZZICHELLO (Corse). — *Sulfurées calciques.* — Engorgements abdominaux; accidents syphilitiques.

QUÉZAC (Lozère). — *Bicarbonatées sodiques manganésiennes.* — Gastralgie; dyspepsie.

RENAISON (Loire). — *Bicarbonatées mixtes.* — Gastralgies.

RENLAIGUE (Puy-de-Dôme). — *Bicarbonatées ferrugineuses gazeuses.*

RENNES-LES-BAINS (Aude). — *Ferrugineuses bicarbonatées chlorurées sodiques et magnésiennes.* — Chlorose; anémie; rhumatismes; engorgements glanduleux; lymphatisme — **Chabbey**, adj. — Dr **Vaysse**.

RIEUMAJOU (Hérault). — *Bicarbonatées calciques.*

ROCHE-POSAY (la) (Vienne). — Dr **N...**

ROUZAT (Puy-de-Dôme). — *Bicarbonatées calciques et chlorurées sodiques.* — Anémie; scrofules; rhumatismes.

ROYAT (Puy-de-Dôme). — *Bicarbonatées sodiques chlorurées ferrugineuses.* Gastralgies; dyspepsies; maladies de la peau et des voies respirat. — Drs **Boucomont**, insp., **Petit (A.)**, cons., **E. de Bourgade de la Dardye, Fredet, Laussedat.**

SAIL-LES-BAINS (Loire). — *Silicatées.* — Dartres; scroful.; syphilis.

SAIL-SOUS-COUZAN (Loire). — *Bicarbonatées sodiques ferrugineuses.* — Gastralgies; dyspepsie; gravelle. — Dr **Goin**, insp.

SAINT-ALBAN (Loire). — *Bicarbonatées sodiques ferrugineuses.* — Gastralgies; dyspepsie; catarrhes; maladies de peau. — Dr **Servajean.**

SAINT-AMAND (Nord). — *Sulfureuses.* — Affections rhumatismales; rétractions musculaires. — Dr **Isnard,.**

SAINT-BOÈS Basses-Pyrénées. — *Sulfurées calciques bitumineuses.*

SAINT-CHRISTAU (Basses-Pyrénées). — *Ferro-cuivreuses et arsénicales.* — Chlorose; maladies de peau. — Dr **Vigneau**, insp.; — Dr **Bénard (Paul)**, cons.

SAINT-DENIS-LES-BLOIS (Loir-et-Cher). — *Ferrugineuses iodées.* — Chlorose; anémie; scrofules. — Dr **Arnoult.**

SAINT-GALMIER (Loire). — *Alcalines.* — Dyspepsie; gastralgies. — Dr **Commarmond.**

SAINT-GERVAIS (Haute-Savoie). — *Chlorurées sodiques sulfureuses ferrugineuses.* — Gastralgies; maladies de la peau. — Dr **Deligny** (de Toul), insp.

SAINT-HONORÉ (Nièvre). — *Sulfureuses, sodiques et arsenicales.* — Maladies de la peau; asthme; catarrhes; pneumonies.—Dr **Collin**, méd. insp. — Drs **Binet, Collin (Henri), Comoy, Odin (Marius)**, cons.

SAINT-JEAN-DE-LUZ (Basses-Pyrénées).

SAINTE-MADELEINE-DE-FLOURENS (Hte-Garonne).— *Ferrugineuses bicarbonatées.* — Gastralgies; dyspepsie; chlorose.—Dr **N...**

SAINTE-MARGUERITTE ou **VIC-LE-COMTE** (Puy-de-Dôme). — *Ferrugineuses.*

SAINTE-MARIE (Cantal). — *Ferrugineuses.* — Anémie; dyspepsie. — Dr **Méjansac.**

SAINTE-MARIE (Hautes-Pyrénées). — *Alcalines.* — Dyspepsie;

embarras gastriques; engorgement des viscères abdominaux, — Dr **Méjansac.**

SAINT-MÉLANY (Ardèche). — *Sulfatées sodiques.*

SAINT-LAURENT-LES-BAINS (Ardèche).— *Bicarbonatées sodiques.* — Rhumatismes; névralgies; blessures; plaies par armes à feu; ulcères atoniques. — Dr **Fuget du Panget.**

SAINT-LOUBOUER (Landes). - *Sulfhydratées calcaires.* — Affection scrofuleuses et syphilitiques; maladies de la peau. — Dr **Arrat.**

SAINT-MAURICE (Puy-de-Dôme). — *Bicarbonatées ferrugineuses.* — Anémie; chlorose; scrofules.

SAINT-MYON (Puy-de-Dôme). — *Ferrugineuses bicarbonatées.* — Gastralgies; engorgements de la rate; fièvres intermittentes rebelles. — Dr **N...**

SAINT-NECTAIRE (Puy-de-Dôme). — *Chlorurées bicarbonatées sodiques.* — Névralgies; scrofules; rhumatismes; catarrhes utérins; conjonctivité granuleuse; taies de la cornée. — Dr **Gourbeyre,** insp.; Drs **Percepied, Thibaud, m.** cons.

SAINT-PARDOUX (Allier). — *Ferrugineuses acidules.* — Gastralgie; dyspepsie.

SAINT-SAUVEUR (Hautes-Pyrénées). — *Sulfureuses.* — Affections nerveuses; maladies des femmes et des voies urinaires. — Dr **Caulet,** insp.

SAINT-YORRE (Allier).—*Bicarbonatées sodiques.*- Gastralg.; dyspep.

SALIES-DE-BÉARN (Basses-Pyrénées). — *Chlorurées sodiques, bromo-iodurées.* — Chlorose; gastralg.; malad. de la peau; scrofule; rhumatis.; métrite chron.— Drs **Du Pourgue, Marsos,** cons.

SALINS (Jura). — *Bromo-chlorurées sodiques.* — Scrofules; lymphatisme; rhumatismes.— Dr **Dumoulin,** insp.: Dr **Guyenot,** cons.

SALINS-LE-MOUTIERS (Savoie).—*Chlorurées sodiques.*—Maladies de la peau; scrofules; chlorose; anémie; goutte atonique; paralysies, insp.—Dr **Laissus,** Drs **Delastre, Desprez, Fodéré,** cons.

SANTENAY (Côte-d'Or). — *Lithinées.* — Chlorose; scrofules; dyspepsie; goutte; gravelle. — Dr **Lhuillier,** cons.

SEGRAY (Loiret). — *Sulfatées calciques ferrugineuses.* — Dyspepsie; chlorose. — Dr **Latour.**

SERMAIZE (Marne). — *Sulfatées magnésiques.* — Gastralgies; affections des voies urinaires et des viscères abdominaux; pertes séminales. — Dr **Damourette.**

SILVANÈS (Aveyron). — *Ferrugineuses arsenicales et magnésiennes.* — Anémie; chlorose; affections des voies digestives et des voies urinaires. — Dr **Calvet.**

SIRADAN (Hautes-Pyrénées). — *Sulfatées calciques ferrugineuses bicarbonatées.* — Affections de la peau; gravelle; engorgements du foie; dyspepsies.

TERCIS (Landes). — *Chlorurées sodiques.*—Dr **Sourrouille,** insp.

TRÉBAS (Tarn). — *Sulfureuses et ferrugineuses.* — Chlorose; maladies de la peau.

URIAGE (Isère). — *Chlorurées sodiques sulfureuses.* — Lymphatisme; scrofules; scrofulides; abcès froids; tumeurs blanches; dartres humides, eczémateuses, impétigineuses. — Dr **Doyon.**

USSAT (Ariège). — *Bicarbonatées calciques et magnésiennes.* — Névroses; affections des voix digestives; maladies utérines; hystérie. — Dr **Bonnans.**

VACQEIRAS-MONTMIRAIL (Voy. *Montmirail*).

VALS (Ardèche). — *Sources bicarbonatées sodiques; sources sulfatées arsenicales ferrugineuses.* — Affections des voies digestives, du foie; diabète; albuminurie; gravelle; catarrhe de la vessie; diathèse goutteuse et rhumatismale; anémie; cachexie paludéenne; scrofule. — Dr **Lafosse,** insp.

VILLEMINFROY (Haute-Saône). — *Sulfatées calciques magnésiennes.*

VERNET-PRADES (Ardèche). — *Bicarbonatées sodiques, ferrugineuses et arsenicales très gazeuses.*

LE VERNET (Pyrénées-Orientales). — *Sulfureuses.* — Maladies de la peau, des organes respiratoires et des voies digestives; rhumatismes; scrofules. — Dr **Pigiowski** (établissement Couderc). — Dr **Massé** (établissement Mercader).

VIC-LE-COMTE (Voir *Sainte-Marguerite*).

VIC-SUR-CÈRE (Cantal). — *Bicarbonatées ferrugineuses.* — Gastralgie; chlorose; anémie; affections scorbutiques; goutte; gravelle. — Dr **Vialette.**

VICHY (Allier). — *Bicarbonatées alcalines.* — Maladies des voies digestives, du foie gravelle; diabète; rhumatismes. — Dr **Willemin,** adj.; Drs **Cyr** et **Cornillon,** adjoint en second; Drs **Veillon, Grellety, Merle,** cons.

VILLENEUVE-DES-ESCALDES (Pyrénén.-Orient.). — Dr **Companyo.**

VINÇA (Prénées-Orientales). — *Sulfurées sodiques* — Maladies de la peau : rhumatismes; paralysies.

VISOS (Hautes-Pyrénées). — *Sulfureuses bitumineuses.* — Scrofules; ulcères; plaies.

VITTEL (Vosges). — *Sulfatées calciques magnésiennes bicarbonatées ferrugineuses.* — Dyspeps.; entérite chron.; gravel.; goutte; catarrhe vésical; anémie. — Drs **Patezon, Bouloumié,** cons.

ALGÉRIE

LES-BAINS-DE-LA-REINE (Oran). — *Chlorurées sodiques bromurées.* — Ulcères ; rhumatismes; engorgements abdominaux.

BEN-HAROUN (Alger). — *Bicarbonatées chlorurées sodiques.* — Dyspepsie; gravelle; engorgements viscéraux.

HAMMAM-MELOUANE (Alger). — *Chlorurées sodiques.* — Scrofules; engorgements.

HAMMAM-MESKOUTINE (Constantine). — *Sulfatées calciques et chlorurées sodiques.* — Maladies de la peau ; syphilis.

HAMMAM-R'IRA (Alger). — *Sulfatées calciques.* — Maladies de la peau; rhumatismes. — Dr **Garial.**

MOUZAIA-LES-MINES (Alger). — *Bicarbonatées sulfatées sodiques.* — Gastralgies; dyspepsies.

OIOUM-SEKHAKNA (Alger). — *Chlorurées sodiques.* — Maladies de la peau; chlorose; dyspepsie.

SALAH-BEY et **LE HAMMA** (Constantine). — *Bicarbonatées calciques.* — Maladies de la peau; gastralgies.

SOURCE-DES-CÈDRES (Alger). — *Ferrugineuses bicarbonatées.* — Ulcères; cachexie paludéenne; chlorose.

MINISTÈRE DE LA JUSTICE

Place Vendôme, 11 et 13; Bureaux, rue de Luxembourg, 26.

Médecins du Ministère. — MM. **Delbet**, **Thevenet**.

IMPRIMERIE NATIONALE

Médecins. — MM. **Culler**, **Charrier**.

TRIBUNAUX (PARIS)

TRIBUNAL DE PREMIÈRE INSTANCE.

EXPERTS COMMIS HABITUELLEMENT PAR LE TRIBUNAL.

Médecins. — MM. Bergeron (Georges), Boys de Loury, Brouardel, Delens, D'Heurle, Laugier, Depaulmier, De Pietra Santa-Piogey.

Maladies mentales. — MM. Voisin, Lunier, Blanche, Motet, Bouchereau, Bal, Garnier (Paul).

COUR D'APPEL DE PARIS

EXPERTS ASSERMENTÉS PRÈS LA COUR.

Médecins. — MM. Bergeron (Georges), Brouardel, Delens, Laugier.

Chimistes et pharmaciens. — MM. **Mitouart**, **Lefebvre**, **Dollemont**, **Roussin**.

MINISTÈRE DE LA GUERRE
RUE SAINT-DOMINIQUE, 10
7e DIRECTION (SERVICE DE SANTÉ)
Directeur. — **M. Baudouin**, O. ✳, médecin inspecteur.

OFFICIERS ATTACHÉS A LA DIRECTION
MM. **Feuvrier**, ✳, méd. principal de 2e classe ; **Granjux**, ✳, méd. major de 1re classe ; **Schaenffilé**, ✳, pharmacien major de 1re classe.

MÉDECIN DU MINISTÈRE
M. **Leguey**, O ✳, médecin-major de 1re classe en retraite.

DIRECTION DU SERVICE DE SANTÉ DU GOUVERNEMENT DE PARIS
rue de Bourgogne, 50
Directeur. — **M. Colin**, C ✳, méd. inspecteur.

OFFICIERS ATTACHÉS A LA DIRECTION.
MM. **Grandjean**, méd. major de 1er classe (détaché du Gros-Caillou) ; **Guillere**, officier d'administration de 1re classe ; **Thomas**, adj. d'administration de 1re classe.

COMITÉ CONSULTATIF DE SANTÉ.
MM. **Didiot**, C ✳, médecin insp. général, président. — MM. **Perrin** (Maurice), C ✳ ; **Colin** (Léon), C ✳ ; **Daga**, O ✳ ; médecins inspecteurs. — MM. **Coulier** C ✳, pharmacien inspecteur ; **Chambé**, secrétaire ✳, méd. major de 1re classe.

MÉDECINS ET PHARMACIENS INSPECTEURS DU SERVICE DE SANTÉ.
Médecins. — MM. **Didiot**, inspecteur général, **Perrin, Collin, Daga, Baudouin, Gaujot, Vedrines, Devie et Paulet, Villemin**.

Pharmacien. — M. **Coulier**.

1er *Corps d'armée*. — LILLE.

Inspecteur générale du service de santé. — M. . . .		
Direct. du service de santé	MM. **Arnould**, méd. pr. de 1re cl.	
Adjoint.	**Lafille**, aid. maj. de 1re cl.	

2e *Corps*. — AMIENS.

Inspecteur gén.	MM.	
Direct. du service de santé	**Giard**, méd. prin. de 1re cl.	
Adjoints.	**Ferraton**, aid. maj. de 1re cl.	
Pharmacien.	**Balland**, ph. maj. de 1re cl.	

3ᵉ Corps. — ROUEN.

Inspecteur général......	MM. .....
Directeur du serv........	**Weber**, méd. pr. de 1ʳᵉ cl.
Adjoint...............	**Labit**, aid. maj. de 1ʳᵉ cl.
Pharmacien...........	**Judicis**, ph. m. de 1ʳᵉ cl.

4ᵉ Corps. — LE MANS.

Inspecteur général.......	MM. **Perrin**, méd. insp.
Directeur...............	**Leplat**, méd. p. de 1ʳᵉ cl.
Adjoint...............	**Kaufmann**, m. maj. de 2ᵉ cl.
Pharmacien............	**Rebuffat**, ph. m. de 1ʳᵉ cl.

5ᵉ Corps. — ORLÉANS.

Inspecteur..............	MM. **Colin**, méd. insp.
Directeur..............	**Widal**, méd. pr. de 1ʳᵉ cl.
Adjoint...............	**Lemoine**, aid. maj. de 1ʳᵉ cl.
Pharmacien............	**Bernard**, ph. m. de 1ʳᵉ cl.

6ᵉ Corps. — CHALONS-SUR-MARNE.

Inspecteur..............	MM. **Daga**, méd. insp.
Directeur..............	**Dauvé**, m. p. de 1ʳᵉ cl.
Adjoint...............	**Mart. de St. Semmeria**, a. m. 1ʳᵉ cl.

7ᵉ Corps. — BESANÇON.

Inspecteur..............	MM. **Daga**.
Directeur.............	......
Adjoint...............	**Arnold**, m. m. 2ᵉ cl.

8ᵉ Corps. — BOURGES.

Inspecteur............	MM. **Levié**, méd. insp.
Directeur.............	**Boisseau**, m. p. de 1ʳᵉ cl.
Adjoint...............	**Pilon**, a. m. 2ᵉ cl.

9ᵉ Corps. — TOURS.

Inspecteur............	MM. **Levié**, méd. insp.
Directeur.............	**Mourlon**, m. p. 1ʳᵉ cl.
Adjoint...............	**Delamare**, m. maj. 2ᵉ cl.
Pharmacien............	**Amsler**, ph. m. 1ʳᵉ cl.

10ᵉ Corps. — RENNES.

Inspecteur............	MM. **Perrin**, méd. insp.
Directeur.............	**Aron**, m. p. 1ʳᵉ cl.
Adjoint...............	**Gancel**, a. m. 1ʳᵉ cl.
Pharmacien...........	....

11e *Corps*. — NANTES.

Inspecteur.............. MM. **Perrin**, méd. insp.
Directeur.............. **Fée**, m. p. de 1re cl.
Adjoint.............. **Belliard**, a. m. de 1re cl.
Pharmacien.......... **Moullade**, ph. m. 1re cl.

12e *Corps*. — LIMOGES.

Inspecteur.............. MM. **Levié**, m. insp.
Directeur.............. **Raoult**, m. p. 1re cl.
Adjoint.............. **Galibern**, a. m. 1re cl.
Pharmacien.......... **Pons**, ph. m. de 1re cl.

13e *Corps*. — CLERMONT-FERRAND.

Inspecteur.............. MM. **Gaujot**, méd. insp.
Directeur.............. **Papillon**, m. p. 1re cl.
Adjoint.............. **E. Durand**, a. m. 2e cl.
Pharmacien.......... **Boué**, ph. m. 1re cl.

14e *Corps*. — LYON.

Inspecteur.............. MM. **Gaujot**, méd. insp.
Directeur.............. **Gaujot**, méd. insp.
Adjoint.............. **Bruant**, méd. m. 2e cl.
Pharmacien.......... ....

15e *Corps*. — MARSEILLE.

Inspecteur.............. MM. **Gaujot**, méd. insp.
Directeur.............. **Levié**, méd. insp.
Adjoint.............. **Bercher**, m. m. 1re cl.
Pharmacien.......... ....

16e *Corps*. — MONTPELLIER.

Inspecteur.............. MM. **Vedrènes**, méd. insp.
Directeur.............. **Frilley**, m. p. de 1re cl.
Adjoint.............. **Bachoz**, m. m. 2e cl.
Pharmacien.......... ....

17e *Corps*. — TOULOUSE.

Inspecteur.............. MM. **Vedrènes**, méd. insp.
Directeur.............. **Mathis**, m. p. 1re cl.
Adjoint.............. ....
Pharmacien.......... ....

18e *Corps*. — BORDEAUX.

Inspecteur.............. MM. **Vedrènes**, méd. insp.
Directeur.............. **Vedrènes**, méd. insp.
Adjoint.............. **Lagrange**, a. m. 1re cl.
Pharmacien.......... ....

19° *Corps*. — ALGÉRIE.

Division d'Alger.

Inspecteur................ MM. **Paulet**, méd. insp.
Directeur................ **Paulet**, méd. insp.
Adjoint................ **Schmith**, m. m. 2° cl.
Adjoint................ **Raynal**, a. m. 1re cl.
Pharmacien............... ....

Division d'Oran.

Directeur................ MM. **Arnaud**, m. p. 1re ci.
Adjoint................ ....
Pharmacien............... ....

Division de Constantine.

Directeur................ MM. **Debaussaux**, m. p. 1re cl.
Adjoint................ **Escard**, a. m. 1re cl.
Pharmacien............... ....

Division d'occupation de Tunisie.

Directeur................ MM. **Guillemin**, m. p. de 1re cl.
Adjoint................ **Lallemant**, m. m. 2° cl.
Pharmacien............... ....

CORPS DU TONKIN.

Directeur................ MM. **Dujardin-Beaumetz**, m. princ. 1re cl,
Adjoint................ ....
Pharmacien............... ....

ECOLE D'APPLICATION DE MÉDECINE
ET DE PHARMACIE MILITAIRES

A l'hôpital du Val-de-Grâce, à Paris.

Pour être admis à cette Ecole, il faut être reçu docteur, subir un concours qui a lieu tous les ans en octobre, ou bien sortir de l'Ecole du service militaire de santé après avoir obtenu le diplôme de docteur. L'engagement est de dix ans. La durée des études est de un an.

Directeur. — M. **Perrin**, O ✳, médecin inspecteur.

Sous-directeur. — M. **Servier**, O ✳, médecin inspecteur de 1re classe.

Adjoint à la direction. — **Galand**, O. ✳, méd.-major de 1re cl.

PROFESSEURS.

Clinique médicale de laryngoscopie, — M. **Villemin**, O. ❋, médecin principal de 1re classe.

Clinique chirurgicale. — M. **Servier**, ❋, médecin principal de 1re classe.

Hygiène et médecine légale militaire. — M. **Vallin**, ❋, médecin principal de 1re classe.

Anatomie. — M. **Porcet**, ❋, médecin principal de 1re classe.

Epidémie des armées. — M. **Kelsch**, ❋, méd. princ. de 1re cl.

Opérations et appareils. — M. **Chauvel**, ❋, m. princ. de 2e cl.

Toxicologie et chimie appliquées à l'hygiène. — M. **Marty**, ❋, pharmacie principale de 1re classe.

PROFESSEURS AGRÉGÉS.

MM. **Richard**, **Lubanski**, médecins-majors de 1re classe ; **Chavasse**, **Bousquet**, **Poulet**, **Vaillard**, **Robert**, médecins-majors de 2e classe.

M. **Raby**, pharmacien-major de 1re classe.

BIBLIOTHÉCAIRE ET CONSERVATEUR DES COLLECTIONS.

M. **Deluy**, O. ❋, médecin-major de 1re classe, en retraite.

AIDES-MAJORS SURVEILLANTS.

MM. **Dziewonski**, **Boyer**, **Georges Zœller**.

HOPITAL DU VAL-DE-GRACE

MM. **Kelsch**, médecin principal de 1re classe.
    Chauvel, médecin principal de 1re classe.
    Laveran, médecin principal de 2e classe.
    Poncet   —   —
    Servier   —   —
    Robert, médecin major de 1re classe.
    Richard   —   —
    Lubanski   —   —
    Nimier, médecin-major de 2e classe.
    Chavasse   —   —
    Vaillard   —   —
    Vautrin   —   —
    Marty, pharmacien de 1re classe.
    Raby   —   —
    Simon   —   —
    Domergue, pharmacien aide-major de 1re classe.   37

HOPITAL MILITAIRE DU GROS-CAILLOU

MM. **Hattute**, méd. principal de 1re classe en chef.
Vallin, médecin principal de 1re classe.
Barthélemy } médecins-majors de 1re classe.
Grandjean }
Annesley } médecins major de 2e classe.
Munier }
Ferrier et **Ramey**, aides-majors de 2e classe.
Pélissié, pharmacien principal de 1re classe.
Parant, pharmacien-major de 1re classe.
Dulud, — aide-major de 1re classe.

HOPITAL MILITAIRE SAINT-MARTIN

MM. **Tarneau**, médecin principal de 1re classe en chef.
Moussu, médecin principal de 2e classe.

MM. **Monnier**, médecin major de 1re classe.
Loison-Valois, méd. aide-major de 1re classe.
Mullet, pharmacien principal de 1re classe.
Deleusse, pharmacien-major de 1re classe.
Garnier, id. id. de 1re classe.
Perier id. id. de 2e classe.

HOPITAL MILITAIRE DE VINCENNES

MM **Pallé** (C.-B.), méd. principal de 1re classe en chef.
Challan, médecin principal de 2e classe
Lenoir, médecin-major de 1re classe.
Blaise — —
Bedoin — —
Sieur, aide-major de 2e classe.
Thomas, pharmacien-major de 1re classe.
David, id. id. de 2e classe.
Vienner des Bourdin, pharmacien-major de 1re classe.

PHARMACIE CENTRALE DES HOPITAUX MILITAIRES

106, RUE DE L'UNIVERSITÉ

MM. **Schmitt**, pharmacien de 1re classe.
Ulrich, médecin de 1re classe.
Bousson, médecin de 2e classe.
Grelletz, aide-major de 1re classe.
Durieu, aide-major de 1re classe.
Zegou, aide-major de 1re classe.

HOTEL DES INVALIDES

Médecin. — M. **Vincent**, méd'. principal de 1ʳᵉ classe.
Pharmaciens. — MM. **Thomas**, méd. major de 1ʳᵉ classe. —
Grellely, aide-major de 1ʳᵉ classe.

MAISON DE LA LÉGION D'HONNEUR, A SAINT-DENIS

MM. **Bouchut**, médecin en chef.
Le Roy des Barres, chirurgien résidant.
Feltz, médecin auxilliaire.
Gillet de Grandmont, médecin oculiste adjoint.
Sormani, chirurgien-dentiste.
Calmettes, médecin-auriste.
Barthez, Roger (Henri), médecins consultants.
Gosselin, Larrey, chirurgiens consultants.

ÉCOLE MILITAIRE SUPÉRIEURE

M. **Boucher**, médecin-major de 2ᵉ classe.

ECOLE D'APPLICATION DE FONTAINEBLEAU

M. **Fournié**, médecin-major de 2ᵉ classe.

ECOLE MILITAIRE DE SAINT-CYR

MM. **Viry**, médecin-major de 1ʳᵉ classe en chef.
Caillet, médecin-major de 2ᵉ classe.
Boucher, médecin-aide-major de 1ʳᵉ classe.

ÉTAT-MAJOR DU GOUVERNEMENT MILITAIRE
DE PARIS

M. **Raoul** (C.), médecin principal de 1ʳᵉ classe.

PRISONS MILITAIRES ET DÉPOTS DE RECRUTEMENT DE LA SEINE

MM. **Barthélemy**, ✱, médecin-major de 1re classe.
Apte

GRANDE CHANCELLERIE DE LA LÉGION D'HONNEUR

Médecin honoraire. — M. **Dupuis** (Alexandre).
Médecin. — M. **Fabre** (A.).

MINISTERE DE LA MARINE ET DES COLONIES

RUE ROYALE-SAINT-HONORÉ, 2.

SERVICE DE SANTÉ DE LA MARINE ET DES COLONIES

CONSEIL SUPERIEUR DE SANTÉ

Rochard J.-E.), C. ✱, inspecteur général, président, à Paris.
Walter C ✱, médecin-inspecteur, membre, à Paris.
Delavaud O ✱, pharmacien-inspecteur, membre, à Paris.
Rochefort (E.-G.-M.) ✱, médecin de 1re classe D. secrétaire, à Paris.
Rochard (E.), médecin de 1re classe D. attaché à l'inspection générale, à Paris.

ARCHIVES DE MÉDECINE NAVALE.

Le Roy de Méricourt C ✱, médecin en chef, directeur de la redaction, à Paris.

ECOLES DE MÉDECINE NAVALES

BREST

Jossic O ✱, directeur, conf. d'épidémiologie et d'hygièn·
Nielly ✱, médecin-professeur, clinique médicale et pathelogie interne.

Féris, médecin-professeur, thérapeutique, médecine légale.

Bertrand, hygiène navale, pathologie exotique.

Cras (C.), O ✳, médecin en chef, clinique chirurgicale, pathologie externe.

Auffret, ✳, médecin en chef, médecine opératoire.

Fontan, médecin-professeur, anatomie, physiologie.

Carpentin, O ✳, pharmacien en chef, chimie médicale, chimie toxic.

Bavay, ✳, pharmacien en chef, histoire naturelle médicale, pharmacologie, pharm., physique médic.

Coutance (E.), pharmacien-professeur, pharmacie, physique médicale.

Vergniaud, ✳, D., méd. de 1re cl., agrégé, pathologie générale élémentaire, séméiotique.

Lossouarn, D., médecin de 1re classe, agrégé, chirurgie élément. théorique et pratique.

Guyot, médecin de 1re classe, agrégé, anatomie descriptive.

Boura, ✳ D., médecin de 1re classe, agrégé, accouchements, maladies des femmes et des enfants.

Rouhaud, pharmacien de 1re classe, agrégé, pharmacie extemporanée, manipulations chimiques.

Lallour, ✳, médecin de 1re classe, en retraite, bibliothécaire de l'école.

ROCHEFORT

Maisonneuve O ✳, directeur, conf. d'épidémiologie, d'hygiène.

Bourru, ✳, médecin profes., clinique médicale, pathologie interne.

Treille, ✳, médecin-professeur, thérapeutique, médecine légale.

Duchateau, médecin-professeur, hygiène générale, hygiène navale, pathologie exotique.

Duplouy, O ✳, médecin en chef, clinique chirurgicale, pathologie externe.

Léon, ✳, médecin en chef, médecine opératoire.

Bonnafy, ✳, médecin-professeur, anatomie, physiologie.

Morio, ✳, pharmacien-professeur, chimie médicale, chimie toxicologique.

Cunisset, ✳, pharmacien en chef, pharmacie, phys. médicale.

Peyremol, O ✳, pharmacien en chef, histoire naturelle, médicale, pharmacologie.

Burot, D, médecin de 1re classe, agrégé, pathologie générale élémentaire, séméiotique.

Fontorbe, D., méd. de 1re classe, agrégé, chirurgie élément. théorique et pratique.

Palmade, D., médecin de 1re classe, agrégé, anat. descriptive.

Méry, ✳, D., médecin de 1re classe, agrégé, accouchements, maladies des femmes et des enfants.

Taillotte, pharmacien de 1re classe, agrégé, pharmacie extemporanée, manipulations chimiques.

Louvel, médecin de 1re classe, en retraite, bibliothécaire de l'école.

TOULON

Gestin, O ✳, directeur, conf. d'épidémiologie, d'hygiène, etc.

Cunéo, O ✳, médecin en chef, clinique médicale, pathologie interne.

Thomas, ✳, médecin en chef, thérapeutique, médecine légale.

Guès, ✳, médecin-professeur, hygiène générale, hygiène navale, pathologie exotique.

Barthélemy (C.), O ✳, médecin en chef, clinique chirurgicale, pathologie externe.

Merlin, O ✳, médecin en chef, médecine opératoire.

Rouvier, ✳, médecin-professeur, anatomie, physiologie.

Chalmé, ✳, D., pharmacien en chef, chimie médicale, chimie toxicologique.

Sambuc, ✳, pharmacien-professeur, physique médicale.

Billaudeau, ✳, pharmacien-professeur, histoire naturelle médicale, pharmacologie.

Galliot, D., médecin de 1re classe, agrégé, pathologie générale élémentaire, séméiotique.

Bodet, D., médecin de 1re classe, agrégé, chirurgie élémentaire théorique et pratique.

Reynaud (Ph.), D., médecin de 1re classe, agrégé, anatomie descriptive.

Arnaud, médecin de 1re classe, agrégé, accouchements, maladies des femmes et des enfants.

Sauvaire, pharmacien de 1re cl., agrégé, pharmacie extemporanée, manipulations chimiques.

Aubin, ✳, médecin de 1re classe, en retraite, bibliothèque à l'école.

CONSEILS DE SANTÉ DES PORTS SANS ÉCOLE

CHERBOURG

Cotholendy, O ✳, directeur, président.
Lucas, O ✳, médecin en chef, membre.

Brassac, O ✳, méd. en ch., membre.
Doué (Ph.-M.), ✳, pharmacien en chef, membre.

LORIENT

Béranger Féraud, O ✳, directeur, président.
Chastany, O ✳, médecin en chef, membre.
Duburquois, ✳, méd. en chef, membre.
Degorce, ✳, pharmacien principal, membre.

MINISTÈRE DES TRAVAUX PUBLICS

BOUL. SAINT-GERMAIN, 246.

MÉDECINS DU MINISTÈRE. — MM. **Dujardin-Beaumetz, Obissier, Crestey, Dreyfus-Brisac.**

MÉDECINS DE L'ÉCOLE DES PONTS ET CHAUSSÉES ET DE L'ÉCOLE DES MINES. — M. **Passant.**

MÉDECINS DES CHEMINS DE FER.

COMPAGNIE DE L'EST.

édecin en chef. — M. **Créquy.**
Médecins. — MM. **Caresme, Oulmont (Paul), Mathieu.**
Médecins pour Paris-Villette. — MM. **Decori, Schweich.**
Médecin de la ligne de Vincennes. — M. **Commenge.**

COMPAGNIE DE LYON.

Médecin en chef. — M. **Devilliers.**
Médecins. — MM. **Augier, Leroux, Morisson, Martin (Aimé).**

COMPAGNIE DU NORD.

Médecin en chef. — M. **Worms.**
Médecins. — MM. **Leven.** — Adjoints, MM. **Fiaux, Weill.**
Chirurgien. — M. **Perier.**

GARE DE PARIS-LA CHAPELLE.

Médecins. — MM. **Guieysse, Andrieu, Gaspais.**

COMPAGNIE D'ORLÉANS

Médecin en chef. — M. **Gallard.**
Médecins. — MM. **Bouchard, Salone, Bureaux.**
Médecins de ligne de Sceaux. — M. **Le Pileur (A.).**

COMPAGNIE DE L'OUEST

Médecin en chef. — M. **Bergier,** — Adjoint, M. **Lanquetin.**
Médecins. — MM. **Baudot, Drouadaine, Folley, Laugier. Morand, Piberet, Sicaud.**

MINISTÈRE DES AFFAIRES ÉTRANGÈRES

MÉDECIN DU MINISTÈRE. — M. **Audhoui.**
MÉDECINS ADJOINTS. — MM. **Lécorché.**

MINISTÈRE DES FINANCES

PLACE DU PALAIS-ROYAL

MÉDECINS DU MINISTÈRE. — MM. **Hardy, Mauriac, Moutard-Martin, Michel Perrussel, Carpentier-Méricourt, Coursserant.**
MANUFACTURE DES TABACS. — Médecin, M. **N...**
BANQUE DE FRANCE. — Médecin, M. **N...**
CAISSE D'AMORTISSEMENT. — Médecin, M. **N...**
MONT-DE-PIÉTÉ. — Médecin, M. **N...**
OCTROI DE PARIS. — Médecins, MM. **N..., Renaud, Martin (Ch.).**
CONTRIBUTIONS INDIRECTES. — Médecins, MM. **Magnin, Thiaut.**
ADMINISTRATION DES DOUANES. — Médecin, M. **Dupuis (A.).** — Médecin adjoint, M. **Gallois.**

MINISTÈRE DES POSTES ET TÉLÉGRAPHES

RUE DE GRENELLE, 99

MÉDECIN. — M. **Sée (Marc).**
MÉDECINS ADJOINTS — MM. **Cartaz, Desnos (Eugène), d'Heurle, Huchard (H.), Reber, Rousseau, Berthelot, Colson, Veyssière, Venet.**

PRÉFECTURE DU DÉPARTEMENT DE LA SEINE
Au Palais du Luxembourg.

MÉDECIN DE LA PRÉFECTURE. — M. **Worms** (Jules).

ASSISTANCE PUBLIQUE
ADMINISTRATION GÉNÉRALE

Cette administration, située avenue Victoria, 3, est placée sous l'autorité du préfet de la Seine et du ministre de l'intérieur.

CONSEIL DE SURVEILLANCE.

MM. le **Préfet de la Seine.**
  le **Préfet de Police.**
  Bayvet, adm. du Bureau de bienfaisance du 8e arrond., boulevard Haussmann, 82.
  Béclard, doyen de la Faculté de Médecine, place de l'Ecole-de-médecine.
  Bernheim, avoué à la Cour d'appel, rue du Marché-Saint-Honoré, 11.
  Bouchardat, professeur à la Faculté de médecine, administrateur du bureau de bienfaisance du IVe arrondissement, rue du Cloître-Notre-Dame, 8.
  Dietz-Monnin, sénateur, rue Labruyère, 38.
  Dubrisay, docteur, adjoint au maire du 1er arrondissement, rue de Marengo, 6.
  Ferry (Emile), maire du IXe arrond., rue Choron, 10.
  Goupy, membre de la Chambre des prud'hommes, rue de Rennes, 71.
  Leblond, sénateur, rue des Saints-Pères, 81.
  Moutard-Martin, méd. des hôpitaux, boulevard Haussmann, 136.
  Nast, président du Conseil de surveillance du Mont-de-Piété, boulevard Haussmann, 52.
  Nicaise, chirurgien des hôpitaux, boul. Malesherbes, 37.
  Robinet, membre du Conseil municipal, rue du Cherche-Midi, 55.
  Rochard, négociant, rue du Pont-Neuf, 2 *bis*.
  Salverte (de), maître des requêtes au Conseil d'Etat, avenue Marceau, 54.
  Thomas, maire du 13e arrond., avenue d'Italie, 48.
  Voisin, conseiller à la Cour de cassation, rue Séguier, 16.

DIRECTION.

Directeur. — **M. E. Peyron**, place de l'Hôtel-de-Ville, 3.
  M. **Brelet**, secrétaire général.

BUREAU CENTRAL D'ADMISSION

DANS LES HÔPITAUX ET HOSPICES.

Tous les individus qui ne sont pas assez malades pour être admis d'urgence dans l'hôpital le plus voisin de leur domicile, sont obligés de se présenter au bureau central d'admission, où ils sont examinés, et où ils reçoivent, s'il y a lieu, un bulletin d'hôpital.

On donne également des bandages aux personnes munies

d'un certificat d'indigence des bureaux de bienfaisance, les lundis et vendredis, à 11 heures.

Il est aussi établi un bureau central des consultations gratuites pour l'orthopédie.

Ce bureau central est ouvert tous les jours depuis onze heures jusqu'à quatre. Les médecins et chirurgiens chargés de l'examen des malades sont :

Médecins. — MM. **Dejérine, Gombault, Tapret, Barth, Letulle, Chauffard, Oulmont, De Beurmann, Muselier, Brissaud, Merklen, Faisans, Talamon, Ballet, Brault, Barié, Renault, Brocq, Comby, Chantemesse, Hirtz** (Edg.), **Gaucher.**

Chirurgiens. — MM. **Kirmisson, Schwartz, Reynier, Segond, Quénu, Nélaton, Prengrueber, Campenon Jalaguier, Brun, Routier.**

Accoucheurs : MM. **Champetier de Ribes, Doléris, Auvard.**

PHARMACIE CENTRALE

Pharmacien en chef, directeur. — M. **Bourgoin**
Chef des laboratoires. — M. **Doux.**
Chef des magasins. — M. **Queudeville.**
Économe. — M. **Dublanc.**

AMPHITHÉÂTRE D'ANATOMIE DES HOPITAUX DE PARIS

SITUÉ SUR LE TERRAIN DE L'ANCIEN CIMETIÈRE DE CLAMART

rue du Fer-à-Moulin.

Directeur des travaux anatomiques. — M. **Tillaux.**
Prosecteurs. — MM. **Walther, Ricard.**
Chef du laboratoire d'histologie. — M. **Siredey.**

HOPITAUX ET HOSPICES

Les hôpitaux sont consacrés au traitement des malades indigents.

Les hospices et maisons de retraite sont destinés à recevoir les aliénés, les enfants abandonnés et les vieillards infirmes qui n'ont pas le moyen de subvenir à leur existence.

HOTEL-DIEU.

PARVIS NOTRE-DAME.

On reçoit dans cette maison les blessés et les malades, à l'exception des enfants, des incurables, des fous et des individus attaqués de maladies vénériennes ou chroniques. Consultation de 8 à 9 h.

Médecins. — MM. **Empis** (lundi). **Sée** (G.) (mardi). **Moutard-Martin** (mercredi). **Gallard** (jeudi). **Mesnet** (vendredi). **Bucquoy** (samedi).

Chirurgiens honoraires: MM. **Cusco, Guérin, Maisonneuve**.

Chirurgiens. — MM. **Panas** (tous les jours). **Richet** (lundi, mercredi, vendredi). **Tillaux** (mardi, jeudi, samedi).

Pharmacien honoraire : M. **Chatin**.

Pharmacien. — M. **Villejean**.

HOPITAL DE LA CHARITÉ

RUE JACOB, 47.

Les malades ou blessés sont reçus comme à l'Hôtel-Dieu. Consultations gratuites de 9 à 10 h. excepté les dimanches et fêtes. Admission des malades après la consultation.

Médecins.—MM. **Laboulbène** (lundi). **Féréol** (mardi). **Potain** (mercredi). **Desnos** (Louis-Joseph) (jeudi). **Peter** (vendredi). **Luys** (samedi).

Chirurgien honoraire : M. **Gosselin**.

Chirurgiens. — MM. **Desprès** (lundi, mercredi, vendredi). **Trélat** (mardi, jeudi, samedi.)

Accoucheur. — M. **Budin** (tous les jours).

Pharmacien. — M. **Méhu**.

HOPITAL DE LA PITIÉ

RUE LACÉPÈDE, 1.

Les malades sont reçus les jeudis et dimanches de 1 à 3 h. Consultations gratuites de 9 à 10 h.

Médecins. — MM. **Brouardel** (lundi). **Dumontpallier** (mardi). **Jaccoud** (mercredi). **Lancereaux** (jeudi). **Cornil** (vendredi). **Audhoui** (samedi).

Chirurgiens. — MM. **Polaillon** (lundi, mercredi, vendredi). **Verneuil** (mardi, jeudi, samedi).

Accoucheur. — M. **Maygrier**.

Pharmacien. — M. **Chastaing**.

HOPITAL NECKER
RUE DE SÈVRES, 151

Les admissions se font de suite. Consultations gratuites de 9 à 10 h.

Médecins. — MM. **Blachez** (lundi). **Rigal** (mardi). **Rendu** (mercredi). **Peter** (jeudi).

Chirurgien honoraire : M. **Désormeaux**.

Chirurgiens. — MM. **Le Fort** (lundi, mercredi, vendredi). **Guyon** (Félix) (mardi, jeudi, samedi.)

Pharmacien. — M. **Leidié**.

HOPITAL LARIBOISIÈRE
RUE AMBROISE-PARÉ, 2.

Consultations gratuites à 9 h.

Médecins. — MM. **Siredey** (lundi). **Proust** (mardi). **Paul** (C.) (mercredi). **Bouchard** (jeudi). **Duguet** (samedi). **Gérin-Roze** (samedi).

Chirurgiens. — MM. **Duplay** (lundi, mercredi, vendredi). **Anger** (Benjamin), (mardi, jeudi, samedi). **Périer** (Ch.), **Delens** (Ad.-Em.).

Accoucheur. — M. **Pinard** (tous les jours).

Pharmacien.— M. **Patein**.

HOPITAL TENON
RUE DE LA CHINE.

Consultations gratuites à 9 h.

Médecins. — MM. **Straus** (lundi). **Landouzy** (mardi). **Cuffer** (mercredi). **Hanot** (jeudi). **Lacombe** (vendredi). **Dreyfus-Brisac** (samedi). **Moutard-Martin** (R.), **Danlos**.

Chirurgiens. — MM. **Lucas-Championnière** (lundi, mercredi, vendredi). **Berger** (Paul), (mardi, jeudi, samedi).

Accoucheur. — M. **Bar** (lundi et jeudi).

Pharmacien. — M. **Guinochet**.

HOPITAL LAENNEC
RUE DE SÈVRES, 42.

Les consultations se donnent à 9 h., même rue, n° 40.

Médecins. — MM. **Ball** (lundi). **Damaschino** (mardi). **Ferrand** (mercredi). **Legroux** (jeudi).

Chirurgien. — M. **Nicaise** (tous les jours).

Pharmacien. — M. **Gay**.

Les consultations des vendredis et samedis sont faites à tour de rôle.

HOPITAL BEAUJON

RUE DU FAUBOURG SAINT-HONORÉ, 208.

Consultations gratuites à 9 h.
La consultation du lundi est donnée alternativement par MM. Millard et Gombault. Celle du samedi alternativement par MM. Guyot et Fernet.

Médecins. — MM. **Guyot** (mardi). **Fernet** (mercredi). **Gombault** (jeudi). **Millard** (vendredi).

Chirurgiens. — MM. **Labbé** (Léon) (lundi, mercredi, vendredi). **Cruveilher** (mardi, jeudi, samedi).

Accoucheur. — MM. **Ribemont, Dessaignes** (tous les jours).

Pharmacien. — M. **Sonnié-Moret**.

Dentiste : **Déjardin**.

HOPITAL SAINT-ANTOINE

RUE DU FAUBOURG SAINT-ANTOINE, 184.

Consultations gratuites à 9 h. et demie. Admission de suite.

Médecins. — MM. **Troisier** (lundi). **Hayem** (mardi). **Dieulafoy** (mercredi), **Tenneson** (jeudi). **Raymond** (vendredi). **Hutinel** (samedi). **Landrieux**.

Chirurgiens. — M. **Marchand** (tous les jours).

Pharmacien. — M. **Lextreit**.

HOPITAL SAINT-LOUIS

RUE BICHAT, 42.

Consultations gratuites : pour les médecins, à 9 h.; pour les chirurgiens, à 10 h.

Médecins. — MM. **Besnier** (Ernest) (lundi). **Vidal** (mardi). **Lailler** (mercredi). **Hallopeau** (jeudi). **Quinquaud** (vendredi). **Fournier** (samedi).

Chirurgiens. — MM. **Pean** (lundi, mercredi, vendredi). **Le Dentu** (mardi, jeudi, samedi).

Accoucheur. — M. **Porak** (tous les jours à 9 h., au n° 40).

Pharmacien. — M. **Lutz**.

HOPITAL COCHIN

RUE DU FAUBOURG SAINT-JACQUES, 45.

Admission tous les jours. Consultations gratuites à 10 h.

Médecins.— MM. **Gouraud** (lundi, mercredi, vendredi). **Du-jardin-Beaumetz** (mardi, jeudi, samedi).
Chirurgiens. — MM. **Th. Anger**, **Bouilly**.
Chirurgien chargé du serv. d'accouchement. — M. **N**...
Pharmacien : M. **Lafont**.

CLINIQUE D'ACCOUCHEMENT ET DE GYNÉCOLOGIE
RUE D'ASSAS, 89.

Admission de suite.
Consultations gratuites.
Chirurgien.— M. **Pajot** (jeudi à 9 h., Maladies des Femmes).
Sage-femme en chef. — Mme **de Soyre** (tous les jours à 3 h.).
Pharmacien : M. **Grimbert**.

HOPITAL TROUSSEAU
RUE DE CHARENTON, 89.

Spécialement consacré aux enfants malades.
Consultations à 8 h. 1/2. Admissions de suite.
Médecins. — MM. **Cadet de Gassicourt**, mardi et vendredi; **D'Heilly**, mercredi et samedi.
Chirurgien honoraire : M. **Marjolin**.
Chirurgien. — M. **Lannelongue**.
Pharmacien. — **Léger**.
Dentiste. — M. **N**...

HOPITAL DES ENFANTS MALADES
RUE DE SÈVRES, 149.

Spécialement consacré aux enfants malades.
Consultations de 8 à 10 heures.
Médecins.— MM. **Grancher** (lundi). **Descroizilles** (mardi). **Ollivier** (jeudi). **Labric** (vendredi). **Simon** Jules (samedi).
Chirurgien. — M. **de Saint-Germain** (tous les jours. jeudi excepté).
Pharmacien. — M. **Bourquelot**.
Dentiste. — M. **N**... (mardi de 9 à 10 heures).

HOPITAL DU MIDI
BOULEVARD DE PORT-ROYAL.

Consultations gratuites de 8 à 10 h. du matin. Escepté dimanches et fêtes.

Spécialement consacré à la guérison des maladies vénériennes pour les hommes, soit en admettant les malades dans l'hôpital, soit en leur donnant des conseils et des remèdes dont ils font usage chez eux.

Médecins. — MM. **Humbert** (lundi et jeudi). **Mauriac** (mardi et vendredi). **Du Castel** (mercredi et samedi).

Chirurgien honoraire : M. **Ricord**.

Chirurgien : M. **Humbert**.

Pharmacien : M. **Prunier**.

HOPITAL DE LOURCINE

RUE DE LOURCINE, 111.

Consultations gratuites de 9 à 10 heures.

Cet hôpital est plus spécialement consacré à la guérison des maladies vénériennes pour les femmes, soit en admettant les malades dans l'hôpital, soit en leur donnant des conseils et des remèdes dont elles font usage chez elles.

Médecins.— MM. **Martineau** (mardi). **Balzer** (jeudi).

Chirurgien. — M. **Pozzi** (samedi).

Pharmacien : M. **Portes**.

MATERNITÉ

BOULEVARD DU PORT-ROYAL.

Admission des femmes enceintes tous les jours à 1 h. précise y compris dimanches et fêtes. Consultations gratuites à 9 h.

Dans cette Ecole, destinée à former des élèves sages-femmes, pour les départements de la France, on enseigne : 1° la théorie et la pratique des accouchements ; 2° la vaccination ; 3° la saignée ; 4° la connaissance des plantes dont l'usage convient aux femmes enceintes et en couches.

Les élèves y sont logées, nourries, chauffées, éclairées en commun, fournies de linge de lit et de table et de tabliers, au moyen d'une pension.

Le séjour à l'Ecole ne peut être moindre d'une année commençant au 1er juillet. Le prix de la pension est de 1,000 fr.

Médecin. — M. **Labadie-Lagrave** (mardi, jeudi, samedi).

Chirurgien en chef, professeur. — M. **Tarnier** (lundi, mercredi, vendredi).

Chirurgien professeur adjoint. — M. **Bouilly**.

Pharmacien. — M. **Prunier**.

Sage-femme en chef. — Mme **Henry**.

Dentiste. — M. **Andrieu**.

HOPITAL BICHAT

BOULEVARD NEY (PRÈS LA PORTE DE SAINT-OUEN.)

Consultations gratuites à 9 heures.

Médecins. — MM. **Huchard** (lundi et mercredi). **Gouguenheim** (mardi, vendredi).

Chirurgien. — M. **Terrier** (mardi, jeudi et samedi).

Maladies du nez, des yeux et des oreilles, le jeudi, Dr **Terrier**.

Maladies du larynx, le vendredi, Dr **Gouguenheim**.

Pharmacien. — M. **N...**

Vaccinations (vaccin de génisse), le lundi à 8 h. du matin.

HOPITAL ANDRAL

RUE DES TOURNELLES, 35.

Médecin. — M. **Debove**.

MAISON MUNICIPALE DE SANTÉ

RUE DU FAUBOURG SAINT-DENIS, 200.

Cette maison est destinée à recevoir des malades qui paient : dans les chambres à deux lits, 7 et 6 fr. par jour ; dans chambres à trois lits, 5 fr. et 4 fr. 50 c., dans les chambres de quatre à six lits, 4 fr. — Il y a, en outre, de petits appartements particuliers, à 15 fr. par jour, et des chambres particulières avec dépendances, formant de petits logements, à 12 fr., à 10 fr. et à 8 fr.

Médecins. — MM. **Labbé** (Ed.), **Lécorché**.

Chirurgiens. — MM. **Horteloup**, **Sée** (Marc).

Pharmacien. — M. **Joulie**.

MAISON DE SANTÉ

10, RUE DE PICPUS

Médecins. — MM. **Compagnon**, **Garnier**.

HOSPICE DES ENFANTS ASSISTÉS

RUE DENFERT-ROCHEREAU, 74.

Consultations gratuites les lundi, mercredi, vendredi, à 9 h.

Cet hospice est destiné à la réception, à l'allaitement et au placement à la campagne des enfants assistés et orphelins et à recevoir les enfants des parents malades dans un des hospices de l'Assistance publique.

Médecins. — M. **Sevestre.**
Chirurgien. — M. **Guéniot.**
Dentiste. — M. **Andrieu** (E.)

ANNEXE DE L'HOSPICE DES ENFANTS ASSISTÉS

A THIAIS

Médecin : M. **Laforest.**

HOSPICE DE LA SALPÉTRIÈRE

VIEILLESSE FEMMES, BOULEVARD DE L'HOPITAL, 47

Consultations gratuites à 9 h. et demie. Admission des malades de suite.
Médecins des infirmeries. — MM. **Charcot** (mardi). **Joffroy** (mercredi).
Médecins des aliénés. — MM. **Falret** (lundi). **Voisin** (Aug.), vendredi). **Voisins** (J.-A.-F.), (samedi).
Médecin adjoint. — M. **Fére.**
Chirurgien. — M. **Terrillon** (jeudi).
Pharmacien. — M. **Viron.**

HOSPICE DE LA VIEILLESSE (HOMMES)

A BICÊTRE.

Médecin en chef. — M. **Cuffer.**
Médecin des aliénés. — MM. **Bourneville** (lundi et jeudi). **Charpentier** (mardi et vendredi). **J. Voisin** (mercredi et samedi).
Médecin adjoint. — M. **Deny.**
Chirurgien. — M. **Berger** (tous les jours).
Pharmacien. — M. **Vialla.**

HOSPICE DES INCURABLES

AVENUE DE LA RÉPUBLIQUE, A IVRY.

Consultations gratuites à 8 heures et demie.
Hospice consacré aux indigents des deux sexes atteints d'infirmités graves et incurables.

Médecin. — M. **Roques** (tous les jours).
Chirurgien. — M. **Monod** (mardi, jeudi, samedi).
Pharmacien. — M. **N...**

MAISON DE RETRAITE DES MÉNAGES ET HOSPICE DEVILLAS

RUE DU VIVIER, A ISSY.

Destiné aux époux indigents en ménage, dont l'un doit être âgé au moins de soixante-dix ans et l'autre au moins de soixante.
Médecin. — M. **Robin.**

HOSPICE DEVILLAS

PLACE DE LA MAIRIE, A ISSY.

Maison fondée par M. Devillas et destinée à recevoir *gratuitement* des vieillards infirmes des deux sexes, âgés de soixante-dix ans, pour quatre cinquièmes parmi les indigents secourus par les Bureaux de bienfaisance de Paris, et un cinquième parmi ceux du culte protestant.
Médecin. — M. **Robin.**

MAISON DE RETRAITE LA ROCHEFOUCAULD

15, AVENUE D'ORLÉANS, A MONTROUGE-PARIS.

Maison réservée aux personnes des deux sexes, âgées et infirmes, qui payent une pension ou une somme fixe et déterminée.
Médecin. — M. **Liouville.**

INSTITUTION DE Ste-PÉRINE

ET

MAISON DE RETRAITE CHARDON-LAGACHE

RUE DE LA MUNICIPALITÉ, A AUTEUIL-PARIS.

Consacrées aux personnes de l'un et l'autre sexe, âgées ou infirmes, qui payent une pension annuelle ou une somme fixe lors de leur admission. Le prix de la pension est moins élevé à la maison Chardon-Lagache.
Médecin. — M. **Gingeot.**

HOSPICE SAINT-MICHEL

A SAINT-MANDÉ.

Maison fondée par M. Boulard, ancien négociant, et destinée à recevoir douze vieillards septuagénaires.
Médecin. — M. **Foucher.**

HOSPICE DE LA RECONNAISSANCE

AU PETIT-L'ÉTANG, COMMUNE DE GARCHES.

Hospice fondé par M. Michel Brezin, ancien fondeur mécanicien, et destiné à recevoir les ouvriers sexagénaires appartenant à cette profession.
Médecin. — M. **Gille.**

HOPITAL TEMPORAIRE

RUE PASCAL, 76

Consultations gratuites à 9 heures.
Cet hôpital, installé sur les terrains dépendant de l'hôpital de Lourcine, est consacré au traitement des maladies et affections ordinaires aiguës.
40 lits de médecine. — 20 de chirurgie.
Médecins et chirurgiens, les mêmes que ceux de l'hôpital de Lourcine.
N. B. Quoique dépendant de l'administration de l'hôpital de Lourcine, l'hôpital Temporaire en est absolument distinct. On y traite, comme dans tous les hôpitaux ordinaires, les maladies qui n'ont rien de commun avec le caractère spécial de l'hôpital des vénériennes.
Médecins.— MM. **Martineau** (lundi), **Balzer** (samedi).
Chirurgien. — M. **Pozzi** (mardi).

SECOURS A DOMICILE

BUREAUX DE BIENFAISANCE

1er ARRONDISSEMENT. — A la mairie du Louvre, place du Louvre.

Médecins. — MM. **Boissier, Carpentier-Méricourt, Regnault, Richard** (E.-L.), **Richard** (P.-G.), **Barbette.**

IIe ARRONDISSEMENT. — A la mairie de la Bourse, rue de la Banque, 8.

Médecins. — MM. **Barnier, Légué, Lobligeois, Martelière, Pascalis, Radou.**

IIIe ARRONDISSEMENT.—A la mairie du Temple, place du Temple.

Médecins. — MM. **Dupouy, Petit, Roger, Regard, Rueff, Lavallée.**

IVe ARRONDISSEMENT. — A la mairie de l'Hôtel-de-Ville, rue François-Miron, 1.

Médecins. — MM. **Avezou, Commenge, Deel, Dezarnaulds, Garnier, Guyard, Henzel, Malbey** d'Echerac, **Mérijot, Rechs, Soudée, Vigoureux.**

Ve ARRONDISSEMENT. — A la mairie du Panthéon, pl. du Panthéon.

Médecins. — MM. **Barrault, Brochin, Deffaux, Delisle, Fiévet, Garran** de **Balzan, Gervais, Laugier, Lecoconnier, Roussy.**

VIe ARRONDISSEMENT. — A la mairie du Luxembourg, place Saint-Sulpice.

Médecins. — MM. **Foucart, Lecoin, Lemaréchal, Panien, Pruvost, Reuss, Tranchant, Venet, Vinache.**

VIIe ARRONDISSEMENT. — A la mairie du Palais-Bourbon, rue de Grenelle-Saint-Germain, 116.

Médecins. — MM. **Audigé, Bader, Blet, Fodéré, Loiseau, Meige, Tisné, Tolédano.**

VIIIe ARRONDISSEMENT. — A la mairie de l'Elysée, rue d'Anjou-Saint-Honoré, 11.

Médecins. — **Boncour** (Paul), **Diday, Guyet, Pierreson, Siry, Thorens.**

Consultations gratuites pour les maladies des yeux, par M. le docteur **Magne,** les mardis et samedis, à 3 heures.

IXe ARRONDISSEMENT. — A la mairie de l'Opéra, rue Drouot, 6.

Médecins. — MM. **Besnier, Blondet, Federowicz, Geneste, L'Epine, Piberet.**

Xe ARRONDISSEMENT. — A la mairie de l'Enclos-Saint-Laurent, faubourg Saint-Martin, 72.

Médecins. — MM. **Boivin, Chabert, Fissiaux, Gérard, Hemey, Masson, Piérin, Pignol, Rœser, Rotillon, Tripet, Weisgerber.**

XIe ARRONDISSEMENT. — A la mairie Popincourt, place Voltaire.

Médecins. — MM. **Boussi, Calmeau, Cornilleau, Humbert, Landois, Laurent, Malterre, Miquel, Montignac, Naudet, Pasteau, Rogron, Tourangin, Trapenard.**

XIIe ARRONDISSEMENT. — Avenue Daumesnil.

Médecins. — MM. **Block, Dombax, Gibert, Jobbe-Duval, Jourjon, Mesny, Morisson, Mallet.**

XIIIe ARRONDISSEMENT. — A la mairie des Gobelins, barrière d'Italie.

Médecins. — MM. **Boulland, Bureaux, Devillez, Franco, Lafont, Lecoconnier, Navarre, Paulier, Rives, Vollant. Mangenot**(Joseph).

XIVe ARRONDISSEMENT. — A la mairie de l'Observatoire. (Petit-Montrouge).

Médecins.—MM.**Bénard, Bonne, Coumeton, Fèvre, Lévy** dit **Frankel, Magret** (H.), **Piérin, Magret** (A.), **Dupré, Ajello.**

XVe ARRONDISSEMENT. — A la mairie de Vaugirard, Grande-Rue.

Médecins. — MM. **Ancelin, Destrem, Leboucq, Legrand, Mignot-Danton, Queyssac, Simon, Tapie, Doury.**

XVIe ARRONDISSEMENT. — A la mairie de Passy, av. du Trocadéro.

Médecins. — MM. **Chansit, Raoult, Saint-Martin, Sée**

XVIIe ARRONDISSEMENT. — Rue Truffaut, 17 (Batignolles).

Médecins. — MM. **Arnaud, Demay, Fabre, Lebeau, Masson, Mugnier, Rauran-Séailles.**

XVIIIe ARRONDISSEMENT. — Place des Abbesses.

Médecins. — MM. **Boh, Bontemps, Dive, Doucet, Fabre, Franckel, Gaspais, Gouverné, Josset, Mook, Savoye, Perrachon.**

XIXe ARRONDISSEMENT. — A la mairie des Buttes-Chaumont, rue de Crimée, à La Villette.

Médecins. — MM. **Baucher, Forestier, Pellat, Piéplu, Ruelle, Salis, Savornin, Tarius, Texier, Jonnia, Gérard, Gillet.**

XXe ARRONDISSEMENT. — A la mairie de Ménilmontant, place des Pyrénées.

Médecins. — MM. **Albert, Braunberger, Brohon, Chenet, Emery, Hingelbach, Outin, Perrin, Pilon, Taquet, Dupré. Miguet.**

SOCIÉTÉ PHILANTHROPIQUE DE PARIS

FONDÉE EN 1780.

Association bienfaisante établie sous le patronage de Louis XVI, et instituée plutôt pour prévenir la misère que pour la faire cesser. Telle qu'elle est constituée aujourd'hui, elle s'adresse à la classe intermédiaire entre ceux qui peuvent subvenir aux frais de maladie et les indigents pour qui sont établis les Bureaux de bienfaisance. Cette classe qui, lorsqu'elle est occupée et bien portante, jouit d'une aisance relative, ne demande rien, *souvent même donne*, et pour qui l'hôpital est un objet de terreur et d'humiliation, trouve dans la Société philanthropique l'assistance *momentanée* dont elle a besoin au point de vue médical et pharmaceutique sous une forme que les secours publics sont loin de présenter.

De plus, la Société entretient huit fourneaux dans lesquels on distribue des portions alimentaires à un prix inférieur à celui de revient, elle s'est constituée la patronne, la protectrice de ces institutions utiles et morales dites *sociétés de secours mutuels*. Enfin, elle distribue chaque année une somme de 3,700 fr., fournie par les fondations de MM. Wolf et Nast, entre de jeunes ouvriers et ouvrières distingués, pour faciliter leur premier établissement.

Ainsi, garantir le présent par les soupes économiques, l'éventuel par les dispensaires, l'avenir par les Sociétés de prévoyance et les primes d'encouragement, telle est la noble mission que chaque souscripteur contribue à remplir.

La souscription annuelle de 40 fr. donne droit à 100 bons de portions alimentaires et à une carte de dispensaire avec laquelle on peut faire traiter pendant toute l'année une succession de malades.

Le bureau central est rue d'Orléans-Saint-Honoré, 17.

Président. — M. le marquis de **Mortemart**.

Agent général. — M. **A**. **Laporte**.

PREMIER DISPENSAIRE

RUE CAMBACÉRÈS, 10.

Pour le service des VIIIe, IXe, XVIe et XVIIIe arrondissements

Docteurs. — MM. **Boissier**, **Lobligeois**.

Chirurgiens-dentistes. — MM. **Andrieu**, **Regnard**.

Pharmaciens. — MM. **Brunschwik**, **Ducrot Gobillard**, **Schreiner**.

DEUXIÈME DISPENSAIRE

DE BONDY, 5.

Pour le service des IIIe, IVe, Xe, XVIIIe et XIXe arrondissements

Docteurs. — MM. **Boyer, Chabert.**
Dentiste. — M. **Goldenstein.**
Pharmaciens. — MM. **Chiron, Leborgne, Millet, Schne
der, Vigier.**

TROISIÈME DISPENSAIRE

RUE DE LA ROQUETTE, 33.

Pour le service des XIe, XIIe et XXe arrondissements.

Docteur. — M. **Michaux.**
Chirurgien-Dentiste. — M. **Regnard.**
Pharmaciens. — MM. **Dreyer, Gérard, Millet.**

QUATRIÈME DISPENSAIRE

RUE DU FAUBOURG-SAINT-JACQUES

Pour le service des Ve, XIIIe et XIVe arrondissements.

Docteurs. — MM. **Lecoconnier, Tison, Rives, Vincent,
Bruslé.**
Cirurgien-dentiste. — M. **Couderc.**
Pharmaciens. — **Cabanne-Thelle, Lamy, Pascalis, d'Es
cayrac, Monnier, Thomas, Soyrac, Verwaest.**

CINQUIÈME DISPENSAIRE

RUE DE SÈVRES, 79.

Pour le service des VIe, VIIe et XVe arrondissements

Docteurs. — MM. **Béral, Favale.**
Chirurgien-dentiste. — M. **Couderc.**
Pharmaciens. — MM. **Blotitère, Swift, Laboureur père,
Laboureur, Vigier.**

SIXIÈME DISPENSAIRE

RUE SAINT-HONORÉ, 115

Pour le service des Ier et IIe arrondissements.

Docteur. — M. **Delaunay.**
Chirurgien-dentiste. M. **Couderc.**
Pharmacien. — M. **Château.**

MÉDECINS INSPECTEURS.

ÉCOLES ET SALLES D'ASILES COMMUNALES DE LA VILLE DE PARIS

1er arr. — MM. Duroziez, Richard (P.), Carpentier-Méricourt.

IIe arrondissement. —MM. Dreyfous, Lobligeois, Radou.

IIIe arrondissement. — MM. Magnant, Pellier, Rochette, Wuillamier, Socquet.

IVe arr.—MM. Demont-Porcelet, Garnier, Rech Vigouroux

Ve arrondissement. — MM. Barraux, Boyé, Deffaux, Delisle, Gervais, Parizot.

VIe arrondissement. — MM. Boucheron. Piéchaud.

VIIe arrondissement. —MM. Audigé, Delaunay, Tolédano.

VIIIe arr. — MM. Canuet, de la Personne, Thorens.

IXe arrondissement. — MM. Hirtz, Laburthe, Variot.

Xe arrondissement. — MM. Béclère, Bloch, Chenet, Goguel, Lefebvre, Mareau, Sweich.

XIe arrondissement. — MM. Calmeau, Chevallereau, Cornilleau, Guillot, Landois, Laurent, Malterre, Miquel, Pasteau, Signez, Tourangin, Trapenard, Verneau.

XIIe arrondissement. — MM Binet, Bloch (E.-A.), Bonnefoy, Gilbert, Jourjon, Mallet, Morisson, Yvon.

XIIIe arrondissement. — MM. Bureaux, Chatelain, Francoz, Joseph, Mangenot, Paulier, Rives, Rochette.

XIVe arrondissement. — MM. Bénard, Chevassu, Dupré, Fèvre, Floquet, Lévy dit Frankel, Macqret.

XVe arrondissement. — MM. Bra, Leboucq, Mignot-Danton, Queyssac, Simon, Tapie.

XVIe arrondissement. — MM. Laurand, Ory, Raffinesque.

XVIIe arrondissement. — MM. Blayrac, Eloy, Ramonat, Riche, Podat, Ruaux, Rubt, Van, Gelder.

XVIIIe arrondissement. — MM. Delaunay, Deschamps, Doucet, Gaschet, Gaspais, Mook, Pelaprat, Savoye, Thil, Gerrachon, Decours.

XIXe arrondissement. — MM. Barbarin, Baucher, Delhomme, Gager, Gillet, Goix, Moser, Tarrins.

XXe arrondissement. — MM. Balland, Braunberger, Chenet, Eomery, Laloy, Miguet, Outin, Perrin, Pilon.

SERVICE DE STATISTIQUE MUNICIPALE

Chef. — M. le Dr Bertillon.

Commission consultative et permanente instituée auprès du bureau de statistique municipale.

MM. Poubelle, préfet de la Seine, président.

Vergniaud, secrétaire général de la préfecture de la Seine, vice-président;

Clamageran, conseiller d'État;

le docteur **Lamouroux**, conseiller municipal;

le docteur **Frère**, conseiller municipal;

Pelletier, directeur de l'administration générale;

Ferry (Émile), maire du IXe arrondissement;

le docteur **Bourdon**, membre de l'Académie de médecine, inspecteur de la vérification des décès;

MM.

Levasseur, membre de l'Institut;

le docteur **Worms**, médecin de la préfecture de la Seine;

Lemoine, ingénieur des ponts et chaussées;

le docteur **Du Mesnil**, médecin de l'asile de Vincennes;

Loua (Toussaint), chef du bureau de la statistique générale de France au ministère de l'agriculture et du commerce;

Alphand, inspecteur général des ponts et chaussées, directeur des travaux.

Kœchlin-Schwartz, maire du VIIIe arrondissement;

Le Roux, chef de division de la préfecture de la Seine;

Motheré, ancien chef de bureau de la préfecture de la Seine, vice-président de la Société de statistique de France;

le docteur **Martin** (Georges), conseiller municipal;

le docteur **Métivier**, conseiller municpal;

Cochut, directeur du Mont-Piété;

le docteur **Jaubert**, inspecteur de la vérification des décès, secrétaire général de la Société des médecins de l'état-civil;

le docteur **Chervin**, directeur des *Annales de démographie internationale*;

Nouvel (Paul), ancien notaire, à la Cour d'appel de Paris;

le docteur **Bloch** (Adolphe);

Valabrègue, directeur de l'hospice des Enfants-Assistés;

Renaud (Georges), attaché au cabinet du ministère des finances;

Mascart, directeur du bureau central météorologique;

Marié-Davy, directeur de l'Observatoire de Montsouris;

Pasquier, sous-directeur des affaires municipales.

M. **De Metz** (Georges), sous-chef du bureau de la statistique municipale, remplira les fonctions de secrétaire de la commission.

MÉDECINS DES ÉPIDÉMIES

Médecin en chef. — M. N...

Pour l'arrondissement de Saint-Denis. — M. le Dr N...

Pour l'arrondissement de Sceaux. — M. le Dr **Cazalis**.

MÉDECIN DE L'INSPECTION GÉNÉRALE DE LA SALUBRITÉ

M. **Mayer** (Alexandre).

MÉDECINS DE L'OCTROI DE PARIS

MM. **Worms, Ballet, Delaporte, Laugier, Monin, Moreau, Puel, Durand, d'Echérac.**

SERVICE DE LA VÉRIFICATION DES DÉCÈS

MÉDECINS INSPECTEURS.

Vérification des décès: M. **N...**
Écoles : MM. **Laburthe, Hirtz, Variot, Renault, Josias.**

Ier, IIe et IVe arrondissements......		**Jaubert.**
IIIe et XIe	id............	**Labarraque.**
Ve, VIIIe et XIVe	id............	**Philippaux.**
VIIIe, XVIe et XVIIe	id............	**Douvillé.**
VIe, VIIe et XVe	id............	**Bourdon.**
IXe et XVIIIe	id............	**N...**
XIIe et XXe	id............	**De Séré.**

MÉDECINS INSPECTEURS SUPPLÉANTS.

MM. **Dallais, Philippaux.**

MÉDECINS DE L'ÉTAT CIVIL.

Ier arrondissement	MM.	Blumenthal, Picard, Girard.
IIe	id	Villette, Voelker.
IIIe	id	Lhuillier, Pentray, O. Lhuillier, Roussel.
IVe		Davesne, Ballet, Moretin, Moret.
Ve	id	Deleschamps, Moathus, Arnould, Vimont.
VIe	id	Mathieu-Sicaud, Monceaux, Paillet, Vallienne, Faure, Grenet, Thévenod.
VIIe	id	
VIIIe arrondissement	MM.	Dal Piaz, Poirier, Raymond.
IXe	id	Dieder, Narel, Rousseau.
Xe	id	Croizeau, Gauchet, Grammaire, Labarraque.
XIe	id	Lemenager, Mouton, Richet.
XIIe	id	Andrieux, Monribot, Robin.
XIIIe	id	Mallet, Senéchal, Volland.
XIVe	id	Lecoq, Thelmier, Lœwenhard, Roubaud, Bénard.

XV⁰ arrondissement	MM.	Fouques, Leboucq, Salès, Pellieux.
XVI⁰ id		Pinel, Guède.
XVII⁰ id		Baldy, Gasne, Testaud, Audrey, Baldou, Maugin.
XVIII⁰ id		Briguel, Willette, Dubroca, Fourès, Landur, Latour de Lordes, Laurans.
XIX⁰ id		Albert, Courtois, Marty, Savornin fils, Pivion.
XX⁰ id		Bauchet, Bayle, Métivier, Dumas Miguel.

MÉDECINS DE LA COMPAGNIE DES OMNIBUS

Médecins pour Paris. — MM. **Gontier, Legras** et **Moreau.**
Médecins pour la banlieue. — MM. **Josias, Lebel, Pirault des Chaumes, Soudry.**

COMMISSION DES LOGEMENTS INSALUBRES

Président. — M. le **Préfet de la Seine.**
Président délégué. — M. **Bidault,** conseiller de préfecture.
Vice-présidents. — MM. **Cartier, Devillebichot, Landois.**
Secrétaires. — MM. **Collin, Dubuisson, Leroux.**

MEMBRES.

MM.

Allard, archit., r. de Trévise, 35.
Arnold, architecte, boul. Voltaire, 242.
Bonnamaux, architecte, rue de Dunkerque, 53.
Bouhon, adm. du bur. de bienf.
Buisset, architecte, r. d'Ulm, 38.
Cartier, architecte, boulevard Henri IV, 27.
Cassanas, architecte-vérificat., rue des Gardes, 6.
Charpentier, doc. en méd., méd. adj. résidant à l'hosp. de la Salpêtrière.
Collin, artiste-peintre, rue de Rennes, 152.
Decron, architecte, rue de la Chaussée-d'Antin, 38.

Delaunay, licencié en droit, docteur en méd., boulev. Magenta, 95.
Devillebichot, avocat, rue Boursault, 49.
Du Mesnil, méd. de l'as. de Vincennes, rue du Cardinal-Lemoine, 14.
Fouqué, membre de l'Institut, prof. au Collège de France, rue Humbolt, 23.
Gilet-Vital, ingénieur civil, quai Jemmapes, 74.
Grandpierre, vice-président du Cons. des Prud'hommes (métaux), boul. de Belleville, 64.
Hudelo, ingénieur civil, quai de Béthune, 14.

MM.	MM.
Landois, docteur en médecine, r. d'Angoulême-d-Temple, 18.	Napias, docteur en médecine, rue du Rocher, 68.
Leguay, architecte, rue de la Sainte-Chapelle, 3.	Perrin (E.-R.), docteur en méd., rue de Saintonge, 66.
Leroux, architecte, rue Peyronnet, 149.	Radoux, architecte, rue du Faubourg Poissonnière, 156.
Maugin, docteur en médecine, avenue Carnot, 26.	Schaere, rue Berthollet, 17.
	Sinaud, arch., b. Ornano.
	Vielard, archit., r. Blanche, 72.

M. Jourdan, chef des bureaux des logements insalubres à la Préfecture de la Seine.

PRÉFECTURE DE POLICE

ORDONNANCE DE POLICE

DU 8 JUILLET 1804 (pour Paris)

Les inhumations ne peuvent, dans aucun cas, être faites que sur l'avis des médecins ou chirurgiens qui ont suivi la maladie, ou ceux qui sont préposés à la visite des décédés; cet avis est transmis à l'officier de police et à l'officier de l'état civil.

Aucune autopsie ne peut être faite sans le consentement de la famille et sans que le médecin opérateur en ait préalablement prevenu l'officier de police.

Les rapports des médecins chargés de constater le décès doivent contenir avec la plus grande précision, les renseignements suivants :

1° Les nom, prénoms de la personne décédée ;

2° Le sexe et l'état civil ;

3° L'âge ;

4° La profession ou celle des parents ;

5° La date du décès, mois, jour et heure ;

6° Le quartier, la rue et le numéro du domicile ;

7° L'étage et l'exposition ;

8° La nature de la maladie ;

9° S'il y a lieu à l'autopsie, les motifs qui peuvent la déterminer ;

10° Les causes antécédentes et les complications survenues ;

11° La durée de la maladie ;

12° Les noms des personnes qui ont donné des soins aux malades ;

13° Les noms des personnes qui ont fourni les médicaments nécessaires ;

14º Noter très exactement la position dans laquelle on aura trouvé le cadavre ; faire mention s'il a été dérangé de son lit mortuaire, ou bien s'il a été enseveli ou s'il a subi d'autres opérations, telles que division des téguments, autopsie ou moulage.

ARRÊTÉ

DU PRÉFET DE LA SEINE, RELATIF A L'AUTOPSIE DES CADAVRES

(Du 14 décembre 1821)

Art. 1er. — Il ne pourra être procédé, même sur la réquisition des particuliers, à l'ouverture d'un cadavre qu'après la vérification légale du décès.

CONSEIL D'HYGIÈNE ET DE SALUBRITÉ

COMPOSITION DU CONSEIL

M. le **Préfet de police**, président.
M. **Riché** (Alfred), vice-président annuel.
M. **Patin**, secrétaire.

MEMBRES TITULAIRES

MM. **Alexandre**, chef du service vétér. sanit. de la Seine ;
Alphand, inspecteur général des Ponts et Chaussées, directeur des travaux de Paris aux Tuileries ;
Dr **Béclard**, doyen de la Faculté de médecine ;
Bezanoou, chef de la 2e division ;
Dr **Bouchardat**, professeur à la Faculté, membre de l'Académie de médecine ;
Dr **Levraud**, membre du Conseil général ;
Dr **Bourgoin**, membre de l'Académie de médecine ;
Boussingault, membre de l'Institut ;
Dr **Brouardel** (P.), membre de l'Académie de médecine ;
Chatin, directeur de l'École supérieure de pharmacie, membre de l'Institut et de l'Académie de médecine ;
Dr **Colin** (Léon), professeur de l'École du Val-de-Grâce ;
Desaiu, architecte en chef à la Préfecture de police ;
Dr **Dujardin-Beaumetz**, membre de l'Académie de médecine ;
Dr **Frère**, membre du Conseil général ;
Faucher (Léon), ingénieur ;
Dr **Gautier** (Armand), membre de l'Académie de médecine ;
Goubaux (Arm.), membre de l'Académie de médecine ;
Dr **Hardy** (E.), chef des trav. chim. à l'Acad. de médec.
Julien, ingénieur des mines ;
Lax, ingénieur en chef des Ponts et Chaussées ;

Dr **Jungfleisch,** membre de l'Académie de médecine ;
Dr **Lagneau,** membre de l'Académie de médecine ;
Dr **Lancereaux,** médecin des hôpitaux, membre de l'Académie de médecine ;
Dr **Larre** (baron), membre de l'Institut ;
Dr **Legouest,** membre de l'Académie de médecine ;
De **Luynes,** professeur au Conservatoire des Arts et Métiers;
Dr **Ollivier,** agrégé à la Faculté, médecin des hôpitaux ;
Pasteur, membre de l'Institut ;
Patin, chef du bureau sanitaire ;
Péligot, membre de l'Institut ;
Riche (Alfred), membre de l'Académie de médecine ;
Dr **Schutzenberger,** professeur au Collège de France ;
Du Souich, inspecteur général des Mines ;
Dr **Trélat,** membre de l'Académie de médecine ;
Troost, professeur à la Faculté des sciences ;
Gragnon, secrétaire général de la Préfecture de police;
Dr **Voisin,** médecin de la Salpêtrière.

MÉDECINS CHARGÉS DE LA VISITE DES ALIÉNÉS

INFIRMERIE SPÉCIALE DU DÉPÔT.

Médecins honoraires: MM. **Mitivtier, Baillarger, Delasiauve**
Médecins en exercice : MM. **Voisin** (Aug.), **Fabret, Voisin** (J.), **Bourneville, Charpentier.**
Médecins adjoints : MM. **Deny, Féré.**

MÉDECINS-INSPECTEURS DES ASILES PRIVÉS.

MM. **Ollivier** (A.) et **Laborde.**

INSPECTEURS DES ASILES PUBLICS D'ALIÉNÉS

MM. **Blachez, Garnier, Legras, Ritti.** — MM. **Briand, Marchan** adjoints.

MÉDECINS-INSPECTEURS DES ENFANTS DU PREMIER AGE

MM. les docteurs **Picard, Thévenet, Blanche, Duvernet, Benoît du Martouret, Allix, Radou, Ley, Villeneuve, Vergne, Depasse, Josias, Jobbé-Duval, Du Mesnil.**
Adjoints. — MM. les docteurs **Campion-Ledé, Suberbie, Berthelot, Curie.**
Suppléants. — MM. les docteurs **Courmont, Ruelle, Los-**

talot-Bachoué, Soudée, Prengrueber, Vallois, Lenoix, Letulle, Moser, Le Baron, Dupré, Benoît, Guerrier, Mugnier.

Médecin-inspecteur chargé de la contre-visite des nourrices à la préfecture de police. — M. le Dr **Lacronique.**
Adjoint. — M. le Dr **Vincent.**

INSPECTION DES DÉPOTS ET FABRIQUES D'EAUX MINÉRALES

Médecins inspecteurs. — MM. Calvo, Duprat, Huchard, Pietra-Santa.

MÉDECINS DES PRISONS

Maison d'arrêt et de correction cellulaire. (Mazas.)

De Beauvais, médecin en chef.
Bergeron, médecin adjoint.
Fissiaux, médecin adjoint.

Dépôt des Condamnés. (Grande-Roquette.)

Ballue, médecin.
Jean, médecin adjoint.
N..., médecin adjoint.

Sainte-Pélagie.

Laugier, médecin en chef.
Haussmann, médecin adjoint.
De Latour de Lordes, méd. adj.
N..., interne en pharmacie.

Maison de justice. (Conciergerie.)

Materne, médecin.
Le Coin, médecin adjoint.

Dépôt près la Préfecture.

Voisin, médecin.
Ballet
Rol
Sclafer } adjoints.
Yves

Maison de répression de Saint-Denis.

Feltz, médecin.
Iszenard, médecin adjoint.

Maison d'Éducation correctionnelle. — (Petite-Roquette.)

Motet, médecin.
Guyard, médecin adjoint.
Nogaro, médecin adjoint.

Maison d'arrêt et de correction de Saint-Lazare.

PREMIÈRE SECTION.

Le Pileur (L.), médecin en chef.

DEUXIÈME SECTION

Salubrité (vénériennes).

Boureau, médecin.
Cheron, médecin.
Leblond, médecin.
Obertin, médecin adjoint.
Lutaud, médecin adjoint.
Fauquez, médecin adjoint.
Chipier, médecin adjoint.
Sincty (de)., méd. adj.

MAISON D'ARRÊT ET DE CORRECTION DE LA SANTÉ

Médecin. — M. **Petit**.
Médecin-adjoint. — M. **Barrault**.

INFIRMERIE CENTRALE DES PRISONS DE LA SEINE ÉTABLIE A LA MAISON DE LA SANTÉ

Médecin. — M. Albert **Josias**.
Chirurgien consultant. — M. **Anger** (Th.).

DÉPOT DE MENDICITÉ DE LA SEINE ÉTABLI A VILLERS-COTTERETS (AISNE)

Médecin. — M. le Dr **Vendrand**.
Médecin adjoint. — M. le Dr **Brassard**.
Pharmacien. — M. **Poumerol**.

SERVICE DE SANTÉ DE LA POLICE MUNICIPALE

Médecin en chef. — M. **Nuzillat**.
Médecin en chef adjoint. — M. **Gillebert d'Hercourt**.
Médecin en chef honoraire. — M. **Coqueret**.
Médecin oculiste. — M. **Dehenne**.

MÉDECINS DIVISIONNAIRES.

**Gillebert d'Her-
court**.......... Ier et IIe arr. — Poste de la r. de la Banque
Vivien.......... IIIe et IVe arr. — Poste de l'Impr. nation.
Bertrand....... V^e et XIIIe arr. — Poste des Gobelins.
Venet.......... VIe et XIVe arr. — Poste de la rue de l'Ab-
bé-Grégoire.
Worbe.......... VIIe et XVe arr. — Poste du boul. Grenelle.
Bourgeois ...... XVIe arrond. — Poste central.
Jacquemard..... VIIIe et XVIIe arr. — Poste central.
N.., ... IXe et X^e arr. — Poste central.
Barbé.......... XVIIIe arrond. — Poste central.
Brulfert.........XIXe arr. — Poste central.
**Carpentier-Méri-
court**.......... XXe arrond. — Poste central.

T.uchesne....... XIe et XIIe ar. — Poste du boul. Diderot.

Médecins auxiliaires. — MM. Fabre, Gérard, Avezou, Redard Scheving fils, Simard, Demay, Ormières.

La visite a lieu à 9 h. du matin.

COMMISSION DES RETRAITES

MM. les Drs **Nuzillat, Lacronique, Passant.**

DISPENSAIRE DE SALUBRITÉ

Médecin en chef. — M. **Clerc.**

Médecin en chef adjoint. — M. **M. Passan.**

Médecins ordinaires. — MM. Augier, Cabj, Chatillon. Commenge, Dal-Piaz, Darin, Davesne, Diéder, Jarriand, Jaubert, Landois, Lemoyne, Migon, Pouget.

Médecins adjoints. — MM. **Le Maguet, Calandeau. Descoust, Rodet, Le Noir, Piogey, Bureaux, Boussi, Roussy, Deleschamps.**

Médecin consultant. — M. **Ricord** (Philippe).

RENSEIGNEMENTS

SURVENUS A LA DERNIÈRE HEURE

Par suite du décès de M. le docteur Triboulet, médecin de l'hôpital Trousseau, de la retraite, pour limite d'âge, de M. le professeur Hardy, médecin de la Charité, de M. le docteur Moutard-Martin, médecin de l'Hôtel-Dieu, et de la création d'une nouvelle place de médecin à l'hôpital Saint-Antoine (fondation Moiana), les mutations suivantes auront lieu le 1er janvier prochain parmi les médecins des hôpitaux et hospices civils de Paris :

M. Dumontpallier passe de la Pitié à l'Hôtel-Dieu ; — M. Blachez de Necker à la Charité ; — M. Hutinel de Saint-Antoine à la Pitié ; — M. Troisier de Saint-Antoine à la Pitié ; — M. Hanot de Tenon à Saint-Antoine ; — M. Gingeot de Sainte-Périne à Saint-Antoine ; — M. Robert Moutard-Martin de Tenon à Saint-Antoine ; — M. Tapret du Bureau central à Saint-Antoine ; — M. Dieulafoy de Saint-Antoine à Necker ; — M. Roques de l'hospice des Incurables à Tenon ; — M. Moizard de l'hospice de Bicêtre à Tenon ; — M. Cornil de la Pitié à Laennec ; — M. Legroux de Laennec à Trousseau ; — M. Dejerine du Bureau central à l'hospice de Bicêtre ; — M. A. Gombault du Bureau central à l'hospice des Incurables ; — M. Barth du Bureau central à Sainte-Périne.

MAISON DE SANTÉ

Rue de Charonne, 161

POUR LE

TRAITEMENT DES AFFECTIONS MENTALES

ET NERVEUSES

Dirigée par le Dr MOTET

Les familles des malades sont reçues tous les jours, de midi à trois heures.

———

L'Établissement ne reçoit que des aliénés.

———

MAISON DE SANTE

DE MME RIVET

Née BRIERRE DE BOISMONT

Grande-Rue de Saint-Mandé, 106

———

Docteurs : J. DAGONET & DUHAMEL

———

Cette Maison est exclusivement consacrée aux dames atteintes de maladies nerveuses et mentales.

MAISON DE SANTÉ

Pour le traitement des affections mentales et nerveuses,

A PASSY

Quai de Passy, rue Berton, 17

Dirigée par le docteur A. MEURIOT, Ancien interne des hôpitaux de Paris.

MÉDECINS RÉSIDANTS :

M. le Dr MEURIOT et M. le Dr FRANKLIN GROUT, adjoint.

Médecin consultant : M. le Dr BLANCHE.

On trouve toujours à l'Établissement un des deux Médecins résidants et M. le Dr BLANCHE, tous les jours à 2 h.

MAISON DE SANTÉ

REBOUL - RICHEBRAQUES

Place Daumesnil, 15, et rue de Picpus, 90

Établissement spécialement consacré au traitement des maladies mentales et des affections nerveuses.

MÉDECIN-DIRECTEUR :

Monsieur le docteur GOUJON, O. ✳

Médecins résidents :

Le Docteur GOUJON et le Docteur PLANÈS, adjoint

M. ROTA, ✳, Médecin consultant.

MAISON DE SANTÉ D'IVRY

POUR LE TRAITEMENT

DES MALADIES MENTALES et des MALADIES NERVEUSES

A IVRY-SUR-SEINE

Rue de la Mairie, 23

CET ÉTABLISSEMENT EST DIRIGÉ PAR

MM. BAILLARGER, ✻, médecin honoraire de la Salpêtrière, membre de l'Académie de médecine;

LUYS, ✻, médecin de l'hospice de la Charité, membre de l'Académie de médecine.

Les parents des malades sont reçus par M. LUYS les lundis et vendredis, rue de Grenelle, 20, de deux à trois heures, et tous les jours, à l'Etablissement, à Ivry.

MOYENS DE COMMUNICATION :

Voitures d'Ivry, 9, avenue Victoria. — *toutes les heures,*
les Tramways du square Cluny à Ivry
et l'Omnibus du square Montholon à la gare d'Ivry
avec correspondance pour Ivry.

MAISON DE SANTÉ

MÉDICO-CHIRURGICALE

du Docteur DEFAUT

34, Avenue du Roule, — Neuilly-Paris

Près la Porte-Maillot

Cette Maison, située à deux pas du bois de Boulogne, au milieu de jardins d'une superficie de 5,000 mètres, offre l'aspect d'une agréable villa avec son pavillon central et ses deux pavillons latéraux entourés de beaux ombrages.

Etablie plus spécialement pour les opérations chirurgicales et leurs soins consécutifs, l'air en est des plus pur. Le Médecin Directeur, qui réside dans l'établissement, veille constamment à ce que les prescriptions des médecins traitants soient ponctuellement exécutées.

Les parents des malades peuvent demeurer avec eux. 39.

MAISON DE SANTÉ

DU

DÈPARTEMENT DE L'OISE

POUR

LE TRAITEMENT

DES

MALADIES MENTALES

à

CLERMONT (OISE)

ET

ANNEXE DE FITZ-JAMES

Les parents des malades sont reçus tous les jours de 9 heures à 6 heures.

MAISON DE SANTÉ
DE VANVES

PRÈS PARIS

Traitement des aliénations mentales et des affections nerveuses

Fondée en 1822, par les docteurs Voisin et Falret, membres de l'Académie de médecine, et médecins des hospices de Bicêtre et de la Salpêtrière.

Dirigée par M. le Dr Jules FALRET, médecin de la Salpêtrière

A VANVES (SEINE), RUE FALRET, N° 2

Les parents des malades sont reçus à Vanves, par un des médecins, tous les jours, de 1 à 3 heures, et à Paris, rue du Bac, 114, les mardis et vendredis, aux mêmes heures.

Moyens de communication. — Chemin de fer rive gauche, les omnibus et les tramways.

MAISON DE SANTÉ
MARCEL SAINTE-COLOMBE

10, rue Picpus, à Paris

ÉTABLISSEMENT AFFECTÉ AU TRAITEMENT DES AFFECTIONS MENTALES ET NERVEUSES

Directeur : M. COUDERC

Médecin consultant : M. le Docteur **GARNIER**
Médecin de l'Infirmerie spéciale du Dépôt
Inspecteur des Asiles d'aliénés de la Seine.

Médecin résidant : M. le Docteur **DUMAS**
Ancien interne à Charenton

Jardins anglais, — Cours plantées d'arbres, — Salons de réunion, — Billards, — Calorifères, — Bibliothèque, — **Chapelle.**
Salle d'hydrothérapie.

VI

LA SAMARITAINE

Quai de l'Ecole

BAINS CHAUDS SUR LA SEINE

BAINS SIMPLES

Par abonnement............	» 45
Sans abonnement............	» 50

RUSSES ET VAPEUR

AGRANDISSEMENT DU SERVICE

Simples....................	1 » »
Complet, par abonnement..	1 50
— sans abonnement .	1 75

MÉDICINAUX

Barèges, Alcalins, Vichy, Plombières, etc.

Par abonnement............	1 25
Sans abonnement..........	1 50

HYDROTHÉRAPIE

EAU DE SOURCE

Température constante : 10 degrés.

Douches, Pluie, Cercles, Siège, par abonnement......	» 70
Douches, Pluie, Cercles, Siège, sans abonnement.....	» 75
Douches, Pluie, etc., 2 jets réunis, par abonnement	1 25
Douches, Pluie, etc., 2 jets réunis, sans abonnement....	1 50

HYDROTHÉRAPIE COMPLÈTE

Deux salles de douches, dont une spécialement réservée aux Dames.

DOUCHES DE BARÈGES, PLOMBIÈRES ALCALINES, ETC.

Par abonnement	1 75
Sans abonnement..........	2 » »

DOUCHES ASCENDANTES, MITIGÉES ÉCOSSAISES, ETC.

Par abonnement...........	1 25
Sans abonnement..........	1 50

20, rue Chaptal, 20

BUREAU DE NOURRICES SUR LIEUX

OU AUTRES

Dirigé par Mme MORENO

PARIS

ÉTABLISSEMENT ORTHOPÉDIQUE

3, Rue du Dôme (PLACE DE L'ÉTOILE), à Paris

Médecin en chef : E. DUVAL

Auteur des *Diverses déviations de la colonne vertébrale*
(scolioses et mal de Pott)

Du Pied-bot et de sa cure. — Sous presse : *De la Fausse Ankylose*
du genou et de son traitement

Seul élève de son Père, le Dr V. DUVAL

Lauréat de l'Institut, Directeur pendant plus de 40 ans des traitements
orthopédiques dans les hôpitaux civils de Paris, etc., etc.

Traitement des difformités de la taille, du pied-bot, de la fausse
ankylose du genou, du torticolis, des tumeurs blanches, du genou,
de la hanche, des gibbosités, du mal de Pott, etc., etc.

Consultation tous les jours, de 2 à 4 heures.

THERMO-GYMNASE MÉDICAL

DE LA CHAUSSÉE-D'ANTIN
PARIS

HYDROTHÉRAPIE
(CHAUDE ET FROIDE)

ET KINÉSITHÉRAPIE MÉDICALE

Sous forme passive et active

DIRECTEUR : M. E. SOLEIROL

Eau de source à +9 degrés fournie par un forage artésien.

VIII

ÉTABLISSEMENT HYDROTHÉRAPIQUE
D'AUTEUIL
FONDÉ EN 1843

12, rue Boileau, 12, à Paris

Ancien village d'Auteuil, à l'entrée du bois de Boulogne

Dirigé par le Dʳ **BENI-BARDE** ✳ (1)

Membre de la Société de médecine et de la Société d'hydrologie médicale de Paris, lauréat de l'Institut, de l'Académie de médecine et de la Faculté de médecine de Paris, membre correspondant de l'Académie royale de Belgique, etc.

MÉDECINS :
MM. les Dʳˢ **BENI-BARDE, CARPENTIER et BARBET**

Eau de source limpide à 9° centigrades

(1) Auteur d'un *Traité d'hydrothérapie* et d'un Manuel *d'hydrothérapie.*

ÉTABLISSEMENT
D'HYDROTHÉRAPIE MÉDICALE

63, rue Miromesnil, 63
PARIS

Dirigé par le Dʳ BENI-BARDE

MÉDECINS :
MM. les Dʳˢ *BENI-BARDE et MATERNE*

Eau de source à ╪ 9°

INSTITUT ORTHOPÉDIQUE

LA MULATIÈRE

(Près LYON)

38 — Quai des Étroits — 38

DOCTEUR J. PRAVAZ

MÉDECIN-DIRECTEUR

Cet établissement, placé dans une des plus belles situations des environs de Lyon, est destiné au traitement des **Déviations de la taille, Coxalgies, Maladies du genou, Pieds-bots, Torticolis, Paralysies infantiles, etc.**, et réunit aux conditions les plus favorables de salubrité toutes les ressources de l'orthopédie.

(DROME) **CONDILLAC** (DROME)

« L'Eau de Condillac, dit M. **DESNOS**, occupe le premier
» rang parmi les bicarbonatées calciques. Elle doit à la porportion
» notable de son acide carbonique de pouvoir être substituée avec
» avantage à l'eau de seltz artificielle. Aussi est-ce dans les affec-
» tions des voies digestives qu'elle trouve ses principales indi-
» cations. Elle facilite la digestion et réveille l'appétit; elle réussit
» aussi dans la gravelle et le catarrhe de la vessie; est employée
» avec succès dans les fièvres typhoïdes. »

(*Nouveau Dictionnaire de Médecine*, article **CONDILLAC**.)

MAISON DE SANTÉ DE SCEAUX

POUR LES DEUX SEXES

Designée comme maison experte près le tribunal de la Seine

FORMANT ACTUELLEMENT DEUX VASTES ÉTABLISSEMENTS

(40,000 MÈTRES)

L'un consacré aux maladies **Mentales et Nerveuses**
L'autre destiné spécialement aux **Paralytiques et Convalescents**

Magnifiques Constructions, — Grand Parc, — Position topographique exceptionnelle
Billard, Bibliothèque et Chapelle

Une construction récente et des mieux aménagées permet d'offrir aux malades toutes lesressources de l'**HYDROTHÉRAPIE**
Couches de toutes sortes, en jet, en lame, circulaire, en colonne, lombaire, vaginale. rectale ;
Douches sulfureuses, bains de siège à eau dormante; grande piscine; bains térébenthinés, sulfureux et autres ;
Bains électriques ; salle spéciale d'électrisation ; bains de vapeur ; salles de fumigations ; massage.
Gymnastique médicale. **Eau à 9 degrés centigrades.**

L'Établissement se charge d'envoyer chercher les malades en Province et même à l'Étranger

DIRECTEUR ET PROPRIÉTAIRE : **A REDDON**
MÉDECIN RÉSIDANT : **M. le Docteur H. REDDON fils,** de la Faculté de Paris.

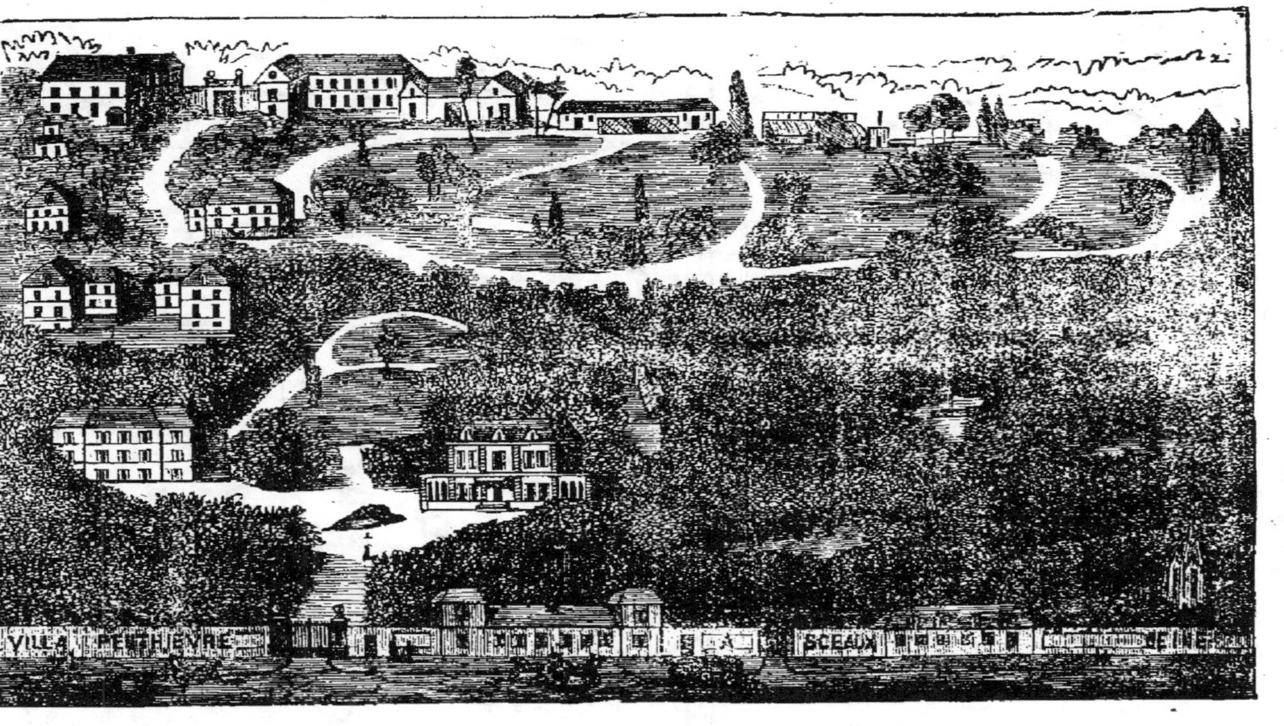

VILLA PENTHIEVRE

BAINS
DES QUATRE-VENTS

18, rue des Quatre-Vents et rue Grégoire-de-Tours, 35

Directeur-Propriétaire : M. DUPERRIER

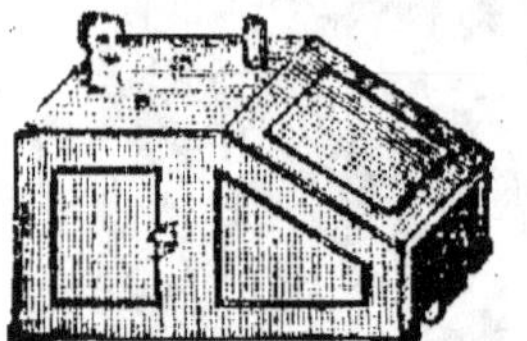

BAINS SIMPLES ET MÉDICINAUX
HYDROTHÉRAPIE COMPLÈTE

FUMIGATIONS

Simples et aromatiques, sur place et à domicile

DOUCHES DE VAPEUR

Simples et aromatiques sur place et à domicile

HYDROTHÉRAPIE

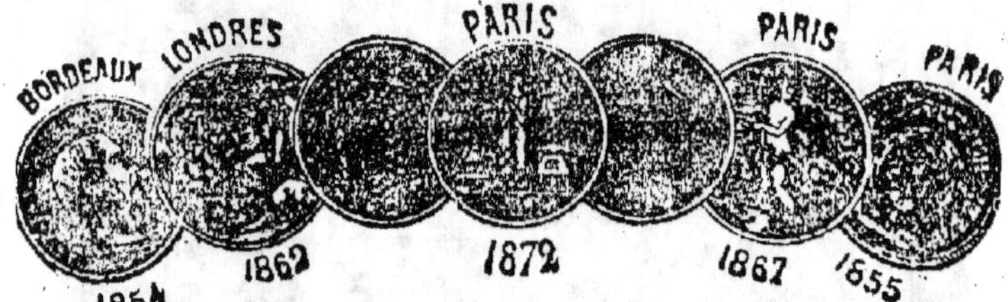

MÉDAILLE D'OR A L'EXPOSITION INTERNATIONALE

DE FRANCFORT 1881

HYDROTHÉRAPIE

CHEZ SOI

—

APPAREILS

A PRESSION D'AIR

—

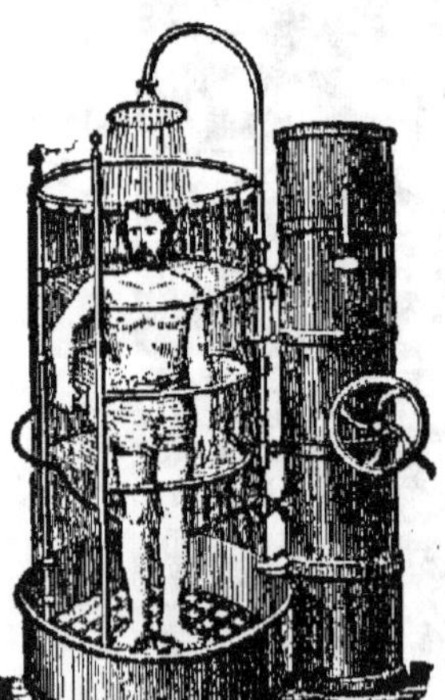

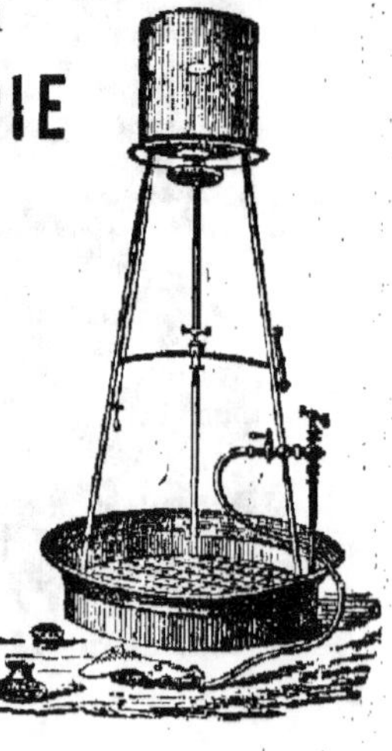

WALTER - LÉCUYER

138, Rue Montmartre

PARIS

INSTITUT HYDROTHÉRAPIQUE

DE L'ARC DE TRIOMPHE

Fondé en 1859

3, RUE DU DÔME, PRÈS L'ARC-DE-TRIOMPHE (*avenue Victor-Hugo*)

Établissement fondé et dirigé par M. **Em. DUVAL**

Ex-Président de la Société de thérapeutique expérimentale de France, Rédacteur en chef de la *Médecine contemporaine 26ᵉ série du Journal d'Hydrothérapie*, auteur de la *Cure des maladies par l'eau froide*, du *Traité pratique d'Hydrothérapie*, etc., etc.,

Membre de plusieurs Sociétés savantes, etc.

VIENT DE PARAÎTRE :

TRAITÉ THÉRAPEUTIQUE DE L'HYDROTHÉRAPEUTIQUE

OU DE LA CURE DES MALADIES PAR L'EAU FROIDE

EAU DE SOURCE

Consultations tous les jours, de trois a cinq heures.

Agrandissement de l'Établissement.

Une doucheuse est attachée à l'établissement. L'hiver, les salles de bains et l'établissement sont chauffés par des calorifères. L'hydrothérapie se fait en toutes saisons. Jardin, gymnase, piano, billard, journaux, etc.

Traitement spécial des maladies chroniques et des affections nerveuses. Appartements confortables.

ÉTABLISSEMENT HYDROTHÉRAPIQUE

DE

GÉRARDMER (Vosges)

(Du 1ᵉʳ Mai au 1ᵉʳ Octobre)

Directeur : le Docteur GREUELL

Eau de sources. — Temp. 9 à 10°. — Appareils pour tous les genres de douches. — Cures de petit lait. — Altitude 670 mètres. — Promenades à 1.000 et 1.200 mètres au-dessus du niveau de la mer. — Forêts de sapins. — Lacs. — Cascades, etc.

L'établissement, fondé en 1860, a été remplacé, depuis 1875, par un nouvel Institut, répondant à toutes les exigences de la thérapeutique moderne.

Bureau de poste. — Télégraphe. — Chemin de fer de l'Est jusqu'à Gérardmer. — Hôtels confortables & Villas meublées, etc.

S'adresser pour les renseignements médicaux au Dr GREUELL, pour les prix de Pension à l'Hôtel de la Poste ou aux Hôtels voisins.

GOUTTE — GRAVELLE — RHUMATISMES

Saison du 15 mai au 15 septembre

MARTIGNY-LES-BAINS

près Contrexéville
(VOSGES)

Eaux sulfatées — calciques — froides — lithinées

Approbation de l'Académie de médecine
Autorisation de l'Etat.

ÉTABLISSEMENT HYDROMINÉRAL

à 8 heures de Paris par chemin de fer.

PARC DE 12 HECTARES — HOTELS A 8 FR. PAR JOUR — EXCURSIONS SPLENDIDES

EXPÉDITION DES EAUX :

Caisses de 25 bouteilles, **13 fr.**; — Caisses de 50 bouteilles, **25 fr.**

INSTITUT THERMO-RÉSINEUX

SYSTÈME BREVETÉ

DU Dr CHEVANDIER (DE LA DRÔME)

Seule entrée : 14, rue des Petits-Hôtels

PRÈS LA PLACE LAFAYETTE

PARIS. — Retenir le n° **14** (lanterne bleue)

Traitement spécial du *rhumatisme*, de la *goutte*, de la *sciatique et autres névralgies*, des *catarrhes chroniques* et des maladies *cutanées rebelles*, sous la direction de MM. les Docteurs

CHEVANDIER et MOSER

CONSULTATIONS DU Dr **CHEVANDIER**, DE 9 A 11 H. DU MATIN, DU Dr **MOSER**, DE 2 A 4 HEURES DU SOIR.

Pour les renseignements, s'adresser à l'Établissement.

PRIX : Un Bain, 6 francs. — Un Abonnement pour 10 Bains, 55 fr.; pour 12, 65 fr.; pour 15, 80 fr.; pour 20, 100 fr.

INSTITUT ORTHOPÉDIQUE & HYDROTHÉRAPIQUE

MAISON DE SANTÉ
ET
STATION HIVERNALE

Cet Etablissement, grâce à sa position topographique, réunit toutes les conditions nécessaires au traitement des maladies de l'appareil locomoteur, de la scrofule et du rachitisme : les enfants chétifs, ainsi que ceux qui ont des convalescences pénibles realisent de rapides progrès, grâce aux conditions de milieu, à sa complète installation et aux rayons de ce beau soleil qui vivifie les organes affaiblis.

Les moyens dont cet Etablissement dispose sont : climat qui rivalise avec celui de Nice, car il est situé dans cette riante plaine qui s'étend entre Perpignan et la mer et que l'on nomme avec raison le **Jardin des Pyrénées-Orientales**. Son étendue (de dix hectares) est occupée par des jardins, un parc, une prairie et des bois entourant celle-ci : deux cours d'eau traversent cette propriété, qui, depuis une cinquantaine d'années est exclusivement destinée à l'agrement: les ombrages séculaires de son parc régularisent tellement la température que les étés y sont agréables, et sa proximité de la mer permet de faire bénéficier les malades de l'hydrothérapie maritime, si indipensable aux traitements de ces états morbides.

Gymnases, hydrothérapie (salle de douches, piscine, bains, etc.), appareils pour l'**application de l'électricité** sous diverses formes, **appareil d'air comprimé, régime lacté**, et enfin la proximité d'Amélie-les-Bains, facilite aux malades d'y faire une saison si cela est nécessaire : mentionnons pour terminer tous les appareils nécessaires à cette branche de la chirurgie, ainsi que les moyens de fabriquer ceux que l'état d'un malade réclamerait spécialement.

Les enfants des deux sexes sont confiés à des Religieuses chargées de leur éducation et des soins. L'instruction y est continuée.

Les conditions du **milieu** permettent d'y traiter les jeunes filles affaiblies ayant besoin du calme, de l'hydrothérapie, de l'air de la campagne et des soins assidus.

BUREAU TÉLÉGRAPHIQUE (GARE PERPIGNAN)
Adresse : PIA, Pyrénées-Orientales

VILLA DES DAMES

MAISON DE SANTÉ

2, — Rue du Four, — 2, à SCEAUX (Seine)

Grand parc. — Vie de famille. — Hydrothérapie complèt

DIRECTRICE : Mme Ve MILLARD née REDDON

MÉDECIN : Dr H. REDDON

L'Établissement ne reçoit pas d'aliénées.
*Moyen de communication : Chemin de fer de Sceaux
(place Denfert-Rochereau).*

MAISON DE SANTÉ

POUR DAMES ET ENFANTS

LEVALLOIS (Seine) 96, rue des Arts (près de Neuilly)

MÉDECINE - CHIRURGIE

CONVALESCENCES — ACCOUCHEMENTS
HYDROTHÉRAPIE

Directeur: Docteur J. DEMANDRE (de la Faculté de Paris

L'Établissement ne reçoit pas les aliénées — Pavillons 1é-
servés pour les convalescentes ou dames enceintes

N.-B.—Messieurs les médecins peuvent diriger le traitement des malades qu'ils nous ont confiées.

PRIX MODÉRÉS

IDIOTIE

Maison d'Education et de Traitement

NOUVELLEMENT AGRANDIE

Consacrée aux enfants idiots, arriérés, prédisposés aux affections nerveuses ou mentales, muets, sourds-muets et autres, dont l'état anormal
réclame des soins spéciaux.

Fondée en 1847, par M. H. Vallée, ancien instituteur des enfants de
l'Asile de Bicêtre.

Dirigée depuis avril 1869 par M. OTTO BAETGE, **rue de Bense-
rade, 7**, à Gentilly (Seine).

MOYENS DE COMMUNICATION : Le chemin de fer de Ceinture : station de
la Maison-Blanche ; tramway de Cluny à la porte d'Italie.—N. B. Après
avoir quitté Paris par la porte d'Italie, on se rend à l'Institution en pre-
nant la 1re rue à droite et la 2e à gauche, qui est le chemin de l'Hay
qu'il faut suivre jusque dans la plaine.

DUPONT

RUE HAUTEFEUILLE, 10, au coin de la rue Serpente

Diplôme d'honneur à l'Exposition internationale de 1875
Médaille de 1re classe à l'Exposition d'hygiène de Bruxelles 1876
Médaille d'argent, Exposition universelle 1878
Médaille d'or, Paris 1879
Médaille d'or, Bordeaux 1882
Exposition du Travail, Diplôme d'honneur, Paris 1885

LITS ET FAUTEUILS MÉCANIQUES
POUR MALADES ET BLESSÉS

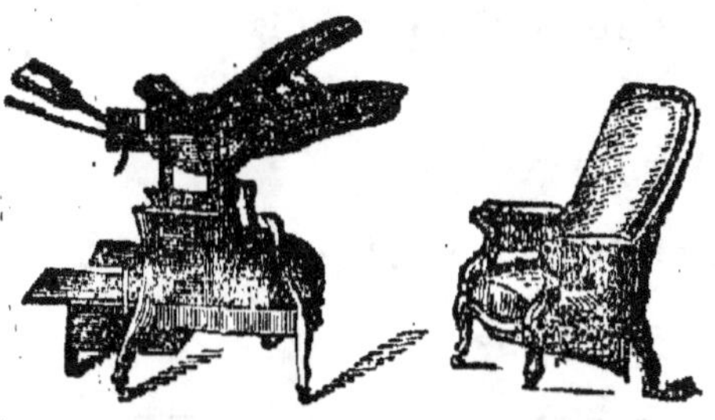

Fauteuil à explorations.

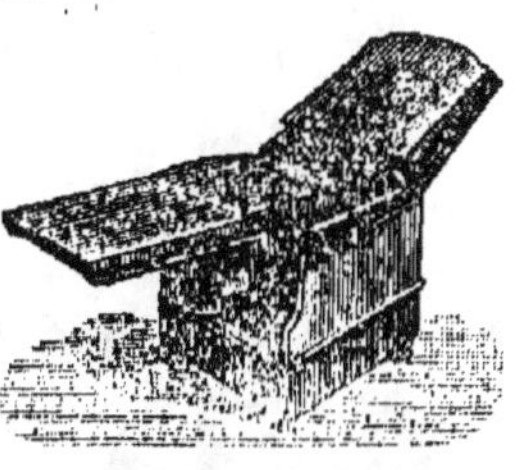

FAUTEUIL A SPECULUM
genre anglais, avec rallonge
mobile permettant de coucher
le malade.

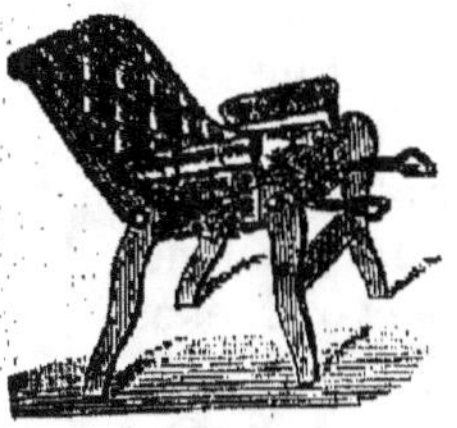

FAUTEUILS A EXPLORATIONS

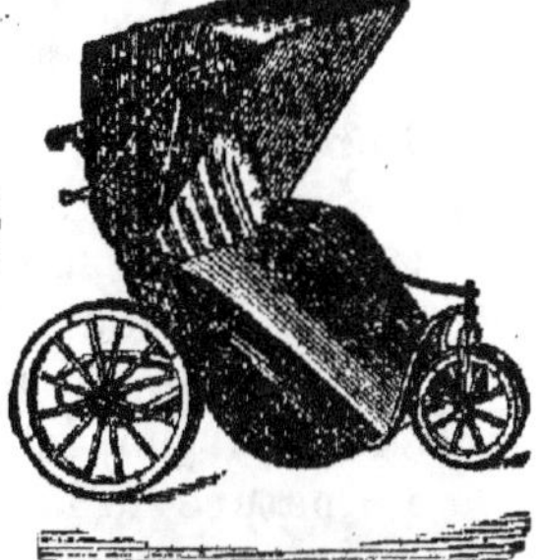

Voitures de promenade
avec tablier et capote.

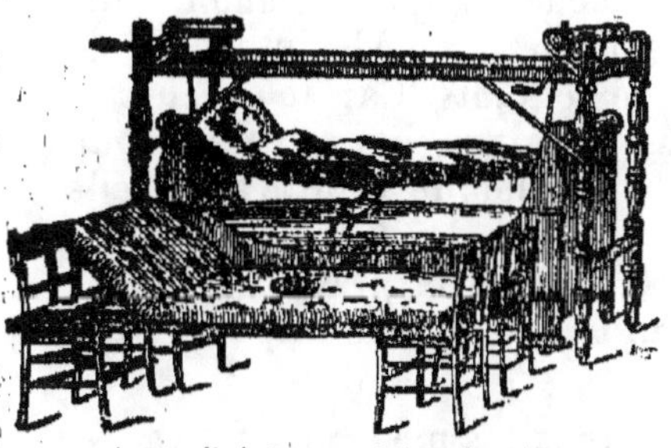

Appareil s'adaptant à tous les lits.

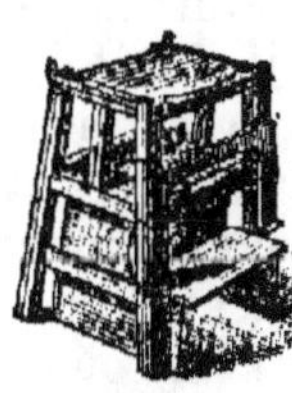
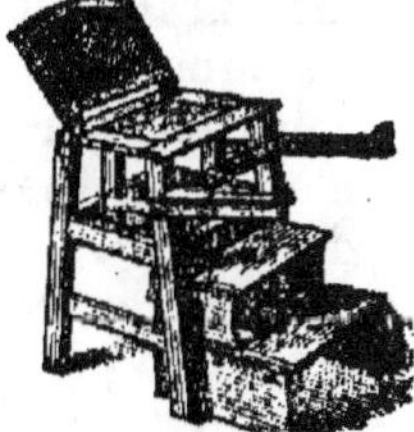

PLATE-FORME A SPECULUM

Envoi du Catalogue sur toute demande qui en sera faite.

LA SOURCE

REVUE ANALYTIQUE ET CRITIQUE

des Eaux Minérales et des Médicaments nouveaux

Paraissant les 15 et 30 de chaque mois

ADMINISTRATION :

22 — RUE MONSIEUR-LE-PRINCE — 22

PARIS

LES ARCHIVES DU MÉDECIN

Répertoire au compte de chaque malade de toutes les prescriptions faites pendant le cours d'une maladie.

Ordonnance double, l'une qui reste aux archives entre les mains du docteur, l'autre qui est destinée au pharmacien.

La division des poids est faite par des colonnes bien espacées ce qui empêche toute confusion.

La nature de la maladie est consignée en tête de l'ordonnance, les observations thermométriques, etc., etc.

Ces renseignements consignés en tête de l'ordonnance, celle qui reste aux mains du médecin bien entendu, sont d'un grand secours pour l'avenir, si le médecin est appelé à soigner le même malade ou ses enfants. Car en consultant son répertoire s'il s'agit de ces derniers, il verra d'un coup d'œil si la maladie en présence a quelque affinité avec celle du père.

MM. les Docteurs Bouchut, J. Piétre-Santa, Potain, Millard, Piogey etc., etc. ont daigné donner leur approbation la plus flatteuse à cet ouvrage.

Il est expédié *gratuitement* à tous les médecins qui en feront la demande à l'administration, 22, Rue Monsieur le Prince (Paris).

EMBAUMEMENTS

D.-C. BAYLE

Professeur de chimie et d'embaumements
Chevalier de la Légion d'honneur
Commandeur de Saint-Grégoire-le-Grand, etc.

A l'honneur d'informer ses confrères de Paris et de la province, qu'ils trouveront chez lui la plus complète collection d'appareils et trousses du plus grand luxe, **en location**, pour opérer par les systèmes Bayle, Gorini, Sucquet et Falconi ;

Un laboratoire spécial pour la préparation de tous les liquides connus ;

Des aides expérimentés, et au besoin quelques conseils désintéressés, qui leur permettront de mener à bonne fin cette délicate opération.

26, rue du Mont-Thabor

N. B. Quand le médecin préfère confier entièrement à l'expérience du professeur Bayle l'embaumement dont il a été chargé, celui-ci se charge de toutes les démarches, fournitures, etc., et partage les honoraires avec son confrère.

LA SOCIETE DE CHOUBERSKY

20, *Rue Thérèse (Avenue de l'Opéra)*

PARIS

Pour prouver la salubrité de notre mode de chauffage et combien notre poêle est apprécié, nous croyons qu'il n'est pas de meilleur moyen que de produire quelques noms des Docteurs qui se servent de nos appareils. Nous les relevons parmi **nos 50,000 premiers acquéreurs parisiens, dont 1,560 médecins.** *Comme cette énumération serait par trop longue, nous nous bornerons à citer deux lettres de l'alphabet.*

LA SOCIÉTÉ DE CHOUBERSKY,

20, *rue Thérèse (Avenue de l'Opéra)*

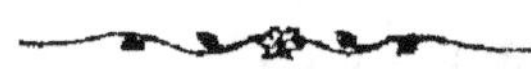

B

Docteurs : MM, Bardet.—Baldy.—Barlemont.—Bazier. — Beaumont. — Bédié. — Belhomme. — Beni Barde.—Berger.—Bernuty.—Bertholle.—Bertillon. Ber. — Bernard. — Berthet. — Besson. — Blache. — Blanchard.—Blet.—Bloch.—Blondeau.—Blum.—Bonenfant.—Boilaud.—Bouffé.—Bourdon. — Boyer.— Brault. — Brémond. — Brochin (A.). — Brochin. — Buisson.—Bucquoy.—Brazier.—Bourgeois.

G

Docteurs : Gallarani.—Gasne.—Gavard. — Garbe,— Gasselin,—Gellé.—Genouville. — Geoffroy. — Gired. —Goizet.—Good.—Goujon. — Goyard. —Goubert. — Gouel.—Grangé.—Grangnard.—Grassi. — Graux. — Grauve (de). — Gros.— Guérin. — Guieysse.— Gunebaud. — Gauchas. — Godo. — Gérard.

CHLORAL PERLÉ LIMOUSIN

Hydrate de chloral en capsules dragifiées, le flac. de 40 drag. de 25 c. 3 fr.
Sous cette forme, pas de mauvais goût, pas de constriction à la gorge.
Dosage rigoureux du médicament.
SIROP DE CHLORAL DE LIMOUSIN. — 1 gramme d'hydrate de chloral par cuillerée à bouche (3 fr. le flacon de 250 gr.)

OXYGÈNE

Asphyxie, Asthme, Chlorose. Diabète, Dyspepsie, Scrofules, Convalescences, etc.

APPAREIL

COMPLET

pour fabriquer soi-même et respirer le gaz oxygène

PRIX :
130 fr.

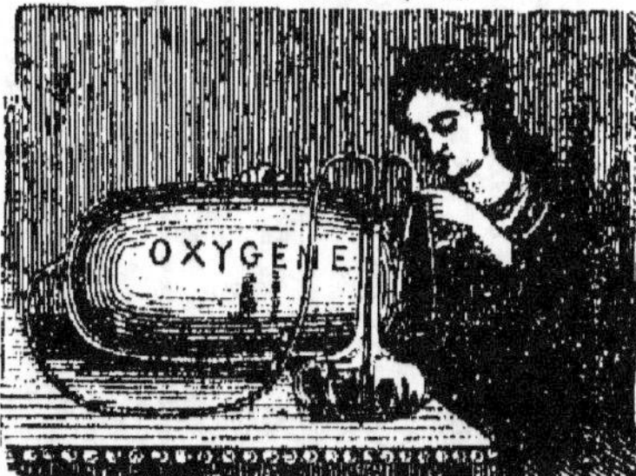

INHALATEUR

LIMOUSIN
50 fr.

LOCATION
pour Paris
5 fr.

PAR SEMAINE
Province port et emballage en plus

GAZ
10 c. le litre.

EAU GAZEUSE LITHINÉE
Prix . **1 fr : 25** (0 gr. 50 carbonate de Lithine par bouteille).

CAPSULES TÆNIFUGES (*Extrait éthéré de fougère mâle et calomel*)
Ces Capsules, préparées selon la formule du Dr Créquy (0,50 d'extrait et 0,05 de calomel par capsule), se prennent habituellement le matin à jeun, une à une, toutes les 5 minutes. Dose : 16 capsules pour un adulte. — Il est bon de faire un repas léger le soir du jour qui précède l'administration du médicament — Le Tænia est presque toujours expulsé avec la tête une ou deux heures après l'ingestion de la dernière capsule. — **LE FLACON de 16 capsules, 7 francs.**

COMPTE-GOUTTES TITRÉ
DE LIMOUSIN

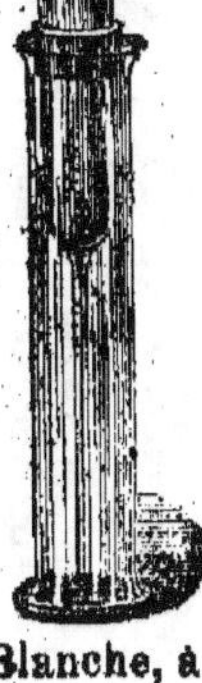

Ce Compte-gouttes est indispensable pour le dosage de tous les médicaments actifs.

Suivant les indications données par M. LE-BAIGUE, dans son intéressant travail sur les gouttes, le tube de cet instrument a une section de 3 millimètres, et il donne des gouttes toujours égales du poids de 5 centigrammes avec l'eau distillée.

Chaque instrument est accompagné d'un tableau indiquant le rapport du poids à la goutte pour les principaux médicaments.

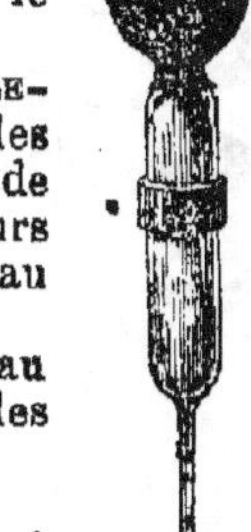

Prix avec l'étui : 1 fr. 50
Ce même Compte-gouttes gradué à 1 ou 2 cent. cubes pour remplacer les burettes graduées. (*Voir le travail du Dr Bonhomme, Répertoire de pharmacie 1874, 10 février.* — **Prix : 2 francs.**

S. LIMOUSIN, ✳, pharmacien, 2 ^{bis}, rue Blanche, à Paris. *Dépôt chez les principaux pharmaciens et droguistes*

VIENNE

CACHETS LIMOUSIN

PHILADELPHIE

(PROCÉDÉ BREVETÉ POUR 15 ANNÉES S. G. D. G.)

PARIS, 2 *bis*, rue BLANCHE (place de la Trinité)

Médailles aux expositions universelles de Paris, Vienne et Philadelphie.

1873

Exposition universelle de Paris 1878 — Membre du Jury — Hors concours ❋

1876

Ces cachets sont constitués par deux petites rondelles de pain azyme soudées ensemble et renfermant dans leur centre des poudres médicamenteuses. (Voir *Compte rendu de l'Académie de médecine*, séance du 20 mai 1873.)—Ce procédé supprime la manipulation délicate et ennuyeuse qui consiste à disposer le médicament sur le pain azyme ordinaire et à l'enrober de manière à le soustraire au contact direct de la muqueuse de la bouche.

Mode d'emploi. — Il suffit de mettre le Cachet dans une cuiller avec un peu d'eau, pour l'avaler dès qu'il est suffisamment humecté. On peut aussi l'ingurgiter après l'avoir ramolli en le plongeant dans un verre qui contient du vin, de l'eau ou un liquide quelconque.

On trouve, tout préparés sous cette forme, à la pharmacie de M. Limousin, ❋, ainsi que dans les principales Pharmacies, les médicaments qui suivent :

MÉDICAMENTS	Centigr.	Nombre de cachets	PRIX de l'étui	MÉDICAMENTS	Centigr.	Nombre de cachets	PRIX de l'étui	MÉDICAMENTS	Centigr.	Nombre de cachets	PRIX de l'étui
Rhubarbe	30	12	» 75	Salicyl. soude..	50	20	2 »	Pepsine.........	50	20	3 »
—	30	20	1 25	Ac. salicylique.	50	20	2 »	Podophylline...	20	40	2 »
—	60	10	1 25	Magnésie calci.	50	20	1 25	Br. potassium..	50	20	2 »
—	60	20	2 »	Carb^e de chaux.	50	20	1 25	Tannin.........	25	20	1 50
Sulfate quinine.	10	10	1 50	Carbonate fer..	50	20	1 25	Aloès	10	20	1 25
—	10	20	3 »	Semen-contra..	50	20	1 25	Kousso	50	20	5 »
—	20	10	3 »	Bicarb^e soude..	50	20	1 25	—	50	40	10 »
Antipyrine.	50	10	2 50	Quinquina	50	20	1 50	Phos. de chaux.	50	20	1 25
—	50	20	5 »	Ipécacuanha ...	50	10	2 »	Valériane.......	50	20	1 25
Charbon végétal	50	20	1 25	Poivre cubèbe..	1 »	20	1 50	Carb. de Lithine	15	30	2 »
S.-n. Bismuth.	50	20	2 »	Valérian. Quin.	10	10	3 »	Scammonée....	50	10	2 50
Fer réduit.....	10	50	2 »	Soufre lavé....	50	20	1 25	CascaraSagrada	25	20	2 »

N. B. Sur ce prix, remise de 25 0/0 aux Médecins et aux Pharmaciens. — *Envoi par poste.*

23, Rue Blondel, 23, à Paris

Leon & Jules RAINAL FRÈRES

BANDAGISTES - ORTHOPÉDISTES

HUIT MÉDAILLLES D'OR AUX EXPOSITIONS PARIS ET LONDRES

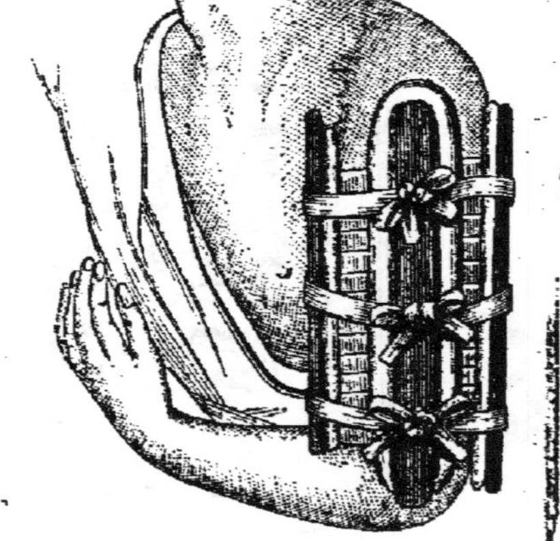

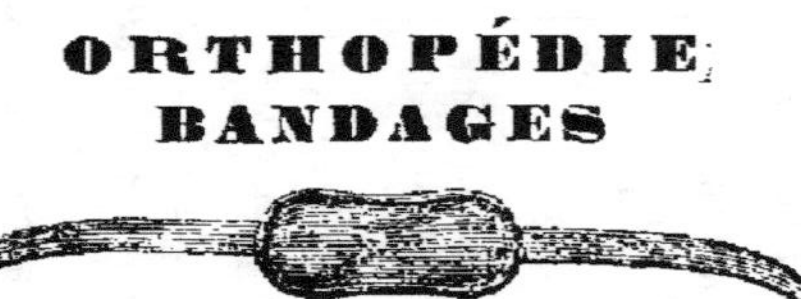

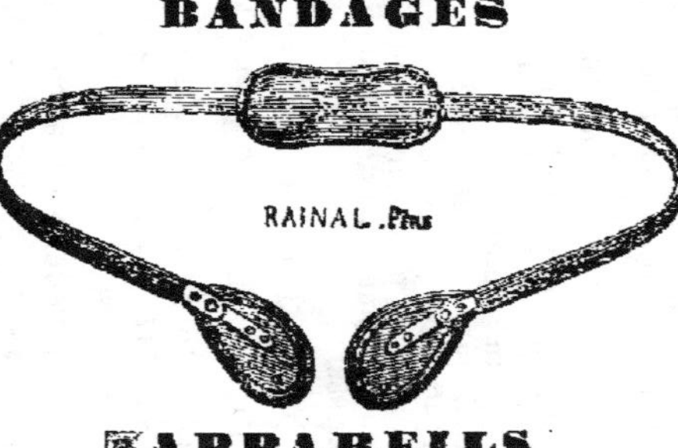

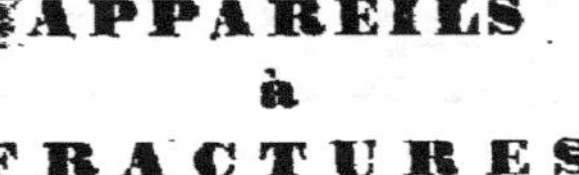

XXIV

SAISON DU 1er JUIN
(Isère) ALLEVARD-LES-BAINS (Isère)

EAUX SULFUREUSES. 16° DE TEMPÉRATURE

10 kil. de la gare de Goncelin, ligne de Valence à Chambéry. Corresp. à tous les trains.

Vaste établissement thermal à 475 mètres d'altitude.

DIX SALLES D'HINHALATION GAZEUSE D'ACIDE SULFHYDRIQUE (*Spécialité d'Allevard*)

Bains, douches diverses et d'hydrothérapie
Injections, pulvérisations, bains de vapeur et gargarisoirs.

L'EAU D'ALLEVARD, richement sulfurée, convient aux maladies de *poitrine* et des *voies respiratoires, aphonie, granulation, laryngites, bronchites, engorgements, asthme, catarrhe, lymphatismes,* maladies des *os,* de la *peau, de l'utérus, affections syphilitiques et rhumathismales.*

Allevard, petite ville de 3,000 âmes, sur les bords du Bréda, au centre d'une fertile vallée, possède une belle église, un temple, un bureau télegraphique, un Casino-théâtre, représentations quatre ou cinq fois par semaine, opéra-comique et comédie, salons de dames, lecture et de jeux autorisés.

Les courses aux lacs, aux glaciers et aux grandes forêts qui ont été si suivies pendant la dernière saison, sont un des grands attraits de cette station si bien dotée par la constance de son climat tempéré, la végétation exubérante de la contrée et les sites ravissants des alentours.

Hôtel de tous ordres, villas et maisons bourgeoises

LE GRAND HOTEL DES BAINS avec véranda de 250 mètres carrés est situé dans le parc même de l'Etablissement.

L'Eau d'Allevard se vend en bouteilles, 1/2 et 1/4 chez tous les principaux pharmaciens

Pour recevoir franco des notices médicales et prospectus

S'adresser : au Directeur de l'Établissement thermal d'Allevard

---

46 ans de succès

39 récompenses dont 8 médailles d'or et 9 diplômes d'honneur

ALCOOL DE MENTHE
DE RICQLÈS

Souverain contre indigestions. maux d'estomac, de cœur, de nerfs, de tête, préservatif en cas de maladies épidémiques, excellent aussi pour la toilette, la bouche et les dents. — Se méfier des imitations.

Fabrique à LYON, cours d'Herbouville, 9,
Maison à PARIS, rue Richer. 41.

XXV

VIN AUGUET

TONI-RÉPARATEUR

Quina, Coca, Ecorces d'oranges amères et Vin vieux d'Espagne

Les certificats élogieux envoyés à l'auteur par les praticiens distingués qui l'ont expérimenté, recommandent ce produit à l'attention serieuse du monde médical.

— Ce vin délicieux s'emploie contre l'**Anémie**, la **Chlorose**, les **Fièvres**, **Névralgies**, **mauvaises Digestions**. Il convient particulièrement aux personnes affaiblies par le travail, les maladies et les excès.

EXCELLENT pour LES NOURRICES

La bouteille, **4** fr. Pharmacie **AUGUET**, rue Thomassin, 8, à Lyon, et toutes les bonnes pharmacies.

VIN DE G. SÉGUIN

FORTIFIANT ET FÉBRIFUGE

Ce Vin est, depuis plus de 60 ans, reconnu comme l'un des toniques les plus puissants. Comme fébrifuge, c'est l'adjuvant indispensable du Sulfate de Quinine, qu'il remplace même avec avantage, dans certains cas.

Sous le même volume, il contient beaucoup plus de principes actifs que tous les autres Vins de Quinquina.

Exiger sur l'étiquette la signature G. SÉGUIN

DÉPOT GÉNÉRAL :

Pharmacie G. SÉGUIN, 378, rue Saint-Honoré

PARIS

LE BELLEGUIG & CIE

ORTHOPÉDISTES MÉCANICIENS

BANDAGISTES B.S.G.D.G.

7, Rue des Saints-Pères, 7

Fournisseur des hôpitaux et, depuis 1848, à l'Administration générale de l'Assistance publique, des appareils orthopédiques destinés aux indigents du département de la Seine.

Price Medal à l'Exposition universelle de Londres, 1862, pour les perfectionnements qu'il a apportés dans les appareils de traitement orthopédique.

MÉDAILLE D'ARGENT A L'EXPOSITION UNIVERSELLE DE 1867.

Inventeur de la jambe artificielle pour la désarticulation de la cuisse (coxo-fémoral), fonctionnant par l'emploi d'un caleçon en peau de daim.

Breveté pour un nouveau bandage qui a été expérimenté dans les hôpitaux, et dont le succès a été apprécié par plusieurs professeurs.

Fabrique spéciale d'appareils orthopédiques, membres artificiels, — appareils pour le traitement des pieds bots. Ceintures à inclinaison, corsets pour le mal de Pott. Corset d'attitude et dissimulateur à tuteurs aléraux et bartettes, apprécié par le Corps médical, tant par ses succès que par son application simple et facile.

Ceintures hypogastriques et de tous genres, bandages, béquilles, bas pour varices, etc.

———

INVENTEUR D'UN NOUVEL APPAREIL

SOUTIEN HYGIÉNIQUE

Modèle déposé et Breveté en France et à l'Étranger

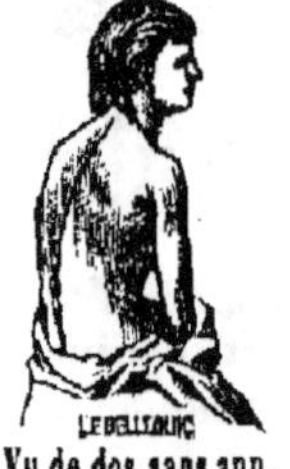

Vu de dos sans app.

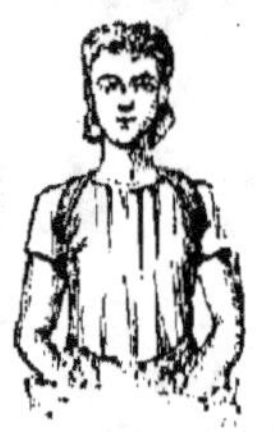
Vu devant avec app.

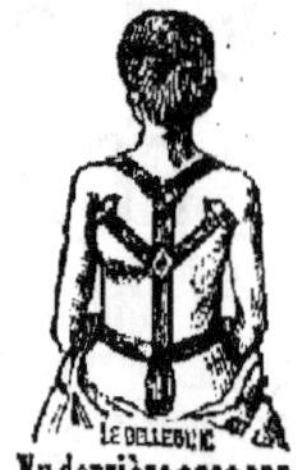

Vu derrière avec app.

Le soutien hygiénique est destiné à combattre les voussures de la colonne vertébrale, souvent déterminées par des dispositions natives à certaines maladies, **phthisie, diverses affections de l'estomac, tendance à la déviation de la colonne vertébrale**, etc., etc. Aussi le recommandons-nous à MM. les Docteurs, comme indispensable pour les sujets faibles et prédisposés à la voussure dorsale.

Une notice sera envoyée gratuitement à MM. les Médecins qui en feront la demande.

Aucun dépôt en France.

E. PEUCHOT & Cie

Ancienne Maison E. PÉROT

10 — Rue de Nesles — 10
PARIS

DESSIN, GRAVURE

MAISON SPÉCIALE POUR L'ILLUSTRATION

D'OUVRAGES SCIENTIFIQUES

50, — Rue Beauregard, — 50
PRÈS LA PORTE SAINT-DENIS
PARIS

RIBALET

Spécialité de chaussures orthopédiques

REÇOIT LES COMMANDES
de Messieurs les Médecins et Orthopédistes
avec Conditions particulières

Cartons d'Emballage riches et ordinaires
pour fleurs, modes, soieries, chemises, con-
fections, robes, châles, nouveautés, chaus-
sures, chemises-portefeuille

CARTONNAGES EN TOUS GENRES

E. BOCQUILLON

62, rue du Faubourg Saint-Denis, 62

Boîtes pour bureaux et ma-
gasins, s'ouvrant sans sortir de leurs cases
cartes et cuvettes d'échantillons, boîtes en
toiles pour placiers et voyageurs.

JEUNES FILLES ARRIÉRÉES

MAISON D'ÉDUCATION ET DE TRAITEMENT

4, Quai du Port-à-l'Anglais (Vitry-sur-Seine)

TABLISSEMENT CRÉÉ D'APRÈS LES CONSEILS ET SOUS LE PATRONAGE DE M. OTTO-BARTGE
Application de sa méthode d'enseignement
DIRECTRICE : Mme AUCAIGNE, titulaire d'un brevet d'honneur

Maison consacrée aux enfants arriérées, atteintes d'affections nerveuses
ou mentales ; muettes, sourdes-muettes et autres, dont l'état anormal
éclame des soins spéciaux.

SOINS MATERNELS, VIE DE FAMILLE, GRAND CONFORTABLE
N. B. — MM. les médecins peuvent y traiter leurs malades

(Distance de Paris : par la gare d'Orléans, 12 minutes; en voiture, 30 minutes)

.BÉCHARD-ROBILLARD

E. WERBER*

SUCCESSEUR

20, Rue de Richelieu, 20

FOURNISSEUR DES HOPITAUX CIVILS ET MILITAIRES

*De la Société de secours aux blessés, de lAssistance aux mutilés
pauvres des chemins de fer, etc.*

FICHOT

BANDAGISTE-ORTHOPÉDISTE

EXPERT DES MINISTÈRES

GUERRE & MARINE

BANDAGES CONTENTIFS BREVETÉS

ORTHOPÉDIE LÉGÈRE

CEINTURES DE DAMES
CORSETS
BAS ÉLASTIQUES POUR VARICES

INSTRUMENTS DE CHIRURGIE

URINAUX INVISIBLES

MATELAS GARDE-ROBES

Permettant toutes les fonctions et tous les nettoyages
SANS AUCUN DÉPLACEMENT du malade.

17, Rue du Quatre-Septembre, 17

PARIS

ANCIENNE MAISON

H. GALANTE
FONDÉE EN 1854

H. GALANTE & FILS
SUCCESSEURS

FABRICANTS D'INSTRUMENTS DE CHIRURGIE
Rue de l'Ecole-de-Médecine, 2, — Paris.

YEUX ARTIFICIELS MOBILES

Médailles d'ARGENT : Paris, Bruxelles, Melun
Médaille d'OR : Paris.

HENRI LISKENNE
Oculariste des Hôpitaux de France, de Belgique, d'Italie, des Pays-Bas, d'Egypte
68 — RUE DE RIVOLI — 68
PLACE DE L'HOTEL-DE-VILLE
PARIS

POMMADE HYGIÉNIQUE
J. G. VALLET

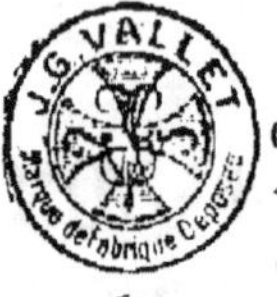

MARQUE

DÉPOSÉE

D'une efficacité infaillible et rapide contre les Brûlures, Coupures, Crevasses, Engelures, Œils-de-perdrix, Cors aux pieds, Taches et rugosité de la peau.

Maison GOULLON-VALLET
PARIS — 219, Rue Lafayette, 219 — PARIS
Le flacon : Paris, 1 fr. 75. — Départements, 2 francs
1|2 » — 1 franc. — 1 fr. 20
Envoi franco sur demande affranchie
Remise d'usage à MM. les Médecins et Pharmaciens

SIROP MINÉRAL SULFUREUX CROSNIER

Rapport favorable de l'Académie de Médecine
(7 AOUT 1877)

Ce sirop, dans lequel l'action du *goudron de Norwège* est heureusement combinée avec celle du *monosulfure de sodium inaltérable*, est préparé par un procédé particulier qui lui assure une parfaite conservation.

On le prescrit avec le plus grand succès à la suite des *bronchites aiguës* lorsque, la fièvre étant complètement tombée, on voit persister une sécrétion bronchique épuisant les malades, surtout les personnes âgées. Il est efficace dans les *affections pulmonaires tuberculeuses*, dans lesquelles l'élimination des produits nécrobiotiques ne se fait qu'à l'aide d'une expectoration très abondante. Il est précieux dans les *bronchites catarrhales*, il aide puissamment l'action des Eaux-Bonnes, peut s'employer concurremment avec elles, et même, dans la plupart des cas, les remplacer entièrement avec une supériorité très marquée. Moins répugnant, plus facile à digérer et presque toujours plus efficace que l'huile de foie de morue, le SIROP MINÉRAL-SULFUREUX CROSNIER peut s'employer comme succédané, sans exciter cet invincible dégoût qui décourage les malades.

Il est encore journellement ordonné pour combattre les MALADIES DE LA PEAU dans lesquelles le *Soufre* et le *Goudron* sont *indiqués et doivent être prescrits pendant un temps prolongé.*

Afin d'éviter les **contrefaçons, imitations et substitutions**, il est nécessaire de bien prescrire :

SIROP MINÉRAL - SULFUREUX CROSNIER.

« Tout flacon, sortant réellement de notre maison, porte, « depuis le 1er mars 1885, le *timbre de garantie* de l'Union des « fabricants pour la répression de la contrefaçon. »

PHARMACIE CROSNIER
Rue Vieille-du-Temple, 21, à Paris

LE MÉDECIN
MONITEUR DE L'HYGIÈNE PUBLIQUE

JOURNAL HEBDOMADAIRE

MÉDECINE PRATIQUE — THÉRAPEUTIQUE
SOCIOLOGIE

Rédacteur en chef : Dr DUPOUY

ABONNEMENTS { FRANCE....... **5** francs
ETRANGER..... **6** francs } par an.

Le Médecin, MONITEUR DE L'HYGIÈNE PUBLIQUE entre dans sa treizième année d'existence ; — c'est dire qu'il a su conquérir et conserver la confiance et la sympathie du corps médical, en raison des sentiments d'indépendance et de loyauté qui ont toujours été la ligne de conduite de ce journal.

Aidé de la collaboration libre d'un certain nombre de ses confrères, le Dr Dupouy a constamment tenu son journal à la hauteur de toutes les découvertes et de tous les progrès. Tout en mentionnant les grandes questions discutées dans les Académies, les Sociétés savantes et les Congrès scientifiques, ses articles sont principalement rédigés à un point de vue pratique. Toutes les formules thérapeutiques nouvelles trouvent place dans ses colonnes, et ses lecteurs sont tenus au courant de toutes les améliorations réclamées par l'hygiène publique et la science sociologique.

Ce journal est connu du Corps médical pour son caractère primesautier et original, qui le différencie de la plupart des journaux de médecine, spéciaux ou encyclopédiques de Paris et de la Province. C'est dans ses feuilletons qu'est publiée, actuellement, la *Prostitution dans l'antiquité*, du Dr Dupouy, que la maison Meurillon, 16, rue Serpente, vient de réunir en un volume, apprécié de la manière la plus flatteuse par toute la presse scientifique.

Rédaction : 81, boulevard Sébastopol
Administration : 24, rue Chauchat
PARIS

6ᵉ ANNÉE

L'ODONTOLOGIE

REVUE MENSUELLE

de Chirurgie et de Prothèse Dentaires

ORGANE DE L'ASSOCIATION GÉNÉRALE DES DENTISTES DE FRANCE

ET DE

L'ÉCOLE DENTAIRE DE PARIS

COMITÉ DE RÉDACTION :

MM. Dʳ A. Aubeau.
G. Blocman, D. E. D. P.
R. Chauvin, D. E. D. P.
Ch. Godon, D. E. D. P.
G. Viau, D. E. D. P.

Directeur-Gérant : Paul DUBOIS, D. E. D. P.

Les abonnements partent du 1ᵉʳ janvier et du 1ᵉʳ juillet.
On peut s'abonnner en envoyant un mandat à l'adresse du Directeur-Gérant
Et chez les fournisseurs pour Dentistes.

Abonnements :
Paris, France et Algérie.. **10** fr. par an.
Union Postale............ **12** fr. par an.

Le numéro : 1 franc

RÉDACTION ET ADMINISTRATION :
2, Rue d'Amsterdam

L'*Aide-mémoire* du chirurgien-dentiste est en vente chez les fournisseurs pour dentistes.

Pour la vente en gros, s'adresser à M. Paul Dubois, 2, rue d'Amsterdam, ou à M. Lecrosnier, éditeur, place de l'École-de-Médecine.

Prix cartonné : 5 fr.

Le prix des frais de recouvrement est à la charge des souscripteurs.

ENSEIGNEMENT SUPÉRIEUR LIBRE

ÉCOLE ET HOPITAL DENTAIRES DE PARIS

Fondés par souscription en 1880, subventionnés par la ville de Paris

23, Rue Richer. 23

PRÉSIDENTS HONORAIRES :
V. TRÉLAT, VERNEUIL, P. BERT, BROUARDEL

ANNÉE SCOLAIRE 1886-87

TH. DAVID, DIRECTEUR ; CH. GODON, SECRÉTAIRE GÉNÉRAL

L'enseignement est théorique et pratique et divisé en trois années.

Des démonstrations et des exercices pratiques d'anesthésie, de micrographie, de chimie et de dissection ont lieu différents jours sous la direction de professeurs spéciaux.

DROITS. — Les droits sont, pour la 1re année, de 300 fr.; — la 2e et la 3e année de 400 fr. chaque.

L'ÉCOLE DENTAIRE DE PARIS, la première École professionnelle de ce genre en France, a su gagner la confiance des membres les plus éminents du corps médical, professeurs de la Faculté, membres de l'Institut.

Le Conseil municipal de la ville de Paris, vient, en présence des services rendus et comme encouragement, de lui accorder une *subvention*.

Trois cents dentistes sont venus depuis cinq ans de tous les points de la France et de l'étranger suivre ses cours. Cent ont, après examens sérieux, obtenu leur *diplôme*.

Ces succès prouvent l'excellence de son enseignement, à la fois théorique et pratique, conçu dans le but de créer des dentistes sérieux, connaissant à fond toutes les branches de leur art et pouvant offrir au public des garanties suffisantes. L'approbation de tous prouve que le but a été atteint.

Tout dentiste désirant suivre les cours de l'ÉCOLE DENTAIRE DE PARIS pour l'année scolaire 1886-87 est prié d'adresser une demande accompagnée : 1º d'un acte de naissance; 2º d'un certificat de bonnes vie et mœurs; 3º d'une ou plusieurs pièces pouvant indiquer sûrement l'époque depuis laquelle il pratique comme élève, assistant ou patenté.

Pour tous les renseignements, s'adresser :

A M. le Secrétaire général, 23, rue Richer à Paris.

(Envoi gratuit de la brochure à toute personne qui en fera la demande)

CHEFS DE CLINIQUE

G. Blocman, L. Bioux, R. Chauvin, P. Dubois, Ch. Godon, M. Lagrange
Chirurgiens-Dentistes D. E. D. P.

DÉMONSTRATEURS

De Lemos, Giret. W. Ed. Prest, Horay, Fournier, L. Regnard, Lagrange
Pigis, Precel, Tussaud,
Chirurgiens-Dentistes D. E. D. P.

CHEF DU LABORATOIRE DE PROTHÈSE

Porier, chirurgien-dentiste; — SUPPLÉANT : *Pigis*, D.E.D.P., chirurgien-dentiste

DÉMONSTRATEURS : *Debray, Gardenat, Francis J., Mac. Dugit.*

UNION — 1879   ASSOCIATION GÉNÉRALE   PROGRÈS — 1886

DES DENTISTES DE FRANCE

SIÈGE SOCIAL : **rue Richer, 23, à Paris**

L'ASSOCIATION comprend : 1º l'École et l'Hôpital dentaires de Paris (société civile); 2º la Société d'Odontolgie de Paris (société scientifique); 3º le Syndicat professionnel et la Caisse de prévoyance des Dentistes); 4º le Journal l'*Odontologie* (organe de l'Association).

MAISON FONDÉE EN 1844

FABRIQUE DE BANDAGES HERNIAIRES

à vis de pression sans sous-cuisses, à pelotes à inclinaison, ne fatiguant pas les hanches. Contention parfaite.

Ceintures abdominales et hypogastriques, suspensoirs, bas élastiques et lacets, urinaux, etc.

WICKHAM

MEMBRE DU JURY

MÉDAILLES ET DIPLOMES D'HONNEUR

Aux Expositions Universelles

16, RUE DE LA BANQUE, 16. — PARIS

TABLE DES MATIÈRES

41

TABLE DES ANNONCES

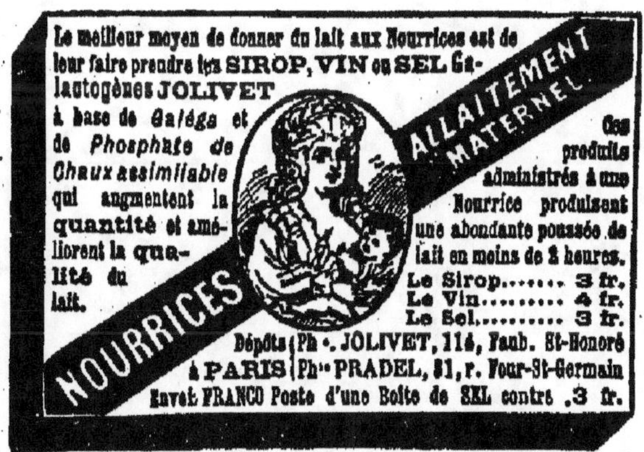

Paris. — Alcan-Lévy, imp. breveté, 24, rue Chauchat

Un Commentaire du NOUVEAU CODEX

La Commission de rédaction du Nouveau Codex vient de donner une double consécration aux travaux d'*Homolle* et *Quevenne* sur la *Digitaline* :

1° En insérant dans le Recueil officiel leur procédé de préparation — qui figurait déjà dans le Codex de 1865 — ;

2° En décidant que, à moins de désignation spéciale, c'est cette digitaline qui doit SEULE être délivrée.

Pour éviter les incertitudes auxquelles exposent les substitutions étrangères, nous recommandons de formuler toujours : « La VRAIE *Digitaline d'Homolle et Quevenne* ».

Dose par jour { GRANULES (1 à 3) ; SOLUTION pr l'usage interne (10 à 30 gouttes.)

— La Digitaline d'Homolle et Quevenne (ainsi que le **Fer de Quevenne**) est préparée sous la surveillance directe du Docteur BLAQUART, lauréat de la Faculté de médecine de Paris, pharmacien de 1re classe, ex-interne des hôpitaux, lauréat du Ministère de l'Instruction publique, etc.

SEUL FERRUGINEUX

Ayant obtenu une Médaille à l'Exposition univlle de Paris, 1878

MÉDAILLE DU Ier ORDRE DE MÉRITE

À L'EXPOSITION UNIVERSELLE DE MELBOURNE 1881

FER QUEVENNE

L'*Académie de médecine de Paris* a reconnu que le **Fer Quevenne** est, de toutes les préparations ferrugineuses, celle qui introduit *le plus de fer dans les sucs digestifs et lui a donné sa haute Approbation.*

C'est le fer à l'état *pur* et sous la forme la plus sûrement assimilable ; il n'a pas les inconvénients des sels de fer (astringence, action sur les dents, fatigue de l'estomac, irritation de l'intestin, etc.).

Il s'administre : 1° en nature ; 2° en dragées.

N. B. Se garder des **Contrefaçons** inactives et impures. Le véritable **Fer Quevenne** se reconnaîtra: 1° à la signature de l'inventeur ; 2° à l'étiquette ronde en caractères de quatre couleurs ; 3° et au *Timbre de garantie* de l'*Union des Fabricants* :

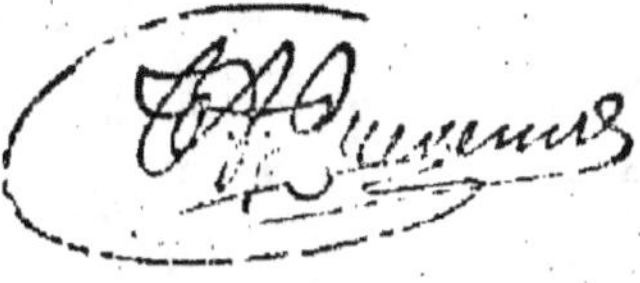

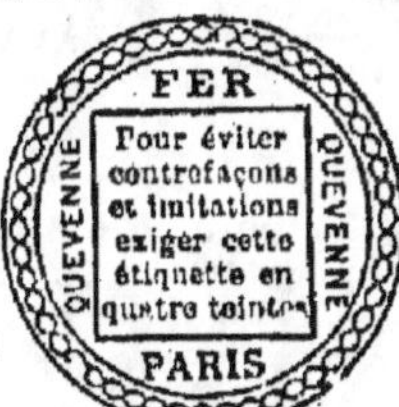

Dépôt général à la **Pharmacie** Émile **GENEVOIX**
rue des Beaux-Arts, 14, Paris.

SIROP

DE

HENRY MURE

AU BROMURE DE POTASSIUM

(Exempt d'iodure et de chlorure)

ÉPILEPSIE. — HYSTÉRIE. — DIABÈTE SUCRÉ. — VERTIGES. — CON-
VULSIONS. — SPASMES NERVEUX. — DANSE DE SAINT-GUY. — MAUX
DE TÊTE. — INSOMNIE. — SPERMATORRHÉE. — MALADIE DU CERVEAU
ET DE LA MOELLE ÉPINIÈRE.

Le bromure de potassium contenu dans le **Sirop de Henry Mure**
est d'une irréprochable pureté ; c'est la seule préparation qui réponde
rigoureusement à toutes les conditions exigées par les médecins
français et anglais. De là sa vogue si méritée.
*Chaque cuillerée représente exactement deux grammes de Bromure
de Potassium pur.*

Prix du flacon : 5 francs.

LE THÉ DIURÉTIQUE DE FRANCE

Est la seule boisson diurétique qui sollicite efficacement la sécrétion
urinaire, apaise les douleurs de reins et de la vessie, entraîne le
sable, le mucus et les concrétions, et rend aux urines leur limpidité
normale. Néphrites. Gravelle. Catharre vésical. Affections de la pros-
tate et de l'urètre.

Prix de la boîte : 2 francs.

DANS TOUTES LES PHARMACIES

Pour les demandes en gros, s'adresser à **M. H. MURE**, pharma-
cien de 1re classe, à Pont Saint-Esprit (Gard)

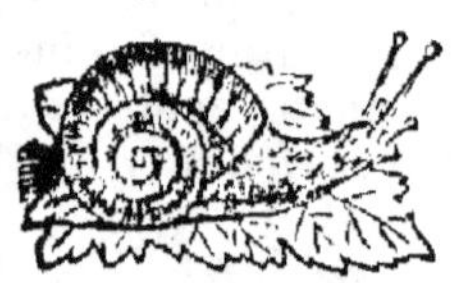

PATE

ET SIROP D'ESCARGOTS

DE MURE

Pharmacien de 1re classe à Pont-St-Esprit (Gard)

« Depuis 50 ans que j'exerce la médecine,
« je n'ai pas trouvé de remède plus efficace
« que les escargots contre les irritations de
« poitrine. Dr CHRESTIEN, de Montpellier.

La pâte et le **Sirop d'Escargots** de **MURE** sont les plus puissants
médicaments contre les *irritations de poitrine, rhumes, catarrhes
aigus ou chroniques, asthme, coqueluche, etc*

Prix de la Pâte : 1 fr. la boîte. — Sirop : 2 fr. la bouteille

DANS TOUTES LES PHARMACIES

www.ingramcontent.com/pod-product-compliance
Lightning Source LLC
LaVergne TN
LVHW021127200726
843510LV00001B/4